中文翻译版

泌尿生殖系统影像学

Genitourinary Imaging

THE REQUISITES

（第 3 版）

原　　著　Ronald J. Zagoria
Raymond Dyer
Christopher Brady
特邀主译　王建业
主　　译　张耀光　陈　敏

科学出版社
北　京

图字：01-2018-7645

内 容 简 介

本书共10章，第1章集中介绍了各种泌尿生殖系统常用的影像学检查方法；第2～9章分别就泌尿系统各器官疾病的检查方法进行具体阐述，以影像学表现为核心，结合胚胎发育和解剖学特点，列举典型图片450余幅；第10章着重介绍泌尿生殖系统疾病的影像介入技术。每章开始都以大纲形式对本章内容进行概括，便于读者查阅。全书内容深入浅出，影像学图片清晰、美观、真实，对泌尿外科、影像科各年资医师均有借鉴和启发意义。

图书在版编目（CIP）数据

泌尿生殖系统影像学：原书第3版 /（美）小罗纳尔·扎戈里亚（Ronald J. Zagoria），（美）雷蒙德·戴尔（Raymond Dyer），（美）克里斯托弗·布雷迪（Christopher Brady）著；张耀光，陈敏译. —北京：科学出版社，2020.8

书名原文：Genitourinary Imaging

ISBN 978-7-03-065730-5

Ⅰ. ①泌… Ⅱ. ①小… ②雷… ③克… ④张… ⑤陈… Ⅲ. ①泌尿生殖系统－泌尿系统疾病－影象诊断 Ⅳ. ① R691.04

中国版本图书馆CIP数据核字（2020）第133260号

责任编辑：程晓红 / 责任校对：郭瑞芝
责任印制：赵 博 / 封面设计：吴朝洪

科 学 出 版 社出版
北京东黄城根北街16号
邮政编码：100717
http://www.sciencep.com

三河市春园印刷有限公司 印刷

科学出版社发行 各地新华书店经销

*

2020年8月第 一 版 开本：787×1092 1/16
2020年8月第一次印刷 印张：27 1/4
字数：639 000

定价：180.00 元

（如有印装质量问题，我社负责调换）

ELSEVIER

Elsevier (Singapore) Pte Ltd.
3 Killiney Road，#08-01 Winsland House I，Singapore 239519
Tel：(65) 6349-0200；Fax：(65) 6733-1817

Genitourinary Imaging：The Requisites，3E
Copyright © 2016 by Elsevier，Inc. All rights reserved.
Previous edition copyrighted 2004，1997.
ISBN：9780323057752

This Translation of Genitourinary Imaging：The Requisites，3E by Ronald J. Zagoria，Christopher M Brady and Raymond B. Dyer was undertaken by China Science Publishing & Media Ltd. (Science Press) and is published by arrangement with Elsevier (Singapore) Pte Ltd.
Genitourinary Imaging：The Requisites，3E by Ronald J. Zagoria，Christopher M Brady and Raymond B. Dyer 由科学出版社进行翻译，并根据科学出版社与爱思唯尔（新加坡）私人有限公司的协议约定出版。

泌尿生殖系统影像学（第三版）（张耀光　陈敏　译）
ISBN：9787030657305

译校者名单

特邀主译 王建业

主　　译 张耀光　陈　敏

副 主 译 张志鹏　徐筑津

译　　者

北京医院泌尿外科： 张耀光　万　奔　魏　东　刘　明　金　滨　张亚群　王建龙　王　鑫　陈　鑫　马　宏　王　萱　吴鹏杰　张志鹏　逄　城　张　威　王劲夫

北京医院影像科： 陈　敏　徐筑津　崔亚东　沈　杺　罗晓捷　徐文睿　姜雨薇　俞　璐

这本书献给我的妻子，Kat Zagoria，她是乐于付出和助人的典范，她的爱和支持使我成为一个更好的人。——RZ

译者前言

《泌尿生殖系统影像学》第1版于1977年首次发表，多年以来，广受泌尿外科及影像科医生好评，目前为第3版，由Ronald J. Zagoria，Raymond Dyer，Christopher Brady共同主编，是泌尿外科及影像科医务工作者的“必备手册”。

本书历经三版更新，众多权威专家毫无保留地将几十年来的经典病例进行总结和分享，影像学图片清晰、美观、真实，作者在每章起始部分以大纲形式对本章内容进行概括，便于读者查阅。除此之外，更是将重点内容以表格形式进行汇总归纳，处处以读者需求为核心，内容详尽、实用，对不同年资医师均有借鉴和启发意义。

为了方便国内广大泌尿外科和影像科医生学习、提高，现由北京医院王建业教授担任特邀主译，张耀光教授带领的泌尿外科团队和陈敏教授带领的影像科团队首次将本书第3版译为中文，几十位译者在繁忙的临床工作之余几易其稿，经过翻译校对、交叉互审和文字编排最终成稿。科学出版社的编辑们进行了进一步仔细编校，在此一并表示感谢。由于时间有限，翻译量大，疏漏之处在所难免，敬请广大同道批评指正。

北京医院泌尿外科　张耀光　教授
北京医院影像科　陈　敏　教授
2020年3月

原著前言

在过去的25年里，在作者的勤奋和高质量工作下，放射学必备知识的系列丛书连续出版。《泌尿生殖系统影像学》由Ronald Zagoria博士、Raymond Dyer博士及Christopher Brady博士共同主编，现将出版第3版。

基于泌尿生殖系统和疾病的新技术和新认识，泌尿生殖放射学经历着重大的变革。超声更加成熟，被用于诊断尿路结石等新领域。双能计算机断层扫描和多光谱计算机断层扫描提供了鉴别结石成分的能力，有助于诊断和选择合理的治疗。MRI弥散成像及相关方法在前列腺癌中的价值正在被肯定。排泄性尿路造影或静脉肾盂造影成为一种过时的检查。随着放射学工作发生的巨大变化，放射学必备知识系列丛书的再版十分必要。

本必备丛书最受读者欢迎的特点之一是：使用以简洁的表格形式强调和总结信息要点。重要的鉴别诊断和疾病的关键内容总结也以摘要的形式包含在每一章中。

由于放射学是一门高度依赖于视觉的专业，图像质量极其重要，这也是本系列丛书的另一个特殊优势。每一章都采用了许多经典清晰的插图进一步说明内容。

本系列丛书的目的是为住院医师或专科医师提供一份教材，以便在每个亚专科轮转开始的几天内合理地阅读，并在随后的轮转或考核期间反复阅读。本系列丛书并非详尽无遗，而是提供临床实践所需的基本概念、事实和理论。每册书都是由国家认可的权威机构在各自的亚专业领域撰写的，每位作者都在当今放射学实践的背景下呈现新知识，而不是将有关新的成像模式的信息嫁接到陈旧过时的材料上。

Zagoria博士、Dyer博士和Brady博士在放射学知识必备系列丛书方面做了杰出的工作，并为泌尿生殖系统影像创作了真正的当代教材。我相信《泌尿生殖系统影像学》将继续为放射科和泌尿外科医师提供简明实用的参考，并作为一个非常易于使用的教程供广大医师审阅。祝贺Zagoria博士、Dyer博士和Brady博士对放射学领域的又一杰出贡献。

James H.Thrall，MD
名誉首席放射学家
麻省总医院
马萨诸塞州·波士顿·哈佛医学院

原著第2版前言

书是拿来阅读用的，不是放在那看的，如果你害怕书，不愿把书打开放在桌上或者打开盖在桌上，那还不如不要书。

William Lyon Phelps

耶鲁大学教授（1901—1933）

第1版《泌尿生殖系统影像学》于1997年出版。当Glenn Tung和我编写第1版时，我们也没想到这本书会在泌尿生殖系统影像学飞速发展的年代出版。在第1版中，我们仅简单介绍了CT在泌尿系结石中的应用，以及少量的泌尿系MRI影像学知识。从此以后，生殖泌尿系统影像学也随着CT的进步而迅速发展。随着多排探测器的增加，螺旋CT已经被多层螺旋CT所取代。这使得新的泌尿生殖系统影像学诊断方法得以发展，并改善了疾病的诊断。与此同时，MRI也迅速发展。最大的进步是3D影像的进步，使得影像学专家能更好地检测并识别更小的肾脏病变。

第2版《泌尿生殖系统影像学》包含了更多的新知识。虽然疾病及其治疗的方法变化不大，但是泌尿生殖系统的影像学检查发生了明显改变。第2版显著增加了泌尿系统结石的CT检查内容，而CT正是当前常用的检查手段。与此同时，在对血尿患者进行影像评估时，CT泌尿系统造影也迅速取代了其他影像学技术——静脉肾盂造影、超声，以及腹部X线检查。由于CT技术仍在持续发展，该技术在第2版里也得到了详细的描述。CT的其他应用，尤其是与治疗计划的制订和诊断相关的3D重建，以及肾上腺CT也被添加至第2版中。随着CT血管造影和MRI血管造影在泌尿生殖系统中的应用价值逐渐凸显，其相关内容也得到了更新和扩展。另外，编者也在第2版中延续并拓展了生殖泌尿系统介入影像学的相关内容，包括女性生殖道和男性生殖道。读者将有机会在第2版中详细了解整个泌尿生殖系统影像学内容。实际上，生殖泌尿介入影像学中修改的部分包括了对肾癌影像引导经皮穿刺消融术的描述，这些内容在第1版中是没有的。由于这些技术的早期研究结果非常理想，因此该领域得以迅速发展。由于小肾癌诊断的精确性得以证实，因此影像学引导治疗的快速发展也是理所应当的。本人也希望这些信息能促进其他领域向这个新兴领域发展。第2版将对内容进行全面的更新，并更好地反映21世纪生殖泌尿系统影像学的发展。

在编写第2版必备系列丛书内容时，本人延续了第1版的风格。本人把这种风格比作《今日美国》的教科书；这些浓缩的内容是更易于阅读的。第2版包括了大量的图片、表格以及各章节重点内容。本人希望这本书得到广泛应用，而不是被遗忘在书架上。

本人希望第2版《泌尿生殖系统影像学》将被影像学家及其他感兴趣的学者广泛阅读。本书的初衷是使读者了解泌尿生殖系统影像学知识，并熟知其中的关键原理，包括诊断及介入。第2版反映了该领域最新的技术。

请定期打开这本书，做好标记，并随时把它打开放在桌子上！

Ronald J. Zagoria，MD

致　　谢

既然我们无法改变现实，那就让我们改变观察现实的眼睛。

Nikos Kazantzakis

自从本书的上一版出版以来，泌尿生殖系统影像学的许多知识在过去的10年里发生了巨大的变化。静脉尿路造影几乎完全消失，计算机断层扫描（CT）的辐射下降，前列腺磁共振成像（MRI）和肾肿瘤消融的重要性增加，CT和MRI已成为泌尿生殖系统影像学的主要检测手段。对于那些从事泌尿生殖系统影像学的人来说，这是激动人心的10年。第3版《泌尿生殖系统影像学》已被广泛更新，反映我们的知识和实践认知的许多变化。本书得到了泌尿生殖放射学公认的权威大师Raymond Dyer和该领域的新星Christopher Brady的大力支持。我很感激他们愿意帮助我写这本书，他们的工作非常出色。读者将因为这些新的贡献者而受益匪浅。我还要感谢加州大学旧金山分校的同事，他们的支持和专业知识帮助我完成了这项修订工作。特别感谢我的助理Cheree Fernandez组织并完成了修改，感谢几位杰出的加州大学旧金山分校的住院医师和研究员对我的文章的帮助。他们是Lauren Hollowell，Nancy Benedetti以及Dare Olorunsola。

来自我妻子Kat的支持和鼓励对我完成这本书起了很大的作用，在我的职业生涯中也是如此。我们的孩子David和Michael，以及我的模范父母Sam和Sylvia Zagoria激励我通过编写教材这样的工作，尽可能多地为患者做出自己的贡献。

请您阅读、学习并欣赏《泌尿生殖系统影像学》第3版！

Ronald J. Zagoria，MD

在德克萨斯州圣安东尼奥服满兵役后，我接受了维克森林大学医学院的教职。不久之后，Ronald Zagoria找到我，要我帮忙写第3版《泌尿生殖系统影像学》。我知道我不能错过这样的机会。有机会与Ronald Zagoria和Raymond Dyer共事是我的荣幸，他们两人都是真正的绅士和学者，我从他们在泌尿生殖系统影像学方面的专业知识中学到了很多。

我也深深地感谢我的妻子Emily和我的孩子Nathan，Lauren，Savannah，Matthew和Eric，感谢他们在我的工作生活中给予的爱和支持。没有家庭的支持，这样的任务是不可能完成的。他们给了我生活的目标，让我专注于最重要的事情。

最后，我要感谢维克森林大学的住院医师和腹部影像的同事，他们在我们的日常交流中提出了富有洞察力和挑战性的问题，帮助我不断学习和成长为一名专业人士，我们尽最大努力帮助我们所服务的患者。

我希望第3版《泌尿生殖系统影像学》能为那些想要在这一不断发展的领域扩展他们知识的人提供坚实的基础，成为进一步探究的阶石。最后，我希望患者能从这本书中受益。如果是这样的话，我认为它是成功的！

Christopher Brady，MD

如果我哪一天没有在阅览室里学到东西，那只是因为我没有足够的注意力！

能够被邀请为我以前的“学生”Ronald J. Zagoria博士的这项杰出工作做出贡献，我感到非常荣幸。对于一名教师来说，也许没有什么比参与他们所教过的人的成功更大的快乐了，我感谢他给我这个机会。

我还要感谢我们的合著者Christopher Brady博士，我每天都在阅览室里微笑着听他耐心地指导我(也许还有住院医师)。我还要感谢R. Wayne Gandee博士，他对放射学的热情改变了我的想法，和他几十年的友谊使我受益匪浅。

说到这里，我要感谢我的家人：我的妻子Susanna，我的儿子Chris和他的妻子Rachel，我的儿子Richard，以及小戴尔，Davis Townsend，他们是我生命中最重要的人。

Raymond Dyer，MD

目　　录

第1章
放射学方法介绍

章节纲要

泌尿生殖系统的最佳放射学检查需要结合不同但互补的检查来评估形态和功能。本章概述了常用于评估泌尿生殖系统疾病的诊断性检查。首先，回顾碘对比剂的药理学。还讨论了对比剂不良反应和治疗常见不良反应的方法。本章随后介绍不同的影像方法和检查，检查的一般适应证和阅片指南。之后的部分回顾了不同的断面成像方法——超声检查、计算机断层成像（computed tomography，CT）和磁共振成像（magnetic resonance imaging，MRI）以及血管造影和核医学。这些检查的推荐方法在附录中介绍。

一、X线对比剂

X线对比剂（radiographic contrast media，RCM）用来增加软组织对辐射衰减（吸收）的差异。所有市售X线对比剂都是苯甲酸的三碘化衍生物。对比剂分子的其他组分携带碘，使其可以高浓度大量使用，并尽可能减低毒性。早期的一些对比剂是离子型的，这些试剂在水中离解成阳离子和阴离子。溶液的渗透压测量的是每升溶液中溶解粒子的数量。RCM的一些副作用与高渗性有关，其渗透压可高达血浆的6倍。RCM的密度与每毫升溶液中碘原子的数量有关，并与X线衰减直接相关。基于分子中碘原子数量与该分子在溶液中产生的渗透活性粒子数量之间的比率，RCM可以分为三类（表1-1和图1-1）。目前常用的是，比率为1.5的高渗性对比剂（high-osmolar contrast media，HOCM），比率为3的低渗性对比剂（low-osmolar contrast media，LOCM）和比率为6的非离子型二聚体等渗对比剂（iso-osmolar contrast media，IOCM）。

所有离子型对比剂都是碘化有机分子盐，可在血液中完全解离。因此这些分

表1-1　X线对比剂分类

类型	单体或二聚体	比率[(1)]	相对渗透压[(2)、(3)]	代表试剂
离子型	单体	1.5	～5	泛影葡胺 碘达酸 碘格利酸盐 异泛影葡胺 碘羟拉酸盐 甲基泛影葡胺
离子型	二聚体 非离子型	3 3	～2 1.5～1.8	碘克酸 碘海醇 碘帕醇 碘喷托 碘普罗胺 碘氟醇 碘昔兰
非离子型	二聚体	6	1	碘克沙醇 碘曲仑

（1）每个分子中碘原子数量与该分子在溶液中产生的渗透活性粒子数量之比；（2）相对渗透压表示为血清渗透压的倍数，血清：278～305mmol/L；（3）数据来自产品包装插页，产品手册或技术信息服务

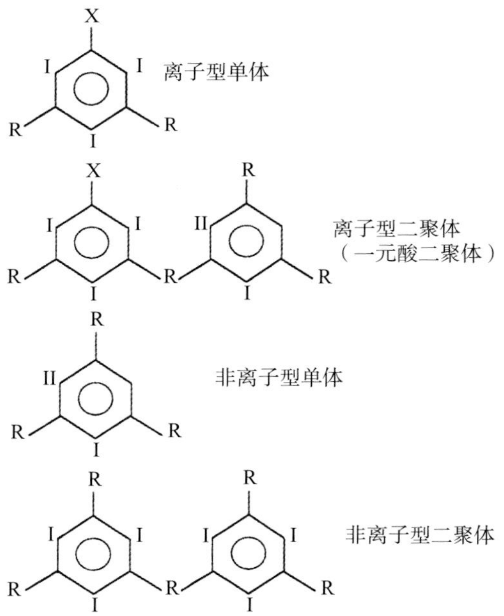

图1-1　X线对比剂（radiographic contrast media，RCM）。所有RCMs都是基于2-，4-，6-取代的三碘苯甲酸分子。高渗性对比剂（比率1.5）是离子型单体。低渗对比剂为离子型二聚体（比率3），非离子型单体（比率3）或非离子型二聚体（比率6）。（R，亲水的非电离侧链；X，离子部分：—COO^-以及钠离子或葡甲胺阳离子）

子由带正电的阳离子和带负电的阴离子组成。对比剂分子中的诊断效用组分是有机阴离子，它由碘代苯环构成，阳离子则是钠或葡甲胺。阳离子无影像诊断效用，但它分配了对比剂一半的渗透效应。泛影葡胺及其衍生物是三碘化完全取代苯甲酸的离子型单体盐。作为比率1.5的试剂，离子型单体盐也被称为HOCM，因为溶液中每3个碘原子，就有2个渗透活性粒子。离子二聚盐是比率为3的对比剂，它的阴离子部分由2个三碘苯环组成。碘克酸（ioxaglate）是一元酸二聚盐的代表，它适于血管内应用但不适用于脊髓造影。

非离子化合物用以降低对比剂的渗透压，同时保持极佳的图像对比度。羧基添加非离子化葡萄糖将碘化苯甲酸衍生物转化为非离子化合物。非离子单体型RCM由比率为3的对比剂组成，因为对于每3个碘原子，溶液中只有1个粒子。碘帕醇和碘海醇是第二代非离子型单体对比剂。这些药物与离子型二聚体类对比剂一同被称为LOCM，因为这些化合物的渗透压是血清渗透压的2倍。第三类RCM由在溶液中不发生解离的非离子型二聚体组成。碘曲仑和碘克沙醇为每个渗透活性分子提供6个碘原子。由于分子量大，这些比率为6的对比剂具有最低的渗透压，但也具有最大黏度。

1.药动学　所有的RCM都是亲水性的，并且脂溶性低。对蛋白质和膜结合受体几乎没有亲和力，RCM几乎是惰性的，药理作用极小。静脉给药后，由于扩散到血管外间隙、血液混合和肾排泄，对比剂血浆浓度降低。通常超过99%静脉注射对比剂通过肾排泄。只有不到1%的对比剂通过非肾途径排出，包括肝胆系统、汗液、眼泪和唾液。所有目前可用的对比剂都是通过肾小球过滤经肾排泄，没有明显的肾小管排泄或再吸收。HOCM引起明显的渗透性利尿，继而降低肾小管对比剂浓度。相比之下，LOCM和IOCM引起的渗透性利尿较轻，结果尿液中比率为3和6的对比剂浓度更高。

2.对比剂肾病　对比剂相关性肾病（contrast-associated nephropathy，CN）定义为应用RCM后急性肾功能损害。尽管肾损伤有各种不同的定义，但常用定义指应用RCM后2～5d血清肌酐水平升高至少88.4μmol/L（1.0mg/dl）。肌酐水平通常在7～12d恢复正常。对比剂肾病通常是可逆的，但罕见情况下会出现永久性肾毒性，在肾衰竭少尿时更常见，需要进行透析或肾移植。大多数对比剂肾病患者可表现24h延迟性、持续性肾图，但是这种表现对于对比剂肾病缺乏特异性。对比剂的肾功能不良反应机制存在多种解释。可能的机制包括脱水或低血压导致的肾前效应；对肾内血流动力学造成的直接影响；对肾小管细胞产生的直接肾毒性作用；蛋白尿和尿酸尿引起的肾小管阻塞和由异常免疫反应引起的间接性肾毒性作用。

对比剂肾病最重要的危险因素是已经存在的肾功能不全，其定义为血清肌酐水平＞132.6μmol/L（1.5mg/dl）或肾小球滤过率估计值（estimated glomerular filtration rate，eGFR）＜45。由高血压性肾病或血管疾病引起的氮质血症在老年患者尤其普遍。应用对比剂前脱水，无论是无意还是有意，都可能加剧肾毒性，特别是氮质血症患者。患有胰岛素依赖型糖尿病和继发性肾病的患者发生对比剂肾病的风险特别高；当这些患者的血清肌酐超过309.4μmol/L（3.5mg/dl）时，对比剂肾病的发病率为50%～100%。然而，患有糖尿病或多发性骨髓瘤但肾功能正常的患者发生对比剂肾病的风险并没有增加。在短时间内（24h内）反复注射对比剂会增加发生对比剂肾病的风险。一般来说，24h

内总碘剂量为80g是安全的。在24h内总碘剂量超过100g时，患者发生肾衰竭的风险增加。

与离子型对比剂相比，非离子型单体引起的GFR变化较小，并且对肾小管损伤较少。然而，部分研究显示，一些肾功能正常或轻度降低的患者，在接受离子型化合物和接受非离子型化合物的患者之间，对比剂所致肾毒性的发生率没有统计学差异。其他研究表明，定义为血清肌酐水平在123.8～212.2μmol/L（1.4～2.4 mg/dl），已经存在肾功能不全的患者，与LOCM相比，使用HOCM可能具有更高的肾毒性风险。1993年，Barrett和Carlisle从24项试验的Meta分析中得出结论，使用LOCM可能对已经存在肾衰竭的患者有益，因为血清肌酐水平暴露后平均变化水平，LOCM较HOCM低0.2～6.2μmol/L。

对比剂肾病的预防首先要确定开具的检查是否适合于特定的临床问题。当不良反应的潜在风险可能严重或危及生命时，应避免需要注射对比剂的检查。认真筛选患者明确的高危因素是强制性的，比如，已知的肾疾病、高龄、肾毒性药物治疗、肾功能不全和糖尿病。如果存在这些高风险因素中的任何一个，则对肾功能的评估需要谨慎。在没有这些风险因素的患者中，因对比剂肾病造成永久性肾损伤的可能性非常小，不需要常规测量肾功能。应避免有意脱水或导尿。如果需要多次使用对比剂的检查，则应间隔一段时间，例如72h以上。

3. *不良反应*　与其他药物一样，由于对比剂的物理化学结构、对敏感器官的直接毒性作用和过敏样反应（过敏样、特异性或假性过敏性），RCM与不良反应相关。这些不良反应在静脉注射离子型HOCM的发生率为5%～8%，而非离子型或LOCM的发生率为1%～3%。幸运的是大多数不良反应的严重程度较轻，包括身体发热、瘙痒、荨麻疹、恶心和呕吐的感觉。

按性质和临床严重程度进行分组，是一种对不良反应分类的实用方法。

- 轻度对比剂不良反应包括瘙痒、荨麻疹、恶心、发热、味觉改变、脸部肿胀、结膜充血和呕吐。对大多数患者，安慰即可，不需要治疗。然而，像所有不良反应一样，这些轻度反应需要密切观察，因为罕见情况下会进展，或是更为严重的不良反应的前驱症状。
- 接受常规HOCM的患者1%～2%出现不会危及生命的中度反应。这类型反应的例子包括心动过缓或心动过速（特别是当与血压急性变化有关）、呼吸困难、喉痉挛和支气管痉挛。中度不良反应的患者需要密切观察，往往需要治疗。
- 任何可能威胁生命的反应都可归类为严重不良反应。通常，患者丧失意识或具有临床显著的心律失常。发生严重不良反应的患者不仅要及时治疗，而且通常需要住院，以求最佳治疗。注射HOCM出现严重危及生命不良反应的发生率为0.05%～0.10%。据报道，对比剂不良反应死亡率估计为1/75 000。

大多数不良反应在注射后立即出现，并且所有危及生命的不良反应都发生在注射后15min以内。少数情况下，延迟不良反应可在注射后24～48h发生。但是，这些延迟反应几乎都是轻度的，包括在注射部位附近的皮疹或瘙痒和疼痛。接受白细胞介素-2治疗的患者发生延迟不良反应风险增加。碘腮腺炎是指由于对比剂中痕量游离碘引起的延迟腮腺肿胀。表1-2和

表1-3列出了更为常见的轻度和中度不良反应的具体管理方法。

对比剂不良反应发生率和严重程度可能受到对比剂类型、剂量、用药途径和给药速率的影响。实验和临床数据表明，与HOCM相比，LOCM产生的化学毒性不良反应更少。类过敏不良反应的发生率也可能较低。多中心监测研究估计，当使用LOCM时，发生不良反应的相对风险为1/8～1/3，并且发生严重不良反应的风险为1/12～1/4。对于大多数不良反应的发生率，静脉内给药途径高于动脉内给药途径。富含肥大细胞的肺毛细血管床暴露于相对较高浓度的对比剂可以解释这种现象。然而，动脉内注射后严重不良反应的发生率更高。与滴注相比，高速静脉推注产生的不良反应更少。

如果可选择性使用非离子型或其他LOCM，预防HOCM的不良反应取决于对高风险患者的准确识别。对于这些患者，选择性使用LOCM或药物预处理或二者兼具是合理的并且值得推荐。对于有过敏或哮喘病史的患者，发生不良反应的相对风险增加，为普通人群的2倍。对于虚弱或有严重心肺疾病病史的患者，即使是中度不良反应也可能难以耐受。对于有RCM不良反应史的患者，再发生率为17%～35%，风险是普通人群的3～8倍。

一些研究得出结论，药物预处理可以将高危患者的不良反应发生率降低至普通人群水平。大多数预先给药方案包括单独使用皮质类固醇或联用H_1或H_2抗组胺药。

表1-2 X线对比剂常见不良反应的处理

不良反应	一线	二线	三线
荨麻疹	安慰	苯海拉明	肌内或皮下注射肾上腺素
迷走神经反应	抬高腿；考虑扩容[1]	硫酸阿托品	–
喉水肿	吸氧	肌内或皮下注射肾上腺素	气管插管
支气管痉挛	吸氧	吸入β_2受体激动剂[2]	肌内或皮下注射肾上腺素[3]
低血压和心动过速	抬高腿；考虑扩容[1]	静脉注射肾上腺素	–

（1）用0.9%氯化钠注射液或乳酸林格溶液扩容；（2）吸入β_2受体激动剂，如奥西那林、沙丁胺醇或雾化特布他林；（3）治疗支气管痉挛的皮下注射肾上腺素的替代方案包括氨茶碱滴注或特布他林（皮下或肌内注射）

表1-3 用于治疗常见不良反应的药物

药物	商品名	剂量	用药途径
沙丁胺醇	舒喘灵、喘乐宁	–	吸入
氨茶碱滴液	–	6mg/kg负荷剂量；0.5～1.0 mg/（kg·h）静脉滴注	静脉
硫酸阿托品	–	一次剂量1mg，最大剂量2mg	静脉
苯海拉明	苯那君	25～50mg	口服/肌内/静脉
肾上腺素	–	1∶10 000稀释；3ml剂量，共10ml	静脉
肾上腺素	–	1∶10 000稀释；0.3ml剂量，共1ml	肌内/皮下
间羟异丙肾上腺素	奥西那林、硫酸羟喘	–	吸入
特布他林	–	0.25～0.5mg	皮下/肌内

类固醇通过稳定细胞膜发挥有益作用，因此，可能会阻碍过敏反应关键介质的释放。在一组有RCM不良反应史的患者中，Lasser及其同事得出结论，在静脉注射HOCM前12h和2h，口服甲泼尼龙32mg，可降低所有类别不良反应的发生率。其他研究表明，接触HOCM前至少13h，开始每6h口服1次泼尼松50mg，共计3次；在接触HOCM前1h口服或肌内注射苯海拉明50mg，也显示不良反应发生率降低（表1-4）。

表1-4　先前有严重不良反应的患者血管内给予碘化对比剂的预处理方案

1.泼尼松50mg口服或静脉注射；对比剂注射前13h、7h和1h
2.苯海拉明50mg口服或静脉注射；对比剂注射前30～60min

二、放射学检查

（一）CT尿路造影

CT尿路造影（computed tomography urography，CTU）是最准确和最全面的尿路影像评估方法。可以在整个尿路长度上获得血管、肾实质和尿路上皮的详细图像。多探测器CT的出现使CTU成为可能。没有明显的运动伪影，单次屏气即可完成检查，并且可以获得低剂量多相成像以覆盖整个尿路。CTU的适应证很广泛，但主要适应证通常是血尿。其他常见适应证包括筛查有肿瘤病史患者的尿路肿瘤，或癌症治疗后监测，评估先天性泌尿系统疾病，评估输尿管梗阻，尿路手术前后的评估，以及怀疑有尿路损伤的患者。CTU是最佳的结石检测方法，出色的肾质量检测和特征描述，一次检查即可完成肾肿瘤的诊断和分期检查、血管解剖学以及尿路上皮的评估。

（二）CT尿路造影技术

CTU中有3个重要期相，分别是平扫期、皮髓质期和排泌期CT（图1-2）。每

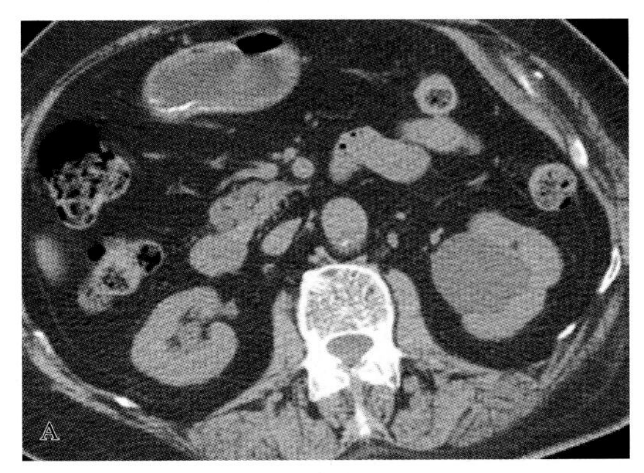

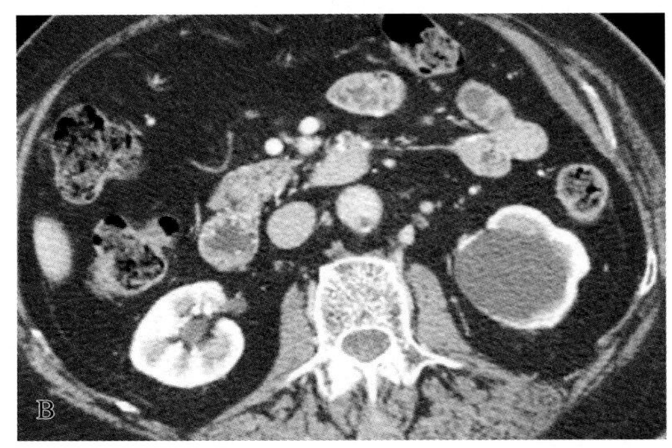

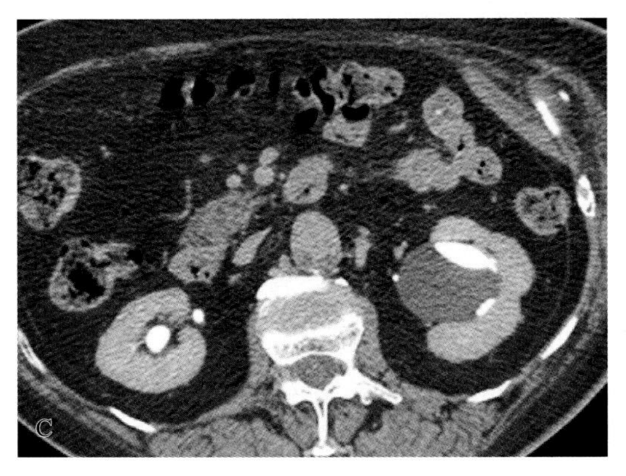

图1-2　图像显示CTU的3个期相。A. 平扫期显示左肾窦内囊性肿块；B. 皮髓质期最适合诊断肾脏和尿路上皮肿瘤；C. 排泌期图像显示囊性肿块是肾窦囊肿。排泌期最适合诊断乳头状坏死和其他肾盂输尿管管腔异常

一个期相对于全面评估泌尿道都很重要。平扫CT用于检测结石，肾肿块中的钙化，获得基线测量值以确定肿块强化，以及检测肿块内的少量脂肪。CT肾皮髓质期对于检测肾和尿路肿块（图1-3），强化程度等肿块特征，以及确定肾囊性肿块的Bosniak分类等非常重要。排泌期对于检测肾乳头坏死（图1-4）以及尿路的充盈缺损（图1-5）和内壁增厚非常重要。有多种方法可以获得CTU的3个重要期相，但有两种主要方法得到改进，被用于大多数的CTU检查。大多数CTU检

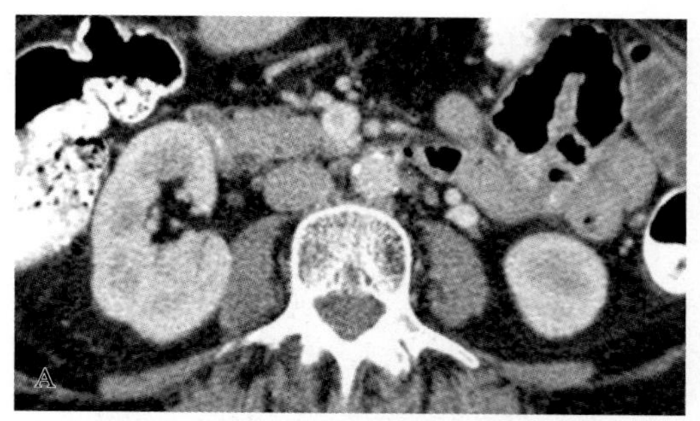

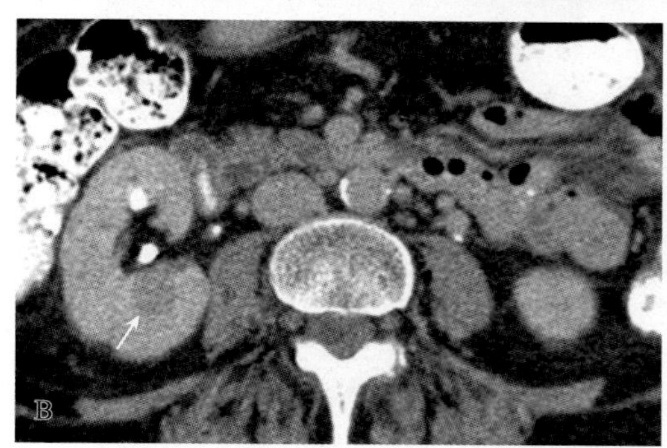

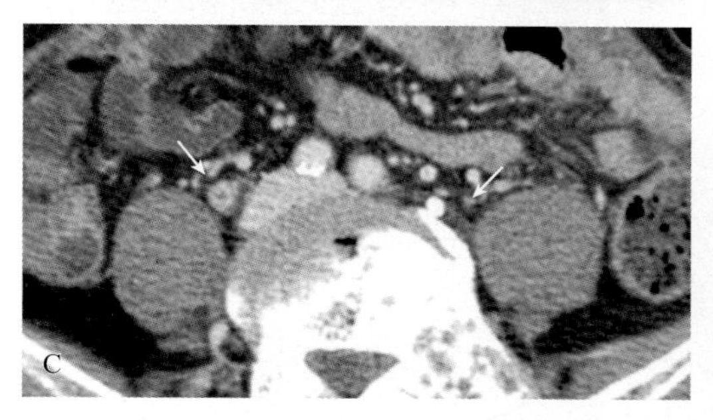

图1-3　CTU图像显示皮髓质期的优势。A.在皮髓质期期间扫描肾，未发现肾肿块。B.在皮髓质期，在右肾容易看到一个1.5cm的肿块（箭）。在射频消融前进行了活检，证明是肾细胞癌。C.另一例患者，扫描至输尿管中段（箭）显示右侧输尿管中增厚且明显强化的区域，经活检证实为尿路上皮癌。肾皮髓质期对于检出肾实质肿块和恶性尿路肿块是最佳的

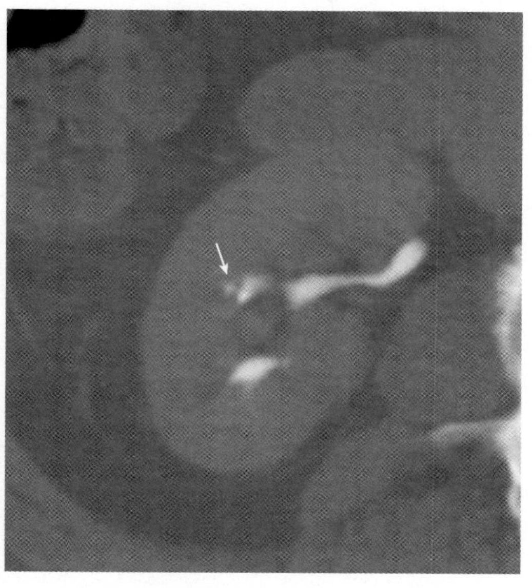

图1-4　排泌期显示一个充满对比剂的膨出，这是乳头坏死的表现。这一表现只能在CTU排泌期观察到

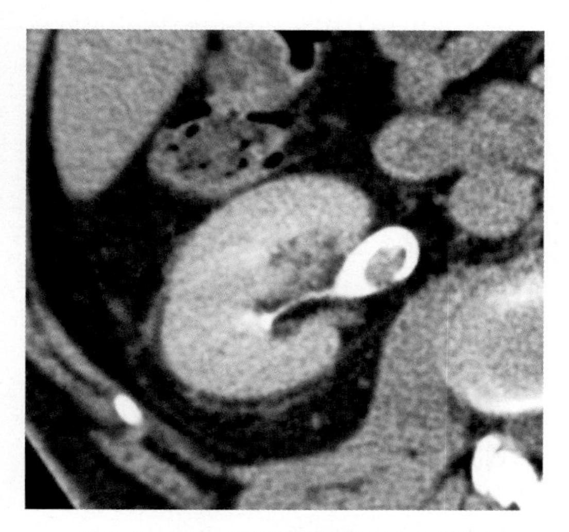

图1-5　CTU排泌期清晰显示左肾盂内一个息肉样充盈缺损。经证实为尿路上皮癌

查主要使用以下两种方法。3次扫描CTU中包含整个泌尿道的3次独立扫描（附录A）：平扫期、皮髓质期和排泌期分别进行1次扫描。2次扫描技术，也称为分次团注CTU，包括泌尿道平扫CT扫描，之后进行第二次扫描，包括皮髓质期和排泌期。对于这两种扫描协议，所有扫描都应该使用2.5mm（或更薄）的准直器。多平面重建（multiplanar reconstructions，MPR）应该使用最薄图像用于高分辨率重建。

对于3次扫描CTU，腹盆平扫期扫描范围从肾上方至膀胱底部下方。与之后的皮髓质期扫描范围相同。在以4ml/s的速率注射至少125ml对比剂之后获得皮髓质期扫描。最佳扫描时间为开始注射对比剂后85～120s。开始静脉注射对比剂后10～15min获得排泌期CT扫描。呋塞米在该期相可以显著改善泌尿道扩张，因此可在排泌期扫描前3～5min静脉注射10mg呋塞米。在平扫期和排泌期可使用低剂量CT来减少辐射剂量。在这些期相检测到的病变具有较高对比度，即使使用低剂量CT技术也可以很容易观察。

分次团注CTU技术与之明显不同。首先，使用如上所述的薄层扫描来获得整个泌尿道的平扫CT。之后静脉注射10mg呋塞米。注射后立即静脉注射50ml对比剂。延迟6min后，以4ml/s的速率再次注射100ml对比剂。延迟100s后对整个泌尿道进行扫描。这个扫描方案中的第二次扫描将产生结合了皮髓质期和排泌期的图像。使用3次扫描CTU有显著的好处。发现表现为尿路上皮强化的病变非常重要，而这些表现不太可能通过分次团注技术检测到。当肉眼观察到现病灶内出现强化时，尿路上皮肿瘤的检出率大大提高，而这在结合了排泌期和皮髓质期的分次团注扫描中可能会显示不清。检出尿路上皮癌对放射科医师来说是一个挑战，已经表明肾皮髓质期较排泌期敏感度更高。

分次团注技术与3次CTU扫描方案相比，放射科医师更可能会遗漏扁平膀胱癌（图1-6）和肾盂肾盏癌。本章作者建议对大多数患者采用3次扫描方案，并将分次团注技术的使用局限于尿路上皮癌风险非常低的患者，主要针对年轻患者，如肾移植供体候选者。

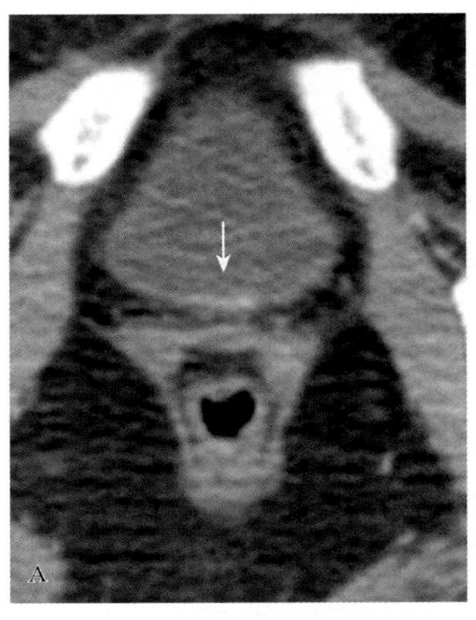

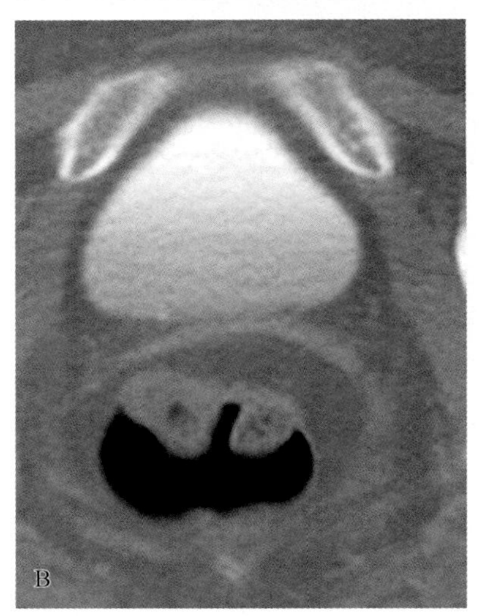

图1-6　在肾皮髓质期最容易观察的扁平膀胱肿瘤。A.肾皮髓质期，在膀胱后壁出现强化区域，活检证实为尿路上皮癌；B.肾皮髓质期，没有发现这个肿块

（三）CT尿路造影解读

应当评估平扫CT图像，以确定是否存在尿路结石，含脂肾肿块，并确定在后续扫描中检测到的肿块的基线测量值。应详细评估肾皮髓质期以检测肾实质肿瘤以及强化的尿路上皮病变。在较早的皮质髓质期，大多数肾肿块无法检测到。对比剂注射开始后85～120s的肾皮髓质期，是检测肾肿瘤的最佳时期。在皮髓质期仔细评估包括输尿管和膀胱在内的尿路上皮全长也是至关重要的。CTU皮髓质期是检出尿路上皮癌最佳的，有时也是唯一的期相。尿道上皮癌几乎总是表现为明显强化，因此通常在这个期相容易检测到。在这一期相，大多数尿路上皮癌表现为局部强化区域。引起强化的其他原因包括炎症和感染。对于大多数良性病变，尿路上皮出现长段强化，没有强化的局部肿块。应仔细评估排泌期图像，以观察腔内充盈缺损和乳头状坏死改变。这个扫描期相的图像应该用多种窗宽和窗位进行评估。应使用标准软组织窗来评估管壁增厚，可以使用骨窗窗宽和窗位来检测可能会被排泄对比剂遮挡的腔内充盈缺损。

CTU对于尿路上皮癌是一项非常敏感的检测方法，但对于较小的肿块特异度并不高。直径超过5mm的尿路上皮肿块近80%是恶性的。如果尿细胞学检查可疑或阳性，则该百分比增至92%。约50%的尿道上皮增厚病例为癌。如果患者存在阳性或可疑尿细胞学检查，则该百分比将增至90%。另一方面，＜5mm的肿块通常不是恶性的。这些异常通常为炎症性病变或成像伪影。如果仅检测到较小的肿块，则在开始治疗前建议进行影像学随访或输尿管镜检查。由于尿路上皮癌常是多灶性的，一旦发现一个肿块，建议仔细检查尿路上皮其余部分。膀胱镜检查通常在血尿患者中进行，建议在皮髓质期对膀胱进行仔细评估。CTU检测膀胱癌几乎与膀胱镜检查一样准确。

总之，CTU是血尿和泌尿道综合评估的最佳成像方法。上文已经对CTU的主要表现和解读进行了阐述。因为对于尿路上皮癌的检测敏感度高，3次扫描CTU在大多数情况下是优选的。应在对比剂注射后约100s进行肾皮髓质期扫描，以提高对肾实质肿瘤和尿路上皮肿块的检出。在肾皮髓质期彻底评估整个泌尿道以检测较小的强化肿块。肾皮髓质期是癌症检出的最佳的，也可能是唯一的期相。在排泌期扫描期间，应尽可能使用呋塞米来提高输尿管扩张程度。应设置各种窗宽和窗位观察排泌期扫描，以检测管壁增厚、肾乳头坏死改变和炎性充盈缺损。

（四）静脉尿路造影

静脉尿路造影（intravenous urography，IVU）曾经作为上、下泌尿道的筛查方法，已被CTU、MRI和超声检查所取代，目前很少使用。该方法主要用于检查可疑或已知的泌尿道先天性异常，限制性IVU可用于妊娠期间怀疑输尿管阻塞，而其他检查不可用或不确定时。

由于对比剂在肾小管中的出现依赖于肾小球滤过作用，因此在中度和重度肾衰竭患者中肾显影可能不理想。一般来说，IVU对于血清肌酐水平在309.4～353.6μmol/L（3.5～4.0mg/dl）以上的患者不太有用。此外，血清肌酐水平超过132.6μmol/L（1.5mg/dl），对比剂肾病的风险也会随之增加。

正常静脉尿路造影图

必须仔细评估造影前片或定位片。造影前片不仅对随后的IVU解读很重要，而且会提供关于中轴骨、异常钙化、内脏增大、软组织肿块和肠气（即“骨骼、结石、肿块、气体”）的重要辅助信息。造影前片评估中必须包括肾影和耻骨联合。

在对比剂团注给药后60～90s，可以看到皮质期肾图。肾图表示肾小管内的对比剂，并取决于对比剂血浆浓度和GFR。与静脉滴注给药相比，对比剂团注给药后的肾图峰值密度出现得更早并且稍微更高，但降低得更快。正常肾长度的下限可以近似为L_1上终板和L_3下终板之间的距离。肾的长度不应超过前4个腰椎的跨度。对比剂给药后约5min出现肾集合系统和肾盂的峰值密度（图1-7）。约在此时输尿管内开始有对比剂充盈，并且在静脉注射对比剂后5～10min出现峰值密度。随着对比剂缓慢出现在膀胱中，仰卧位患者优先聚集在后壁。俯卧位患者，对比剂沿着膀胱前壁，较后壁处于相对更头侧的位置。膀胱黏膜最好在排尿后进行评估，因为膀胱内的致密对比剂可能会遮挡病变（图1-8）。此外，排尿后图像显示完全排空，提示膀胱功能正常。然而，反之并非如此，因为中等量的残余尿可以被功能障碍之外的原因所解释。

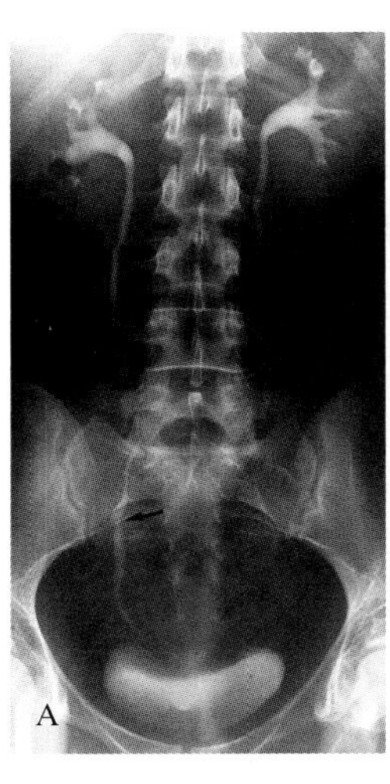

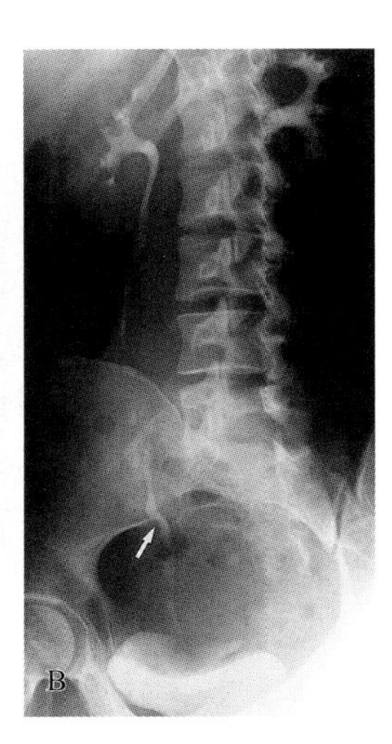

图1-7　静脉尿路造影图上的正常输尿管。前后位（A）和斜位（B）15min尿路造影图显示集合系统形态正常。输尿管腹段起自肾盂。同侧腰椎椎弓根内侧的输尿管通常向内侧偏离，输尿管位于同侧腰椎横突尖端向外侧偏离1cm以上的位置。输尿管腹段应为5cm或更长。输尿管盆段始于穿过盆骨缘的髂血管的位置（箭）。输尿管膀胱连接处近似于同侧坐骨神经水平。正常输尿管狭窄区在肾盂输尿管连接处、盆骨缘和输尿管膀胱连接处

（五）膀胱造影和尿道造影

逆行膀胱造影是指经尿道或耻骨上置管或穿刺置管灌注对比剂后对膀胱的影像学评价。排尿膀胱尿道造影（VCUG）是自发排尿期间膀胱和尿道的对比造影（附录B）。动态逆行尿道造影是尿道造影时通过导管灌注对比剂，使尿道扩张（附录C）。

膀胱造影的主要适应证是对获得性排尿障碍，膀胱输尿管反流和膀胱外伤性损伤的评估。对于排尿困难、盆腔骨折、创伤后肉眼血尿或手术、器械导致的医源性损伤的患者，应怀疑膀胱损伤。通常在肾移植前和脊髓损伤患者中进行膀胱放射学评估。膀胱造影术已被用于区分排尿功能障碍的机械阻塞性原因与神经原因。儿童的VCUG用于确定膀胱输尿管反流或泌尿道的先天性异常是否导致尿路感染或集合系统扩张。在成年人，如果没有其他原因，或者在尿路造影中发现反流肾病，上尿路感染患者应怀疑有反流。在女性中，膀胱尿道造影经常用于评估压力性尿失禁或可疑尿道憩室。在男性中，良性前列腺增生和尿道狭窄是进行膀胱尿道造影检查的常见原因。

在男孩或男性中，动态逆行尿道造影的主要适应证是怀疑前尿道损伤或狭窄。如果尿道造影没有发现尿道创伤，则导管可以安全地进入膀胱。必要时可以进行膀胱造影。当女性怀疑尿道憩室，并且不能通过VCUG或MRI证实时，可以使用双气囊导管进行尿道造影。

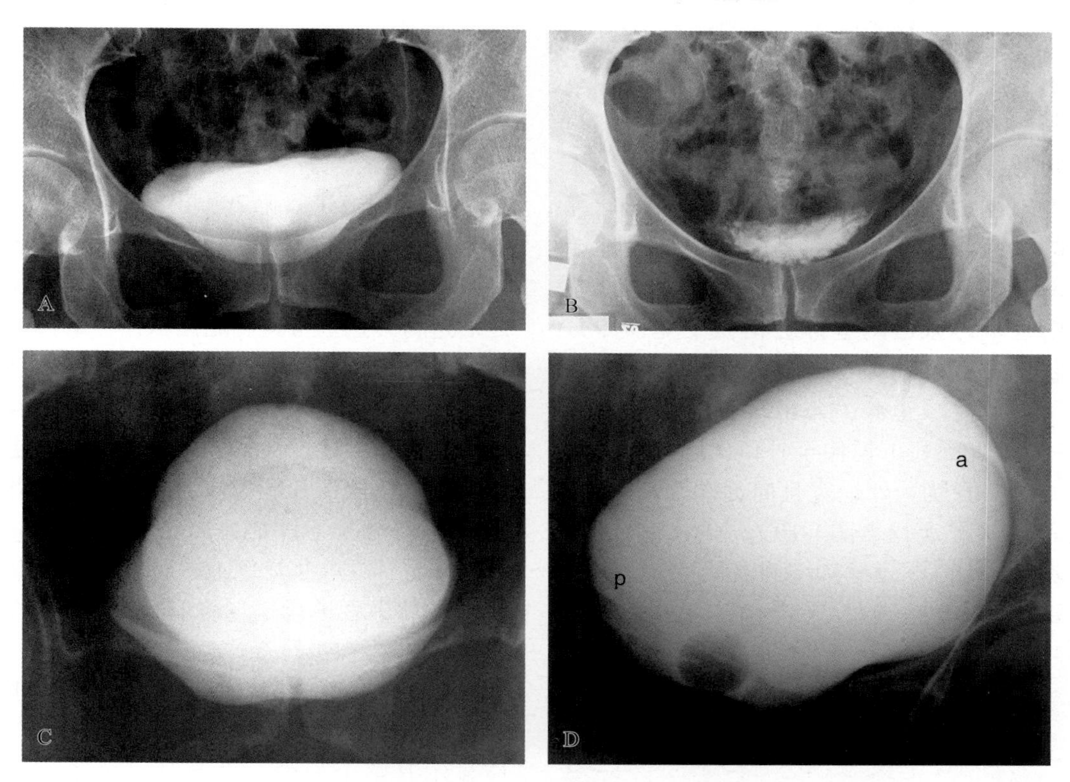

图1-8　正常膀胱的尿路造影和膀胱造影。A.仰卧前后尿路造影图显示正常的膀胱壁；B.排尿后显示空虚膀胱的正常黏膜；C.在膀胱造影上，膀胱的前缘和后缘重叠，膀胱壁光滑；D.在斜位膀胱造影图，膀胱颈有Foley导管，膀胱的上表面和尖或前部比膀胱底部和颈部或后部更偏头侧。a.前方；p.后方

正常膀胱造影图和尿道造影图

扩张膀胱的壁光滑且薄。在男性中，膀胱的高度（垂直维度）可能大于宽度（水平维度）；女性则通常相反。膀胱底部通常位于或低于耻骨上支水平。底部在仰卧位稍微凸起，但当患者呈直立状态时呈漏斗状。

男性尿道由前段和后段组成（图1-9）。后尿道分为前列腺部和膜部，并从内括约肌（在膀胱颈处）延伸至外括约肌（在尿生殖膈处）。

前列腺部通常很宽并且穿过前列腺移行带。精阜（尿道嵴）是在前列腺尿道后壁上的一个细长椭圆形的充盈缺损，尿道前列腺部终止于精阜远端。外括约肌在精阜的远端，并在逆行尿道造影造成狭

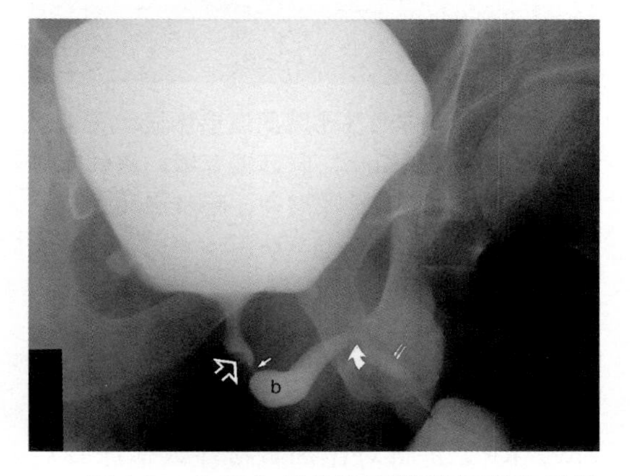

图1-9　左后方斜位排尿膀胱尿道造影显示男性尿道的正常外观。精阜（空心箭）在尿道前列腺部后壁引起局部充盈缺损。尿道前列腺部远端的局灶性狭窄（小箭）由尿道外括约肌引起，并代表后尿道膜部。另一个正常狭窄（弯箭）见于阴茎阴囊角。前尿道由尿道球部（b）和阴茎部（小双箭）组成

窄，这是后尿道膜部。前尿道分为球部和阴茎部。前尿道的球部从外括约肌延伸至阴茎阴囊交界处，在此处，尿道阴茎部与阴茎悬韧带成一定角度。尿道球腺嵌入尿生殖膈的肌肉中，其导管进入尿道球部的底部。尿道阴茎部是前尿道的最远端部分，并终止于尿道外口。在尿道外口的近端，尿道阴茎部会稍微变宽，即舟状窝。

女性尿道长约4cm，从尿道口内侧（在膀胱颈处）延伸至外口（阴道前方）。尿道在膀胱颈处最宽且向远端逐渐变窄，向斜前方走行（图1-10）。第6章会进一步讨论男性尿道解剖结构以及膀胱和尿道正常影像学检查。

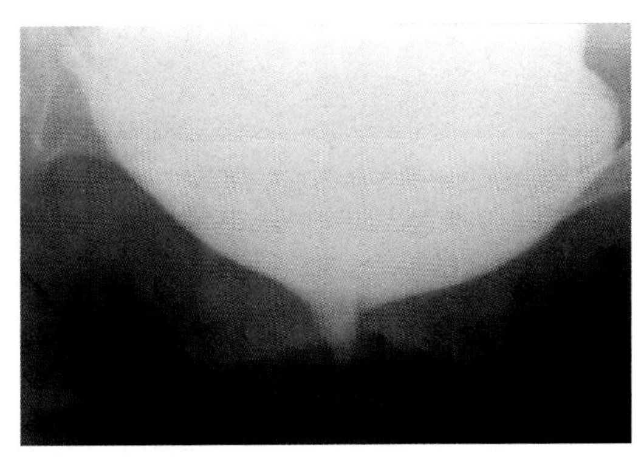

图1-10　排泄性膀胱尿道造影显示正常女性尿道。尿道长4cm，向远端变细；其长度对应于男性后尿道。排尿期间，膀胱底和颈部呈漏斗状

（六）逆行肾盂造影

逆行肾盂造影（retrograde pyelography，RP）是将对比剂直接注入输尿管后输尿管和肾集合系统的放射摄影术。该技术通常需要膀胱镜检查。使用具有圆形、球形或螺旋形尖端的4～7F输尿管插管并阻塞输尿管口。目前许多导管都具有开放末端，允许导丝通过以进行进一步的腔内操作。通过注射器或重力流缓慢灌输对比剂。或将软导管穿过导丝进入上输尿管或肾盂，并通过导管灌注对比剂。

由于肾实质不直接显影，因此RP不适合对泌尿道进行筛查。出于这个原因，并且因为它是一种有创性手术，RP通常在初步尿路造影、超声、MRI或CT检查之后进行，这些检查可能提示存在集合系统的充盈缺损、肿块或阻塞。RP的适应证包括当输尿管无法被其他方法充分显示时评估输尿管，评估肾盂或输尿管中的充盈缺损，以及在其他影像学检查未发现明确病因的情况下评估血尿患者的集合系统。在选择性收集尿液或对可疑尿路上皮恶性肿瘤患者进行输尿管刷检和活检前，RP也可作为初步检查。

1.解读　正常情况下，整个输尿管和集合系统都可显示。如果存在充盈缺损，应显示其整个长度。由于对比剂在正压下注射，因此经常在逆行肾盂造影上肾盂变钝。当肾盏穹窿破裂或集合管逆行阴影（肾盂小管反流）时，会发生回流。穹窿破裂后伴肾盂肾窦反流时，会出现肾盏、肾盂或近端输尿管周围的肾窦组织影（图1-11）。弓状静脉、远端集合小管和肾门淋巴管分别与肾盂静脉、肾盂管和肾淋巴反流重叠。

2.并发症　最常见的RP并发症是输尿管或肾盂穿孔。输尿管痉挛或水肿可能导致暂时性阻塞。在RP期间可吸收对比剂，尽管很少见，但可能会发生中度或严重反应。邻近输尿管梗阻部位注射对比剂可能会并发脓毒症。

（七）尿动力学顺行肾盂造影术

集合系统的扩张并不总是由机械性梗阻造成的。既往梗阻的残余性扩张，膀胱输尿管反流，先天性畸形或高尿流状态是常见的疾病，在没有梗阻的情况下可导致

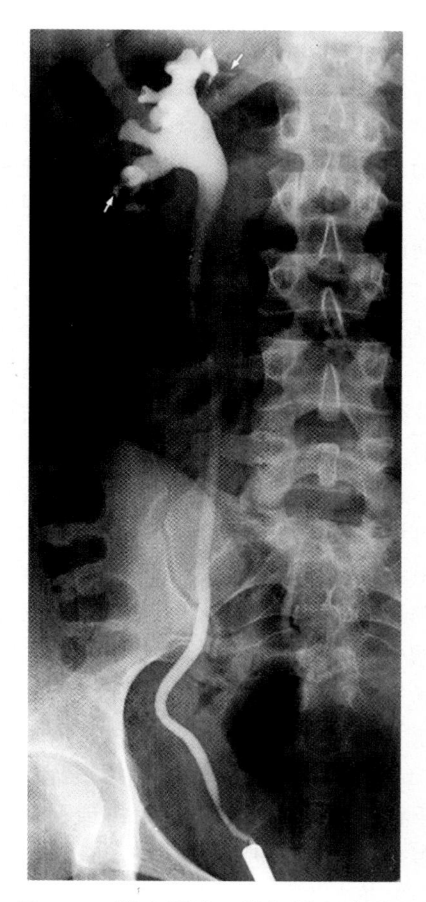

图1-11　肾窦回流。逆行肾盂造影显示右侧输尿管的正常走向和轮廓；肾盏变钝可能是正常的。对比剂从肾盏上部和下部溢出（箭）。肾窦回流由逆行注射正压引起的肾盏穹窿微滴形成

集合系统扩张。

对于肾功能不佳、输尿管明显扩张或扭曲及输尿管膀胱改道术患者，通过肾扫描或通过测量顺行或逆行造影后对比剂排泄率评估扩张的集合系统可能不是最佳选择。对于不清楚集合系统扩张是否与上游集合系统和膀胱之间的压力梯度相关的患者，可行尿动力学顺行肾盂造影检查（输尿管灌注测试或Whitaker压力/血流检查）。该检查在已知血流速率的情况下，通过测量肾和膀胱之间的压力梯度，以量化集合系统内的阻力。

1.*技术*　尿动力学顺行肾盂造影是一种有创性检查，需要顺行肾盂造影。首先进行VCUG以排除膀胱输尿管反流。将囊泡导管留在原位，并将患者在荧光检查台上转向俯卧位。用20～22号针进行标准的肾穿刺。顺行针和囊泡导管连接到放置于膀胱水平的分离压力计。记录肾的开放压力或静息压力。之后行顺行肾盂造影术。接下来，通过顺行肾盂造影针头灌注稀释的碘对比剂，并使用输液泵来调节流量。继续以10ml/min的速率灌注集合系统约5min后，直到整个肾盂输尿管系统显影。此时，关闭输液泵，测量并记录集合系统和膀胱内的压力（图1-12）。

2.*解读*　慢性肾积水时，随着肾功能下降和扩张的集合系统顺应性增加，升高

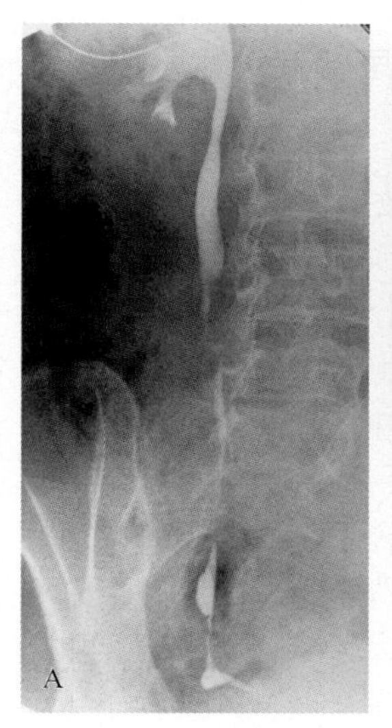

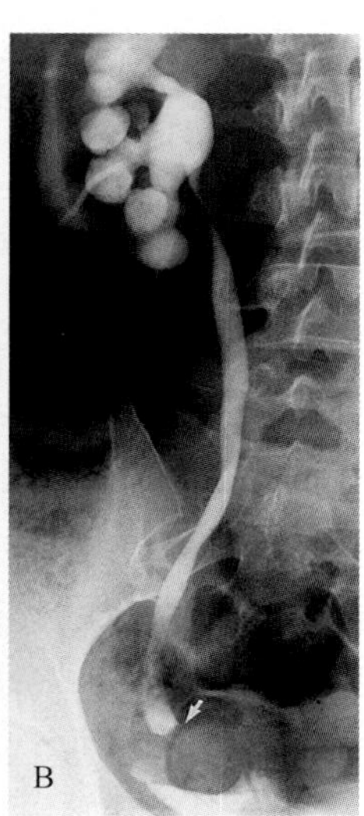

图1-12　尿动力学顺行肾盂造影显示的远端输尿管狭窄。一名22岁患有复发性尿路感染的女性患者进行了Whitaker检查，静脉尿路造影显示右侧输尿管轻度扩张。A.开放压力为10cmH_2O，顺行肾盂造影显示由蠕动产生的多处输尿管狭窄。B.以10ml/min的灌注速率，差压增加至32cmH_2O（正常＜13cmH_2O）。肾盂造影显示远端输尿管局部狭窄引起的输尿管肾盂肾盏扩张（箭）

的肾内压逐渐降低。肾集合系统的开放压力可能正常或仅稍微升高，特别是在慢性梗阻的情况下。出于这个原因，只有在显著升高时（即＞50cmH_2O），开放肾内压才有意义。评估肾盂输尿管阻力更有意义的是膀胱和肾之间的压差（differential pressure，DP）。随着膀胱充盈，膀胱内和肾盂压力增加，但DP下降。灌注速率为10ml/min时，正常DP＜13cmH_2O。14～20cmH_2O，21～34cmH_2O或超过34cmH_2O的DP分别提示轻度、中度或重度机械梗阻。当DP处于正常高限或异常低限范围时，输注速率可以从10ml/min增加至15ml/min，甚至20ml/min。在较高的流速下，DP的正常值范围会增加。对于空膀胱患者，在输注速率为15ml/min时，DP的正常上限值为18cmH_2O，20ml/min时为21cmH_2O。

（八）回肠输尿管造影术（回肠襻造影术）

IVU、CTU、放射性核素和超声检查常用于评估皮肤输尿管回肠吻合术患者。尿路造影图可以用来评估集合系统和回肠襻，并在大多数患者中提供必要的解剖和功能信息。放射性核素成像可用于量化上尿路功能并提供一些解剖信息。超声检查用于评估肾内集合系统的大小，特别是肾功能不全或尿路造影禁忌的患者，但不适合评估输尿管。为了导管、输尿管和肾盂肾盏系统快速、完全显影；或者如果肾功能差，无法进行CT或IVU对集合系统的最佳解剖评估检查；或者如果有尿路造影禁忌证，可以进行回肠襻和肾集合系统（回肠输尿管图或回肠襻造影）的逆行造影检查（附录D）。

回肠输尿管造影术通常用于评估尿路上皮肿瘤，检测输尿管梗阻，或者如果患者有进行性肾积水并且原因在IVU或放射性核素肾动脉造影术后病因仍不明显时，标明梗阻部位。机械性梗阻的原因包括尿石症，输尿管回肠吻合口狭窄、中襻狭窄和吻合口狭窄。虽然CTU通常对输尿管回肠漏患者有诊断价值，但回肠襻图也可以确诊。

1.解读　应评估回肠导管的大小和形状。回肠导管通常在右下方，长度为12～15cm。评估由于肠襻缺血导致的节段性狭窄非常重要。这些狭窄可能会造成梗阻。

通过输尿管回肠吻合口自由回流对比剂可评估上尿路集合系统。然而，约10%的患者没有出现对比剂反流，通过输尿管回肠吻合口尿液顺流是正常的。必须评估输尿管的走行和轮廓。因为左侧输尿管在肠系膜下穿过，所以左输尿管可能比右输尿管显影晚。由于对比剂在正压下灌注（图1-13），输尿管轻度扩张并使肾盏变钝属于正常现象。任何充盈缺损或狭窄都应在多个投照体位进行摄影。

2.并发症　由于对比剂快速滴注可导致菌血症，建议使用抗生素进行预处理。回肠襻图罕见并发症是脊髓损伤患者发生自主神经反射异常。这种并发症被认为是由回肠襻过度扩张引起的，可能导致严重的高血压。

（九）子宫输卵管造影术

子宫输卵管造影术是将对比剂滴入宫颈管后检查子宫内膜腔和输卵管腔的放射学检查方法（附录E）。子宫输卵管造影的主要适应证是评估原发性或继发性不孕症患者。曾接受输卵管重建手术的患者可行子宫输卵管造影术以评估输卵管通畅性和形态，并评估双侧输卵管周围粘连情况。子宫输卵管造影也可用于已知或可疑苗勒管异常病例，该病可表现为不孕症、多发性流产、早产或胎儿先露异常。子宫

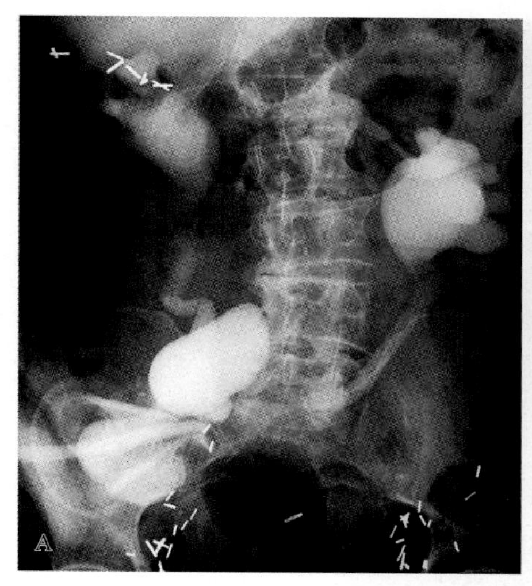

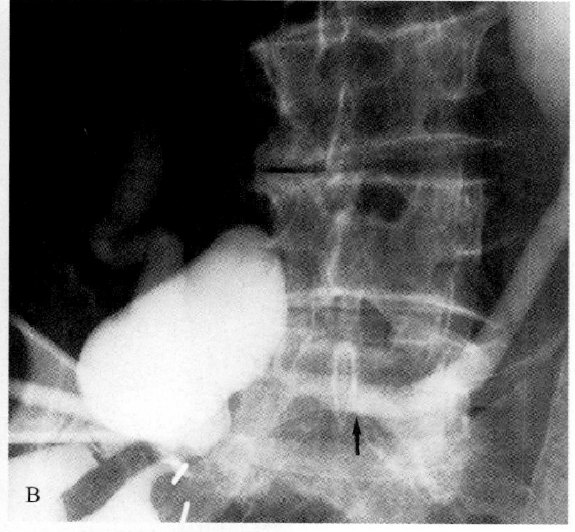

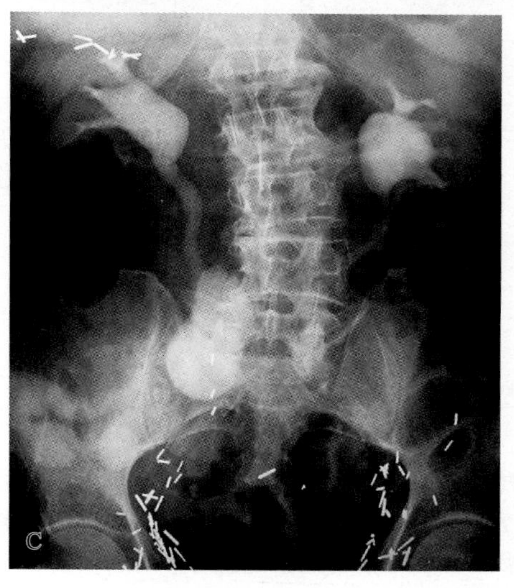

图1-13 回肠襻导管X线片。A.逆行回肠输尿管造影（回肠襻造影）显示了集合系统无梗阻。集合系统的扩张可能是逆行尿路造影的正常表现。B.在放大的锥形图像上，左侧输尿管（箭）穿过中线到达右下腹回肠襻导管。C.比较静脉尿路造影与回肠襻造影集合系统的不同表现

输卵管造影也可用于确定子宫平滑肌瘤相对于子宫内膜腔的位置。子宫输卵管造影的3个禁忌证是妊娠、急性盆腔感染和月经活跃期。

1.正常子宫输卵管造影图 子宫内膜和子宫颈腔显影形状为顶端细长的三角形。三角形的底部是宫底；子宫前屈是膀胱排空时的常见位置，宫底可位于宫体和宫颈下方。三角形细长的顶端是子宫颈腔，由于宫颈黏膜呈锯齿状轮廓（图1-14）。应评估子宫内膜腔的形状和大小，并报告宫腔移位或充盈缺损。

输卵管（子宫部）插入子宫角。从内到外，输卵管分为4个部分：间质部（壁内）、峡部、壶腹部和漏斗部（图1-14B）。应评估输卵管的通畅性，大小和形态。当在小肠襻周围可以看到对比剂或者如果显示输卵管阻塞时，应结束检查。当有输卵管梗阻时，应报告梗阻部位。报告在通畅的输卵管周围腹腔内存在对比剂积聚也很

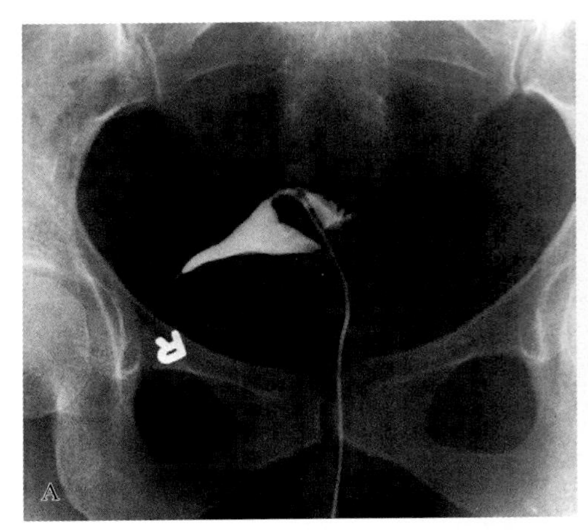

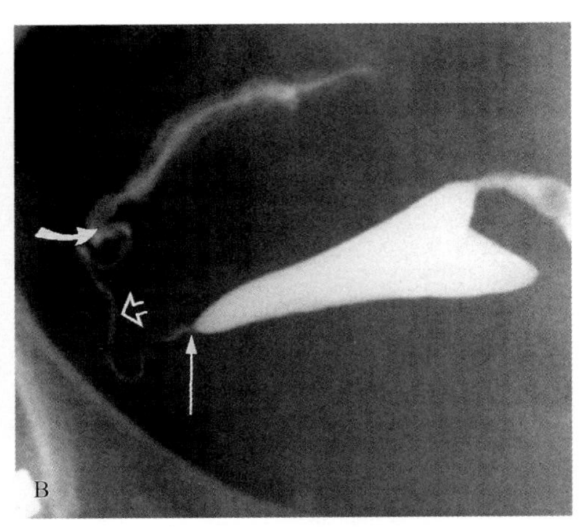

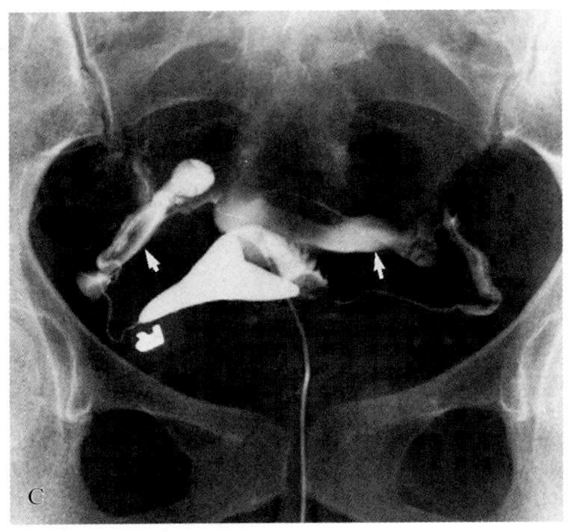

图1-14　导管子宫输卵管造影图显示正常的子宫和输卵管。A.显示了前倾子宫的正常子宫内膜和宫颈腔。导管的尖端位于宫颈管内，其具有羽毛状轮廓。B.右输卵管间质部（长箭）包含在子宫肌层中。输卵管纤细部分，峡部（空心箭）插入子宫角。输卵管在侧方呈喇叭样，形成壶腹（弯箭）和漏斗。漏斗部在输卵管毛糙末端开口于腹膜腔。C.在左、右侧输卵管（箭头）的周围盆腔腹膜腔可见对比剂，对比剂外漏说明输卵管是通畅的

重要，这提示粘连。

2.并发症　子宫输卵管造影术的并发症包括疼痛和感染。盆腔疼痛，类似于月经痉挛，通常为轻度或中度，可能在手术过程中开始并持续数小时。多达80%的患者会经历不同程度的盆腔疼痛，这与所使用的对比剂的类型无关。0.3%～3%子宫输卵管造影术患者会并发发热，这可能是感染的先兆，需要及时评估。输卵管梗阻和积水患者或有盆腔炎症病史的患者在子宫输卵管造影术后发生感染的风险较高；这种感染往往是逆行引入宫颈菌群的结果。

三、超声

（一）肾和上尿路超声检查

由于其准确性、安全性，不需要接触电离辐射或X线对比剂，肾功能异常也可成像，肾和上尿路超声检查是一项普遍的检查。使用现代仪器，即使是重症患者也

能进行床旁成像以及影像引导下操作。泌尿道超声检查的常见适应证包括：

（1）集合系统梗阻的评估。

（2）对可疑或已知肾结石的评估。

（3）评估肾囊性疾病。

（4）检测肾、肾上腺或肾周肿块病变。

（5）观察肾肿块病变特征：实性或囊性。

（6）引导肾或肾上腺肿块抽吸或活检。

正常解剖

肾实质在解剖学和功能上分为外周皮质和中央髓质。正常的皮质组织内陷，称为肾柱，将邻近的髓质锥体分开。超声图像上，与肝实质相比，正常肾皮质呈低回声。肾锥体代表由肾盏组成的肾髓质部分，与相邻的肾皮质相比是低回声的（图1-15）。超声图像上，6个月以内的儿童的肾柱可表现为无回声，此时皮髓质差异最为明显。皮质与髓质的相对大小比例儿童为1.6∶1，成年人为2.6∶1。弓状动脉标志着真正的皮髓交界，在25%患者表现为点状强回声灶。

肾窦包含肾盏、漏斗、一部分肾盂、纤维组织、脂肪、血管和淋巴管。超声图像上，肾窦通常表现为中央强回声区，主要是由于其脂肪成分（图1-15），与肾窦周边的低回声肾锥体形成对比。在超声检查中注意组织回声的层次是很重要的。正常成年人的组织回声从大到小依次是：肾窦、胰腺、肝、脾、肾皮质和肾髓质。

由于X线成像会放大肾，对比剂会导致渗透性利尿，因此用超声测定肾大小比X线成像更准确。肾正常的上行倾斜可能会在超声图像上导致人为缩短。因此，肾大小要比X线片上测得的大小约减小15%。尽管肾窦体积在老年人中有一些增加，但肾长度随着年龄增长而降低。对于

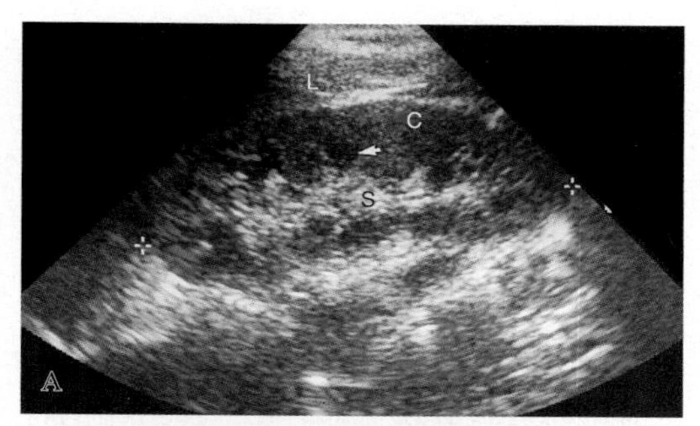

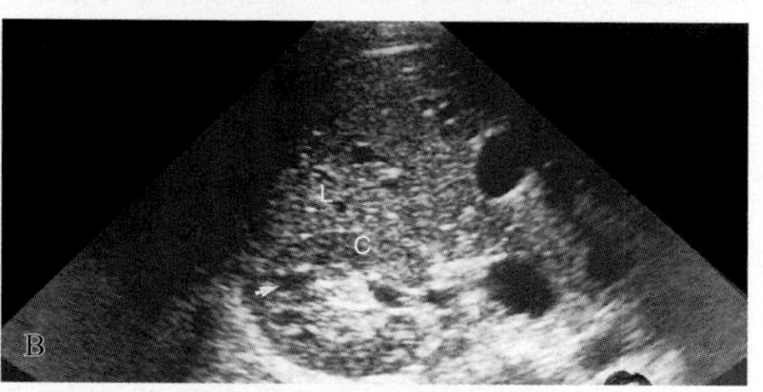

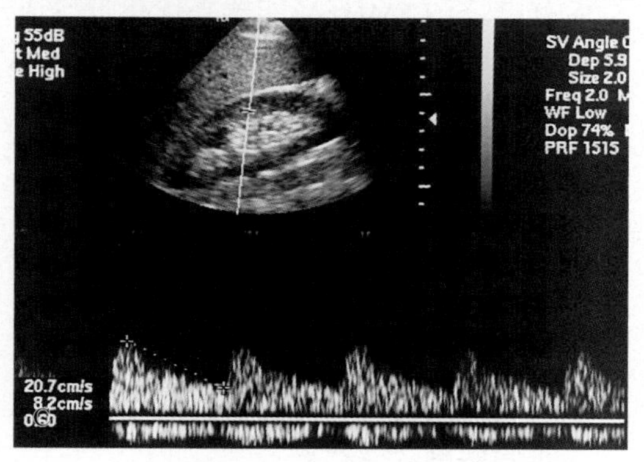

图1-15 正常肾的超声检查。右肾的矢状切面（A）和横切面（B）图显示正常皮质髓质分界。按照回声递降排列，可见肾窦（S），肝实质（L），肾皮质（C）和肾髓质（箭）。C.肾阻力指数（RI）由弓状动脉的多普勒波形分析确定。RI的正常值［（收缩期峰值频移－舒张末期频移）÷收缩期峰值频移］<0.70，该患者RI为0.60

30—50岁的成年人，肾长度的上第十百分位数是右肾10cm，左肾10.3cm。对于60—69岁的人，右肾长度的上第十百分位数是9.6cm，而对于70—79岁的人来说，这个数值是9.2cm；右肾的第十百分位数增加0.3cm即为左肾长度。超声检查正常肾的大小是9～13cm。

（二）经腹和经阴道盆腔超声检查

经腹和阴道超声检查可获得下尿路和盆腔的高分辨率图像。这是评估急性或慢性盆腔疼痛的首选检查，尤其是育龄期女性患者。盆腔超声检查也可用于评估大多数盆腔肿块，尽管用CT或MRI可以更有效地显示较大肿块（即＞8～10cm）的特征。超声检查也是评估可疑宫内或宫外妊娠患者的首选检查方法。

经腹（经膀胱）超声检查是使用充满尿液的膀胱作为深部盆腔结构的声窗。在大多数患者中，经腹超声检查采用3.5MHz换能器，在某些患者，可使用5.0MHz甚至7.5MHz换能器来优化近场成像。在大多数情况下，阴道内超声检查作为经腹超声检查的补充（附录F）。用于明确在经腹盆腔检查时发现的无法确定的病变，如果经腹超声检查令人满意，则没有必要进行经阴道超声检查。由于其视野范围有限，经阴道超声检查对于评估较大盆腔肿块并不令人满意，如果没有经腹超声检查进行定向，可能会导致误诊。

正常解剖

子宫壁由外层浆膜（外膜）、中层肌层（子宫肌层）和内层黏膜（子宫内膜）组成。在超声检查中，外膜通常不可见，但浆膜下静脉可能被视为正常变异。超声检查显示子宫肌层有2层，有时是3层。内肌层（子宫内膜下晕）表现为环绕在强回声内膜组织周围的薄弱低回声区（图1-16）。与子宫内肌层相比，外肌层呈相对强回声，并且可表现为双层。

子宫内膜表现为在月经周期期间变化的中央强回声区。在早期增殖期，子宫内膜表现为单一的强回声线（图1-16）。在卵泡中期，子宫中央可见3条纵向线；这是增殖性子宫内膜的特征。外线表示子宫肌层和子宫内膜之间的回声界面，中央线为子宫腔。这些边界线之间的低回声区代表功能性子宫内膜层，随着增殖晚期子宫内膜的进展而增厚（图1-16）。排卵后48h内，低回声层逐渐变为强回声，3层结构消失，表明分泌性子宫内膜的出

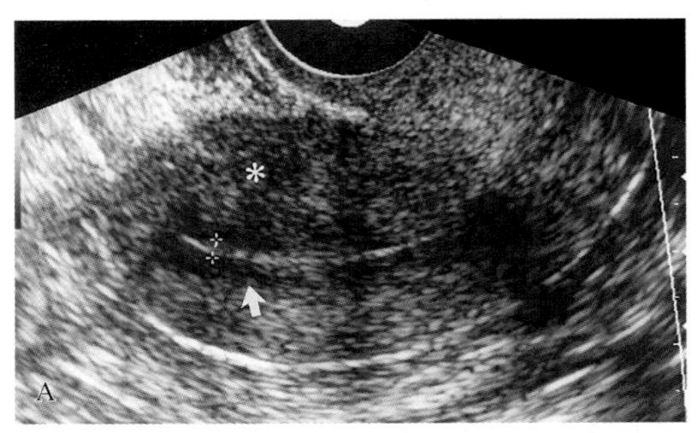

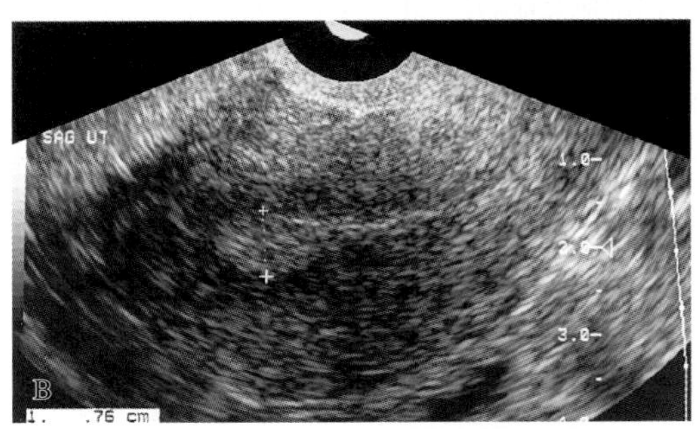

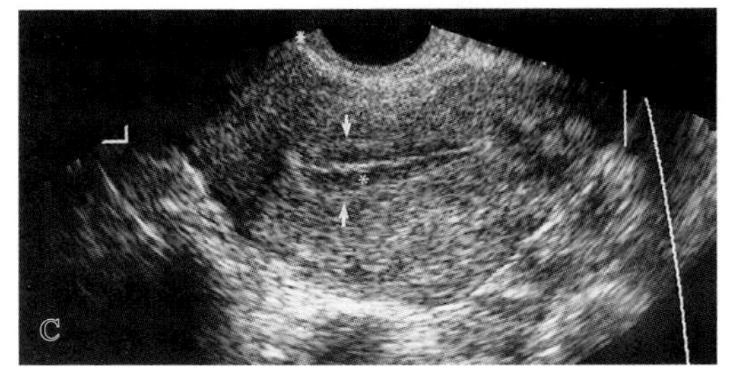

图1-16　正常子宫的经阴道超声图像。A.矢状面超声图显示3mm的中央子宫内膜回声（电子标记之间）。可见低回声子宫内肌层（箭），可与中、外子宫肌层（星号）区分开来。B.激素替代治疗时，子宫内膜回声可能较厚，如该患者所示。子宫内膜厚度测量应在矢状面测量，并应包括子宫内膜腔前方和后方的子宫内膜层（外层到外层的测量）。该测量不包括低回声的子宫内肌层。C.另一名患者的经阴道超声显示三线征（箭之间）；低回声功能区（星号）位于强回声条带和高回声子宫内膜基底层之间。在月经周期的增殖晚期可以看到这种表现

现。可以测量子宫内膜回声复合体的外线之间的距离（从外到外的边界），每个期相确定了周期特异性的正常限值：月经期2～3mm；增殖早期（5±1）mm；围排卵期（10±1）mm；分泌晚期可高达16mm。

在通过其长轴的矢状面图像上，子宫的最大长度是从宫底的顶部到宫颈外口的距离。在相同的矢状面上垂直于长度测量子宫高度（图1-17）。在与测量高度的矢状面垂直的横断面测量子宫的宽度。对于未产妇，子宫正常上限为：长9cm，高4cm和宽5cm。分娩会增加子宫的正常尺寸。

附件由卵巢、输卵管、韧带和血管组成。在未产妇中，卵巢位于卵巢窝内。卵巢（Waldeyer）窝由后方的髂内动脉，上方的髂外静脉以及前方的脐动脉组成。然而，在经产妇或盆腔肿块患者，卵巢常常从卵巢窝移位。卵巢为椭圆形低回声，边缘呈薄的强回声。Cohen及其同事使用长椭圆的公式［体积（ml）＝长×高×宽×0.52］报告成年月经期女性的平均卵巢体积为9.8cm^3（95%置信值，21.9cm^3）（图1-17B和C）。绝经后妇女的平均值为5.8cm^3（95%置信值，14.1cm^3）。由于皮质中存在发育中的卵泡，卵巢比较特殊。随着卵泡腔内液体积聚，囊状卵泡变得可见。使用经阴道超声检查，可以看到直径达到1～2mm的滤泡。非优势卵泡直径通常＜14mm，优势卵泡最大直径可达20～25mm（图1-17和图1-18）。

偶尔会在经阴道超声图像上看到输卵管的间质部，表现为从子宫内膜延伸至子宫壁的细强回声线。然而，输卵管的峡部和壶腹部通常不可见，除非输卵管扩张或周围环绕盆腔积液。同样，除非有游离的腹腔积液，否则超声检查通常不会显示卵巢悬韧带和阔韧带。

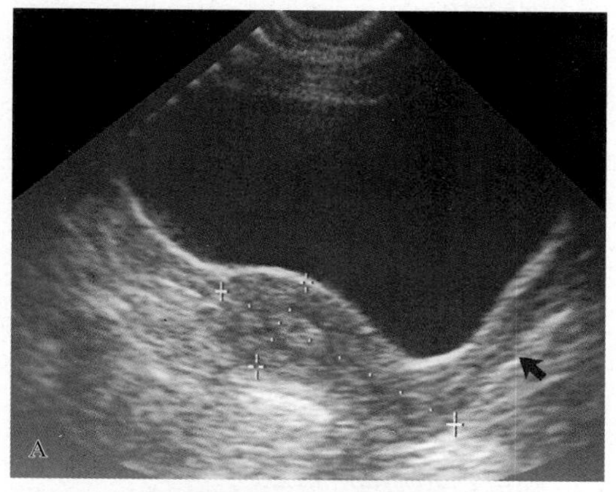

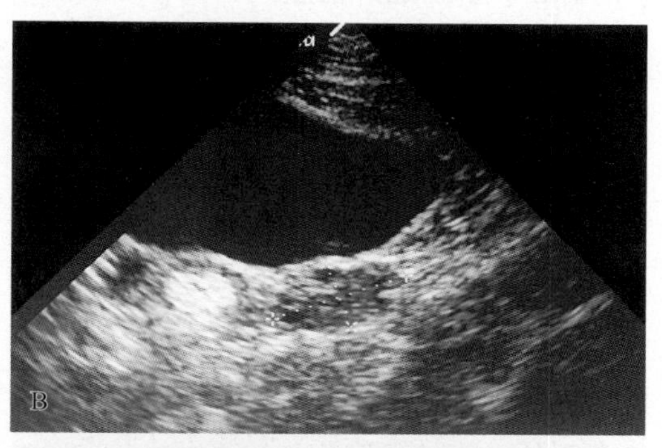

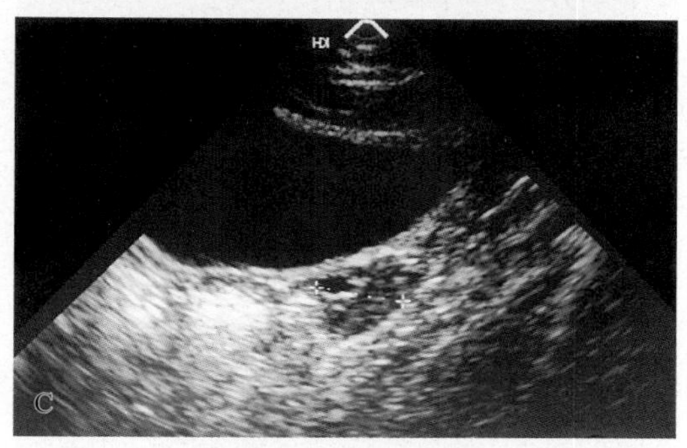

图1-17 正常子宫和卵巢的经腹超声检查图。A.应在矢状位上测量子宫的长度和高度（前后位），其中可以看到中央子宫内膜强回声复合体的最大长度。在正交横轴位图像上测量子宫的宽度。阴道（箭）向下弯曲。B.以类似的方式测量卵巢的尺寸。卵巢的长度是在旁矢状位上的最大尺寸，在相同图像上垂直于长度测量高度。C.卵巢的宽度在正交横轴位层面垂直高度测量。卵巢的体积可以使用长椭圆公式估算，体积等于长度、高度、宽度与0.52的乘积

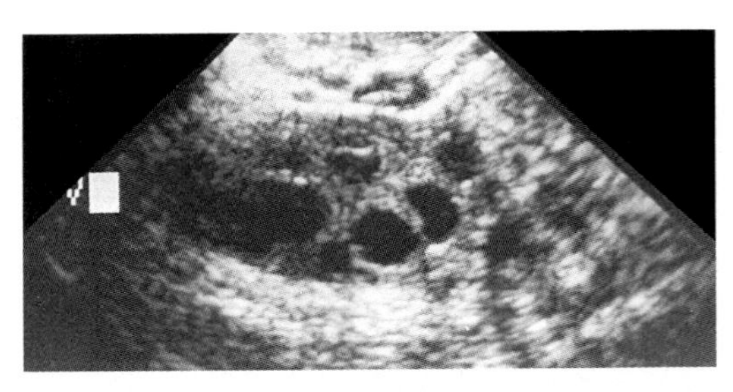

图1-18 19岁女性正常卵巢的经阴道超声图。卵巢的皮质包含几个卵泡和黄体。髓质含有疏松的结缔组织和众多的血管

（三）膀胱超声检查

膀胱超声检查的常见适应证包括：

（1）确定输尿管扩张患者输尿管膀胱连接处尿液的存在和流速（图1-19）。

（2）确定排尿前后的膀胱容量。

（3）检测膀胱结石或膀胱壁肿块。

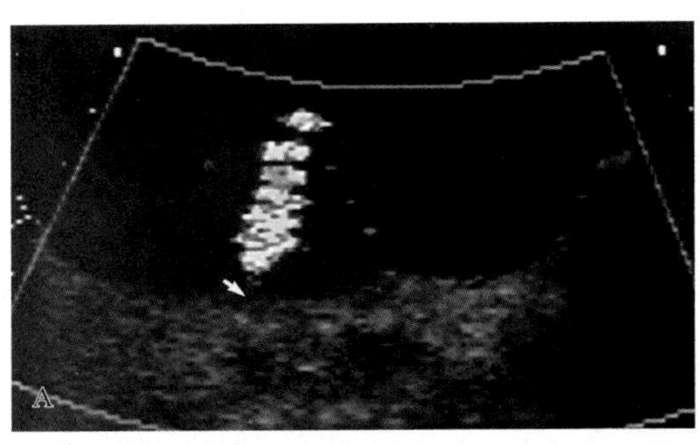

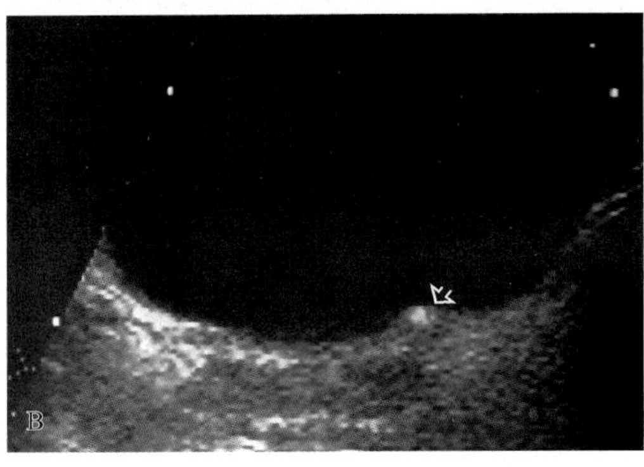

图1-19 彩色多普勒超声图显示输尿管射尿。A.由于尿液正常流动，膀胱的横轴位超声图显示来自右侧输尿管膀胱连接处（箭）的彩色尿流。B.左侧输尿管膀胱连接处可见强回声结石嵌入（空心箭），未见射尿

（4）检测和量化膀胱壁增厚。

（5）引导膀胱抽吸或膀胱造口。

正常解剖

正常扩张的膀胱是一个位于真盆腔中线的无回声结构。它在矢状面上是三角形的，在横轴面上是椭圆形的。通常，膀胱壁是均匀一致的，厚度为3～4mm。膀胱容量也可以用长椭圆的公式估算。

（四）经直肠前列腺超声检查

经直肠前列腺超声检查可作为直肠指检的辅助检查手段，可以量化前列腺体积、评估触及的结节、指导前列腺活检并评估不孕患者（附录G）。少数情况下，可用来观察直肠周围的肿块或积液，特别是计划进行活检时。

正常解剖

正常前列腺周围有薄的包膜。前列腺腺体组织或实质由外周带、中央带和移行带组成（图1-20）。前列腺实质前方是纤维肌质带。前列腺“包膜”表现为向后方和侧方的明显强回声结构，但在腺体的尖端很薄或缺如。正常前列腺长约4cm（头尾方向），横径4cm，高3cm（前后方向）；正常体积范围为20～25ml，正常重量约为20g。

精囊位于前列腺头侧和膀胱后方。这对结构在横断位图像上是长轴成像，在矢状位图像上是横轴面成像。精囊是边界清晰的囊状结构，大小和形状通常是对称的。正常的精囊长（3±0.5）cm，宽（1.5±0.4）cm。精囊通常是低回声的，内含散在细回声。输精管位于精囊的中间位置，头侧指向前列腺（图1-20B）。输精管末端扩张称为壶腹。在横轴平面上，成对输精管表现为一对椭圆形、旋绕的管状结构，并且与精囊呈等回声。精囊和输精管壶腹部汇合形成射精管。神经血管束由沿着前列腺后外侧缘走行的成对神经和血

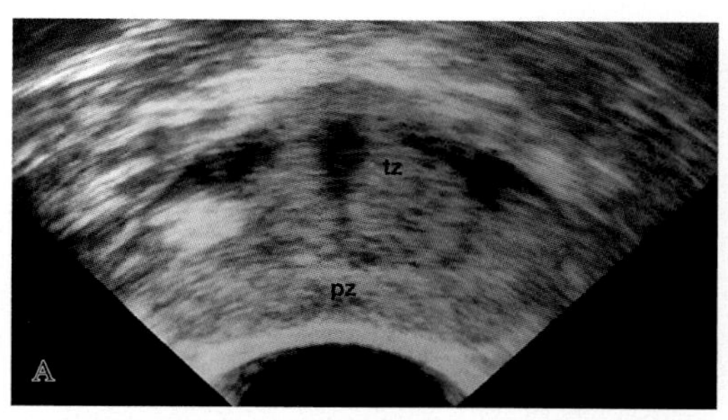

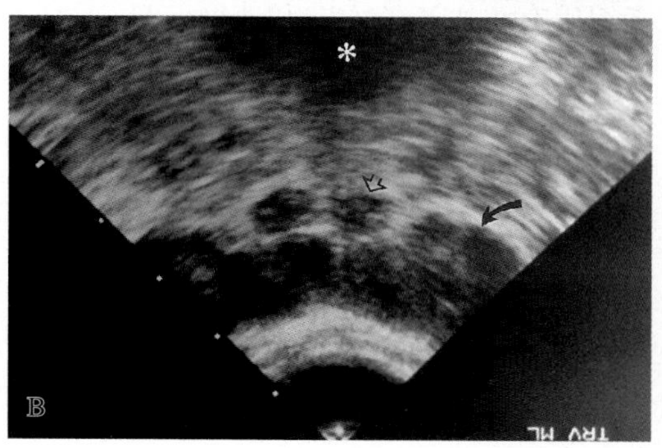

图1-20 正常前列腺、精囊和输精管的经直肠超声图。A.前列腺的大小正常。外周带（pz）回声略高于移行带（tz）。B.前列腺头侧的横轴位显示正常的低回声精囊（弯箭）和输精管的壶腹部（空心箭）。输精管和精囊管连接形成射精管（星号，膀胱腔）

管组成。神经血管束在超声图像上经常能观察到，这是癌症前列腺外播散的重要途径。前列腺周围静脉丛位于前方，有时会很明显。可以观察到从侧方进入腺体的血管，常见于靠近尖端的区域，表现类似低回声肿瘤。

（五）阴囊超声检查

阴囊超声检查可用于评估可触及的肿块或肿大阴囊，因为它可以准确地鉴别源于睾丸内和睾丸外的病变（附录H）。这种鉴别很重要，因为源于睾丸外的病变大多是良性的（如鞘膜积液、精索静脉曲张、附睾炎），这与睾丸内最常见的肿块——睾丸肿瘤不同。创伤睾丸的完整性也可以通过超声检查快速评估。阴囊急症双功能超声检查可用于区分睾丸扭转和附睾睾丸炎。最后，超声检查已被用于确定腹股沟隐睾，但不如CT、MRI和睾丸静脉造影定位腹部睾丸准确。阴囊超声的其他适应证包括男性不育症的评估，性早熟的随访评估以及转移性疾病患者隐匿性原发肿瘤的评估。

正常解剖

正常睾丸是卵形结构，长3.5cm，宽2.5cm，高3cm（前后径）。两个睾丸的回声应该是相似的均一的中等回声。纵隔代表沿着睾丸后方白膜内陷，并表现为平行于附睾的强回声线（图1-21）。睾丸内的分隔可表现为线性强回声或低回声结构，并将睾丸分成小叶。

在正常的睾丸外结构中，附睾是最常见的超声检查结构。附睾头是最大的组成部分。其直径为5～15mm，位于睾丸上极的后上方。附睾头通常稍比体和尾回声更强，与睾丸实质呈等回声（图1-21B）。附睾体和尾沿睾丸后缘向下走行，在超声图像上表现为一条1～3mm厚的细索条。彩色多普勒超声在正常附睾中检测不到血流。有时，可以确定附睾头和睾丸上方的小凸起；这些突起分别代表附睾和睾丸的附件。

阴囊由源自皮肤、腹壁肌肉和腹膜的几层结构组成。超声检查中，阴囊壁厚5～7mm，与睾丸相比呈强回声（图1-21A）。睾丸鞘膜来自腹膜，并将睾丸局限于阴囊后壁。像滑膜囊一样，睾丸鞘膜包裹睾丸并通常包含1～2ml流体。精索包含睾丸和输精管动脉以及蔓状静脉丛。正常血管的直径不超过1～2mm，可以通过彩色多普勒超声检查确定血流的存在和方向。

（六）多普勒超声

1.*原理*　在医学超声检查中，图像

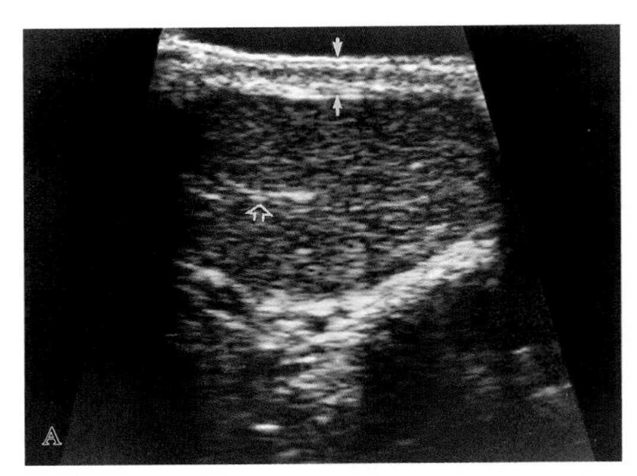

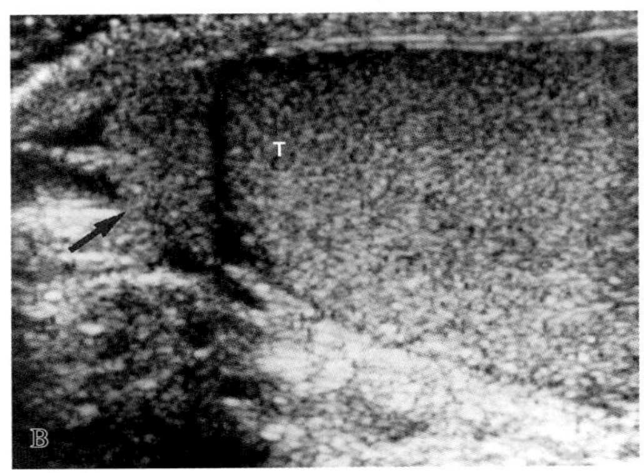

图1-21　正常睾丸和附睾的超声图。A.矢状位超声图显示了睾丸实质正常回声和线状强回声睾丸纵隔（空心箭）。还要注意阴囊壁的正常厚度和回声（小箭之间）。B.附睾头（箭）见于睾丸上极（T）头侧

是通过组织反射频率为2～15MHz的声束产生的。对于移动的反射点，如红细胞，换能器接收的声音频率将不同于发射频率。这个频率差异或变化可以用来确定反射体运动的方向和速度。Johann C. Doppler对这一原理以及频移与流速之间的关系进行解释。

有关多普勒频率偏移的信息将以一系列光谱的图形方式实时显示。频谱是垂直线图，显示相对于时间的频移相对强度，时间在横轴上表示。因此，多普勒频谱显示4个变量：频移（速度）、反射体的频率分布、流动方向和时间。一些不同的指标已被用来定量阻力，即对血流的总阻力。搏动指数等于（S－D）/M，其中S是收缩期峰值频率，D是舒张期峰值频率，M是平均频率偏移。其他指标包括阻力指数（S－D）/S和收缩/舒张比S/D。在双向多普勒超声检查中，脉冲多普勒系统与实时图像相接，从而可以从灰度图像中选择偏移频率的来源。彩色多普勒使用颜色来编码有关血流的方向和速度信息。

2.适应证　多普勒超声检查已用于评估尿液进入膀胱的正常流量（图1-19）、睾丸实质灌注以排除精索扭转、肾实质灌注以鉴别肾小球管疾病（图1-15）和海绵体动脉血流量以调查阳萎的血管性原因。

四、CT

CT根据从薄的断层层面周围多个投照收集到的相对线性衰减测量结果来创建人体的二维图像。这种技术可以显示组织密度1%或更低的差异。重建的图像显示为像素矩阵。每个像素的数值是其所代表组织的相对线性衰减系数。分配给每个像素的衰减值基于参考尺度，其中将空气指定为−1000 Hounsfield单位（HU），将致密骨骼指定为＋1000 HU，将水指定为0 HU。分配给每个像素的相对线性衰减系数与图像中的灰度相关。用户选择图像中灰阶数量（窗宽）和灰度的中心色调（窗位）能够调整图像对比度。

螺旋、多排或容积采集CT能够通过滑环X射线球管检测器系统在患者移动通过机架时不断旋转，从而能够连续采集数据。大多数螺旋和多排CT扫描仪以约360°/s的速度旋转，但放射科医师会选择患者通过机架的移动速率和射线束准直。螺距定义为检查床移动速率（球管每旋转360°）与准直束的比率；如果扫描时间为1s，螺距等于以mm/s为单位的检查床移动速率除以以mm为单位的射线束宽度。

选择适当的螺距需要在空间分辨率（小螺距优化）和覆盖范围（大螺距优化）之间权衡。最近的研究表明，腹部单排螺旋CT的最佳螺距为1.5～1.6。

与传统CT相比，螺旋和多排CT有几个优点。首先，可以在身体的大部分区域使用非常薄的准直来评估小病灶。此外，可以通过后处理操作螺旋CT数据，这可以将目标图像重建到感兴趣区。例如，重叠图像可以在很窄的间隔重建，以提高检出小病灶的敏感度。其次，由于扫描时间缩短，一些检查需要使用对比剂减少，可以优化对增强的特定期相进行扫描。最后，因为结合了三维数据采集与优化血管对比剂增强的成像方法，CT血管造影成为可能。

肾CT用于显示肿块特征，并可评估原发性肾疾病的肾周播散，或原发性腹膜内或腹膜后疾病对肾的继发性侵犯。因为能够准确显示肾实质和血管蒂的损伤特征，CT也可用于可疑或已知肾创伤患者。常见的腹部和盆腔CT泌尿生殖系统适应证包括（附录I，附录J）：

（1）检测尿石症。

（2）评估血尿患者。

（3）检测肾上腺、肾或骨盆软组织肿块，描述其特征。

（4）对肾、肾上腺、输尿管和膀胱恶性肿瘤分期。

（5）对妇科恶性肿瘤分期（卵巢和子宫）。

（6）对男性生殖器恶性肿瘤分期（睾丸和前列腺）。

（7）评估已知或可疑的腹膜后疾病。

（8）评估慢性盆腔疼痛。

（9）评价隐睾症。

（10）引导抽吸、活检或引流。

正常解剖

平扫CT肾实质密度均匀，CT值30～60HU。肾窦和肾周脂肪为平扫和增强CT上肾实质提供了内在的对比（图1-22）。给予对比剂后，大血管、肾实质和集合系统逐渐强化。在血管期，主动脉及其主要分支显影。在肾皮髓质期，肾皮质和髓质依次强化。在肾实质早期（给予对比剂后20～85s）能够区分正常的皮质和髓质。在这个期相可能会在CT上漏诊小的髓质肿瘤（图1-23A）。早期肾皮髓质期的确切时间取决于静脉对比剂给药的剂量和方法，以及患者的心排血量和肾功能。在静脉对比剂给药后85～240s的肾皮髓质期（平衡期）扫描，显示肾实质密度更均匀

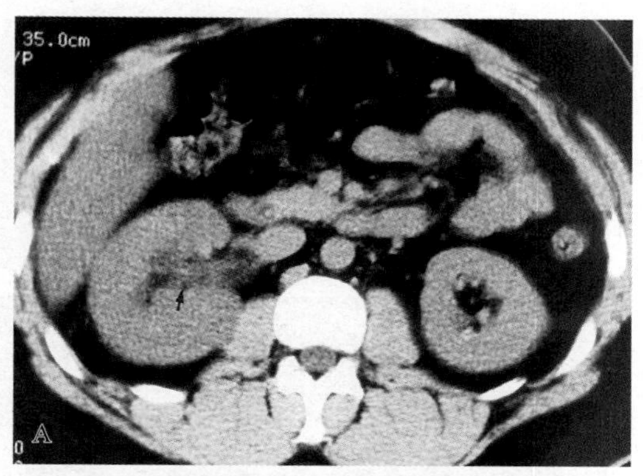

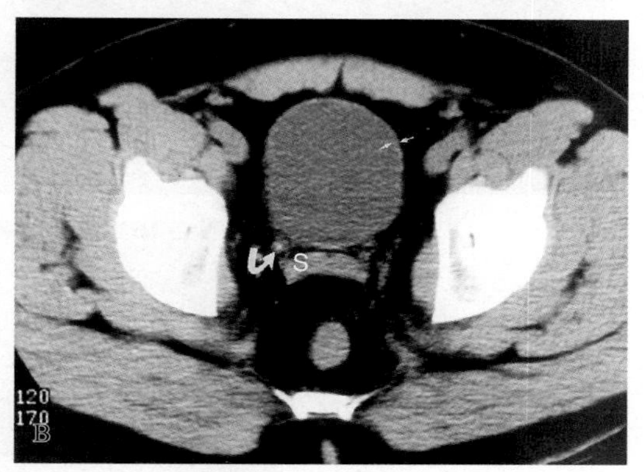

图1-22　肾和膀胱的平扫CT。A.正常左肾平扫CT显示由肾周和肾窦脂肪提供的图像对比度。右肾窦脂肪密度增加（箭），导致图像对比度相对降低。B.这一表现是由右输尿管远端（S，精囊）中的结石（弯箭）引起的急性输尿管梗阻所致。由于尿液和膀胱周围脂肪造成的图像对比，可以看到膀胱壁（小箭之间）

（图1-23B）。注射对比剂后，正常肾实质的密度将增加至80～120HU。在肾皮髓质期及之后，肾集合系统逐渐显影。

尽管肾上腺后肢通常宽度均一，但肾上腺有多种形态。垂直于长轴测量，正常肾上腺宽度＜8mm（图1-23A）。

在腹部，无扩张的输尿管可能难以与性腺血管或其他腹膜后血管区分开来，但可在腰大肌内侧辨认（图1-23C）。在盆腔中，输尿管从后外侧下行，在坐骨棘转折向前内侧，在精囊或阴道穹窿前方到达膀胱底部（图1-23D）。膀胱位于真骨盆的中线；在平扫CT，膀胱壁为均匀薄壁，其轮廓由尿液和膀胱周围脂肪勾勒出来。膀胱中致密对比剂的存在会产生伪影并使膀胱壁显示不清。

在CT上通常能观察到淋巴结；正常淋巴结呈椭圆形密度均匀的软组织密度，

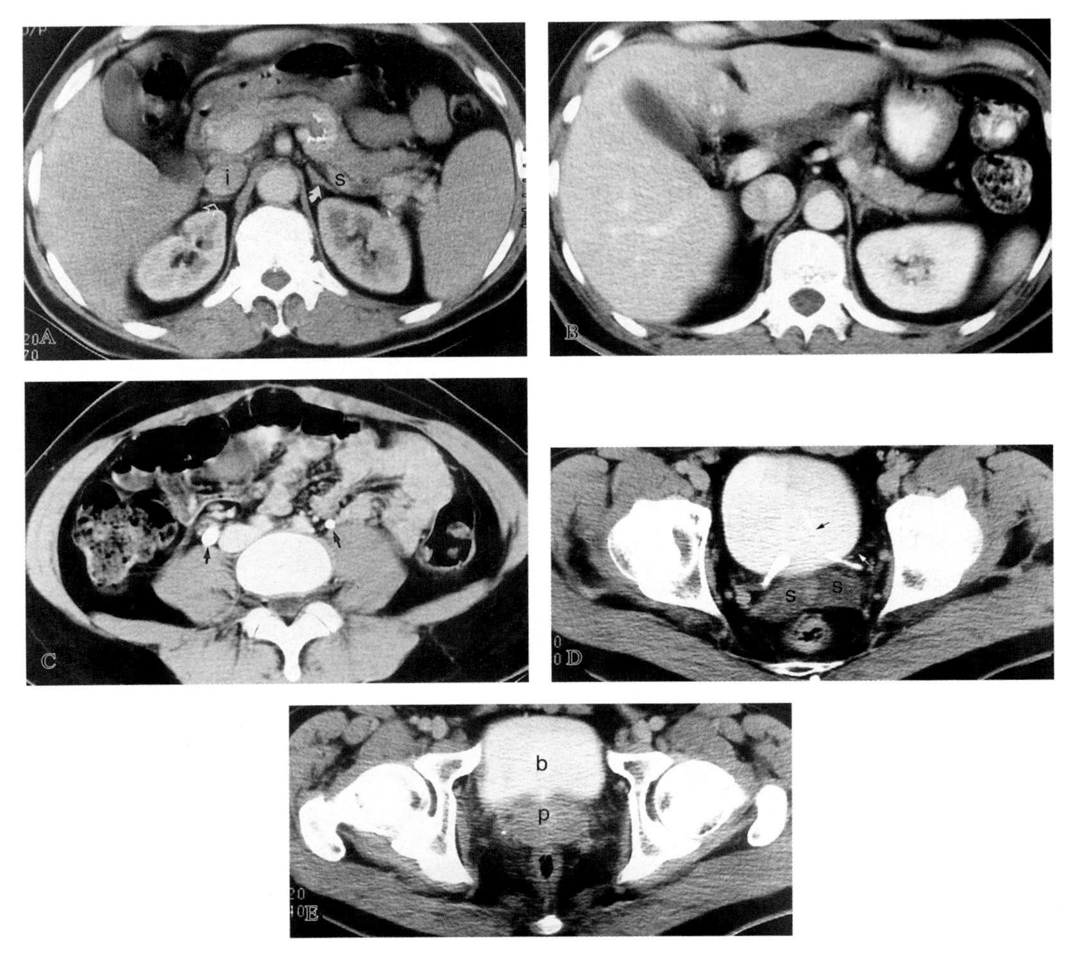

图1-23　肾上腺、肾、输尿管和膀胱的输注（静脉对比增强）CT。A.在肾实质早期，可区分肾皮质和髓质。在该水平，右肾上腺（空心箭）位于下腔静脉（i）后方，左肾上腺（小弯箭）位于脾静脉后面。B.在肾实质晚期，肾皮质和髓质密度均匀。C.在中腹部的水平，输尿管（箭）见于腰大肌内侧。D.在男性盆腔中，输尿管在坐骨棘水平处转向前内侧并进入精囊（s）前方的膀胱。在这个水平上也可以看到左侧射精管（小白箭）。注意膀胱内输尿管对比剂射流（小黑箭）。E.在更尾侧水平，前列腺（p）压缩膀胱底部（b）

短径4～10mm。如果短径＞10mm，腹腔和大部分盆腔淋巴结是异常的；膈脚后淋巴结如果短径超过6mm提示增大。盆腔淋巴结在髂总、髂外和髂内血管周围聚集；腹股沟淋巴结位于股动脉内前方（图1-24）。闭孔淋巴结很重要，因为前列腺癌和膀胱癌常常首先扩散到这些淋巴结（前哨淋巴结）。这些淋巴结实际上形成了髂外淋巴结的内侧链，并且可以在髋臼水平附近的外侧盆壁观察到（图1-24C）。

精囊是椭圆形的管状结构，位于前列腺上方、膀胱后方和直肠前方。脂肪层将膀胱和精囊分开（图1-22B和图1-23D）。前列腺在膀胱颈后下方、直肠前方以及耻骨联合后方。正常前列腺密度均匀，但可有点状钙化（图1-23E）。由于输精管与血管和神经之间的关系，精索在腹股沟管内，由输精管、血管和神经汇合而成。精索位于同侧股静脉内侧、耻骨上支前外侧。输精管在腹股沟管与精索分离，并继续向后内侧延续，通向同侧精囊（图1-23D）。

子宫位于真骨盆中的膀胱和直肠乙状结肠之间。子宫底和体呈三角形，宫颈呈圆形轮廓。子宫密度在平扫CT上通常是均匀的，如果宫腔内含有分泌物，可呈稍低密度。静脉对比剂给药后子宫肌层明显增强，子宫内膜相对呈低密度（图1-25）。卵巢呈稍低密度，尤其是卵泡优势期。卵巢可沿着子宫角到卵巢的卵巢韧带找到，或沿性腺静脉起源向下找到，右侧性腺静脉源于下腔静脉而左侧性腺静脉源于肾静脉。子宫阔韧带是将子宫侧缘与骨盆侧壁连接起来的腹膜褶皱。

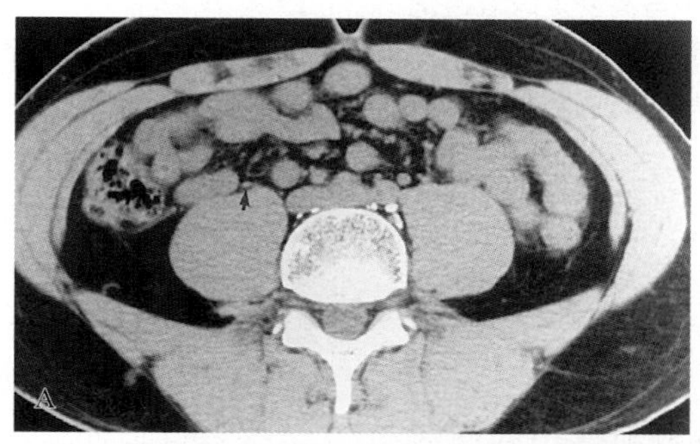

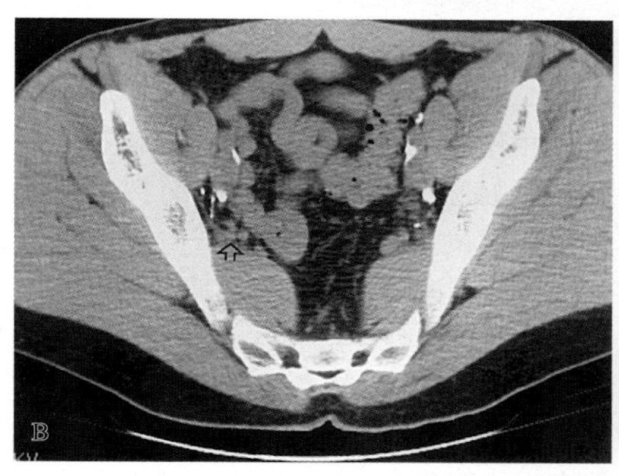

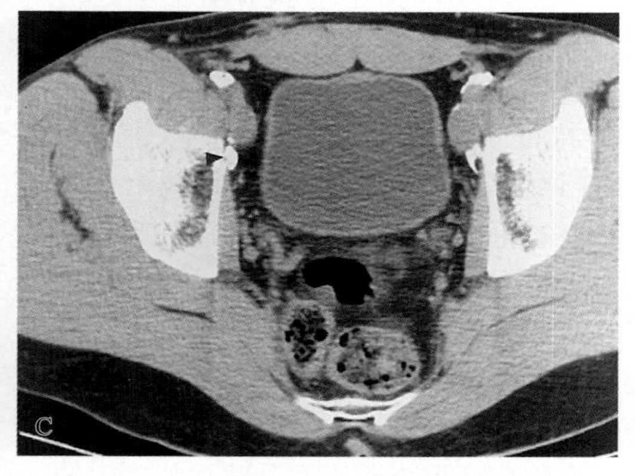

图1-24　经双足淋巴管造影后CT显示盆腔淋巴结。A.正常的小髂总淋巴结因对比剂显影。右侧输尿管（箭）位于腰大肌的内侧。B.在上骶髂关节的水平，正常的髂外淋巴结显影，但髂内淋巴结（空心箭）没有显影。髂淋巴结的最大短径的上限为10mm。C.髂外淋巴结内侧组包括手术闭孔淋巴结（箭头），是膀胱癌和前列腺癌的重要前哨淋巴结。还要注意，正常膀胱壁厚薄均匀

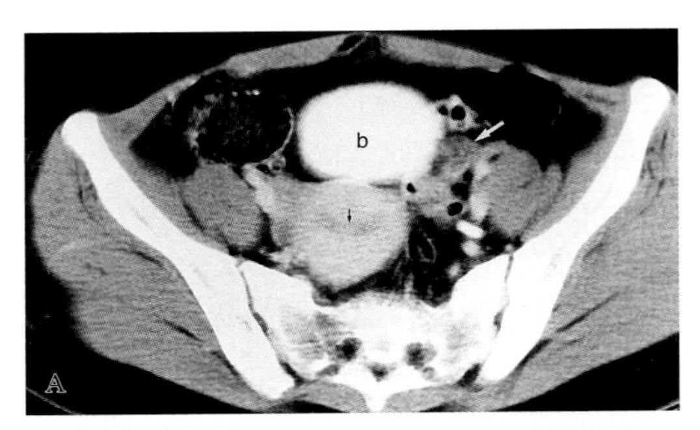

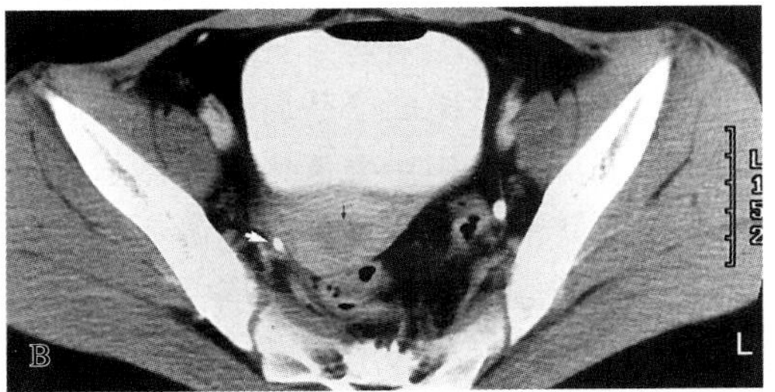

图1-25　子宫和卵巢的对比剂增强CT。A.子宫内膜（小黑箭）由于子宫肌层的增强而呈相对低密度。左侧卵巢（白箭）与骨骼肌相比呈稍低密度。膀胱壁（b）与高密度尿液通常无法分开。B.在更尾侧的水平，显示低密度子宫内膜（小黑箭）。注意该患者右侧输尿管（白箭）靠近宫旁组织

五、磁共振成像

对于泌尿生殖系统放射学中的许多影像学问题，MRI用作补充检查来进一步调查或显示用其他影像学方法检测到疾病的特征。例如，MRI常用于评估超声或CT评估后仍不确定的肾肿块或附件肿块。MRI也可用作某些恶性肿瘤临床分期的补充，包括妇科恶性肿瘤，如宫颈癌、子宫内膜癌以及前列腺癌。在患有子宫肌瘤的女性，MRI可以在确定与手术或宫腔镜相比，子宫动脉栓塞术对哪些患者更有益。在临床证据表明患有盆腔功能障碍的妇女，盆底动态MRI可以提供对盆底不同区域的总体评估，并影响治疗决策。因此，MRI常作为一种有针对性的检查来进行（附录K）。MRI通常不用来筛查。或作为活检的替代，因为除了一些明显的例外，详述组织特征是不可能的。

1.质子弛豫的生物物理学　磁共振图像来源于在暴露于强磁场和射频（RF）脉冲后，检测富含氢（水和脂肪）的分子中的原子核的信号。图像对比度基于组织的固有特征。具体而言，信号强度取决于磁场强度、氢含量或质子自旋密度，以及弛豫时间T_1，T_2和T_2*。大多数软组织具有相似的质子密度，但弛豫时间差异很大。自旋-晶格弛豫时间（T_1）从自旋到周围环境（晶格）的能量转移。自旋-自旋弛豫（T_2）发生是因为在激发的原子核之间相位相干性丧失，也被称为相位分散。偶极相互作用加速了相位分散，破坏了局部磁场的均匀性。

2.传统自旋回波脉冲序列　传统自旋回波（CSE）脉冲序列使用90°射频脉冲将纵向磁化倾斜到横向，180°射频脉冲重聚横向磁化以便在回波时间（TE）读取信号。重复时间（TR）是90°～180°读取序列的更迭时间。由于其相对较长的图像采集时间，CSE脉冲序列更容易受运动伪影影响，因此不常使用。

3.梯度回波脉冲序列　梯度回波脉冲序列在相对较短的采集时间内产生具有T_1或T_2*权重的图像，尤其是与自旋回波序列相比。自旋回波序列产生具有90°和180°射频脉冲的重聚回波，而梯度回波由单个射频脉冲与梯度反转产生。梯度回波成像使用磁场梯度重聚自旋，而不使用射频脉冲。另外，射频脉冲使纵向磁化翻转形成＜90°的偏转角。通过梯度反转重聚仅校正由梯度本身引起的相位偏移。由静态组织磁化率、磁场不均匀性和化学位移造成的相位偏移不会逆转，并且会导致横向磁化以及组织固有的T_2的损失。与T_2不同，梯度回波信号的横向衰减被称为

T_2*，即有效的自旋-自旋弛豫时间。梯度回波序列需要20～500ms的重复时间（TR），由于采集时间与TR直接相关，因此梯度回波成像是减少扫描时间的有效方法。然而，磁场不均匀性会导致梯度回波序列更大的信号损失，因此，磁敏感伪影比自旋回波序列更明显。

新型超导磁共振设备的梯度性能得到改善，从而开发出对肾成像更有用的快速扫描技术。三维梯度回波采集扫描非常快速，可以在一次屏气期间完成。这些序列还能够采集薄层数据，提高解剖细节，改善信噪比（SNR），以及可在任何所需平面观察的容积数据。三维梯度回波序列对于检测和显示较小肾肿块的特征非常有用，通常在注射钆对比剂后进行多期相肾动态成像。

4.快速自旋回波脉冲序列　T_2加权CSE成像的显著缺点之一是相对较长的采集时间，会因患者运动导致图像质量下降。快速自旋回波（FSE）序列可提供自旋回波脉冲序列的对比特性，但与CSE脉冲序列相比，采集时间更快。在FSE序列中，90°射频脉冲之后是一系列180°重聚脉冲（称为回波链），每个脉冲都采用不同的相位编码值和TE进行采集。每个回波都表现出不同程度的T_2衰减，这取决于它在回波链中出现的位置。在FSE序列中，通过对相位编码视图进行重新排序来确定图像对比度，从而在最接近所需TE或有效TE的回波中获得具有最低空间频率的图像。FSE成像采集时间的减少可换取较长的TR（增加SNR）、更大的矩阵（增加空间分辨率）、信号更均匀（增加SNR）和脂肪抑制技术的实施。

研究比较FSE和CSE表明，整体图像质量和病变显著性是相同的。与CSE成像不同，在FSE成像中，脂肪在T_2加权像上保持高信号。用于盆腔的T_2加权成像的典型全回波链FSE协议是TR＝4000～6000ms，有效TE＝80～120ms，回波列长度＝8或16，回波间隔＝20ms，矩阵＝256×256或256×192，两个平均信号，优越和较差的空间饱和脉冲以及脂肪饱和。使用盆腔包扎带或肌内注射胰高血糖素可分别减少呼吸和蠕动相关的运动伪影。

5.脂肪饱和度和化学位移磁共振成像　磁共振成像常用于抑制脂肪信号的方法是频率选择性脂肪饱和，可在几乎任何脉冲序列的开始应用。该技术基于脂肪中的氢质子进动频率在214Hz（1.5T）和428Hz（3T），低于水质子进动频率。频率选择性脂肪抑制技术以脂质质子的共振频率为中心，使用低振幅、持续时间长的射频脉冲，将脂肪的纵向（z）磁化转化为横向（xy）磁化。扰相梯度的应用会削弱脂质特异性横向磁化。随后，以水中质子的共振频率为中心使用所需的脉冲序列进行信号采集。当应用自旋回波脉冲序列的90°激励脉冲时，经过的时间将不足以使脂肪质子的纵向弛豫显著恢复，脂肪质子信号检测没有横向磁化。同相位和反相位T_1加权梯度回波成像是另一种化学位移MRI方法，已被用于显示肾上腺肿块特征（图1-26）。这种化学位移成像方法将在第9章中讨论。

6.正常解剖　在T_1加权像上，肾上腺呈中等信号（图1-26），可通过肾上腺周围脂肪观察到。在T_2加权像上，正常肾上腺组织信号强度下降，并与肝实质信号相等。

肾皮质髓质可在T_1加权像和T_2加权像上区分，但通常在T_1加权像上更明显（图1-27A和B）。在T_1加权图像上，肾皮质的信号强度比髓质高。在静脉注射钆对比剂后，对比剂到达肾后即为血管间质相。皮质信号强度增加，随后髓质强化

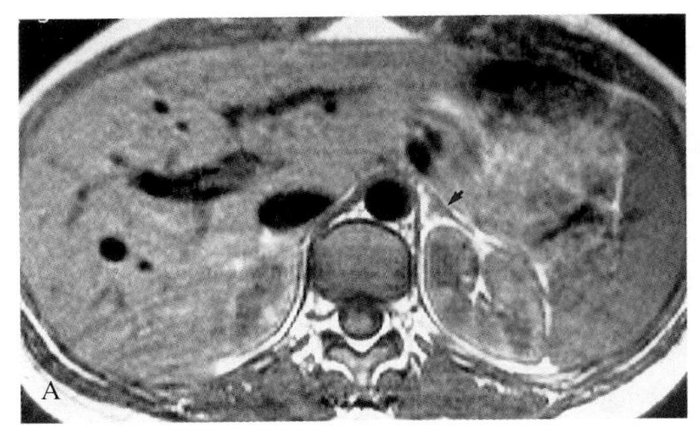

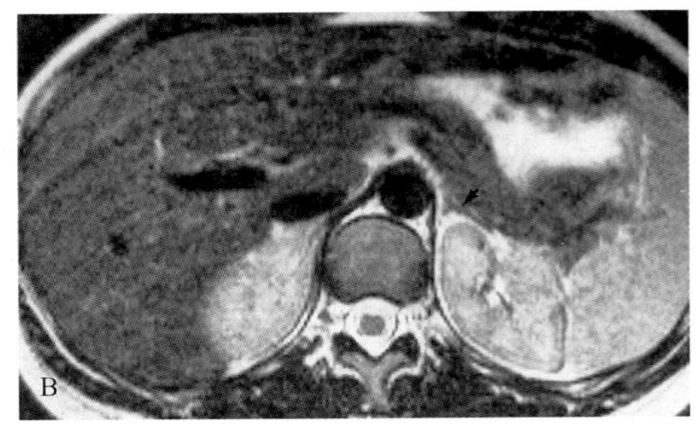

图1-26　正常肾上腺的磁共振成像。A.在T_1加权图像上（重复时间＝529ms;回波时间＝15ms），左肾上腺（箭）与骨骼肌相比呈等信号，相对于肝实质呈略低信号；B.在快速自旋回波T_2加权图像（重复时间＝4000ms;有效回波时间＝120ms）上，左肾上腺（箭）与肝相比呈等信号

（图1-27C和D）。对比剂给药后60～90s开始肾小管相；皮质髓质连接区的信号强度降低，朝向肾髓质乳头向心强化。内侧髓质稳定的低信号强度发生在导管期，对比剂给药后约2min出现。最后一个期相为对比剂排入集合系统，这可在注射后约4min看到（图1-27E）。

膀胱壁在T_2加权像显示最清晰，固有肌层表现为薄层低信号（2～3mm）（图1-28和图1-29A）。膀胱壁可与具有相

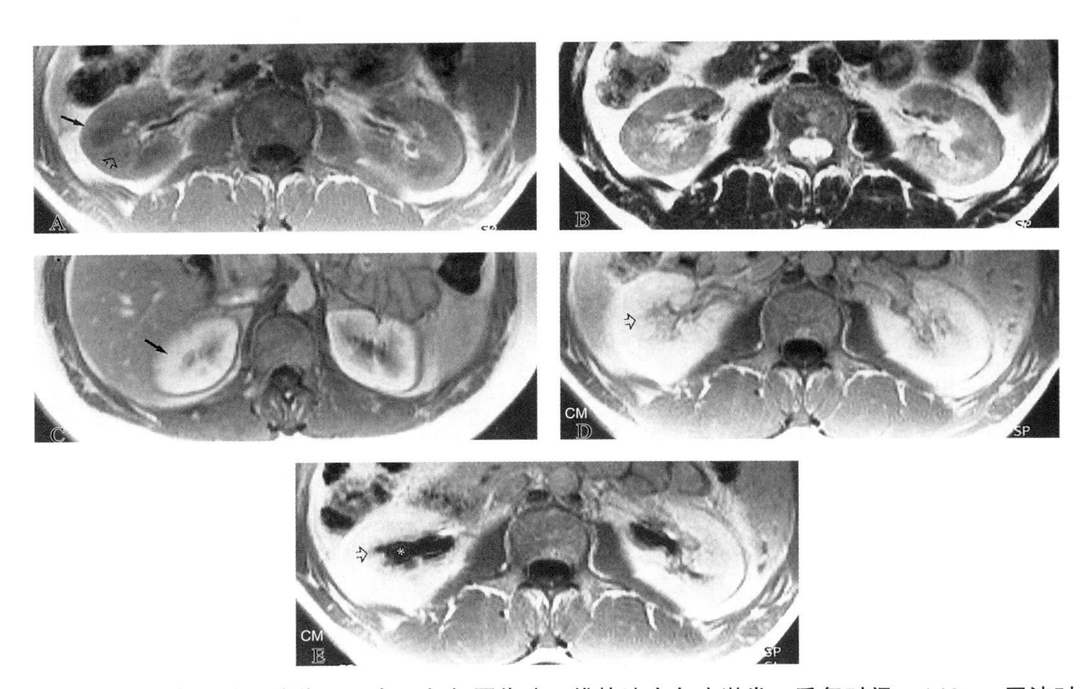

图1-27　肾磁共振成像。A.在T_1加权图像（二维快速小角度激发；重复时间＝140ms;回波时间＝4.8ms;俯角＝75°），肾皮质（箭）信号高于髓质（空心箭）。B.皮质髓质差别通常在T_2加权像（快速自旋回波；重复时间＝5028ms；有效回波时间＝138ms）上不明显。在使用钆对比剂后，在T_1加权像上显示肾实质和集合系统正常强化模式。C，D.在血管间质期，皮质信号增加（C中的箭），随后髓质强化（D中的空心箭）。E.在导管期内髓质（空心箭）呈稳定低信号，同时对比剂排泄入集合系统中（星号）

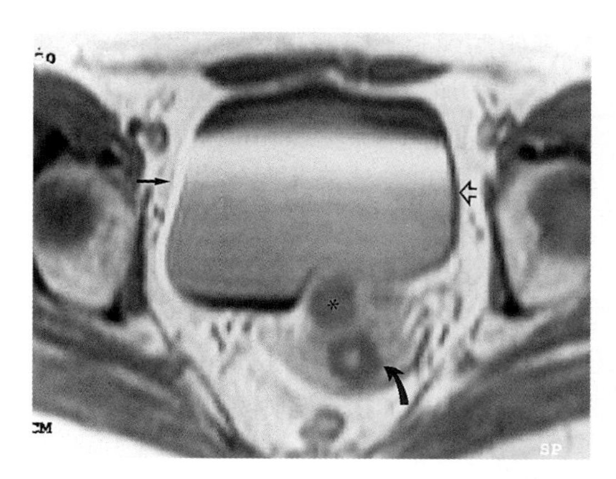

图1-28　静脉注射钆对比剂后，横轴位T_1加权像上的正常膀胱和子宫颈。由于不同的对比剂浓度，尿液在膀胱中形成假分层。液体的顶层代表纯尿液。底层代表对比剂浓度相对较高的尿液，中层稍高信号代表对比剂浓度稍低。膀胱的线性高信号（箭）和低信号（空心箭）壁是由化学位移伪影引起的。子宫颈的正常基质（弯箭）呈围绕宫颈管的低信号（星号，平滑肌瘤）

对高信号的周围脂肪和尿液分开。在T_2加权图像上，区分膀胱壁与化学位移伪影引起的膀胱一侧低信号线也很重要。在T_1加权像上，膀胱壁可与膀胱内的尿液有明显区别，后者有较长的T_1弛豫时间（图1-30）。然而，与T_2加权像相比，T_1加权像上，膀胱周围脂肪和膀胱之间的信号强度对比度更高。静脉注射钆对比剂后，膀胱的黏膜和黏膜下层通常比膀胱壁肌层强化更早。

正常淋巴结最好在T_1加权图像上评估，因可通过与周围脂肪的对比来辅助检测（图1-31）。使用信号强度作为标准，恶性或炎性淋巴结与正常淋巴结无法区分。因此与CT相同，尺寸仍然是重要的区分特征。在特殊情况下，PET-CT或活检有助于确诊。

前列腺的区域解剖结构在T_2加权像上观察最清晰。正常外周带呈均匀高信号，而中央腺体组织与骨骼肌相比，通常呈低信号或等信号（图1-29）。前列腺周围移行带和中央带在成像时不能区分，因此统称为中央腺体。增生结节通常在中央腺体，由于其组织构成而具有非常多样的表现。在前列腺的底部，前纤维肌质带由

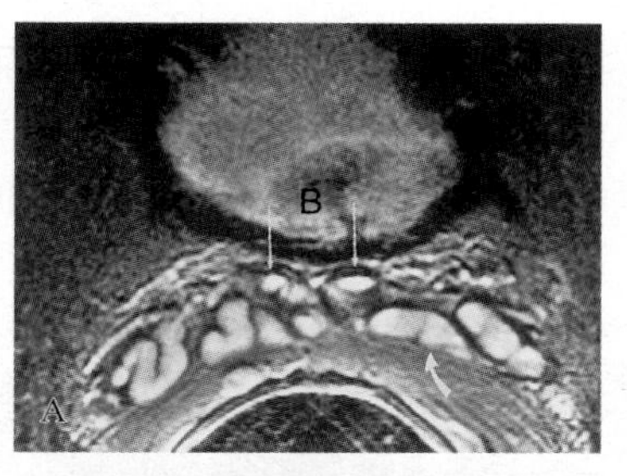

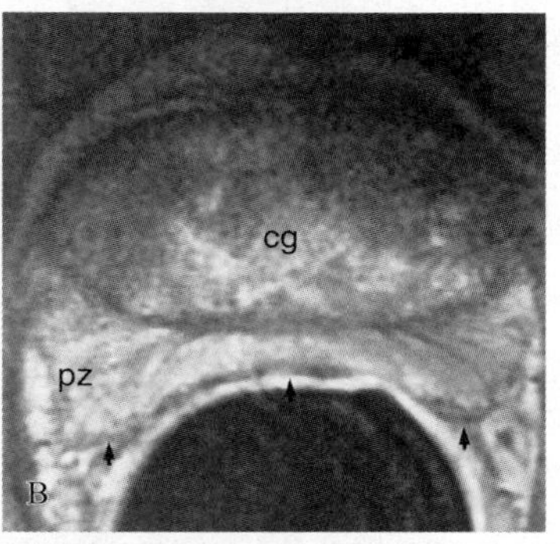

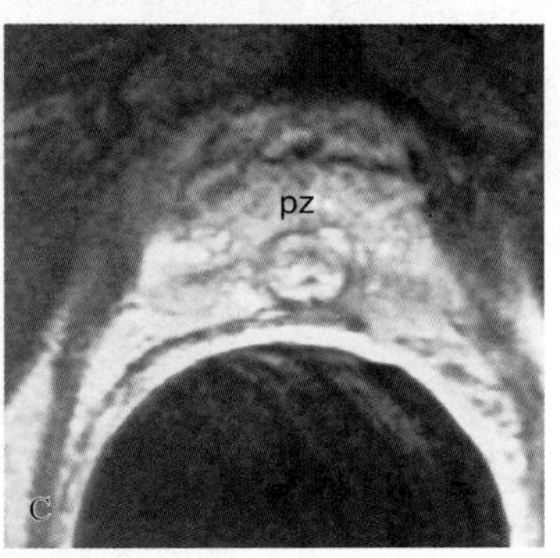

图1-29　直肠内线圈获得的精囊、血管和前列腺的快速自旋回波T_2加权磁共振图像。A.在脂肪抑制横轴位图像上，折叠和管状精囊（弯箭）和输精管（箭）壶腹部与膀胱周围脂肪（B，膀胱腔）相比呈高信号。B.通过前列腺中部的横轴位图像显示了区域差异。外周带（pz）信号强度高于中央腺体（cg），后者由移行带和中央带腺体组织组成。前列腺包膜是一条纤薄的低信号线（箭）。C.在前列腺的尖部，实质几乎完全由外周带组织组成

于缺少腺体组织而呈低信号。由纤维肌肉组织组成的前列腺包膜呈薄弱的低信号，通常用直肠内线圈成像更好显示（图1-29B）。腺体增生会引起中央腺体信号不均匀，但在T_1加权像上，区域解剖结构不太明显。T_1加权像特别适用于确定前列腺出血部位，这在前列腺活检后可以看到。神经血管束在直肠前列腺角5点钟和7点钟位置可以看到。前列腺与前列腺周围脂肪之间的图像对比度，T_1加权图像优于T_2加权图像，因此T_1加权像可能有助于评估前列腺轮廓和神经血管束以确定前列腺癌患者是否存在包膜外疾病（图1-29C）。

精囊在T_2加权图像上表现为多囊状高信号，可很轻易地与信号强度相对较低的前列腺周围脂肪区别（图1-29A和1-30E）。在T_1加权像上则相反，与相对稍

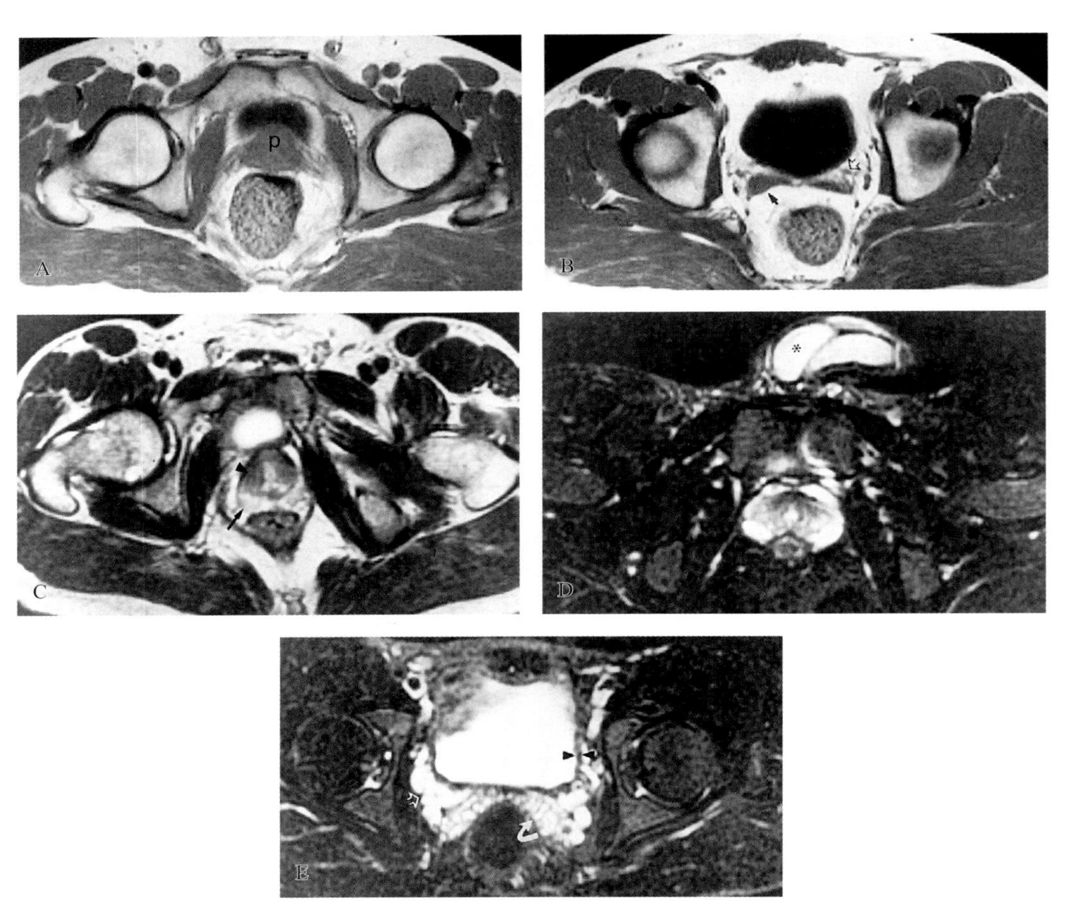

图1-30 正常男性盆腔体线圈磁共振成像。A.在横轴位自旋回波T_1加权像（重复时间＝600ms;回波时间＝15ms）上，前列腺（p）具有均匀的低信号强度，类似于骨骼肌；没有区域差异。B.在更头侧的水平，正常膀胱的薄壁与尿液相比呈略高信号。与前列腺一样，精囊（实心箭）呈均匀低信号。前列腺周围静脉（空心箭）位于精囊和膀胱之间的正常楔形脂肪中。C.在快速自旋回波T_2加权像上，外周带（箭）信号较中央腺体（箭头）更高。D.当施加脂肪饱和后，这种前列腺区域差异更为明显。请注意阴茎海绵体呈高信号（星号）。E.在另一个脂肪饱和快速自旋回波T_2加权像上，精囊（弯箭）表现为小而高信号的囊腔聚集。前列腺周围静脉丛（空心箭）由较大的高信号曲线结构组成。膀胱壁（箭头之间）表现为低信号线

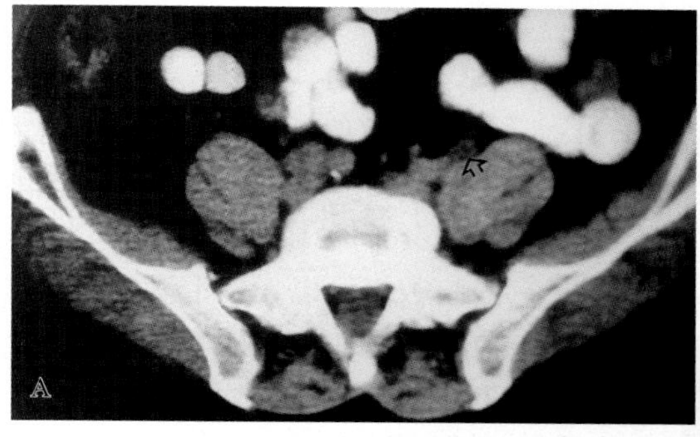

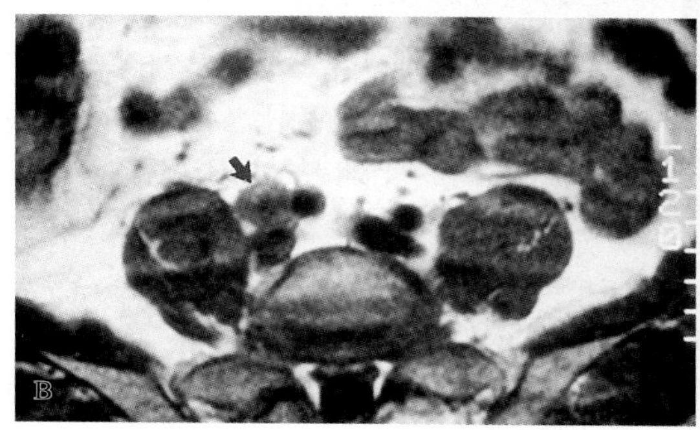

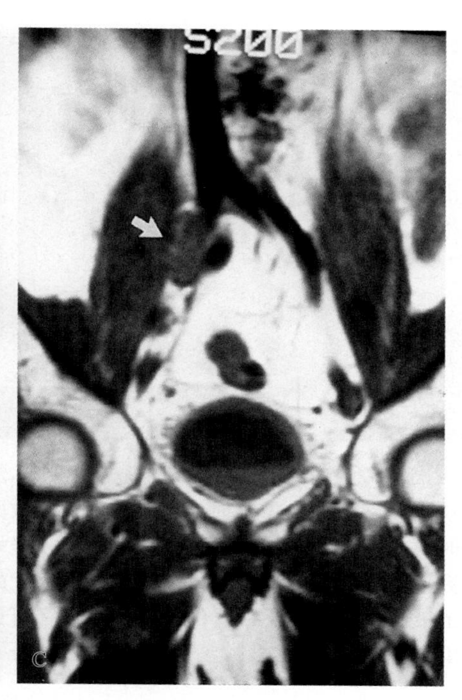

图1-31　淋巴结CT和磁共振成像。A.CT扫描是否正常？左侧输尿管（空心箭）位于腰大肌的内侧。在横轴位（B）和冠状位（C）T_1加权MR图像显示右髂总淋巴结增大（箭）。在T_1加权MR图像上，由于淋巴结没有流空效应，可与血管区分开来

高信号的周围脂肪相比，精囊呈中等信号强度（图1-30B）。

尿道海绵体和一对阴茎海绵体在T_2加权像上表现为高信号，在T_1加权像上呈中等信号。海绵体由白膜包绕，呈低信号条带（图1-30D）。相对于周围的尿道海绵体，男性尿道壁呈低信号。

在T_2加权像上，睾丸和附睾容易区分。睾丸的均匀高信号与附睾的中等信号形成对比（图1-32）。睾丸纵隔为附睾头附近、睾丸上后方的相对低信号区。睾丸动脉和蔓形静脉丛也可以在阴囊中看到，位于附睾的上外侧。在T_1加权像上，睾丸和附睾与肌肉相比呈等信号。

与睾丸类似，卵巢在T_2加权像上最明显，因为与T_1加权像相比，在发育中的囊状卵泡中，窦腔内液体会导致信号增高（图1-33）。在T_1加权像上，除非给予静脉对比剂，否则中等信号的卵巢可能无法与小肠襻区分（图1-33B和C）。卵巢可表现为单一的实性结构或多个小卵泡聚集。由于其活动性，正常的卵巢可在盆腔内不同部位。

在T_2加权图像上能够显示出育龄妇女子宫向心性区域解剖结构（图1-34）。子宫内膜呈高信号，与膀胱中的尿液相比呈等或至略低信号。与子宫内膜相比，在子宫内膜周围可见信号明显减低的区域，代表结合带或内肌层。外肌层的信号强度比结合带高，但信号低于子宫内膜。结合带较低的信号是多因素的，认为这与子宫内、外肌层肌细胞的形态和细胞特征的差异有关，以及与结合带平滑肌纤维向心排列，而外肌层为纵向排列有关。在初经前期、妊娠期和绝经后妇女中，结合带可能与外肌层难以区分。随着月经周期激素变化，结合带厚度也会发生变化，结合带在月经期达到最大厚度。相反，外肌层不依

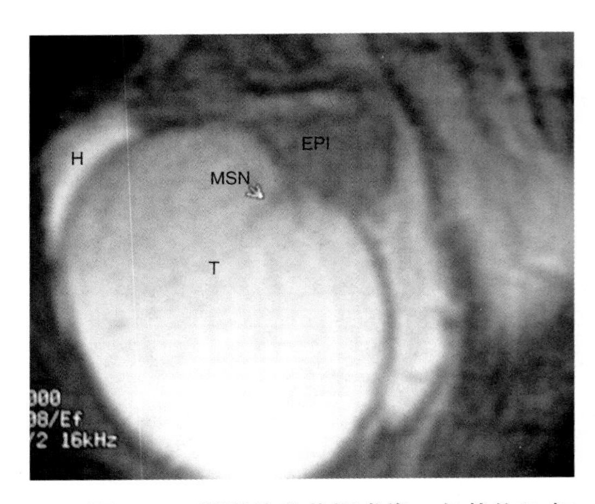

图1-32 阴囊的磁共振成像。矢状位T_2加权快速自旋回波（重复时间=4000ms;有效回波时间=108ms）图像显示正常睾丸（T）呈均匀高信号。低信号纵隔（MSN）可沿着睾丸的后上极找到，与附睾头部（EPI）相邻。还可见到少许鞘膜积液（H）

赖激素刺激，在月经周期厚度没有明显变化。

增强T_1加权像上能显示看到子宫的解剖结构（图1-35）。与平扫T_1加权像相比，由于强化，外肌层和子宫内膜更为明显。在子宫内膜腔内可以看到泪滴状水样低信号。结合带较外肌层或内膜呈较低强化。

在T_2加权像上能显示子宫颈的正常解剖结构（图1-34B）。中央高信号区代表宫颈黏膜和黏液。与中央宫颈黏膜以及宫颈旁脂肪高信号相比，宫颈基质表现为环状低信号。当评估宫颈癌患者宫旁浸润时，T_2低信号的宫颈基质环是一个重要的标志。与T_2加权像相比，T_1加权像上宫颈和子宫的解剖并不明显。宫颈在T_1加权像上呈均匀中等信号，子宫内膜和宫颈

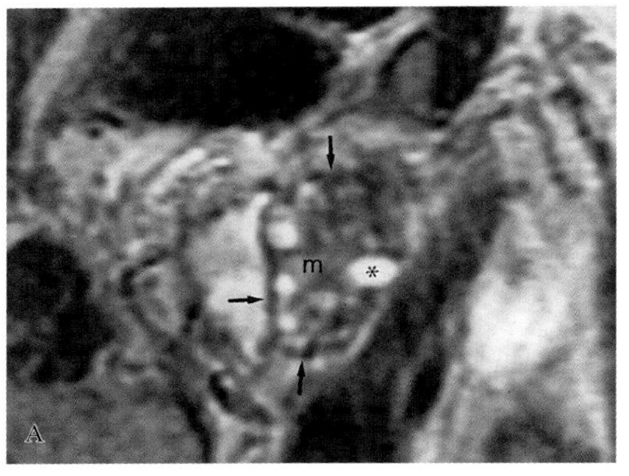

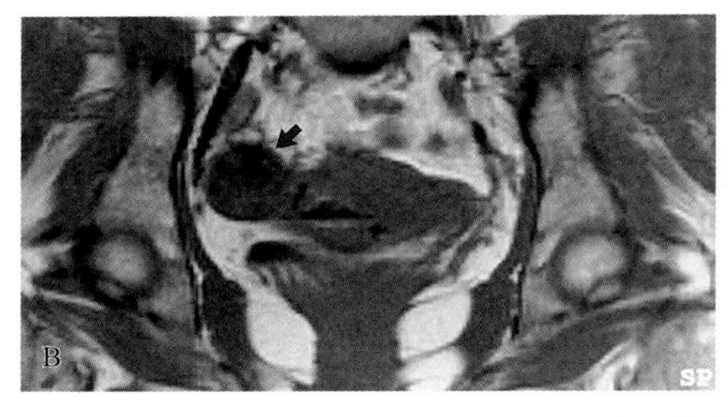

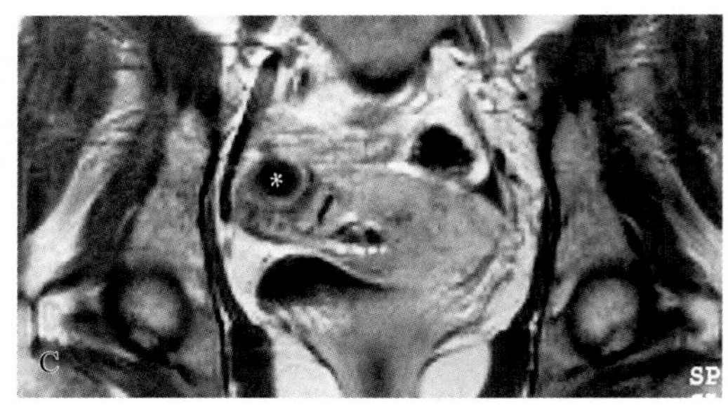

图1-33 绝经前妇女正常卵巢的磁共振成像。A.与卵巢的皮质（箭）和发育卵泡（星号）周围基质相比，放大的矢状位T_2加权快速自旋回波图像（重复时间=5000ms;有效回波时间=98ms）显示更高信号的髓质（m）。因为在发育过程中，液体积聚在滤泡腔中，卵巢皮质中的囊状卵泡呈高信号。B.在冠状位T_1加权图像上（重复时间=500ms;回波时间=15ms），右侧卵巢（箭）与骨骼肌相比呈等信号，与小肠襻无法区分。C.静脉给予对比剂后，髓质和卵泡壁（颗粒-卵泡膜）强化。因为滤泡腔中的流体不强化，发育中的卵泡（星号）更加明显

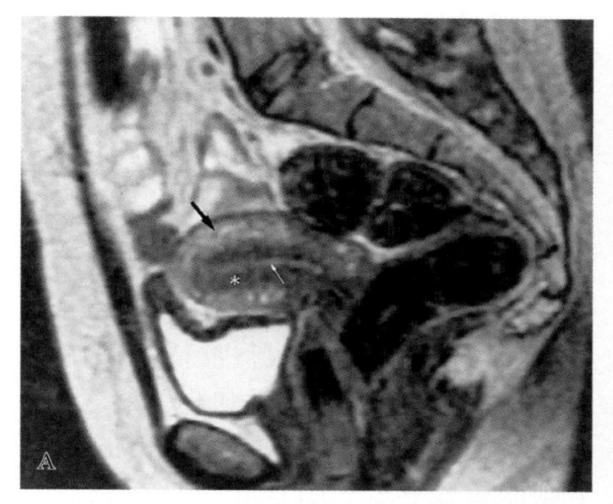

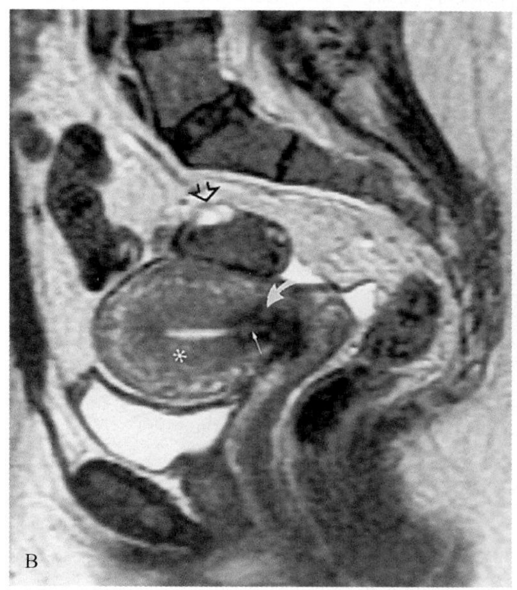

图1-34　T_2加权像上正常子宫的区域解剖。A.子宫的矢状位快速自旋回波T_2加权像（重复时间＝3200ms;有效回波时间＝104ms）显示正常子宫的3层结构。子宫内膜（白箭）呈与脂肪相似或更高的高信号。外肌层（黑箭）呈中等信号强度，内肌层或结合带（星号）呈与骨骼肌相似的较低信号。B.在另一例患者中，矢状位快速自旋回波T_2加权像显示正常但较厚的结合带（星号）。宫颈上皮和黏液（白箭）呈高信号。宫颈基质（弯白箭）围绕宫颈内膜，呈均匀低信号。也可见正常卵巢卵泡（空心箭）

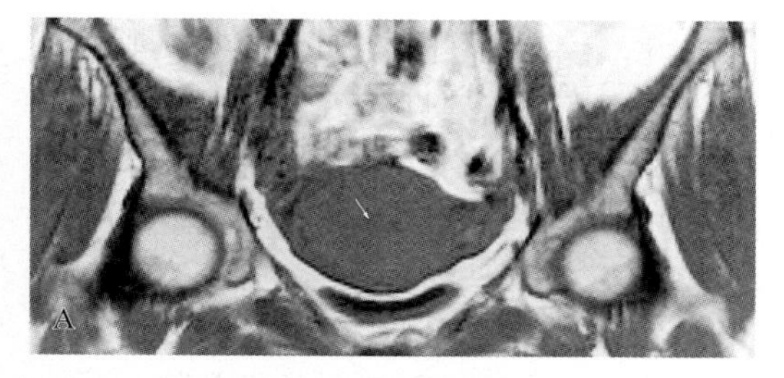

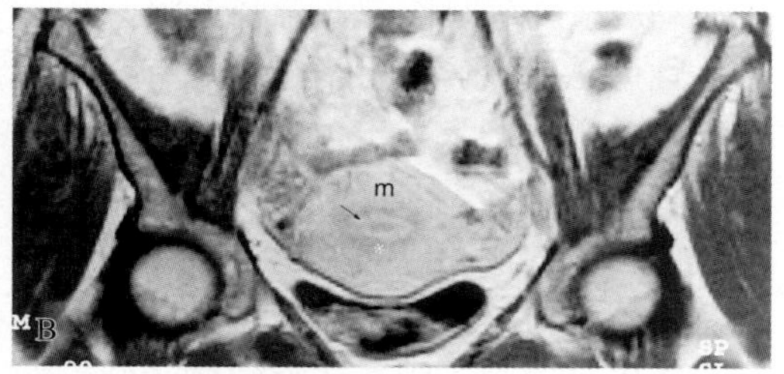

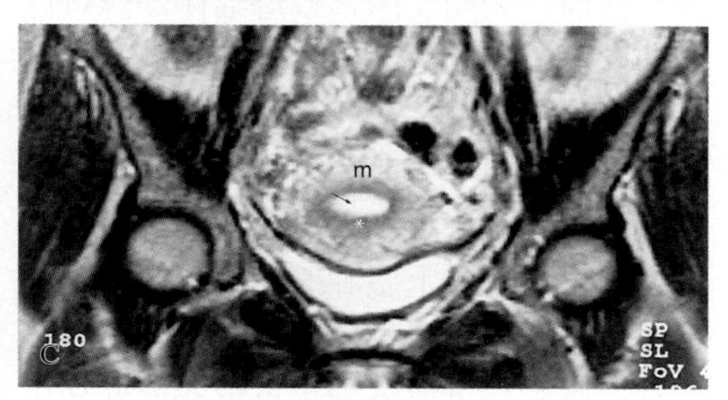

图1-35　子宫对比剂增强磁共振成像。A.在冠状位自旋回波T_1加权图像上，与子宫肌层相比，子宫内膜（白箭）呈略低信号，但组织对比度通常很小。B.在静脉给予对比剂后，子宫内膜（黑箭）和外肌层（m）的信号增加提高了T_1加权像上的组织对比度。结合带（星号）呈相对低强化。将对比剂注射后T_1加权图像上显示的区域解剖结构与快速自旋回波T_2加权图像（C）相比较

管呈相对低信号。

与宫颈类似，T_2加权图像上正常阴道表现中央高信号，对应于黏膜和分泌物，周围为低信号的纤维肌肉组织。插入棉塞有助于T_1加权图像上对阴道的观察。

六、血管造影

由于断层影像的出现，血管造影在大多数泌尿生殖系统疾病评估方面已成为备

选方案。尽管如此，泌尿生殖系统血管造影仍有明确的适应证。

1.动脉造影适应证　肾动脉造影的适应证见表1-5。在横断面成像和影像引导活检的时代，很少进行肾上腺动脉造影检查。有时，可用来显示较大腹膜后肿块的供血动脉，明确是否起源于肾上腺。

性腺动脉造影也很少进行。有时，需要睾丸动脉造影术来定位隐睾，很少用于诊断睾丸肿块。

选择性内阴动脉造影可用来评估血管源性阳萎。血流动力学显著狭窄的内阴动脉。髂内、内阴、阴茎或海绵体动脉可能是动脉血管性阳萎的原因。

2.静脉造影和静脉采血适应证　肾静脉造影的适应证见表1-6。肾上腺静脉采血多用于明确CT或MRI无法定位的小的、高功能的肾上腺肿瘤（如醛固酮瘤）。采血后可以进行肾上腺静脉造影，因为小的肾上腺肿瘤可通过肿块占位效应或移位来明确。静脉造影的并发症是肾上腺出血或对比剂外渗，临床上可表现为进行性背痛和低热，并可能导致受累肾上腺永久功能障碍。

睾丸和卵巢静脉造影已被超声和CT所取代。睾丸静脉造影最常见的适应证是识别不育患者精索静脉曲张，并对其进行经导管闭塞治疗。有些患者仍需要睾丸静脉造影，在超声、CT或MRI无法诊断时，用以识别隐睾患者的蔓状静脉丛。采集卵巢静脉血流可用于鉴别卵巢的罕见功能性肿瘤。

3.常规血管造影技术　采用Seldinger方法插入导管，经股动脉进行肾和盆腔动脉造影。对于选择性肾动脉造影，使用内脏端孔导管、4 ～ 6.5F Shepherd crook导管或眼镜蛇导管（图1-36）。肾静脉造影使用多侧孔导管。选择性盆腔动脉造影通常可以从同侧或双侧进行。可使用眼镜蛇导管或Shepherd crook导管进行髂内动脉分支的选择性导管插入术。附录L总结了

表1-5　肾动脉造影适应证

1.在即将进行经皮血运重建术之前评估肾动脉闭塞或狭窄
2.评估肾动脉病（如血管炎、动脉瘤、肌纤维发育不良、动静脉畸形、动静脉或动脉乳头状瘤、血管瘤）
3.对血管丰富的肿瘤进行术前或姑息性消融

表1-6　肾静脉造影适应证

1.可疑肾血管性高血压（对肾素浓度进行肾静脉采样）的评估
2.非诊断性检查后评估肾静脉或下腔静脉闭塞性疾病

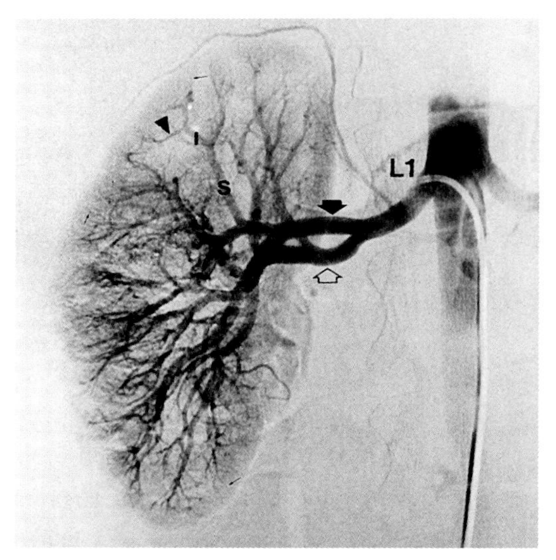

图1-36　正常右肾动脉造影。主肾动脉通常起源于L_1的下终板附近。在20% ～ 30%的患者中，副肾动脉起源于主肾动脉的远端。腹侧支（实心箭）是肾动脉的主要延续，是优势支，将段分支发送到头、尾和中极（空心箭，背部支）。段动脉（s）通过肾窦分布在乳头上，进一步分支为叶间动脉（I）。弓状动脉（箭头）是叶间动脉的终末分支，并划定了皮髓质交界处。小叶间动脉（小箭头）起源于弓状动脉，并与之垂直，朝向肾包膜走行。每个小叶间动脉约发出20支入球小动脉

碘对比剂类型、注射速率和容量以及选择性泌尿生殖系统造影检查的摄片技术。

4.*数字减影血管造影*　数字减影血管造影（DSA）是一种计算机辅助血管成像方法，动脉内对比剂浓度只需约50%即可显示与常规血管造影相似大小的血管。相比于传统血管造影术，DSA主要优点是能够对数字化图像进行后处理以最大化对比度分辨率。DSA技术需要在注射对比剂后、靶血管出现对比剂之前，立即曝光若干平扫图像。这些图像用作减法蒙片。在感兴趣血管对比剂显影过程中采集多个图像。将注射对比剂后的图像与注射对比剂前蒙片进行减影，生成清晰的血管图像。对图像进行后处理可改善蒙片校准、放大图像、聚焦图像的一部分或改变窗宽和窗位。

对于动脉内DSA，对比剂直接注入主动脉或选择性注入肾动脉。使用43%的对比剂注射速率和剂量进行剪辑电影血管造影，可以在每秒1.5～3帧的速度下获得肾主要和分支动脉极好的显影。

七、核医学

（一）肾显像

1.*放射性药物*

（1）^{99m}Tc-二乙基三胺五乙酸：准确测量GFR需要肾小球完全滤过，但不被肾小管重吸收、代谢或分泌的药物。二乙基三胺五乙酸（DTPA）是可用于精确测量GFR的药剂之一。其清除率通常比菊粉低几个百分点，后者是测量GFR的传统标准。每个肾的相对GFR可以由示踪剂注射后2～3min在肾中累积的净计数确定。肾提取分数是每次通过被肾吸收的放射性药物的百分比。^{99m}Tc- DTPA提取分数约为20%，在肾功能受损患者，可能没有用。^{99m}Tc-巯基乙酰基三甘氨酸（MAG3）的提取分数为40%～50%，可在肾功能不良的患者中提供质量更好的显像图。

（2）^{131}I邻碘酸盐：为了测量肾有效血浆流量，理想的放射性药物应在通过肾时完全从动脉血浆中去除。^{131}I邻碘苯甲酸盐（OIH）在结构上与对氨基马尿酸盐类似，在通过肾时约80%被提取；85%通过肾小管分泌，剩下的15%通过肾小球滤过。OIH显像主要用于评估肾总体和单个肾的功能。^{131}I OIH的主要缺点是与^{99m}Tc相比，^{131}I成像欠佳。肾功能受损患者肾会受到高剂量的射线辐射。OIH已不再出售。

（3）^{99m}Tc-巯基乙酰基三甘氨酸：^{99m}Tc MAG3的成像特性与OIH类似。然而，该试剂的图像质量优于^{131}I OIH或^{99m}Tc DTPA。这是因为，^{99m}Tc成像特性优于^{131}I，以及MAG3较DTPA分散体积较小和清除更快。MAG3主要通过近端肾小管细胞分泌而从肾排出，其清除率仅为OIH的40%～50%。但是由于与蛋白质结合度很高，所以更多的MAG3保留在血浆中。较高的血浆浓度补偿了相对较低的提取分数，MAG3的肾图曲线和30min尿排泄几乎与OIH相同（图1-37）。

（4）^{99m}Tc-二巯基丁二酸和葡庚糖酸盐：理想的肾皮质显像剂应积聚在皮质小管中，并只能保留在皮质组织中，以便尽量减少肾盂肾盏的干扰。约50%的二巯基丁二酸给药剂量在1h内积聚在远端小管中，并停留在肾皮质中长达24h。葡庚糖酸盐主要通过肾小球滤过来清除；少量被提取并浓缩在近端肾小管细胞的胞质中。1h内45%排入尿中，10%仍与肾小管细胞结合长达2h。这些药剂用于描述功能性小管的质量，并可用于阐明肾脏形态。通常用于识别有反流或泌尿系感染病史患者的瘢痕。

2. 肾图曲线 肾图曲线是目标区域累积放射性活度-时间曲线。感兴趣区域可以是整个肾或其组成成分之一（即肾皮质、肾盂）。这个时间-活度曲线可以细分为示踪剂出现、累积、摄取和清除的时期（图1-37A）。依靠放射性药物，示踪剂摄取与有效肾血浆流量（MAG3和OIH）或GFR（DTPA）成正比。

基于时间-活度数据定量测量肾功能可以帮助解释图像。相对肾摄取是比较测量每个肾的示踪剂累积，在示踪剂注射后1～2min制成的图像上测定；正常肾功能可出现左右差异，类似一侧56%，对侧44%那样不对称。时间-最大活度用于评估每个肾对放射性示踪剂的摄取。一般来说，放射性示踪剂峰值在注射后5min出现。放射性示踪剂洗脱速率可用$T_{1/2}$来测量，$T_{1/2}$可通过洗脱曲线陡峭部分确定（图1-37A）。$T_{1/2}$的正常值取决于放射性药物；一般来说，正常值＜10min，超过20min

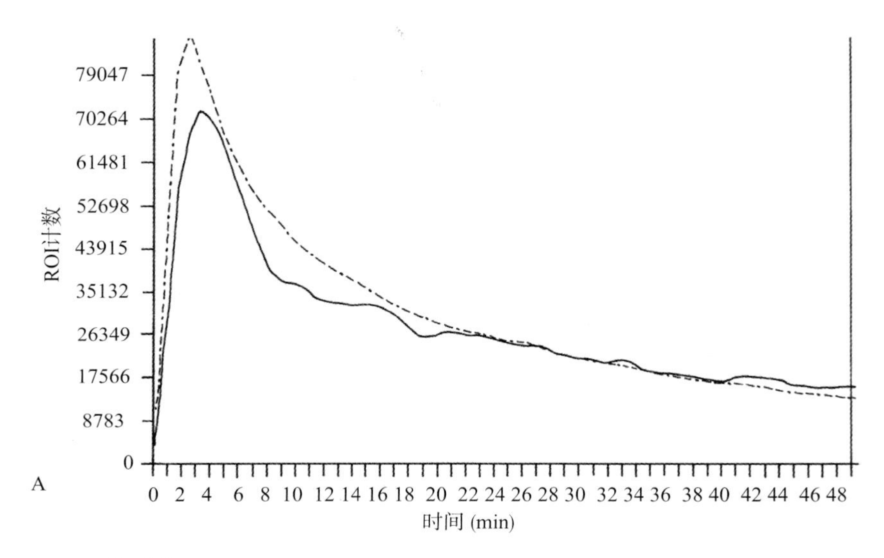

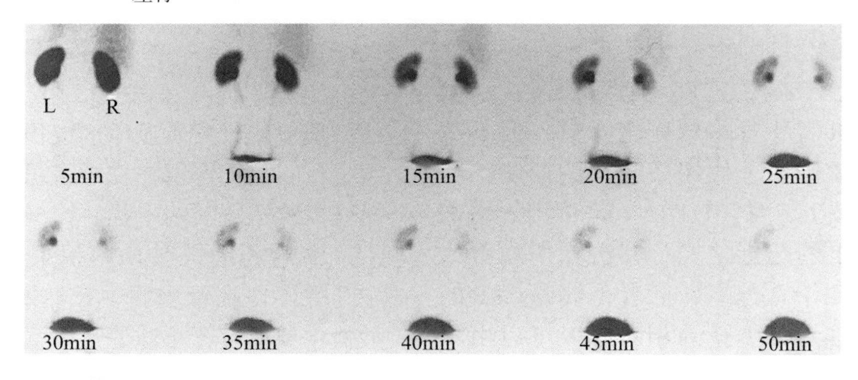

图1-37 正常^{99m}Tc-巯基乙酰基三甘氨酸（MAG3）肾图。A.时间-活度曲线。B.静态图像。对示踪剂积聚和排泄定量测量有助于图像的解读。相对肾摄取可测量相对肾功能，可达56%/44%。峰值活性出现在注射后5min。$T_{1/2}$定量示踪剂洗脱，正常值小于10min。随着肾功能恶化，经过肾的通过时间增加，这反映在20min/最大活度比率值的升高；^{99m}Tc-MAG3的正常比例为0.3

是异常的。在肾集合系统扩张的情况下，呋塞米可以提高肾图诊断梗阻的准确性。示踪剂通过肾皮质一般为20min/最大活性。在没有肾盏或肾盏积水的情况下，^{99m}Tc-MAG3或^{131}I OIH的正常比例＜0.3。

3.适应证　表1-7显示了肾显像的适应证。

表1-7　肾显像适应证

评估肾实质
1.测定相对肾血流量（缺血性肾病，外伤）
2.测定相对肾功能［单侧梗阻、既往肾手术、创伤、肾血管性高血压（常与血管紧张素转化酶抑制剂一起使用）］
3.肾皮质疾病（肾盂肾炎、肾盂肾病或肾脓肿）的评估）(1)
评估集合系统
1.评估集合系统扩张（通常与呋塞米联合使用）
2.评估膀胱输尿管反流

（1）在对碘对比剂绝对禁忌的患者，严重肾功能不全的糖尿病患者或者肾假性肿瘤（Bertin皮质柱）的评估中，皮质试剂仍然有一定作用

（二）肾上腺显像

肾上腺显像在肾上腺肿块病变评估中，作为横断面成像方法的补充。使用胆固醇类似物NP59显像可对肾上腺皮质疾病进行功能定位。使用或不使用地塞米松抑制剂成像用于评估肾上腺功能减退疾病和肾上腺皮质功能亢进疾病，如库欣综合征、原发性醛固酮增多症和肾上腺异位综合征。交感肾上腺成像使用^{131}I间碘苄胍（MIBG）。MIBG显像有助于检测肾上腺外和转移性疾病，特别是当CT或MRI不能定位可疑嗜铬细胞瘤时。

（三）阴囊显像

在一侧阴囊增大伴剧烈疼痛的患者，放射性核素显像已用于鉴别睾丸扭转与附睾炎。^{99m}Tc-高锝酸盐、DTPA或人血清白蛋白可用于评估阴囊急症的灌注。在放射线活性带置于睾丸之间后，注射放射性示踪剂并在阴囊区域上获得快速连续图像。睾丸有症状，伴相对减少或无灌注提示急性扭转是阴囊急症的原因。睾丸有症状，血流存在或增加提示单侧阴囊疼痛或肿胀为炎症所致。彩色多普勒超成像已经基本取代阴囊急症的阴囊显像。

附录

附录A　CT尿路造影

1.平扫低剂量MDCT，2.5mm准直或更小，从肾上方到膀胱下方。

2.以4ml/s的速度注射125ml静脉对比剂。

3.延迟100s对整个尿路重复扫描。

4.在排泌期扫描前3～5min静脉内注射10mg呋塞米。

5.从对比剂注射开始延迟10～15min，用低剂量CT重复扫描。

注释

1.对呋塞米或磺胺类药物过敏的患者或收缩压低于90mmHg的患者避免注射呋塞米。

2.使用软组织窗、骨窗的窗宽和窗位观察排泌期图像。

附录B　排尿膀胱尿道造影

1.对比剂　葡甲胺盐、泛影葡胺和碘酞酸盐用于膀胱造影和尿道造影。一般来说，15%溶液用于膀胱造影，因为更高浓度会导致化学性膀胱炎。

2.步骤　常规的排尿膀胱尿道造影通过点片和荧光透视，或高架胶片进行。

（1）获得定位图像，然后用无菌碘溶液清洁阴茎头或阴道口，用14～18F导管插入尿道。推进导管直至获得尿液。膀胱排出残余尿液，对比剂在重力作用下缓慢滴入。如果不能经尿道对膀胱导尿，可以使用18号或20号针头进行经皮膀胱造口术。

（2）获得膀胱和两个肾窝点片。

（3）随着膀胱内对比剂充盈，可获得膀胱的前后位和双斜位图像。膀胱逐渐充盈，间歇性荧光透视可用于评估膀胱输尿管反流。如果需要通过荧光透视检查反流或憩室，则应拍摄点片记录。直到达到容量并且发生排尿的冲动时，膀胱完全充盈。任何自发性排尿都应该摄片，而男性则应该在斜位摄片，以便显示尿道。

（4）如果患者感觉准备要排尿，轻柔取下导管。如果患者排泄到射线可透过的容器中，则应注意不要压迫阴茎交界处的尿道，而造成外部阻塞。患者手动压迫阴茎口可促进自发排尿过程中尿道显影。在女性中，从斜位开始，慢慢将患者转到前后位。在男性中，在斜位对尿道成像。当患者排尿时，可多次对尿道摄片。

（5）排尿完成后，估计残余尿量，并通过荧光透视评估盆腔和腹部是否有输尿管反流。对膀胱和两侧肾窝重复摄片。

附录C 尿道造影

1.动态逆行尿道造影

（1）对比剂：逆行尿道造影术常用30%的对比剂溶液，需要60%的浓度成年男性尿道才能充分显影。

（2）步骤：摄片是为了显示男性尿道的形态。

①用聚维酮碘溶液清洁阴茎头后，将带有5ml球囊的Foley导管插入远端尿道。然后，在尿道舟状窝轻轻地扩张Foley导管气囊，直至患者感受到压力，置管才算安全。

②将适配器、延长管和带有对比剂的50ml注射器依次连接到Foley导管。提前冲洗以避免注入气泡。

③将患者位于45°倾斜的位置，大腿弯曲。

④将延伸管连接到大腿内侧。

⑤轻轻注射对比剂，以克服外括约肌的阻力。可通过要求患者模拟排尿的骨盆松弛来实现内部括约肌松弛。

⑥用点片记录前尿道和后尿道的形态。

⑦由于外尿道更难堵塞，双气囊导尿管技术经常用于女性尿道造影。近端球囊阻塞尿道外口，远端球囊阻塞膀胱颈部。随着对比剂灌注，尿道内压力增加，如果存在尿道憩室，则会将其充盈。

2.经导管逆行尿路造影

步骤：当存在尿道内导管时，检查采用点片进行检查以显示部分或全部尿道。这项检查通常需要在盆腔创伤或尿道成形术后进行。

①在获定位图像之后，将用麻醉剂润滑的5～8F儿科喂食管推进尿道中，与预先存在的导管相邻。观察近期尿道成形术患者时，应将导尿管头放置于远端尿道处；当观察创伤性尿道时，应靠近尿道外括约肌。

②完成动态逆行尿道造影步骤②～⑥中的剩余步骤。

附录D 回肠输尿管造影术（回肠襻造影术）

1.对比剂 推荐使用膀胱对比剂溶液。如果由于输尿管肾盂肾盏扩张无法明确观察集合系统，可以使用注射器中未稀释的15%或30%碘化造影剂。

2.步骤

（1）获得腹部和盆腔的初始X线片。

（2）使用带5ml球囊的14F Foley导管。将导管头插入远离腹壁内壁的肠管。扩张Foley导管的球囊，轻轻抽出以确保肠道填塞。

（3）将含有对比剂的瓶子连接至连接管和Foley导管。通过重力灌注膀胱对比剂；灌注对比剂时，不要超过膀胱上方约1m的高度。

（4）在荧光透视下，记录集合系统的逆行充盈情况，对异常情况进行摄片。

（5）整个系统显像后，可获得前后位和双斜位图像。

（6）缩小Foley导管的球囊，10～15min

后，获得排出后前后位片。

附录E　球囊导管子宫输卵管造影

有两种不同的子宫输卵管造影方法。大多数放射科医师喜欢使用球囊导管技术，因为它是一种更通用的技术，在倾斜和俯卧位方便摄片。妇科医师倾向于使用牵引套管技术，该技术不需要宫颈管插管。使用宫颈钩和套管可使医师对瘢痕子宫腔显像，此时无须使用球囊导管。

1.禁忌证

（1）月经。

（2）盆腔活动性炎症。

（3）刮宫术后4d内。

（4）妊娠。

2.对比剂　脂溶性或水溶性对比剂都可用于子宫输卵管造影术。优选水溶性造影剂，因为黏膜细节能够更清楚地显示，并且能被腹膜上皮迅速吸收。因为最初报道有较高的妊娠率，所以脂溶性对比剂得到普及。然而，脂溶性对比剂的主要缺点是黏膜细节显示较差。由于延迟吸收，脂溶性对比剂的滞留可能会引起纤维化和肉芽肿形成。

3.步骤

（1）获取盆腔的前后位片。

（2）进行双手盆腔检查以确定子宫和宫颈的位置并触诊子宫或附件肿块。

（3）插入窥器，尽可能宽地打开以充分显示宫颈。宫腔探子可用来扩张外宫颈口，可能需要筋膜扩张器来扩张狭窄的宫颈内口或宫颈管。

（4）依次连接带有对比剂、延长管、三通开关，塑料或金属适配器和8F Foley导管的注射器。把空气从系统中完全排出。并将含有1ml无菌生理盐水的3ml注射器连接到球囊端口，测试Foley导管球囊。然后将三通开关关闭至Foley导管，并将延长管和注射器与系统的其他部分分开。

（5）用紧靠球囊的长钳钳住Foley导管的末端。将导管插入宫颈管；在宫颈外口稍上方轻轻地扩张球囊，直到导管无法以适度的力量撤回。

（6）小心地取出窥器，并将患者仰卧位放置在荧光透视台上。

（7）将延长管和注射器重新连接到系统，然后打开三通开关。

（8）缓慢注入对比剂，观察子宫内膜腔和子宫管逐渐显影。在前后位置和倾斜位置曝光选定的锥形点片。最初前后片是未充盈完全的宫腔图像，显示宫腔轮廓。接下来，获得子宫管的斜位图像。最后，获得显示输卵管和在盆腔小肠襻周围的对比剂的前后视图。

（9）如果患者仰卧时不能使输卵管显影，则在对比剂灌注的同时获取俯卧位点片。如果是由于输卵管痉挛而无法显影，可以给予胰高血糖素或特布他林。

附录F　经阴道超声检查

1.准备和定位

（1）膀胱应排空，以防止膀胱膨胀导致盆腔器官移位。在膀胱排空的情况下，患者的耐受性要好得多。

（2）改良截石位便于操作换能器。患者的头部和上半身被抬高，导致腹水积聚于盆腔。如果使用平坦检查台，应在盆腔下方放置较厚的泡沫垫，以便检查者在垂直平面上倾斜探头时，手能够自由移动。

（3）常用的阴道内换能器在5～7.5 MHz，可以是末端发射或侧边发射，焦点区域介于1cm和8cm之间。许多换能器也可以进行多模式和彩色多普勒超声检查。常用的是90°～115°的扇区扫描模式。换能器需要用避孕套盖住，并用耦合凝胶润滑后才能插入阴道成像。

2.步骤　换能器的基本成像方向是纵向（矢状）位和冠状位。建议对子宫底、子宫体、子宫直肠陷凹、子宫颈、卵巢和附件进行系统检查。

（1）在纵向平面上检查子宫底和体部。

当膀胱未扩张时，子宫呈现前倾位。为了子宫底成像，换能器可能必须向前倾斜。与经腹检查一样，可以容易地区分子宫肌层和子宫内膜。

（2）换能器后倾可以依次评估子宫下段、子宫颈和子宫直肠陷凹。

（3）将换能器旋转90°，将图像转换成冠状面。在子宫重新冠状面检查后，观察附件和卵巢。

（4）通过使换能器向一侧成角，然后以前后方向缓慢扫描来观察卵巢。几个解剖学标志可以用来定位卵巢。首先是位置，在未生育的患者中，卵巢通常位于卵巢窝内，正好在髂内动脉、静脉的前方。其次，在月经来潮女性，卵巢外周通常存在多个卵泡。除非输卵管扩张，否则通常观察不到。

附录G　经直肠前列腺超声检查

1.准备和定位

（1）最佳换能器能在5～7MHz的频率下对横向和矢状面成像。端面换能器被设计为使得成像平面沿着换能器的长轴；因此可以容易地选择标准正交平面之间的任何平面。

（2）患者在左侧或半俯卧位（Sims）位置进行扫描。检查从直肠指检开始；应检查前列腺的结构、大小和结节状态。

（3）直肠中过量的粪便可能会造成伪影并减少声波传播。在扫描之前立即灌肠可以最大限度地减少这个问题，但除必须活检，否则并不强制。

2.步骤

（1）将润滑的覆有避孕套的换能器放入直肠。

（2）经中线采集4～6幅前列腺和精囊的轴位图像，然后于腺体左右侧缘倾斜采集4～6幅横轴图像。外周带组织组成了前列腺尖端的主要部分，应特别注意前列腺的这一区域。

（3）然后旋转换能器，获得前列腺6～8个矢状面图像。当需要在与矢状位平行平面成像时，将换能器头尾方向成角。

附录H　阴囊超声检查

1.准备和定位

（1）阴囊超声检查开始前，首先要检查阴囊的临床病史和体格检查。

（2）为了优化扫描，将阴囊放置于铺在大腿上的毛巾上。将第二块毛巾在置于下腹壁后放置在阴茎腹侧。

2.步骤

（1）使用7.5MHz或10MHz线性阵列或扇形扫描换能器进行扫描。如果体检结果显示病变，首先进行可疑局部异常区域的扫描。

（2）两种睾丸的横断面图像比较对于强调弥漫浸润性疾病可能发生的实质回声的细微差异非常重要。应记录睾丸上极、中极、下极的图像各一张。

（3）接下来获取每个睾丸上、中、下极的矢状和横轴图像。

（4）必要时，可在常规灰度图像基础上，补充睾丸或附睾的彩色多普勒超声。

附录I　泌尿生殖系统传统CT扫描：口服和静脉注射对比剂

1.口服对比剂　口服对比剂包括稀释的胃肠对比剂和钡制剂。一种用于腹部和盆腔CT的口服造影剂由2.5%的泛影葡胺水溶液或果汁（即10oz的水或果汁中有0.25oz的泛影葡胺）或2%的钡悬浮液组成。患者在CT检查之前12h和6h，饮用8oz杯的稀对比剂悬浮液后，可获得最佳的结肠显影效果。

2.静脉对比剂　大多数肾和盆腔CT检查均采用静脉对比剂进行。在一些患者中，平扫CT将提供关于肾结石、实质或肿瘤钙化的重要信息。特别是接受CT检查评估肾肿块的患者中，建议在对比增强前后进行CT检查，因为密度的改变是重要的诊断标准。

静脉对比剂应由压力注射器进行给药。输注技术通常为以2～4ml/s的速率注射100～150ml的60%对比剂。对于CT的肾动脉期图像，应在对比剂注入后25s开始扫描。通常延迟60～80s可对肾皮髓质期进行评估。在静脉注射开始后120s为肾小管强化期，最适于肾肿块的观察。

附录J　针对特定临床问题建议的常规CT扫描协议

1.肾上腺肿块　在定位图像上定位肾上区域后，获得两侧肾上腺连续的1.0～2.5mm切面图像。除非发现大肿块，平扫CT已经足够。确定肾上腺肿块的密度对于明确肿块特征可能是有价值的。

如果考虑腺瘤与转移，平扫检查不能诊断腺瘤，那么应在静脉对比剂增强后重新扫描肾上腺。建议在对比剂注射开始后60～80s和15min扫描。

2.CT结石检查　不应口服或静脉注射对比剂。螺旋或多排探测器平扫CT从肾上方到膀胱下方检查，用2.5mm准直和1.5螺距。

3.肾或肾周肿块　评估应包括经过两肾连续的2.5mm切面图像，包括平扫和静脉内对比剂增强序列。对已知或可疑肾细胞恶性肿瘤的分期需要评估肾静脉、肾上腺和肝。在皮髓质期（70s）和肾小管期（120s）对肿块显示最佳。

4.肾外伤　标准扫描技术需要经过两肾连续的5mm或更薄切面图像的对比剂增强检查。延迟图像（300s）可用以评估尿液外渗。

5.肾盂输尿管和后腹膜区域的疾病　成年人输尿管的外移或阻塞通常由恶性肿瘤（转移）引起，但偶尔也会由良性病变（腹膜后纤维化、脓肿）或原发性间叶性肿瘤引起。根据病灶的范围和部位，推荐使用平扫和对比增强序列进行连续5mm或更薄的断面成像。

6.宫颈癌、子宫癌和卵巢癌分期　对已知或可疑卵巢或子宫恶性肿瘤显示特征和分期，建议在注射100～150ml碘对比剂时，经过腹部和盆腔进行连续的5mm或更薄的切面成像。扫描前放置棉塞有助于识别阴道。

7.前列腺癌分期　为了评估前列腺癌分期前列腺外和精囊扩散情况，需要通过前列腺的5mm连续层面。对于前列腺癌的淋巴结分期，推荐在对比剂输注过程中从前列腺到剑突水平的连续5mm或更薄的切面成像。图像应该以软组织窗和骨窗进行观察。

8.隐睾　从中直肠到主动脉分叉处的平扫5mm或更薄的连续切面成像。腹股沟韧带水平及其下方不对称的软组织是评估重点。

9.膀胱肿块　为了观察膀胱壁肿块或增厚情况，建议在静脉注射100～150ml碘对比剂前、后，经过膀胱连续5mm或更薄的切面成像。如果对已知膀胱恶性肿瘤的患者进行淋巴结分期，则需要经过腹部和盆腔的连续的5mm或更薄的切面。

附录K　泌尿生殖系统磁共振成像推荐扫描协议

MRI协议是针对特定的临床问题量身定制的，所用的序列因个人、机构和MRI系统而异；然而，协议通常基于各种T_1和T_2加权技术。本节讨论腹部和盆腔MRI的基本框架，鼓励读者查阅更多详细协议信息和特定序列参数。大多数腹部和盆腔的MRI使用相控阵表面线圈进行检查。为了优化成像协议，考虑患者因素也是重要的，例如患者对各种脉冲序列的屏气能力以及在检查期间忍受仰卧的能力，因为这可能显著影响图像质量。

1.肾、肾上腺和输尿管磁共振成像

（1）为了评价肾肿块，推荐在横断面和冠状断面上应用增强前和增强后三维T_1加权扰相梯度回波脂肪抑制图像。推荐使用5mm或更薄的层厚。增强后可获得多期强化图像，以优化对病变的检测和特征描述，还能评估肾血管。

（2）肾横轴位脂肪抑制T_2加权像也用于评估已知或可疑肾肿块。最常使用FSE或TSE T_2加权序列和扩散加权序列。这些序列通常辅以呼吸保持超快自旋回波T_2加权序列，如SS-SFE（GE扫描仪）或HASTE（Siemens扫描仪）。

（3）同相位和反相位T_1加权像（双回波扰相梯度回波或Dixon技术）用以检测肾和肾

上腺肿块中是否存在脂质，还可以检测肾肿块中是否存在含铁血黄素。含脂质的病变在反相位图像上显示信号减低，而含铁血黄素的病变在同相位图像上显示信号减低。评估肾上腺肿块时，在横轴位和冠状位采集同相位和反相位图像会有所帮助。如果在反相图像上，肾上腺肿块出现弥漫性信号减低，则可诊断为富含脂质的肾上腺腺瘤。

（4）对已知肾恶性肿瘤分期的同时，也应常规评估肝、肾上腺和上腹膜后。

（5）如果患者肾功能差或过敏，而不能注射静脉对比剂，则可以使用非增强血管造影序列评估肾血管和下腔静脉，用于肾细胞癌和肾上腺皮质癌的分期。

（6）可使用T_2或T_1加权技术的MR泌尿道成像序列以评估泌尿道。T_2加权技术利用了尿液T_2弛豫时间较长，呈高信号的特点，可以在不依赖对比剂排泄的情况下显示充满液体的泌尿道（附图K-1A）。这对于肾功能不全患者特别有用。T_1加权技术（附图1K-1B）依赖于静脉对比剂经肾排泄，类似于CTU的排泌期成像。尿路梗阻患者的排泄可能有限或严重延迟，对于严重肾功能不全或急性肾衰竭的患者，不应使用钆对比剂。在没有禁忌证的情况下，静脉注射液体和呋塞米可扩张泌尿道，使其更易观察。

2. 男性盆腔磁共振成像

（1）相控阵表面线圈通常用于盆腔成像。FSE或TSE脉冲序列用于在横轴位生成T_1和T_2加权图像。对于膀胱和前列腺的详细评估，建议采用小视野高度分辨率成像，层厚不超过3mm。另外，可以使用直肠内线圈来评估前列腺疾病。

（2）关于膀胱或与膀胱相关疾病的影像学，当病变累及膀胱侧壁或底，评估盆底肌肉时，推荐使用冠状位图像。冠状位图像对于评估前列腺癌精囊和前列腺周围脂肪侵袭情况也很有价值。对于前列腺癌的分期，矢状位图像可以用来评估膀胱底或直肠的侵袭情况。矢状位图像也用于评估累及膀胱底部

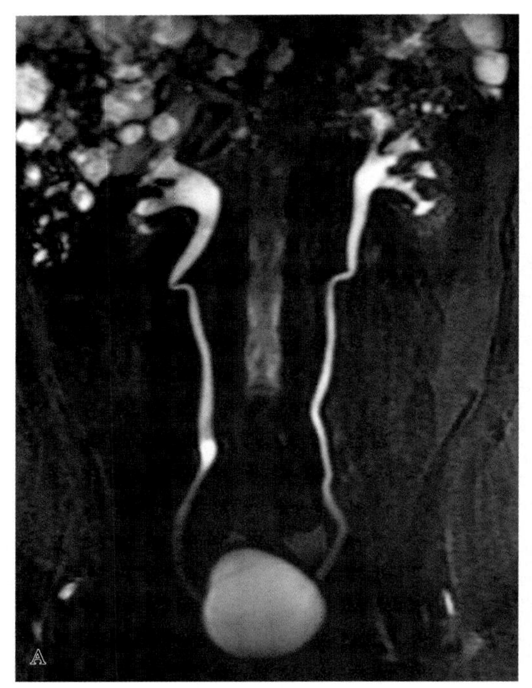

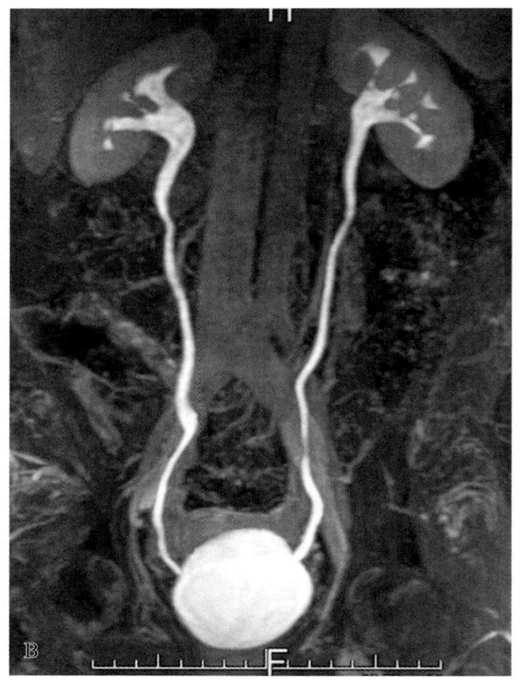

附图K-1　磁共振尿路造影。A.T_2加权静态液体图像在含有液体的腔隙显示高信号，包括充满尿液的肾盂肾盏和膀胱；B.在钆对比增强后的排泌期T_1加权图像显示肾和尿路线样结构，类似于CTU图像

或顶以及尿道的疾病。

（3）直肠内线圈成像可改善前列腺癌的分期准确性。前列腺直肠内线圈成像的推荐序列包括横断位T_1加权图像和小视野多平面（矢状位、冠状位和矢状位）FSE T_2加权图像。还应使用覆盖整个盆腔的更大范围的扫描视野，以评估盆腔淋巴结和骨转移。多参数成像协议包括前列腺扩散加权成像和动态对比增强成像，以提高前列腺癌检测和分期的敏感性和特异性。也可进行前列腺磁共振波谱分析，但并未在临床实践中得到广泛应用。

3.女性盆腔磁共振成像

（1）对于大多数临床问题，横轴位T_1和多平面T_2加权图像已经足够。通常采用相控阵盆腔表面线圈进行MRI检查。

（2）矢状位图像用于评估盆腔疾病与膀胱或直肠之间的关系或播散情况。冠状位平面显示盆底肌肉最佳，也用于评估肿瘤向盆腔侧壁的蔓延。

（3）对于妇科恶性肿瘤（子宫内膜癌和宫颈癌）、子宫肌层疾病和苗勒管异常的评估，建议使用斜冠状位和斜轴位图像。因为子宫内膜腔与子宫肌层组织之间的关系显示更加清晰。斜冠状位由矢状位调整获得，平行于子宫内膜腔的长轴方向。斜轴位图像可以从横轴位或矢状位调整获得，与子宫内膜的长轴方向垂直。

（4）弥散加权成像可以提高对子宫内膜癌和宫颈癌的检出，有助于评估子宫内膜癌侵犯子宫肌层的深度，尤其是对于无法接受静脉对比剂的患者。

（5）脂肪饱和T_1加权序列有助于区分含有亚急性出血成分的肿块与脂肪，应将其纳入每个女性骨盆MRI协议中。使用对比剂增强脂肪饱和T_1加权图像能够提高评估子宫内膜癌深肌层浸润的准确性，从而改善子宫内膜癌的分期。

附录L　选择性泌尿生殖系统血管造影方法（附表L-1～附表L-6）

附表L-1　肾动脉造影[1]

导管位置	近端肾动脉
对比剂	76%浓度
注射速率	5～6 ml/s
对比剂用量	10～12ml
	摄片速率每秒2幅，共3s 每秒1幅，共5s[2]

（1）建议使用放大技术；（2）乏血供的肿瘤可通过高剂量的动脉摄影（5ml/s，30ml对比剂量），肾上腺素（5～8μg）增强血管造影或肾静脉造影观察到

附表L-2　肾静脉造影

导管位置	主或段肾静脉
对比剂	76%浓度
注射速率	12～15 ml/s[1]
对比剂用量	25～30ml[1]
摄片速率	每秒2幅，共3s 每秒1幅，共4～5s[2]

（1）主肾静脉注射的注射速率和体积；注射速率会根据导管的位置而变化。（2）同附表L-1

附表L-3　肾静脉肾素采样

导管位置	主肾静脉[1]
准备	1g盐饮食；呋塞米预处理；停用抗高血压药物
采血量[1]	6ml

（1）血样从肾静脉近端和远端的下腔静脉获得；局灶性肾病需要在段肾静脉取样

附表L-4　肾上腺动脉造影

导管位置[1]	上、中、下肾上腺动脉[1]
对比剂	60%浓度
注射速率	1～2 ml/s
对比剂用量	4～8 ml
摄片速率	每秒1幅，共8s

（1）如果标准主动脉造影术不能提供足够的信息，选择性导管插入可能是必要的

附表L-5　肾上腺静脉造影

导管位置	选择性肾上腺静脉
对比剂[1]	60%浓度
注射速率	1～2 ml/s手动注射
对比剂用量	2～5 ml
摄片速率	每秒3幅，共3s

（1）静脉取样应始终在静脉造影前完成

附表L-6　性腺静脉造影

导管位置	选择性性腺静脉[1]
对比剂	60%浓度
注射速率	手动注射
对比剂用量	5～10ml
摄片技术	在同侧上下腹中央摄片1～2幅

（1）在逆行肾静脉造影期间可能发生对比剂向睾丸静脉内反流

（翻译：崔亚东
审校：罗晓捷　陈　敏）

第2章 肾和后腹腔解剖及先天性异常

章节纲要

正常的泌尿系统结构是由一系列复杂、分期的胚胎学过程发展而来。因为这种泌尿系统发育的复杂性，先天性异常比较常见，发生率一般在10%以内。因为肾和输尿管同时发育，胎儿时期的一种畸形往往会影响尿路的其他部位。因此存在一个泌尿道异常就大大增加了其他泌尿生殖器共存畸形的可能性；如果发现一个泌尿系统先天性异常，有75%的可能存在其他伴发畸形。虽然许多异常是临床上无关紧要的，然而，有些则非常重要。此外，泌尿生殖道与其他器官系统同时发育，因此，泌尿生殖器异常常与其他器官系统异常并存，特别是肌肉骨骼系统、中枢神经系统、心血管系统和胃肠道。最后，因为泌尿系统和生殖系统在胚胎发育过程中密切相关，它们的发育相互依赖，生殖系统的异常与泌尿道异常共存，反之亦然。

一、胚胎学

在人类中，成熟的肾是由3组连续的原始结构（表2-1）进化而成。按照发育顺序，这些器官是前肾、中肾和后肾。它们是“由头到足”的发育过程。在胎儿生命的第3周，胎儿的上胸部和颈部区域的中胚层中发育为前肾。前肾是一种短暂过渡结构。然而，它的发展对诱导肾发育的下一个主要阶段——中肾分化为中肾管至关重要。在胎儿发育的第4～8周期间，肾上腺发生于足侧的中肾，形成于未分段的肾源性条索中，这与前肾的退化发生在同一时期。虽然中肾管形成了胎儿的第一个功能排泄管，但它在妊娠第9周后迅速退化。中胚层管的一些部分，也称为Wolffian导管，发展成生殖系统。在男性中，Wolffian导管形成睾丸、附睾和输精

表2-1 泌尿系统的形成

前肾	诱导中肾分化
中肾	形成睾丸、卵巢冠和卵巢旁体
后肾	输尿管芽→输尿管、肾盂和集合管
	后肾胚芽细胞→鲍曼囊、近曲和远曲小管，亨利襻和基质组织

管的传出小管。在女性中，Wolffian导管发展成为卵巢冠和卵巢旁体。在妊娠第5周期，后肾开始发育为肾。

后肾自两个不同的细胞系发展而来，每个细胞系都有不同的潜能。这些细胞系是输尿管芽和后肾胚芽细胞。输尿管芽由靠近泄殖腔入口的中肾血管向外生长而成，最终产生输尿管、肾盂、肾盏和肾髓质的集合管。后肾胚芽细胞从肾生成脊的尾部发展而来，产生肾的排泄部分。后肾胚芽细胞向排泄系统的发育必须通过与输尿管芽接触而诱发，发生在输尿管芽生长并与后肾胚芽细胞物理接触后。随着输尿管芽的增长，后肾胚芽细胞的末端逐渐扩大。此壶腹节段后来发育为肾盂，而其余的输尿管芽将成为输尿管。在输尿管芽的壶腹部分接触后肾胚芽细胞后，这部分输尿管芽开始多次分裂。输尿管芽的分裂是二分但并不同步，并且这种分裂过程持续12～14代。每一代输尿管芽均深入到后肾组织。第1代和第2代分裂形成肾大盏，肾小盏产生于第3～5代。后来的所有分裂都为集合管的发展提供了基础。这些小管径向排列在较小肾盏周围，形成肾锥体。经过最后的发展，应该有10～25个完整的肾盏。肾极区中输尿管芽的分裂暂时滞后于肾中部的发育。这种分裂延迟通常导致在每个肾的两极区域形成更少且完全分开的肾盏。

后肾胚芽细胞在输尿管芽末端壶腹部分上形成帽状结构。后肾胚芽组织携带着分裂和增长的输尿管芽。胚芽组织的成熟是由与输尿管芽接触引起的。最终分化为肾的排泄系统，即鲍曼囊、近曲和远曲小管、亨利襻和基质组织。肾小球的发育诱导血管生成。发育中的肾小球由肾动脉的分支供血并且连接到近曲、远曲小管和亨利襻。小管开始与输尿管芽的壶腹部连通，使尿液排入集合管。围绕该发育中排泄系统的后肾胚芽细胞分化成肾实质的间质支持组织。由于输尿管芽的发育在肾的胚胎学中占主导地位，其分支发育模式和对后肾胚芽的诱导形成了肾叶。单个肾叶由肾盏、集合管及其覆盖的肾皮质组成。随着它们的发展，约14个肾叶组成正常肾脏。在子宫内，早在妊娠第4个月时，肾叶解剖就很明显。从出生到5岁肾继续成熟。在成熟过程中，肾皮质中的细胞继续增殖并引起大多数个体解剖上小叶结构的丧失。在成年人中高达5%的患者存在持续性胎儿性肾小叶化，这是一种肾成熟异常（图2-1）。5岁以后，肾细胞增殖便不再发生。肾增大可发生在成年期。其肾小球数量不增加，而是现有肾小球增大和容量增加。这种增大可导致肾的整体或局部扩大，如患者大量失去功能性肾组织后常见的那样。剩余的肾扩大并增加其排泄能力以补偿失去的肾实质，这也见于70多岁的患者。然而，在年长的个体中，肾增大的能力低于儿童。当增大局灶性发生时，可能形成类似肿块的肾实质区域，称为假性肿瘤。有时在反流性肾病的肾萎缩

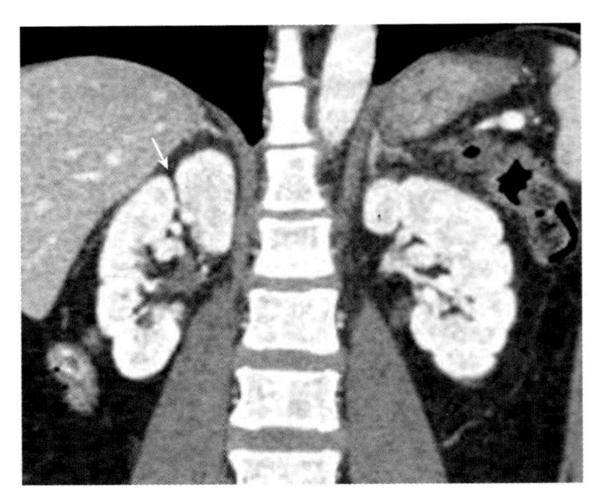

图2-1　胎儿型分叶肾。冠状重建CT显示沿着左肾边缘的轻微凹痕，这是典型的持续胎儿型分叶肾。注意从右侧上肾窦延伸至肾周的脂肪（箭）；这与交界性实质缺陷有关，这是由于胚胎实质组织部分融合而引起的异常

局灶区出现，其中假性肿瘤的占位效应因为邻近组织瘢痕萎缩而更加明显（图2-2）。后肾从胎儿的上部骶骨区域开始发育。出生时，肾位于上腰部区域，因为胎儿组织在妊娠期间有不同的迁移。肾的这种明显上升实际上是由于在发育中胚胎的腰部和骶骨区域快速纵向生长形成的。该位置迁移发生于妊娠第4～8周。

与向头侧移动相伴随的是肾围绕其纵轴的90°内旋，这使得肾盂输尿管连接处（UPJ）位于肾的内侧位置。在从真骨盆上升的过程中，肾的血管供应来自主动脉上越来越高的分支，并且下部分支逐渐退化。最初肾主要由主动脉的骶骨外侧分支供血，但当其升至成年人位置时，它由主动脉逐渐增高的侧支供血。肾动脉在约第2腰椎的水平从主动脉侧向发出。虽然渐进性上升通常会导致下部血管消退，但有时仍可见异常血管。另外，如骨盆异位肾和马蹄肾所见，肾上升异常几乎总是与肾异常血液供应相关联，反映了这些下部分支的持续存在。

显然，肾发育涉及妊娠期间复杂的发育过程。有趣的是，原始排泄器官的相继发育和成熟——前肾、中肾和后肾——概括了不同物种排泄器官的复杂进化。原始前肾是原始鱼的排泄器官；中肾是更先进的鱼类和两栖动物的排泄器官；后肾是爬行动物、鸟类和哺乳动物的排泄器官。个体发育间存在亲缘关系。

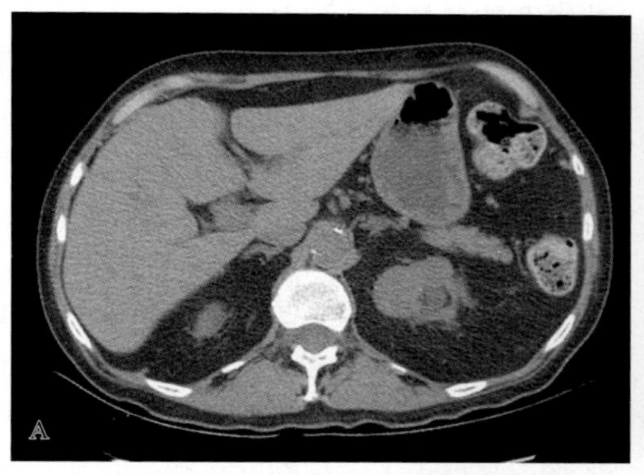

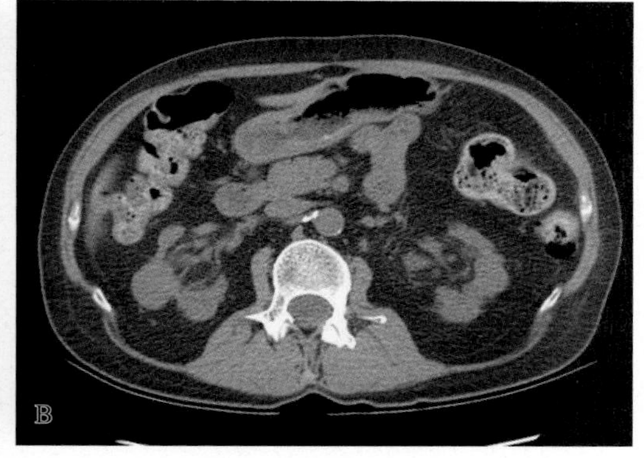

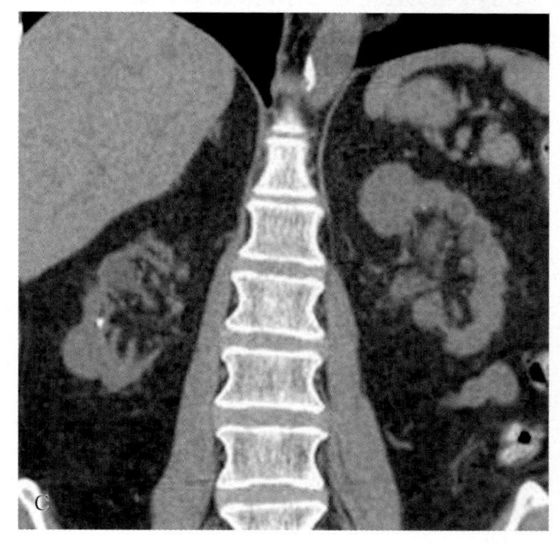

图2-2　合并肾实质损伤的肾假性肿瘤。A、B.轴位平扫CT；C.冠状重建图像显示左上极和右下极的实质凸起区域。注意实质明显变薄区域，特别是在右肾。右肾有一个小的钙化。该患者为一名年轻女性，有长期的尿路感染史。占位最终证实为正常的、灶性肥厚的肾组织

二、先天性肾异常的分类

将先天性肾异常分为①数量；②位置；③融合；④血管系统；⑤结构；⑥UPJ阻塞。表2-2对每种异常进行了概述。

表2-2　先天性肾异常

数量异常
肾发育不良
额外肾畸形
位置异常
肾未旋转
肾旋转不良
肾异位
上升不充分
过度上升
肾融合异常
马蹄肾
交叉融合异位肾
肾血管畸形
异常肾动脉
异常肾静脉
结构异常
持续性胎儿型分叶肾
肾组织（假性）肿块
肾柱
肾门唇状结构
驼峰肾
重复肾
先天性囊性疾病
多囊性肾发育不良
·漏斗形肾盂
·积水型肾盂
常染色体隐性多囊肾病
·围生期
·新生儿
·婴儿
·少年
髓质海绵肾
多房性囊性肾肿瘤
肾盏憩室
先天性实性占位
中胚层肾瘤
肾母细胞瘤病
肾盂输尿管连接部梗阻

（一）数量异常

1.肾发育不良　肾发育不良是由于输尿管芽未能形成或退化过早导致输尿管芽未能达到后肾胚芽。在任何一种情况下，都不会发生后肾胚芽诱导分化。与此相关的输尿管畸形普遍存在（表2-3）。包括缺乏同侧输尿管及其相应的三角区结构，存在盲端的输尿管，未完全发育的输尿管芽残留。在20%的肾发育不良的男性个体中，没有同侧附睾、输精管或精囊，或存在同侧精囊囊肿（图2-3）。70%单侧肾发育不良的女性中，存在相关生殖器畸形（图2-4）。这些包括子宫或阴道的缺失或闭锁，阴道和卵巢缺如或闭锁的单角子宫，或生殖道的重复畸形。这些复杂的苗勒管畸形是Mayer-Rokitansky-Küster-Hauser综合征的一部分。10%的肾发育不良患者伴有同侧肾上腺缺如。在其余患者中，虽然肾上腺存在，但它通常呈盘状结构（图2-5）。尽管肾发育不良可以通过超声（US）、计算机断层扫描（CT）、磁共振成像（MRI）或核素肾图明确诊断，在正常肾窝的先天性肾缺如也可在腹部平片上有所提示。由于缺乏一个肾，肠道（十二指肠或右侧结肠和左侧结肠）可能会落入空肾窝。在没有左肾的情况下，降结肠可能相对于远端横结肠向内走向，导致脾曲呈环状结构（表2-4）。这些征象也可以在横断面成像中看到（图2-6）。

表2-3　肾发育不良的常见异常

缺乏同侧输尿管
缺乏同侧三角区结构
缺乏同侧输精管
缺乏同侧精囊或囊肿
子宫异常
肠胃气型异常
盘状肾上腺（肾上腺缺如10%）

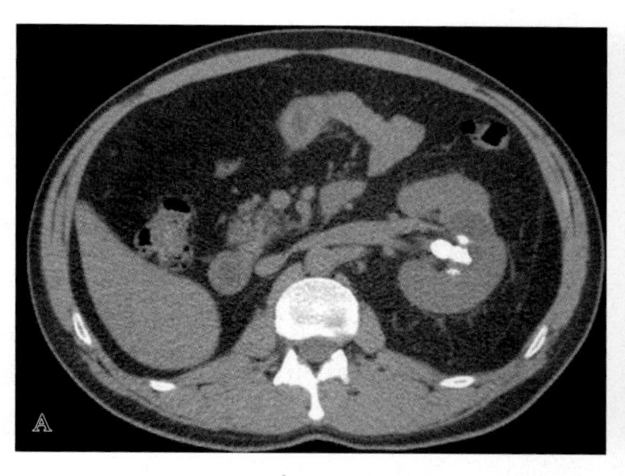

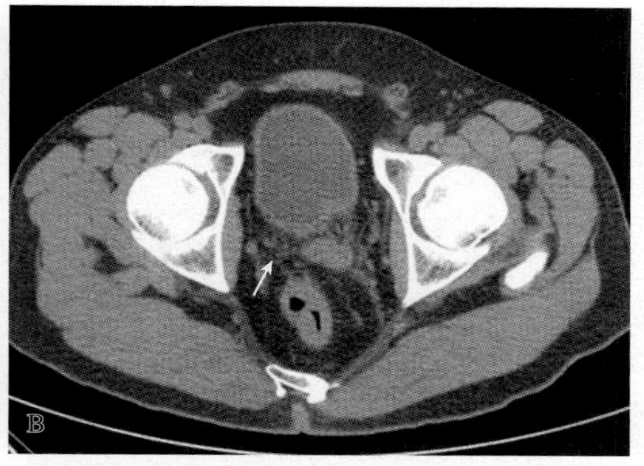

图2-3　肾发育不良，精囊缺失。A.左肾区疼痛患者平扫CT显示左侧肾结石，并且肾变大（代偿性肥大），右肾缺如（发育不良）；B.骨盆的轴向图像显示缺少正常精囊（箭）。这位3个孩子的父亲迄今为止对此并不知情

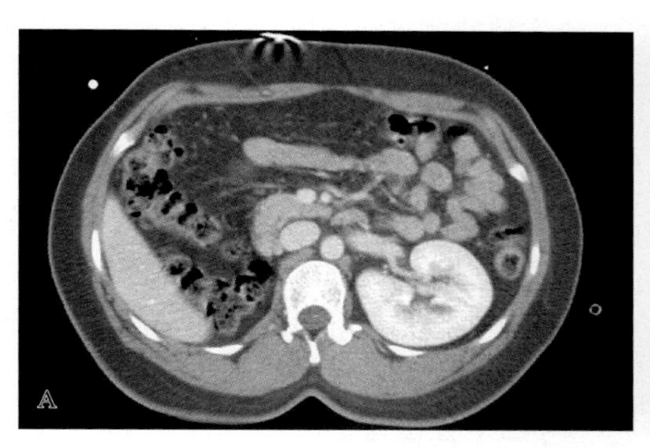

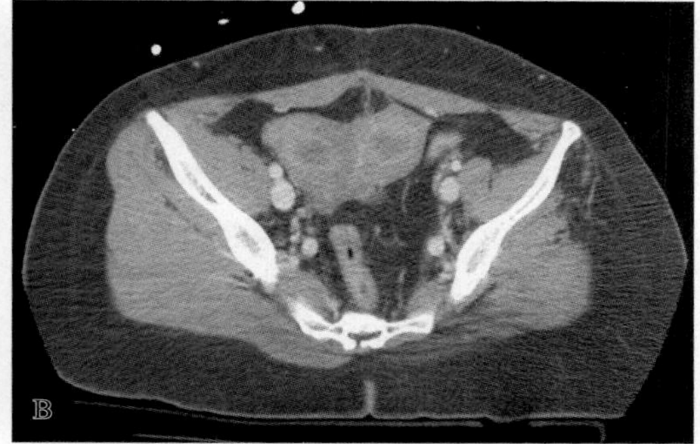

图2-4　肾发育不良伴子宫异常。A.上腹部增强CT显示右肾发育不良伴左肾代偿性肥大；B.骨盆图像显示双角子宫患者的两个明显的子宫角

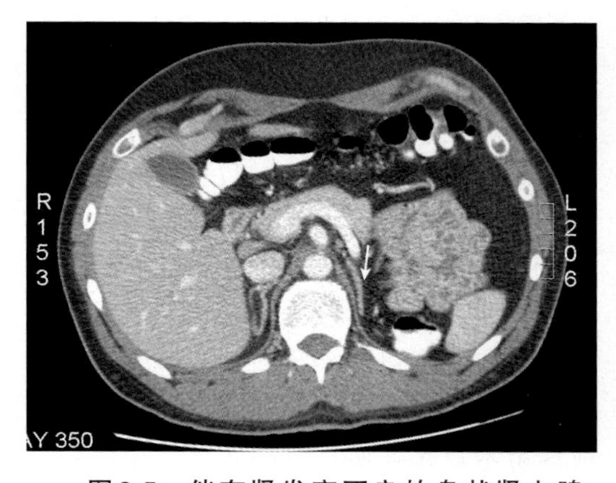

图2-5　伴有肾发育不良的盘状肾上腺。轴位CT显示右侧的正常叉骨状肾上腺以及左肾上腺平坦的单肢（箭），左肾窝未发现肾脏

表2-4　肾窝单侧肾缺如结构混乱的原因

常见
肾切除术病史
肾发育不良
肾异位
少见
肾动脉闭塞
肾静脉闭塞
输尿管梗阻
脓肾
肾盂肾炎
黄色肉芽肿性肾盂肾炎
罕见
多囊性肾发育不良
肾的肿瘤浸润

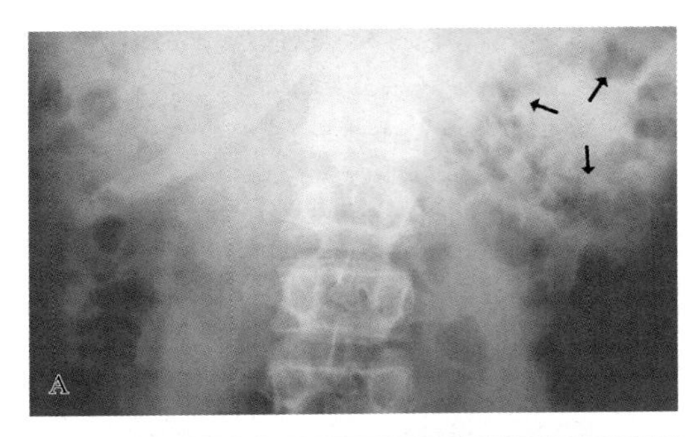

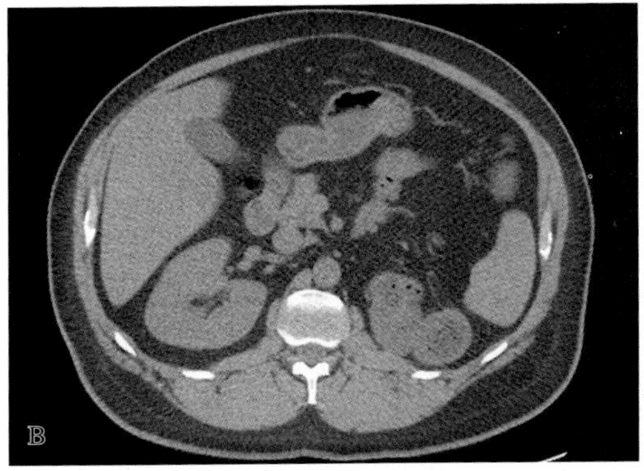

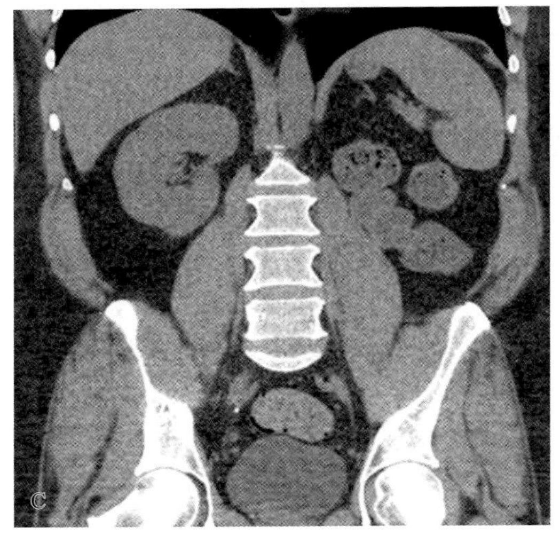

图2-6 左侧肾发育不良伴异常脾曲结肠
A.结肠具有异常环状结构（箭），左肾缺如或异位造成肠管充满左肾窝；B、C.轴位CT和冠状位重建在另一例患有左肾发育不良的患者中显示粗大的肠管填充肾窝，并且降结肠向内侧移位

每1000名新生儿中有1人发生肾发育不良。75%的肾发育不良患者是男性。双侧受累很少发生，约每3000例活产中发生1例。双侧肾发育不良不能长期生存。因为胎盘可作为胎儿的排泄器官，胎儿在宫内可以生长。但由于双侧肾发育不良，没有排泄尿液，所以会出现羊水过少。这会导致肺发育不全和面部异常，这就是众所周知的Potter综合征（图2-7）。Potter综合征包括典型的面部特征，耳朵位置较低，鼻子扁平，下眼睑下方的皮肤褶皱，以及肺发育不良和出生时合并气胸。只要对侧肾功能正常，单侧肾发育不良可能无症状。通常对侧肾会代偿性增大（图2-4）。单侧肾发育不良患者的先天性孤立肾畸形是常见的。如果这些异常损害肾功能，则可能出现肾功能不全症状。

2.*额外肾畸形* 极少数情况下，会有2个以上离散的肾，可能是由于在一侧形成了2个输尿管芽。通常，额外肾发生在正常肾的下极左侧并且是发育不全的。额外肾畸形有两种基本类型。在第一种类型中，输尿管也会同时引流患侧的第二个肾。在第二种类型中，单独的输尿管引流额外的肾，另一个输尿管引流患侧的正常肾（图2-8）。

（二）位置异常

1.*旋转异常* 肾未旋转或旋转不良较为常见。当肾在爬升期间不能绕其纵轴正常旋转时会发生旋转异常。肾未旋转会导致UPJ位于肾前方，部分肾盏位于肾盂的内侧，这是旋转异常的标志。很少发生肾反向或过度旋转，这将导致UPJ呈侧向或后向（图2-9）。

2.*肾异位* 肾异位是肾正常上升过程的停滞或夸大。不过，肾上升不良比肾过度上升要普遍得多。肾的异常血液供应实际上总是与肾异位相关。异位肾的血液供应通常来自相邻血管。例如，骨盆肾血供直接由来自髂动脉或下腹主动脉的分支提供（图2-10）。肾异位也可能与融合异常或侧位异常有关。根据上升的程度，低位肾可能位于真骨盆、与髂嵴相对的髂窝、

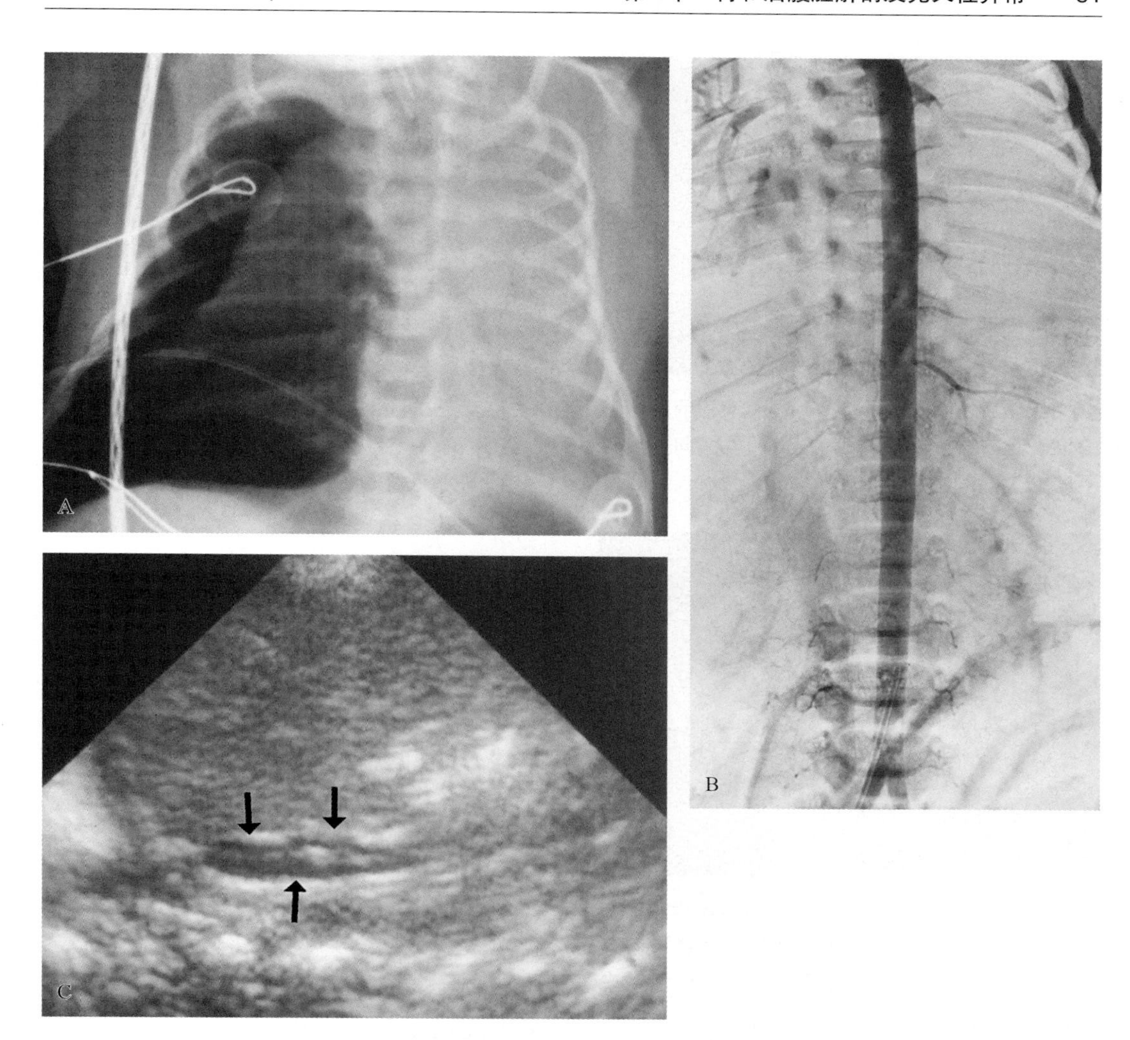

图2-7　双侧肾发育不良患儿的检查。A.新生儿肾发育不良胸部X线片显示肺发育不全，胸部小，右侧气胸，左肺弥漫性浑浊。B.该婴儿的主动脉造影显示双侧肾发育不良伴肾动脉缺如。C.肾窝超声显示肾缺如。肾上腺处于正常位置，但是外凸，呈盘状（箭）

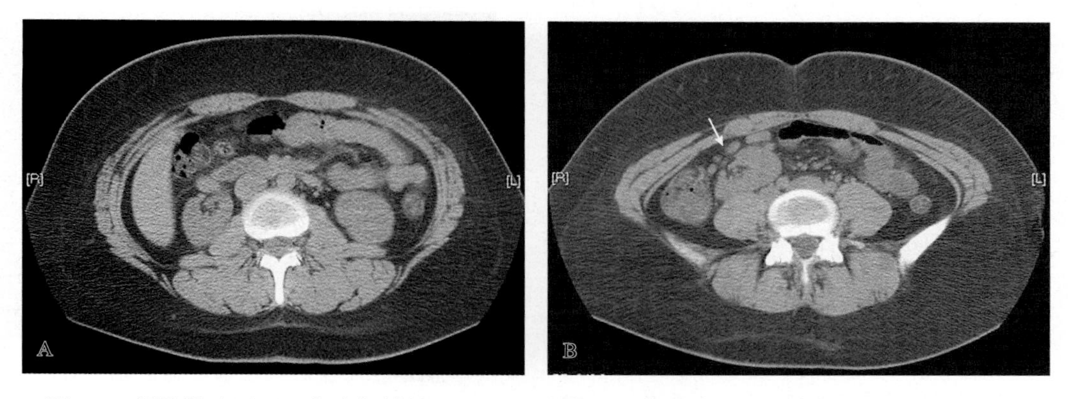

图2-8　额外肾畸形。A.上腹部轴位CT可见双侧肾位于肾窝内。B.下腹部CT显示右侧盆腔上部额外的肾（箭）

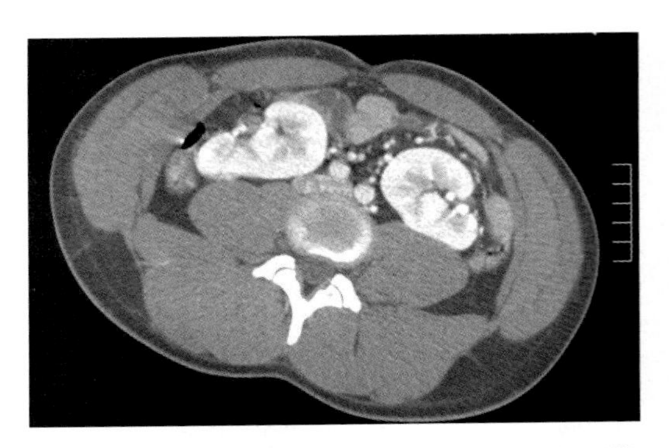

图2-9 肾旋转异常。增强CT显示右侧肾门位于肾前方（未旋转），左肾门呈横向（旋转不良）

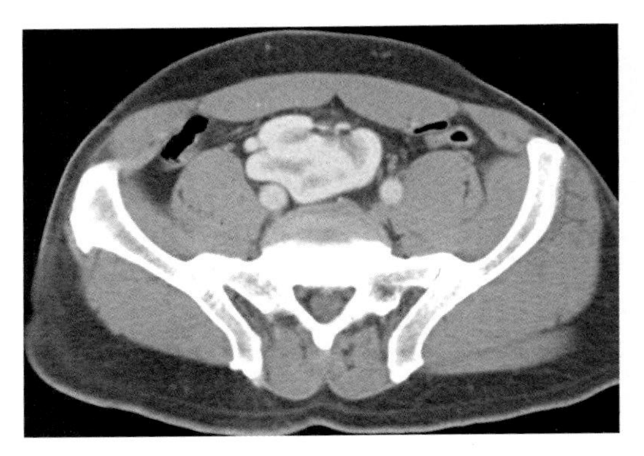

图2-10 骶前异位肾。CT扫描显示左肾在骶骨前面并且位于髂总动脉之间，两者均向该肾供应动脉血流。注意肾门位于前方提示肾未旋转。多个先天性尿路异常常共存

或位于髂嵴之上L_2椎体以下的腰部区域。异位肾常伴有对侧肾异常，包括肾发育不良或对侧肾异位。双侧骨盆异位肾可能融合（图2-11）。如果肾的中间段融合，则融合的肾组织在骨盆中形成环状肾结构，称为盘状，块状或扁平肾。这部分肾实质的尿液可能由单个输尿管或两个单独的输尿管引流。

约每1000个活产儿中就有一例盆腔异位肾。男女比例3∶2。异位肾不像正常位于腹膜后上腰区的肾一样受到组织保护而不易受到创伤，但是盆腔异位肾通常没症状。由于泌尿系统畸形常常多发，盆腔异位肾也与UPJ梗阻、膀胱输尿管反流和

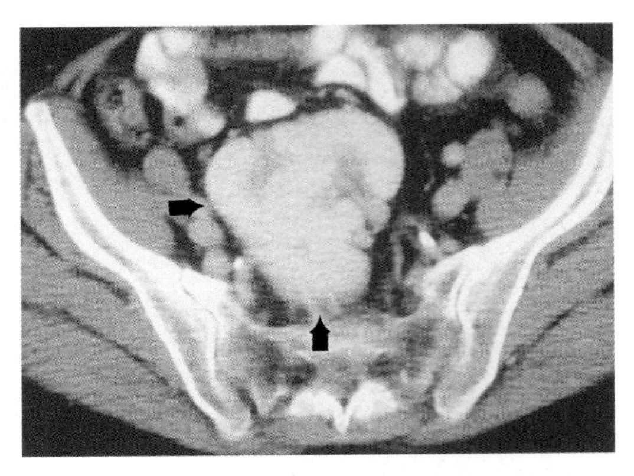

图2-11 盆腔异位肾。骨盆平面增强CT显示，双侧异位肾在骨盆中融合形成块状，盘状或扁平状（箭头）

功能减退的发生率增加有关。由于尿液引流通道几何形状改变会引起的尿液淤滞，这可能增加异位肾结石的发生率。通常，盆腔异位肾相对较小，形状不规则。它们常伴有不同程度的旋转不良、肾外型肾盂，以及供应其实质的多个动脉。骨盆异位肾与正常情况下的肾具有不同的影像表现（图2-12）。

肾过度上升是非常罕见的。在这种情况下，一个或两个肾会处于正常肾位置的头侧。通常是位于膈下。然而，其高位状态可能导致横膈局部外凸，覆盖肾表面，影像上可能表现为肾位于膈上，这种腹内高位肾被描述为胸腔肾（图2-13）。

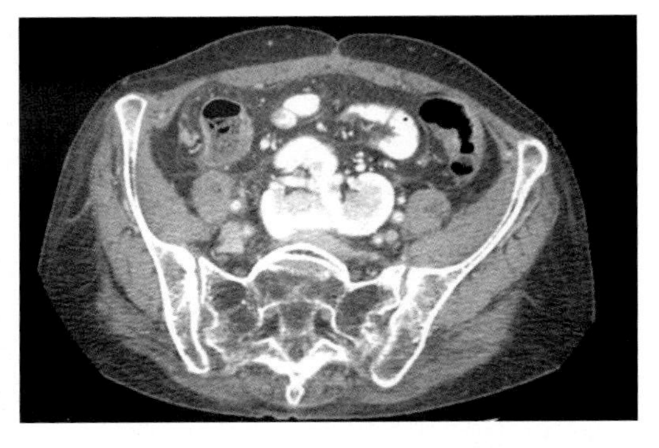

图2-12 盆腔异位肾。盆腔增强CT显示异位肾的水平轴线及两个肾门，提示伴有集合系统重复畸形及旋转异常

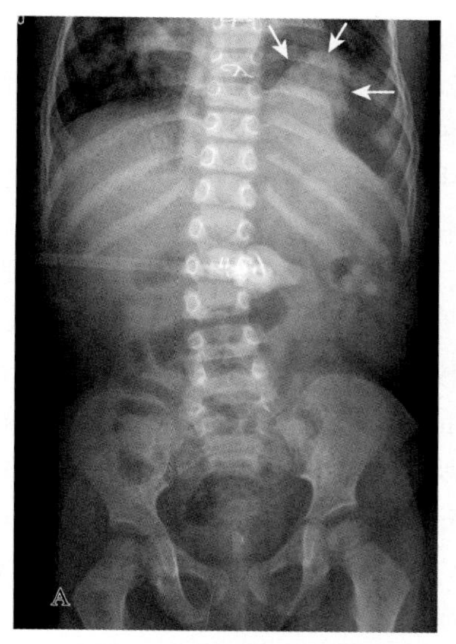

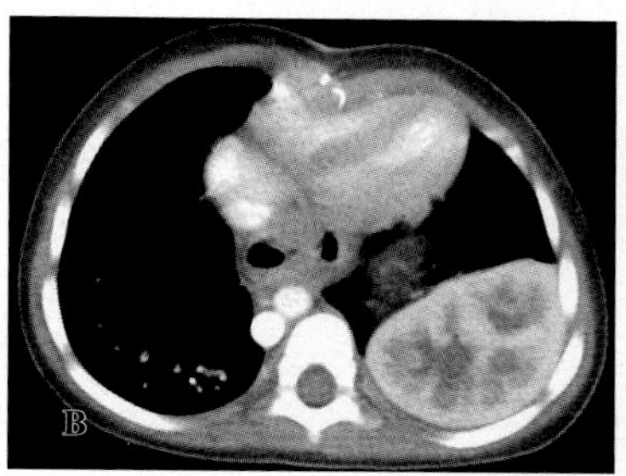

图2-13　胸部异位肾。A. 2周龄婴儿左下胸部显示出明显的肿块（箭）；B. CT表现与肾类似，提示肿块来源于左肾

（三）肾融合异常

1.马蹄肾　马蹄肾是最常见的肾融合异常，每400例活产儿中就有1例出现（表2-5）。马蹄肾患者的男女比例为2∶1。由于两个后肾在胎儿时期相互接触，在发育过程中肾组织在中线融合，形成马蹄肾。中线连接部或峡部可由纤维带（图2-14）或功能性肾实质组成（图2-15和图2-16）。由于正常上升过程受阻，马蹄

表2-5　马蹄肾的影像学异常

肾未旋转
下极融合
腹膜后低位
肾血管异常

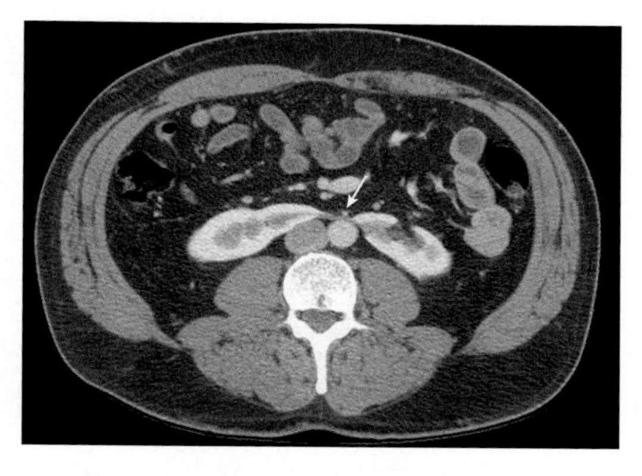

图2-14　具有纤维峡部的马蹄肾。CT显示只有一层纤维组织融合的马蹄肾。注意其前部的肠系膜下动脉，限制了其上移（箭）

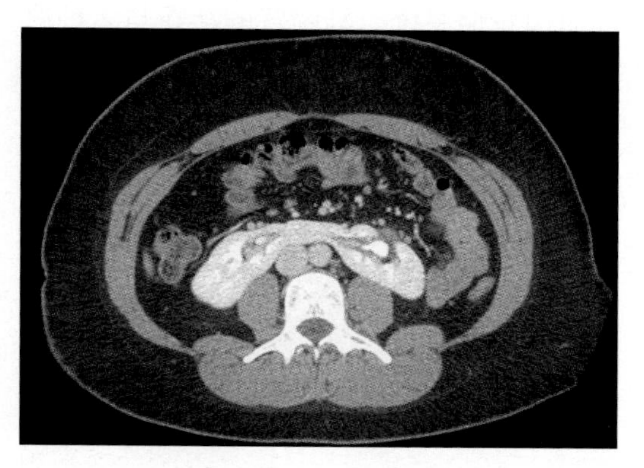

图2-15　具有功能峡部的马蹄肾。CT显示腹主动脉和下腔静脉前方融合的正常肾组织

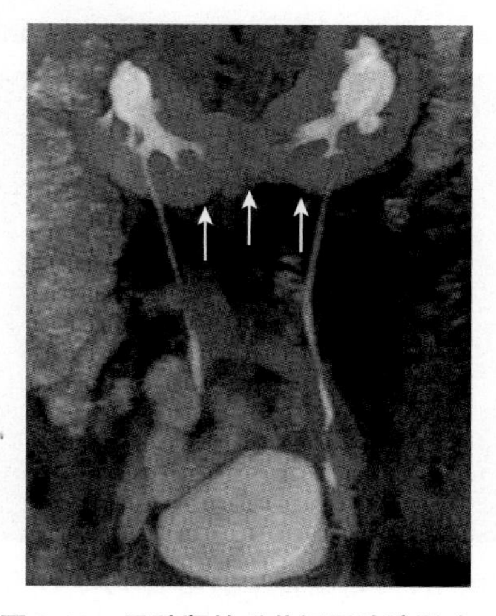

图2-16　马蹄肾的磁共振尿路造影（MRU）。冠状位MRU图像显示该马蹄肾的下部，由于下极肾实质的内侧融合（箭）引起的旋转异常，表现为肾盏指向中部的肾盂方向

肾通常位于腹部低位。当马蹄肾的峡部钩在肠系膜下动脉根部时，其上升就会中断（图2-14）。与马蹄肾相关的许多肾血管异常也是由于异常发育和不完全上升所致。其他尿路异常发生率的增加也与马蹄肾相关。这些包括UPJ阻塞、集合系统重复畸形，以及肾排尿改变导致的结石形成（导致肾盂中的尿液潴留）（图2-17）。此外，由于尿潴留、尿路感染和相关的异常，肾盂肾炎和感染性结石在马蹄肾更为常见。同时，我们发现马蹄肾的发病率与其他系统的异常相关，包括胃肠道，心血管系统和肌肉骨骼系统。马蹄肾的存在与多种遗传性疾病相关，包括唐氏综合征、特纳综合征和埃利斯-范克利维尔德综合征。

2.交叉融合异位肾　交叉融合异位肾是一种罕见的先天性肾畸形，其中一个肾穿过中线并与另一个肾融合，融合的肾位于脊柱的一侧。输尿管在正常位置汇合。因此，来自交叉肾的输尿管穿过中线进入融合肾对侧的膀胱（图2-18）。肾实质融合的模式有多种形式。所形成的融合肾有常见的一般形、S形肾、L形肾、盘状肾和团块肾。这些交叉融合异位肾的变异没有特定病理过程。其中男性患者比女性更常见，并且左肾更多穿过中线位于右侧。交叉融合异位肾通常无症状，但与其他异位肾相比，其并发症的发生率会增加。

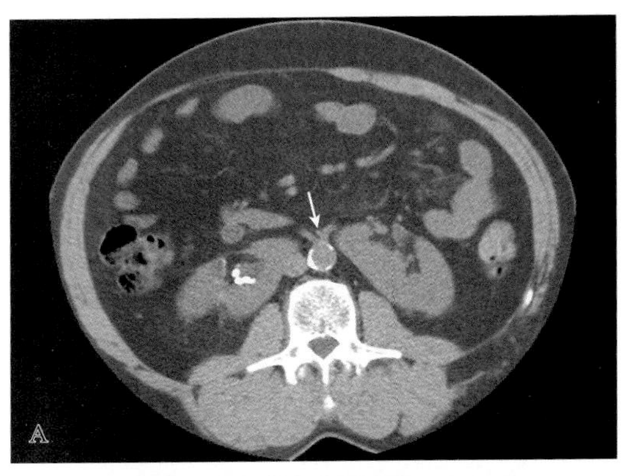

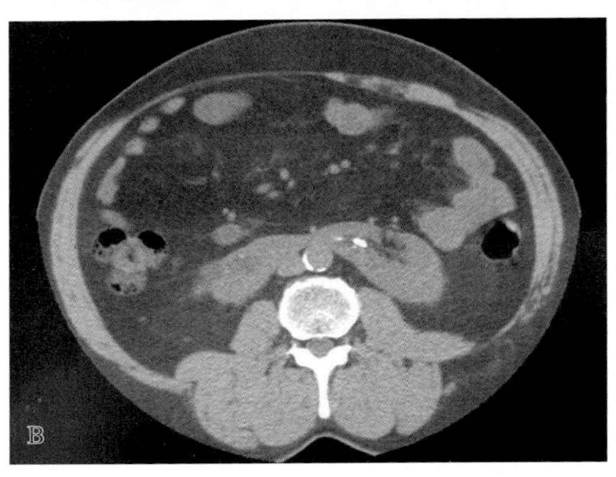

图2-17　马蹄肾中的结石。A、B.马蹄肾下极和峡部的平扫CT显示两个肾集合系统中的结石；其尿路梗阻导致积水并发症，包括结石进展。请注意来源于主动脉前方的动脉主干负责双侧肾血供（箭）

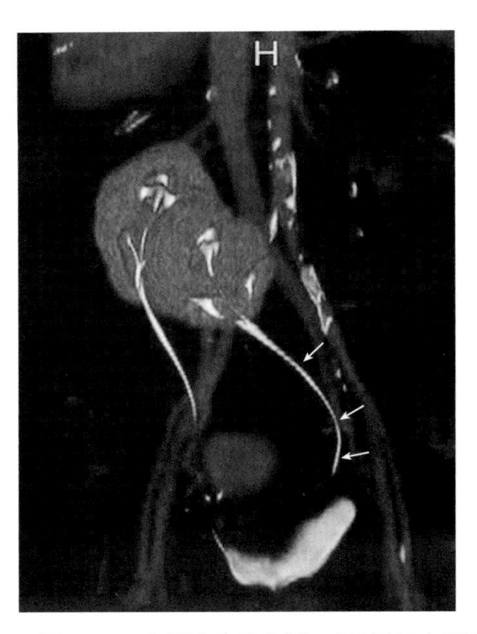

图2-18　交叉融合异位肾。CT显示交叉融合异位肾的典型表现。两个肾在腹部的右侧融合在一起。下（左）肾的输尿管穿过中线进入正常位置的膀胱（箭）

（四）肾血管系统异常

如前所述，肾的血液供应在肾发育、成熟、上升和旋转这一系列复杂阶段会发生变化。涉及肾的血管异常很常见。大多数情况下，具有异常血管系统的肾表现为具有多个肾动脉，而不是经典单肾动脉供血。高达25%的成年人会出现副肾动脉。最常见的变异为第二个肾小动脉供应肾的下极。然而，存在两条或两条以上副肾动脉的情况并不少见，或者说肾实质的动脉供血可能来自多条肾动脉，无主要动脉血管（图2-19）。通常还会出现多条静脉引流肾的情况。其发生率约为多条肾动脉的50%。当出现在左侧时，多余的肾静脉通常是位于腹主动脉后方。

在任何情况下，异位肾的肾血管异常都更为常见。马蹄肾几乎总是伴有异常的血液供应。大多数异常肾血管没有临床症状，仅在部分情况下会有临床意义，如腹主动脉旁路或重建手术、肾实质手术、肾捐赠或UPJO手术。对于肾下方腹主动脉的手术或内镜手术，术前的充分评估有助于避免这些分支的损伤或结扎。肾血管是末端动脉，副动脉的结扎或阻塞会导致肾

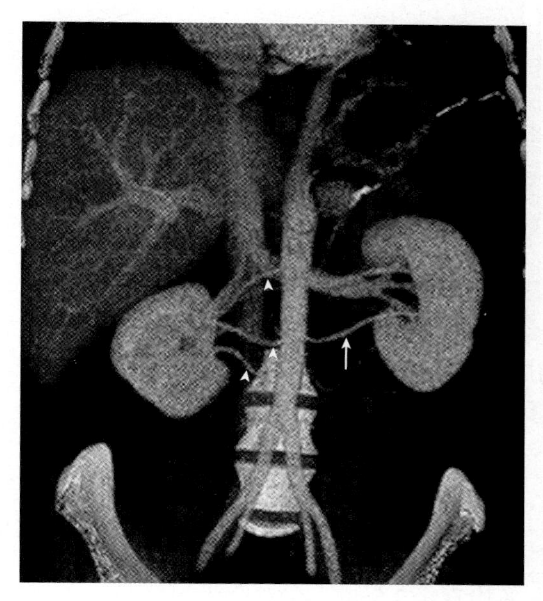

图2-19　多条肾动脉。肾CTA显示左肾动脉占优势，下方副动脉（箭）较小，3个大小类似的右肾动脉（箭头）。本研究来自肾捐赠的评估过程

实质梗死，这可能会降低整体肾功能，并可能导致高血压，因为肾实质缺血会导致肾素过度分泌。当进行保留肾的手术时，事先了解异常肾血液供应可有助于避免肾游离期间肾血管的误伤。

在约50%的患者中存在UPJ梗阻部位的迷走血管，这可能影响下一步的治疗。目前治疗UPJ梗阻的方法是开放手术或腹腔镜肾盂成形术，以及内镜下手术。内镜下应切开输尿管梗阻部位后外侧，也就是远离相关血管结构的部位进行全层切开。无意中损伤迷走血管可能导致不可控的出血。因此，术前明确切口部位迷走血管的存在和位置将有利于手术的进行。利用CT或MR进行术前血管造影是识别潜在危险血管最有用的方法（图2-20）。

（五）结构异常

1.胎儿型分叶肾　在接受肾扫描的成年患者中约5%可以发现胎儿型分叶肾。分叶的数量与肾盏数目一致，是肾发育的遗迹。所有个体在出生时都具有胎儿肾解剖特征，随着细胞增殖，通常4—5岁时胎儿的解剖结构会消失。除了误诊为其他实质病变，持续性胎儿型分叶肾没有临床意义。其诊断标准是：肾实质厚度正常（≥14mm），肾压痕平滑且规则（图2-21，图2-1）。

识别持续性胎儿型分叶肾的一个关键特征是压痕，并且肾盏位于压痕之间。这种表现与其他原因的肾轮廓不规则明显不同。反流性肾病常引起肾实质凹陷。然而，这些凹陷多位于对应的肾盏上，且多见于肾上下极。同样，乳头状坏死可导致肾压痕，但这些压痕也覆盖坏死性肾乳头及其附属的肾盏。当叶间血管受累出现多个肾乳头梗死时也可以表现为分叶状。这在小血管疾病患者中最常见，类似于慢性糖尿病患者。在这些患者中，肾实质中的

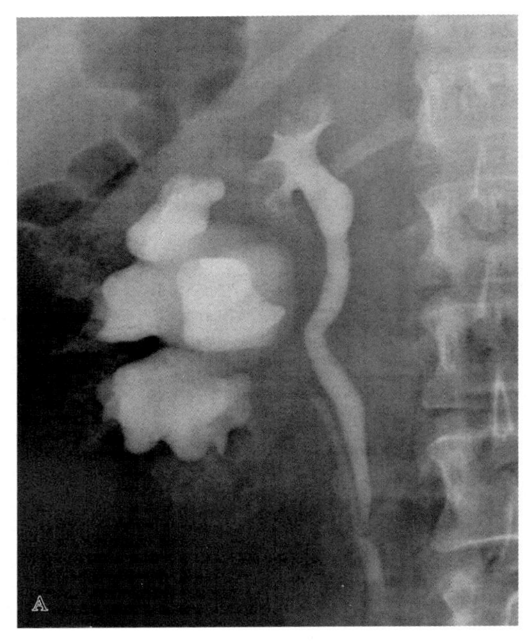

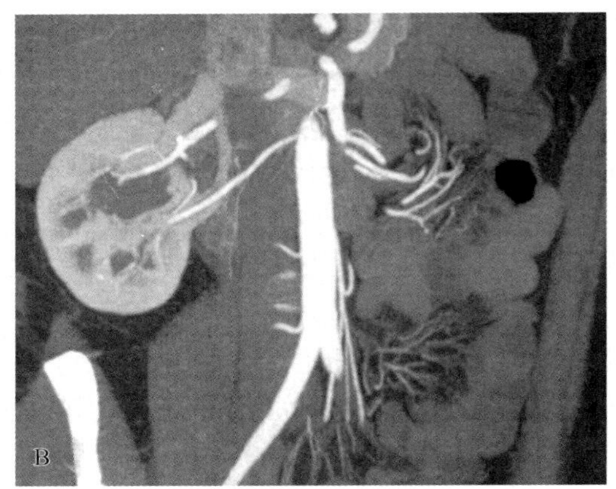

图2-20　重复集合系统畸形患者由肾静脉前方的副肾动脉压迫造成UPJ梗阻。A.患者表现为间歇性右侧腹痛，图像显示重复右侧集合系统畸形，下盏和肾盂不对称扩张。B.CTA显示肾下极静脉前方的副肾动脉（可见下腔静脉阻断的近端右肾主干动脉）可能是梗阻原因。患者接受腹腔镜肾盂输尿管再植术

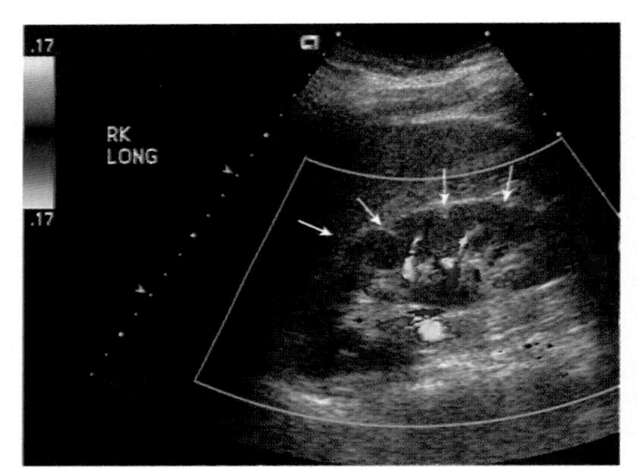

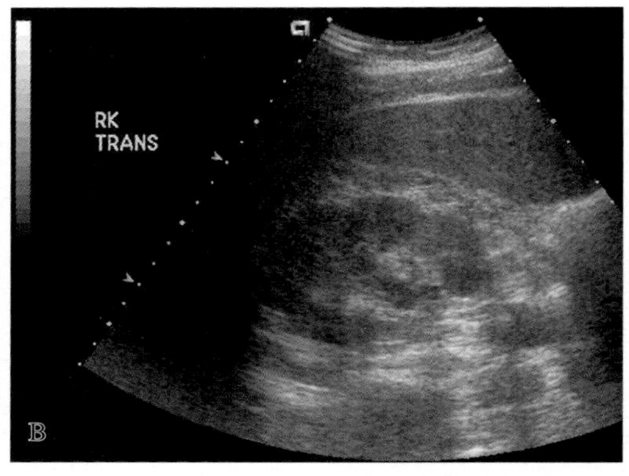

图2-21　胎儿型分叶肾。A.彩色多普勒显示右肾周围脂肪进入肾的边缘（箭）呈短高回声三角形延伸。深部血管结构没有扭曲。B.同一患者的右肾横向图像出现类似的表现

凹陷发生在肾盏之间，且肾实质厚度由于萎缩会减少。

2.肾组织（假性）肿块　在一些异常情况下，部分正常肾组织可能会出现影像学上的异常。这些包括肾柱中隔、肾门唇状结构、驼峰肾和重复畸形。

（1）肾柱中隔：肾柱中隔，也称为皮质柱，代表正常肾皮质组织进入肾窦并维持正常的肾组织形态。通常发生在肾上部和中部1/3交界处的正常组织。中隔平均直径3.5cm，在左肾中更常见，但也有60%的患者在双侧出现。另外，这也与重复肾盂或其他重复畸形相关。由于其是正常功能的肾组织，因此在任何显像方

式上，其表现都与周围肾实质相同。集合系统内的肾组织内陷会使正常肾盏相对分散。通常有一个小的、异常的肾乳头与之对应并引流到肾大盏或直接进入肾盂。这种肾大盏的外观可以描述为奶嘴状结构。肾柱中隔是圆锥形的，类似于乳房的形状。另外，周围肾盏也可以有明显分离。

肾柱中隔是一种正常变异。然而，它可以在平扫中表现为病理性占位。肾彩色多普勒超声检查是一种简单的检查方法，可用于鉴别正常血流的肾实质，并排除病理性占位（图2-22）。其他可用检查包括放射性核素扫描、对比增强CT和MRI。所有这些技术可将具有占位效应的肾柱中隔诊断为正常功能的肾实质。

（2）肾门唇状结构：肾门唇状结构是正常肾组织在肾窦周围最内侧肾实质的融合，可突出到肾窦中并造成肾盏的扭曲（图2-23）。这种情况在左侧及肾上极更为常见。肾门唇可以表现为病理性肿块。仔细分析影像学表现，可以发现其与正常肾实质强化模式、回声及功能一致。肾门唇

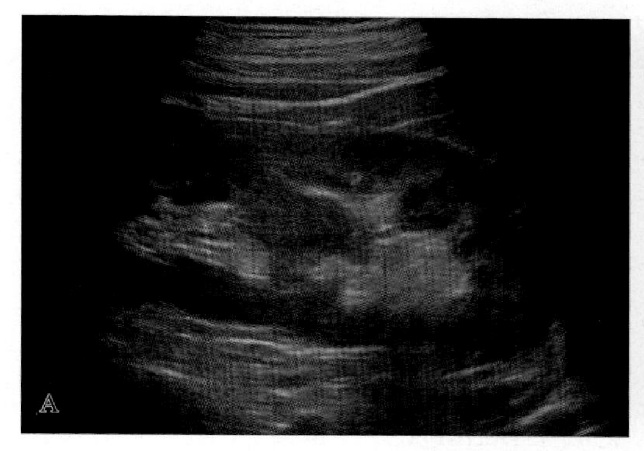

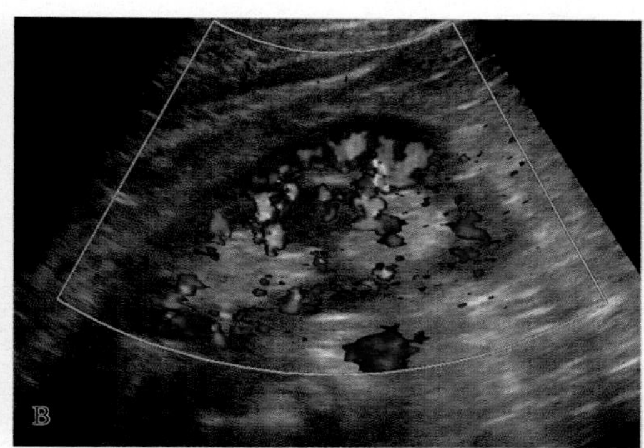

图2-22　肾柱。A. 纵向超声图像显示肾柱突出至右肾窦，位于肾中上部交界处，这是典型的发生部位。肾柱回声与周围肾实质相同；B.不同方位的彩色多普勒显示肾柱的正常血管供应，这更加确认其来源于正常肾实质

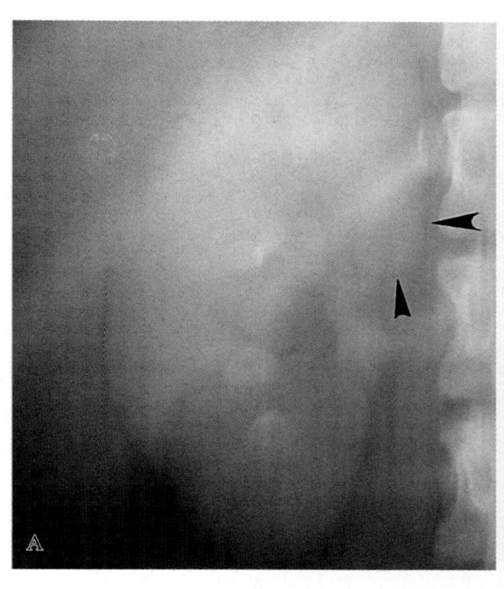

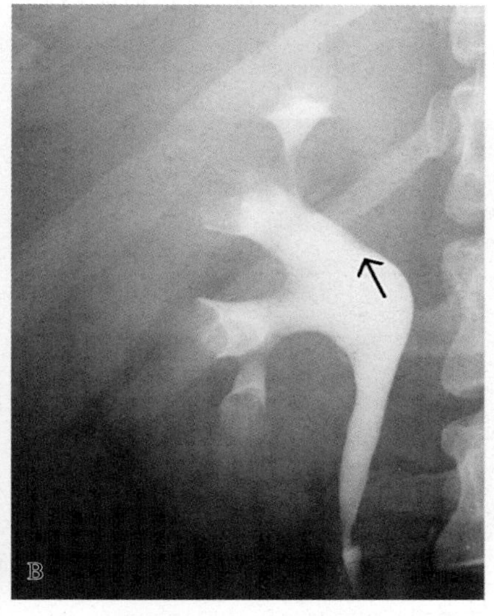

图2-23　肾门唇。A.显示了从肾的上极（箭头）向下延伸的肾门唇；B.肾盂造影显示由于邻近的肾门唇（另一种形式的肾假瘤）导致肾盂上部（箭）的局灶性凹陷

应边缘光滑，无不规则或局灶性凸起。如果基础影像表现不典型，则应进一步检查。肾超声检查通常可以同时评估两个肾的肾门区域并排除病理改变。

（3）驼峰肾：邻近器官对正常肾组织的影响可能造成肾的轮廓畸形。在左肾，脾的影响可能造成肾侧面凸起，称为驼峰肾（图2-24）。不太常见的是，在右肾中也可以看到类似的畸形。与正常肾组织产生的其他假瘤一样，其影像特征应与周围实质相同。在驼峰肾中，也有正常的集合系统结构引流尿液。

（4）重复畸形：我们将存在两种或更多肾盂、肾盏结构定义为肾的重复畸形。重复畸形的程度从重复肾盂到输尿管盲端重复畸形（图2-25）。在这之间是不完全的输尿管重复畸形，重复肾和输尿管汇合后进入膀胱或分别进入膀胱，其中上极部分的输尿管异位开口于膀胱。重复畸形是由第二输尿管芽的发展（完全复制）或单个输尿管芽的冗余复制引起的。这是最常见的先天性尿路异常，不同程度存在于10%的人群中。重复畸形通常是双侧的。输尿管重复畸形在第5章中将有详细讨论。重要的是要知道重复畸形可导致肾实质的异常结构。这些包括肾

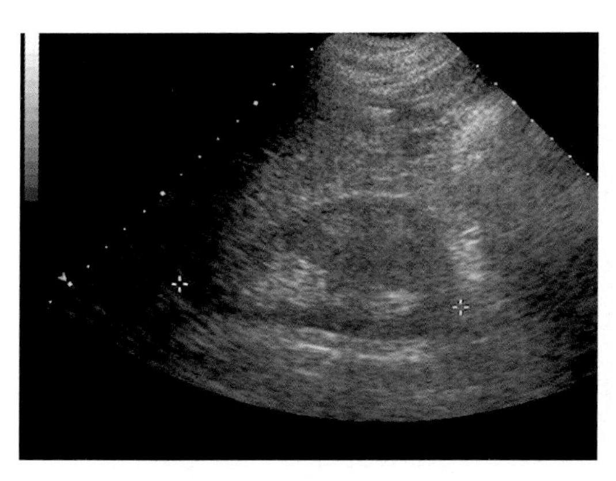

图2-24 驼峰肾超声图像显示左肾的前外缘凸出一团组织；注意驼峰内的肾窦脂肪。超声表现为相邻脾压迫的正常肾实质

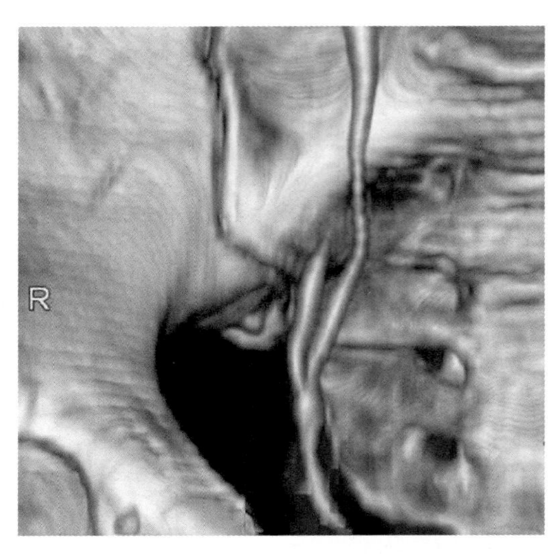

图2-25 重复输尿管的盲端CTU。显示右侧输尿管重复畸形的盲端结构。这是后肾组织发育后输尿管芽延迟分裂的结果。因为这种结构包含输尿管壁的所有部分，有时被称为输尿管憩室

肿大和正常肾实质的突出，将肾窦分成两个独立的肾盂肾盏（图2-26）。外观通常类似于Bertin柱。肾重复畸形很少出现诊断困难。肾窦和肾盂肾盏结构和输尿管的重复表现典型，这都是这些假性包块的病因。

3. 先天性囊性疾病 这种不同类型的先天性异常包括多囊性肾发育不良、常染色体隐性遗传多囊肾病、髓质海绵肾、多房性囊性肾肿瘤和肾盏憩室。

（1）多囊性肾发育不良（MDK）：虽然MDK罕见，单侧发病率约每4300例活产婴儿中出现1例，但在美国的常规产检中常遇到MDK。MDK也是婴儿腹部肿块的最常见原因之一。该年龄段单侧腹部肿块的其他常见原因是肾积水、肾母细胞瘤、神经母细胞瘤、中胚层肾瘤、肾上腺出血和肾静脉血栓形成。

“多囊性肾发育不良”包括一系列肾脏异常，包括经典的漏斗肾盂型（表2-6）和积水肾盂型（表2-7）。MDK是由于输

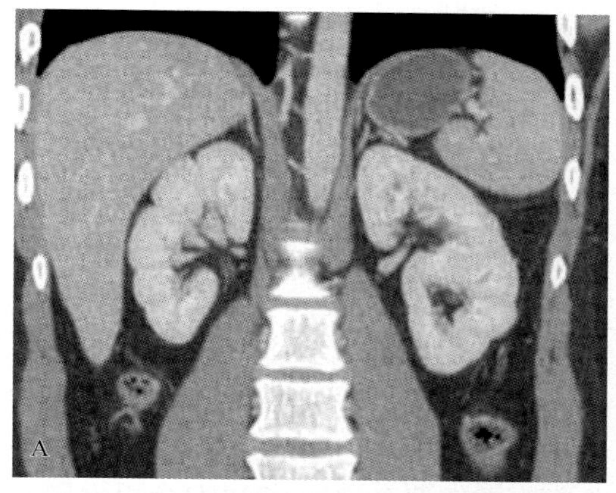

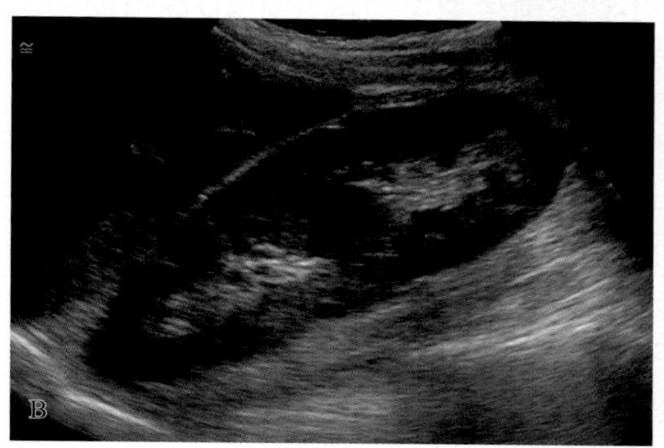

图2-26 集合系统重复畸形。A.增强CT冠状位重建显示增大的左肾（与右侧相比）有两个孤立的肾窦脂肪岛，被正常强化的肾实质分开。在肾窦区域围绕部分重复畸形的集合系统。在轴向CT图像显示分开的肾窦区域之间的肾窦结构缺失。注意右侧胎儿型分叶肾。B.右肾的纵向超声图像具有类似表现。有两个独立且不同的肾窦结构，被正常回波结构的肾组织分开。超声检查的表现就像独行侠的面具一样

表2-6 漏斗肾盂型MDK影像表现

随机分布的囊性结构
囊肿无相互交通
肾无功能
输尿管闭锁

表2-7 积水肾盂型MDK影像表现

肾盂区域的囊肿
径向排列的囊肿可以相互交通
可能存在部分肾功能
输尿管在输尿管肾盂交界处闭锁

尿管芽未能在子宫内诱导后肾胚胎充分成熟为肾单位。在MDK中，肾实质被分散在整个肾中的许多简单囊肿代替。软骨和平滑肌等未成熟组织可在发育不良的后肾上皮细胞区域形成。尽管这些肾通常不具有肾功能，但在少数患者中，肾实质可能具有部分残余功能，可有尿液排泄。MDK很少是双侧的，患儿因为肾功能严重受损或缺失而无法生存。

在漏斗肾盂型MDK中，肾实质被多个不同大小的独立囊肿取代。这些囊肿在整个肾中随机分布，并且不相互交通，没有残留功能的肾组织。在正常肾盂区域，不存在明显的囊性结构。病理和影像学将外观描述为“葡萄串征”。通常存在不同长度的闭锁输尿管，这反映了输尿管芽发育的不完全。

积水肾盂型MDK可能是由妊娠晚期发生的输尿管芽异常所致，这与漏斗型MDK不同。这是严重UPJ阻塞的产前表现形式。在这种类型的MDK中，在正常肾盂部位可看到明显囊肿。在这个囊肿周围有许多其他囊肿，它们可能相互交通。这些囊肿位于肾盏的预期位置。可能存在部分肾功能，但绝大多数肾实质是发育不良且无功能的。输尿管梗阻发生在UPJ区域。

在任何类型MDK中，都更容易形成良性肿块，但很少出现症状。这些肾脏的大小通常保持不变或可能随着时间的推移而退化，最后达到肾发育不良的程度。MDK与恶性肿瘤发生风险没有相关性。因此，不需要切除诊断为MDK的病变。成年人中，发育异常的肾组织或囊壁可能会钙化（图2-27）。罕见的情况下，MDK可能并发囊肿感染或高血压。评估MDK的一个关键因素是评估对侧肾。由于MDK导致肾功能不全，因此对侧肾病变的筛查至关重要。1/3的MDK患者对侧

肾会出现异常，包括UPJ梗阻的风险增加和膀胱输尿管反流。早期诊断功能性肾的异常可以对早期开始治疗提供帮助，以避免不可逆肾功能不全的发生。

（2）常染色体隐性遗传多囊肾病（ARPKD）：也称为婴儿多囊肾病或Potter Ⅰ型囊性疾病，是囊性扩张的非功能性管状结构不同程度替换正常肾实质的病变。在肾集合管内形成无数径向走行的囊肿，直径为1～8mm。ARPKD独有的另一个特点是共存的肝病变。在严重的情况下，部分ARPKD患者门静脉周围肝纤维化会导致肝衰竭、门静脉高压症、脾大和出血性静脉曲张。ARPKD患者的肝病变严重程度往往与肾病变的严重程度呈负相关。用于描述ARPKD病变的一种分类系统将该疾病细分为以下4类：围生期、新生儿、婴儿和青少年型。围生期病变是最常见的ARPKD类型。在这种类型中，超过90%的肾集合管被非功能性、囊性扩张的小管取代。在子宫内，肾功能损害会导致羊水过少，从而引起肺发育不全（表2-8）。围生期类型的ARPKD会引起围生期肺功能不全而导致死亡。尸检研究发现，这些患者的门静脉周围肝纤维化很少或没有。在新生儿型中，小囊肿取代了约60%的肾集合管，并且患者也可能具有轻微的，通常无症状的门静脉周围肝纤维化。这些患者在出生后的第一个月出现严重肾功能不全，这通常会在几个月内导致死亡。婴儿型ARPKD表现为中度肾病变和肝纤维化之间存在平衡。具有这种病变的婴儿通常在3～6个月时临床上出现肾功能不全、肾病和肝脾大。如果不经治疗，肾功能不全通常会导致患者在童年时期死亡。在青少年ARPKD中，肝病在临床上占主导地位，非功能性囊肿取代少于10%的肾集合管。严重的门静脉纤维化和由此导致的肝功能不全和门静脉高压占主导地位。患有这种类型病变的患者通常在青少年期间出现静脉曲张或其他肝衰竭导致的急性上消化道出血。肾功能通常正常或仅轻度受损。除非接受治疗，否则将会导致死亡，通常肝功能不全和门静脉高压并发症发生在20—40岁。

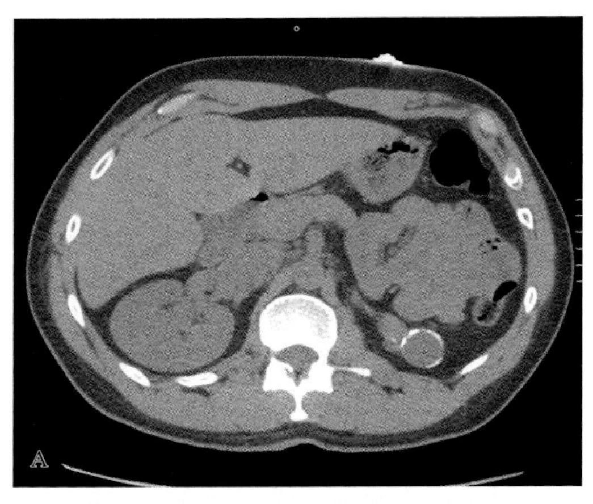

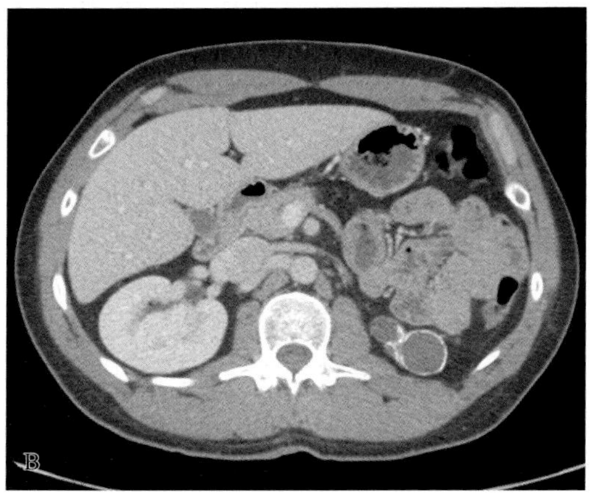

图2-27　成年人发现的多囊性发育不良肾。平扫（A）和增强CT（B）显示左肾窝中的钙化多囊性肿块。肿块没有增强，血管结构很小。MDK的组织发育不良可能导致残余结构的钙化。在许多情况下，肾退化到肾发育不良的程度

表2-8　常染色体隐性遗传多囊肾病

常染色体隐性遗传多囊肾病
羊水过少
肾病变
高回声肾
肾功能不全与肝衰竭成反比

影像是诊断ARPKD的关键。由于该疾病是以常染色体隐性遗传模式遗传的，因此这些患者的父母无症状，并且通常情况下不知道他们是该疾病的携带者。ARPKD可在产前诊断出来。胎儿的超声检查提示肾增大，羊水过少。这种结果同时出现实际上提示ARPKD的诊断。在患有ARPKD的新生儿和婴儿中，肾也出现高回声并且在超声检查中无正常的皮质髓质分化。回声增强是由于小管中囊肿形成多个声学界面，并且可以看到肾周边的低回声边缘，这代表压缩的肾皮质。虽然正常婴儿肾超声检查可能表现出轻微的高回声，但在ARPKD中，肾也同时出现增大（图2-28）。

ARPKD患者的CT和尿路造影显示肾增大，但还具有肾的形态。在静脉注射造影剂后，通常会显示横纹病变。条纹由正常功能的，对比填充的小管产生，小管邻近的囊肿扩张，是由尿液填充的非功能性小管。这是ARPKD的典型特征。在影像学研究中，大的肉眼可见的单纯性肾囊肿（大囊肿）在较年轻的ARPKD患者中不常见，但在年龄较大的儿童中可见孤立的囊肿。这种疾病的罕见性有助于将其与其他多囊肾病区分开来。在以后的生活中，肝纤维化会进一步进展。这些包括肝脾大和静脉曲张的进展（图2-29）。

目前，与ARPKD相关的肝纤维化可通过门体分流术缓解，但只能通过肝移植来治愈。

（3）髓质海绵肾（MSK）：MSK也称为肾小管扩张。如今MSK患者相当普遍；然而，在过去每200个肾扫描中发现1例。MSK由一个或多个肾髓质集合管的原发性扩张引起（图2-30）。

MSK的特别之处在于它对肾的影响并不相同。在一些患者中可能涉及单个肾锥

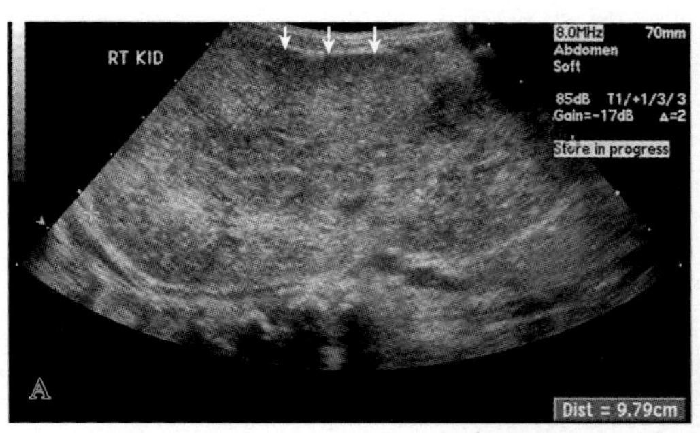

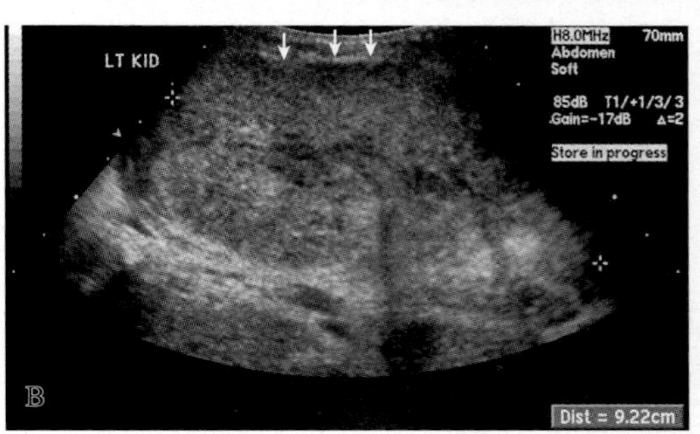

图2-28　染色体隐性遗传性多囊肾病（ARPKD）超声。2周龄婴儿右侧（A）和左侧（B）肾脏，伴有肾衰竭和可触及的腹部肿块，超声图像显示严重扩大（垂直距离＞ 9 cm）、回声增强的肾脏，伴有皮质髓质分化，这是典型的ARPKD。注意由于皮质组织的压迫，两个肾中的外周低回声区域（箭）

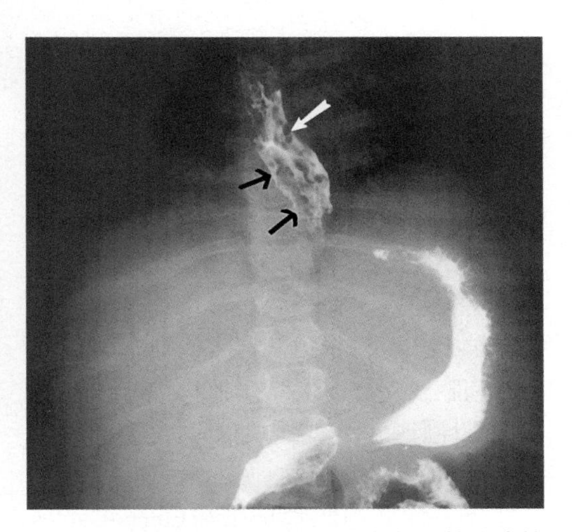

图2-29　具有少年型常染色体隐性遗传性多囊肾病的食管静脉曲张。上消化道造影显示食管的蔓状充盈缺损（箭）。这表明该患者的食管静脉曲张。由于门静脉高压，肝脾大也同时存在

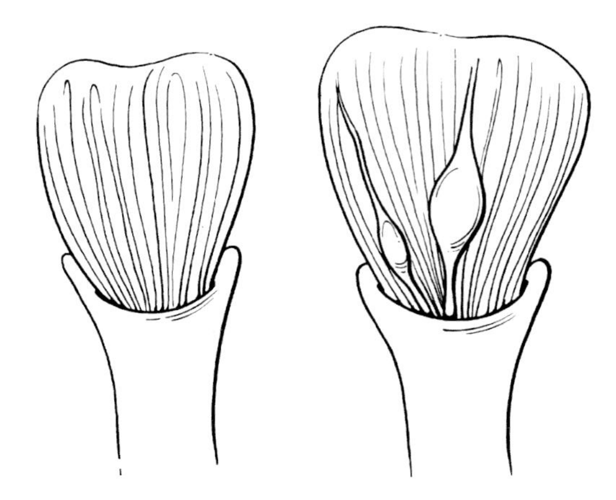

图2-30　正常髓质和髓质海绵肾（MSK）。对于MSK，局部区域的管状扩张存在于肾髓质内，位于相应的肾盏外侧

体，但在其他患者中，所有肾锥体都可能显示出这些变化。MSK通常具有良性临床病程，可能无症状。在大多数情况下，它在影像学检查中偶然发现。与MSK相关的并发症是主要肾结石的发病率增加。MSK患者的结石形成是由于囊肿扩张的远端小管内的尿液淤滞所致。淤滞可导致正常过饱和尿液中的矿物质沉淀。这些矿物质可以形成结石。支持这一理论的事实是肾髓质钙质沉着症常见于MSK。这是由受影响的肾髓质锥体扩张小管内点状钙化引起的。部分钙化可能会到达肾盏并形成肾结石。在任何情况下，MSK患者的肾结石发病率都高于正常。同时MSK也与几个不常见疾病相关。MSK与半血栓综合征之间存在相关性。在半血栓综合征中，身体的一侧会扩大。这包括单侧肾大，通常与脊柱侧凸和腿长差异有关。半血栓综合征还与几种恶性肿瘤的风险增加有关，包括肾母细胞瘤和嗜铬细胞瘤、Caroli病，一种特发性先天性肝内胆管扩张和Ehlers-Danlos综合征。

在成像时，可以通过注射静脉造影剂识别MSK。在与肾盏相邻的肾髓质中可发现对比剂呈圆柱形或囊状聚集。可能涉及单个肾锥体，相邻的肾盏是正常的。MSK患者常见的另一个表现是肾髓质钙质沉着症。在非对比增强扫描中，例如KUB或CT扫描，可见这些钙化存在于囊肿扩张的集合管内。在造影剂给药后，排泄的碘化造影剂使扩张的小管变得不透明并使钙化变得模糊。在成像时，石头可能看起来放大，这被称为钙化扩大征，该征象提示MSK的诊断（图2-31）。

许多放射科医师更愿意为患有肾髓质钙质沉着症或有复发性肾结石病史的患者保留MSK诊断，这些患者成像时出现的远端集合管囊性扩张。因为肾小管的囊状扩张可作为MSK诊断的唯一证据，这类患者通常被归类为肾小管扩张，这是一种相对良性的病变。

MSK影像学鉴别诊断包括乳头状肿胀、乳头坏死和其他导致髓质肾钙质沉着症的疾病。在常用的低渗透造影剂成像的正常个体中常见的肾乳头状肿胀是指在集合管的远端部分碘造影剂的浓集。乳头状肿胀与MSK的区别在于其不存在肾髓质钙质沉着症，并且强化模式不同。在MSK中，与正常肾盏相邻的肾乳头中可见对比剂呈离散圆柱形或囊状聚集。对于乳头状肿胀，不存在离散的造影剂浓聚。相反，整个乳头均匀混浊。乳头状坏死还可导致肾髓质中对比剂的点状聚集。然而，其与相对的肾盏相通，并且肾盏也会有病变，这提示乳头状坏死（图2-32）。此外，在逆行肾盂造影中，乳头坏死会引起的肾髓质造影剂填充，而在正常情况下逆行肾盂造影中MSK的腔不会发生强化（图2-31）。第4章将讨论髓质肾钙质沉着症的其他原因及其临床特征。

（4）多房性囊性肾肿瘤（CN）：多房性囊性肾肿瘤代表两种组织学上不同的病变，其在临床或影像学上难以区分。囊性肾瘤（CN）主要是具有多个内部隔膜

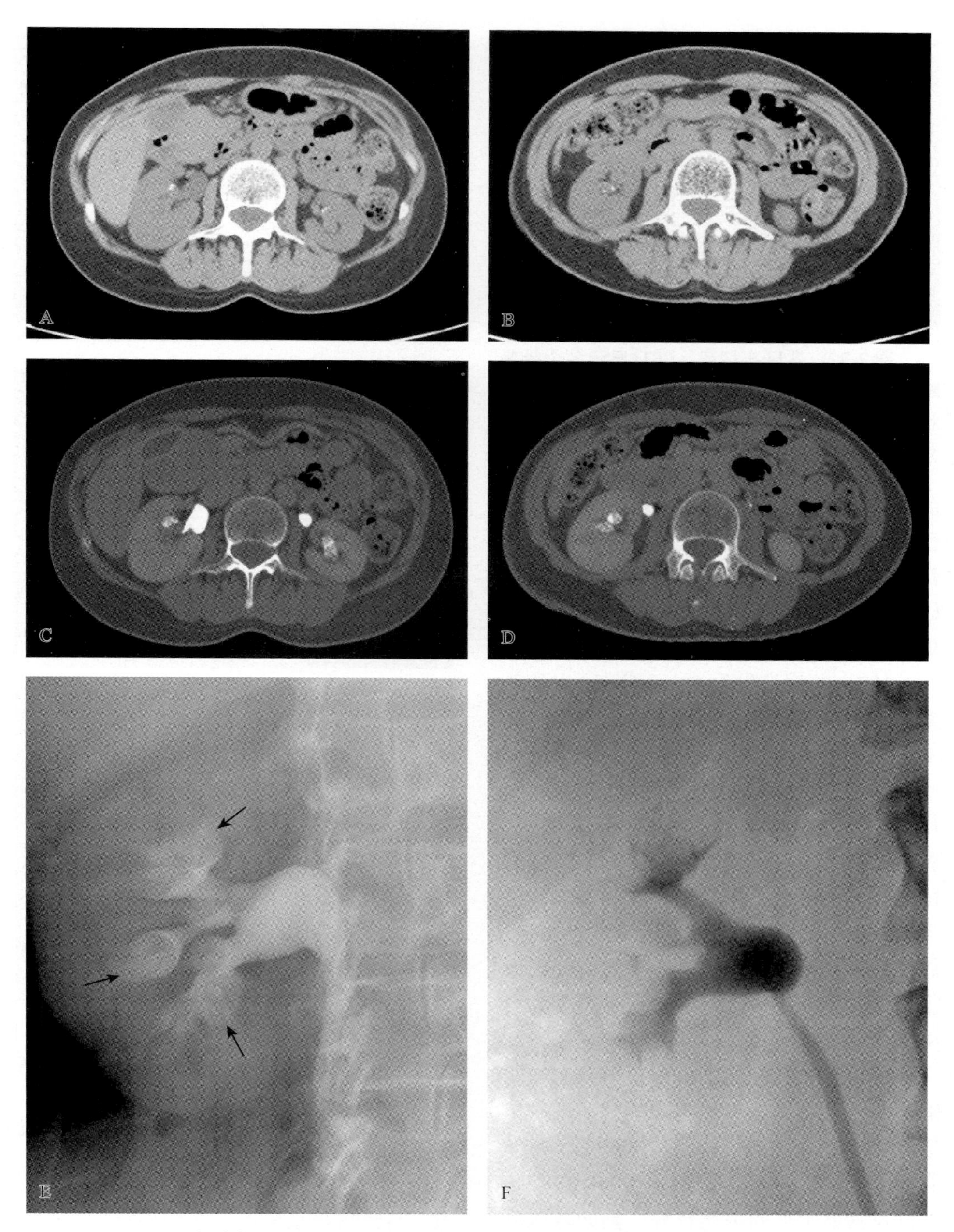

图2-31　髓质海绵肾（MSK）。A和B.平扫CT显示两个肾乳头区域的结石；C和D.相同层面的排泄期图像显示这些结石包含在乳头状尖端内的扩张小管中，被造影剂掩盖；E.增强的CT扫描显示右肾多个乳头中扩张的小管（箭）；F.在处理结石时的逆行肾盂造影图像显示没有被逆行造影剂填充的肾乳头尖端囊腔，这是典型的MSK逆行造影图像

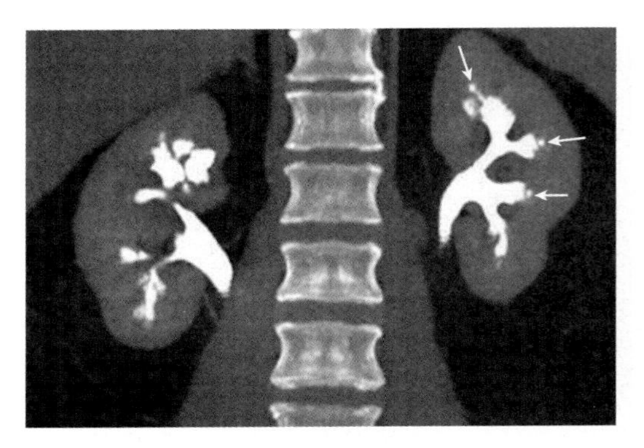

图2-32 肾乳头坏死。CTU显示多个肾盏畸形，以及被造影剂填充的小型和大型的乳头状空腔。较小的空腔沿着肾盏（箭头）的外侧分布，呈球状

的囊性肿块，其完全由分化组织组成。囊性分化的肾母细胞瘤（CPDN）也呈多囊性结构，但是其分隔含有原始胚胎细胞。CPDN中存在的胚胎母细胞使得这种病变更具侵袭性。这些病变年龄上呈双峰分布。约2/3的病例发生在3个月至2岁的儿童中，男女比例2∶1。其余肿瘤发生在30岁以上的患者，女性占优势，约为8∶1。

病变通常表现为腹部肿块，偶然发现。CN和CPDN在放射学上无法区分，表现为具有厚假包膜的界限良好的肾占位。占位由多个不同大小的囊肿组成，由隔膜分开。增强扫描中，隔膜可以增强。偶尔会看到囊壁或分隔钙化，但内部出血很少见。多房性囊性肾肿瘤通常表现为突出到肾盂中实性肿块（图2-33）。尽管这一表现具有较高的诊断价值，但并不能明确诊断。具有类似影像表现的其他疾病包括囊性肾母细胞瘤、中胚层肾瘤的囊性变、囊性肾细胞癌、节段性MDK和肾脓肿以及其他罕见的炎性肾病、例如棘球蚴病、节段性黄色肉芽肿性肾盂肾炎和肾黄斑病。术前可能无法进行明确诊断，但手术切除是有效的。

（5）肾盏憩室：肾盏憩室也称为肾盂囊肿，是由移行细胞覆盖的肾实质内腔

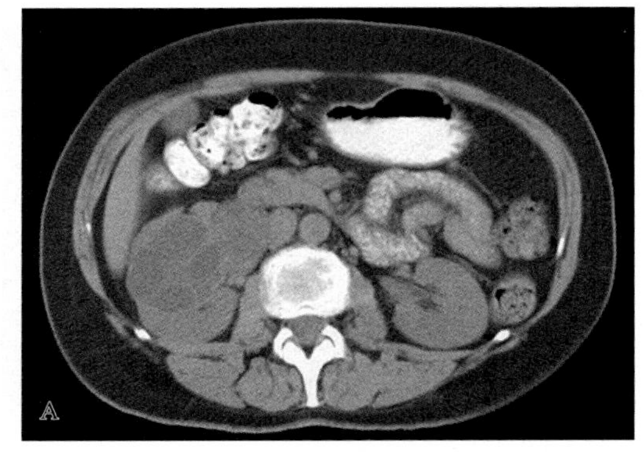

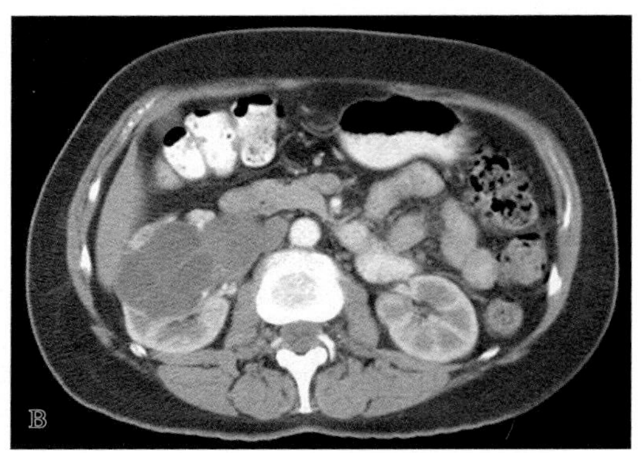

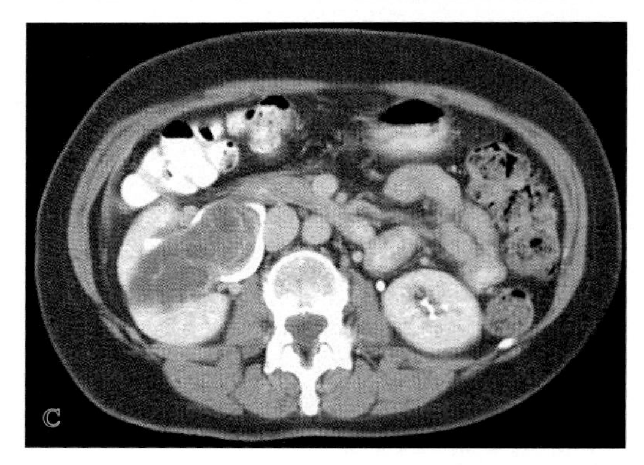

图2-33 囊性肾瘤。平扫（A），增强（B）和延迟期（C）扫描显示具有强化的分隔的右肾肿块。在延迟相上，注意肿块向右肾盂的延伸，在那里被排出的造影剂所包围。这一表现通常与这种类型的肿瘤相关

隙，与肾集合系统连通。每1000个尿路检查中有3～4个可发现肾盏憩室。Beckwith-Wiedemann综合征患者有时会出现许多肾盏憩室，是由于输尿管芽的壶腹分支未能在对应肾实质中诱发肾单位发育而引起的。虽然与集合系统相通，但它们不直接

引流肾集合管。根据它们来自集合系统的位置分为3种类型的肾盏憩室（表2-9和图2-34）。到目前为止，最常见的Ⅰ型是直接连接到肾小盏的憩室，通常在穹窿处；Ⅱ型憩室与肾大盏或漏斗部连通，更集中在集合系统中；Ⅲ型肾盏憩室是最不常见的类型，直接与肾盂相通。这种类型的憩室位于中央，往往更大，并且与其他类型相比，更容易出现与梗阻相关的并发症。所有类型的肾盏憩室都有光滑的表面，在扫描中比正常的肾盏稍晚填充排出的造影剂。肾盏憩室往往通过狭窄的颈部与正常的集合系统相通。这会导致尿液潴留，进而导致结石和感染的并发症，是出现症状的最常见原因。在成像时，肾盏憩室表现为圆形，内壁光滑，尿液填充的集合系统外凸性囊肿结构（图2-35）。最常见的憩室类型，即直接来自肾盏的憩室，位于皮质髓质连接处附近。憩室应与集合系统近端扩张形成的肾盏积水区分开来。肾盏积水具有方

表2-9　肾盏憩室的分类

Ⅰ型来自肾小盏
Ⅱ型来自肾盏漏斗
Ⅲ型来自肾盂

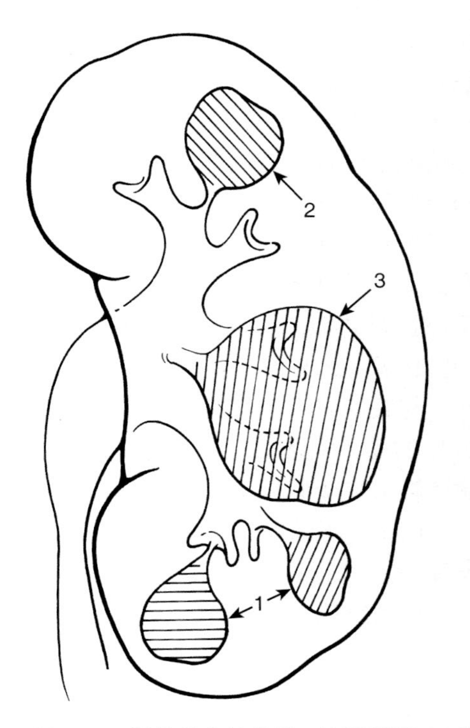

图2-34　肾盏憩室的分类。该图说明了3种类型的肾盏憩室。Ⅰ型（1）直接来自肾小盏；Ⅱ型（2）来自肾盏漏斗；Ⅲ型（3）直接来自肾盂

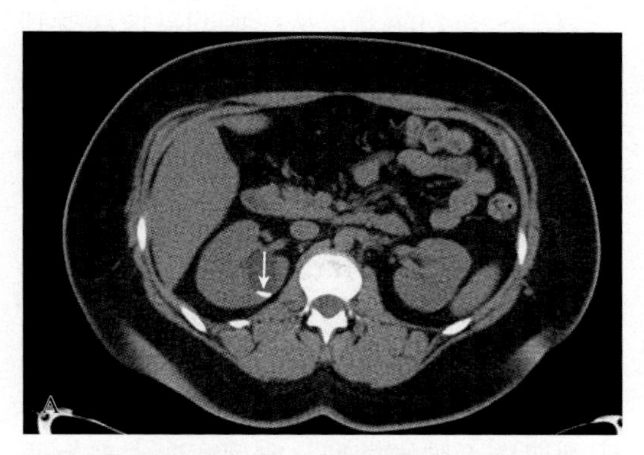

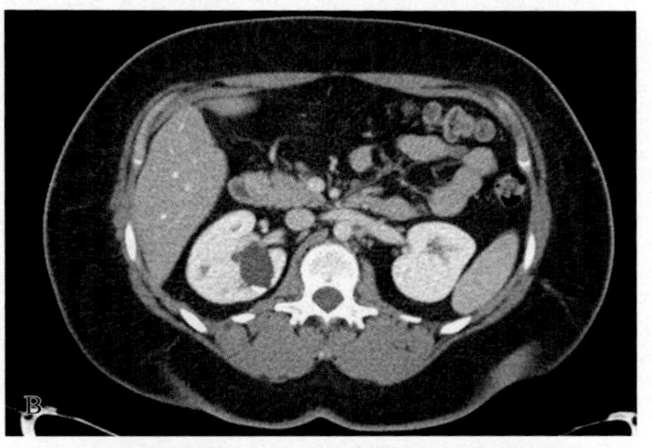

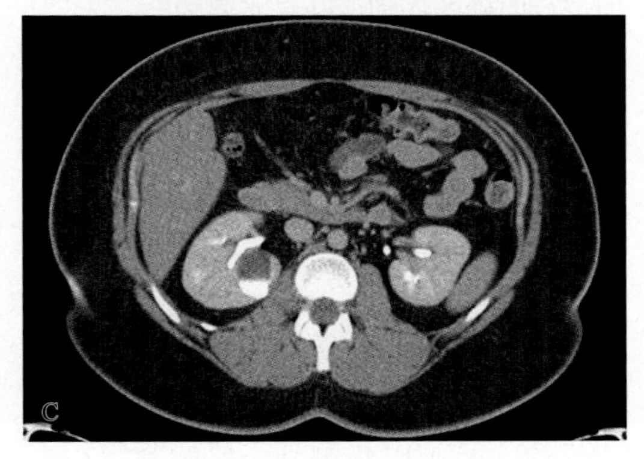

图2-35　带有结石的Ⅲ型肾盏憩室（肾盂囊肿）。平扫（A），实质期（B）和延迟期（C）图像显示位于右肾中部的含有液体的囊腔内存在结石（图A中的箭）。该表现与肾实质期表现一致，并且仅部分在延迟相显示。憩室内造影剂的延迟进入是因为造影剂必须来自集合系统

形的轮廓，明显不同于肾盏憩室的外观，并且它位于正常的肾盏位置。

4. *中胚层肾瘤*　中胚层肾瘤是婴儿期最常见的肾肿瘤，多数发生在出生后的前6个月；它的发病率非常低。最初被描述为类似平滑肌瘤的肿瘤，现在认为该肿瘤代表了一系列病变，从经典的良性病变到更具侵袭性的细胞变异型。这些肿瘤无包膜并向肾实质浸润。典型的病变是实性的，切面类似子宫平滑肌瘤。细胞变异型可表现为不同的内部结构，并且它们可侵袭肾周围脂肪，但不会影响肾盂和血管蒂。

这些肿瘤的病因尚不清楚，但有一种假设认为它们是由一系列后肾细胞发展而来，这些细胞已经失去了分化能力。影像表现取决于肿瘤类型，典型病变表现为外生性实性肿块，而细胞变异型可表现为囊性。这些肿瘤几乎仅见于2岁以下的儿童。

影像学表现结合患者年龄可提示诊断。不幸的是，这些病变的外观类似于在该年龄组中发生的大多数实性肾肿块，鉴别诊断包括肾母细胞瘤、透明细胞癌、横纹肌样瘤、成神经细胞瘤和多房性囊性肾肿瘤。尽管切缘阴性的根治性肾切除术是有效的，但进行明确的病理诊断是必要的。

5. *肾母细胞瘤病*　肾母细胞瘤病（不应与肾母细胞瘤混淆，也称为Wilms瘤）中原始肾组织的多个部位与正常肾实质混合。原始的后肾胚细胞组织通常可持续存在至妊娠36周。在此之后，这些胚胎细胞的存在就是异常的。严重类型的肾母细胞瘤病具有多灶性肾源性组织，会导致肾明显增大。这些可以通过超声、对比增强CT（图2-36）或MRI检测到。原始肾组织聚集也可以引起占位效应，造成肾盏畸形。

肾母细胞瘤病的临床意义在于其与发生肾母细胞瘤有关。Wilms瘤通常包含原始的肾母细胞成分。患有肾母细胞瘤病的患者多发性和双侧肾母细胞瘤的风险也显

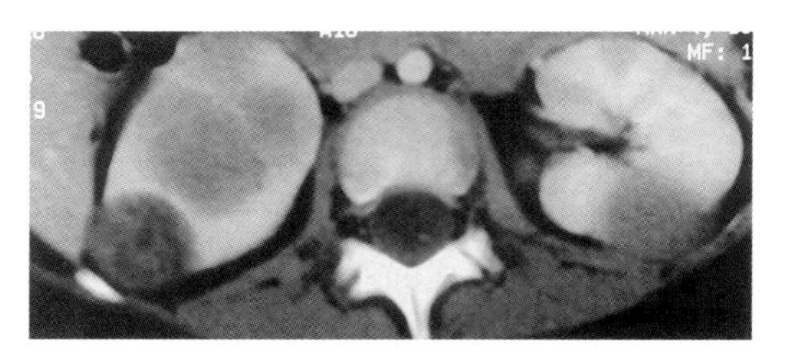

图2-36　肾母细胞瘤病。增强CT显示该儿童肾被膜下多发低密度区，活检证实肾母细胞瘤病，幼儿的这种影像表现多提示肾母细胞瘤病。在成年人中，这种表现更类似典型的肾转移性肿瘤

著增加。原始肾组织常分散在肾包膜下。在影像显示肾体积增大，多发肾占位的年轻患者或任何已知与肾母细胞瘤发展相关的疾病均应考虑到本疾病。

三、肾盂输尿管连接部梗阻

UPJ是最常见的先天性泌尿道梗阻部位。其原因尚不清楚，可能由于输尿管芽发育、子宫缺血、异常穿支血管和纤维带压迫、输尿管芽的固有异常所致。在这种情况下，输尿管病变部分中存在过多的胶原组织，导致动力异常，形成肾积水和肾盂扩张。在严重的情况下，肾功能受到严重损害并且肾皮质非常薄。早期诊断对于保护肾功能和诊断相关异常非常重要。UPJ阻塞在20%的患者中发生在双侧。此外，与其他先天性尿路异常可能相关，最明显的是对侧MDK、对侧肾发育不良、输尿管重复畸形和膀胱输尿管反流。

UPJ阻塞可以用多种影像检查诊断，表现为肾积水（图2-37）。UPJ的局灶性狭窄可用尿路造影或逆行输尿管肾盂造影证实（图2-37）。由于长期存在疾病，肾盂明显扩张，输尿管直接从肾盂侧面发出，呈带线气球样外观。当发现UPJ角度突然变化时，应考虑到存在与阻塞相关的异常交叉血管。在这种情况下，术前可通过CT

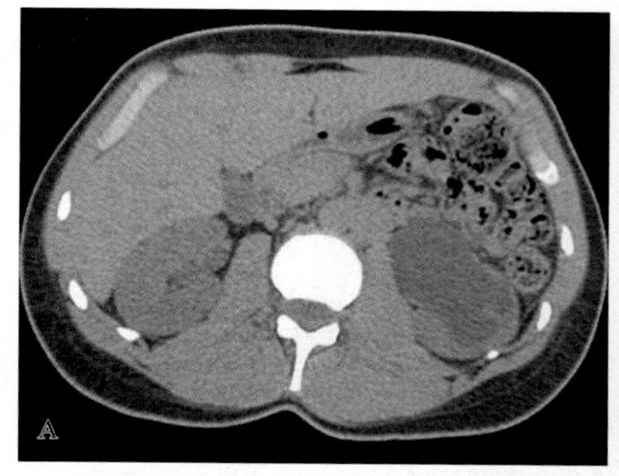

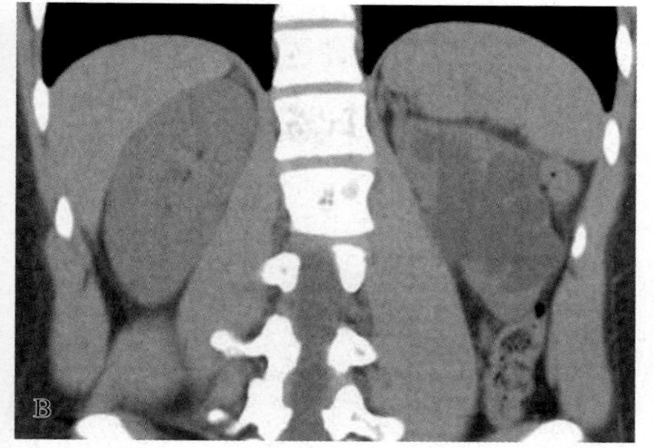

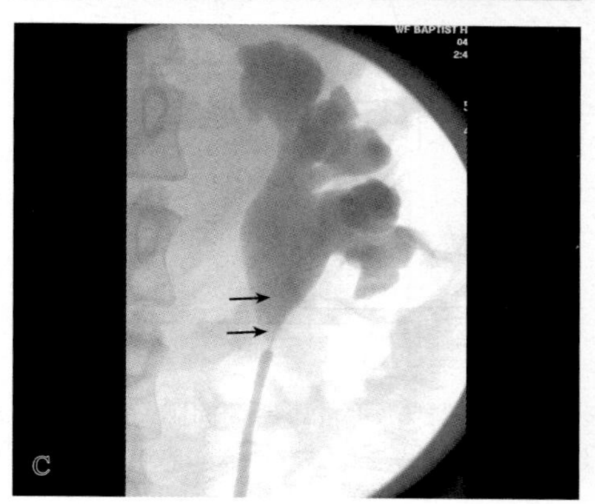

图2-37　患有间歇性左侧腹痛的年轻男性肾盂输尿管连接处阻塞。平扫（A）和冠状重建CT（B）显示左肾盏和肾盂的明显扩张，伴有肾实质萎缩；C.左侧逆行造影显示左侧肾盂输尿管交界处局灶性狭窄，伴有造影剂从输尿管进入扩张的肾盂（箭）

血管造影（图2-20）或磁共振血管造影进行诊断，因为这两种检查均可显示迷走动脉，以避免血管损伤。腹腔镜或开放肾盂成形术比内镜手术更有利于解除梗阻。

四、后腹腔的解剖

腹膜后的解剖结构复杂，然而腹膜后解剖学的基本知识对于理解疾病发展是非常重要的，其通常涉及泌尿系统。

腹膜后间隙前缘为后腹膜（图2-38），后缘是腹横筋膜，上缘是横膈膜，向下延伸至骨盆。由不同筋膜将其划分的3个独立的间隙（表2-10）。包括肾周间隙、肾前间隙和肾后间隙。部分包括第4个间隙，包绕主动脉、下腔静脉和紧邻这些血管的组织，称为腹膜后血管间隙。

Gerota筋膜是肾和肾周脂肪周围肾筋膜的前肢和后肢（表2-11），有时又进一步细分为前后两层。在本文中，Gerota筋膜用于描述整个肾周筋膜。在肾筋膜的前层和后层横向融合区域，如在横截面扫描中，肾周空间呈三角形。该区域的筋膜称为侧椎筋膜，其在结肠后方前外侧与腹膜融合。

肾周间隙由Gerota筋膜包围。Gerota筋膜是致密的结缔组织，通常＜2mm厚。它围绕肾、肾上腺、肾门，包括肾血管、近端集合系统和肾周脂肪。在肾周脂肪间，隔膜进一步分隔肾周间隙。这些肾周隔膜，也称为Kunin隔垫，以表彰第一位描述其在CT上外观的研究人员，对于有足够的肾周围脂肪的患者，通常可以通过高分辨率CT观察到。隔膜在肾周脂肪中显示为纤维带。肾周围隔膜可能因各种病理过程而变厚，包括输尿管梗阻、肾感染、肾静脉血栓形成、肾肿瘤和肾周围渗液。增厚的肾周围隔膜呈蛛网样或条纹样改变（图2-39）。

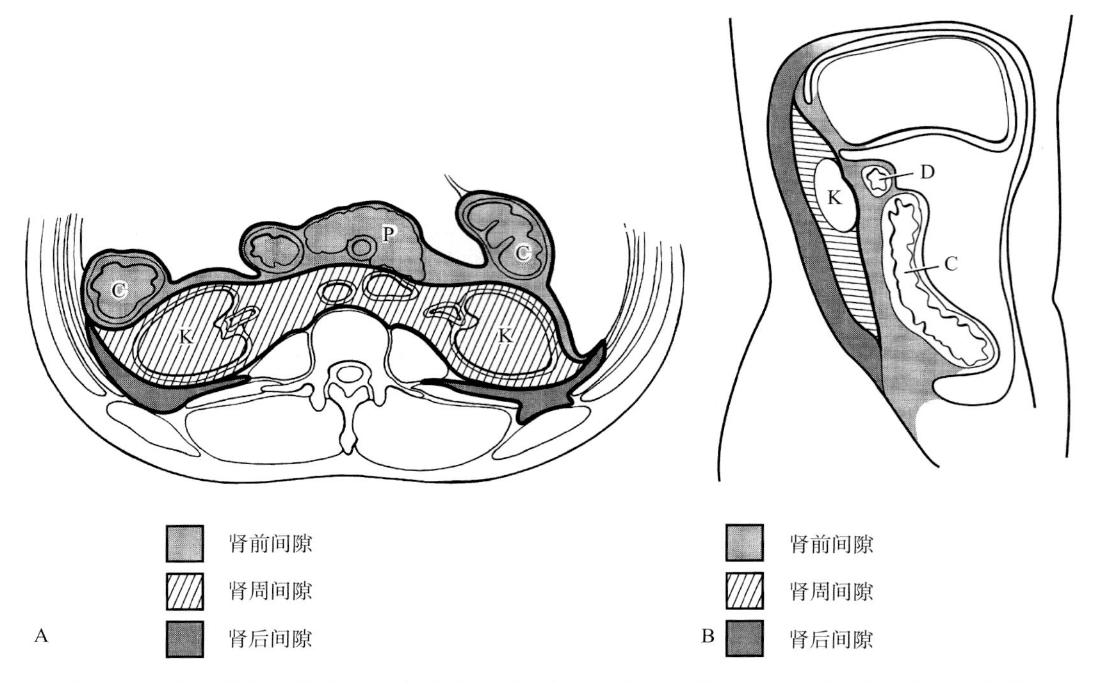

图2-38　腹膜后解剖结构。(A)轴位图;(B)矢状位图;肾(K)位于肾周间隙，与腔静脉和主动脉旁的中央间隙相通；肾前间隙包含胰腺(P)、结肠(C)和十二指肠(D)的腹膜后部分。肾后间隙是一个不含器官的潜在间隙

表 2-10　每个腹膜后间隙的器官

每个腹膜后间隙的器官
肾前间隙
胰腺
腹膜后结肠
十二指肠
肾后间隙
没有器官
肾周间隙
肾
集合系统
肾血管和肾周血管
肾淋巴管和肾周淋巴管
肾上腺

表 2-11　肾周筋膜的分层

肾周筋膜的分层
前层
Gerota筋膜
Toldt筋膜
后层
Zuckerkandl筋膜
横向结合部
侧椎筋膜

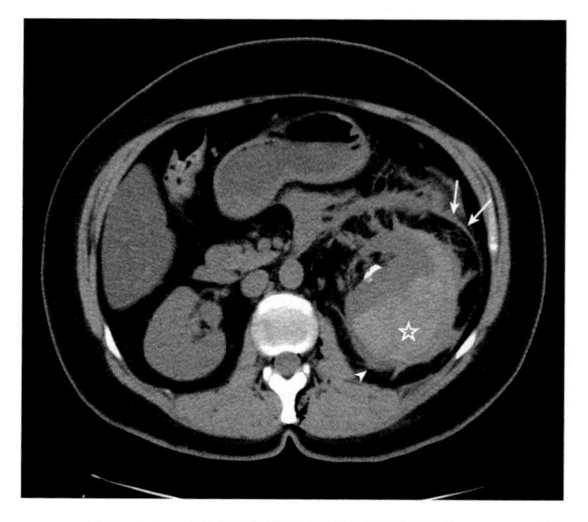

图2-39　肾周间隙解剖结构平扫CT。体外冲击波碎石术后的侧腹疼痛，高密度液体使肾被膜内的低密度肾实质受压变形，与包膜下血肿(星号)一致。注意位于肾中央的结石。Gerota筋膜的前肢增厚(箭)。在肾前面的肾周脂肪内有渗液，后部(箭头)和肾周围(Kunin)隔膜增厚

3个腹膜后空间中最简单的是肾后间隙。该间隙位于肾筋膜的后肢及其延伸部分，前方的侧椎筋膜和后方的腹横筋膜之间的这个空间不含任何器官，只含有适量的脂肪。

肾前间隙由Gerota筋膜的前肢和前壁腹膜包绕。这个空间包含消化道的腹膜外部分，包括胰腺，十二指肠环，以及升/降结肠（图2-40）。

腹膜后间隙向上和向下延伸。肾周围间隙的上部与肝和脾的裸区相邻。肾周间隙也可通过膈肌孔，淋巴管或内脏通道与纵隔相通。其向内侧延伸呈锥形。另外，肾周间隙与骨膜结缔组织融合并相互交通。在一些患者中，肾周筋膜位置较低，并与腹膜外盆腔间隙连通。在一些患者中，液体可以在3个间隙之间流动。在大多数患者中，肾周间隙均可跨越中线相互交通。正因如此，腹主动脉出血可在肾周出现血液（图2-41）。在其他患者中，这种出血仅限于主动脉周围区域。在腹膜后间隙的描述方面，仍有争议。

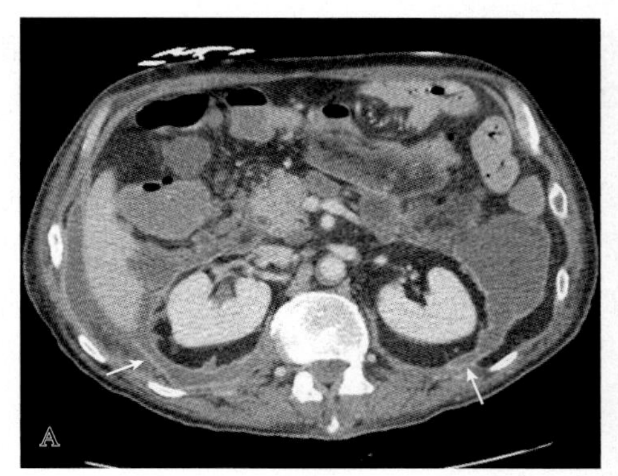

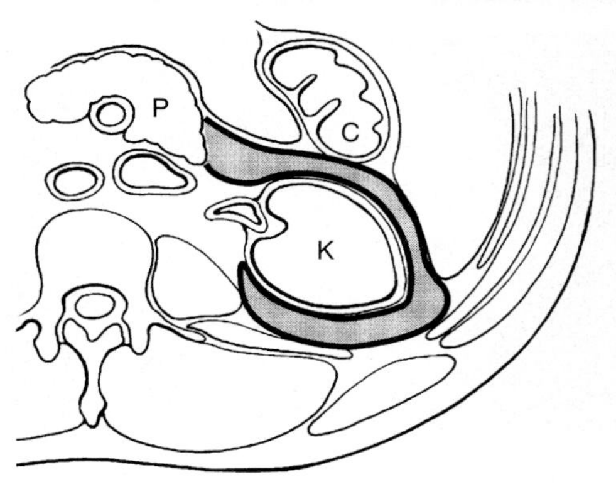

B　积液

图2-40　胰腺炎肾前积液。A.增强CT显示在于双侧肾前间隙存在积液。注意增厚和增强的Gerota筋膜，这提示肾前间隙的后缘。肾前积液在肾周围侧向延伸，使肾周筋膜前后分开（箭头）。B.肾前间隙积液造成Gerota筋膜分裂的过程，如在A图中的左侧所见。P.胰腺；K.肾；C.结肠

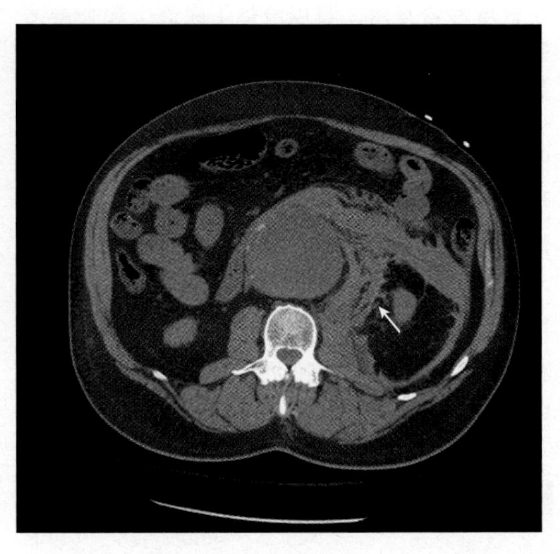

图2-41　腹主动脉瘤破裂的血液分布。侧腹疼痛患者进行的平扫CT显示腹主动脉瘤破裂。除了血液进入左肾前间隙和Gerota筋膜外，左肾周间隙内侧（箭）也有积血，提示其中央有相互交通

在下部，肾前和肾后间隙与肾周筋膜的下部相通。这使肾旁间隙与膀胱前间隙和其他盆腔腹膜外间隙自由交通。

对腹膜后间隙及其内容物的了解有助于分析腹膜后病变和渗液。肾周渗液通常是由于肾出血、尿液外渗（图2-42）或主动脉出血蔓延所致。尿外渗会导致脂肪分解并诱导尿性囊肿的包裹。因此，随着时

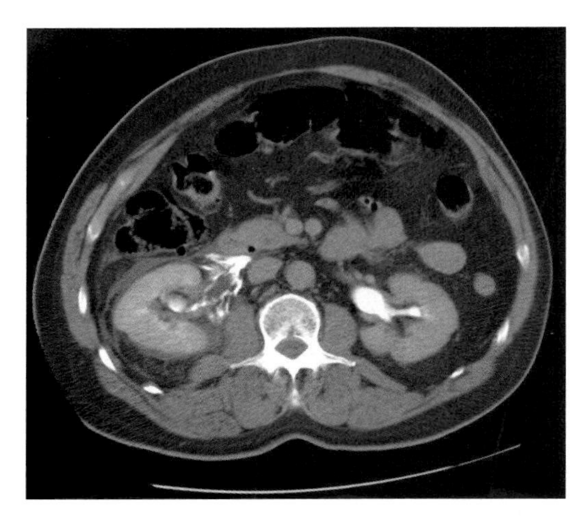

图2-42 肾周尿外渗。增强CT延迟相显示轻度右肾积水，肾周液体（尿液）和外渗造影剂从肾窦延伸到右肾周间隙的内侧。尿外渗是由于2mm的右侧输尿管结石

间的推移，尿性囊肿呈现出囊状结构。其形状通常与肾周间隙的形状类似。一些尿液囊肿会环绕肾形成。

肾周间隙病理过程有如下特征：肾周感染通常来自肾；慢性尿性囊肿通常在肾周间隙内呈锥形；肾细胞癌、淋巴瘤（图2-43）和黑素瘤是软组织占位

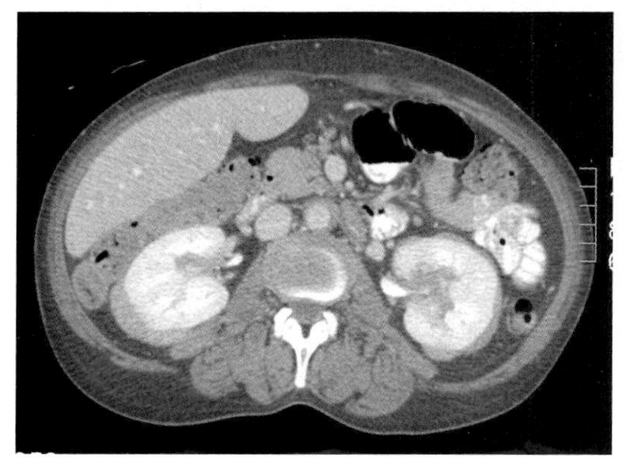

图2-43 肾周淋巴瘤。增强CT显示在肾周间隙内，双侧、邻近肾的不规则软组织。活检证实为非霍奇金淋巴瘤

最常见的原因；淀粉样变性和纤维化会形成包裹肾脏的囊壁；也可发生横膈假瘤，这是肾周间隙线性病变的唯一原因。

肾前间隙的渗液通常是由胰腺炎引起的。当存在于左侧时，通常由胰尾的炎症引起。右侧的积液通常由于累及胰头部的胰腺炎或来自十二指肠。当积液广泛存在时，特别是与胰腺炎中蛋白水解酶相关时，肾前间隙的液体可以到Gerota筋膜两层之间的潜在间隙中。这个潜在的间隙向背侧延伸至肾，表现类似肾后间隙的液体。这可以通过肾背侧特征性楔形桥状结构来鉴别（见图2-40）。

涉及肾后间隙的病理过程并不常见。该间隙的积液通常由腹膜外出血引起，通常见于接受过量抗凝治疗或伴有创伤的出血患者。病变可能直接延伸到肾后间隙（图2-44），这个间隙的病变也可能是从盆腔腹膜外间隙延伸而来。

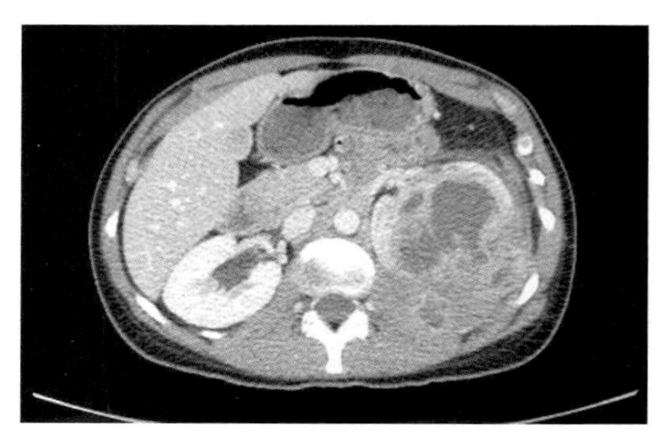

图2-44 肾脏病变继发肾后间隙受累。增强CT显示，复杂的左肾脓肿已经穿过Gerota筋膜的后肢，累及肾后间隙

（翻译：张志鹏

审校：万 奔 张亚群）

第3章 肾脏肿物

章节纲要

肾脏肿物的检查是影像科医师行腹部检查时的关注重点。尽管针对肾细胞癌（renal cell carcinoma，RCC）进行了大量研究以及出现了许多新型治疗方式，但是RCC仍然对放疗或者化疗不敏感。调节患者生物应答的药物包括干扰素、白介素、新型生物制剂例如酪氨酸激酶抑制剂，这些药物已经在进展性RCC的治疗中被广泛研究，但是在转移性RCC患者中，治疗效果有限。转移性RCC的5年生存率仅为5%～10%。RCC发病率从1974年到1990年提高了38%，虽然RCC治疗进展有限，但是患者5年生存率从1960年早期的37%提高到了2005年的65%。发病率增长及生存时间改善，两者的趋势都归因为RCC影像学诊断技术的提高，从而使RCC能够在早期得到诊断。早期RCC可以被手术和消融技术治愈。除此之外，早期RCC在诊断时较晚期RCC预后更加良好，早期发现和小尺寸肿瘤可能在明显的生存获益中起一定作用，但是临床数据强烈提示生存获益来源于RCC的早期诊断。

肾肿物诊断时，常常是偶然发现的，可以通过多种影像学方式。约75%的RCC是在偶然发现肾肿物后被诊断的。在包括超声、CT和MRI等断层扫描技术广泛应用之前，RCC诊断率仅有10%。在1958—1969年进行的一个关于尸体解剖的研究中发现，2/3的RCC患者未在临床中得到确诊。多个研究证实，在不是因为泌尿系疾病而进行的影像学检查中，RCC的发现率有一定提高。偶发RCC较因泌尿系原因而就诊发现的RCC预后要更好。经典的肾癌三联征包括腰痛、腹部肿物和血尿，是广泛应用断层扫描之前RCC患者的常见主诉。但是，目前这些临床症状少见，并且一旦出现这些临床症状预示着疾病进展，手术无法治愈。预后的不同预示着绝大部分偶发RCC是T_1或者T_2期，较进展性疾病预后更好。实际上在过去40

年间，在有症状患者中的临床症状和分期改变很少。进展RCC不良预后使得多数偶发的早期RCC的发现更为重要。

因此可以说关于RCC患者的生存提高，目前有了实质性的进步。这可以归因于肾脏恶性肿瘤的早期发现，从而导致可以手术切除的肾肿瘤比例明显提高。因此，对于影像科医师，肾脏肿物的发现和正确诊断非常重要。

本章将阐述肾肿物诊断的实用性影像学原则。一旦发现肾脏肿物，需要描述其特点，如果有必要，需要分期指导下一步治疗。在绝大数肾肿物的诊断中有几条基本原则会有所帮助。

一、球形与豆形

在肾肿物诊断和分类上有一条原则非常实用，那就是肿物的基本形状（表3-1和表3-2）。大部分肾脏肿物是膨胀性生长。这些肾脏肿物通常是球形的，它们占据或者是压迫正常组织而不是浸润或者侵犯（图3-1）。随着肿物增长，它们从正常的肾实质边缘扩大，不是向肾脏外缘扩张就是向肾窦内生长，这取决于肿物的中心和生长方向。肾肿物第二种生长方式，是浸润性生长，这些病变沿正常肾实质的结构生长。尽管浸润性病变会使受累的肾实质发生膨胀，但是它们不太改变肾脏的形态（图3-2）。肾脏保持原有蚕豆样形状，这些浸润性病变通常被描述为豆形，与之前球形病变加以区别。豆形病变较球形病变在影像上难以识别，是因为豆形病灶的外观改变更不显著。

此外，球形或者豆形病变可能会是实性或多发的，并且病灶数量常有助于正确的诊断。表3-3和表3-4列举了两类（球形和豆形）病灶。球形病灶囊括了绝大

表3-1 外生膨胀型肾脏肿块

影像学特征
球形
近似球形
膨胀型
通常外生型
取代正常结构
边界清晰

表3-2 浸润型肾脏肿块

影像学特征
保持肾脏的豆形形状
浸润正常结构
肿物边界不清

表3-3 孤立的外生膨胀型肾脏肿块（球形）

常见
囊肿
肾细胞癌
嗜酸细胞瘤
少见
血管平滑肌脂肪瘤
脓肿
转移
囊性肾瘤
罕见
后肾腺瘤
局部肾囊性病
局灶性黄色肉芽肿性肾盂肾炎

表3-4 浸润型肾脏肿块（豆形）

常见
移行细胞癌（尿路上皮癌，未指明）
肾盂肾炎
少见
鳞状细胞癌
浸润性肾细胞癌
淋巴瘤
转移
肾梗死
罕见
肾髓样癌
集合导管癌

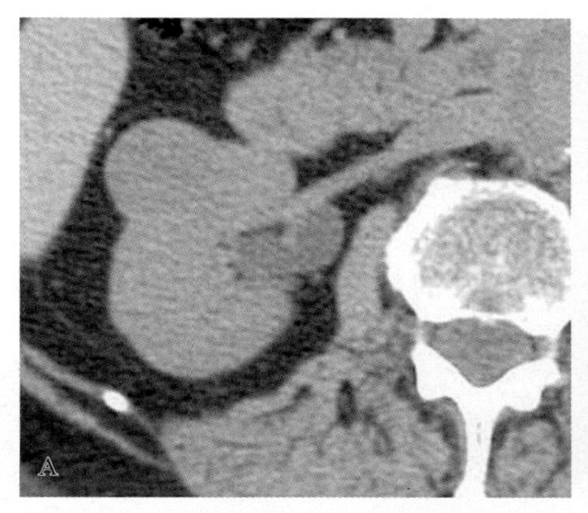

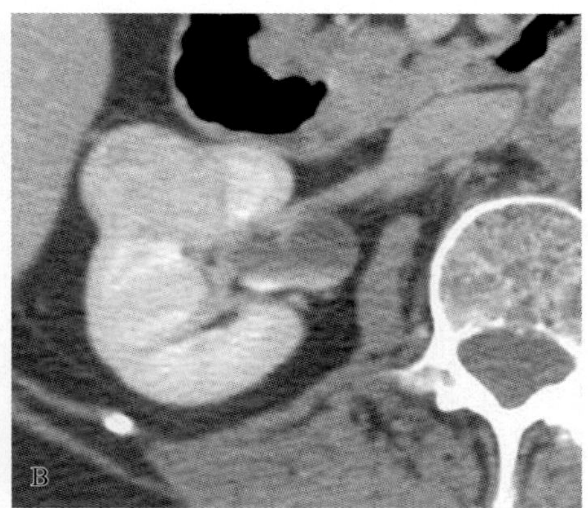

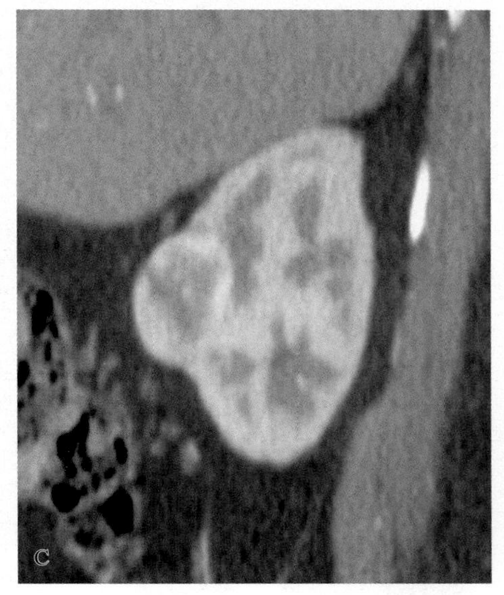

图3-1　外生膨胀型肾脏肿物典型的计算机断层扫描。A.在注射造影剂之前能够很好地看到这个外生型的2.5cm肾细胞癌。B.在造影剂注射后的肾脏显像期肿瘤更加明显。C.矢状位图显示肿瘤在另一个平面上

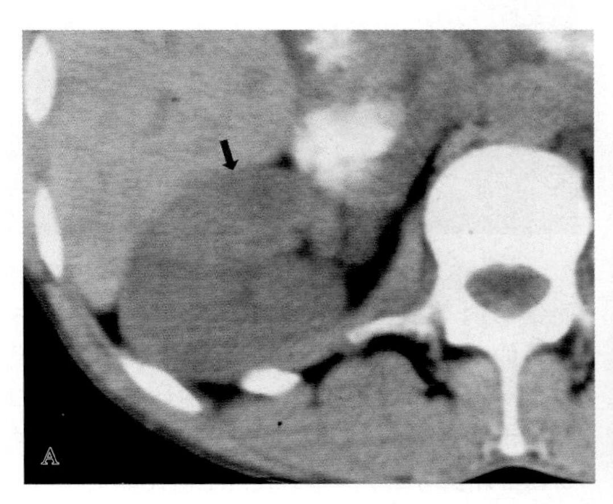

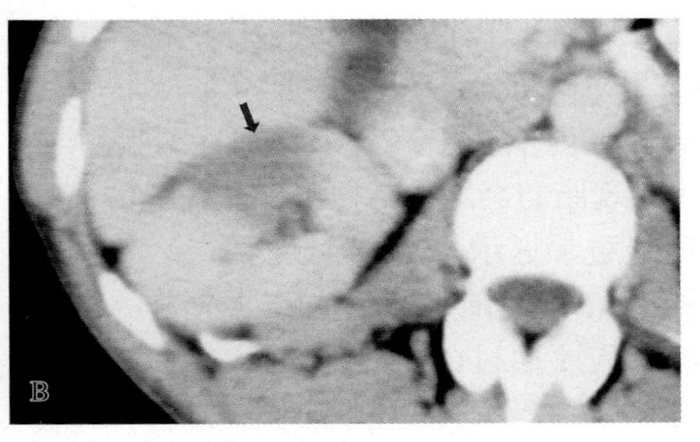

图3-2　浸润性肾脏肿物的典型计算机断层扫描外观。A.在对比剂输注之前，右肾（箭）中的这种浸润肿物的细微低密度的区域几乎不可辨别；B.在静脉注射对抗剂后，这种增强减少的区域（箭）很容易识别。典型的浸润性病变，这种浸润性肾细胞癌不会严重影响肾脏的蚕豆形状

多数肾脏肿物，例如单纯性囊肿、RCC、血管平滑肌脂肪瘤（angiomyolipoma，AML）、绝大多数转移癌、嗜酸细胞瘤和脓肿。对于浸润性病灶，需要考虑：①浸润性新生肿物；②炎症性病灶；③梗死。浸润性新生肿物包括移行细胞癌TCC和鳞癌SCC，它们起源于尿路上皮侵犯肾脏。目前，这两种泌尿系肿瘤亚型常常被病理学家归类为尿路上皮癌，因为具有尿路上皮癌的基本特征。不常见的浸润性肿瘤包括浸润性RCC、肾脏髓样癌、转移癌、白血病和淋巴瘤。所有这些病变都会在下面详述。

二、检查方法

既往研究提示，不同检测方式对肾脏肿物检测的敏感性不同。排泄性尿路造影、超声、传统非螺旋CT检测的敏感性分别为67%，79%和94%。MRI和多排CT对于肾脏肿物检测的敏感性接近100%。然而，排泄性尿路造影无法鉴别肾脏肿物的良、恶性。因此，所有被排泄性尿路造影发现的肾脏肿物均需要进一步检查以明确诊断。

1.腹部X线片　通常，肾脏肿物是在腹部影像学检查中被发现的。肾脏肿物可能在腹部X线片或者断层影像学检查（如CT、MRI等）中可见，通常是球形肿物从肾脏内生长出来。罕见的在肾脏肿物中出现脂肪会增加其检出率。肾肿物中出现脂肪常提示AML的诊断。在诊断良性肿瘤AML之前，肿物内脂肪成分的再次确认需要通过CT或者MRI。肾脏肿物中更常见的是发现钙化灶（图3-3）。肾肿物中出现钙化灶需引起重视。在断层扫描技术出现之前，钙化的肾脏肿物是一条手术指征，这条原则对大多数钙化肾肿物至今还是有效的。虽然需要断层扫描进一步的区别并指导钙化肾脏肿物的治疗，在这些肿物的病因学方面X线片常提供了明确的信息。

当发现钙化后，其分类需要仔细辨别（表3-5）。一个薄壁的周边钙化常常是良性囊肿的壁（图3-4）。虽然只有1%的囊

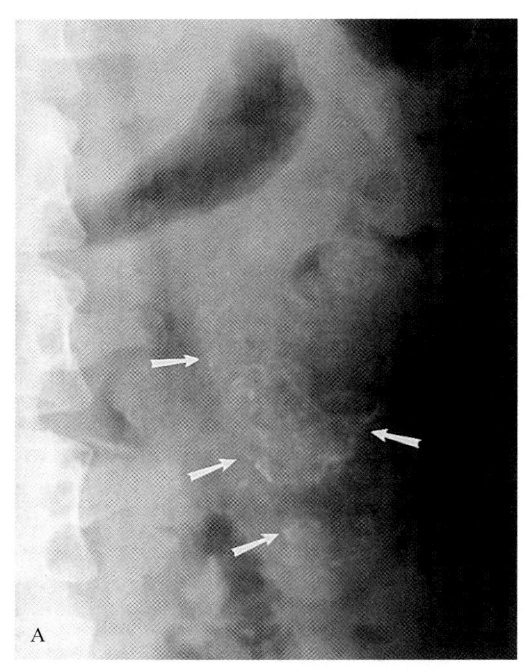

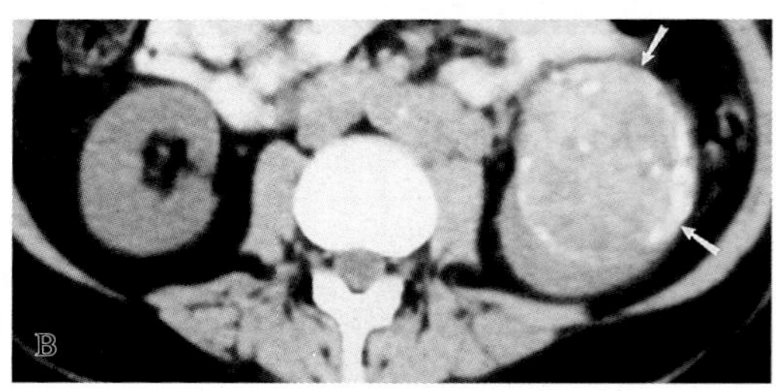

图3-3　肾细胞癌中的钙化。A.左上象限的锥形向下视图显示了从左肾的下极延伸并突出的不规则的钙化（箭）。这种表现应可疑RCC诊断。B.同一患者的未灌注计算机断层扫描显示左肾的大且为实性的RCC（箭）。该肿物包含许多对应于腹部X线片上所见的钙化

表3-5　肾脏质量钙化：成像统计

高达31%的RCC有钙化，1%～2%的囊肿CT中有钙化

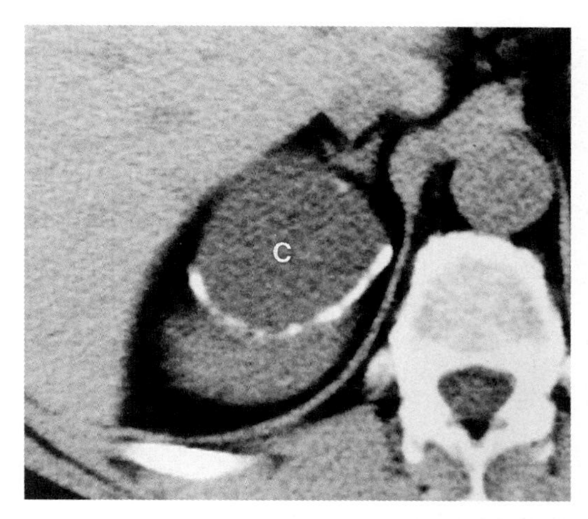

图3-4　单个囊肿边缘的钙化。这种未灌注的计算机断层扫描显示在单纯囊肿（C）的壁上有薄的钙化边缘

肿合并钙化，但是肾囊肿的发病率较高。可惜的是周边钙化常常发展为肾脏新生肿物，尤其是囊性肾癌。80%合并单发钙化壁的肾肿物是良性的，20%是恶性的。另外一种情况是，肾脏肿物合并中央不规则钙化，常提示是恶性。87%的肾脏肿物为RCC，剩余的13%为复杂囊肿既往合并感染或者出血。一些肾肿物同时包含外周薄壁钙化和中央局部钙化灶。这种类型的一半为RCC，另一半为单纯囊肿。接近15%的RCC包含腹部影像学可见的钙化灶。对于所有肾脏肿物，包含腹部影像学可见的钙化灶的肾脏肿物中，不考虑钙化灶类型，60%为RCC。除复杂性肾囊肿以外，其他包含钙化灶的肾肿物有局灶性黄色肉芽肿性肾盂肾炎（XGP）、慢性肾周血肿、血管瘤、动脉瘤和血管畸形。断层扫描有助于区分绝大多数患者肾脏肿物是良性还是恶性。

腹部X线片的其他重要发现包括骨骼异常。RCC常向骨骼扩散，引起溶解性骨骼病变。这些病变有时生长缓慢，导致泡状病灶逐渐侵犯骨骼。它们类似其他类型的骨病变，包括转移、原发性骨肿瘤和骨髓瘤。多发性骨瘤，或骨岛，是另一种少见的骨骼异常，有时会和肾脏肿物一起被发现。结节性硬化症（tuberous sclerosis，TS）患者可有多发性骨瘤，尤其在颅骨和脊柱明显。80%的这类患者肾脏发生AML，其余患者为多发性肾囊肿。TS患者有发展为RCC的风险。

2.静脉肾盂造影　肾肿物曾经通常用静脉尿路造影（intravenous urography，IVU）来检测，但今天这种技术很少使用。目前首选的肾肿物检测方法是CT，MRI和超声（US）。然而，通过尿路造影一些影像特征可能有助于指导进一步的评估。扩张性肿物导致肾脏出现局灶性隆起，使正常肾结构移位（图3-5和图3-6）。肾实质图期是发现异常轮廓的最佳时期。大的肿物导致肾盏张开、伸展和下垂，而浸润性肾病变通常很少产生实质性肿物效应。然而，在浸润的实质内，肾功能消失或明显减弱，因此，在肾图阶段涉及区域的不透明阶段减少。此外，漏斗部狭窄和产生的肾盏和肾盏截断（图3-7）是典型的浸润性肾肿物征象。由于许多肿物出现或侵入肾盏，肾盏充盈缺损，在静脉肾盂造影中更为常见。

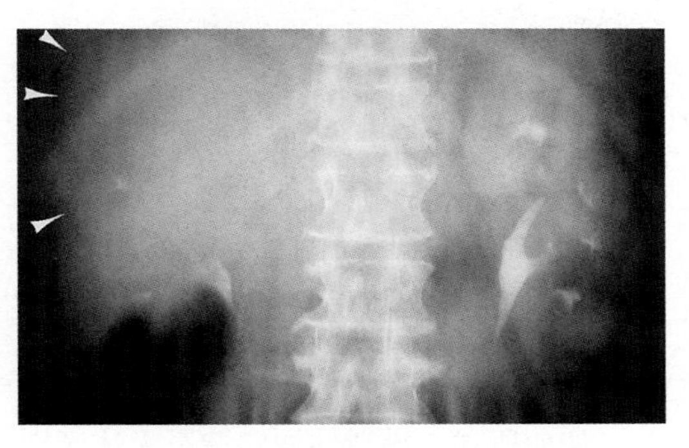

图3-5　扩张肾脏肿物的静脉尿路造影。肾脏的锥形视图显示从右肾的上极发生的大的实性包块。肿物压迫并取代了肾盏，其边缘（箭头）超出了预期的肾脏边缘。该肿物是肾细胞癌

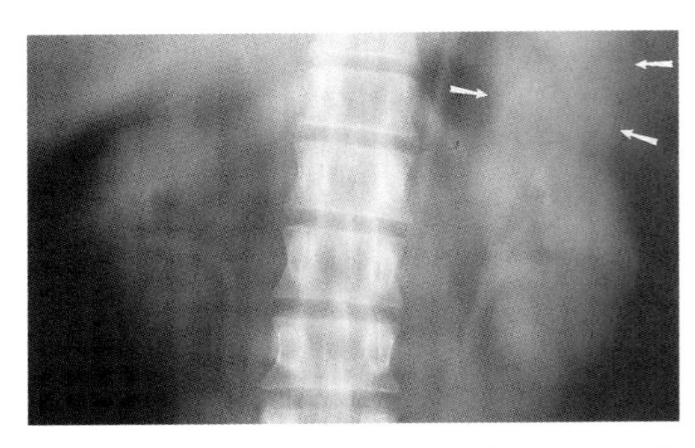

图3-6 肾镜图显示左上极肾细胞癌。分叶肿物（箭）从左肾的上极延伸。该肿物是实性的并且增强类似于正常肾实质的密度

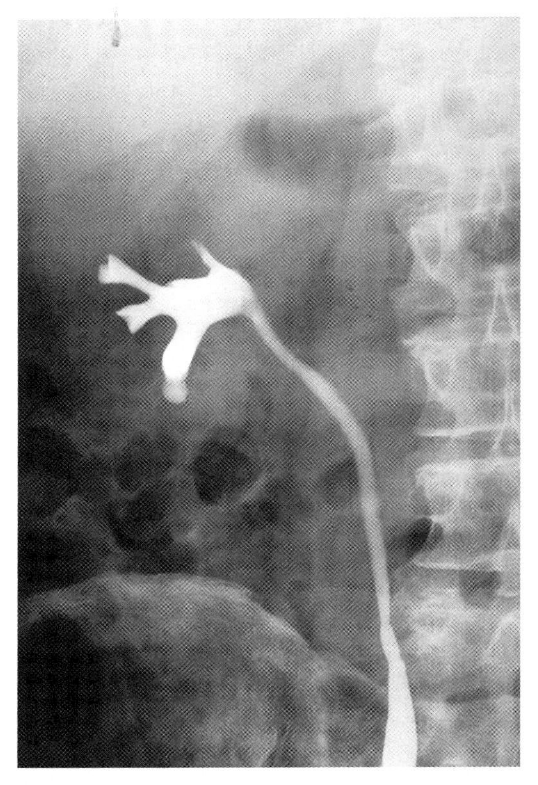

图3-7 截断的肾盏。在右肾的上极存在移行细胞癌，导致上极漏斗部和肾盏的狭窄。这些特点是浸润过程的典型特征

如前所述，排泄性尿路造影无法区别肾脏肿物的良、恶性。因此，用排泄性尿路造影发现的肾肿物必须用另一种技术检查。最经济的方法是直接进行肾脏超声检查。用这种技术，80%的检测到的肾脏肿物被诊断为单纯囊肿。剩余20%的肾脏肿物需CT或MRI进一步评估。

3. *超声* 超声检查在检测扩张性肾肿物和判断肾实质为实性或囊性方面非常有用。不幸的是，超声在检测浸润性肾脏损害方面没有什么价值，因为这些病变可能仅引起细微的超声异常或根本不会引起任何异常。广泛的浸润性病变常导致继发性异常，包括肾盂积水和血管受阻导致受累部位血流减少。也可见到正常的中央肾窦回声复合体的改变。这些发现可能在超声下可见，并提示浸润性病变的存在。

4. *断层扫描成像* 横断面成像（CT，MRI）是用来检测肾脏肿物最有用的成像方式。CT扫描可发现扩张性肾肿物。此外，增强MRI或CT在肾肿物检测、表征和分期中极其准确通过这两种方式几乎可以检测到所有5mm或更大的膨胀性肾肿物。一些肾肿物在平扫CT上是不可检测的，仅在增强扫描时被发现。当肾脏在肝增强门静脉期成像时，肾增强通常在皮质脊髓期，此期相不适用肾肿物检测。在这一阶段，富血供皮质肿物和乏血供髓质肿瘤可能是不显眼的和不可检测的。肾脏肿物检测的最佳螺旋CT分期是肾小管或肾相图期。这通常发生在静脉注射造影剂注射后80～120s。实际上，所有肾肿瘤在增强阶段都可以检测到。CT血管造影也可以通过螺旋CT获得，避免了手术时行血管造影。增强CT对于浸润性病变的检测是必不可少的，因为浸润性病变很少或不引起轮廓异常（图3-2）。虽然与膨胀性肿物的检测相比，浸润性病变的检测稍难，但通常可以用增强CT来发现。MRI检查、静脉造影通常有助于检测许多肾脏肿瘤。不幸的是，无论是CT还是MRI都无法完全可靠地诊断肾浸润性病变。

5. 血管成像 肾血管造影曾经是诊断肾脏肿物的常规检查，但在大多数肾脏肿物的评估中意义不大。血管造影传统上是用于进行肾部分切除术时，显示肾脏肿物血供情况。由于非侵入性技术，如CT或MR血管造影可以用来获得类似的肾血管信息，这些技术在很大程度上取代了血管造影。肾动脉造影结合栓塞治疗某些肾脏肿物可能是有用的。肿瘤的血管栓塞术可在切除或消融之前进行，以减少术中失血或增强消融效果，或减轻不能手术的肾恶性肿瘤引起的症状。在某些情况下，血管造影可能有助于区分各种肾脏肿物。血管造影可能是开放性活检诊断浸润性肾肿瘤的另一种选择。尿路上皮肿瘤、炎性病变和梗死几乎总是乏血供或无血供的。RCC的一个不常见的情况是浸润性生长。这种肿瘤与其他浸润性病变相比，通常血供不同。因此，富血供的浸润性肾肿物强烈提示为浸润性RCC。这一发现是重要的，因为传统上RCC采用肾切除术，而TCC采用肾输尿管切除术，许多其他浸润性病变采用内科治疗。

三、肾脏肿物分类

为了便于理解，肾肿物可以根据其生长模式进行分类，可分为孤立性肿物、多发性肿物和浸润性病变。

（一）球形肿物

表3-3列出了肾脏膨胀性肿物病变。其中，单纯性肾囊肿是最常见的病变。通过横断面成像，50岁以上的患者中超过50%可以发现该病。肾囊肿在年轻患者中并不少见，儿童合并单纯肾囊肿应该警惕潜在的肾脏疾病的可能性，例如遗传性多囊肾病、髓质囊性疾病或其他遗传性疾病。单纯肾囊肿在腹部平片上可见从肾脏延伸出来的大的、圆形的、水样密的肿物。这些囊肿通常是圆形并且边缘光滑。在IVU、CT和MRI上，单纯囊肿不强化，有一个难以发现的边缘，并且由于其生长缓慢，肾实质围绕在囊肿边缘（图3-8），其中囊肿与肾脏相交。围绕囊肿边缘的肾实质常有的特征被称为喙征或爪征。虽然这些征象提示是典型的单纯性肾囊肿，但IVU诊断单纯性囊肿的准确性＜90%，在当今医疗环境中不太能接受。通过超声可以简单的确诊单纯性肾囊肿。单纯性肾囊肿超声表现为低回声并且可以界定后壁（图3-9）。单纯囊肿可能有一个或两个内部分隔。从征象提示病变可能为肾肿物，则需应进一步通过CT或MRI评估。单纯性肾囊肿都是良性的。虽然囊肿可能由于大小引起症状，但大多数单纯性肾囊肿都是偶然发现的。

1. 囊性病变 具有复杂影像学特征的囊性肾肿物已通过CT广泛研究。Basniak分级系统有助于根据影像学特征对这些病变进行分类，并指导治疗。表3-6总结了CT下的囊性肾肿物Bosniak分级。该系统也可用于评价MRI和US检测到的肾脏肿物。

Ⅰ级是一个单纯性囊肿，其特征是水

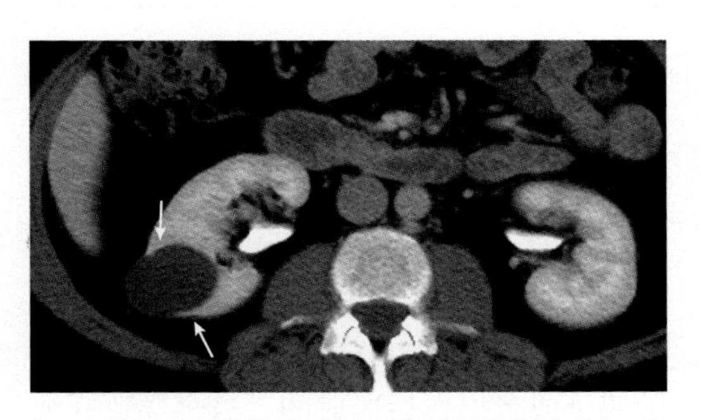

图3-8 增强的CT扫描显示右肾中有一个单纯肾囊肿。囊肿是水密度，有很薄的囊壁，没有增强的内部成分，以及与肾脏的明显边界。肾实质覆盖在囊肿的边缘（箭），即所谓的“喙”或“爪”征，表明肾内肿物

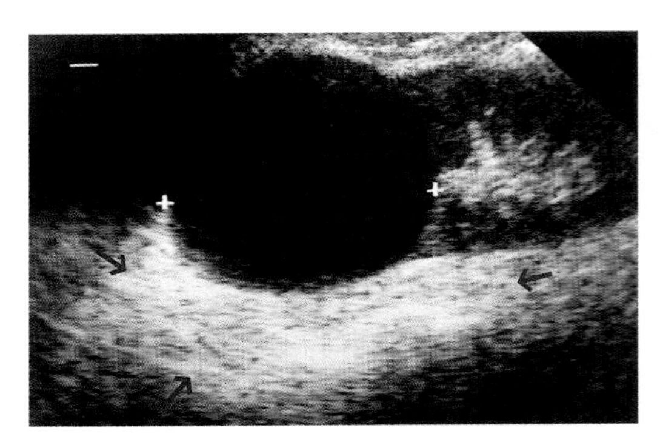

图3-9　单纯肾囊肿的超声像图。这是肾上极单纯肾囊肿表现的典型超声特征。它是低回声的，球形的，并且具有超声穿透后（箭）的增强

表 3-6　肾囊肿的BosniakCT分级

分级	特点	治疗
Ⅰ	简单的囊肿没有任何复杂的影像学特征	非手术
Ⅱ	分隔（＜4个分隔），小钙化，非增强高密度囊肿≤3cm，感染囊肿	非手术
ⅡF	微小复杂需要随访的囊肿；稍厚的分隔或囊壁，＞3 cm高密度病变，钙化程度更高；没有增强	其他影像学，或6～1个月的随访成像
Ⅲ	多发性，出血性，致密钙化；非增强固体成分	切除或消融
Ⅳ	增厚有强化的分隔，强化的软组织成分	切除或消融

样密度，无强化，并有一个不易观察到的边缘。Ⅱ级病变有多个分隔，并伴有薄的周边钙化（图3-4）。图示是典型的高密度囊肿（图3-10）或具有典型征象的感染囊肿。通过CT，可以确定这些Ⅱ级病变是良性的。目前认为分隔和囊内高密度是囊肿感染或者出血后形成的，这会导致纤维化、囊壁钙化以及内部软组织化，这些表现在CT上为高密度影。高密度囊肿对放射科医师来说是最有挑战的。在平扫CT中这些病变的密度比肾脏高。输注造影剂

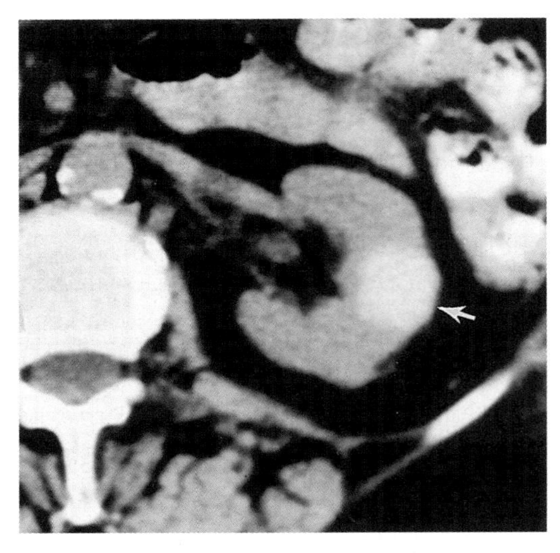

图3-10　高密度囊肿。这种未灌注的计算机断层扫描显示左肾中均匀的高密度病变（箭）。对比剂输注没有增强。超声展示了一个单纯囊肿的特征。这些囊肿通常含有出血或高度浓缩的蛋白质物质

后，囊肿较强化的肾实质呈现低密度，囊肿内部无明显强化。这些病变的处理取决于几个影像学特征。3cm或更小的均匀高密度肿物，在平扫CT上测量＞70 HU可被诊断为良性。然而，这种诊断良性高密度肾囊肿的特征仅适用于平扫CT扫描。肾肿物HU值仅仅在强化期与强化前或延迟期对比后有助于诊断，因为大多数RCC在静脉注射造影剂时密度将＞70 HU。然而，增强之前在20～70 HU的小肾肿物和＞70 HU较大肿物可能是肿瘤或高密度囊肿（良性），需要其他检查进行鉴别。CT或MRI强化前后无明显变化提示良性病变。另一方面，超声可用于对平扫CT所检测到的这些肿物进行鉴别。如果CT发现的高密度肿物具有超声下单纯囊肿的特征，那么高密度囊肿的诊断是可以确定的，不需要其他影像学评价。通过这种方式，超声有助于鉴别病变是否良性的，即便是复杂囊肿。不幸的是，这些病变在超声下有时包含内部回声。在这种情况下，

应使用MRI或其他检查手段来确定它们是肿瘤还是良性囊肿。如果这些病变包含增强成分，它们不是Ⅱ级病变，而是Ⅳ级，则需要进一步治疗。

Ⅲ级病变具有更复杂的影像学特征，包括致密、厚的钙化；许多分隔；间隔结节或不增强的实性成分（图3-11）。这些病变约50%是囊性RCC，其余为良性病变，如囊肿合并感染或出血，或良性肿瘤称为囊性肾瘤或多房囊性肾瘤（MLCN）。对于在影像上有超过4个间隔的肿物，除活检或手术外没有可靠的方法来区分囊性RCC和良性肿物。囊性肿物的活检成功率仅为50%，因此需要外科手术来确诊这些肿物。对于其他Bosniak Ⅲ级病变，如致密钙化、壁增厚或非强化软组织，MRI可用于确诊从而避免手术。MRI无增强的特征支持诊断为非恶性。这些可以被诊断为良性并且进行随诊监测，如每年超声随诊，而不是切除。Ⅳ级病变通常被认为是恶性的。Ⅳ级病变的主要标准是增强的实性组织。对于囊性肿瘤，病变通常位于肾周，强化可能是细微的（图3-12和图3-13）。仔细比较囊性肿物在未增强和增强的CT和MRI扫描中的边缘，可显示增强的区域。在有增强病变的情况下，应诊断为RCC并进行治疗。

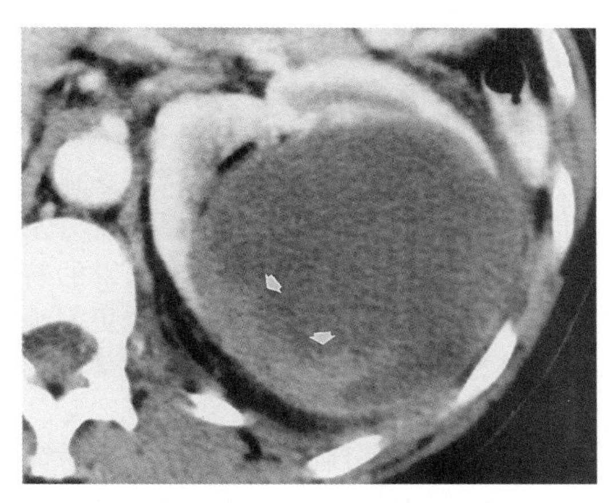

图3-12　Bosniak Ⅳ级肾脏肿物。这种乳头状肾细胞癌表现出具有轻度的边缘增强作用的实性组织（箭头）。增强囊性肾脏肿物中的组织高度表明恶性肿瘤

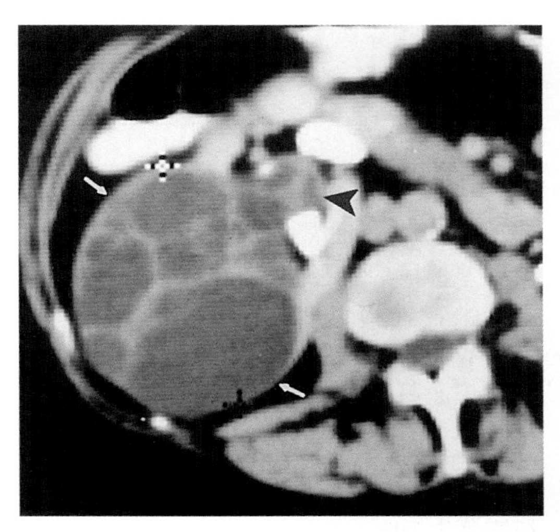

图3-11　Bosniak Ⅲ级肾脏肿物。这种多房右肾肿物（箭）有许多分隔。通过对比剂输注，该肿物没有增强。注意中心有这个肿物的延伸或突出（箭头）进入肾窦。这是一种良性多房性囊性肾瘤

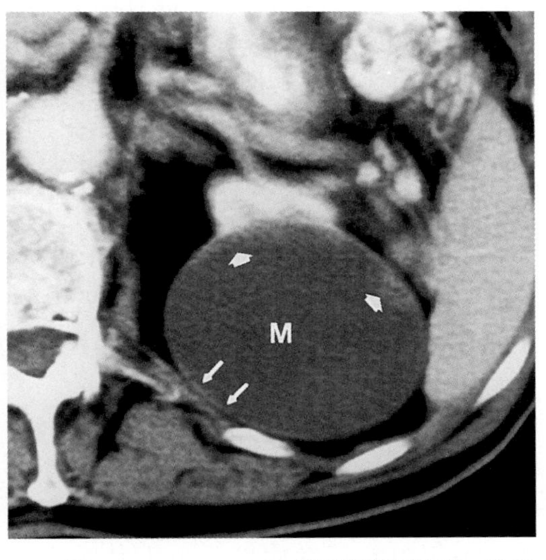

图3-13　Bosniak Ⅳ级囊性肾细胞癌。这种对比剂注入的计算机断层扫描显示的主要是囊性的左肾肿块（M）。外周增强区域（箭头）和增强边缘（长箭）使其分为Bosniak Ⅳ级肿瘤

笔者认为，20%的RCC在CT或MRI中表现为囊性病变。3/4是实性RCC并已经发生中央液化坏死。随着生长，这些病变往往超过他们的血液供应，中心区域缺血和坏死。该亚群通常有乳头状细胞生长模式，与其他形式的RCC相比，其转移率降低，预后更好。乳头状RCC常常是多灶性的，并可能是家族性的。这些肿瘤往往生长缓慢，从边缘突向中央。某些肿物内含液体成分较多，但大多数肿物内是实性成分。它们通常是乏血供的，即使在达到大尺寸后也是如此。虽然这些病变在CT上可能具有细微的特征可以确定其性质，但超声常能更好地显示典型的乳头状RCC的复杂内部结构（图3-14）。

囊肿可能与肾脏恶性肿瘤在某些方面有关。肾囊肿是非常常见的，囊肿和肿瘤可能发生在同一肾，但之间并无关联。肾肿瘤可能发生在一个孤立或明确的囊肿附近。这种异常可能与肿瘤的发生有关，因为肿瘤压迫肾小管并导致扩张和囊肿形成。由于这些囊肿的识别可能有助于附近的肾肿瘤的发现，所以孤立囊肿有时被称为前哨囊肿。某些条件同时导致肾囊肿和肾肿瘤的形成。本类别包括VHL病、TS和长期的透析。这将在本章后面进行讨论。最后肾囊肿和肿瘤之间的关联很可能只是一墙之隔。通过US、CT或MRI将这些肿物诊断为实性结节，来源于囊壁。肿物的实性成分常在增强时强化，并且这些肿物的处理方法同其他RCC。

2.肾细胞癌　肾癌通常指肾腺癌、Grawitz肿瘤和肾母细胞瘤，它是最常见的原发性肾脏恶性肿瘤。美国每年有超过20 000例RCC新发病例。由于其多变的且常非特异性临床表现，有时被医师称为“伟大模仿者”。与诊断RCC有关的经典临床三联征是腹痛、血尿和腹部包块。虽

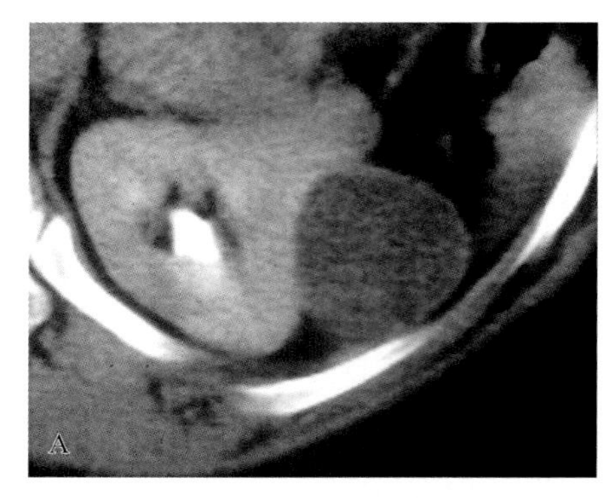

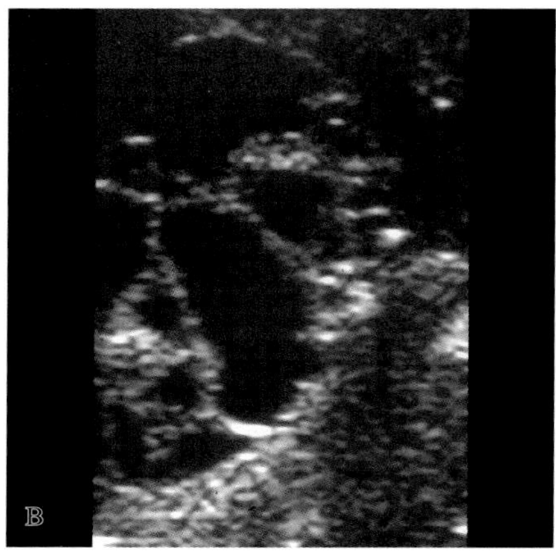

图3-14　肾细胞癌：计算机断层扫描（CT）和超声特征。A.增强CT显示左肾中的囊性肿物具有轻度的壁增厚和内部复杂性，但是对于Bosniak分类而言尚不确定。B.这个肿物的超声波显示了许多厚的分隔确认为Bosniak Ⅲ级的肿物

然经常被提及，但这种三联征仅见于10%的RCC患者，通常预示着疾病晚期并且预后差。早期发现是治愈的关键，晚期疾病的治疗在很大程度上是无效的。早期RCC患者治愈率高，晚期疾病患者预后差。肾癌起源于肾小管上皮，通常在肾皮质发育。RCC最常见的细胞亚型是透明细胞癌，约占RCC的70%，乳头状占20%和嫌色占10%。RCC通常生长缓慢，平均直径每年增加约4mm，但它们的生长是不可预知的。危险因素包括男性、肥胖、吸烟和年龄（诊断中位年龄，55岁），发生RCC的风险增加2～3倍。

IVU曾经是诊断RCC的主要影像手段，目前已经被更敏感和特异的横断面成像方式取代如US、CT和MRI。用IVU检测到的RCC通常表现为膨胀性隆起（图3-5和图3-6）。因为RCC通常是膨胀性生长而不是浸润性生长，因此肿瘤通常会压迫肾盂。钙化在13%的RCC中通过X线检查可见。钙化的模式有助于确定肿物是良性还是恶性，但不幸的是，有相当程度的重叠。80%单纯轮廓的钙化灶由囊肿引起，剩下的20%由RCC引起。相反，肿物在中央有弥漫、无定形或致密的钙化灶的，87%为RCC，13%为良性肿瘤。因此肾组织中钙化灶的存在强烈地提示RCC。

仅通过CT或MRI检查，RCC的诊断准确率达95%以上。这表明，几乎所有RCCs都是膨胀性生长，且具有实性成分的特征，均符合RCC的CT和MRI诊断标准（表3-7）。一些RCC主要成分是囊性的，但它们在CT或MRI上符合肿瘤特征。此外，由于RCC不包含可辨别的脂肪，如果肾肿物中存在脂肪提示AML并排除RCC，除非肿瘤已经侵犯正常的肾窦或肾周脂肪。这与肿瘤内有脂肪成分有所区别。

之前研究显示，RCC有如下典型CT特征：①软组织肾肿物；②平扫CT与肾等密度；③增强后静脉期比肾密度低；④内部密度不均匀；⑤不明显的肿物肾边界；⑥分叶状和不规则的边缘；⑦钙化。许多RCC不全符合这些CT标准。然而，随着肿瘤的生长，RCC的CT表现有很大改变。大多数小RCC（直径＜5cm）具有与上述标准不典型的表现。

RCC的影像学表现差别很大。笔者经验中，94%的RCC为膨胀性肿物，而剩下的6%为浸润性生长，但不累及肾脏形态。与背景肾实质相比，RCC在强化前

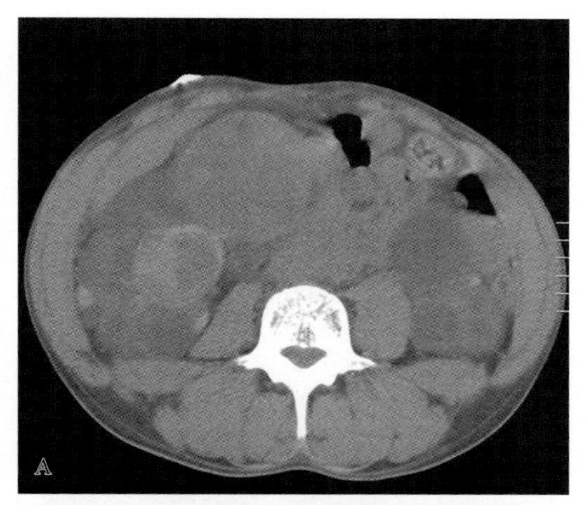

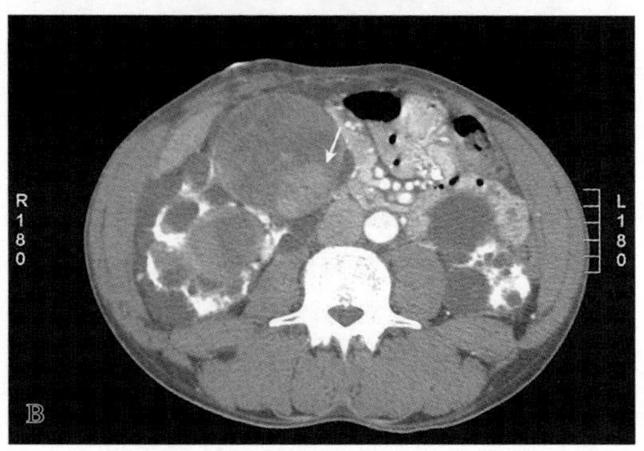

图3-15 在患有常染色体显性多囊肾病（ADPKD）的患者的囊肿壁中出现的肾细胞癌（RCC）。A.强化前的计算机断层扫描（CT）显示两个肾脏中都有不可数的囊肿。一些囊肿的衰减大于水，表明出血或蛋白质含量，这是ADPKD的常见发现。B.增强CT显示最大囊肿中的固体增强结节（箭）。这被证明是一个RCC

表3-7 肾细胞癌：CT和MR特征

近似球形
不符合单纯囊肿的标准
缺乏内部脂肪
血管内造影剂增强

的密度可以是低密度、等密度或高密度。高密度可能与急性出血、钙沉着或肿瘤内的蛋白质杂质成分相关。近50%的RCCS在造影剂注射过程中显示短暂的边缘强化（图3-16），但在强化的髓质期，所有肿物

都是低密度的。肾肿瘤内部形态均质性及外部边缘形状、清晰度在很大程度上取决于肿瘤大小。直径＜5cm的RCC通常是均匀的肿物，与正常肾组织分界清晰且具有光滑、锐利的边缘（图3-17）。这些特性在大体积RCC中是不常见的。在CT中可发现钙化的比例为31%，与 腹部X线片相比比例更高。

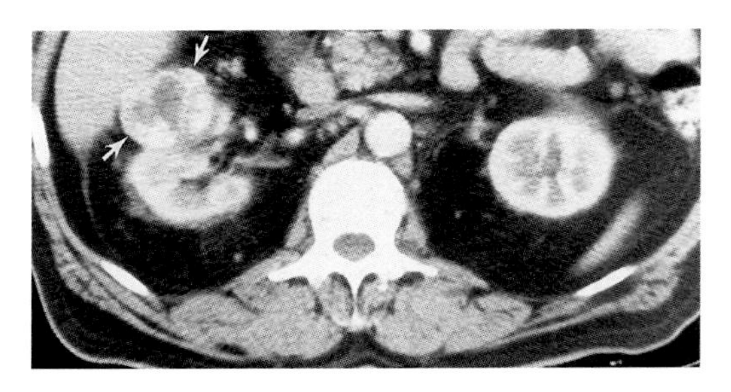

图3-16　在一些肾细胞癌（RCC）中观察到的瞬时高密度现象的计算机断层扫描（CT）。在推注静脉注射造影剂期间进行的CT扫描显示扩张的右肾肿物（箭）。该肿物增强至比正常肾实质稍微更高的密度。这种特征通常见于丰富血供的肾细胞瘤

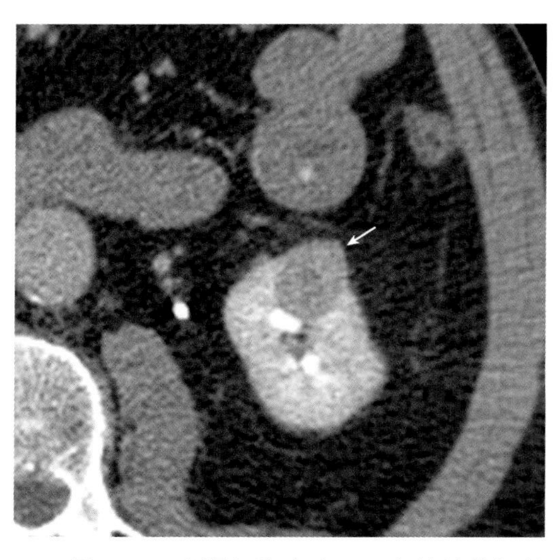

图3-17　小肾细胞癌（RCC）的计算机断层扫描（CT）特征。这种对比增强CT在肾实质期显示出均匀，边缘清晰的肾脏肿物（箭），其与正常肾脏具有明显的边界。这个2cm的肿物被证明是一个RCC

约22%确诊的RCC主要是囊性成分。其CT表现不同于单纯囊肿。在囊性RCC中，存在壁增厚和强化区域，因此，当见到这些表现后，可排除单纯肾囊肿的诊断。

大体积RCC具有典型的恶性肿瘤生长特征，包括由于血供不足引起的中央坏死、边缘小叶在肿瘤内的差异性生长（图3-18）、浸润周围组织以及肿物肾脏界线模糊。

CT下，肿物的大小不是有效区分良恶性的标准（图3-19）。确实，小RCC更可能被包含在Gerota筋膜内，并且具有较少恶性特征。然而，必须对这些肿瘤进行主动监测随访、切除或消融，以防出现进展。手术治疗通常为小RCC患者提供良好的预后。在作者所在机构的RCC患者

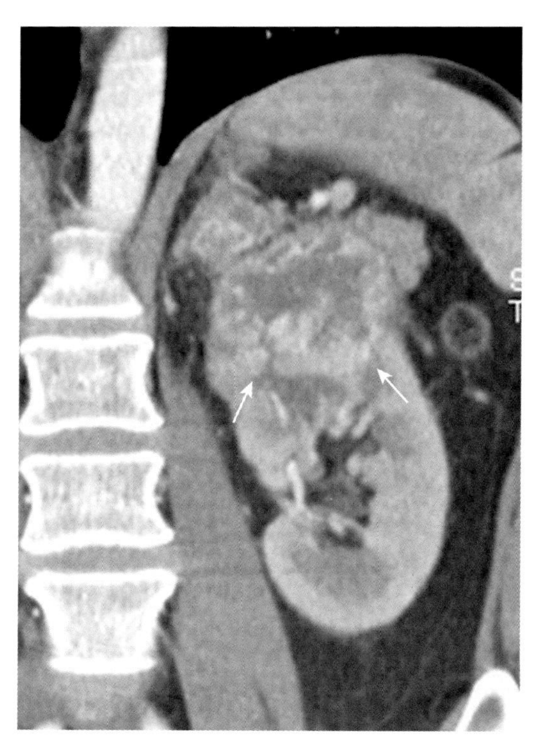

图3-18　对比增强CT，冠状位重建，巨大的上极肾细胞癌（RCC）（箭）。肿瘤表现出较大RCC的典型特征；中心坏死的异质性，不规则的分叶状边缘和与正常肾脏不明显的界线。存在侵及肾上腺的情况

中，8例RCC 30 mm或更小的患者中有2例在诊断时已进展到晚期（图3-20），此时强调肿瘤大小可能会低估肿瘤分期。肿瘤大小仅仅只是判断预后的一个粗略指标，而不是确诊指标。最近，通过横断面成像检测小的肾肿瘤变得越来越流行。这是基于一些小的肾脏肿瘤是良性（AML或嗜酸细胞瘤）的事实，如果是RCC，它

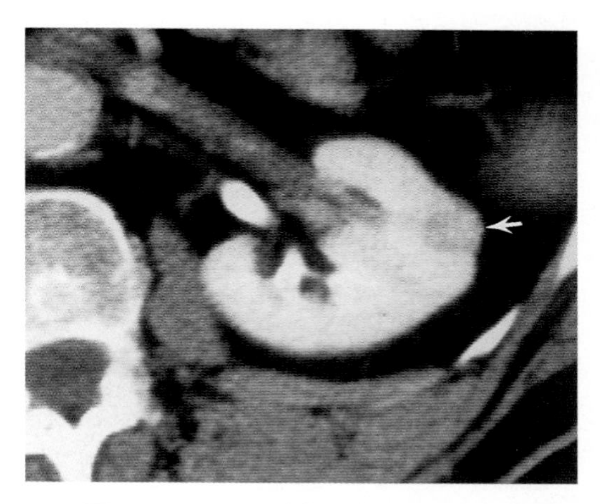

图3-19 1.5cm的肾细胞癌。由于其他原因，在行腹部计算机断层扫描期间偶然检测到左肾脏肿物（箭）。该肿物显然是实性的，并且在其中未检测到脂肪。保留肾脏的手术证实它是一种肾脏恶性肿瘤

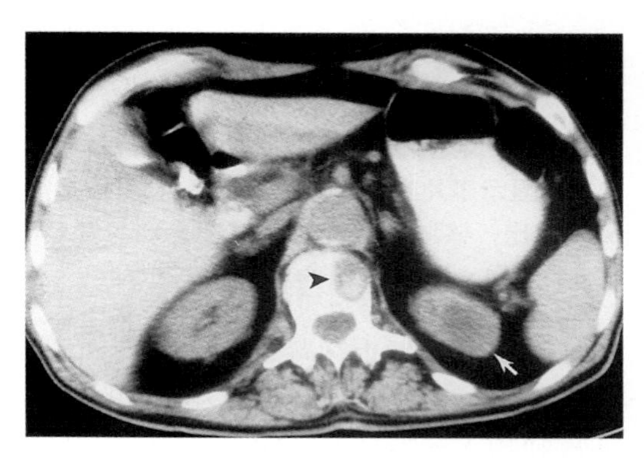

图3-20 小肾细胞癌（RCC）伴有转移。这种对比剂注入的计算机断层扫描显示在左肾上极有一个2.5cm的肿物（箭头）。虽然这个肿物看起来并不特别具有侵袭性，但这名患者已经有远处转移。来自该RCC的溶解性转移（箭）存在于相邻椎骨中

们每年生长平均速度只有4mm。同时结合当肾肿物＜3cm时很少出现转移的情况，大多数泌尿外科医师认为在高龄或者体弱的患者中进行主动监测而不是根治性治疗是可行的。该方式在前列腺癌的治疗中得到了较好的应用，并且随着小肾肿瘤的检出率增加，在RCC管理中得到了一定的普及。

CT或MRI显示孤立肾肿物时应考虑的其他相关疾病是转移性疾病、侵袭性尿路上皮肿瘤、肾脏炎性疾病和良性肾肿瘤。当将CT或MRI与患者的临床数据结合后，可能有助于RCC的鉴别诊断，但其他相关疾病的影像特征与RCC相比往往有很多相似的地方。在已知的肾外生长样恶性肿瘤患者中，对单个肾肿物进行引导穿刺活检有助于区分原发性肾恶性肿瘤和转移性肿物。这种诊断非常重要，因为转移灶需进行非手术治疗。尽管RCC和转移性肿瘤的临床处理是有差异的，但当肾肿物影像学无法确定时，可以进行经皮肾肿物活检。

在一些RCC中，通过肿瘤外观特点可以强烈支持诊断，但在其他情况下，外观特点无法准确诊断。浸润性RCC是一种不常见的亚型，它往往不改变肾脏的形态，且具有均匀的内部结构（图3-2）。它们的检出主要是通过增强CT或钆（Gd）增强MRI与周围实质相比，表现为低密度。非外伤自发性肾包膜下或肾周出血（spontaneous perirenal hemorrhage，SPH，图3-21）是一种RCC罕见的表现，这种患者需要医疗评估。在所有SPH中，高达55%是由于潜在的RCC引起的。不幸的是，广泛的出血往往掩盖了潜在的肿瘤，无法通过CT检测到。在这些情况下，如果在最初诊断SPH时通过CT没有检测到肾脏肿物，则建议进行MRI检查。如果MRI不能诊断潜在原因，则应进行肾

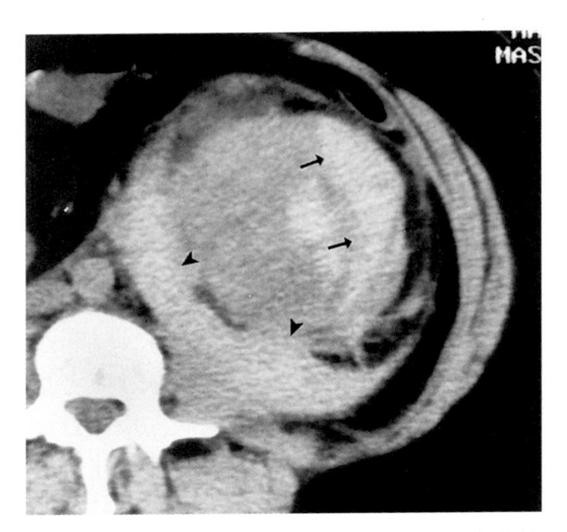

图3-21　肾细胞癌（RCC）患者的自发性肾周围出血。这种平扫的计算机断层扫描显示了包膜下（箭头）和肾周（箭）高密度的液体。这是典型的急性出血，并提示该肾脏存在潜在的病理改变。进一步扫描显示具有肾脏中典型RCC特征的实性肾脏肿物

CT动脉造影或MR动脉造影，以检测血管炎或其他血管病变的证据。如果没有发现异常，在出血得到控制的情况下1个月后复查CT或MRI。如果没有发现病变，应重复CT或MRI进行随访。如果检测到通常与SPH相关的良性肿物，如AML，则可行栓塞或主动监测等非手术治疗或行肾单位保留手术（图3-22）。当发现RCC时通常需要进行肾切除术。这种SPH相关检测方法有助于减少因良性疾病而进行的肾切除术。

由于肾脏超声检查通常用于尿路检查或作为上腹部检查的一部分进行，因此RCC常用超声来检测。RCC的超声特征典型，但不能用于诊断。大多数RCC表现为扩张性、孤立性、实性肾肿物。它们与肾实质相比可能是低回声、等回声或高回声。随着RCC体积变大，其内部囊性区域往往会表现出不同的回声模式（图3-23）。RCC的几个超声特征很有特点。特别是小RCC（直径＜5cm）的声像图与AML类似。肾脏超声检查显示，大多数

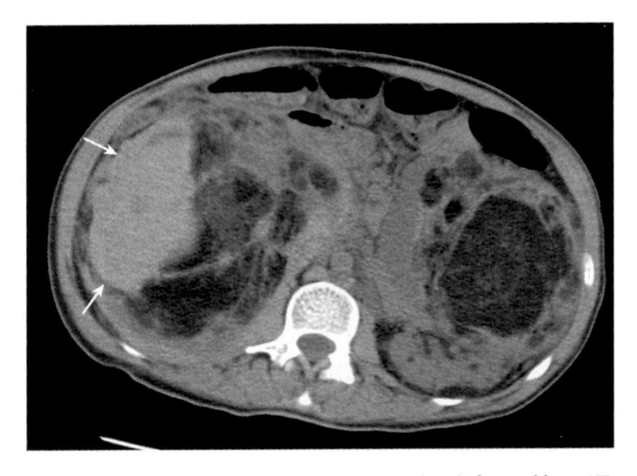

图3-22　结节性硬化症和多种肾血管平滑肌脂肪瘤（AMLs）和自发性肾周围出血（箭）患者的平扫CT。有多个含有双侧脂肪的AMLs。此外，右肾间隙中有高密度的液体（箭），表明急性出血

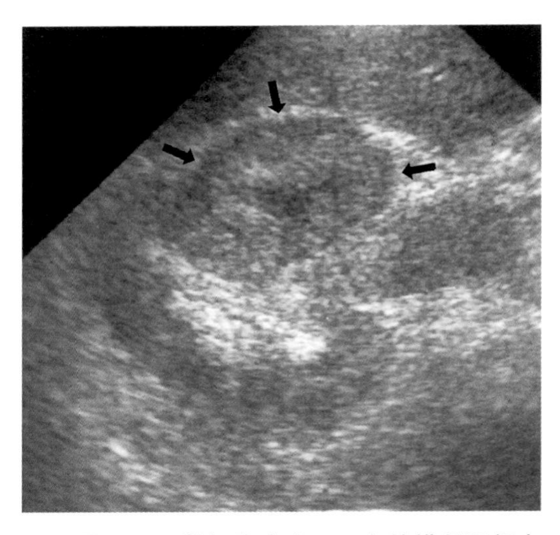

图3-23　肾细胞癌（RCC）的横断面超声波图，显示了外生的右肾肿物（箭）。与正常肾实质相比，该肿物表现为稍高回声和异质性。这些特征是大多数RCC的典型特征

小肾癌表现为与正常肾脏相比稍高回声。但是约有15%的小肾癌表现为明显的高回声肾肿物（图3-24），这些病灶与超声下良性肿瘤AML无法区分。虽然需要通过CT或MRI进一步分辨这些高回声病变，但是一些超声特征强烈倾向于RCC。超声影像学表现为无回声外周带，或在高回声肿物内有囊性区域的存在，提示典型的

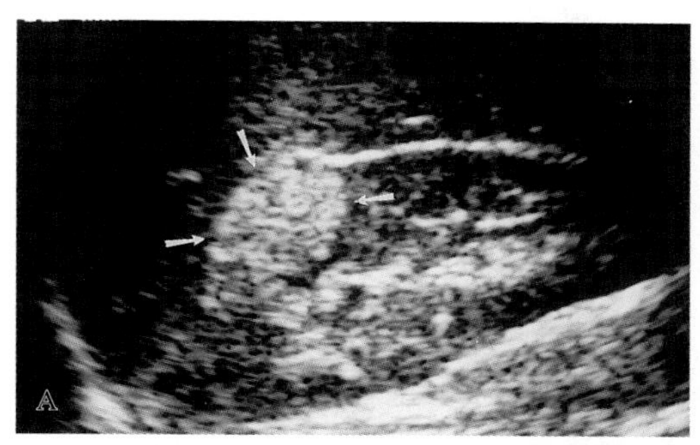

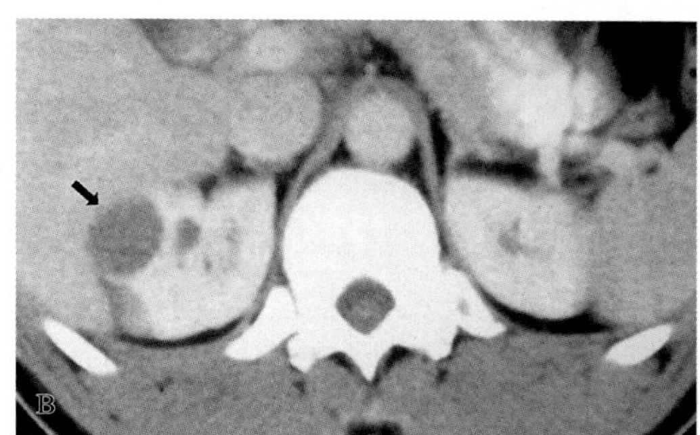

图3-24　超声图显示高回声肾细胞癌（RCC）。A.右肾的纵向超声图像显示了边界清楚的高回声右肾肿物（白箭）。B.同一患者的增强CT证明该肿物是实性的（黑箭），没有可见的内部脂肪。该肿物被切除并证明是RCC

RCC，而不是诊断为AML。然而，RCC和其他肾肿物的超声表现有很多相似之外。出于这个原因，超声检查出现实体肾肿物后应该行CT或MRI互补，以进一步明确肾肿物性质，如果病变是恶性的，需进一步明确肿瘤分期。CT和MRI对肿瘤内脂肪的检测非常灵敏，如果有这样的表现那么诊断符合AML。

超声的另一个特点是它能比CT更好地展示肾脏肿瘤的内部结构。一些肾肿物在CT上呈囊性或均一性。对这些病变超声或MRI检查可显示其复杂的内部成分（图3-14），包括分隔、肿物内实性组织，或其他恶性肿瘤的证据。因此当CT无法确诊时，超声或MRI可以作为辅助检查。一般来说，超声下直径＞1cm的肿物可以被检测到，并且能分辨是单纯囊肿还是RCC。这是对较大肿物推荐的影像学检查。较小的肿物建议行MRI。当CT提示囊性病变但缺乏典型的单纯囊肿特征，并且不提示明显恶性时（图3-14），超声可能会有所帮助。

一旦怀疑RCC，分期对于治疗至关重要。表3-8总结了RCC常用的分期方法。Ⅰ期或者Ⅱ期RCC需通过部分肾切除术或根治性肾切除术的手术治疗。Ⅲ期病变通常用根治性肾切除术和肿瘤翻转静脉切除术、肿瘤瘤栓取出术、局部淋巴结切除术或这些方法的组合来治疗。Ⅳ期患者一般不采取手术治疗，而采取姑息性治疗，除非需要行肾切除术来缓解难治性的症状。

采用CT或MRI技术，可在90%以上的RCC病例中进行精确的术前分期（表3-9）。通过术前影像学的判断，可以使手术精准化。通过CT（图3-25）或MR血管造影连同冠状面或矢状面图像，在术前准备时可以显示肿瘤位置的解剖，这一点特别有助于肾部分切除术中的肾单位的保留。通常通过CT难以评估肿瘤是否有瘤

表3-8　肾细胞癌分期系统

Robson分期		TNM分期
Ⅰ	囊性肾肿瘤	
	肿瘤≤7cm	T1
	肿瘤＞7cm	T2
Ⅱ	肿瘤扩散到肾周围脂肪或肾静脉	T3
ⅢA	静脉肿瘤侵犯	
	仅限于肾静脉	T3a
	膈下腔静脉	T3b
	隔上腔静脉	T3c
ⅢB	区域淋巴结状转移	N1
ⅢC	静脉肿瘤侵犯和区域淋巴结转移	
ⅣA	直接侵入Gerota筋膜或肾上腺（仅限TNM）	T4
ⅣB	远处转移	M1

表3-9　RCC患者的腹部影像学：特别关注的区域

对侧肾脏
肾静脉
腔静脉
区域淋巴结
同侧肾上腺
相邻器官
肝
骨架

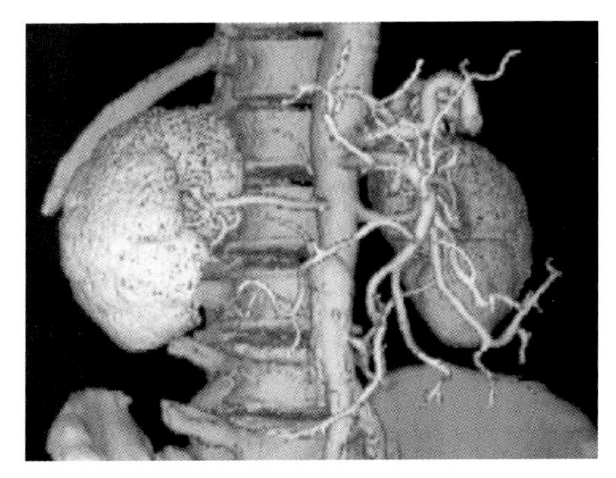

图3-25　患有肾细胞癌（未示出）的患者的计算机断层扫描（CT）血管造影被考虑用于部分肾切除术。该肿物显影的CT动脉造影是由在对比剂增强的动脉期期间从轴向扫描获得的数据构建。肾动脉，主动脉和肠系膜动脉很好的显示。当血管解剖学需要用于手术计划时，CT血管造影和磁共振血管造影是现在用于肾动脉成像评估的标准技术

栓延伸至肾静脉。经肾静脉注射造影剂后，肾静脉的薄层（5 mm）扫描可检出95%的肾静脉瘤栓形成。肾静脉受累的次要征象是不可靠的。肾静脉扩大和移位不是准确的静脉侵犯的指标，因为肾静脉往往由于RCC富血供而扩张。正常的左肾静脉在肠系膜上动脉和主动脉之间有一个突然的口径变化，在其他地方，这种变化通常表明肿瘤瘤栓的存在。肿瘤浸润的最可靠的征象是在静脉中直接显示低密度的瘤栓（图3-26）。这些标准也适用于下腔

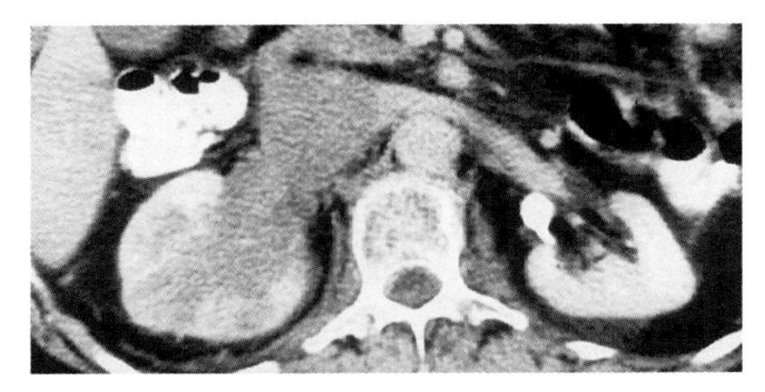

图3-26　肾细胞癌侵及右肾静脉和下腔静脉。这种注入对比剂的计算机断层扫描显示实性组织侵及并压迫右肾静脉和下腔静脉。下腔静脉中的部分半月形不透明造影剂是通过进入正常左肾静脉而来的

静脉瘤栓的诊断。静脉内血栓，可能发生在邻近肿瘤瘤栓的静脉处，它的存在可能使瘤栓看起来比实际范围大。CT可用于鉴别普通血栓和肿瘤瘤栓，只有当肿瘤血管内有增强的实性成分时才可检测到。

CT和MRI对腹膜后淋巴结的诊断是非常有效的。1cm或更大的椭圆形结节、8mm球形结节或更大的结节，提示淋巴转移。这个标准保证了大多数淋巴结转移的准确检出。但是，成像技术不能区分肿大的淋巴结是恶性的还是由于反应性增生形成的。明确的肿大淋巴结和坏死的淋巴结很可能是转移，但淋巴结大小不是可靠的提示淋巴是否转移的标准。局部淋巴结反应性增生多见于肿瘤坏死和侵犯静脉的RCC。正常大小的结节（＜1 cm）很少有微小肿瘤灶。这些结节的病理不能用CT大小标准来鉴别。

肝脏和骨骼的远处转移通常容易用CT或MRI来鉴别。在所有病例中应针对脏器进行窗位和窗宽的调整，以最大限度地在CT下将转移灶可视化。由于RCC转移灶常常富血供，所以在增强的肝脏中检测到转移灶是困难的。其结果是，肝脏实质增强期前和肝动脉强化的CT图像有助于识别这些病变。检测肾外、肝、骨骼和肺基底部的转移可排除对这些区域进行额

外诊断的需要，而且出现转移则是非外科治疗的适应证。

Ⅰ期和Ⅱ期RCC在CT和MRI常常是不可区分的。在大多数情况下，区分Ⅰ期和Ⅱ期RCC除了对预后有意义外，没有其他临床意义，因为首选治疗是根治性肾切除术。然而，越来越多的外科医师正在进行早期肾癌的肾部分切除术或肿瘤切除术。结果表明，肾部分切除术与根治性肾切除术治疗Ⅰ期和Ⅱ期肾癌效果相当。当评估肾部分切除术时，重要的是仔细辨认同侧肾上腺肿瘤有无侵犯。当存在侵犯同侧肾上腺时，需将肾上腺联合肿瘤一并切除。否则，可以保留肾上腺。

一些表现已被认为可提示肿瘤肾包膜外（Ⅱ期）侵犯。这些征象包括在肾周间隙中显示以下特征：绞窄或网状结构、侧支血管、脂肪闭塞、离散软组织肿物和筋膜增厚。肾周脂肪的闭塞和肾周侧支血管不是Ⅱ期疾病的可靠征象，对分期意义不大。脂肪闭塞仅表现为肿物周围的肿物效应，而不是侵袭，侧支血管则是由于肿瘤血管生成因子而形成的，但并不意味着肿瘤的延伸。同样，肾周绞窄不应被认为是肾外肿瘤侵犯的征兆。肾周绞窄是由肾周膜增厚、水肿、充血或血管充血引起的。虽然筋膜增厚通常是由于直接肿瘤侵犯引起的，但也可能发生于反应性水肿或充血。RCC扩散到肾周间隙的最可靠的成像征象是存在一个离散的肾周软组织肿物。直径＞1cm的局灶性肾周质的存在强烈地提示Ⅱ期RCC。这种现象见于不到一半的Ⅱ期患者。到目前为止，Ⅰ期和Ⅱ期之间的可靠分辨在病理学家中仍然存在争议。

通过CT或MRI而进行分期判断困难的是右肾肿物，其右肾静脉和邻近下腔静脉受累，腔静脉壁侵犯和腔内瘤栓，以及区分是否侵犯邻近器官的RCCS。

虽然MRI在肾癌分期中非常精确，但其成本、检查时间和有限的可访问性已经导致大多数医师使用CT作为RCC的主要分期手段。迄今为止，MRI在RCC评价中的主要作用是在CT不确定或认为不适合增强CT扫描的患者中进行。RCC的MRI特征（图3-27）与CT所描述的相似。RCC信号特性从一种情况到另一种变化很大。RCC可能与周围肾脏的信号特征类似，这取决于扫描的场强和成像参数，并且一些RCCS在T_1和T_2加权脉冲序列中与周围实质是等信号的。因此，RCC的诊断依赖于可视化的轮廓改变，小RCC可能容易漏诊。Gd对比增强克服了这一限制（图3-28）。随着Gd注射，与注射碘对比剂的增强CT相同，RCC会强化，并在肾实质内变得明显。MRI检查对肾癌的诊断简单易行。不含大块脂肪的球状强化肾肿物诊断RCC可能性最大。增强可以通过客观地测量肿物的信号特征，或者主观地使用来自对比度增强图像序列来检测。一项研究表明，在Gd注射后3～5min扫描增强的肾脏肿物其信号增强大于原有的15%则强烈提示是恶性的。这种增强测量的前

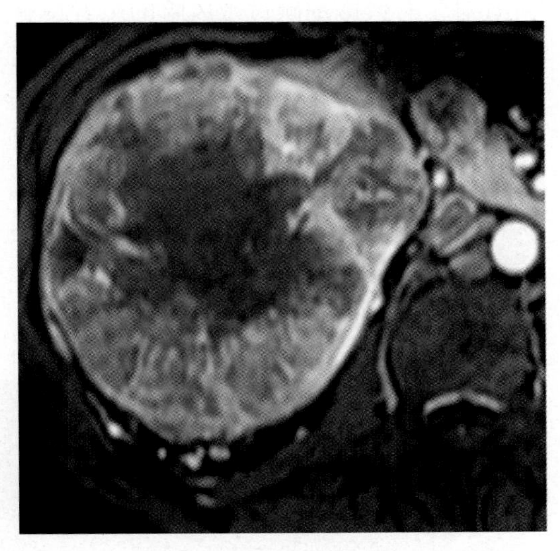

图3-27　增强磁共振成像显示的巨大右肾细胞癌。肿物表现为富血供，中央坏死，分叶样边缘

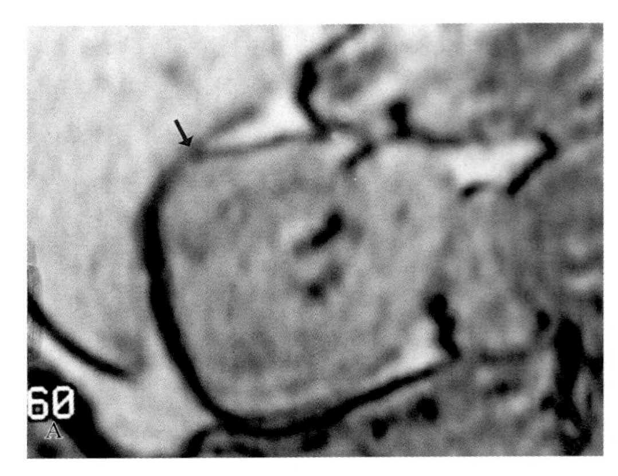

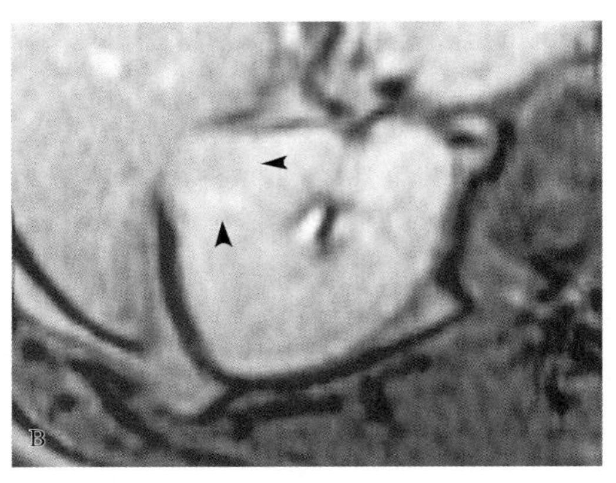

图3-28　小体积肾细胞癌（RCC）的磁共振成像（MRI）用钆（Gd）输注增强造影。A.右肾的轴向T_1加权MRI显示出细微的轮廓异常（箭）。该凸起具有与肾脏其余部分类似的信号特征。B. Gd输注，T_1加权轴向图像显示这种小RCC的外周增强（箭头）

提是所有的成像参数在Gd注入之前和之后完全相同。通过图像序列的后处理得到相减的图像。增强前的图像是从增强后的图像中提取出来。非增强区域是完全黑色的，而增强的肿物将显示内部信号，这是由于对比增强和内部血液增加的信号。可靠的减法图像需要良好的屏气技术，以防止由于患者运动造成的图像配准错误。如果在注射造影剂后早期获得图像，Gd注射也将提高MR肾血管造影的成像质量。MRI对于有造影剂碘过敏风险的患者具有显著意义，如有注射过碘化造影剂过敏或肾功能不全的患者，因为Gd注射液在这些患者中是安全的。此外，多平面MR图像在CT或US不清楚的情况下，可以帮助确定肿瘤的起源器官或是否存在相邻器官受侵。

MRI也有助于区分RCC的细胞组成；70%～80%的RCC在组织学上被分类为透明细胞癌。显微镜下可见透明细胞含有丰富的细胞内脂质，这些肿瘤通常是富血供的。MRI下提示透明细胞癌的特征是T_2图像上的高信号和Gd注射后的明显增强（图3-27）。此外，在约40%的透明细胞RCC中，这些肿瘤中富含脂质细胞的同反相位T_1加权图像上会有可检测的信号丢失（图3-29）。这一结果是RCC透明细胞亚型特异性的特征。乳头状RCC约占RCC的20%。这些肿瘤通常在T_2加权图像上显示低信号，并在Gd注射后强化较低（图3-30）。此外，乳头状RCC具有明显的扩散受限，在扩散加权图像上具有高信号，在表观扩散上具有低信号。少见的RCC类型是嫌色细胞、集合管和肾髓样癌细胞类型。这些类型缺乏特定的MRI信号特征进行子分类。

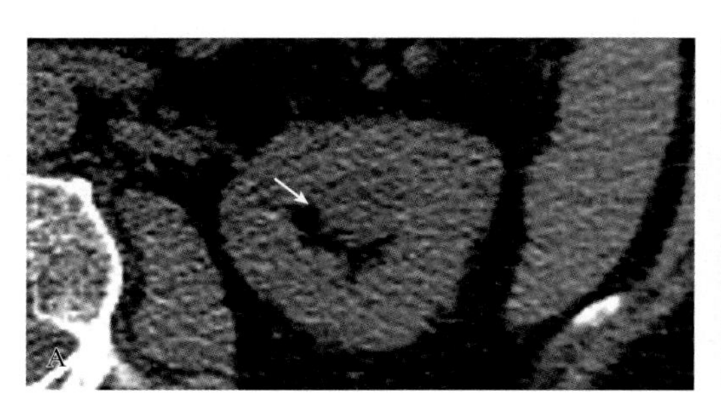

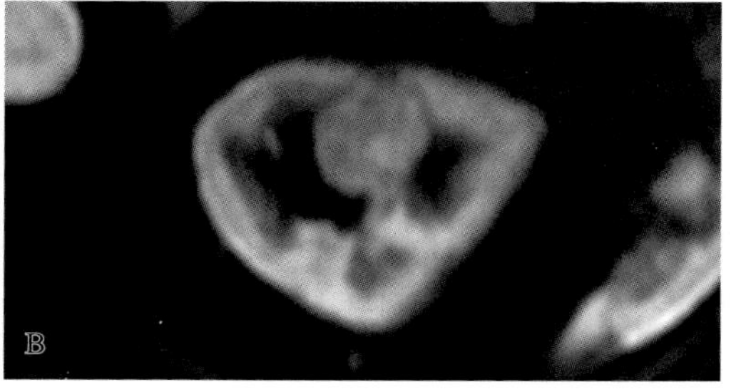

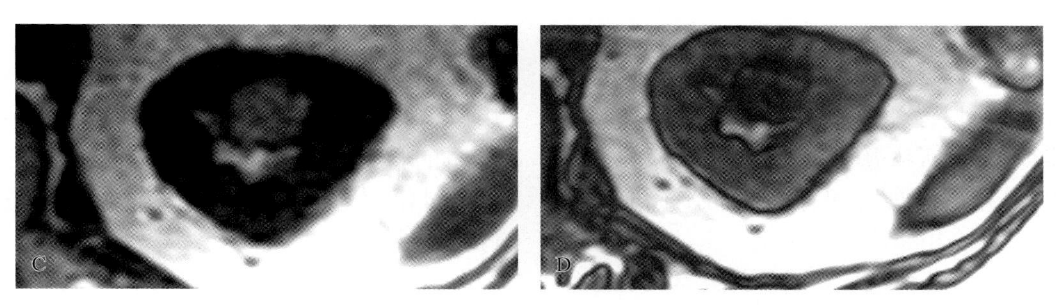

图3-29 肾细胞癌透明细胞亚型（ccRCC）的影像学特征。A. 1.5 cm球形实性肿物（箭），由肾实质产生，生长到肾窦。在这种平扫CT中，肿物中不存在脂肪。B.增强磁共振成像（MRI）显示非常强烈的增强是这种典型的ccRCC肿物，并且与血管平滑肌脂肪瘤的增强模式非常不同。C.同相MRI扫描显示肿物内的高信号，非特异性特征。D.反相位序列图像显示肿物内的信号“衰减”，表明存在细胞内脂质，这一发现对ccRCC具有高度特异性，而在其他细胞类型的肾肿瘤中很少见

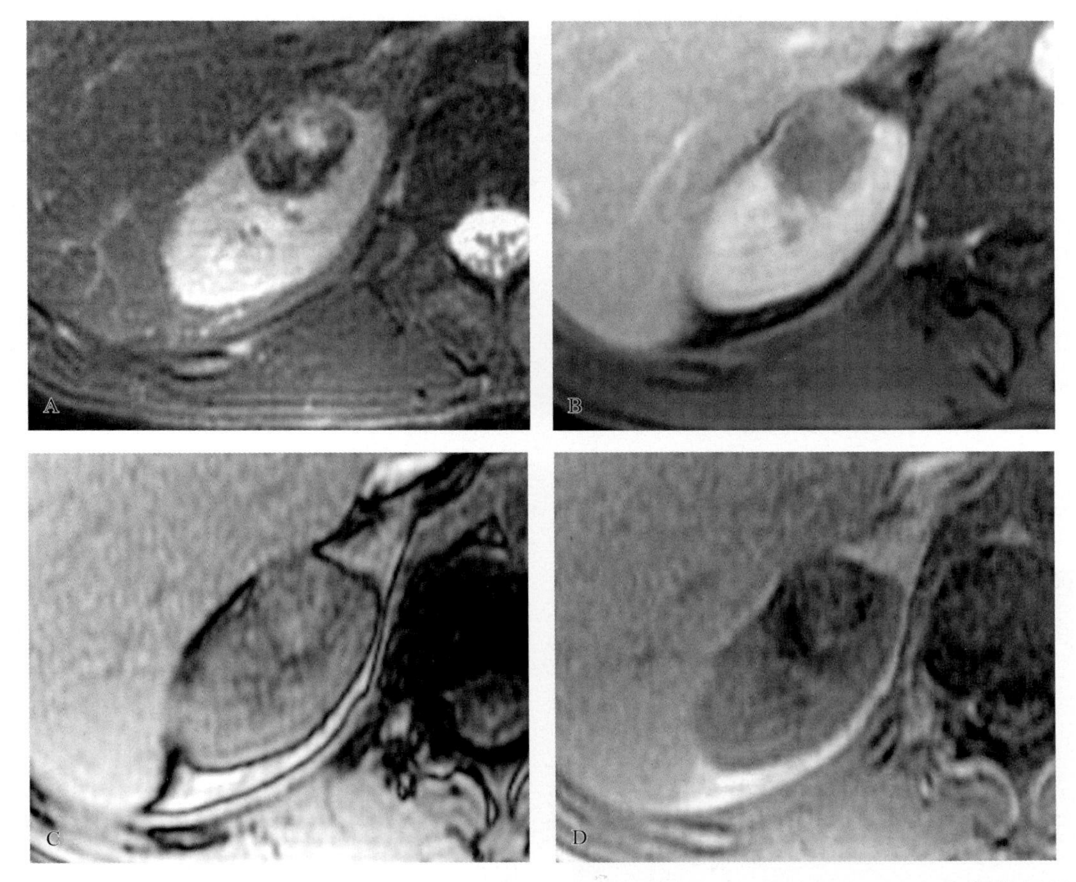

图3-30 典型的乳头状肾细胞癌（RCC）的磁共振成像（MRI）特征。A. T_2加权图像显示该肿瘤亚型典型的低信号，并且与大多数透明细胞RCC不同。B.对比度增强的T_1加权图像显示该肿瘤强化较弱。C.反相位图像显示肿物中的信号强度增加，与指示肿物内的含铁血黄素的同相图像（D）相比，高度提示肾脏恶性。D.同相图像显示非特异性特征，但需要与反相位图像进行比较

MRI与CT一样，没有可靠的标准来区分Ⅰ期和Ⅱ期RCC。腹部的多平面成像和增强扫描使MRI有助于对RCC进行分期。矢状面和冠状面MR图像通常在确认RCC和该器官之间存在脂肪平面时，可直接排除相邻器官的侵犯。当邻近的器官内的信号特征改变是唯一的异常时，必须谨慎评估，因为由堵塞和水肿引起的肝脏压缩段的信号变化可能与直接侵犯的变化类似。静脉肿瘤延伸的程度也可用多平面MRI精确描述（图3-31）。冠状扫描通常可显示肝静脉进入下腔静脉的水平。瘤栓延伸是否高于肝静脉水平决定下一步手术的方式。如果瘤栓不延伸至肝静脉水平以上，可采用腹腔途径进行肿瘤切除和瘤栓切除。高于此水平需要联合胸腔内途径，这需要在术中进行体外循环。

虽然标准自旋回波T_1加权成像能很好地显示肿瘤瘤栓的静脉扩张，在这一序列下由于信号空隙而血液呈黑色，低角梯度回波扫描增强了血液的信号。由此产生的明亮的血液图像在外观上类似于下腔静脉造影和肾静脉造影；血栓表现为低信号，被血液的高信号所包围。

通过MRI，肝脏和其他实体脏器的转移灶可以容易地检测到并与良性病变进行区分。

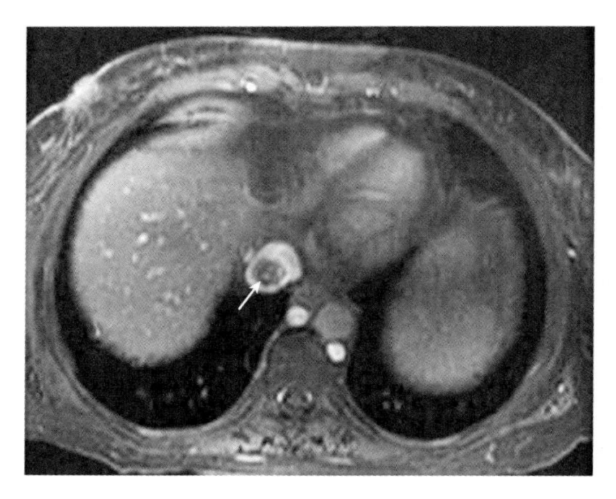

图3-31　轴向磁共振成像扫描显示肾细胞癌膈上方的下腔静脉中的瘤栓（箭）

MRI诊断淋巴结病变的准确性与CT相似。然而，与CT一样，其大小是唯一可靠的检测转移性淋巴结的MRI标准。MRI对CT表现正常或不明确的淋巴结进行进一步诊断并无优势。

虽然较CT没有明确优势，但远处转移可以通过MRI检测。MRI对骨转移瘤的诊断可能比CT更敏感，因为它的骨髓成像能力很强。

RCC分期方面，超声较CT或MRI准确率低。超声不应被用来作为RCC分期的唯一方式。然而，超声可能是一个有利于对病变分期进行辅助的成像手段。超声在肾癌分期中的主要局限性是不能可靠地对肾静脉和肝下下腔静脉进行成像，对腹部淋巴结病变只能进行有限的检测。分期时，CT扫描发现下腔静脉受肿瘤侵犯时，主要用作辅助检查，因为CT不能准确判断肿瘤瘤栓的确切延伸程度。在这种情况下，超声在确定肿瘤血栓是否延伸至肝内下腔静脉中是准确的（图3-32）。在100%的病例中，腔静脉的这一部分可以通过超声来看到。同样，该区域的肿瘤瘤栓在任何时候都是可识别的。由于下腔静脉内瘤栓的延伸程度影响手术计划，这是超声评估这些RCC的指征。虽然这个区域也可以用MRI或静脉造影来评估，但是超声是解决这个分期问题的最具性价比的技术。

3.*嗜酸细胞瘤*　嗜酸细胞瘤为良性肾肿瘤，不会出现转移，但术前诊断十分困难，因为它的影像学特征基本上与RCC（表3-10）类似。此外，活检的价值是有限的，因为多达17%的嗜酸细胞肿瘤为混合肿瘤，既包含恶性RCC成分也包含良性成分，与单纯嗜酸细胞瘤是难以区分的。在肾脏肿物成像中，一个目标是寻找除RCC以外的组织学特征。如果存在这

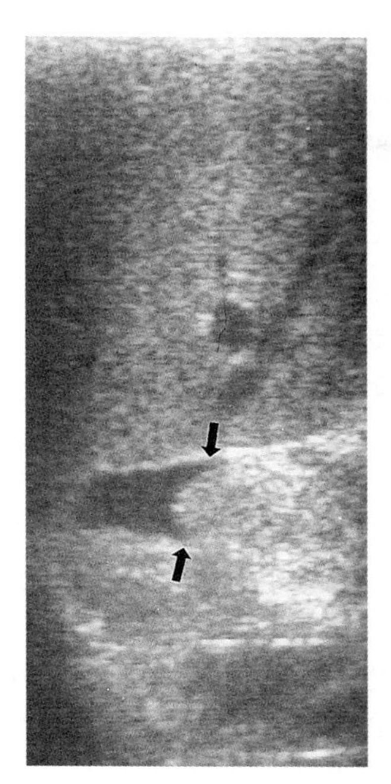

图3-32　超声图像显示肿瘤侵及下腔静脉。纵向经腹超声检查指出肝内下腔静脉内的这种肾细胞癌（箭）的上部范围

表3-10　嗜酸细胞瘤的特征

嗜酸细胞瘤的特征
好发在60岁或70岁的男性患者
实性，外生膨胀的肾脏肿块
超声上等回声或异质性
CT均匀增强
假包膜
大病灶中央典型的瘢痕
辐轮状血管造影

种情况，为了排除RCC，治疗计划可能会受到影响。外科医师可以倾向于肾脏部分切除术。一些影像学特征提示嗜酸细胞瘤。嗜酸细胞瘤通常具有非常光滑的边缘。超声特点是非特异的。嗜酸细胞瘤通常与肾脏呈等回声，并且边界清楚。直径超过6cm的肿物可能有中心坏死区。中心瘢痕是典型的嗜酸细胞瘤特征，在超声下可见。CT或MRI表现为局限性和均匀性增强。通常在肿物周围可见假包膜。假包膜由围绕肿物边缘压迫的肾实质形成。随着病变扩大，中央的星状瘢痕可以通过CT（图3-33）或MRI检测到。虽然这种瘢痕是典型的嗜酸细胞瘤特征，但它不是诊断性的，因为RCC可能具有相同的外观。另一个CT和MRI上被认为是嗜酸细胞瘤的特征，是动脉期肿瘤边缘楔形缺损。这是造影剂注射不久后楔形区域的增强减少。在约15min出现延迟成像，显示在同一区域中继续强化。这种表现，虽然最初被描述为非常有助于诊断嗜酸细胞瘤，但在RCC中也存在，因此不可靠。血管造影可以在保留肾单位术之前获得。嗜酸细胞瘤的典型血管造影模式是辐条状轮廓，病灶周围有周向血管，供血血管穿透血管性中心瘢痕（图3-34）。这些肿瘤缺乏与RCC常见的供养肿瘤血管。具有这些特征的肾肿物可能是嗜酸细胞瘤，但RCC，尤其是嫌色性RCC，可以具有相同的成像特征。因此，有一些或全部这些

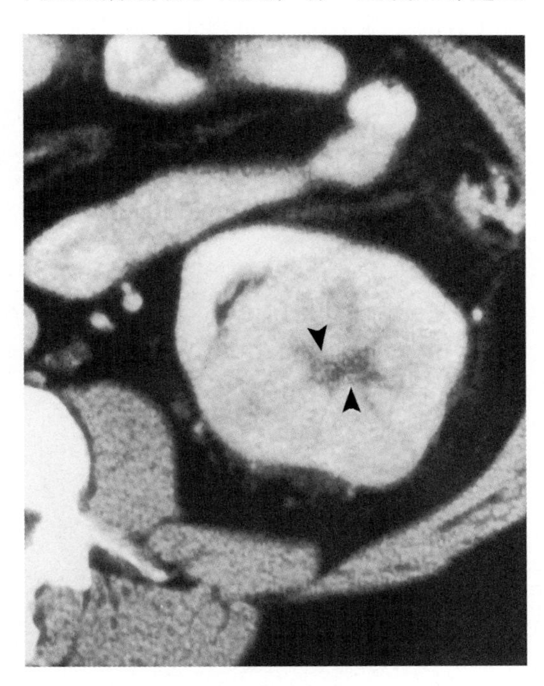

图3-33　典型的肾嗜酸细胞瘤的计算机断层扫描（CT）。这种对比剂注入的CT扫描显示具有中央星状瘢痕（箭头）的同质肾脏肿块。虽然这种肿块是嗜酸细胞瘤，但这些成像特征与肾细胞癌有相当大的重叠

特征的肾肿物应被认为是可能的恶性肾肿物，这意味着成像特征不足以鉴别良性肿物。充其量，这些影像学特征的存在可能提示嗜酸细胞瘤的可能性，并可能有利于尝试NSS或主动监视方法来治疗肿瘤。在手术时，肿物内的多个区域的组织学评估可以诊断嗜酸细胞瘤。如果发现肾癌的可疑征象，根据需要可以完成部分或根治性肾切除术。

4. *囊性肾瘤*　MLCN，也称囊性肾瘤，是一种不常见的良性肾肿物。流行病学上，这种病变具有双相高峰特点，约50%病人为3岁以下的男孩，而另一半病变发生在中年人，而且大部分是女性（表3-11）。这些肿瘤起源于原始肾后胚芽，是有无数的分隔和液性小室的平滑肿物。MLCN内的隔膜在IVU下可见。MLCNS常于从肾实质突出到肾盂内，这种突出是MLCN的一个特征。超声下，这些肿物出现多个散在的回声区（图3-35）。CT或MRI能较好的显示MLCN，可见明显的分隔（图3-35）。血管内注射造影剂通常可使分隔增强。在这些良性肿瘤中，没有内部出血的特征。MLCNS为乏血供或无血供的。与嗜酸细胞瘤一样，这些肿瘤的特征无法与RCC进行区别。因此，最好在手术前诊断，以便在合适的病例中进行保留肾单位手术。

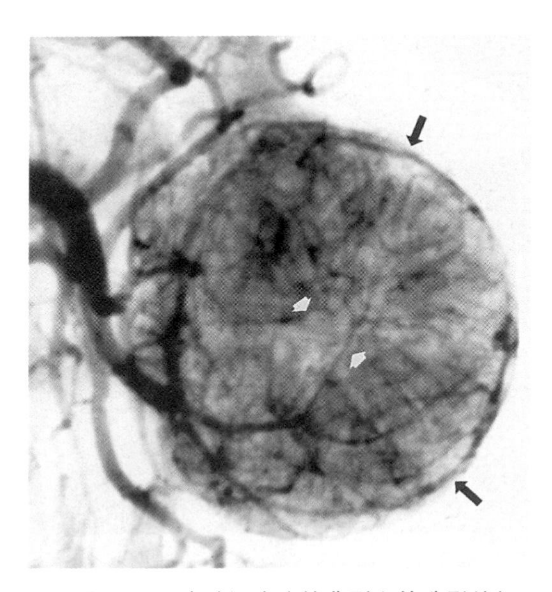

图3-34　嗜酸细胞瘤的典型血管造影特征。注意“轮辐”血管造影。血管边缘（长箭）勾勒出肿物，轮辐状排列的血管在中心穿透肿物。相对无血管的星状瘢痕位于中央（短箭）

当多房囊性肾肿物被发现时，应考虑MLCN。也应该考虑其他诊断（表3-12），包括囊性RCC（图3-36）、节段性多囊性发育不良肾（MDK）、局限性肾囊性疾病（LRCD）和肾脓肿。其中，RCC是最常见的。多房性囊性肾癌与良性肿物在术前无明显区别。人口统计学中，RCC通常发生在中老年，男性比女性更常见。囊性RCC常包含增强的实性组织。此外，囊性RCC提示为恶性肿瘤的征象包括瘤内

表3-11　囊性肾瘤的特征

3岁以下男孩约占50%
40岁以上的女性患者约占50%
外生膨胀的，多囊性的肾肿块
疝到集合系统是常见的
CT上分隔增强
没有出血
血管造影或无血管造影

表3-12　多房囊性肾肿物的原因

常见
肾细胞癌
囊性肾瘤
分隔的肾囊肿
肾脓肿
不常见
节段性多囊性发育不良肾
威尔姆斯的肿瘤
罕见
局灶性黄色肉芽肿性肾盂肾炎
软斑症
局部肾囊性病
包虫病
动静脉畸形或瘘管

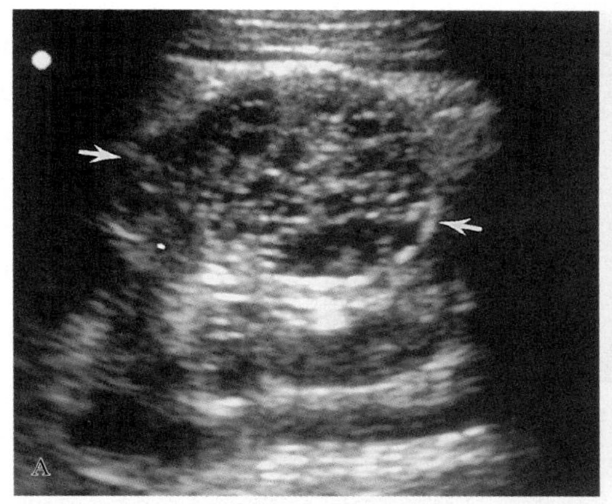

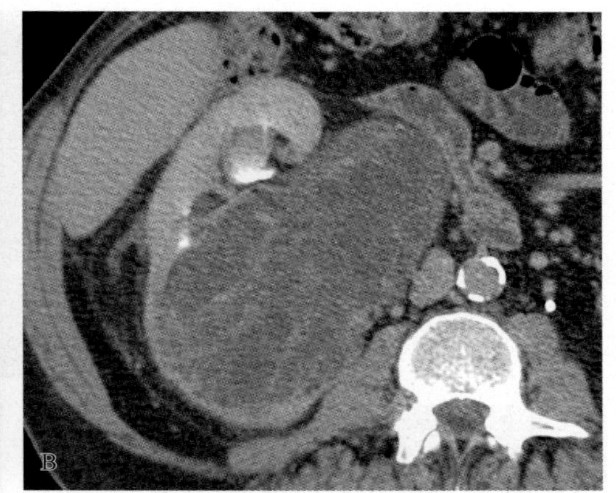

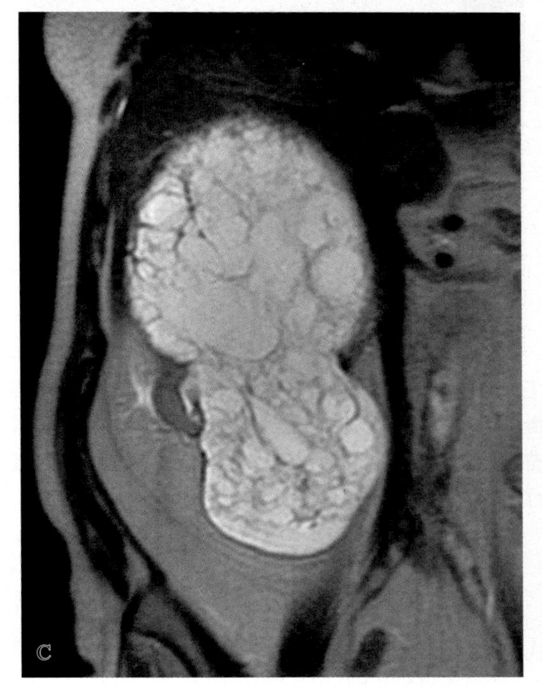

图3-35　肾囊性肾肿瘤的影像学特征。虽然具有典型特征，但不能用于确诊，因为肾细胞癌可具有相同的表现。A.肾囊性肾瘤的超声图像（箭）显示了许多带有散布的隔膜的囊性小室。B.增强CT扫描在不同的患者中显示这种囊性肾肿瘤具有典型的特征，包括增强的分隔和向肾内突出的表现。C. T_2加权冠状位磁共振成像扫描显示同样大的囊性肾瘤伴有无数的分隔和向肾窦内突出的表现

出血、广泛的新生血管和边缘不规则性。RCC和MLCN一样，膨胀性生长但不像MLCN一样突出到肾盂内。节段性MDK是一种罕见的局限性的MDK，仅发生于重复肾患者。与其他形式的MDK一样，所涉及的区域为无功能或功能减退。正常肾实质被囊性成分替代的原因是因为后肾胚芽成熟受限所致。囊肿通常大小不同，当出现重复肾，出血增强的实性成分时可以帮助鉴别MDK和囊性RCC。LRCD是一种类似于MLCN的具有肾内多灶性肿物的罕见病。它是由一个肾内相邻区域的多个单纯肾囊肿引起的。LRCD是先天性的，非家族性的。这种病变表面看起来是一堆囊肿聚集起来，但通过CT或MRI仔细观察后发现它是一堆无包膜的囊肿替代了正常肾组织。其余肾组织和对侧肾都是正常的。诊断这种非进展性良性实体的影像学关键是认识到它是多个囊肿的集合，而不是单个多房囊性肿瘤。通常至少有一个囊肿是由正常肾组织从簇中分离出来的。除了在同侧和对侧肾的其余部分中

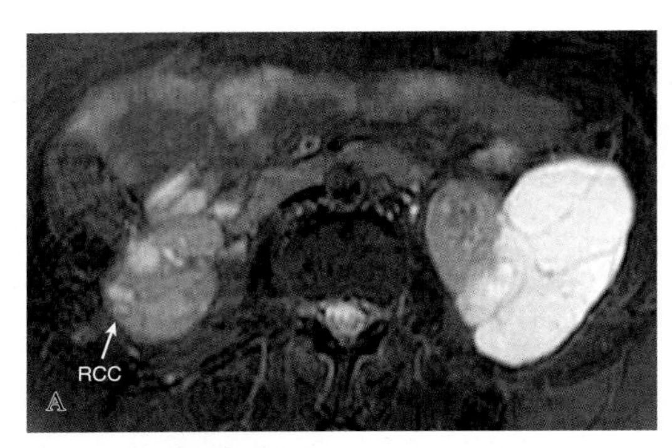

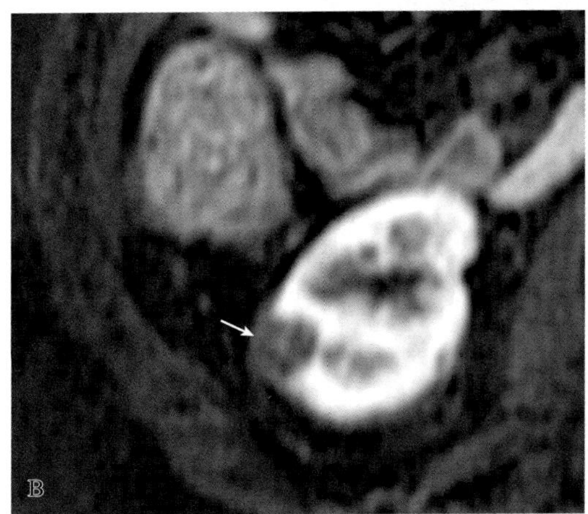

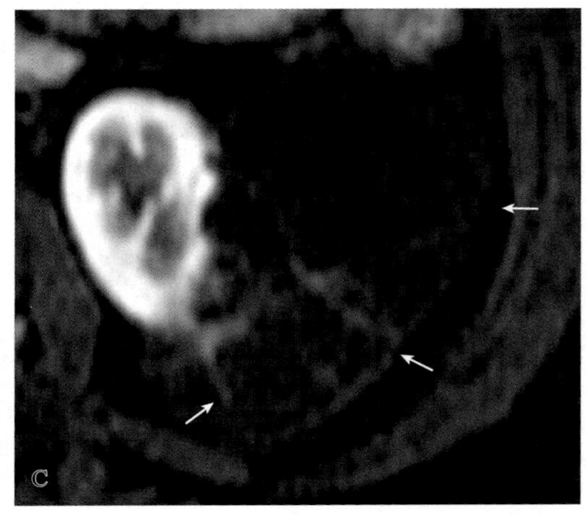

图3-36　磁共振成像扫描显示无法通过成像区分良性与恶性多房囊性肾肿物。A. T_2加权扫描显示双侧囊性肾肿物＞ 4个分隔。右肾中的小肿物（箭）是肾细胞癌，左肾中较大的肿物是囊性肾瘤，即良性肿瘤。成像功能难以区分。B.增强扫描显示小囊性肾细胞癌（箭）具有多个薄增强隔膜（Bosniak Ⅲ）。C.增强的图像显示左肾中这种较大的囊性肾瘤（箭）的相同特征

缺乏其他异常外，这一点有力地提示了LRCD的诊断。

5.肾脓肿　肾脓肿通常是由于肾盂肾炎治疗不当，导致中央液化并形成一个离散的肾内脓肿。大多数肾脓肿患者在标准抗生素治疗肾盂肾炎后仍有的临床症状。尽管在常规肾盂肾炎的评估中通常不使用影像学评估，但在适当应用抗生素情况下，临床症状仍持续存在并且超过72h的肾感染应警惕肾脓肿的可能。CT是诊断肾脓肿的最佳方式，因为一些小脓肿在超声下是无法检测到的。可见的脓肿，在超声下表现为厚壁囊性肿物（表3-13），病变通常具有混合回声，和单纯囊肿相比较少的回声穿透。脓肿在CT下显示呈圆形、边界清晰、中心液化的低密度肿物（图3-37）。如果病变超出肾包膜通常可以看到一个较厚的囊壁，同时存在肾周炎性病变，包括出现间隔增厚和肾周积液。注射造影剂后，脓肿周围有大量的边缘强化。偶尔，脓肿内出现气体成分可以明确诊断。肾脓肿如果＞3cm，通常需要经皮穿刺引流结合全身抗生素治疗。如合并输尿

表3-13　肾脓肿的特征

肾脓肿的特征
感染的临床证据
低回声的超声穿透比囊肿更少
厚壁，CT上有边缘增强
肾周炎症改变
囊壁增强

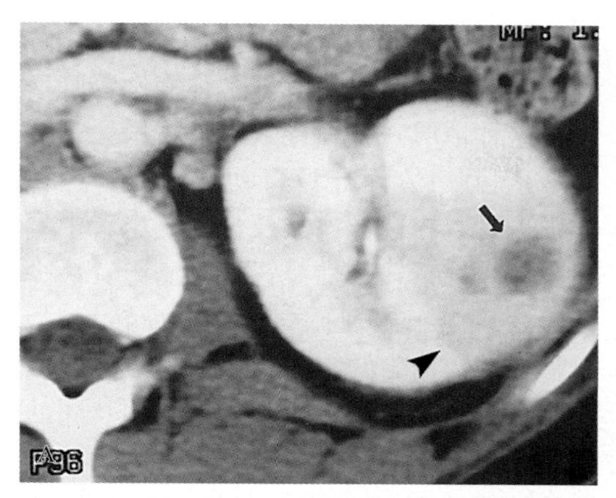

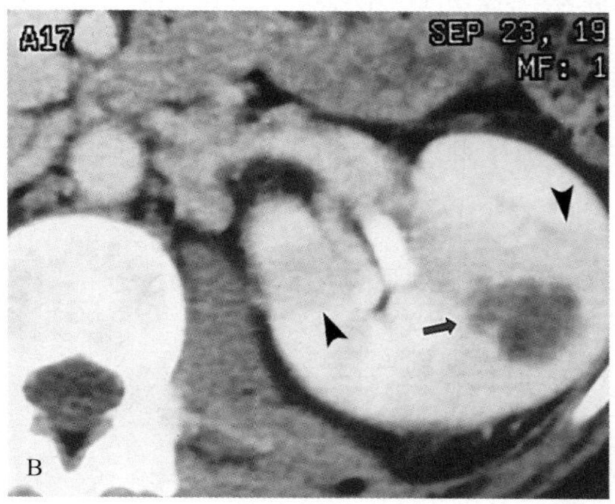

图3-37 肾脓肿的计算机断层扫描（CT）。两个连续的CT断面通过左肾脓肿（箭）。这种囊性肿物非常不规则，并且肾脏表现出许多与肾脓肿相关的典型肾盂肾炎的不均匀增强区域（箭头）

管梗阻需同期处理，以改善肾血流和让抗生素作用于肾实质。

6.*局灶性黄色肉芽肿性肾盂肾炎* 压迫性或局灶性XGP是由肾脏的一处病灶引起的。通常，XGP发生于慢性感染性结石疾病和泌尿系统感染（表3-14）。所有种类的XGP在女性患者中更常见，在某些患者中载脂细胞向周围浸润并替代正常组织。因此，可能形成炎症性肾脏肿物并与恶性肿瘤表现类似。在这些患者中至少有80%可以发现同侧肾结石。XGP形成的炎症肿物无功能，但注射造影剂后可能会出现一些增强。慢性尿路感染的病史是此病特点，可能提示这些肿物的成因。局灶性XGP的诊断无典型影像学特征。在超声下，由于大量的含有脂质的巨噬细胞构成肿物，肿物可能会出现强回声。在CT上，局灶性XGP表现为非特异性的实性或囊性肾肿物，常与肾结石相关（图3-38）。肾周炎性改变常与XGP共存。典型的病史和上述影像学特征可提示术前局灶性XGP的诊断。这些病变是不可逆的，最好用保留肾单位手术进行治疗。

表3-14 局灶性黄色肉芽肿性肾盂肾炎的特征

中年女性患者反复发作尿路感染
局灶性功能减退肾脏肿块
基于感染的结石很常见

7.*肾转移癌* 很少发生孤立性肾转移灶或孤立性肾淋巴瘤灶。在已知肾外恶性肿瘤的患者中，通常需要经皮穿刺活检或手术活检来区分RCC与单发转移。大多数肾转移灶的来源是乳腺癌、肺癌或胃肠道癌，或恶性黑素瘤。此外，淋巴瘤通常

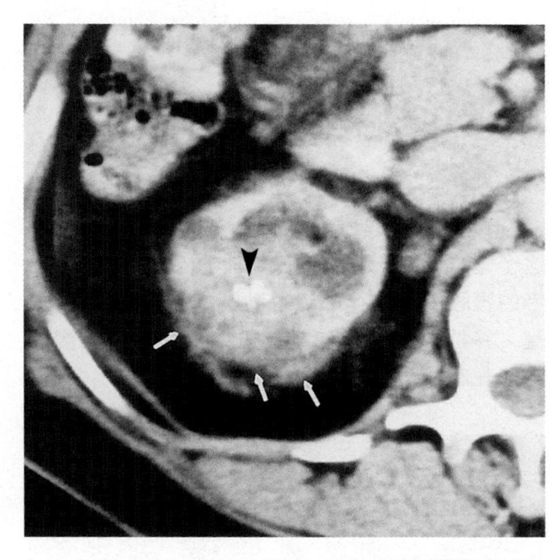

图3-38 局灶性黄色肉芽肿性肾盂肾炎。这种存在慢性尿路感染的老年妇女的增强CT显示右肾上极的不均质肿块（箭头）。一块结石（箭）位于这个肾脏肿块中心。肾周筋膜明显增厚

累及肾脏，但真正的原发性肾脏淋巴瘤是极为罕见的。累及肾脏的大多数淋巴瘤患者在其他部位已明确存在广泛的淋巴瘤转移（表3-15）。淋巴瘤累及肾脏约占所有淋巴瘤患者的5%。由于淋巴瘤会沿着淋巴管生长，它有可能直接从腹膜后扩散到肾窦（图3-39）和肾周间隙（图3-40）同时侵犯肾实质。

淋巴瘤累及肾实质有3种类型：孤立性肿物、弥漫性浸润和多发性实体肿物。淋巴瘤的肾转移最常见的表现是肾内出现多个均匀的实质性肿物（图3-41）。肾淋巴瘤的第二常见的表现是弥漫性肾脏增大。这种情况一方面导致肾体积增大（图3-42），另一方面导致肾功能减退。这种表现也可以在白血病累及肾脏的患者中看到。孤立性肾转移灶是肾淋巴瘤患者最少见的表现。当出现孤立肾淋巴瘤转移时，通常表现为均匀的实性肿物，类似RCC。

淋巴瘤转移的3种表现有一些共同的特点。在横断面影像学研究中，肿物是实性的，通常是均匀的，与许多富血供的RCC不同，它们强化不明显。无论淋巴瘤在肾脏中如何分布，超声表现通常是典型的。由于淋巴瘤是由密集的均质肿物单克

表3-15 肾淋巴瘤的特征

通常伴有全身性淋巴瘤
通常双侧
多病灶、弥散性或聚集灶
低回声并且可能具有穿透的回声
常伴有大量淋巴结肿大

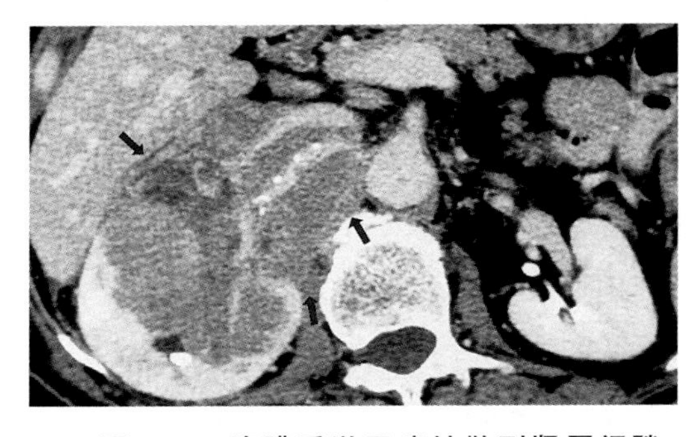

图3-39 腹膜后淋巴瘤扩散到肾周间隙。这个增强CT显示的是来自非霍奇金淋巴瘤患者的腹膜后肿物已邻近主动脉（箭），包裹肾血管，并扩散到肾窦和肾实质中。这是淋巴瘤的典型表现

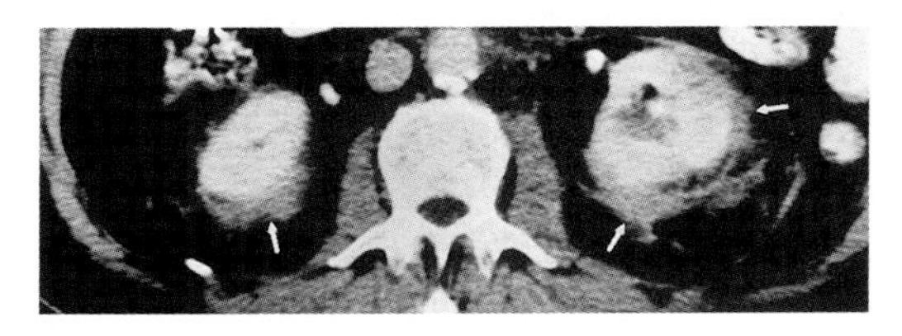

图3-40 来自淋巴瘤的肾周间隙受累。增强CT扫描显示包裹两个肾脏的不规则软组织肿物（箭）。肾周间隙是淋巴瘤转移的最佳区域

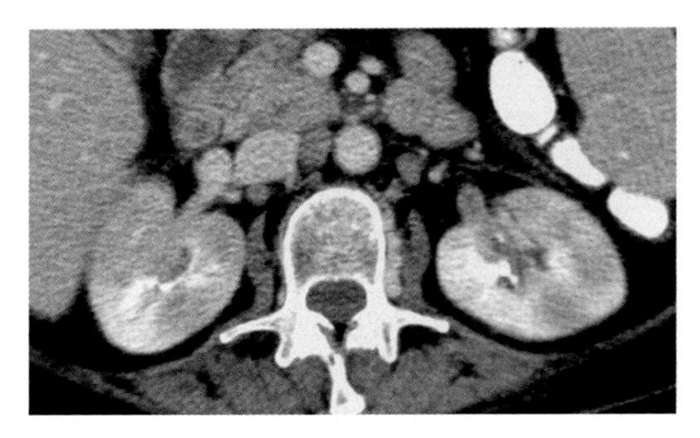

图3-41 增强CT扫描显示多灶性肾淋巴瘤具有多个不强化的双侧均质浸润肿物，肾脏外形并未发生变化。这些特征是瘤转移性肾脏淋巴的典型特征

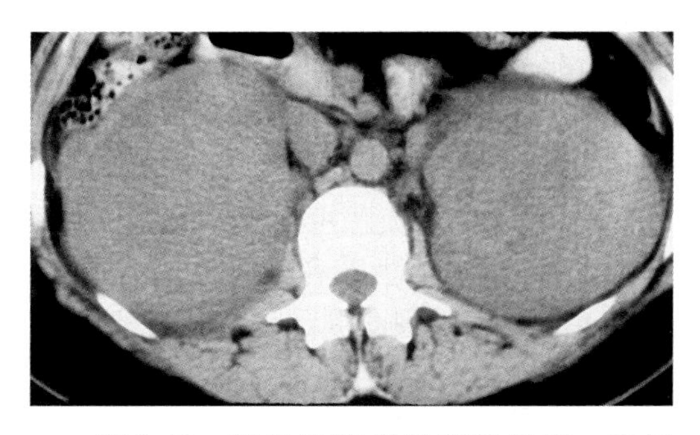

图3-42 淋巴瘤弥漫性浸润肾脏。平扫CT显示继发于淋巴瘤浸润的两个肾脏的肾脏体积增大。肾脏间隙是均质的，失去了正常的解剖结构

隆细胞的增殖形成，其超声下表现通常是均匀的、低回声的或无回声的，没有强回声。这种超声表现与具有相似特征的囊肿易于鉴别淋巴瘤的声波穿透性更强，随着淋巴瘤的生长，它们通常会随着内部组织坏死而变得更加混杂。在任何情况下，肾淋巴瘤往往伴有腹膜后淋巴结肿大。在出现巨大淋巴结合并孤立肾肿物的患者中（图3-43），应首先考虑淋巴瘤，而不是RCC。巨大的淋巴结肿大在肾癌中少见。无论如何，通过影像学检查在术前诊断淋巴瘤都是不可靠的，需要穿刺活检病理明确诊断。

8.*血管平滑肌脂肪瘤* AML非常重要，因为它是少数的可以单纯根据影像学特征（表3-16）诊断的肾肿物之一。AML

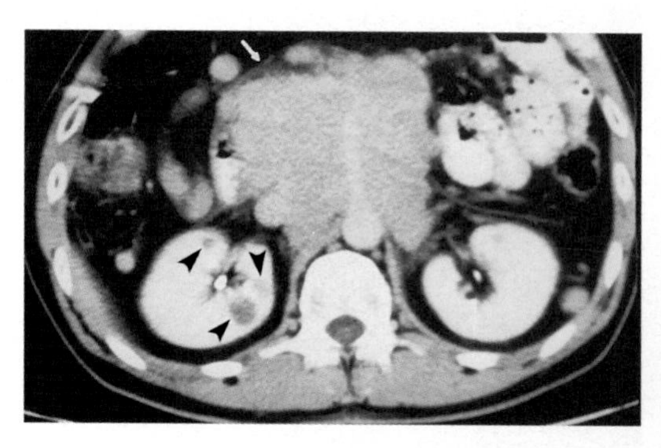

图3-43 伴有肾转移的大量腹膜后淋巴结肿大。这种对比剂注入的计算机断层扫描显示由淋巴瘤引起的多个均质肾肿块（箭头）。此外，还有大量腹膜后淋巴结肿大（箭）。这种程度的淋巴结病是非常典型的淋巴瘤，其存在意味着肾脏肿块的病因

表3-16 血管平滑肌脂肪瘤的特征

80%为成年人（通常是女性），好发于40岁和50岁的患者
结节性硬化症患者占20%
边界清楚的，高回声的肿块
脂肪，甚至少量的，通过CT诊断
动脉瘤的动脉瘤新生血管
如果<4 cm，不太可能出血

并不罕见，大多数是无症状偶发的。约80%的AML发生在中年人、女性多见。在这些人群中，肿物通常很小，是孤立的、无症状的。其余20%的AML患者有TS，这是本章后面详细描述的一种综合征。在这些患者中，肾AML是相当常见的，在约80%的病例中出现。这些患者中的AML通常是多发且双侧生长，肿物较大并常引起症状（图3-22）。与TS相关的AML通常40岁前检测到，比单独的与TS无关的AML发病更早。

虽然AML可能引起症状，但它们是良性的错构瘤。病理学上，错构瘤是一种正常组织异常增生的病变。AML由不同比例的血管样、肌样和脂质成分组成。一些AML富含较多的血管样成分（它们是富血供的）。通常，在为AML供血的动脉中出现小动脉瘤（图3-44），这一发现提示AML的诊断，但它也可以发生在包括RCC的其他肿瘤中。动脉瘤易导致AML

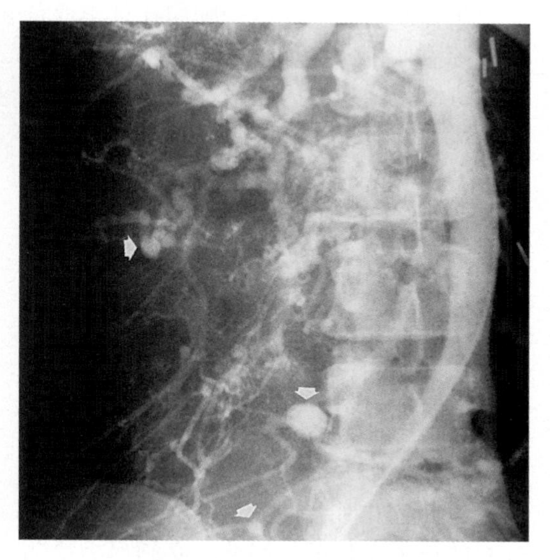

图3-44 富血供的血管平滑肌脂肪瘤（AML）的供血血管上有动脉瘤。这名患有结节性硬化症的患者右肾有巨大AML。该动脉造影显示在几个供血血管上的弥漫性新生动脉瘤（箭头）。这种血管造影图像是典型的AML

患者自发性出血，出血可能是大量的甚至危及生命。当AML压迫相邻结构时，可能会引起一些压迫相关症状。

由于大多数AML是偶然检测到的，已经有共识明确哪些病变需要预防性栓塞或切除。一般认为，直径＜4 cm的AML很少有症状，可每6～12个月应进行超声评估。直径＞4cm的AML会增加出血风险，需要被栓塞或手术切除。如果AML不适合于肾单位保留手术或栓塞，可以进行超声监测，当AML增大或内部成分发展为复杂结构，这时需进行肾切除术。

在影像学诊断AML中，瘤内脂肪是诊断的重要特征。至少95%的AML含有可通过薄层CT或MRI检测到的脂肪。在肾脏中出现肿物内的脂肪（图3-45）被认为是AML的诊断标志之一。支持AML诊断的其他特征包括肿瘤内有扩大的或合并动脉瘤的血管。已有关于RCC、肾母细胞瘤和嗜酸细胞瘤瘤内合并脂肪的病例报道。在一些情况下，这些肿瘤在肾窦或肾周间隙吞噬脂肪，而不是像AML一样包含脂肪作为肿瘤的内在成分。脂肪肉瘤很少发生于肾包膜，其主要成分为成熟脂肪。除了罕见的病例，这些肿瘤通常发生在年龄较大的患者，在诊断时肿瘤体积非常大，并且集中在肾包膜或肾周间隙，而不是像AML一样在实质内。这些肿瘤可能导致肾脏移位或压迫肾脏，且是内部少见大血管或动脉瘤的乏血供肿瘤。这些肿瘤相对罕见，大多学者认为肾肿瘤内含有脂肪成分应作为诊断AML的影像学标准。是否检测瘤内脂肪是唯一能鉴别AML与RCC的放射学特征。因此，必须尽力检测肾小块脂肪的病灶，排除非特异性影像学特征，从而对小的并且无症状的AML患者避免不必要的手术。薄层（＜2.5 mm）平扫CT扫描优化了瘤内脂肪的检测。在

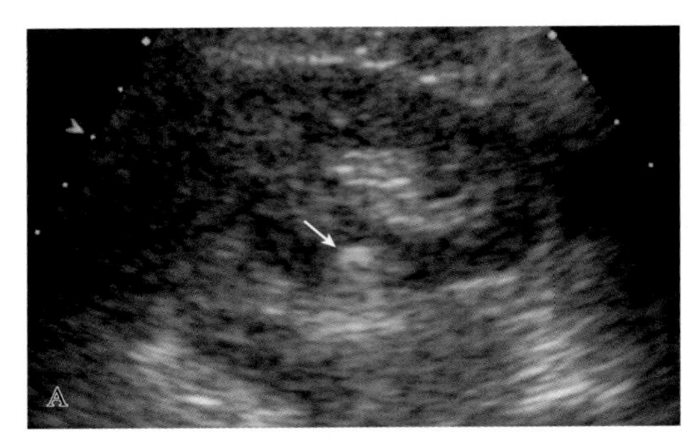

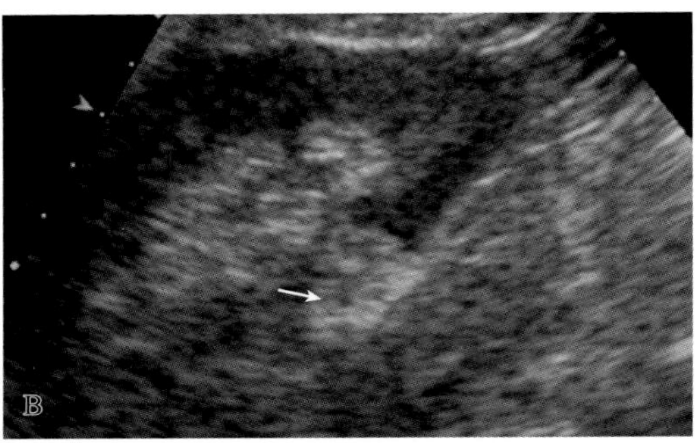

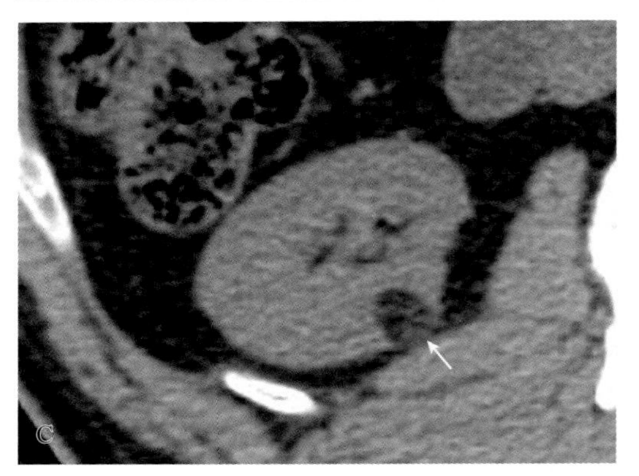

图3-45　血管平滑肌脂肪瘤（AML）的超声检查和计算机断层扫描（CT）。A.横向超声图像显示高回声右肾肿物（箭）。这可能是AML或肾细胞癌。B.纵向超声图像确认了高回声肿物（箭）。C.平扫CT显示的肿物（箭），其CT值−66HU，指示瘤内脂肪，是良性的AML

诊断困难的情况下，在一个感兴趣的区域进行CT像素映射（图3-46），其表现有助于确认在肿瘤中存在的少量脂肪。通过像素映射，3～6个连续区域的平均HV低于10 HU，提示瘤内脂肪和AML的诊断。

MRI也可以用来检测肾肿瘤中的脂

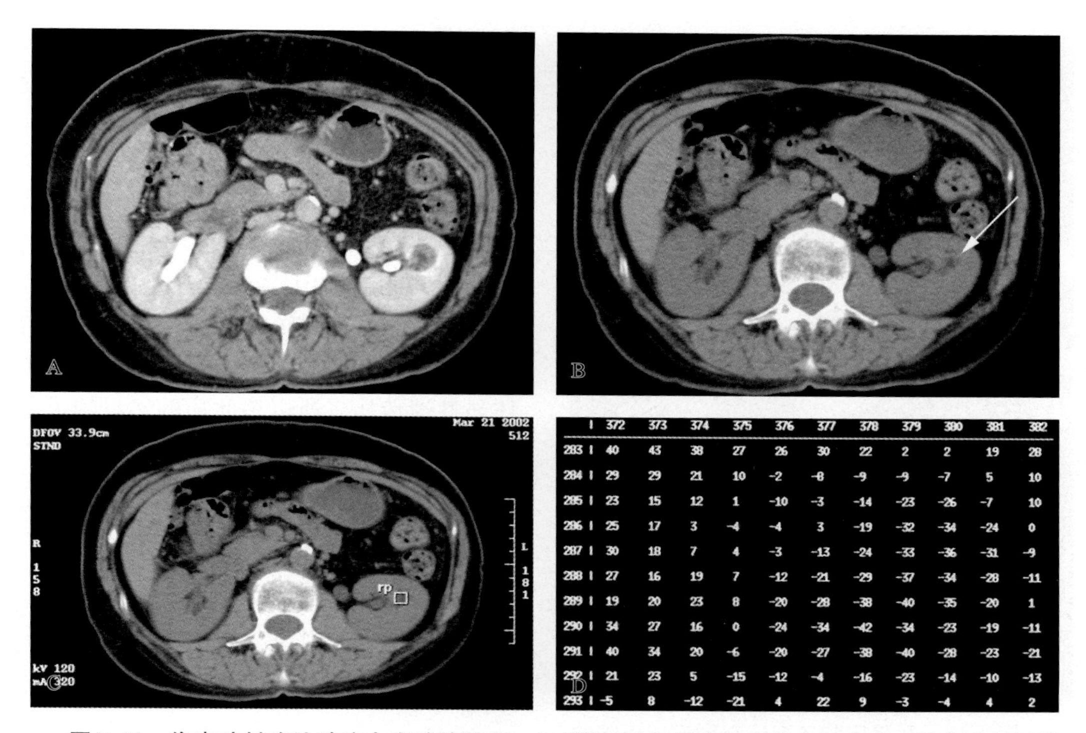

	372	373	374	375	376	377	378	379	380	381	382
283	40	43	38	27	26	30	22	2	2	19	28
284	29	29	21	10	-2	-8	-9	-9	-7	5	10
285	23	15	12	1	-10	-3	-14	-23	-26	-7	10
286	25	17	3	-4	-4	3	-19	-32	-34	-24	0
287	30	18	7	4	-3	-13	-24	-33	-36	-31	-9
288	27	16	19	7	-12	-21	-29	-37	-34	-28	-11
289	19	20	23	8	-20	-28	-38	-40	-35	-20	1
290	34	27	16	0	-24	-34	-42	-34	-23	-19	-11
291	40	34	20	-6	-20	-27	-38	-40	-28	-23	-21
292	21	23	5	-15	-12	-4	-16	-23	-14	-10	-13
293	-5	8	-12	-21	4	22	9	-3	-4	4	2

图3-46　像素映射确认肿瘤内脂肪的诊断。A.增强CT扫描显示左肾中具有中心低密度的肿块。在增强扫描中，很难确定低密度中心是液化坏死还是脂肪，液化坏死表明肿瘤内恶性，脂肪表明肿瘤内良性。在平扫CT扫描中，与（A）处于相同层面，显示左肾中的低密度区域（箭）。在平扫CT扫描中，明显比肾实质更暗的低密度区域提示了脂肪细胞的存在。C.在相同层面的平扫CT扫描中，将光标放置在肿瘤的低密度区域上以获得指定区域的像素图。D.表示（C）中所示的关注区域中的像素的HU在−20和−100的三个连续的HV单位测量值表明存在脂肪并确认该患者的血管平滑肌脂肪瘤的诊断

肪。比较T_1加权图像上压脂和非压脂图像序列，对于检测脂肪成分非常敏感。脂肪在标准T_1加权图像上是亮的，并且信号会随着脂肪抑制而明显降低（图3-47）。这将脂肪与其他T_1图像明亮的T_1物质区分开来，如血液和富含蛋白质的液体，这些成分信号不受压脂序列影响（图3-47）。其他提示AML的MRI特征与RCCS重叠，因此没有特异性诊断价值。这些特征包括T_2加权图像上的低信号和注射Gd的低强化。

最后，重要的是认识到AML可能随着时间的延长而增长。因此，一旦通过CT或MRI确认瘤内脂肪，如果不切除AML，应进行超声随访。在4年或更少的观察期内，约1/4＜4cm的AML会增大。在同样的观察期间，高达50%的大体积AML将会增大。AML增长在有TS的患者中比在没有TS的患者中进展更快。虽然AML通常生长很慢，但不能根据初始成像特征来预测生长速率。即使在无症状的患者中，快速生长的AML的不断生长可能需要进行预防性切除。

不到5%的AML不含或含极少的脂肪，通过成像技术难以检测。通过影像学检查，这些肿瘤与RCC难以区分。其他AML少见的影像学表现包括侵犯肾静脉和下腔静脉，以及淋巴结转移。这通常表

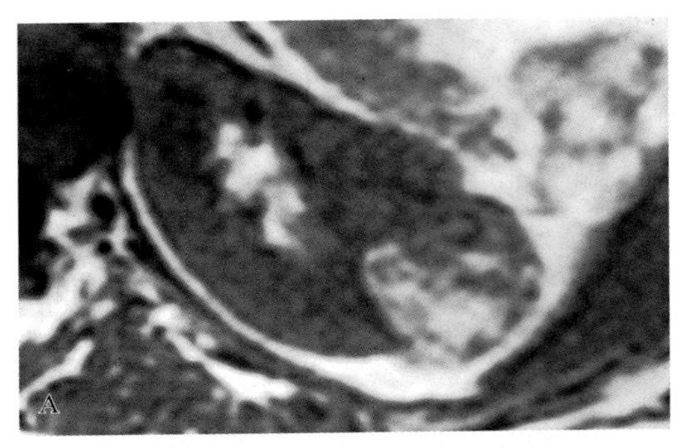

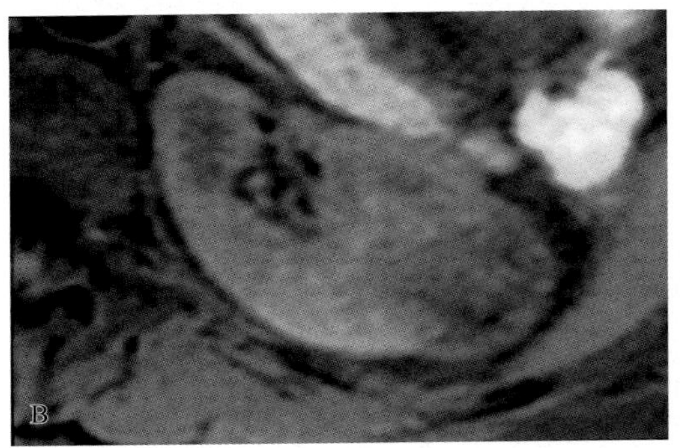

图3-47 利用压脂序列诊断肿瘤内脂肪的磁共振成像。A. T_1加权图像显示左肾中的不均质外生肿物，内部区域为亮信号。B.压脂T_1加权图像显示在肿瘤内和周围腹膜后脂肪的高信号被抑制，诊断AML

明AML是罕见的上皮样亚型，具有侵袭样生长特性，通常需要切除进行治疗。这些表现在RCC中更常见，也可能使AML误诊。

（二）多发性膨胀性肾肿物

多发原发性肾脏肿物（表3-17）与单发性肾肿物有相似的表现。其他相关临床特征，如某些特定合并症，往往能帮助明确诊断。

1.囊肿　多发性单纯性肾囊肿常见于老年患者。这些囊肿通常是偶然发现的，没有临床意义，通常与肾功能不全无关。这些病变的影像学特征与之前描述的单纯孤立性肾囊肿的影像学特征相同。

在年轻患者中检测出大量单纯性囊肿提示可能存在最常见的常染色体显性多囊肾病（ADPKD）。ADPKD患者通常发病年龄为30—40岁，常合并临床症状如侧腹痛、肾盂肾炎、血尿、尿路结石、高血压或肾功能不全。无数大小不等的肾囊肿可沿肾单位向囊肿的任何方向发展，ADPKD的可以用US、CT（图3-48）或MRI进行诊断。CT对ADPKD的检出可能比US更敏感。因为ADPKD是常染色体显性遗传病，所以患此病的父母的子女

表3-17　多发性肾肿物相关疾病

多发性肾肿物相关疾病
常见
特发性单纯囊肿
获得性透析囊性病
ADPKD和其他遗传性皮质囊性疾病
少见
冯希佩尔-林道病
淋巴瘤
RCCs
转移
结节性硬化症
家族性乳头状RCC综合征
罕见
Birt-Hogg-Dube综合征
髓质囊性病
嗜酸细胞瘤
脓肿

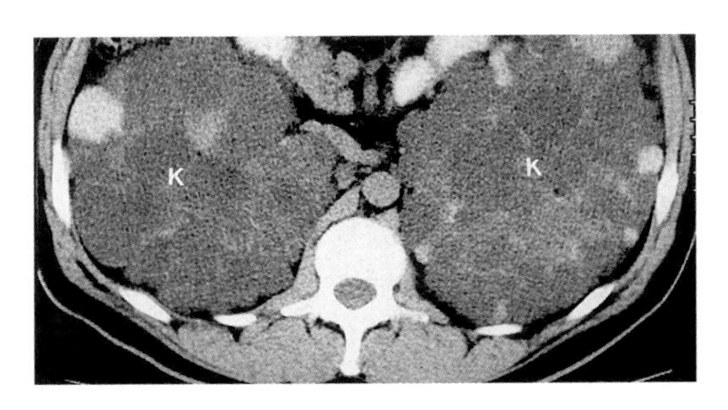

图3-48　常染色体显性多囊肾病（ADPKD）的计算机断层扫描（CT）。平扫CT扫描显示两个肾脏（K）弥漫性增大。正常肾实质完全被肾囊肿替代。这些囊肿部分为高密度，表明出现内部出血或者含有蛋白质内容物。该图案是典型的高级ADPKD

有50%概率患此病。这种疾病具有很高的外显率；也就是说，几乎所有遗传有ADPKD基因的人都有这种疾病。

已经制定了ADPKD的诊断标准，应在临床症状出现前，对具备遗传风险的人群进行筛查。如果在30岁以下的高危人群中显示2个或2个以上的肾囊肿，ADPKD应疑似诊断。在30—60岁的高危患者中单个肾中存在2个或2个以上的肾囊肿提示ADPKD诊断明确。年龄超过60岁的患者单侧肾有4个或以上可检测的肾囊肿提示ADPKD诊断明确。在这些患者中，肾恶性肿瘤的风险并没有增加。然而，肾外异常是非常常见的。其他腹部脏器囊肿最常见；50%以上的患者在肝脏中存在单纯囊肿（图3-49）。囊肿的少见部位是胰腺、附件、脾脏、肺脏。这些患者中有15%的患者在其中枢神经系统循环中合并动脉瘤。此外，ADPKD患者的瓣膜性心脏病和主动脉狭窄的发生率似乎也有所增加。

当囊肿主要集中在肾髓质，肾皮质完整，这提示为髓质囊性疾病，其特点是进行性肾功能不全。另一种相似疾病是幼年性肾功能减退症，通常在儿童期或青少年期发展。这些相关疾病会发生进展性肾小管萎缩最终导致不可逆的肾衰竭。

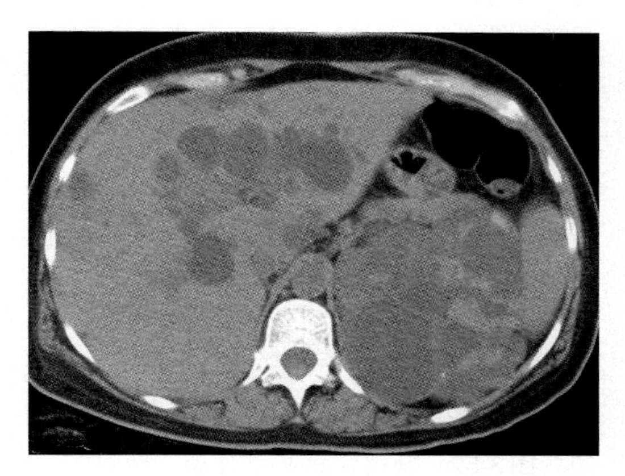

图3-49　伴有肝脏受累的常染色体显性多囊肾病。存在广泛的肾囊肿。在这些患者中常见的是，在肝脏中也存在许多单纯囊肿

多发性单纯肾囊肿和多种畸形综合征相关。其中一些在表3-18中列出。

2. 多发肾肿物：囊性和实性　一些疾病与肾肿物和肾囊肿的发生发展有关。这些包括VHL病、透析后获得性囊性疾病和TS。

（1）VHL病：40%的VHL患者合并RCC。其中约3/4发展为多灶性RCC。此外，高达75%的VHL患者有单纯的肾囊肿。较为特殊的是，这些患者还出现中枢神经系统的血管母细胞瘤（图3-50）。这些是生长缓慢的小脑或脊髓良性肿瘤。合并视网膜血管瘤是VHL病的另一特征。多发性RCC和单纯肾囊肿并存（图3-51）强烈提示VHL的诊断。此外，多发性胰腺囊肿和胰腺囊性肿瘤在VHL患者中发病率高达50%。这些胰腺囊肿在胰腺内广泛分布，取代了大部分正常胰腺组织。部分病人胰岛功能受损而导致糖尿病。胰腺囊肿在其他肾脏相关疾病中不常见。胰腺囊肿可发生在ADPKD患者，但囊肿在肾脏和肝脏几乎总是伴随出现。肾囊肿合并胰腺囊肿强烈提示VHL而不是ADPKD。VHL患者在其他腹腔脏器中也可能发生单纯囊肿，包括肝脏和脾脏。VHL患者可能合并的其他肿瘤包括嗜铬细胞瘤、肝腺瘤、胰腺癌、胰岛细胞瘤、胰腺微囊腺瘤和附睾乳头状囊腺瘤。其中，嗜铬细胞瘤是最常见的，出现比例高达15%。50%～80%合并嗜铬细胞瘤的VHL患者会有多发性、双侧性和肾上腺外的嗜铬细胞瘤。

（2）透析后获得性囊性疾病：高达7%的长期透析患者会发展成RCC。RCC的发展通常伴随着肾脏囊性疾病的发展（图3-52），这与肾功能不全和长期透析相关。目前观点认为发育异常的细胞形成了这些获得性囊壁并最终发展为RCC。透析患者的RCC（图3-53）的影像学特征与其

表3-18 与多发性肾囊肿相关的综合征

Acro-renal-mandibular综合征
Apert综合征
Beckwith-Wiedemann综合征
Brachmann-de Lange综合征
Caroli综合征
Cerebrocostomandibular综合征
Chondrodysplasia punctata
先天性风疹
Cutis laxa
13号染色体的长臂缺失
DiGeorge综合征
10号染色体的长臂重复
10号染色体的短臂重复
Ectromelia-ichthyosis综合征
Ehlers-Danlos综合征
Elajalde综合征
Goldenhar综合征
Goldson综合征
Hajdu-Cheney综合征
窒息性胸部营养不良（Jeune综合征）
Kaufman-McKusick综合征
Laurence-Moon或Bardet-Biedl综合征
Lissencephaly综合征
Mainzer-Saldino综合征
Marden-Walker综合征
Meckel-Gruber综合征
Miranda综合征
肌强直性营养不良
Nail-patella综合征
Noonan综合征
Oculorenal综合征
Oral-facial-digital综合征，1型（Gorlin综合征）
Roberts综合征（pseudothalidomide综合征）
Schwartz-Jampel综合征
Senior-Loken综合征
Simopoulos short rib-polydactyly综合征
球形红细胞增多症
易位综合征
三倍体
13-15三体（三体D）（Patau综合征）
16-18号三体（三体E）（Edwards综合征）
21三体综合征（唐氏综合征）
结节性硬化症
特纳综合征
von Hippel-Landau病
Zellweger综合征（脑血管综合征）

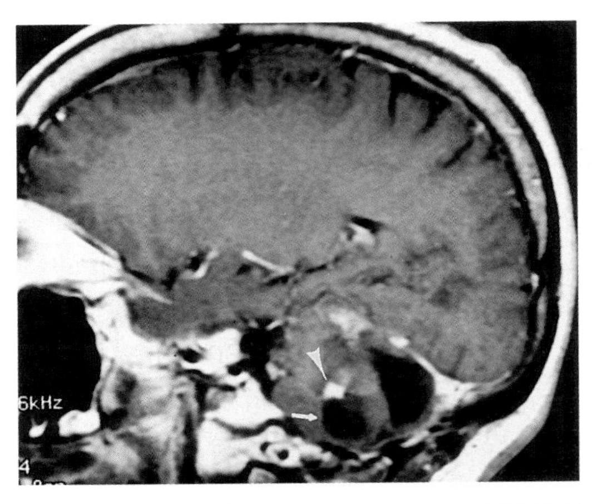

图3-50 患有von Hippel-Lindau病的患者的小脑血管母细胞瘤。该矢状位磁共振成像扫描显示小脑中囊性肿物（箭头）。这个肿物中有一个高信号壁结节（箭）。这是血管母细胞瘤的典型特征

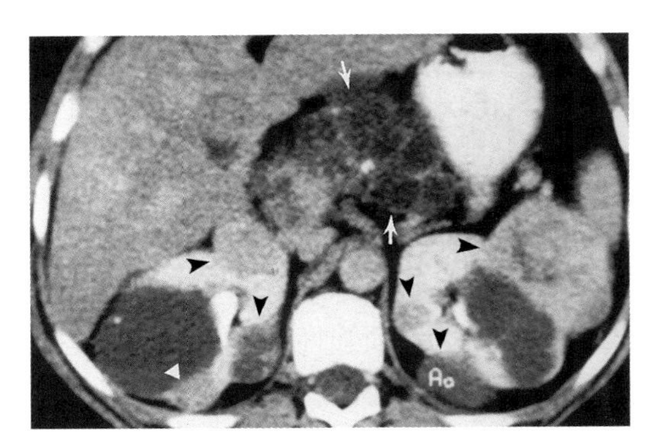

图3-51 患有von Hippel-Lindau病（VHL）的患者的肾细胞癌，囊肿和胰腺囊肿。增强CT扫描可见许多胰腺囊肿（箭）。肾囊肿与多发性RCC并存（箭头）。这种多发的病灶是VHL的典型特征

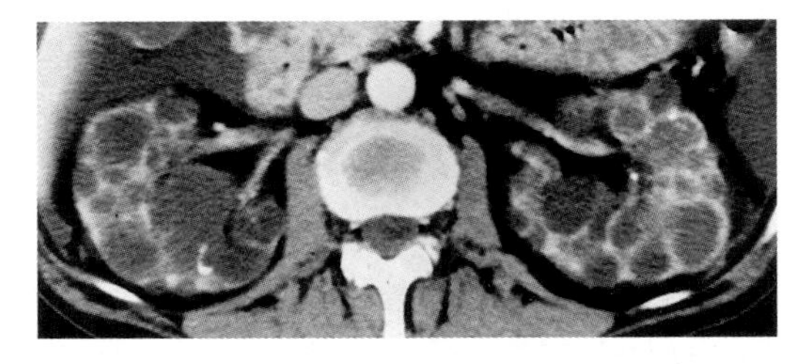

图3-52 获得性透析囊性病。增强CT扫描显示两个肾脏弥漫分布着无数单纯囊肿。该患者从血液透析开始后形成这些囊肿

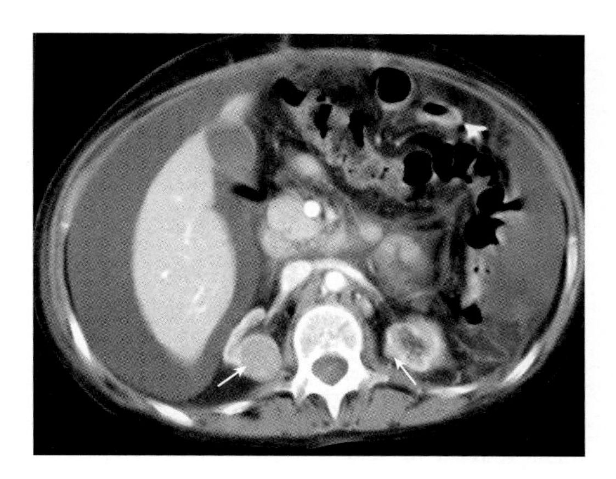

图3-53　长期透析性患者的肾细胞癌（RCC）。增强CT扫描显示双侧肾脏肿块（箭），在延迟图像（未显示）上延迟增强＞20HU，与RCC一致。由于慢性肾功能不全，肾脏严重萎缩，并且存在来自腹膜透析的透析液

他RCC的相同。由于长期透析对肾脏的影响和肾囊肿的形成使得RCC不易于被发现。通常需要细致的扫描技术和对比增强的CT或MRI。在这些患者中出现的大多数RCC具有较低的转移潜能。由于这些RCC的低度恶性潜能和透析患者的预期寿命有限，手术治疗这些RCC的临床意义一直受到质疑。作者认为，由于这些肿瘤的临床发展过程是不可预测的，除非患者的预期寿命非常有限，否则应进行肾切除术或肿瘤消融技术。

（3）结节性硬化症：TS相关的肾脏异常之前已有描述。其中，80%的患者发生肾AML，通常是多发性和双侧性。AML可以与TS患者的肾囊性疾病共存。通常在幼年诊断TS的这一个亚组中，患者合并许多肾囊肿（图3-54）而没有肾AML。这些肾脏的影像学表现与ADPKD类似，但并非家族遗传性的，而TS的其他特征通常存在。此外，这些患儿的肾脏囊性变程度往往大于同年龄的ADPKD患者。

TS是常染色体显性遗传性疾病，患者通常有皮脂腺腺瘤、癫痫发作和精神发育迟滞的临床三联征，但三联征可能不同时存在。皮脂腺瘤是一种多发性疣状病变，发生于颧骨分布于面部。TS患者的癫痫发作和智力低下通常是由脑错构瘤导致的中枢神经系统损害引起的。在中枢神经系统成像中表现为脑室周围的钙化（图3-55）。这些错构瘤很少恶变为巨细胞星形细胞瘤，这也是TS患者的特征。TS患者的RCC风险增加。其他表现包括褪色

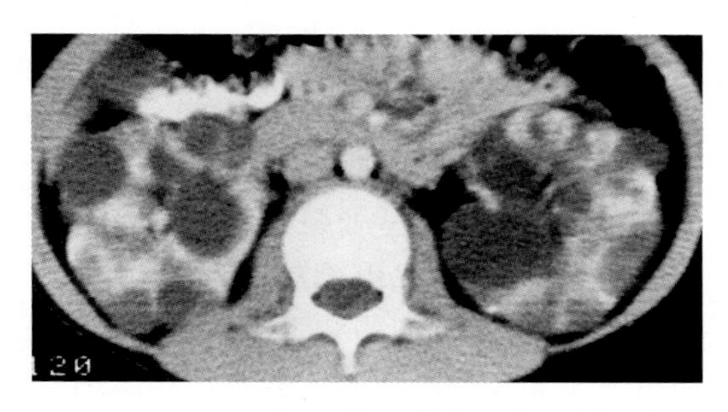

图3-54　一例患有结节状硬化症的8岁儿童的肾囊性疾病。增强CT可见双肾多发单纯囊肿。未检测到血管平滑肌脂肪瘤。在患有结节性硬化症的一部分患者中，有与多囊肾病相似的肾脏表现

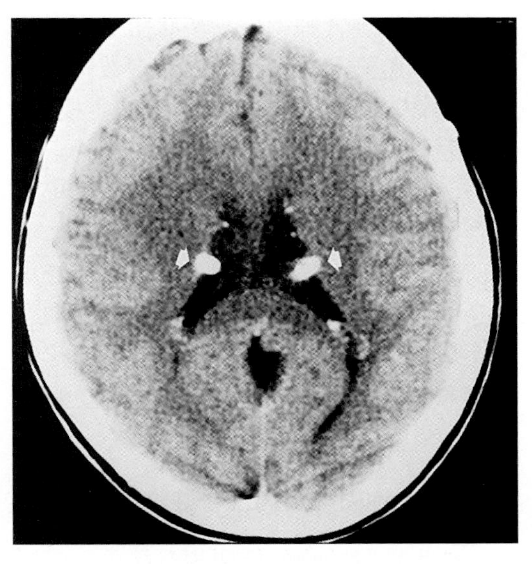

图3-55　结节性硬化症患者钙化的脑室周围错构瘤。平扫CT可见在结节性硬化症患者中观察到的典型钙化脑错构瘤的脑室周围钙化（箭头）

皮肤病变即沙棘皮、心脏横纹肌瘤和横纹肌肉瘤、多发性骨髓瘤和肺淋巴管平滑肌瘤病。这种特殊的肺异常导致肺间质病变标志物上升，出现反复性乳糜性胸腔积液和反复性肺气肿。虽然TS罕见，但其多样性特征使得多种影像检查变得更有意义。

3.其他多发性肾肿物　多发性球形肾肿物的其他相关疾病包括多发性肾癌、转移瘤、淋巴瘤、多发性脓肿和多发性嗜酸细胞瘤。这些疾病较为罕见。除了在VHL病、其他RCC综合征或透析后获得性囊性疾病中，2%的RCC患者会出现多发性肾肿物。在这些亚组中，多发性RCC更常见。在乳头状RCC患者中发生多发性RCC的风险也似乎更高。多发性脓肿通常见于免疫抑制患者、静脉药物滥用者或是具有多发性脓栓的感染性心内膜炎患者。文献报道了多发性嗜酸细胞瘤的一些病例，其与多发性RCC几乎没有区别，大多数患者无特殊发病诱因，少数患者发病与Birt-Hogg-Dube综合征相关。术前影像学发现肾肿物中央星状瘢痕可对诊断嗜酸细胞瘤起提示作用。大多数肾转移为浸润性肿物，但一些表现为外生模式。结肠癌肾脏转移常表现为外生型肿物。通过与已知的原发性恶性肿瘤的一般病史相结合，可以对继发性肾肿瘤进行诊断。治疗前如需明确其病理组织类型，可行经皮肾穿刺活检。肾脏转移通常发生在晚期恶性疾病患者中，因此可能没有必要治疗肾脏转移灶。本章的下一节将讨论浸润性转移。

（三）地图样浸润性肾肿物

外生性肾肿物的检测相对简单，而浸润性病变通常更为复杂。在外生性肿物的早期，肾轮廓发生变化，但浸润性病变导致肾形态很少发生变化，使其早期诊断更加困难。此外，在各种浸润性病变中，影像学表现往往没有特征性病变，无法准确分类。

地图样浸润性肾脏肿物可能是单发的或多灶性的。一般来说，这些肿物是难以用标准的射线照相、尿路造影或US来检测的。除非CT扫描使用静脉造影剂，否则通常无法检测到。无论病变是哪种形态，这些病变通常不影响肾脏形态，因为病变和正常肾实质之间的界限难以区分。这些影像学特征与外生性肿物明显不同，这与浸润性肿物的组织学性质相关。不是所有的这些病变都是肿瘤，也有可能是水肿、出血或炎症。虽然这些病变的影像学特征可能提示某种疾病的可能性大，但依然无法完全确诊。

对这些患者谨慎使用经皮穿刺活检有两个主要原因。第一，这些病变大多是源于尿路上皮肿瘤，如TCC。这些肿瘤如果活检，有导致肿瘤肾外播散的可能。第二，细针穿刺活检可能会穿刺到非肿瘤性病变，无助于最终诊断。肾梗死、炎症和一些肾脏肿瘤，如淋巴瘤，难以通过细针穿刺或经皮穿刺活检确诊。因此，影像学特征及其诊断意义可能对这些患者的疾病治疗至关重要。

地图样浸润性肾脏肿物可分为三大类病变：浸润性肿瘤、炎性病变和梗死。当检测到这些病变时，相关临床信息对于确诊可能是至关重要的。

（四）浸润性肿瘤

浸润到肾脏实质的肿瘤，会沿着肾脏的组织结构生长，包括TCC、SCC、浸润性肾癌、肾髓质癌、肾淋巴瘤和一些肾转移癌。除了淋巴瘤和转移癌，这些肿瘤几乎总是孤立的和单侧生长的。来源于肾盂的尿路上皮肿瘤，包括TCC和SCC，有25%会扩散到肾实质。虽然大多数TCC

在集合系统中具有乳头状的、扩张性的生长模式，一旦这些病变侵犯肾实质，它们则出现浸润性生长。90%的尿路上皮肿瘤是TCC，其余10%是SCC。肾髓样癌、集合管癌和浸润性肾癌不常见。虽然只有TCC和SCC侵犯肾集合系统中，但当上述4种肿瘤侵入肾盏后，会出现相似的且难以鉴别的影像特征。典型的浸润性肿瘤的尿路造影结果包括管腔内充盈缺损（图3-56）或出血，并（图3-7和图3-56）出现肾盏截断的表现。在横断面成像中，TCC和SCC通常是软组织肿物（图3-56），位于肾窦内，有时会突入浸润肾实质。这些位于中央的肿瘤通常是多样的，但在不到2%的病例中包含钙化灶。肾窦的软组织成分消失，并侵犯邻近的实质。这种外观被描述为无面型肾脏（图3-57），并且类似于CT上显示的肾脏，具有重复的集合系统和肾实质分隔肾窦。这种表现在RCC中不常见。这种区别是很重要的，因为对于TCC和RCC的治疗方法是不同的。RCC的标准治疗是肾切除术，而TCC是切除肾输尿管全切除和同侧输尿管膀胱交界处的膀胱壁内段。

从放射的角度来说，SCC和TCC类似，这两个疾病通常是难以区分。SCC往往是一种侵袭性很强、生长快速的肿瘤。因此，顺序成像研究的快速进展有助于SCC的诊断。此外，SCC发生上皮细胞的上皮化生，从移行上皮转化为鳞状上皮。这通常是由肾结石引起的慢性炎症导致的。在多达50%的肾SCC病例中，影像学检查可见肾结石。因此，肾结石合并肾窦巨大占位并呈浸润生长提示SCC。

浸润性RCC是一种特殊类型的RCC。与TCC不同，浸润性肾癌发生并以肾实质为中心（图3-58）。但是，这些肿瘤往往生长到肾窦，使它们在放射学上与侵入性TCC或SCC难以区分。与SCC一样，

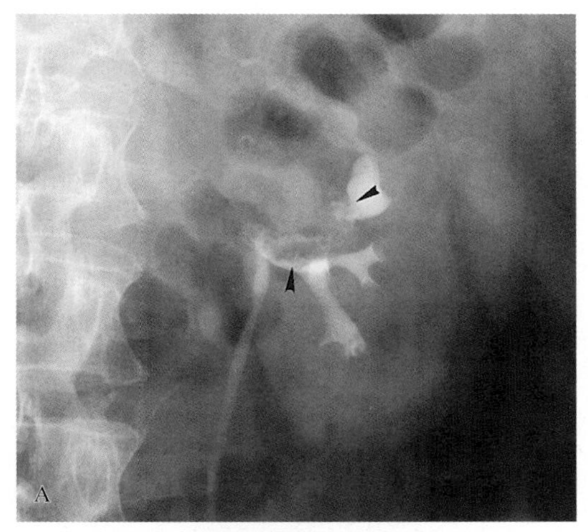

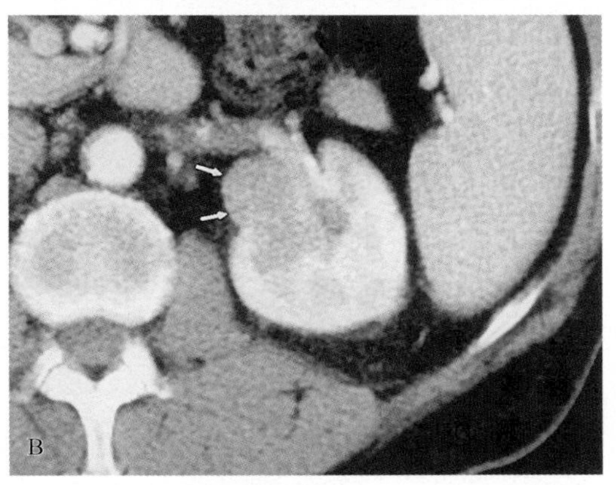

图3-56 移行细胞癌引起肾盏截断和肾盂充盈缺损。A.来自静脉尿路造影的左肾的锥形向下视图显示延伸到肾盂中的息肉状肿块（箭头）。上极肾盏是截断的。B.同一患者的增强CT显示以肾窦为中心的软组织肿块（箭）。在该水平肾窦不显示并且有邻近肾实质浸润

这些肿瘤往往很有侵袭性，预后差。有助于区分这些浸润性肾小管癌与其他浸润性肾肿瘤的一个特征是浸润性RCC通常是富血供的，而尿路上皮肿瘤、转移瘤和其他浸润性病变是乏血供的或无血供的。因此，如果一个孤立的肾浸润性病变显示为富血供或动脉期强化，它几乎可以肯定是浸润性肾癌，可以进行手术治疗。不幸的是，浸润性RCC与转移的发生率较高，预后较差。

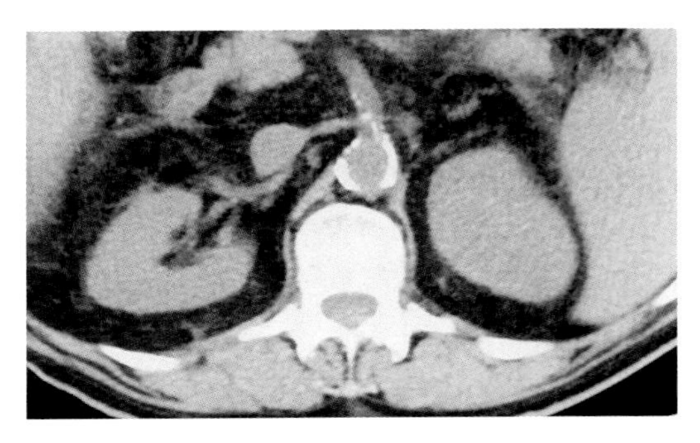

图3-57　移行细胞癌（TCC）广泛浸润左肾。增强CT显示TCC从左肾下极开始广泛浸润肾实质。这部分肾脏的肾上腺增大。肾脏具有“不显影”外观，丧失正常结构并且肾窦脂肪消失

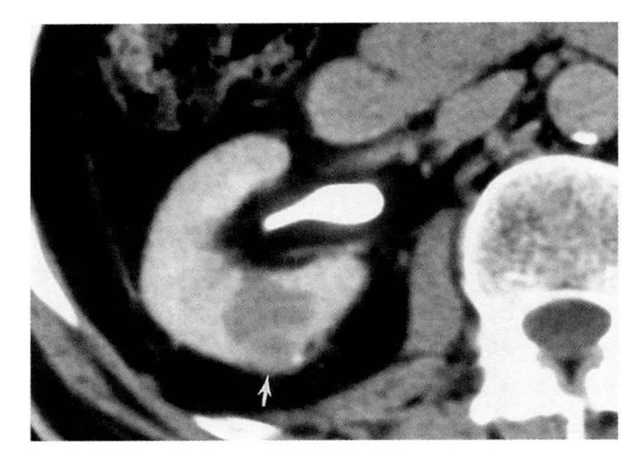

图3-58　浸润性肾细胞癌（RCC）。增强CT显示右肾的一个浸润的肿物（箭）。肿物位于肾实质内，邻近的肾窦正常。这些特征提示浸润性的RCC

肾髓质癌是一种少见的浸润性肾脏肿瘤。这种肿瘤最近才被仔细研究，并且似乎代表了一类新的肾肿瘤。该肿瘤起源于肾髓质的集合小管。与TCC、SCC和罕见的集合管癌一样，肾髓样癌可能起源于原始输尿管芽。然而，这种肿瘤有一些独特的病理和临床特征。它高发于40岁以下的年轻患者中。与镰状细胞（SC）性状高度相关，而与血红蛋白SC疾病区别较大。它在诊断时常表现为晚期转移性疾病，因此预后非常差，诊断后的平均生存时间小于4个月。在影像学表现上，与其他浸润性肾肿瘤不易区分。病变位于肾中央位置，在肾实质中呈现浸润性生长模式，并经常侵及肾窦，引起集合系统闭塞（图3-59）。与其相反的是，尿路上皮肿瘤在40岁以下的患者中是罕见的。因此，当在年轻患者中发现浸润性肾肿物时，应该注意患者的种族，因为现实中大多数的肾髓质癌患者是黑种人，并且应明确患者是否合并SC疾病，如果存在，这些临床特征强烈地提示肾髓质癌的诊断。

集合管癌（也称为贝利尼瘤，由于其来源于贝里尼导管的上皮细胞）与肾髓质癌有相似的影像学和临床特征。这些肿瘤具有浸润性，通常出现在晚期，预后差。它们常发生于肾实质与尿路上皮交界处的某个肾盏内，呈浸润性生长，并且好发于年轻人中。集合管癌和SC疾病之间没有已知的关联。

肾恶性淋巴瘤和肾转移癌在死于恶性肿瘤的尸检中并不少见。然而，它们在生活中通常不易检测到。不同于其他炎性肾肿瘤，这些肿瘤通常是多灶性的，通常伴有肾外转移的证据。通常有原发性恶性肿瘤病史。在5%的淋巴瘤患者中，尸检可见肾转移瘤。这些患者疾病进展迅速，出

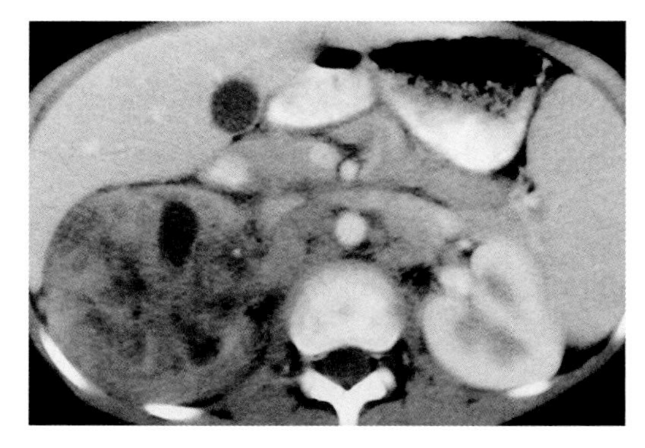

图3-59　肾髓样癌。这名10岁患有镰状细胞病的男孩被发现患有右肾髓质癌。在诊断时，存在广泛的骨和肺转移。在影像学上，该肿块呈不均质状态，位于肾窦和肾实质的交界处附近，并且主要向肾窦内浸润性生长

现肾转移表明疾病已达晚期。影像学显示，肾淋巴瘤通常表现为多发性结节（图3-41），可能通过血行途径扩散到肾脏。与原发性RCC相反，这些肾结节常常不易出现，密度均匀，并且很少包含钙化。不常见的是，肾淋巴瘤可以表现为弥漫性肾脏病变（图3-42），无局性病变。所累及的肾脏增大，但仍保持肾形。肾窦和肾周间隙受累（图3-39和图3-40），淋巴瘤扩散通常是广泛的。无论何种模式，肾淋巴瘤在至少50%的病例中是双侧的。腹膜后淋巴结肿大（图3-43）常与肾淋巴瘤共存。这一特征几乎可以诊断肾淋巴瘤，因为大量淋巴结肿大在其他肾脏肿瘤中罕见。虽然腹膜后淋巴结肿大往往是原发性肾细胞癌引起的，但大量淋巴结肿大是罕见的。肾淋巴瘤的另一个特征是其超声图像。淋巴瘤肿物由大量均质的细胞形成。超声影像为均质的，无回声的。粗略看，这些病变与单纯囊肿类似，然而，与囊肿不同的是，超声下肿物内部几乎无回声结构。肾淋巴瘤的超声图像是独特的。

其他肾转移也可表现为浸润性肾肿物。包括原发于肺、乳腺和胃肠道的恶性肿瘤及恶性黑素瘤。

1. *炎症性疾病* 本组病变可能包括肾盂肾炎、肾结核和XGP。在这些病例中，病史和临床表现常能够帮助诊断。

肾盂肾炎是一种常见的肾实质和集合系统的细菌性感染。通常根据临床症状诊断和治疗，这些患者很少需要影像学检查。然而，如果疑似肾脓肿等并发症，可以通过影像学检查显示。经抗生素治疗后症状不缓解的肾盂肾炎患者应考虑是否合并肾脓肿。肾盂肾炎与泌尿系其他病变有关，肾盂肾炎难以用尿路造影或US诊断。然而，增强CT在该诊断中是高度敏感的。CT表现为肾脏多灶性、楔形、异质性的肾脏肿大，通常伴有相关的实质条纹（图3-60）。结合适当的临床症状，CT上急性肾盂肾炎的表现与其他肾损伤的病变明显不同。

肾结核的诊断可能非常困难，因为临床表现不特异且缺乏独特的影像学特征。肾结核常继发于结核感染。肾结核感染发生在皮质脊髓交界附近，并通过浸润周围实质向周围扩大。最终，乳头状坏死发生并延伸到肾集合系统。感染沿泌尿系统漫延。当累及肾集合系统通常会出现肾结核相应的临床症状。肾结核没有明确影像学诊断依据，诊断依赖于细菌学相关的尿液检测；影像学发现可以提示结核病；感染的程度可以与影像学检查相对应。一旦累及集合系统，极易发生肾盂肾盏狭窄。在影像学上，这种感染与TCC的肾盏狭窄和闭塞类似。如果表现为正常的肾X线图像，却未见正常的肾盏显像，这是由于肾盏截断的可能。这一发现可有效鉴别肾结核和浸润性尿路上皮肿瘤。如果沿着所累及的尿路上皮也可见多个小溃疡（图3-61；也被描述为虫蚀状溃疡），那么倾向于结核的诊断。在肾结核的诊断中，其他影像学研究常是非特异性的。肾实质结

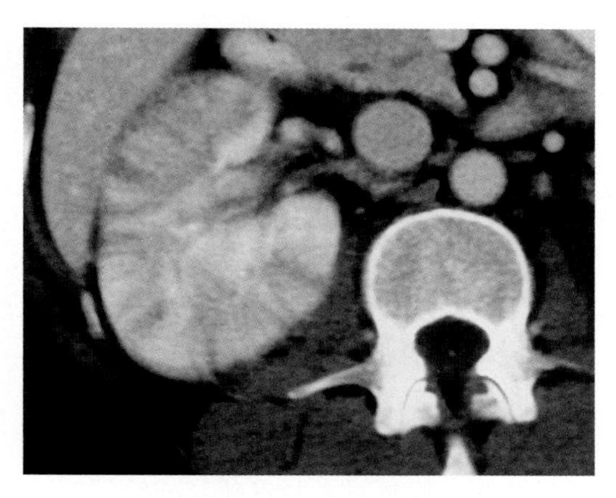

图3-60 急性肾盂肾炎的计算机断层扫描（CT）。增强CT扫描显示右肾增大，由于实质性水肿和肾小管中的尿淤滞而形成许多条纹。结合临床病史和影像学特征可诊断急性肾盂肾炎

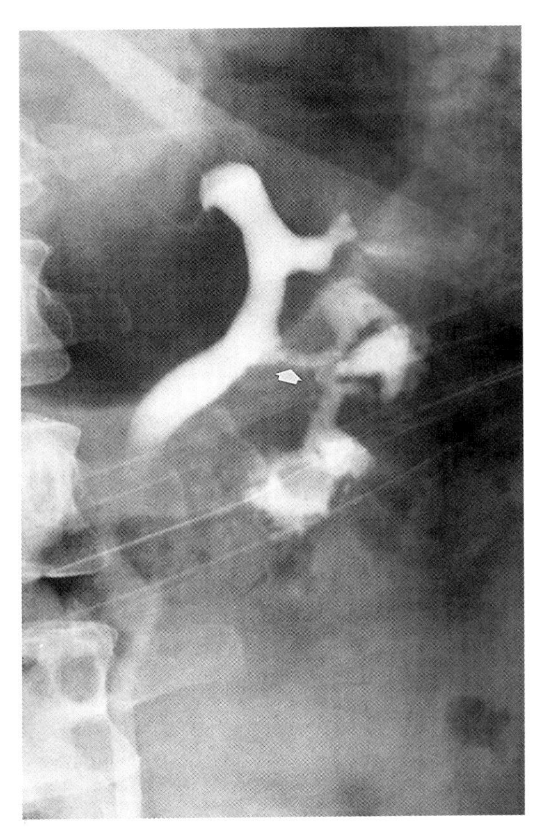

图3-61 肾盏肾结核病的虫蚀样图像。尿路造影示了截断的下极肾盏。这种逆行性肾盂造影显示主要的下极肾盏流出道变窄。涉及的肾盏形状不规则，同时伴溃疡，这是典型的肾结核

核是浸润性的，随着疾病扩散到集合系统，可能累及肾窦。在影像学上，这与浸润性肾肿瘤难以区分。一些其他影像学检查可以帮助诊断泌尿系结核。随着感染的纤维化，病灶更易发生钙化，这些表现比其他浸润性肾脏疾病更容易提示结核可能。此外，广泛的输尿管壁增厚、输尿管周围纤维化和肾实质异常，都强烈提示晚期肾结核。检测肾盂肾盏狭窄或输尿管狭窄同时合并肾实质钙化强烈提示肾结核。

弥漫性XGP也可导致肾增大，肾功能明显减退或衰竭（表3-19）。有80%的XGP患者合并肾结石。XGP似乎是一种

表3-19 黄色肉芽肿性肾盂肾炎的特征

主要为女性
泌尿系感染史
肾结石
肾脏肿大
患侧肾功能减退
微小结石迹象
薄壁囊性区
肾周受累常见

慢性早期肾积脓的结果。肾盂积脓意味着输尿管梗阻和尿路感染并存。一般来说，肾积脓是一种侵袭性、突发性感染。相反，XGP几乎总是在慢性尿路感染和感染性肾结石患者中发生。以感染为基础的结石通常是分支状或层叠状的，而这种结石可能是XGP的主要病因。虽然感染性结石很少引起完全梗阻，但它们的存在无疑会导致某种程度的轻度梗阻。在一些患者中，这些慢性病会导致XGP。

XGP是载脂巨噬细胞浸润肾实质，载脂细胞使肾体积增大，并逐渐破坏肾组织。虽然有时XGP表现为一种局灶性、压迫性的形式，但至少80%的XGP病例表现为肾脏的弥漫性病变。XGP通常累及一例肾脏。受累肾实质会累及相邻结构。在集合系统中，弥漫性炎症并且累及肾周结构都是常见的。与其他肉芽肿的过程一样，XGP会破坏正常组织屏障。它通常扩散到肾周脂肪并穿透Gerota筋膜。XGP通常会累及腰大肌，并可能出现肾皮肤瘘或肾肠瘘。

XGP的成像特点是非常典型的。经典的XGP泌尿系三联征包括扩大的肾脏、肾结石，以及肾功能减退或衰竭。超声通常表现为肾盂结石，肾体积增大，弥漫性异常回声，且没有正常皮质髓质交界。XGP的CT表现也很有特点。所累及的肾脏扩大并包含多个低密度囊性区域和中央结石（图3-62）。肾实质形成薄的囊

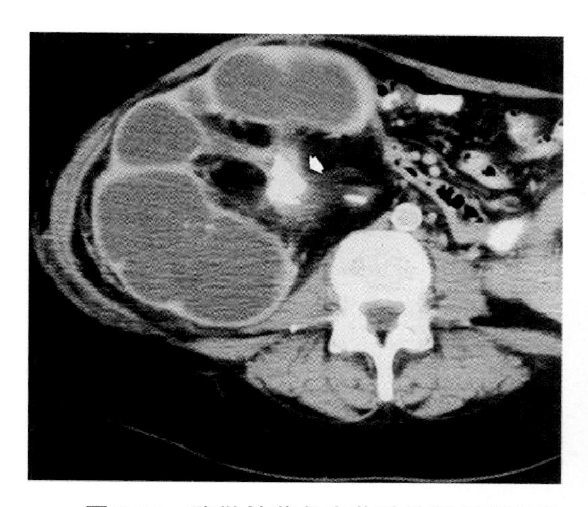

图3-62　弥散性黄色肉芽肿性肾盂肾炎的计算机断层扫描（CT）特征。这种对比剂注入的CT扫描显示肾盂结石（箭头），具有缩小的和不规则的集合系统。坏死和组织细胞浸润的多个囊性区域取代肾实质。轻度增强的肾实质围绕囊性区域

壁，并在静脉注射造影剂后增强。这些囊性区域为实质内的坏死区域，在CT上，其表现类似肾积水。逆行肾盂造影研究通常可见明显不规则的集合系统，而不是肾积水。由于中央结石和肾脏周围的囊性区域，XGP的CT表现类似熊爪的形状。另一个诊断XGP的影像学特征是某些情况下可能出现的碎石征。在大多数感染性结石患者中，结石不断扩大。然而，XGP可能导致肾脏实质快速增大，这可能导致结石破裂并散在分布。因此，基于断裂的肾结石或感染性结石碎片的放射图像提示结石疾病并发其他疾病，如XGP。

2. 肾梗死　肾梗死可能是由栓子、创伤性血管损伤、肾动脉夹层、血栓形成或血管炎引起的。无论其病因如何，肾梗死通常表现为增强CT扫描（表3-20）下多楔状缺损，楔状基底达到肾皮质，顶点指向肾门（图3-63）。梗死的特征征象是CT增强或MRI表现的皮质边缘征。由于肾包膜动脉是肾动脉的早期分支，在节段性肾梗死患者中可见包膜血流。然后，包膜动脉向梗死区皮质上的边缘提供侧支血供。在相邻的强化肾组织边缘出现楔形低灌注缺损是肾梗死的特征表现，这在其他的肾脏疾病不可见。不幸的是，皮质边缘征仅见于一半的肾梗死。此外，血管炎或栓子患者通常有多脏器受累，梗死在其他腹部脏器可见，这是诊断肾梗死的另一线索。

表3-20　肾梗死的特点

楔形
皮质边缘征
通常是多病灶的
慢性进行性萎缩

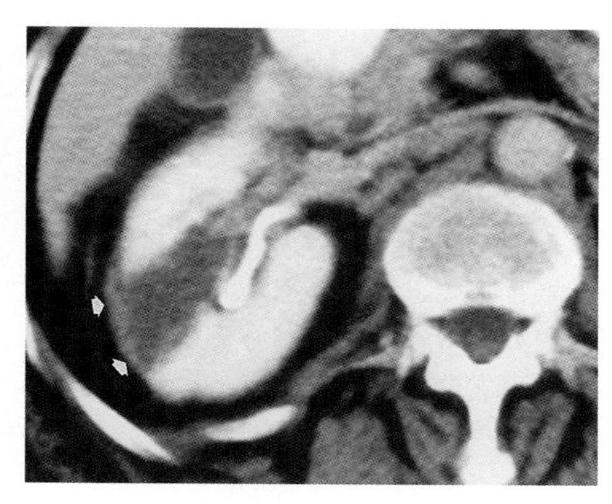

图3-63　肾脏受累的计算机断层扫描（CT）特征。增强CT显示右肾低密度的楔形区域。该楔形物向外延伸至肾皮质的边缘。梗死区域的皮质边缘轻度强化（箭头）。这种皮质边缘表现是肾梗死的特征

四、浸润性肾病变的诊断方法

浸润性肾脏病变出现轻度肾形态的变化时，通常难以检测，但在增强CT或MR扫描可见。正确地诊断这些病变是治疗的关键。其影像学特征往往有助于确诊。如果存在多个浸润性病灶，肾转移瘤、肾盂肾炎或肾梗死是最有可能的诊

断。楔形病变合并皮质边缘征的存在符合肾梗死的诊断，并应明确其血管相关疾病病史。多发性肾梗死或多器官梗死提示血管炎、结节性多动脉炎或栓子。肾盂肾炎，感染的患者有明显的临床症状，增强CT通常可见肾实质条纹。另外，在肾转移瘤患者中，通常有已知的原发肿瘤。大量的腹膜后淋巴结肿大或肾窦和肾周间隙广泛的肿瘤侵犯强烈提示肾淋巴瘤的诊断。

孤立性肾损害的存在提示其他诊断。受累肾脏形态肿大提示XGP或肾淋巴瘤。XGP通常合并结石且结石为感染性结石。XGP很少是双侧的。相反，肾淋巴瘤通常是双侧的，同时可能在身体其他部位存在病变。

局限性浸润性肾脏病变提示原发性肿瘤或肾结核。区分这些肿物非常困难。肾窦内病灶明显侵犯肾实质考虑为TCC。肾结石与孤立性浸润性肾损害并存提示该肿瘤可能是罕见的SCC。在年轻患者中出现孤立的浸润性肾损害应考虑肾髓样癌或集合管癌的可能。明确患者种族及有无特征性SC疾病有助于髓样癌的诊断。迄今为止，仅在40岁以下的患者中发现了肾髓样癌。该病变起源于肾髓质，但也可能侵犯肾窦，并且在诊断时通常发生转移。浸润性RCC往往造成肾实质受累隆起，肾窦侵犯较小。疑似RCC患者可以行动脉造影来鉴别，因为RCC与其他炎性肾疾病不同，它为富血供。最后，早期肾结核通常有一些影像学表现。小面积的肾实质受侵可能提示肾乳头坏死，这是提示肾结核的主要依据。随着感染的扩散，钙化和纤维化加剧。随着纤维化加重，肾积水和实质性功能障碍也随之发生。肾盏截断、闭塞或溃疡的发现可能是泌尿道结核侵犯的主要表现。常见临床症状，包括血尿、腹痛和无菌性脓尿，也可能无症状。结核病的细菌学证据对诊断至关重要。

胸部X线检查对肾结核的诊断几乎没有帮助，尽管该疾病最初从肺扩散到肾脏。至少50%的肾结核患者胸片检查结果正常。在其余50%例中，陈旧性肺结核不一定表明肾脏受累，因为这些病变在没有肾脏结核患者的X线胸片上也是常见的。

五、性质不确定的肿物

根据本章之前所述的放射学指南，绝大多数有意义的肾脏肿物可以很容易地分类和治疗。然而，一些肿物根据影像学特征仍然是无法定性。

在肾脏的CT或MRI中常见肾脏小肿物。它们因为体积小而常常诊断困难。这些小肿物几乎都是单纯性肾囊肿。在作者的机构中，假定没有血尿或肾恶性肿瘤的高危患者，如VHL病或既往有乳头状肾细胞癌病史，囊性病变＜5mm，可以诊断为单纯囊肿，除非合并典型的异常特征，如实性成分、结节、边缘不规则、钙化或内在脂肪。对于CT不确定的肾脏病变，可选择其他检查做进一步评估。最有效的方法包括增强CT、US，MR、或持续的影像学随访观察。对影像学不确定的肾脏肿物，活检、手术切除或肿瘤消融仍然是诊治肾肿物的重要手段。在大多数情况下，首选无创方式。然而，一些病变，如Bosniak Ⅲ级囊性肿物，最好通过手术探查和切除来治疗，因为这些病灶中有一半以上是恶性的。

当检测到小体积肾肿物时，进一步成像分析的关键是确定病变是否是单纯囊肿。通常这些肿物是通过CT发现的。最直接的诊断方法是立即使用薄层扫描来检查目标区域。较新的多排CT允许对目标区域进行1cm的薄层扫描。通过薄层CT

扫描肿物大多数情况可确诊为单纯囊肿。如果无法确定，可以用US和MRI进行替代。经腹US通常无法看到直径＜1cm的肿物。因此，需要通过MRI对＜1 cm的不确定肿物进一步判断。较新的MR采集序列允许在一次屏气期间快速扫描肾脏。由于扫描层数薄、运动伪影减少和分辨率提高，这些序列可以展现更好的影像。在静脉注射Gd之前和之后使用这些序列可使非常小的肾脏肿物显示更加清晰。在配合的患者中进行这些三维成像序列扫描，1mm或更小的囊肿可以很容易地显示出来（图3-64）。微小肾肿物没有单纯或低级别复杂性肾囊肿（即注射Gd后无增强）的特点的应被定性为恶性肿物。在MRI下，如嗜酸细胞瘤和AML缺乏脂肪，将无法和RCC区分。MRI也可用于对不能耐受静脉造影剂的或CT辐射风险较高的患者进行肾脏肿物的初步评估。在这些患者中，MRI的高分辨率及其注射Gd的增强扫描对于诊断肾肿瘤非常有帮助。当用MRI检查肾脏肿物时，关键一点是注

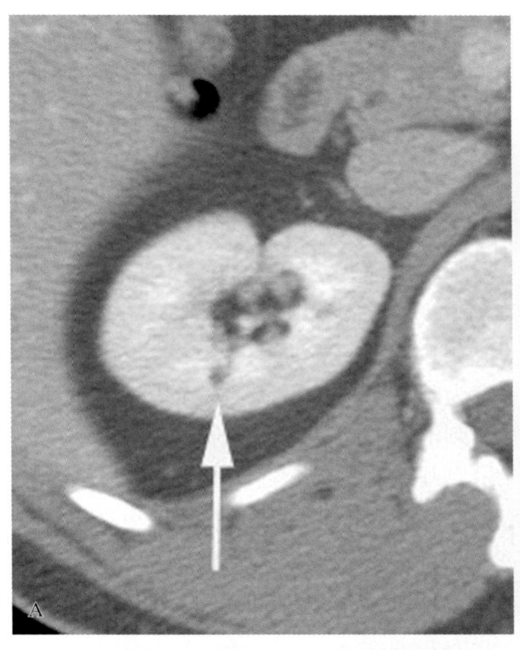

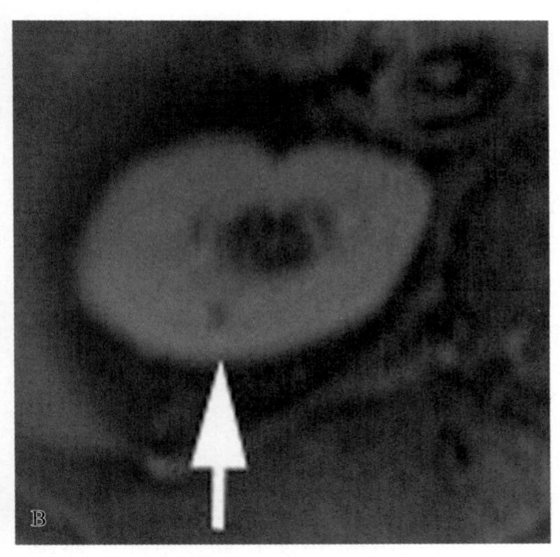

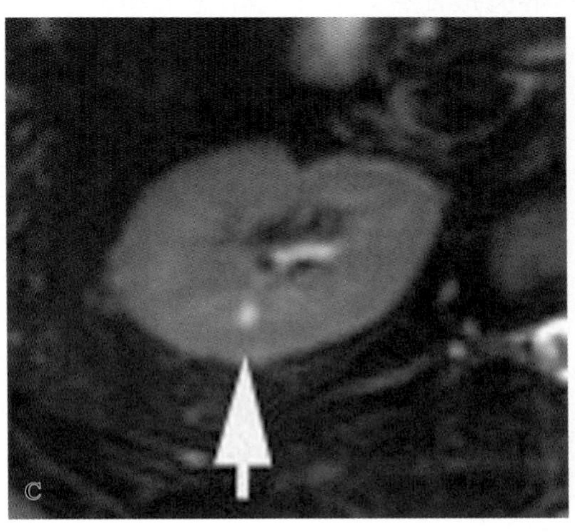

图3-64 使用磁共振成像（MRI）来检验用计算机断层扫描（CT）检测到的微小肾脏肿块。在对比增强的CT扫描中，A.在潜在肾供体的右肾中有一个5mm肿块（箭）。从统计学上来说，这个肿块几乎可以肯定是一个囊肿，但由于它的体积小以及由此产生的体积平均质量含量与正常肾实质相比，它的CT特征是不确定的。B.压脂的T_2加权MRI显示肿块（箭）具有非常高的典型囊肿信号。C.相同水平的钆增强T_1加权图像显示该肿块（箭）具有T_1成像的低信号并且没有增强。这些MR特征证实该肿块是一个单纯的囊肿

射Gd后是否出现强化。虽然增强标准在肾脏肿瘤MRI研究中较少，但在注射Gd 2～4min肿瘤增强>15%时，通常提示实性强化组织（即肿瘤）。为了明确是否存在强化区域，必须在相同成像参数的MRI序列上，对肿瘤的同一区域进行造影剂注射前和注射后的测量。这对于明确肿瘤是否增强是有用的；在其他情况下，如果肉眼可见明显增强，可以相对明确肾肿瘤。

对于CT无法确诊的肿物，US可进行补充。如果肿物具有典型的超声下肾囊肿的特征，可以明确诊断。如果可见实性成分或有多个分隔，表明肿物可能是恶性的，进一步的影像学检查无法对肿物进行准确诊断。在这种情况下，手术切除、肿瘤消融或影像随访监测将是最好的选择。

影像学随访监测是评估某些不确定肾肿物的一种可行的选择，因为恶性病变和一些良性肿瘤如AML在较长时间才会变大。当原发肿瘤直径<3 cm时，肾癌侵犯肾包膜外是少见的。影像学随访监测适用于预后较差的患者。RCC的随访研究显示小病灶的生长率是不同的。平均而言，直径<3cm的RCC每年直径生长约0.4cm。因此，对于一个孤立的、小的、不确定的肾肿物，肾CT或MRI监测其生长或瘤内脂肪的变化通常是安全的。肿物增大，但未见瘤内脂肪，表明病变最有可能是RCC，应考虑根治性治疗。瘤内脂肪扩大的肾脏病变可诊断为AML，并进行非手术或局部治疗。一般情况下，小而不确定的肾肿物，除了浸润性病变，如果不治疗，应在初始检查6个月后复查CT，然后每年监测大小变化。直径达2cm的病灶或显示变大的病变应手术治疗，最好采用肾单位保留手术，合并症较多患者应行消融治疗。

某些情况下，浸润性病变的连续影像学随访监测也有意义。在影像学提示肾梗死但具有不典型的影像学特征的患者中，可在1～2个月复查CT。与肿瘤不同，梗死在这一时期表现为渐进性实质萎缩，从而明确其诊断。

囊肿穿刺和经皮穿刺活检很少在肾肿物的评估中应用。通过影像学检查，大多数肾肿物很容易区分是否需要手术治疗。事实上，基于影像学检查的RCC诊断的准确性超过经皮穿刺活检的准确性。应当指出，经皮肾肿物活检是一种安全的手术，出血风险小，针道种植的风险极小。针道种植风险最大的为TCC。经皮穿刺活检通常只用于一种情况。已知肾外恶性肿瘤和孤立性肾肿物的患者可能需要经皮穿刺活检来区分是转移灶还是RCC，以决定是否需要手术治疗。肾脏肿物经皮穿刺活检不应仅仅用于鉴别良恶性肿瘤。特别是对嗜酸细胞瘤与RCC的鉴别，因为一些RCC包含与良性嗜酸细胞瘤不易区分的嗜酸细胞成分。出于这个原因，不推荐对影像学考虑为嗜酸细胞瘤的孤立性肾肿物进行经皮穿刺活检。因为穿刺结果无法确诊，充其量是排除RCC。当进行肾脏肿物活检时，肿物穿刺活检比细针穿刺活检更准确。

肾肿瘤影像学诊断的实用方法

准确诊断肾脏肿瘤是腹部影像诊断的关键任务。对于可治愈的RCC，早期诊断是非常重要的。晚期肾癌通常是不治之症。此外，应尽量避免对良性肾脏肿瘤进行不必要的治疗。肾脏肿瘤的诊断需要两步：第一步是发现病灶，第二步是描述其特征。最好用CT或MRI进行检测。US对于较大的肿物诊断非常有用，但是对于直径<2.5cm的肿物来说，检测能力有限。此外，一旦检测到肿瘤，US无法像CT和MRI一样可以准确描述RCC特征和分期，但对囊性肿物与CT和MRI区别不大。对于肾肿瘤的检测，影像学检查效能

不同。对于CT扫描，腹部扫描观察肝脏最佳成像时机通常是门静脉期。但这不是一个用来检测肾肿瘤的理想时机。肾脏肿物检测的最佳阶段是肾脏显影期或之后的时期。一般而言，CT扫描在造影剂注射开始后约85s肾脏开始显像。最早显像的是血管和皮髓质，由于这一时期肾皮质快速显像，肾髓质缓慢显像这对于检测出肾肿物并不理想。肾实质期较皮髓质期发现小肾肿物的比例高66%。虽然绝大多数是良性肿瘤，但有些是恶性肿瘤。因此，如果排除肾肿物，必须在肾实质期或以后扫描以排除肾恶性肿瘤。当用MRI评估可疑的肾肿物时，应使用Gd来帮助成像。通常，MRI在肾脏增强显像中更常用。这包括肾脏实质显像和肾显像后肿物的检测。一旦检测到肿物，就应该尝试对该肿物进行描述。一个关键的步骤是检测肾肿瘤内是否含有脂肪。肾肿瘤中检测到脂肪几乎表明肿物是良性的，并且这种肿物通常不需要进一步治疗。肾肿瘤内的脂肪提示AML的诊断。这种肿瘤的影像学诊断完全依赖于肾肿物内脂肪的显示。US无法独立诊断肾肿物。CT和MRI对肾肿瘤内脂肪的检测具有相似的敏感性。值的注意的是，高达1/3的小RCC在超声下表现为高回声。他们通过超声检查难以与AML区分开来。此外，肾肿瘤的回声高低与脂肪含量无关。乏脂的AML可能表现为等回声。在诊断良性AML之前，需要用CT或MRI进行肾肿瘤的影像学检查。如果没有检测到脂肪，则应该推测肾恶性肿瘤可能。使用薄层CT扫描可以提高对脂肪成分的检出。约1mm或1.5mm的薄层扫描可以检测出5mm或更厚的层扫上看不见的微小脂肪。即使肿瘤内脂肪组织非常微小，也能帮助诊断AML。约5%或更少的AML不包含可通过CT或MRI检测到的脂肪。这些所谓的乏脂AML可以通过活检或切除来进行诊断。这些乏脂的AML构成了约1%的需要活检的小的实性肾肿瘤，这是非常罕见的。

CT或MRI表现为囊性的肾肿瘤也应进一步鉴别。简单的肾囊肿是普遍存在的，约10%的肾肿瘤是囊性的。一些单纯囊肿变得复杂是由于出血、感染或缺血，这些复杂的囊肿的外观与囊性RCC的特点重叠。在平扫CT中，均匀的水样密度，CT值＜20 HU可以确诊为单纯囊肿。此外，在平扫CT上CT值＞70 HU和直径≤3cm的均匀致密肿物可被诊断为高密度囊肿或出血性囊肿。其他囊性肿瘤在平扫CT上测量的CT值介于20～70 HU，或者是囊内不均质或更大的高密度肿物。这些肾脏肿物可能是RCC或复杂的良性囊肿。当肿物的良、恶性无法确诊时，无论是囊性的或非囊性的，需要进行进一步的影像学检查。对于较大的肿物，平均直径＞1cm的，MRI、US或增强CT更有用。对于较小的肾肿物，需要通过MRI确定是否是单纯囊肿或肾肿瘤。被确定为囊性的肾肿物应使用本章前面描述的波斯尼亚克分类系统进行分类。这种分类系统将有助于确定是否需要治疗或定期影像学随访监测，还是无须监测。符合Bosniak Ⅳ级的囊性肾肿物的特征需要重视，因为这些肿物中的90%是恶性的。囊性肿物内有实性增强成分将肿物分类为Bosniak Ⅳ级病变。从影像学角度判断Bosniak Ⅲ级病变良、恶性非常困难。约50%的Bosniak Ⅲ级肿物是良性的。囊性肿物有增厚的囊壁或分隔但无实性增强成分，是Bosniak Ⅲ级病变的特征。然而，这些病变许多是良性的。CT下无强化或合并感染的证据将有助于诊断为良性肿瘤，可进行观察或在合并感染的情况下可进行引流。对于较小的囊性肿物，MRI将有助于良、恶性病变的诊断。磁共振成像的关键在于注射Gd后是否存在强化。肿物强化提示恶性肿瘤的可能性大，即使对于小肿瘤也是如此。一个单纯的RCC的MRI特点为肿物强化并且不包含脂肪。其他肾脏肿物，包括许多Bosniak Ⅲ级病变是良性的。磁共振减影成像有助于检测细微的强化。Bosniak Ⅲ级病变的一个亚组是多房囊性肿物。这些囊性肿物有超过4个分隔，有或没有强化。这些肿物通常有许多分隔。这些肿物的两种最常见的疾病是囊性肾瘤和囊性RCC。目前没有影像学特征来区分这两种诊断。如果考虑囊性的RCC，活检对于诊断有所帮助。另一种特殊的情况是实体肾肿瘤，包含中央瘢痕，通常是星状的。这些肿物最常见的原因是嗜酸细胞瘤和RCC。这两者通过影像学不易区分。这些瘢痕肿物中有一小部分是RCC。活检可能有助于鉴别诊断。

MRI也有助于肾恶性肿瘤的分型。典型的，透明细胞RCC在T_2加权序列上是高信号的，在注射造影剂后明显强化，并且在同反相位图像上信号降低。乳头状RCC在T_2加权序列上通常是低信号，在弥散加权成像上受限扩散，仅轻度增强，并且经常包含化学位移成像上检测的铁血黄素。

最后，偶发微小的肾脏肿瘤很常见。如果没有症状，也没有特殊的危险因素，如肾肿瘤综合征，如果他们在CT或MRI上为囊性的，这些肿物可以被忽略。如果需要进一步评估，因为肿物不表现为单纯囊肿，或患者有症状，或有患肾肿瘤的，MRI可用于诊断所有单纯囊肿，不论其大小。MRI下囊肿没有Gd注射后的强化，这是诊断单纯性囊肿的基本特征。此外，大多数情况下，囊肿在T_1图像上通常是低信号，在T_2图像上是高信号，并且是完全均匀的。对于肾脏肿瘤，即使是微小的肾脏肿瘤，不包含脂肪，并且强化明显，诊断肾癌的可能性很大。因为局部感染可以与真实的肿瘤有相似表现，所以应该寻找临床症状（发热、白细胞计数升高、肾周水肿）或感染症状，特别是在年轻的健康的患者。在这些情况下，治疗后进行影像学监测可用于避免因单纯感染而进行侵入性治疗。

总结一下实用的方法，对于肾肿瘤的检测，CT和MRI大致相当，是最好的影像学检查。MRI对描述肾脏肿瘤的特征具有优势。均质水密度肿物无须重视，考虑为良性囊肿。在平扫CT上＞70 HU，＜3 cm的均一肿物，可诊断为出血性或高密度性囊肿。这些都是良性的。在平扫CT上测量20～70 HU的肾脏肿物是不确定的，应进行更多的影像学随访监测。＞20 HU的肾脏肿物在单相CT增强扫描中是不确定的。肾脏肿瘤包含脂肪成分在几乎所有情况下可诊断为良性AML。不含脂肪的肾脏肿物很可能是肾细胞癌。MRI表现为包含细胞内脂质或含铁血黄素的肾脏肿物很可能是RCC。

（翻译：王劲夫
审校：魏　东　金　滨）

第4章 肾弥漫性实质异常

章节纲要

在肾成像过程中，经常会发现一侧或双侧肾的弥漫性实质异常。许多疾病可能导致肾大小和肾形状异常，伴或不伴肾集合系统异常。基于对异常模式的认知，导致疾病过程的诊断通常是可能的。在本章中讨论了各种模式，并提出了确定每种情况下最可能的疾病过程的建议。通常情况下，可能需要进一步影像学检查，甚至最终需要经皮活检以确定诊断。然而，在许多情况下，放射学检查是诊断性的，并且不需要进一步的评估。取决于成像模式-射线成像，超声波检查（US），计算机断层扫描（CT）或磁共振成像（MRI）-模式分类的一些变量可能是显而易见的，而另一些则不是。只有其中一种模式可以检测到肾盏形状、肾内集合系统的质量效应和实质回声结构等发现。

在评估弥漫性肾异常时，需要遵循一些一般准则。再加上总肾功能的评估，如肾大小和轮廓、肾盏解剖、回声结构和钙化模式等情况有帮助。在正常人中，两个肾的长度相似。双肾之间超过2cm的差异表明有潜在的疾病。为了确定哪一侧肾异常，绝对肾大小和肾中的相关发现是重要的。肾大小是可变的并且取决于年龄、体质（体重和身高）、性别、种族和偏侧性。在不固有的放大腹部器官的成像研究中，肾平均长轴长度为10 ～ 12cm（范围9 ～ 13cm）。标准X线片在正常人体上有10% ～ 20%的固有放大倍数，并且肾长度应约是中腰椎椎体垂直高度的3.5倍。左肾本身比右肾大0.5 cm，女性肾脏一般小于男性。在某些情况下，长度差异是由于垂直肾轴的改变导致射线照相研究中肾轴的缩短。然而，这种限制可以用超声来避免，因为在这种技术中，换能器很容易沿着被检查的肾的纵轴或者在CT或MRI上使用倾斜的成像平面定位在一个平面上。

一、小、瘢痕肾

产生小肾的疾病过程分为几类。由于实质瘢痕形成，肾是否光滑或不规则？如果一侧肾形成瘢痕，或者如果两个肾均很小并且形成瘢痕，那么必须考虑几个其他因素。瘢痕的位置与肾盏的关系，肾盏是否正常？小、瘢痕肾通常是由肾小血管阻塞引起的缺血性疾病、反流性肾病或镇痛剂肾病引起的（表4-1）。反流引起的肾瘢痕通常更明显。由小血管疾病和镇痛性肾病引起的瘢痕形成是典型的双侧性。叶间动脉闭塞通常由晚期动脉粥样硬化引起，小血管受累可见于糖尿病、血红蛋白病或胶原血管疾病患者。叶间动脉是在肾小叶之间延伸的径向排列的血管。每个小叶在其中心都有一个或多个肾盏。由叶间动脉闭塞引起的实质性瘢痕形成导致肾盏之间的薄壁组织变薄。肾盏正上方的薄壁组织厚度正常。此外，肾盏从主肾动脉和输尿管动脉分离的血管网获得动脉供血。因此，叶间动脉的闭塞不会导致肾盏的结构改变。因此，在正常肾盏之间有瘢痕的小肾表明肾萎缩是由远端叶间动脉闭塞所致。或者，双侧小肾以瘢痕为中心位于所有肾盏或髓质钙化处，提示诊断为镇痛剂肾病。通常表现为肾髓质和肾盏内乳头状坏死。

表4-1　鉴别诊断：小、瘢痕肾

单侧
反流性肾病
肾手术史
双侧
正常肾盏
肾梗死
异常肾盏
镇痛剂肾病
双侧反流性肾病

反流性肾病有时被称为慢性萎缩性肾盂肾炎，是造成肾轮廓不规则萎缩的主要原因。无菌或含细菌尿液的反流可导致实质性瘢痕形成。对于瘢痕的产生，反流必须是慢性的，通常反流量大。这种组合因素的发生几乎总是局限于儿童。然而，肾的结构变化是永久性的，可能会在成年期发现（图4-1）。局限于肾盏的反流会导致肾盏钝化而不会导致实质萎缩。当反流通过Bellini管（将尿液从肾髓质小管排入肾盏的开口）进入肾髓质时出现，肾实质萎缩性改变。这个过程往往遵循典型模式。以前的研究已经证明，Bellini管在防止肾内反流方面的能力各不相同。这些导管大多数都有开口，充当狭缝状瓣膜瓣，对于阻止尿液从肾盏反流进入肾实质是非常有效的。肾在这些区域上的萎缩只有在长期大量存在的情况下发生，才能克服这种抗反流机制。另外，Bellini的一些管道具有圆形开口，在抑制实质内反流方面效果较差。如第2章所述，复合肾盏常出现在肾极区，通常会出现圆形导管开口。这导致了典型的反流性肾病的一种有趣的放射成像模式。在大多数情况下，反流性肾病的第一个（通常是唯一的）征象出现在肾的上下两极（图4-2），节省了极间区域。实质性瘢痕基础广泛，集中在肾盏的顶端。此外，底层肾盏异常。由于实质萎缩和慢性反流，肾盏失去了正常的凹

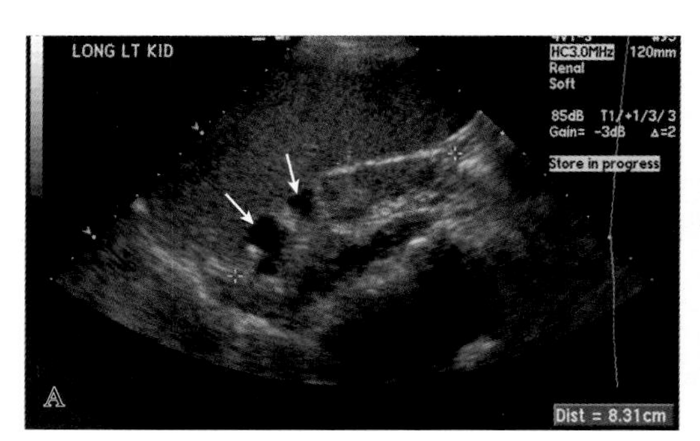

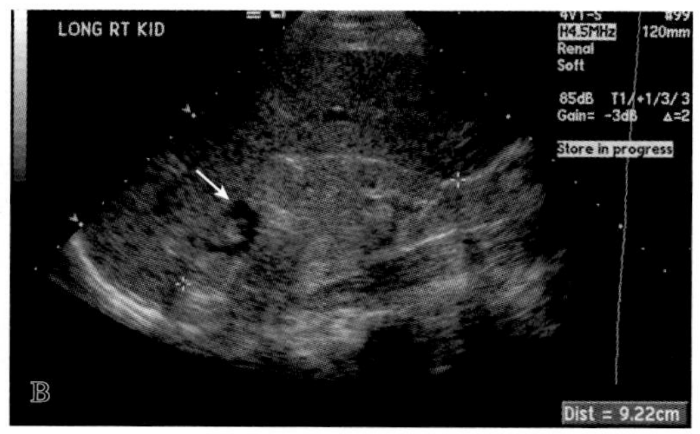

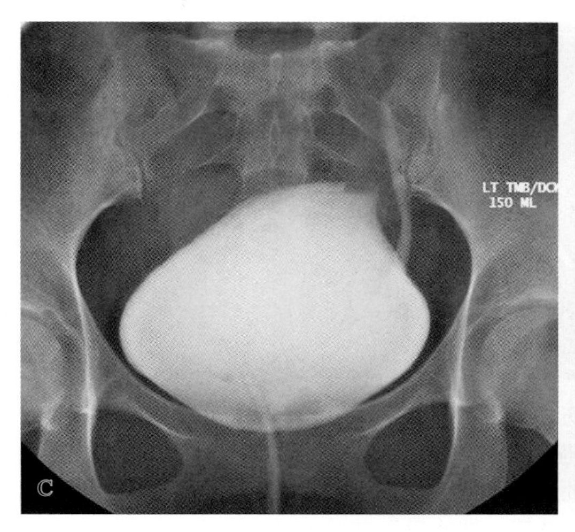

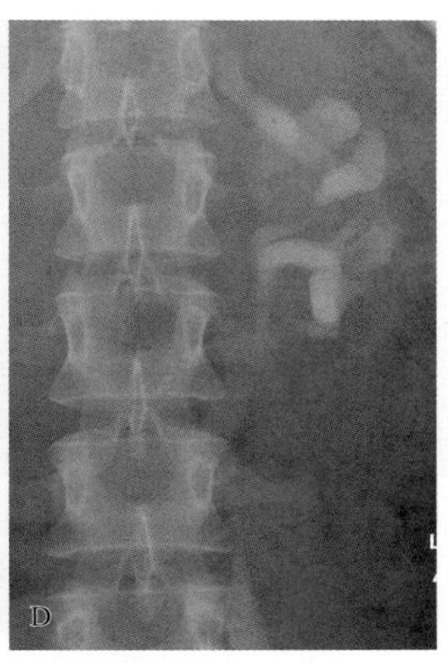

图4-1　在患有复发性尿路感染和肌酐升高史的成年人中发现的反流损伤。左（A）和右（B）肾脏超声图像显示小的左肾。扩张的肾盏延伸至左肾上极的表面（箭），其中存在严重的上覆实质损失。右肾上极有轻微的肾盏扩张和实质丢失，但程度较轻。注意两个肾的回声增强与医学实质疾病一致。C.来自膀胱造影的图像显示在滴注150ml对比剂后膀胱输尿管反流进入左输尿管。D.左侧图像显示左侧小肾脏严重实质损失，极端区域为最严重的全肾盏泡样改变，这是典型的反流损伤模式

形并成为具有凸边的球杆形（图4-2）。肾未受影响区域的代偿性肥大可能导致额外的实质性轮廓不规则。这可能导致反流性肾病引起的轮廓不规则的进一步放大。虽然反流性肾病通常是单侧的，但双侧改变并不罕见。事实上，严重的反流性肾病并不是不可逆性肾功能不全的罕见原因。

总之，反流性肾病的典型变化包括小、瘢痕肾，瘢痕位于异常的肾盏顶上。瘢痕首先发生与肾的两极并可能局限于此，但晚期病例可能涉及全肾。

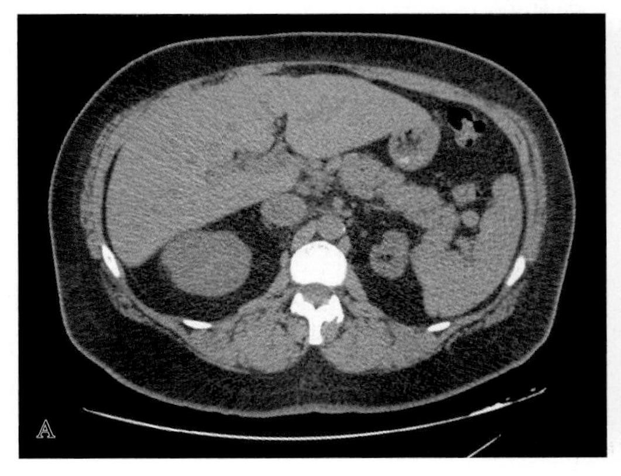

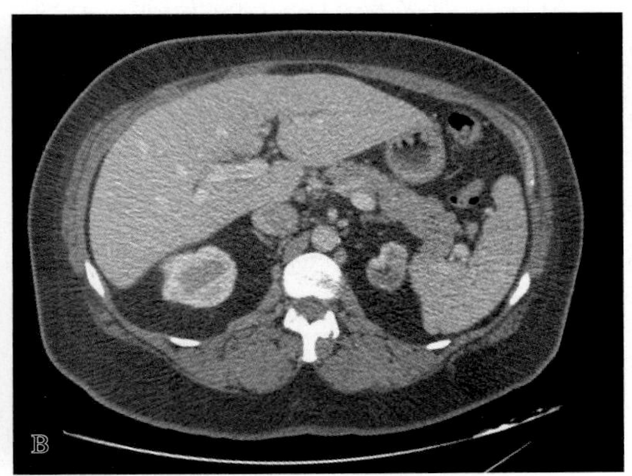

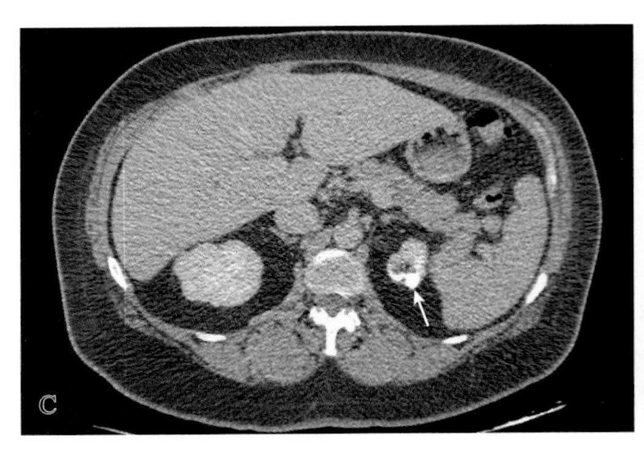

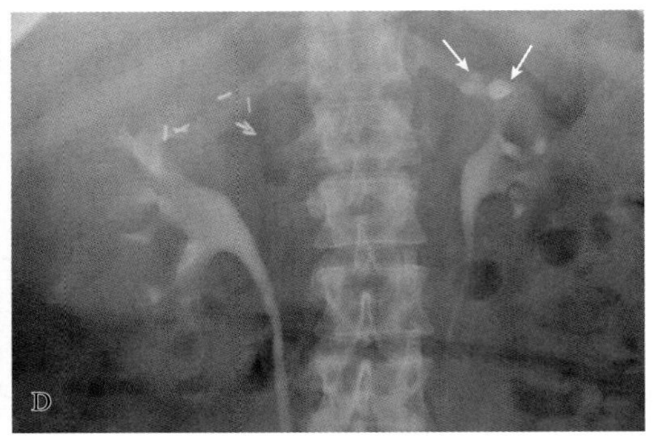

图4-2　单侧小、瘢痕肾的反流损伤的计算机断层扫描（CT）图像。未增强期（A），皮质髓质期（B）和排泄期（C）轴向CT图像通过上部肾、双侧，显示左侧小、瘢痕肾。在排泄期图像上，注意向后延伸至肾脏表面的不透明的扩张的肾盏（箭头）。D.CT检查后获得的放射线图像显示极区严重的实质丢失，并且在极间肾中保留了一些实质厚度。上极肾盏是杵状的并且延伸至肾表面（箭头）

二、单侧小、光滑的肾

该成像模式的最常见原因是慢性肾动脉狭窄或闭塞导致的缺血性实质损伤（图4-3）。其他导致形成单侧小、光滑肾的原因是慢性肾静脉血栓形成（RVT）、梗阻后萎缩、肾发育不良，既往有包膜下血肿的肾损伤以及肾床放射治疗史（表4-2）。次级放射学特征对区分这组异常非常有帮助。在影像学检查（静脉尿路造影，增强CT或钆增强MRI）中，提示肾动脉狭窄（包括小而光滑的肾）的发现，表现为肾造影和肾盂造影延迟，以及随后的高密度肾盂造影（表4-3）。但是，肾盏和输尿管显示正常。事实上，由缺血肾尿量减少引起的局限性扩张，肾盏可能显得非常脆弱。由于造影剂通过血流输送，因肾动脉异常流量减少，导致肾造影延迟。

血流量减少也可能导致集合系统显影延迟，因为较少的对比度传递给所涉及的肾，并且灌注压力降低，推动对比剂通过肾单位。当造影剂通过肾小管所需的时间延长时，水的重新吸收增加，与正常灌流的肾相比，这反过来导致受影响肾的肾小管中造影剂的浓度更高。这种延迟与大多数血管内造影剂的性质结合在一起，这些造影剂一旦排泄到肾小管中就不能通过肾小管上皮细胞再吸收，导致高密度肾盂造影的产生。在成像时，导致缺血肾中造影剂密度高于肾盂造影期的正常肾。在大多数增强的影像学检查中可以发现这些血流改变（图4-4）。

另一个与肾动脉狭窄相关的影像征象，是由于输尿管侧支动脉增大而在输尿管和肾盂上表现出来（切迹，图4-5）。这些动脉为缺血肾提供额外的血液供应。供应中下段输尿管的血管起源于腰动脉和髂动脉的分支，这些输尿管血管与源于主肾动脉的肾盂和上段输尿管动脉的分支形成吻合网。输尿管血管网与主肾动脉的连接通常在狭窄的远端，因为大多数狭窄发生在动脉口或其附近。因此，可以扩大输尿管血管以帮助向缺血肾提供更多血液。成像时可以看到扩大的血管或它们在相邻集合系统或输尿管上产生的影像。

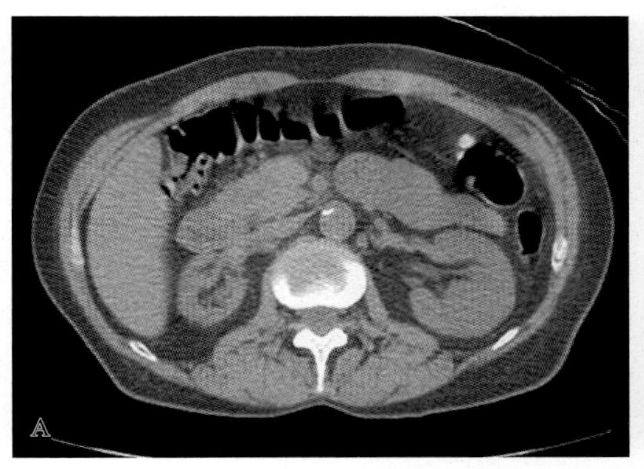

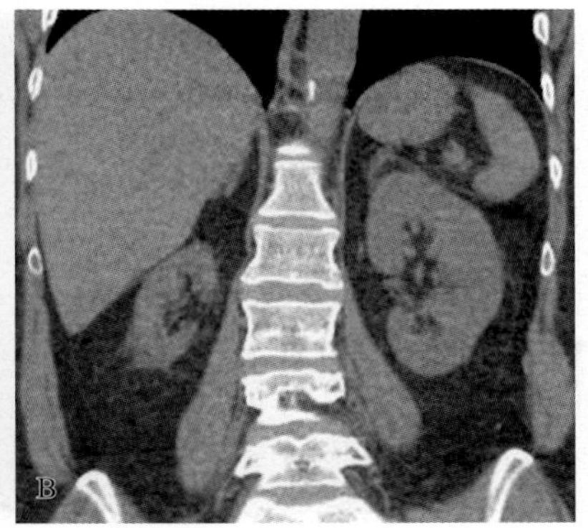

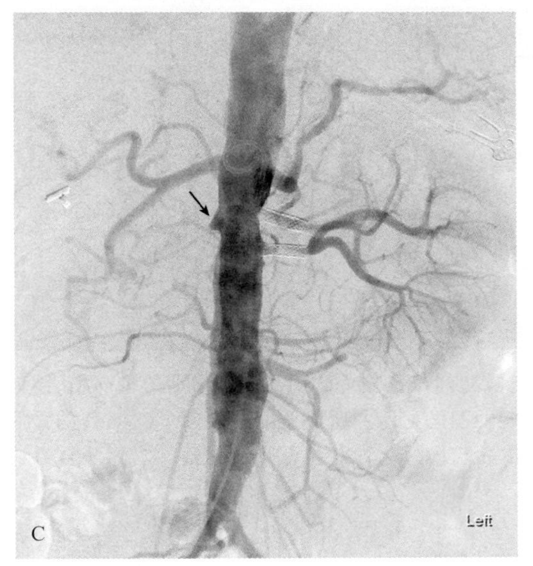

图4-3　肾动脉狭窄。通过双侧肾的轴向（A）和冠状未增强（B）计算机断层扫描图像显示肾脏大小的明显不对称，右肾轮廓平滑、完全萎缩。C.数字减影血管造影，在左肾动脉支架置入术后数周获得，显示右肾动脉完全闭塞（箭）

表4-2　鉴别诊断：单侧小而光滑的肾（肾形）

正常肾盂
肾动脉狭窄
慢性肾静脉血栓形成
肾发育不全
包膜下血肿
放射治疗
异常肾盂
梗阻后萎缩

表4-3　肾动脉狭窄的影像学征象

小而光滑的肾
肾造影延迟
肾盂造影延迟
高密度肾盂造影
输尿管切迹

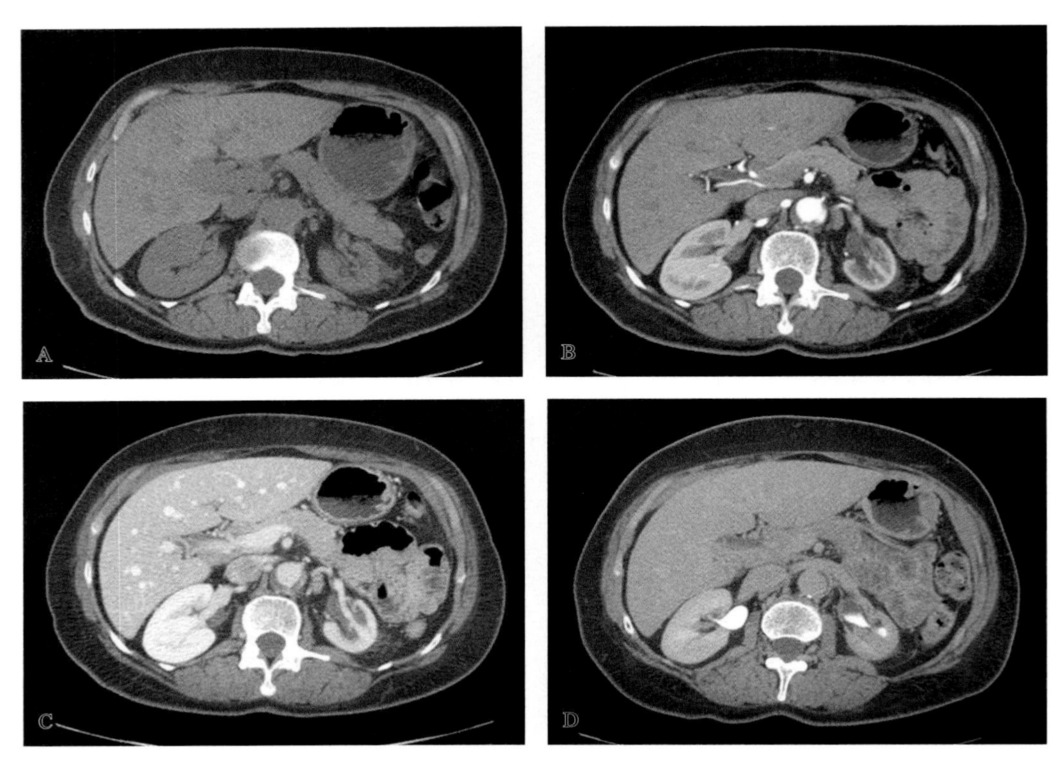

图4-4 肾动脉狭窄计算机断层扫描（CT）。A.未增强的轴向CT图像显示左侧比右肾小，肾轮廓光滑。B.皮质髓质增强期的图像显示左肾实质明显变薄。C.右肾的肾病发展阶段已经进展。由于血流改变，左肾继续显示皮质髓质分化。D.排泄期图像显示右肾集合系统的完全不透明和左肾集合系统的填充时间延迟

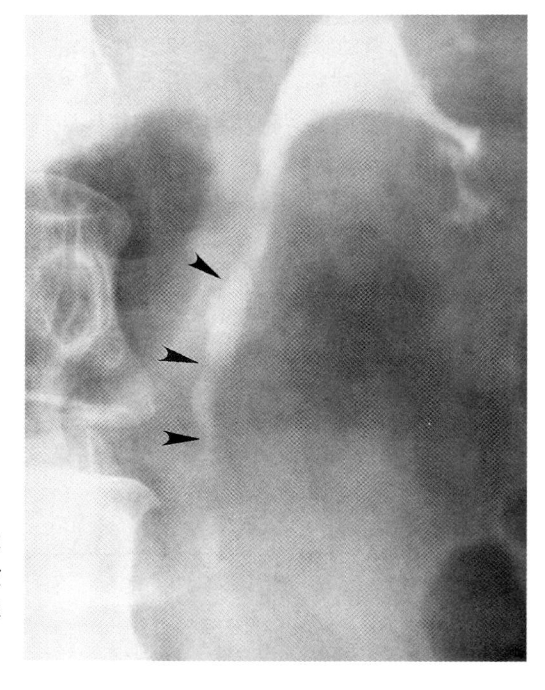

图4-5 肾动脉狭窄患者输尿管侧支血管扩大引起的左输尿管切迹。在该尿路图中始终注意到左侧上段输尿管的多个偏心凹痕（箭头）。动脉造影证实该高血压患者的左肾动脉狭窄

对于怀疑为肾血管性高血压的患者，不清楚以下哪一项是最佳的筛查检查：超声检查，用卡托普利增强的放射性核素肾动图，CT或MR血管造影（MRA）。用于筛查高血压人群的测试是通过对肾动脉和肾内光谱波形进行多普勒分析来增强肾超声检查（表4-4）。但是，这个测试的结果是不确定的。有些机构使用这种技术对肾动脉狭窄有很高的检出率，而其他报道表明这种检测方法不可靠。看起来在一些中心，多普勒超声检查可以在检测肾动脉狭窄方面具有相当高的准确性。目前，通常用CTA或MRA进行肾动脉狭窄的检测。钆增强动态三维MRI能够生成肾动脉的详细图像，这对诊断明显的肾动脉狭窄效果满意。仅使用标准剂量的钆进行对比可以避免在这些患者中使用潜在的肾毒性药物，这优于导管或CT血管造影术（CTA）。更新的多层螺旋CT扫描仪对比较老的CT，可能对较低剂量血管造影剂下准确成像肾动脉更有用。从而降低了检查带来的肾毒性风险。目前，使用数字减影血管造影术最好的实现了肾动脉狭窄的确诊和治疗。对于血管内造影剂禁忌证的患者，可考虑使用二氧化碳作为替代造影剂对血管进行灵敏的MRI血管造影或数字减影导管血管造影。

鉴别肾动脉狭窄和输尿管梗阻同样重要，因为它们在成像上共享一些特征。急性输尿管梗阻也会导致肾图和肾盂造影的显影延迟。然而，肾体积增大，表现为肾盂输尿管积水和肾盂造影显影淡，以及输尿管绞痛症状，通常伴有输尿管梗阻（图4-6）。

慢性肾静脉血栓形成（RVT）是肾缺血的另一种血管性病因。如果静脉侧支不足，小的缺血性肾将由慢性RVT引起。慢性RVT还可以导致模拟肾动脉狭窄的其他射线成像特征。这些包括延迟的肾盂

表4-4　超声检查发现肾血管性高血压

直接肾动脉结果
峰值收缩速度＞180cm/s
肾主动脉收缩期速度比＞3.5
狭窄部位的湍流
肾动脉中没有可检测的信号（闭塞）
内部多普勒波形发现
加速时间≥0.07s
收缩加速度≤3.5m/s²
抑制波形外观（小慢波）
肾之间电阻指数变化＞5%

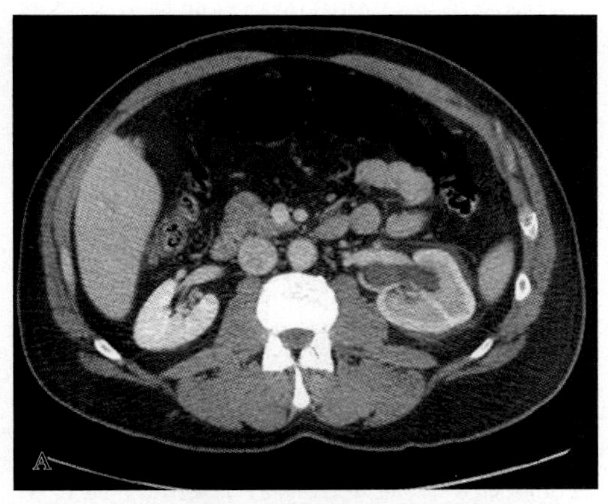

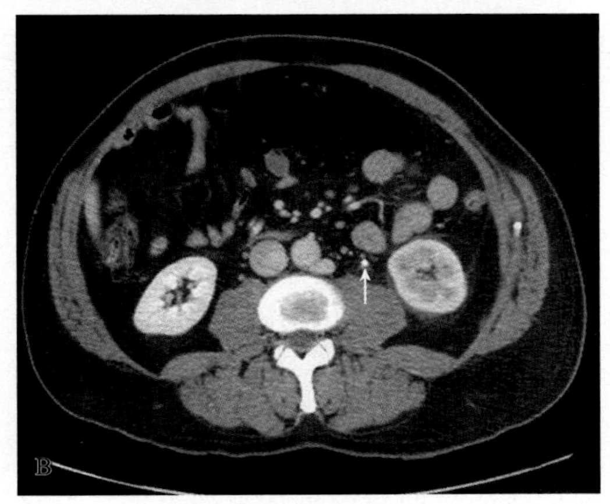

图4-6　由于梗阻造成的肾造影延迟。A.通过左胁腹痛患者肾的增强计算机断层扫描图像显示右肾已经进展至肾图期，而左肾继续表现出皮质髓质分化。有轻微的左肾积水和少量的肾周围液。B.由左侧输尿管近端结石（箭）引起的梗阻导致左肾的造影剂通过延迟

造影，高密度肾盂造影以及非萎缩的正常肾盂和输尿管。超声多普勒评估肾动脉和肾静脉常能作出正确的诊断。无创血管造影技术，如MRA和CTA，是诊断RVT的最佳技术。

Page肾是由包膜下血肿引起的肾萎缩的另一个名称。由于肾包膜是坚韧的，包膜下血肿在肾实质灌注时施加相反的液压。如果不治疗，最终导致实质性缺血和萎缩（图4-7）。肾通常保持近肾形状，并且肾盏看起来正常。与肾动脉狭窄一样，高血压往往是由于肾实质缺血引起的肾素血管紧张素系统的过度刺激所致。此诊断的关键是创伤的临床病史。这可能发生在减速伤害或跌倒，但也可见于年轻的患有运动相关损伤的患者。这些包膜下血肿在急性损伤时可能无法识别，并且可能在之后评估高血压或无关症状时通过成像偶然发现。在某些情况下，包膜下血肿的残留物可以通过横断面成像观察到。这与Page肾的诊断相符合。

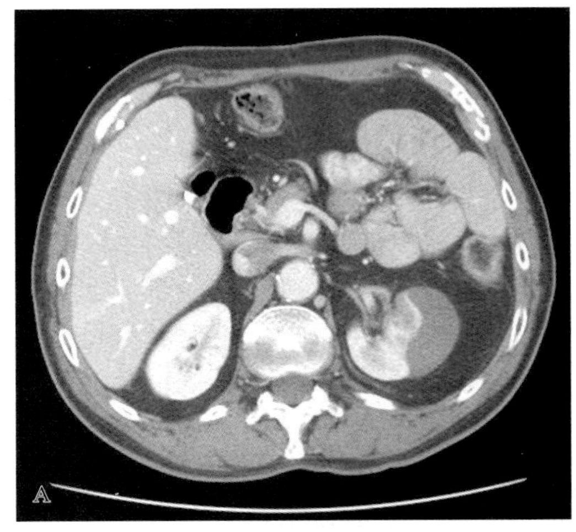

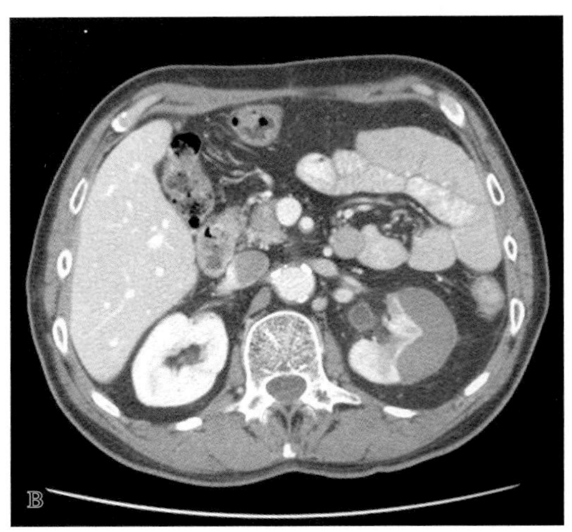

图4-7　Page肾。A和B.通过肾增强的轴向CT图像显示由于包膜下血肿压迫肾实质而导致左肾小，这是2个月前行体外冲击波碎石术（ESWL）的结果。注意造影剂的不对称进展，右肾中看到肾图期和左肾中持续的皮髓质期。该检查是由持续性左侧腹疼痛引起的，并且在ESWL后发现患者已发生高血压

包括肾床在内的放射治疗可导致肾实质性缺血。缺血是由辐射引起的小血管动脉炎所致，这反过来导致肾实质萎缩，这可能模拟肾缺血的其他血管性病因（图4-8），包括慢性RVT和肾动脉狭窄。这在现代放射治疗技术中很少见到，但应在肾部位肿瘤接受放射治疗的患者中考虑。其他暗示先前有放射治疗史的影像线索有时可以在相邻的脊柱中明确，包括骨坏死以及所致的脊柱侧弯。

单侧小而光滑肾脏的一个罕见病因是梗阻后萎缩。这种情况可见于因多种原因导致的长期输尿管梗阻的患者。无菌尿的高位输尿管梗阻必须持续至少3周才会导致不可逆的肾实质性萎缩。在急性梗阻期，肾通常是水肿、肿胀和扩张，而不是萎缩。然而，当长期梗阻减轻时，实质萎缩变得明显。与反流性肾病不同，输尿管梗阻导致的压力升高在肾实质内分布均匀。一旦梗阻减轻，部分肾功能可能会恢复，但是全肾萎缩和集合系统的残余扩张会很明显（图4-9）。集合系统膨胀，伴肾盏扩张和杵状变，与引起单侧小而光滑肾脏的其他原因相区别。在许多情况下，为缓解输尿管梗阻提前会进行干预。具体而言，在包括膀胱和输尿管肿瘤在内的盆腔

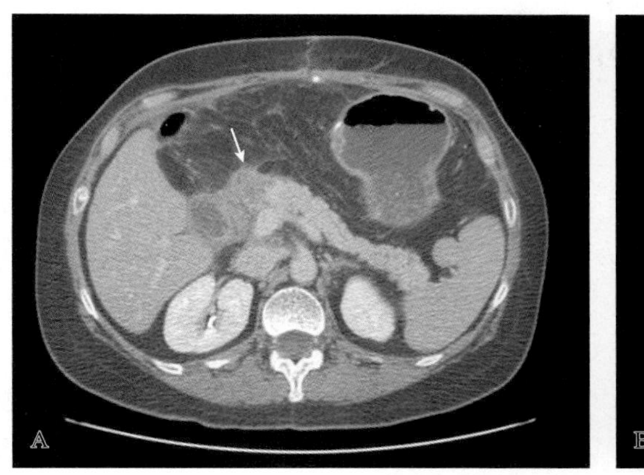
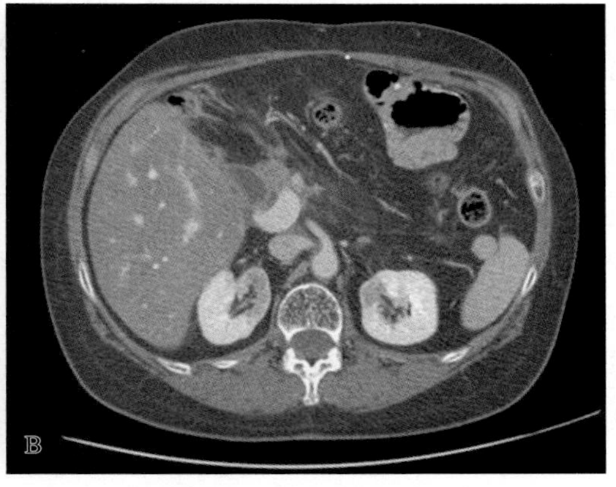

图4-8　放射治疗后的肾损伤。A.通过诊断胰头肿瘤时获得的上部肾的轴向计算机断层扫描（CT）图像（箭）显示肾上极正常的实质增强。B.在对胰头进行放射治疗后，与A大致相同水平的CT图像显示两个肾上极实质的内侧萎缩性改变，右侧大于左侧，典型的辐射后改变

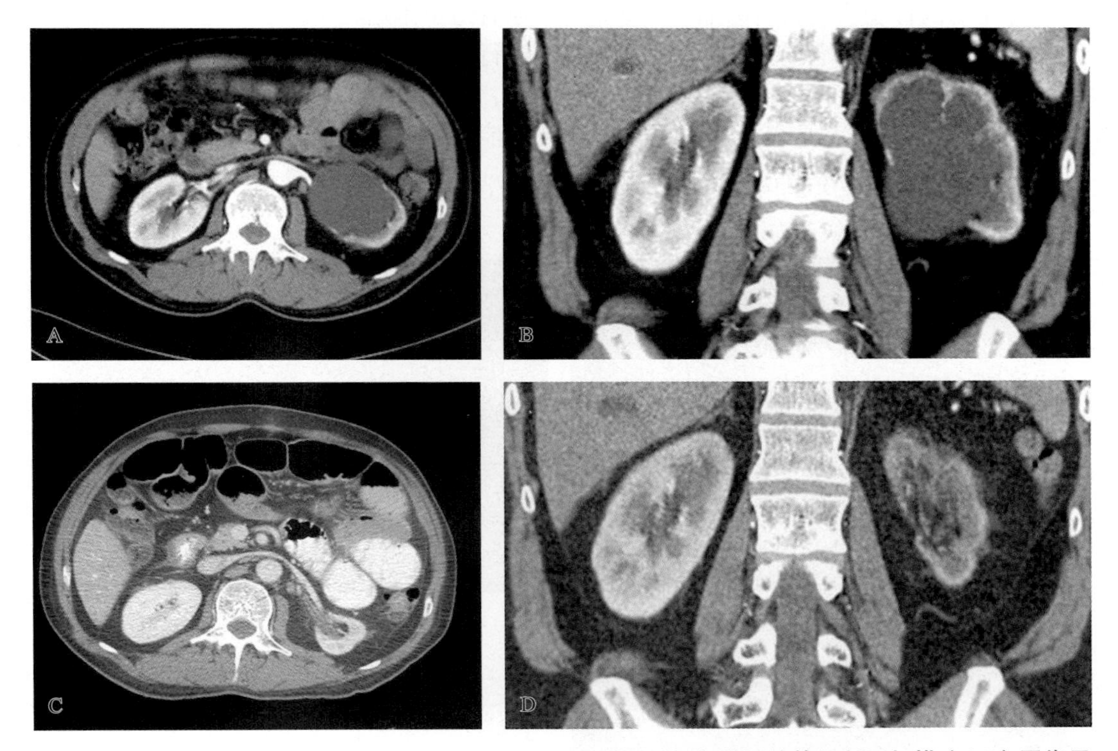

图4-9　梗阻后萎缩。通过肾的轴向位（A）和冠状位（B）增强计算机断层扫描（CT）图像显示正常大小的左肾。有明显的左侧肾积水和相关的实质萎缩。梗阻是由于盆腔恶性肿瘤引起。去除肿瘤并消除输尿管梗阻后的轴向位（C）和冠状位（D）增强CT图像显示梗阻后的左肾体积小，呈完全光滑性萎缩

恶性肿瘤患者中经常见到梗阻后萎缩。如果手术治疗，或在输尿管梗阻明显后尿流被改道，则梗阻后萎缩是显而易见的。

最后，肾发育不全是单侧小而光滑肾的罕见原因，其在成像中表现为正常肾但肾盏太少。本质被认为是由于胎儿肾灌

注不足造成的。小肾功能正常，并具有正常的实质厚度；然而，通过定义，在肾内集合系统中会有5个或更少的肾盏。虽然肾盏较少，但看起来完全正常。发育不良的肾脏没有其他异常征象，如肾动脉狭窄。肾动脉造影显示广泛未闭的肾动脉很小（与发育不良肾中功能性小的肾肿块成比例）。由于少量的肾实质需要动脉供血，因此动脉较小。

总之，一个单侧小而光滑的肾，肾盏正常，很可能是由于肾动脉狭窄所致。在这种情况下，应寻求肾动脉狭窄的其他X线征象。伴有集合系统膨胀和肾盏钝化的小而光滑的肾表明梗阻后萎缩。一个正常的小而光滑的肾，含有5个或更少的肾盏，可能是先天性发育不良的肾。该模式的其他原因应该考虑是慢性RVT与Page肾，以及影响肾床的放射治疗史。

三、双侧小、光滑的肾

显著的双侧肾萎缩通常与肾功能不全有关。患者通常使用超声、非增强CT或MRI进行成像（图4-10）。大多数肾功能不全的病例是由于各种病因的慢性肾疾病，包括糖尿病、高血压引起的肾硬化、慢性肾小球肾炎、双侧肾动脉狭窄、镇痛剂肾病、遗传性肾病、自身免疫病以及远端急性肾小管坏死。肾动脉狭窄的证据可以用非侵入性技术如多普勒超声或MRA获得，并且如果考虑治疗可以用数字减影血管造影术进行确认。其他病因可能需要进行肾组织活检以进行组织诊断。无论如何，萎缩可能是不可逆的，充其量肾功能可能会稳定而难以改善。

可能导致这种模式的一个独特病因是

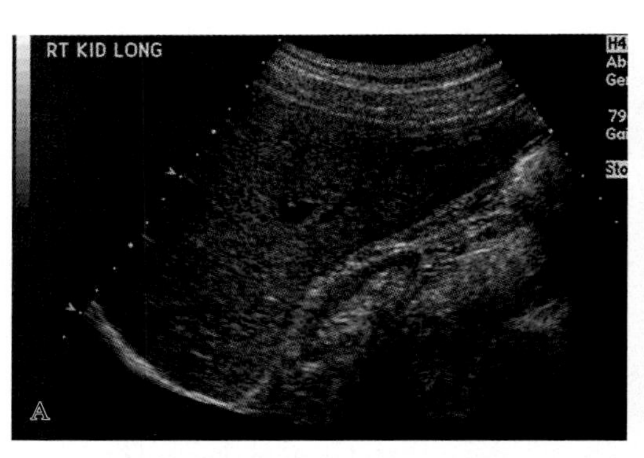

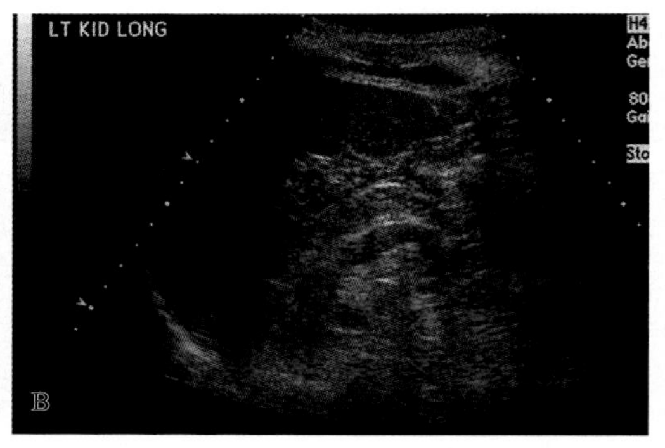

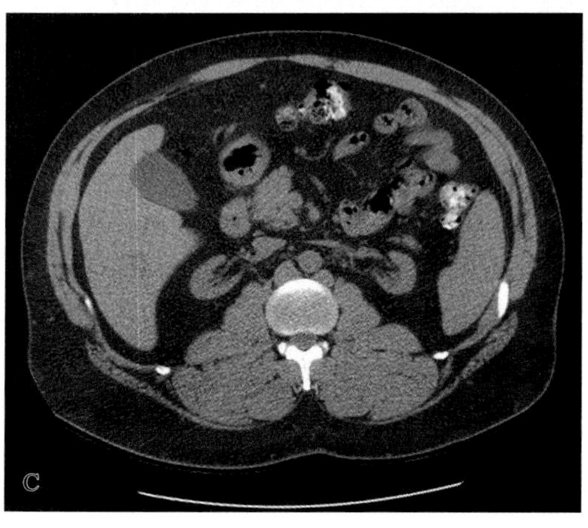

图4-10　慢性肾脏疾病的双侧小、光滑的肾。右侧（A）和左侧（B）肾超声图像显示双侧小、光滑的肾与其相邻的器官相比实质回声增强（右肾，长5.9cm;左肾，长5.3cm）。C.通过同一患者的肾的轴向非增强计算机断层扫描图像显示双侧小、光滑的肾。这种外观可能是许多慢性肾脏疾病的最终结果

肾髓质囊性疾病。这种情况通常见于盐消耗性肾病的儿童，但亚型在肾功能不全和盐消耗性肾病凶险进展的成年人中。在任何一种情况下，肾通常很小，并且含有大量的髓质囊肿。这种疾病目前尚无治疗方法，尽管有些病例似乎是遗传性的，但通常偶尔出现。CT或超声显示小肾伴有大量的髓质囊肿，并有适当的临床病史可提示该诊断。该类别的其他病因末期时，肾在超声下表现为小而高的回声，而没有大量囊肿形成。

表4-5 单侧肾形增大的原因

输尿管梗阻
肾重复畸形和肥大
实质浸润
细胞浸润
•肾盂肾炎
•XGP
•挫伤
•浸润性肿瘤水肿
水肿
•急性肾静脉闭塞
•急性动脉闭塞/动脉炎

XGP，黄色肉芽肿性肾盂肾炎

四、单侧肾光滑增大

在这些情况下，肾异常增大而没有局灶性占位效应。当两肾之间存在显著的尺寸差异时，为了确定标准X线片上哪个肾异常，使用3～4个腰椎原则。正常大小的肾的长度应该是3～4个正常腰椎体及其椎间盘间隙的长度。在非放大横断面成像中，肾长度预计为10～12cm。在这个类别中，肾增大的轮廓应该光滑或呈最小程度地分叶，与持续性胎儿分叶一致。另外，肾集合系统不应有任何肾局灶性病变的证据。肾功能可能受损；如果是这样，这个结论有助于对这些病例进行分类。导致该模式的基础异常分为以下5类：输尿管梗阻、肾重复畸形、急性血管异常、实质浸润（parenchymal infltration）和肾小球肥大（表4-5）。

该组最常见的潜在异常是输尿管梗阻。在急性梗阻期，由于尿液流出阻塞，肾脏发生增大和水肿（图4-11）。造影剂注射后的成像显示肾脏肿大，肾脏造影进展延迟，集合系统不透明，并伴有高密度持续性肾显影（图4-12）。不同程度的肾积水是否明显取决于梗阻的严重程度和持续时间。在许多情况下，高级别输尿管梗阻会导致条纹肾图。该术语描述了在肾的

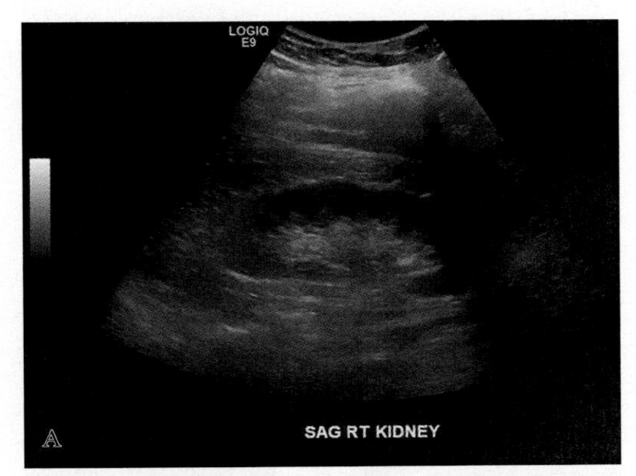

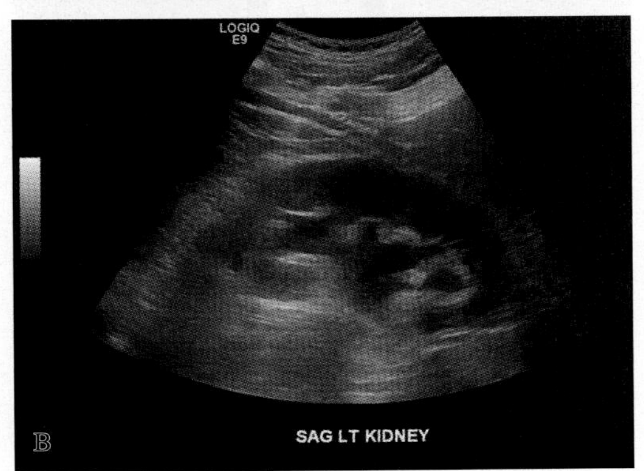

图4-11 梗阻引起的单侧肾大。右侧（A）和左侧（B）肾超声图像显示正常右肾（长度，10.5cm）和扩大的左肾（长度，13.7cm），伴有增厚的低回声肾实质以及由梗阻所致的中度扩张的中央集合系统，源于左侧远端输尿管结石（未显示）

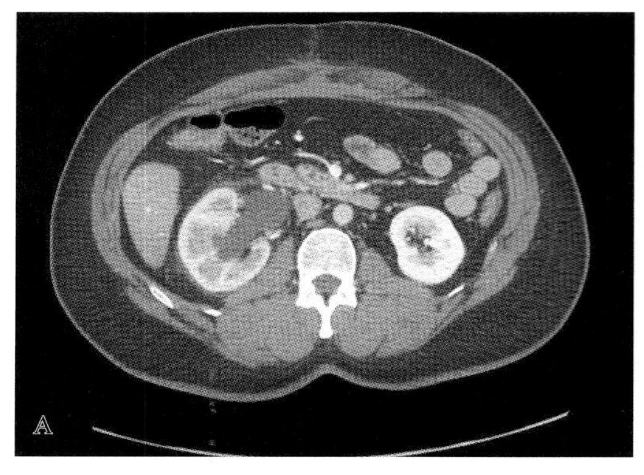

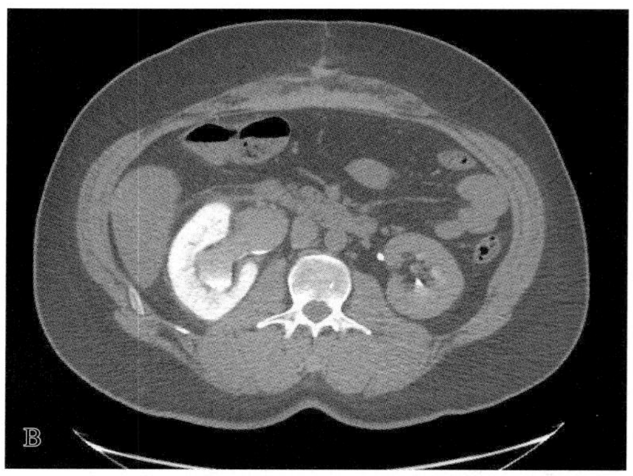

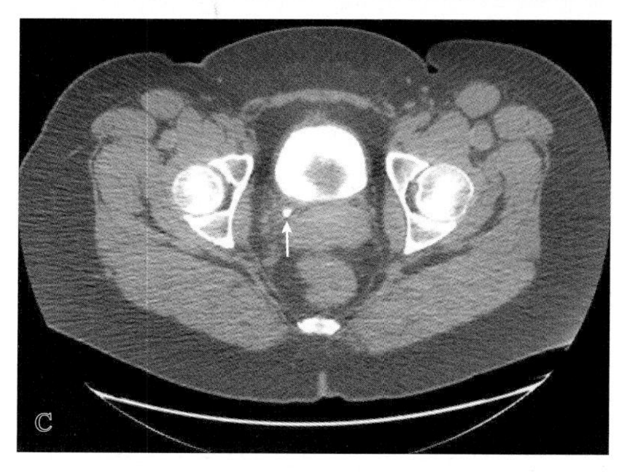

图4-12　急性输尿管梗阻的计算机断层扫描（CT）成像。A.获取肾的增强轴向位CT图像，评估右侧胁腹疼痛的急性发作，显示左肾和右肾造影剂排泄延迟的预期表现，伴有皮质髓质期的持续存在。注意扩张的右侧集合系统伴肾周绞窄。B.延迟10min后获得的轴向位CT图像显示左肾实质的造影剂排泄和集合系统显影，伴持续致密的肾图和右侧扩张的集合系统显影延迟，发现典型的急性、高级别梗阻。C.通过远端输尿管的延迟轴向位CT图像显示梗阻来源，右侧输尿管膀胱连接处上方结石（箭）

对比增强研究中从肾髓质延伸进入肾皮质的线性低潜运动区域（与正常增强肾实质的背景相比）。这种情况最常见于高级别输尿管梗阻，被认为是由于间质性水肿和邻近肾小管中未排出的含造影剂的尿液淤滞所致（图4-13）。

顺便说一下，条纹肾图也可见于许多其他疾病，包括常染色体隐性多囊肾病、急性肾盂肾炎、急性RVT、肾挫伤以及肾即刻放射治疗后（表4-6）。

无论是否存在条纹肾图，当怀疑急性梗阻为确定肾积水的存在并确定梗阻的程度时，延迟图像是有帮助的，因为梗阻的

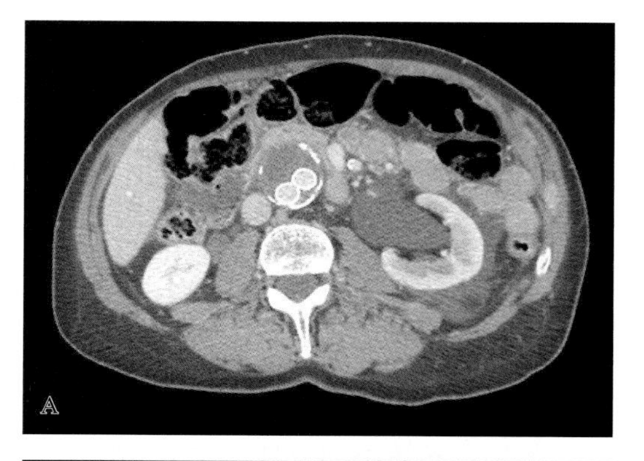

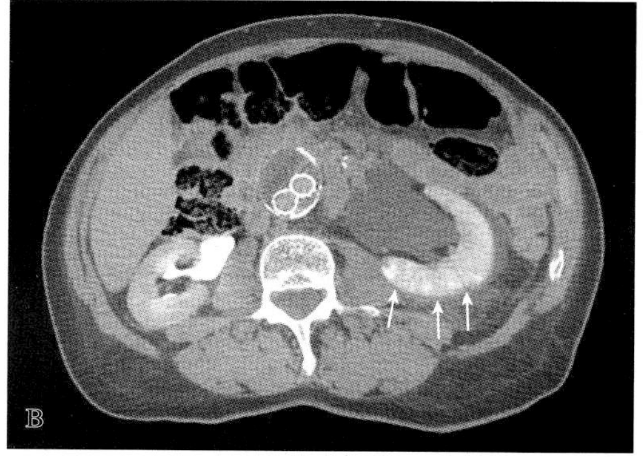

图4-13　伴有条纹肾图的急性梗阻。A.通过肾的增强轴向计算机断层扫描（CT）图像显示不对称的造影剂进展，右肾明显的肾图期和左肾皮质髓质期。注意左侧集合集系统扩张和肾周绞窄与急性梗阻一致。B.延迟轴向CT图像显示左侧致密，持久的肾图，伴实质条纹进展，最好从后面看（箭）

肾造影检查结果可能与RVT等其他病因的相关结果相同。如同时检测到输尿管扩张的证据，则提示输尿管梗阻。梗阻用影像去诊断通常并不困难（图4-14）。

表4-6　条纹肾图的原因

常见
急性输尿管梗阻
肾盂肾炎
少见
常染色体隐性多囊肾病
急性肾静脉血栓形成
肾挫伤
罕见
放射性肾炎

由于肾总体增加，复制异常通常导致肾增大。这些可以用大多数成像方式轻易诊断，因为具有正常干预肾实质的单独集合系统元件将肾窦脂肪周围分为两个不同的区域（图4-15）。很少发现三重化、四重化和更多数量的重复异常，虽然它们通常很少或没有临床意义。

肾实质渗出可导致肾形增大，这通常是由于急性肾盂肾炎、黄疸性肉芽肿性肾盂肾炎（XGP）等炎症过程或继发于创伤和肾挫伤的炎症过程所致。

急性单纯性肾盂肾炎患者行影像学检查通常不是必需的，临床诊断即可，影

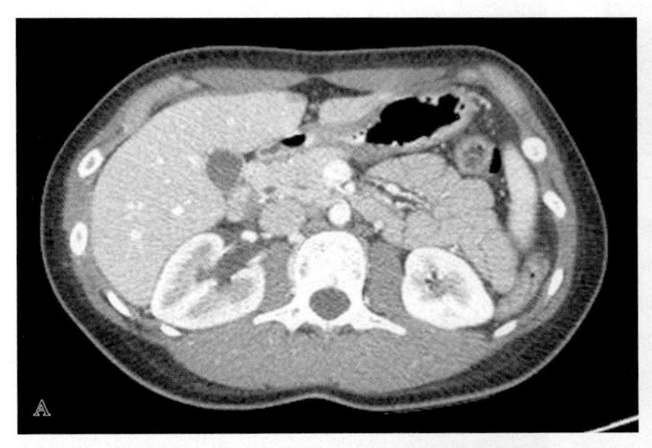

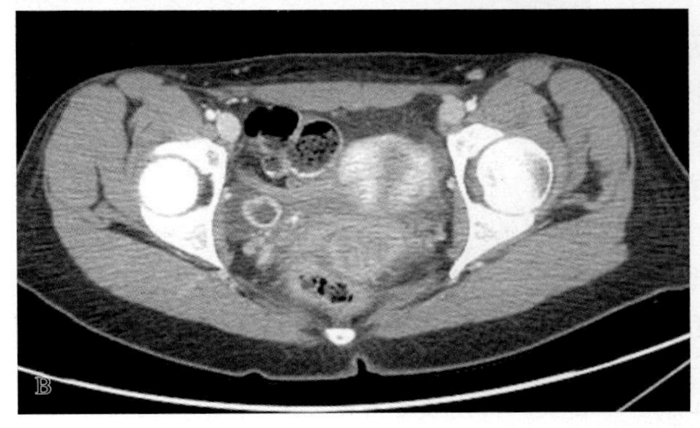

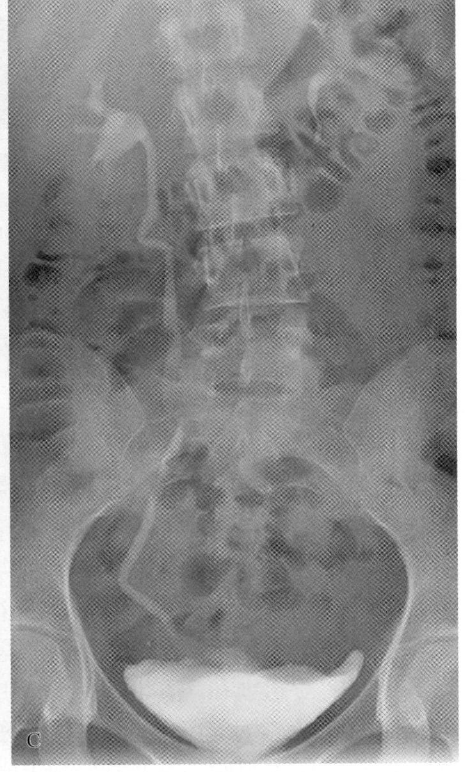

图4-14　延迟成像诊断梗阻的价值。A.肾水平的增强轴向计算机断层扫描（CT）图像，用于评估右侧腰痛，显示轻度右肾集合系统扩张和右肾造影剂排泄与左侧相比略有延迟。B.通过解剖学骨盆增强的轴向CT图像显示右侧卵巢中的黄体与一些相邻的附件水肿。由于解剖学上的不确定性，小的钙化无法确定位于输尿管内。C.注射造影剂进行CT检查45min后获得的腹部X线片显示右侧输尿管轻度扩张，输尿管内有立式柱状造影剂（柱状化）至盆腔右侧钙化水平，确认结石引起输尿管梗阻是导致患者出现症状的原因

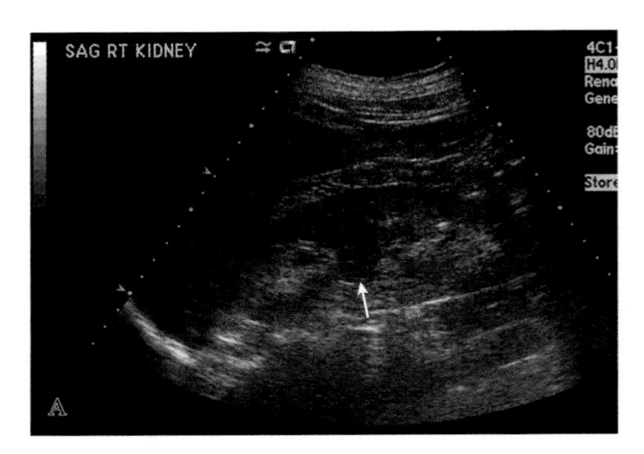

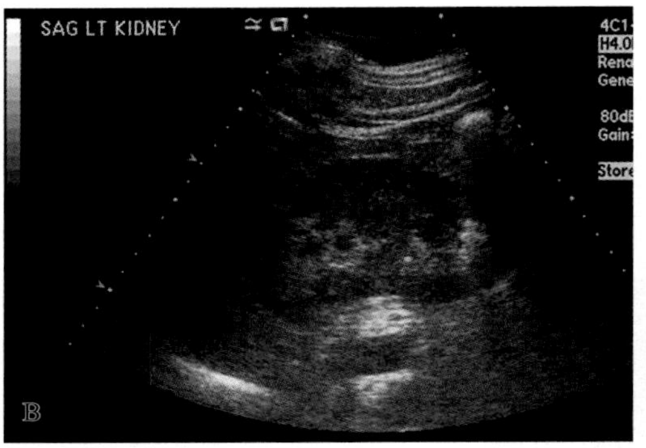

图4-15　单侧肾增大与集合系统重复。A.右肾的超声（US）图像显示肾长度为14.3cm。注意通过正常肾实质条（箭）将窦性回声复合物分离成两个不同的区域，表明存在集合系统的重复异常。B.正常左肾的超声图像，肾长10.9cm。注意肾窦回声复合体的正常外观

像学检查通常不会给治疗计划增加任何内容。然而，偶尔会在由于其他原因行影像学检查的患者中检测到肾盂肾炎，或者在对合适的抗生素治疗无应答的患者中寻找复杂特征时用影像学进行评估。当进行影像学检查时，CT非常敏感，并且通常提供关于肾实质感染和潜在并发症最有用的信息。对于急性肾盂肾炎，受累肾增大，通常伴有肾周围组织炎症反应。使用造影剂后，实质增强是不均匀的。实质受累可能是局灶或弥漫性的。与炎症过程相关的水肿导致受影响区域的灌注减少，使肾造影出现缺陷，因此可能是楔形改变。条纹状肾图也可能是由于管状造影剂停滞与邻近水肿造成的（图4-16）。肾排泄造影剂延迟，同时集合系统显影减少或延迟也可以出现。

尽管局灶性肾盂肾炎不如弥漫性形式常见，但其与弥漫性肾盂肾炎相似。受影响的区域将显示肾功能减退、肿胀以及肾图的不均一性。因为肿胀是局灶性的，所以肾的受感染部分可能与侵袭性肿瘤相似。出现发热、尿液分析异常和白细胞计数升高是正确诊断的重要临床线索（图

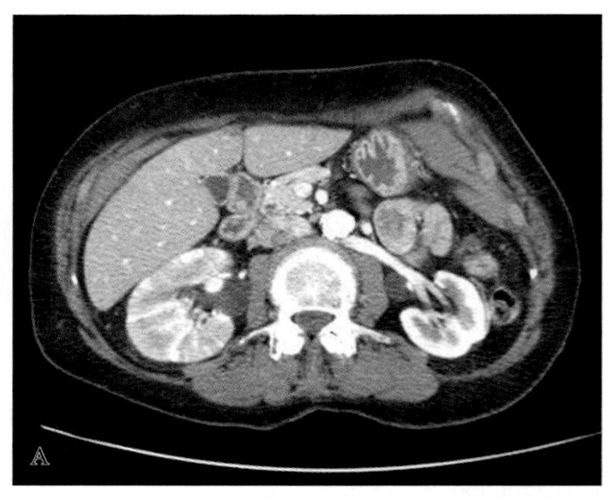

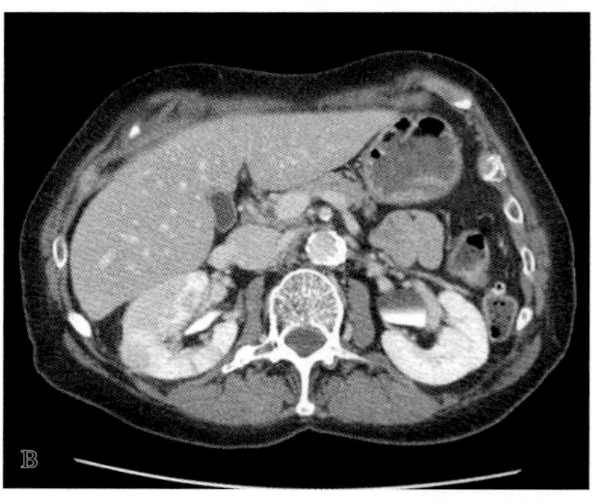

图4-16　伴有弥漫性肾受累的急性肾盂肾炎。肾皮质髓质期（A）的增强轴向计算机断层扫描（CT）图像和延迟的轴向CT图像（B）显示弥漫性右肾增大，伴有不均匀的实质增强和出现条纹肾图，是典型的急性肾实质感染的影像学表现。进行该检查是因为在关注肾脓肿进展的抗生素治疗后有持续发热和腰部症状

4-17）。

尿路造影和超声在急性肾盂肾炎中通常是正常的。梗阻是一个复杂的特征，超声可以用来进行排除。肾实质感染可能导致超声异常，包括回声增加或减少的区域，彩色多普勒成像显示实质血流改变（图4-18）。

在某些情况下，致病细菌释放内毒素，导致肌张力降低并导致肾盂输尿管积水。这一发现特别令人担忧，因为它可能导致输尿管梗阻的错误诊断。人们应该意识到这一神秘的发现并谨慎诊断疑似急性肾盂肾炎的输尿管梗阻。

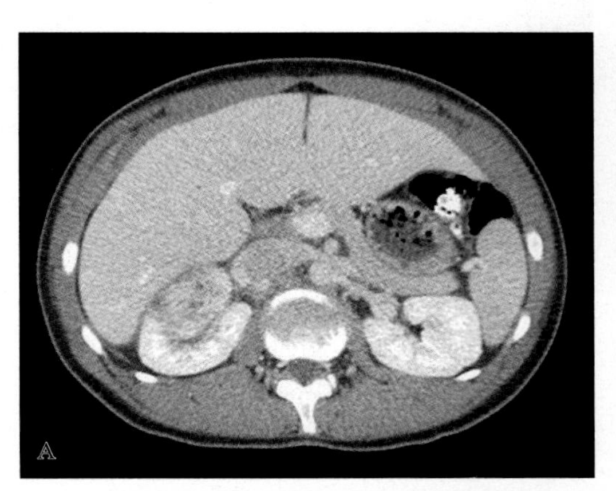

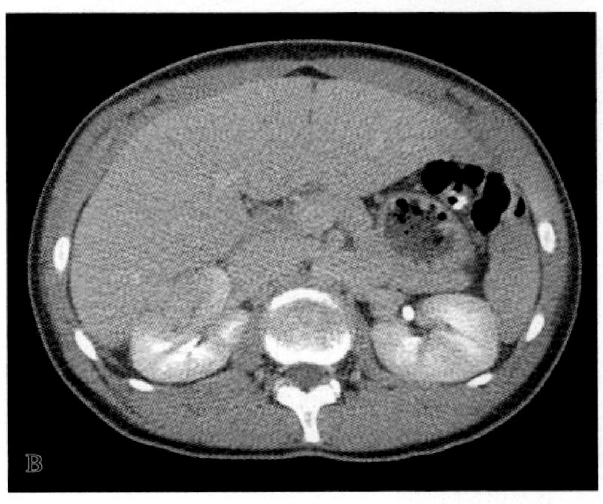

图4-17 计算机断层扫描（CT）时的局灶性肾盂肾炎。A.增强CT皮质髓质期轴向位图像显示右肾上极局部肿胀区域，具有不均匀增强。B.同一水平的肾图期成像证实了异常的肾实质过程。这位年轻患者有发热、痉挛性疼痛以及尿液分析中存在细菌，感染过程是首要考虑因素。这种表现结合其他临床表现可能需要扩展鉴别诊断包括肿瘤

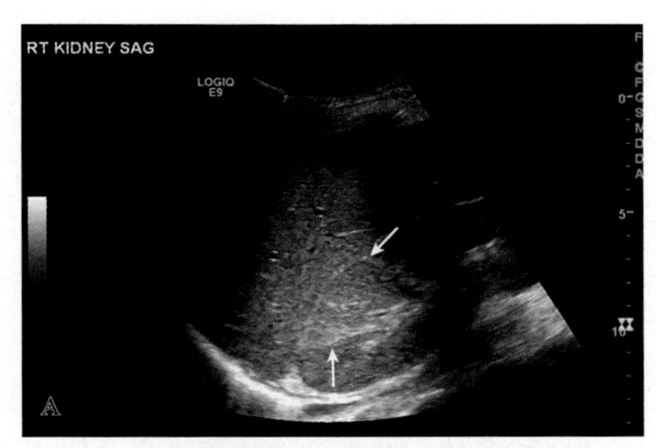

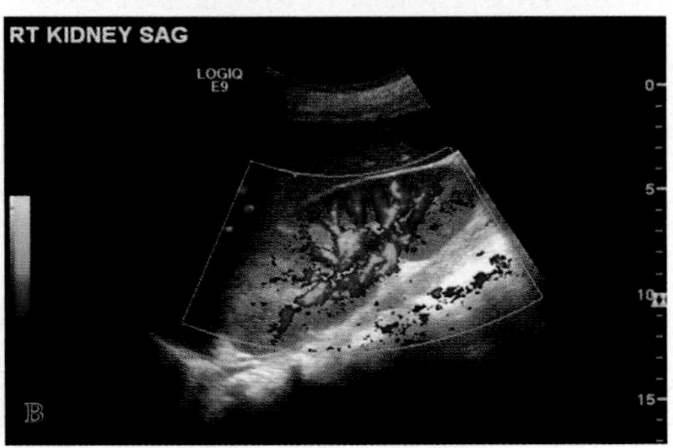

图4-18 超声下的局灶性肾盂肾炎。A.右肾的纵向超声图像显示肾上极的回声增强的楔形区域，向前（箭）；B.能量多普勒超声图像显示肾脏这一区域的血流减少，这是由于实质炎症和水肿造成的

尽管影像学表现很有意义，但实质感染中肾成像的主要推力应该是排除实质脓肿。液化的存在通常意味着需要对感染患者进行额外或延长的治疗管理。抗生素治疗通常与实质脓肿的经皮或外科引流相结合。

气肿性肾盂肾炎是一种罕见的急性肾盂肾炎形式，其特征在于肾实质感染了产生气体的微生物。大多数患有气肿性肾盂肾炎的患者糖尿病控制不佳，这是一种潜在的危及生命的感染。未经治疗的气肿性肾盂肾炎的死亡率高达90%。虽然急诊肾切除术是气肿性肾盂肾炎普遍接受的治疗方法，但经皮引流和全身性抗生素已成功治疗局部受累。可以在腹部X线片上观察到肾床中的气体（图4-19）。一旦肾床中提示有气体，应行CT检查以确定其位置并确定气体聚集的程度（图4-20）。治疗流程在某种程度上取决于肾内和周围气体的位置和分布。通过CT可以精确识别气体的位置。此外，肾内的气体应标注为局限性或弥漫性。如果气体在整个肾实质中弥漫性扩散，则在大多数情况下有指征行手术切除肾脏。肾切除术被认为可以消除感染源，因为肾可能会被不可逆转地损坏并且不可挽救。然而，如果气体局限在肾实质的一个区域内，并且保持功能性肾组织是高度优先的，那么可以尝试经皮引流这种局灶性感染（图4-21）。通常在CT引导下进行。当考虑经皮处理时，必须评估所涉及的肾可能出现输尿管梗阻。这通常与气肿性肾盂肾炎共存，必须同时治疗。

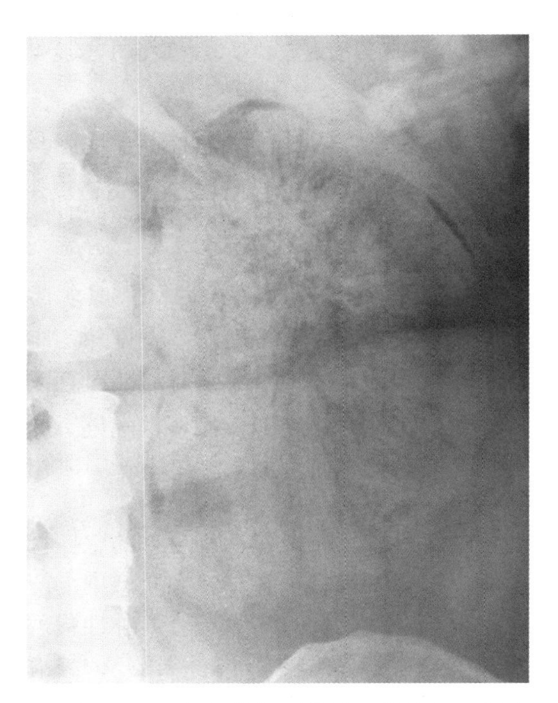

图4-19　气肿性肾盂肾炎X线片。左肾床的锥形视图显示条纹气体遍布左肾。在一个包膜下可见几个新月形的气体集合

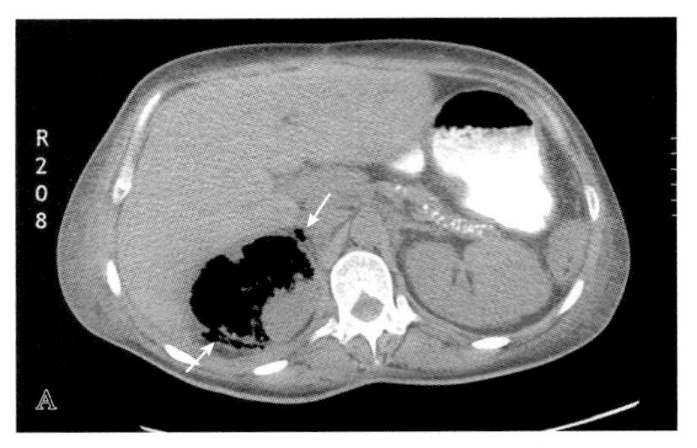

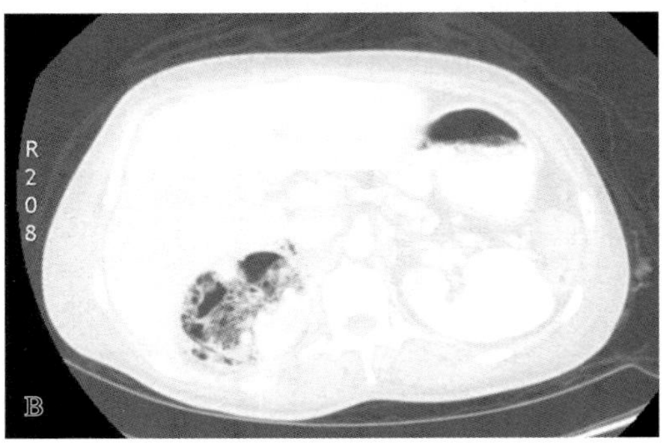

图4-20　弥漫性气肿性肾盂肾炎的计算机断层扫描。未增强的轴向图像（A）和使用肺窗（B）获得的相同图像显示右肾实质内的大量气体。气体也可见于肾周前、后间隙（A中的箭）。如此广泛的肾脏受累通常意味着需要紧急行肾切除术。注意A中的胰腺实质钙化，表明慢性胰腺炎是该患者糖尿病的一个原因

如果存在，除了引流感染的薄壁组织外，还应采用支架置入术或经皮肾造瘘术治疗梗阻。最后，必须给予全身抗生素治疗。这种治疗局限性气肿性肾盂肾炎的非手术方法通常是有效的，可以使感染消退和保留受累肾的功能。如果在充分经皮引流和尿路减压后感染继续发展，则仍可能需要手术切除肾脏。

在许多情况下，肾床中其他地方的气体聚集也可以采用非手术治疗。通常用经皮引流和全身抗生素可以成功治疗含气肾周脓肿（图4-22）。局限于肾内集合系统或输尿管内的气体，是产气菌感染的结果，在大多数情况下也是非手术治疗。集合系统中产气菌感染，没有肾实质受累，

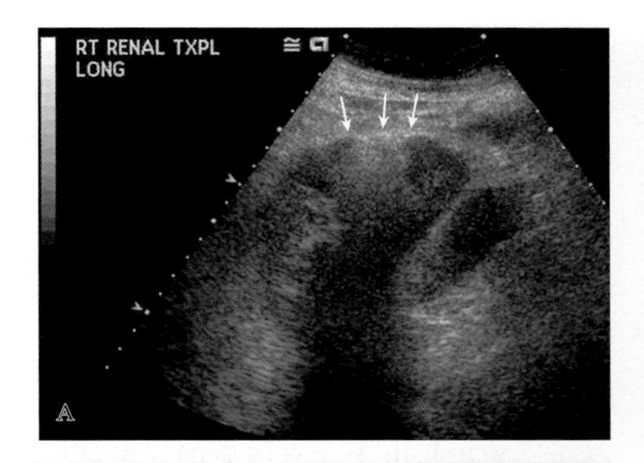

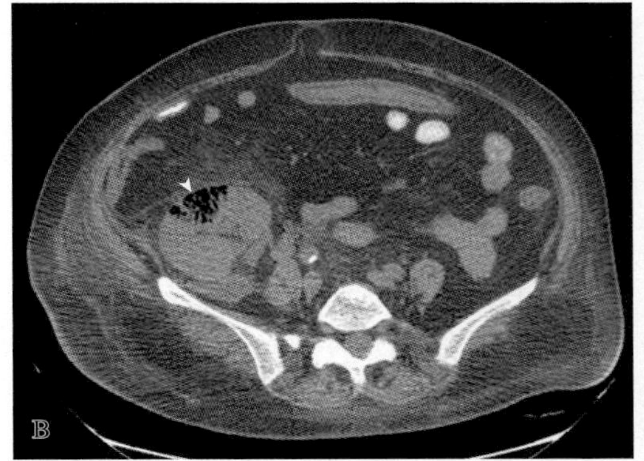

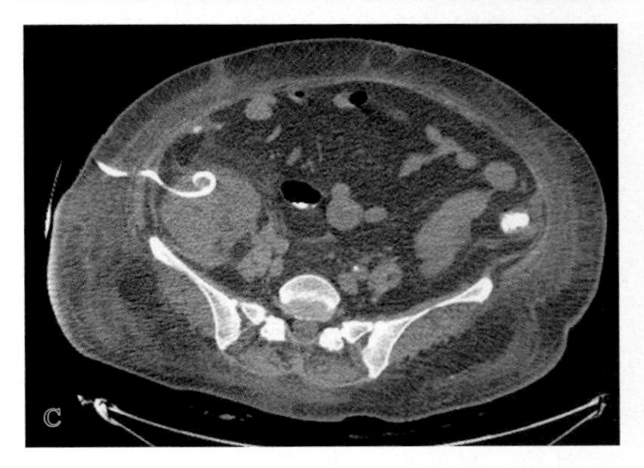

图4-21 局灶性气肿性肾盂肾炎伴引流。A.在有发热和疼痛的患者中获得的右下腹移植肾的超声图像。肾实质内有回声区，后部阴影（箭）。B.通过移植肾的未增强轴向计算机断层扫描（CT）图像证实局部实质气体的存在，与局灶性气肿性肾盂肾炎（箭头）一致。C.在这例活体相关的供肾移植中，通过CT引导放置引流管和积极的抗生素治疗，肾脏抢救成功

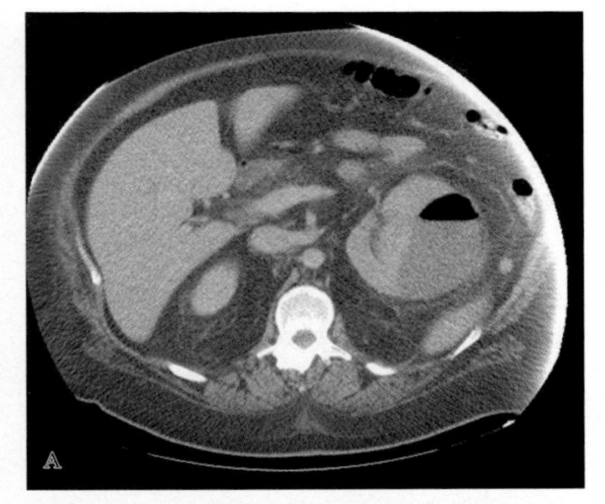

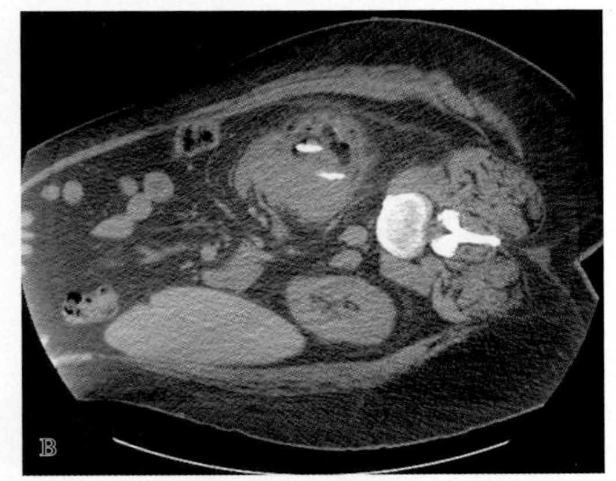

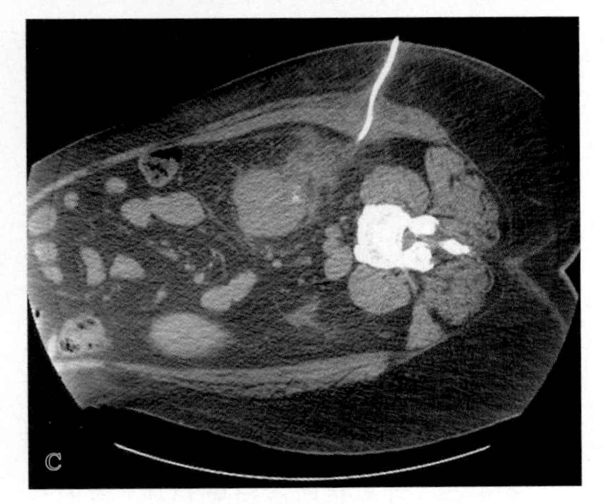

图4-22 含气包膜下肾脓肿的经皮引流。A.未增强的轴向位计算机断层扫描（CT）扫描显示包膜下液气混合使左肾的实质区域变形。B和C.在将经皮引流导管放入包膜下空间时获得的轴向CT图像。抗生素治疗与引流相结合，成功地治疗了感染过程

被称为气肿性肾盂炎（图4-23）。这通常见于输尿管梗阻和合并感染。它实际上是肾盂肾炎的一种亚型，可以用类似的方式治疗。全身性抗生素联合尿路减压治疗通常可以迅速消除感染。尿路减压可以通过输尿管支架置入或经皮肾造瘘引流术获得。在大多数情况下，首选肾造瘘引流术，因为与输尿管支架置入相比，更具有成本效益。可能需要大口径导管来排出黏稠的、含碎屑的尿液，并且肾造瘘管的存在允许直接测量患肾的尿量并且可以在治疗相关感染后提供经皮途径治疗肾结石。

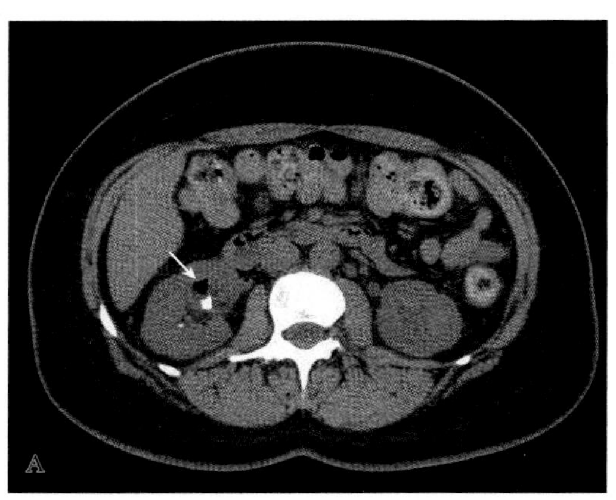

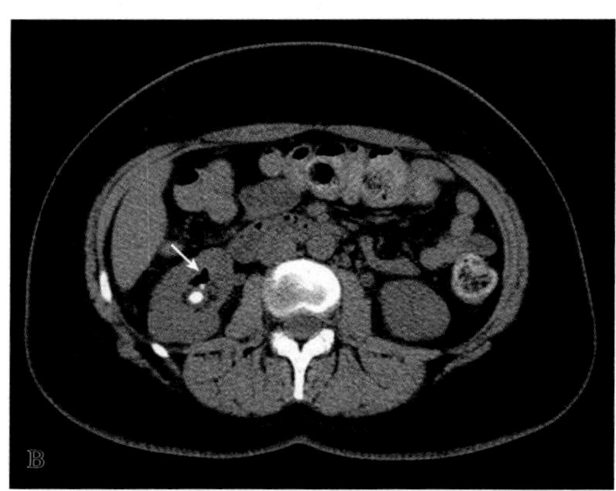

图4-23　计算机断层扫描（CT）时的气肿性肾盂炎。A和B.右腰痛和发热时获得的未增强的轴向位CT图像显示右侧肾梗阻性结石周围的肾盏气体（A和B中的箭）。成像结果意味着与集合系统梗阻相关的气体形成性感染，相当于肾积脓。旨在缓解梗阻并结合抗生素的紧急治疗有助于防止渐进性实质受累和更大的发病率

肾的浸润也可能是由于慢性炎症引起的细胞浸润，如XGP所见。这些患者通常有慢性或复发性尿路感染史，通常由大肠埃希菌或奇异变形杆菌引起。在80%的患者中，肾结石可以合并存在并且可能是梗阻的来源，导致XGP的发展。在组织学上，XGP是由于含有脂质的巨噬细胞替代肾实质所致。这导致肾增大，功能减弱或缺失。在广泛使用横断面成像之前，与XGP相关的经典尿路造影三联征包括与肾增大相关的肾结石和肾功能减弱或缺失（表4-7）。这个三联征在各种成像方式上以各种方式重新演绎。一个有助于诊断XGP的成像线索是碎片石征象（图4-24）。当XGP发展时，它可能导致肾实质的快速浸润和扩张，这可能导致相关肾结石的破裂和破坏。许多基于感染的结石是有分支的，但片段通常是连续的，或者至少是密切相关的。对断裂的分支结石进行鉴定表明XGP的发展，并指出了进一步的影像学检查。虽然超声可显示肾形增大，肾实质内碎片填充的囊性空间，皮髓质分化丢失和肾结石，但与尿路造影或CT检查相比，该技术的诊断能力往往有限。对于CT，中心肾结石通常在未灌注检查中是可视的。肾外炎性改变很常见。通过对比灌注，在大多数情况下证明了一些残留的实质增强。该实质围绕径向取向的囊性空间，代表了实质内的坏死碎片。这种表现

表4-7　XGP的成像标志

XGP的成像标志
单侧肾形增大
单侧肾功能减退
肾结石
“破碎结石”征

XGP，黄色肉芽肿性肾盂肾炎

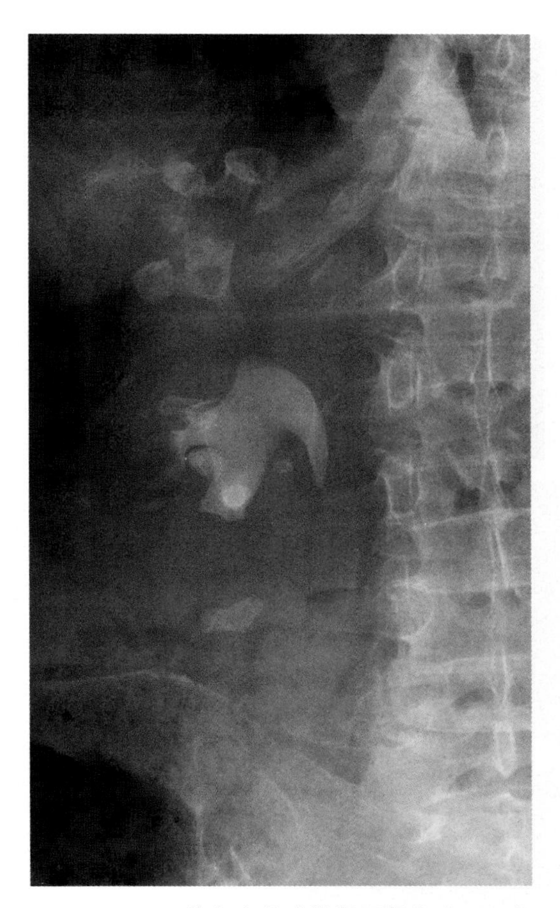

图4-24 黄色肉芽肿性肾盂肾炎（XGP）。这张尿路X线片显示了鹿角样结石，右肾中的石头成分（碎片石）分离。肾轮廓没有得到很好的显示，但根据肾结石的大小，肾肯定会扩大。注射造影剂后，右肾没有明显的功能。这3个表现是XGP的典型特征

在成像时可能与肾积水相混淆。事实上，囊性空间代表实质空腔而不是梗阻的肾盏（图4-25）。逆行肾盂造影通常表现出非常收缩和不规则的肾盂肾盏系统。通过对比检查可以证明流入泌尿道外瘘管的情况。

XGP通常在女性中更常见，可能是因为女性人群中尿路感染的患病率普遍较高。约10%的XGP患者也患有糖尿病。尽管XGP是一种良性疾病，但它通常会扩散到肾之外。炎性改变常见于连续结构，包括肾周空间、腰肌和其他腹膜后结构（图4-26）。皮肤或肠道可能会受累。在某些情况下出现肝酶升高提示相关的肝脏疾病（Stauffer综合征）。肾切除术后，肝酶将恢复正常水平。肝酶升高可能是因为XGP中的与肾实质替代相关的大量组织坏死。与典型的急性肾感染患者不同，这些患者通常表现出慢性全身症状，并伴有慢性泌尿系感染。厌食、不适、体重减轻和发热通常与XGP有关。由于肾因弥漫性XGP而不可逆转地受损，因此肾切除术是唯一合适的治疗方法。

肾挫伤急性期可见肾弥漫性扩大。显然，这在创伤中可以见到，诊断通常不容置疑。实质肿胀与肾造影异质性相关，这在CT上得到了特别好的证实。实质性条纹和肾功能减退通常与挫伤有关。

急性缺血或血管充血也可导致肾的光滑增大。这种模式最典型的是急性RVT。急性RVT时，肾肿胀和功能减退（图4-27）。在严重的情况下，造影剂的排泄会延迟甚至消失。由于输尿管在RVT中不受影响，因此不存在肾积水。血栓形成可以通过超声、MRI或增强CT来证实。成人RVT最常见于凝血病，如弥散性血管内凝血病、胶原血管疾病、肾病综合征和一些血红蛋白病。RVT也见于膜增生亚型和肾淀粉样变的急性肾小球肾炎患者。在许多情况下，RVT是特发性的。因为症状和一些成像特征（肾形增大、延迟肾造影进展及集合系统浑浊、腰痛、血尿）与输尿管梗阻易混淆，集合系统成像在可能是RVT的患者中是至关重要。没有集合系统扩张表明血管病因如RVT。

另一种可导致急性期肾形增大的血管异常是动脉闭塞，通常见于急性肾动脉损伤或夹层或血栓栓塞性疾病的患者（图4-28）。当肾梗死是完全性的时，肾急剧

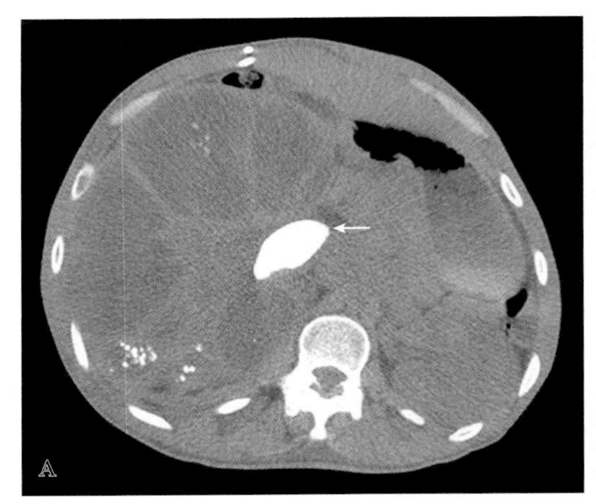

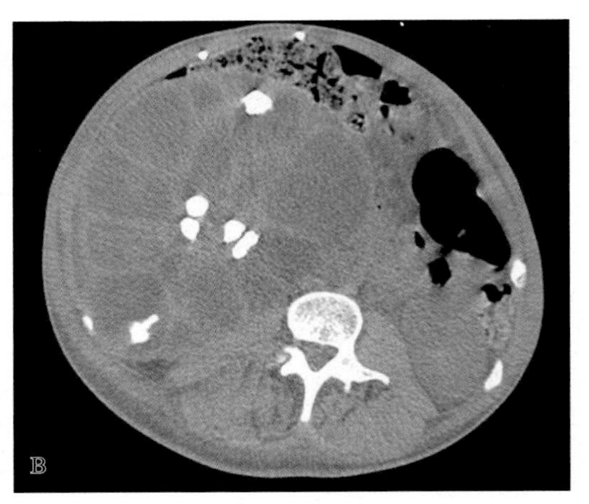

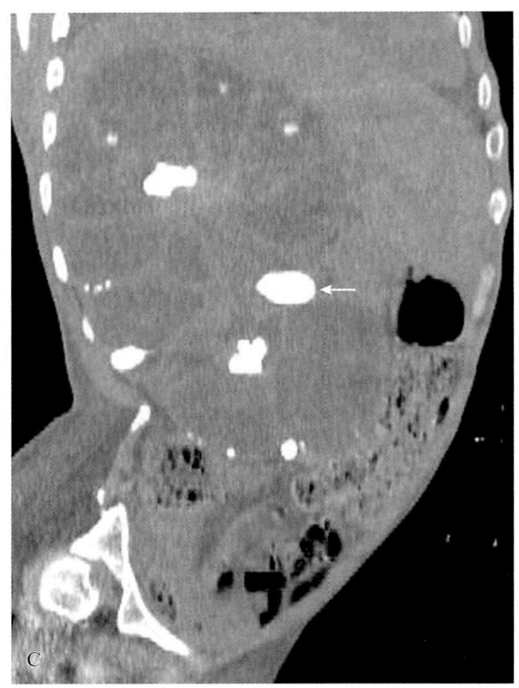

图4-25 计算机断层扫描（CT）上的黄色肉芽肿性肾盂肾炎。在患有慢性右腰痛的伤残患者中通过腹部的未增强轴向位CT图像（A和B）和倾斜的冠状重建图像（C）显示出明显增大的右肾（26cm长×16cm宽），伴大的中央梗阻性结石（A和C中的箭）和许多外围的结石成分（碎石）。肾中扩大的低衰减区域代表弥漫性慢性感染过程的实质替代

膨胀并且无功能。诊断可以用多普勒超声或增强CT来确定。通过注入造影剂，可见边缘肾图，提示存在与外层皮质最小残余灌注相关的实质缺血，外层皮质是由囊状侧支血管供给（图4-29）。这是急性动脉阻塞的典型表现。节段性梗死很少导致肾的显著增大，但在肾的相关节段中具有相似的成像特征。

一些肾肿瘤呈浸润性生长；也就是说，它们会与肾实质伴随生长并取代正常肾实质（第3章）。这些肿瘤可导致单侧肾形增大。然而，由于某些肿瘤可能导致

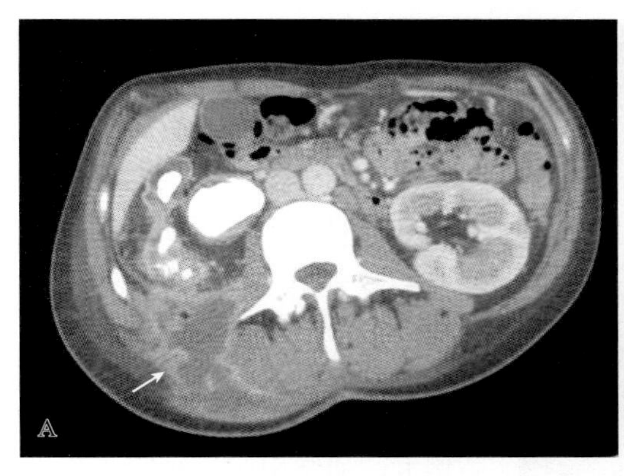

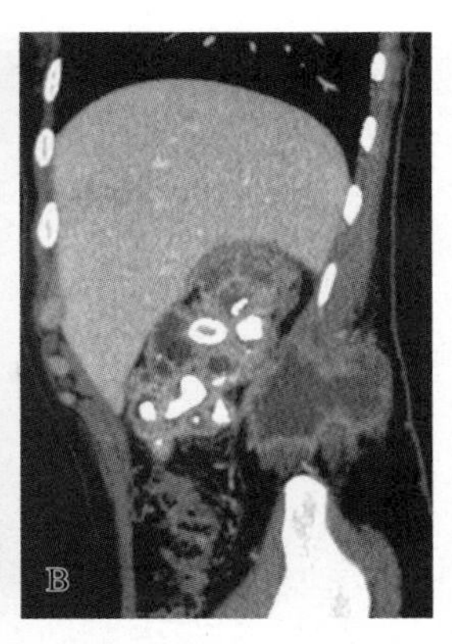

图4-26 具有肾外延伸的黄色肉芽肿性肾盂肾炎（XGP）。增强的轴向（A）和矢状重建（B）计算机断层扫描图像显示右肾中央梗阻性结石，囊性区域取代了包含有结石元素的肾实质。在肾的后部，该进程突破了肾实质（A和B中的箭头），通过后肾旁间隙延伸进入右后侧腹的软组织。虽然该患者有慢性尿路感染病史，但该检查是为了评估由皮肤感染导致的长期引流窦道。从腹物抽吸的物质提供了XGP存在的病理学证据

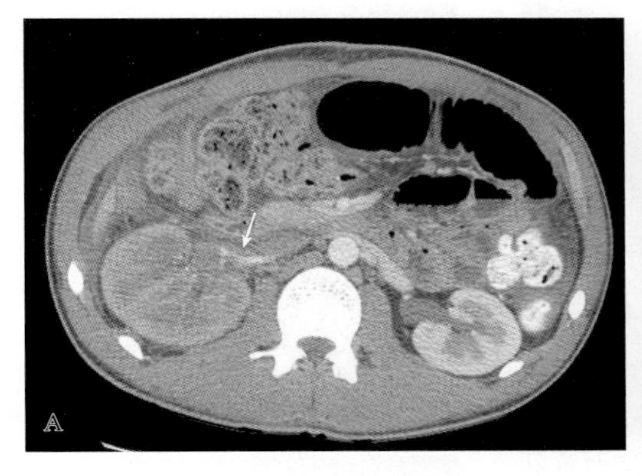

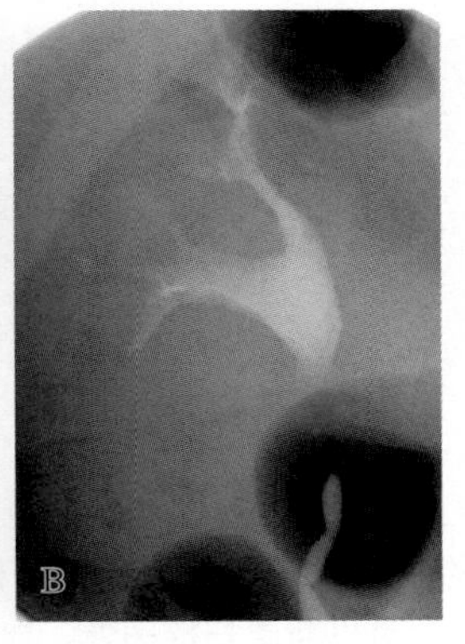

图4-27 肾静脉血栓形成（RVT）。A.通过肾的增强的轴向计算机断层扫描显示与左肾相比体积增大的右肾造影剂显影延迟。注意右肾静脉（箭）与左侧相比没有造影剂。B. 2h后获得的右肾腹部X线片显示集合系统或近端输尿管没有梗阻性变化。不透明的集合系统的边缘存在微小的不规则影，可能是静脉流出受阻引起壁水肿的反射。在腹部手术后出现右肾静脉血栓形成

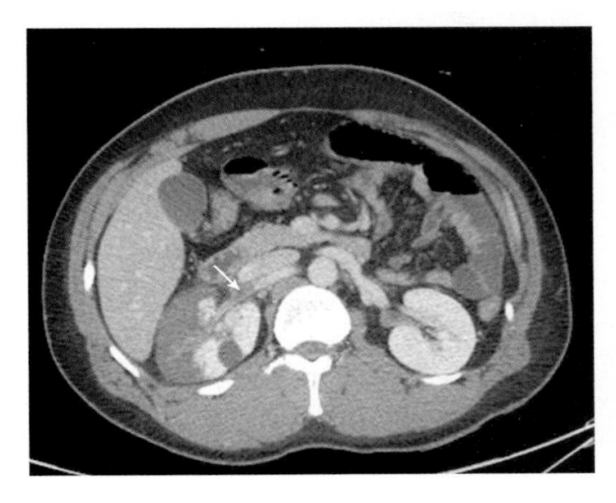

图4-28 肾动脉栓塞。用于评估右腰痛急性发作的检查中增强轴向计算机断层扫描图像显示右肾增大，伴肾前半部实质增强减弱。右肾动脉主干有充盈缺损（箭）。随后确立心脏来源作为动脉栓子的原因。注意小的后部实质性囊肿

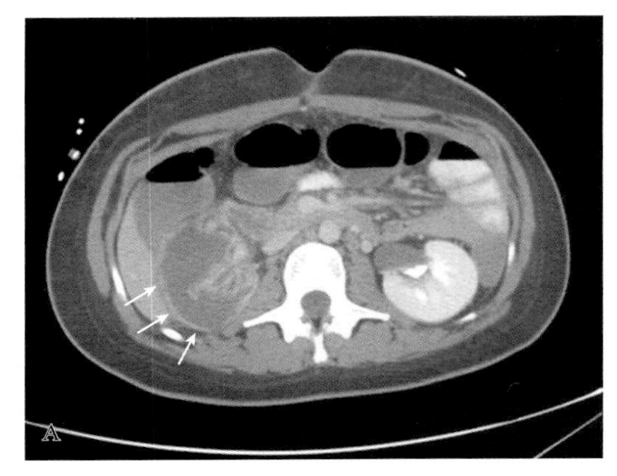

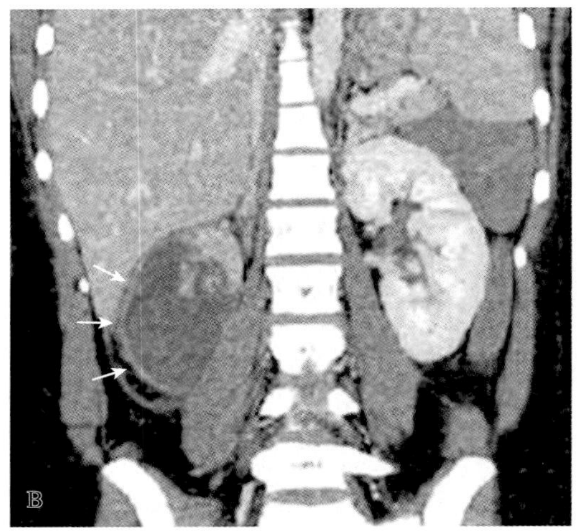

图4-29　边缘肾图。在肠缺血行广泛肠切除术后48h的患者中获得的增强轴向（A）和冠状重建（B）计算机断层扫描图像，显示右肾边缘肾图强化（图A和B中的箭），主要是由心脏栓子引起的肾动脉闭塞。可以通过包膜侧支血管维持外层几毫米的肾皮质的残余灌注。该表现通常提示肾的主要血管受损

单侧肾光滑增大，所以必须考虑这类模式。这些肿瘤中最常见的是移行细胞癌（TCC）。TCC患者通常出现肉眼血尿。支持TCC诊断的成像特征是肾盏的非可视化，肾盏或肾盂中的息肉状褶皱缺损，肾窦中的软组织肿块以及相关的腹膜后淋巴结增大。另一种具有相似外观的肿瘤是鳞状细胞癌（SCC），一种罕见的尿路上皮肿瘤。在成像时，看起来与TCC相同，具有与前面提到的相同的特征。然而，一些线索可能提示SCC而不是TCC的诊断。对于原发性SCC的发展，必须有预先存在的集合系统正常移行上皮的化生。这是由于慢性刺激引起的，通常是由于肾结石。因此，与浸润性肾肿瘤相关的肾结石的存在提示SCC的诊断（图4-30）。约50%患有肾SCC的患者中可以发现肾结石。其他原发性浸润性肾肿瘤很少见。

一些继发性肿瘤可能累及肾，导致肾增大。通常引起这种肾受累模式的肿瘤是白血病、淋巴瘤和转移性SCC。对于转移性疾病，病变通常是多发和双侧，另一种影像学模式将在本章后面讨论。

最后，由放疗诱导的急性动脉炎可

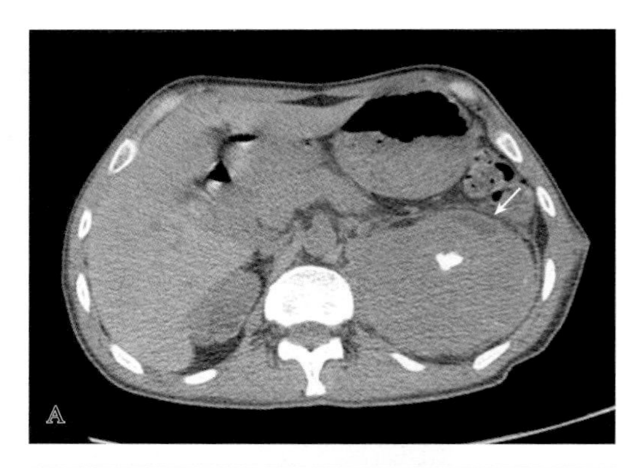

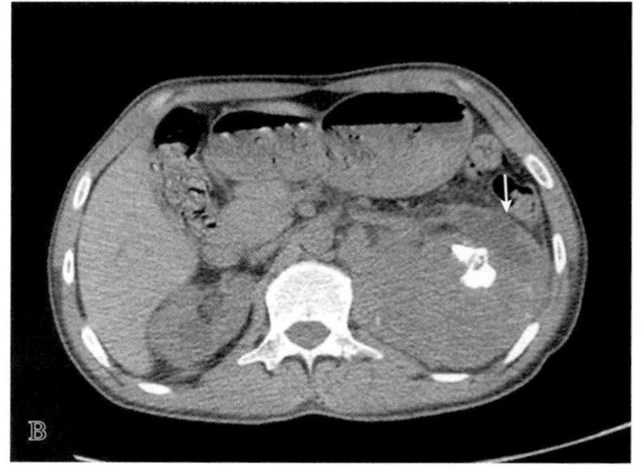

图4-30　由浸润性鳞状细胞癌（SCC）引起的肾增大。A和B.未增强的轴向计算机断层扫描图像显示左肾中的一个结石。尽管在结石附近有肾盏扩张（A和B中的箭），但肾脏增大部分是由于软组织进展渗透造成。逆行内镜活检显示浸润性SCC

导致肾肿胀和功能减退。外观类似于导致肾增大的其他血管病因。在随后的几个月里，受累肾发生肾萎缩。

导致单侧肾光滑增大的最终类别是肥大。单侧肾肥大通常是对侧肾异常的结果。这可能是由于肾功能不全或导致功能受损的过程所致。肥大描述了现有肾小球的扩大而不是新肾小球的产生（在成熟的肾中是不可能的）。所有年龄段的患者都可能出现肾肥大，但在60岁以后的患者中很少发生。肾肥大通常在诊断上几乎没有困难，因为肾体积会增大，但看起来正常。此外，对侧肾缺失或异常显而易见。偶尔，代偿性肥大在肾中发生，并导致假瘤形成。肾假瘤意味着正常肾实质的局灶性增大，其在某些方面与肿瘤易混淆。这通常发生在部分肾出现萎缩或其他病变时，这些部分的肥大是有限的或不可能的。正常部分在需要时会发生肥大，这可能导致假瘤的发展。在其他方面，这个肾区域看起来正常，具有正常的对向肾盏和回声纹理。

在极少数情况下，潜在的先天性异常会导致肾肥大。当患者具有偏侧肥大时，受累的肾可能会增大。虽然这个过程很少见，但是对于泌尿放射学家来说很有意义，因为偏侧肥大与其他泌尿生殖系统异常有关。在少数患有髓质海绵肾（MSK）（一种常见的尿路异常）的患者中，偏侧肥大是一种相关的异常表现（图4-31）。在这些患者中，MSK是明显的，仔细检查X线片也可以得出单侧肾形增大和肌肉骨骼不对称的证据，通常与脊柱侧弯有关。与偏侧肥大相关的其他异常包括肾母细胞瘤、嗜铬细胞瘤和某些综合征，如Beckwith-Wiedemann综合征。

总之，单侧肾光滑增大的原因通常可以通过影像学研究来确定，这可以导致急性输尿管梗阻、复制异常或代偿性肥大的

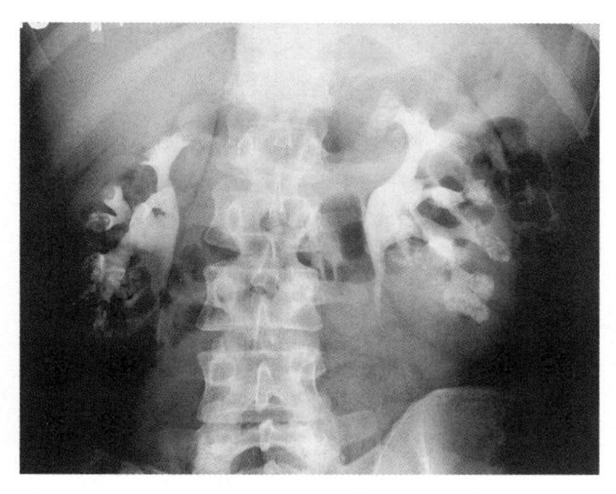

图4-31　由于偏侧肥大引起的肾增大。该患者的尿路X线片显示了髓质海绵肾（MSK）的弥漫性变化。此外，注意到左肾的单侧增大。左髂骨翼和相关的脊柱侧弯也有增大。有时会发现偏侧肥大与（MSK）有关

诊断。有影像学检查异常的患者应寻求肾盂肾炎的临床证据。如果患者不能轻易归为这些类别中的一个，则应考虑血管病因或浸润性肿瘤，通常使用超声或增强CT进行评估。感染性结石和显著降低的肾功能并存实际上是XGP的诊断。如果这些病因中没有一个恰当地符合单一模式的成像结果，则可能需要进一步检查。有时，位于肾一极的局灶性肾肿块可能会与肾形增大相混淆。一旦发现，肾肿瘤是主要的诊断考虑因素。罕见情况，单侧肾增大可能是双侧肾疾病的早期表现，随访成像检查将证明双肾更为对称性受累。

五、双侧肾增大

在双侧肾增大的患者中，第一个主要任务是区分由多发肾肿块的存在所导致还是没有相关占位效应引起的增大。肾肿块通常在影像学检查中很明显，因为它们会引起局灶性异常和集合系统解剖结构的相关改变。如果存在这些特征，则必须考虑多发肾肿块作为肾增大的原因，并且诊断

范例与双侧肾光滑增大完全不同。

1. 肾形增大　导致双侧肾光滑增大的疾病种类很多（表4-8）。许多病因都很模糊。然而，了解这些病因并计划进一步成像检查对临床评估和处理是有用的。双侧肾光滑增大的最常见原因是糖尿病肾病，占至少50%的病例。糖尿病可以通过多种方式影响肾，并且通常最终导致肾功能不全或衰竭。双侧肾增大可能发生在这种肾疾病中，并且在某些患者出现糖尿病的确切化学证据1年或更长时间之前也可能发生。在具有足够肾功能的糖尿病患者中，肾可能会增大，但在影像学检查中则显得正常。对于超声，肾的回声是正常的（图4-32）。因此，糖尿病肾病的存在取决于提示糖尿病并存或活组织检查确认的临床参数。

在急性肾小球肾炎中也可以观察到双侧、轮廓光滑的肾巨大畸形的成像出现。该疾病包括一系列组织学异常，并且在其急性期期间任何这些过程都可能导致肾增大。肾增大被认为是源于肾小球肾炎的弥漫性实质炎症刺激引起的水肿所致。因为这些患者经常出现肾功能受损，所以避免使用造影剂。成像结果是非特异性的，并

表4-8　导致双侧肾光滑增大的原因

常见
糖尿病肾病
少见
急性肾小球肾炎
胶原血管疾病
血管炎
HIV相关性肾病
白血病
淋巴瘤
常染色体隐性遗传性多囊肾
急性间质性肾炎
罕见
血红蛋白病（镰状细胞、珠蛋白生成障碍性贫血）
肢端肥大症
急性尿酸盐肾病
淀粉样变
骨髓瘤
法布里病
巴特综合征
冯吉尔克病

HIV.人类免疫缺陷病毒

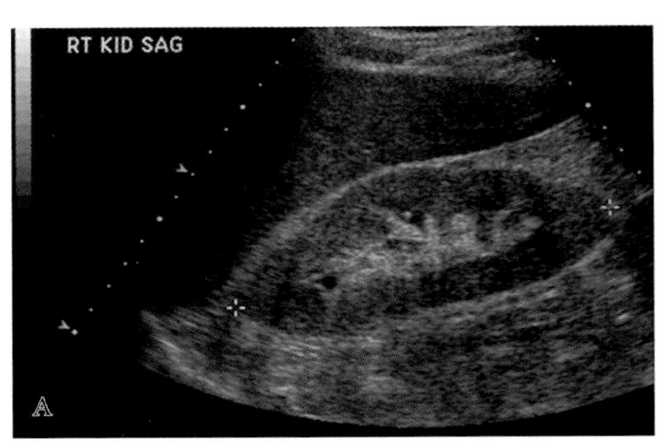

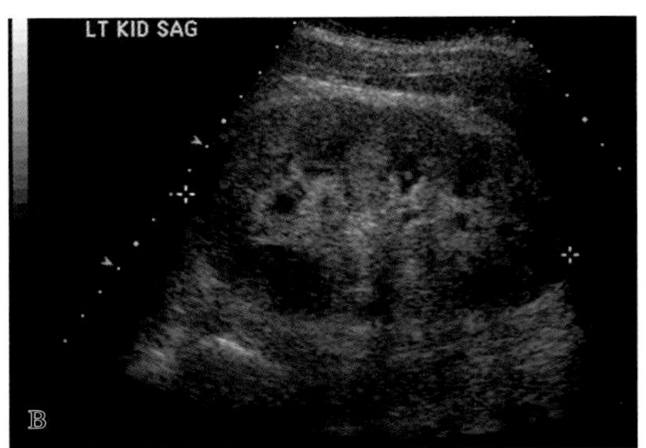

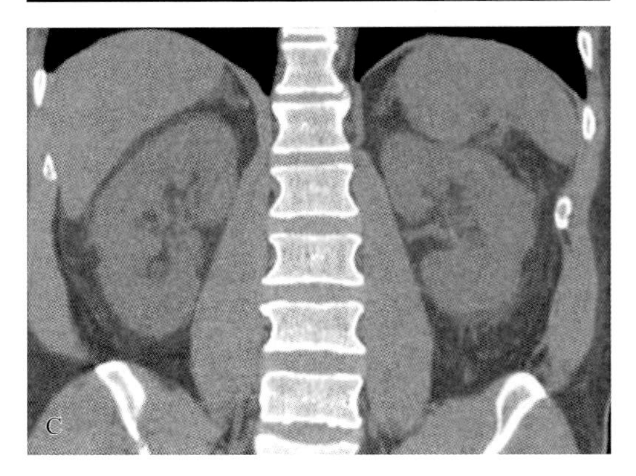

图4-32　糖尿病患者的双侧肾增大。A和B.超声图像，用于评估1型糖尿病患者血尿素氮和肌酐升高，显示双侧肾增大（右侧，13.7 cm长；左，13.2cm长），具有正常的超声外观；C.未增强的冠状计算机断层扫描图像证实肾增大，没有梗阻性改变，并显示双侧肾周围绞窄的存在

且明确诊断通常取决于经皮肾活检。成像在这些患者中的主要作用是排除肾功能不全的肾后性原因，因为肾后性原因通过尿路减压可能是可逆的（图4-33）。

在人类免疫缺陷病毒（HIV）相关的肾病中也可以看到轮廓光滑的、双侧肾增大。临床上，这些患者表现出肾功能恶化，肾病范围的蛋白尿和没有水肿或高血压的氮质血症。超声是常用的影像学检查，除增大外，肾出现回声增强（图4-34）。与产生这种模式的其他疾病过程一样，明确诊断取决于肾活检结果。

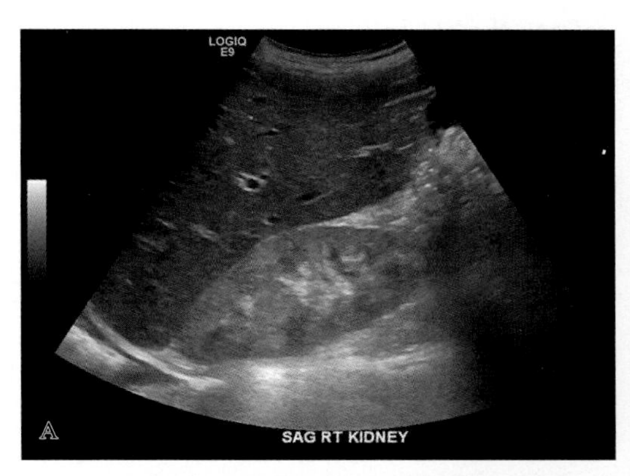

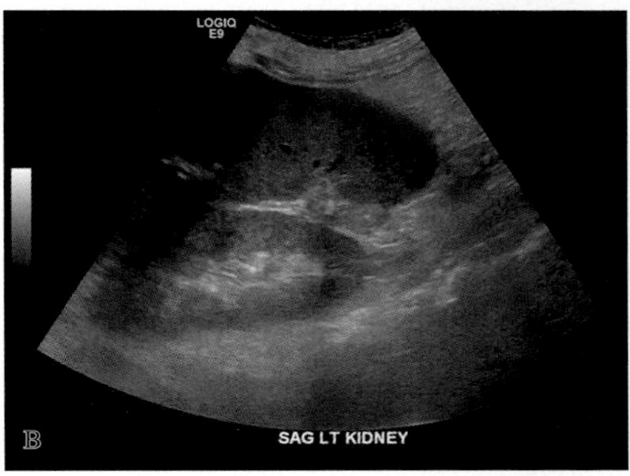

图4-33　肾小球肾炎双侧肾增大。右（A）和左（B）肾超声图像显示增大的肾（两个肾>13cm长度）与相邻的指数器官相比具有实质回声增强的特性。当一名26岁的女性发现血尿素氮和肌酐水平升高时，进行检查以排除梗阻。注意右侧胸腔积液，以及肝和脾增大。该患者最终被诊断为与系统性红斑狼疮相关的快速进展性肾小球肾炎

肾实质与细胞（白血病或淋巴瘤；图4-35）或其他材料（淀粉样蛋白或骨髓瘤）的广泛浸润也可产生光滑轮廓的双侧肾病。肾受累通常是全身性疾病的反映，应在临床背景下解释影像学表现。

胶原血管疾病、自身免疫性疾病和血管炎也可引起双侧肾的光滑增大，包括系统性红斑狼疮、Goodpasture综合征、Wegener肉芽肿病、Henoch-Schönlein紫癜综合征和结节性多动脉炎等病因。相关的临床症状通常提供正确诊断的线索。肺出血通常与Goodpasture综合征有关。弥漫性紫癜与Henoch-Schönlein紫癜综合征有关。Wegener肉芽肿病通常与鼻窦炎和咯血有关。结节性多动脉炎是一种多器官疾

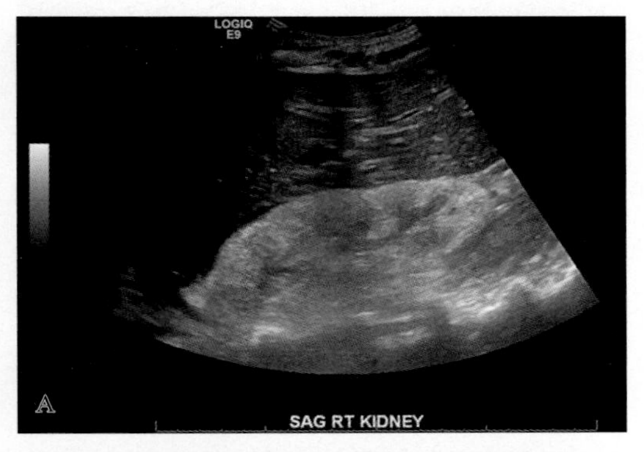

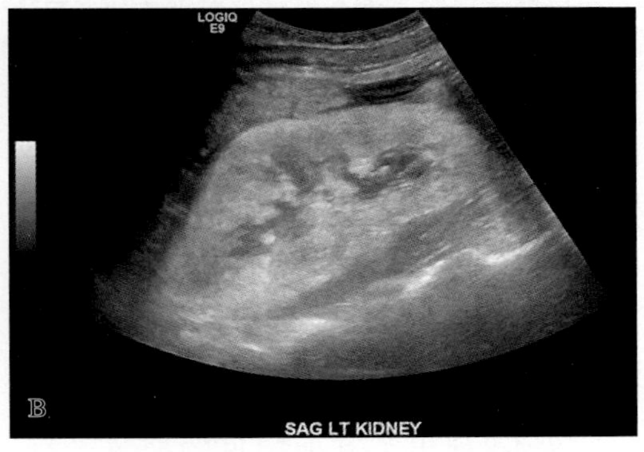

图4-34　人类免疫缺陷病毒相关性肾病的双侧肾增大。右（A）和左（B）肾超声图像显示增大的肾（右，14cm长;左，13.8cm长）与指数器官相比具有显著增强的肾实质回声。超声表现为该病的典型表现，但组织学确认可能是必要的

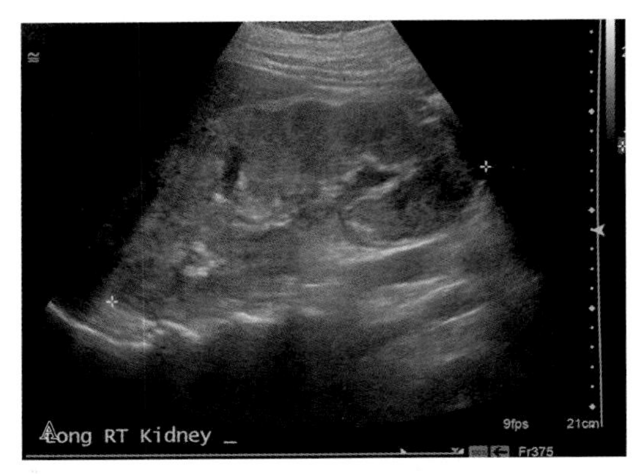

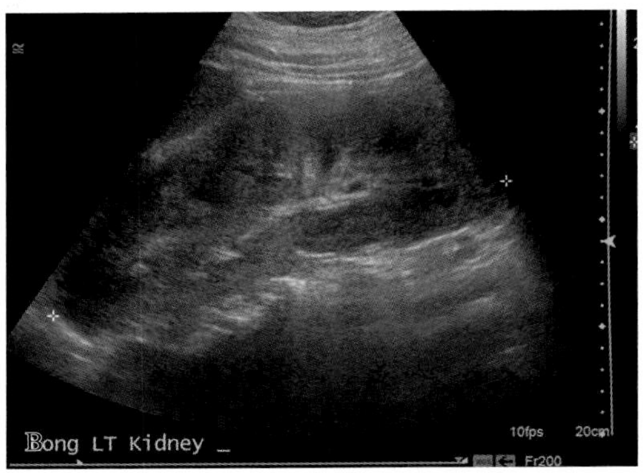

图4-35　白血病浸润引起的双侧肾增大。右侧（A）和左侧（B）肾超声图像来自一名14岁男孩，其表现为容易淤伤、全身不适和体重减轻，血尿素氮和肌酐水平升高以及极高的白细胞计数，与邻近的指数器官相比，双侧肾光滑增大（右肾，19.5 cm长；左肾，21.1 cm长）和实质回声增强。在急性髓性白血病的诱导治疗后，肾大小和超声波表现恢复正常

病过程，虽然血尿和肾疾病往往是主要问题。当通过血管造影检测到许多动脉瘤时，结节性多动脉炎是很有可能的（图4-36），并且有实验室证据证实正在发生的全身炎症过程。可能需要肾活检来确定病因。

表4-8列出了其他罕见的导致光滑、双侧肾增大的原因。此表中的许多其他病因很少见，或者它们不常见于肾。同样，临床背景至关重要，尽管通常需要肾脏活检来精确诊断此类病因。

2.双侧肾增大伴多发肿块　实质性增

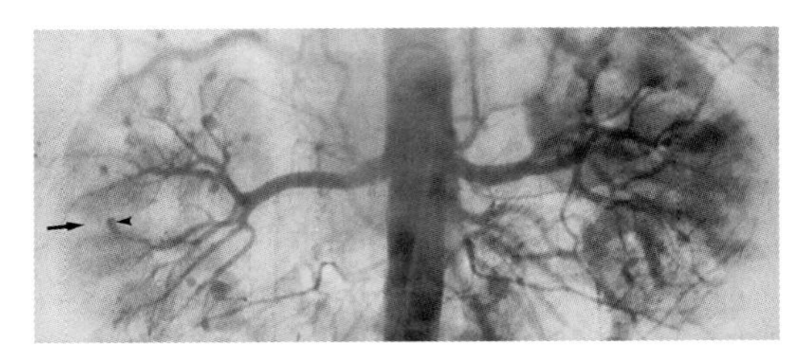

图4-36　结节性多动脉炎引起的肾增大。这例双侧肾增大的患者，肾动脉造影显示多个肾动脉分支动脉瘤（箭头）伴邻近梗死（箭）。这些血管造影结果明显提示结节性多动脉炎，尽管它们与其他形式的动脉炎并不常见

大可能是由于多个肾肿块转移或侵占正常实质，导致肾轮廓整体增大（表4-9）。肾轮廓增大和集合系统被侵犯是相关联的。第5章将详细介绍其中的一些实例；其他有价值的内容在这里进一步讨论。肾肿块明显增多的最常见原因是常染色体显性多囊性肾病（ADPKD）。ADPKD是最常见的遗传性肾囊性疾病，其特征在于无数单纯性肾囊肿的发生。通常，这些囊肿导致肾增大。此外，ADPKD的某些特征是肾集合系统的大量增大导致的肾实质增大（图4-37）。与肾中的其他实质损伤压迫到肾集合系统不同，在某些情况下ADPKD导致的扩张与集合系统梗阻无关。这种外观

表4-9　双肾增大伴有多发肿块

常见
常染色体显性多囊肾病
少见
获得性肾囊性疾病
多囊肾
淋巴瘤
转移性瘤
肾母细胞肿瘤
罕见
结节性硬化症
林岛综合征
BHD综合征
遗传性乳头状肾细胞癌
肾母细胞瘤

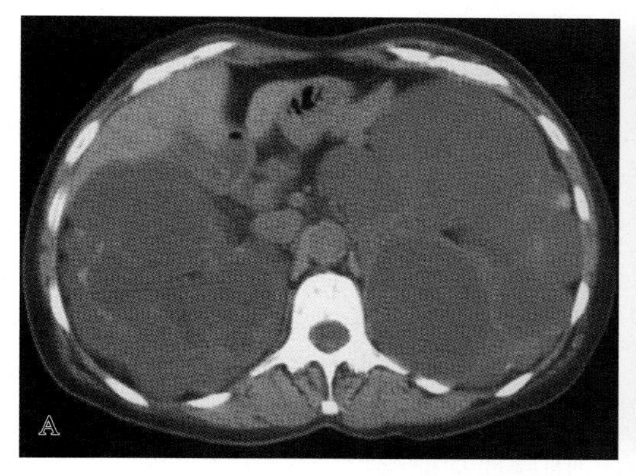
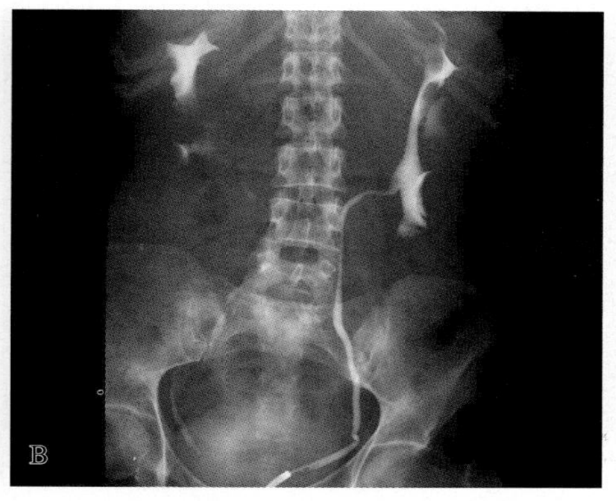

图4-37　双侧肾增大：常染色体显性多囊肾（ADPKD）。A.通过未增强的轴向计算机断层扫描图像显示由于双肾肾实质被ADPKD典型的大小不一的囊肿替代而引起双肾明显增大。B.在双侧逆行输尿管造影时获得的放射成像，用于评估血尿，尽管通畅，图像显示了双肾集合系统的扩大和延长，缺损反映了多发囊肿。多发性实质性肿块病变通常不会出现这种表现

类似于多发子宫肌瘤引起的子宫腔的扩大。肾的其他囊性疾病通常不会产生这种模式。

ADPKD的临床特征是典型的，尽管存在一系列疾病。这种疾病具有高度的外显性，这意味着那些继承有这种遗传基因的人很可能表现出典型的异常。ADPKD是继糖尿病肾病和高血压后引起终末期肾病的第三大常见原因。患者通常在第3或第4个10年中首次出现各种症状，包括高血压、痉挛性疼痛、肾盂肾炎、尿石症、血尿或肾功能不全。影像学检查通常显示有大量独立的囊肿，以各种不同的形态弥漫性地分布于双肾。囊肿的大小通常各不相同，出现的时间也不尽相同，它们会逐渐替代几乎所有正常的肾实质（图4-38）。由于如此多的囊肿出现，复杂囊肿常常与单纯囊肿并存。复杂囊肿可能表现为急性出血、感染、内部分隔或外周性钙化。ADPKD患者的临床症状常常与先前存在的、单纯性肾囊肿的感染或出血有关（图4-39）。就其

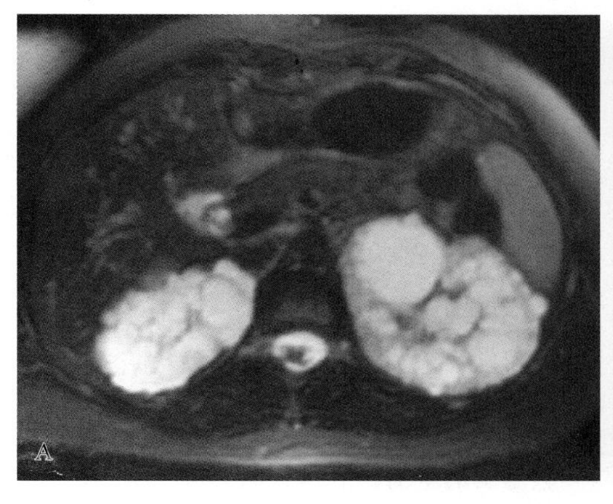
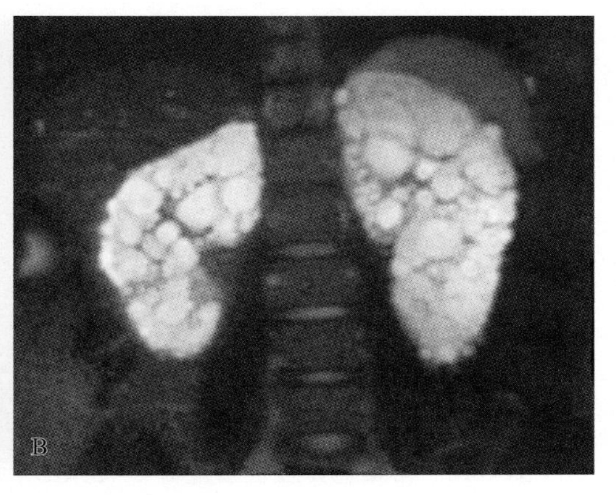

图4-38　常染色体显性多囊肾磁共振成像（MRI）。轴位（A）和冠状位（B）T_2加权MRI显示大小不一的囊肿完全替代肾实质，因此使肾增大。注意受累肾的不对称，左肾相当于5个椎体的长度，右肾约4个椎体的浓度

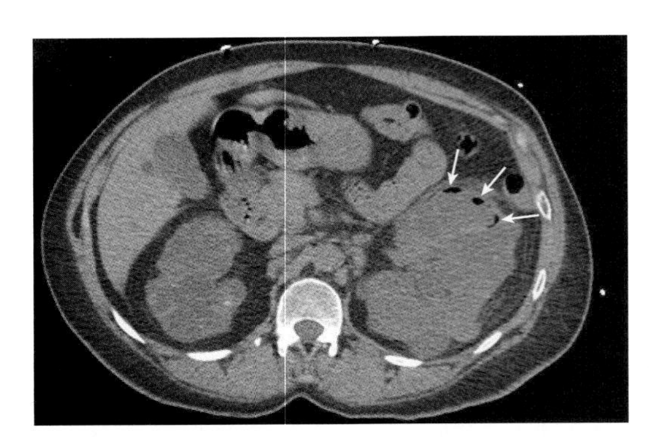

图4-39　常染色体显性多囊肾（ADPKD）伴囊肿感染。这种未增强的计算机断层扫描图像是在已知ADPKD患者发热和左侧疼痛后获得的。注意左肾周围囊肿的抗依赖部分（箭）周围的气体伴肾周绞痛，表明存在急性感染。经皮引流加抗生素治疗为囊肿感染提供了有效的治疗

本身而言，ADPKD未表现出与肾恶性肿瘤风险增加相关。在高达50%的患者中证实了单纯性肝囊肿的存在（图4-40）。囊肿也可能发生在其他实体器官，但发病率相当低。囊肿在脾、胰腺、盆腔器官甚至肺部都可能被检测到。重要的关联包括颅内浆液性动脉瘤形成和10%～15%的轻度心脏瓣膜病高发生率。此外，ADPKD患者增加胸主动脉狭窄和腹主动脉瘤的风险（图4-41）。

虽然ADPKD影像学检查的诊断通常很简单，但有些病例并不典型。在约10%的患者中，囊肿的发展是显著不对称的。通常情况下，受影响较小的肾会很快发展为ADPKD典型的无数囊肿，但在发病表现上肾可能是正常的。两个肾可能都存在一些囊肿，即使在明显不对称的情况下也是如此。发病年龄、家族史和其他临床因素通常能够提示正确的诊断。如果有疑问，超声或CT监测将显示双侧病变随时间推移而进展。在有些情况下，ADPKD的表现可能会延迟或进展缓慢；一些患者存活到七八十岁没有明显的肾功能不全。如此长期的生存是不常见的，但它是ADPKD的一个极端表现。

表4-9列出了可导致双肾增大的多发性肾肿块的其他原因。与肾囊性疾病相关的许多综合征与ADPKD在放射学上相似。此外，多灶性原发性肾肿瘤或肾转移癌可导致多个肾实质肿块，引起肾轮廓（图4-42）增大。

最后，已知3个临床疾病与单纯肾囊肿和实性肾肿块的发展相关。影像学研究或许可以显示出双侧肾增大伴有多发性肾

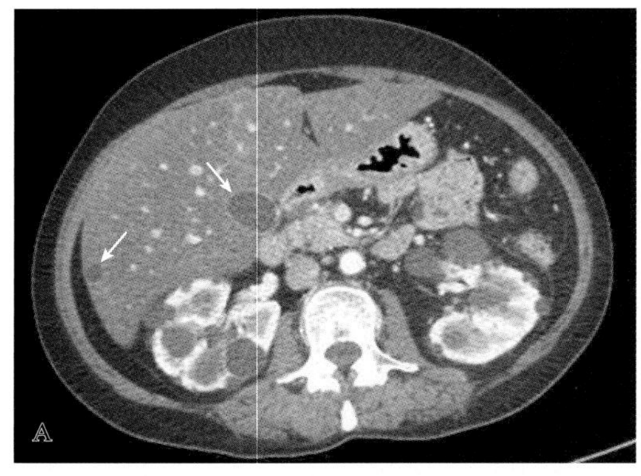

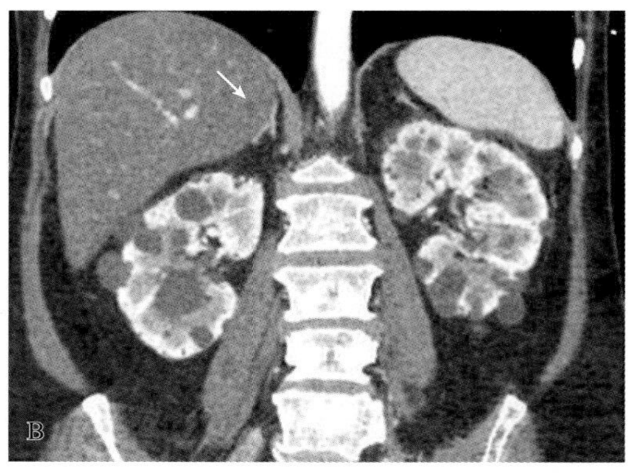

图4-40　常染色体显性多囊肾（ADPKD）与年轻患者的肝囊肿。增强的轴位（A）和冠状位重建（B）计算机断层扫描图像显示这个26岁的肾功能正常的男性，在适度增大的肾中有无数大小不同的囊肿。还有散在的肝囊肿（A和B中的箭），支持该年轻患者ADPKD的诊断。尽管无症状，但该患者由于家族史阳性而进行该项检查

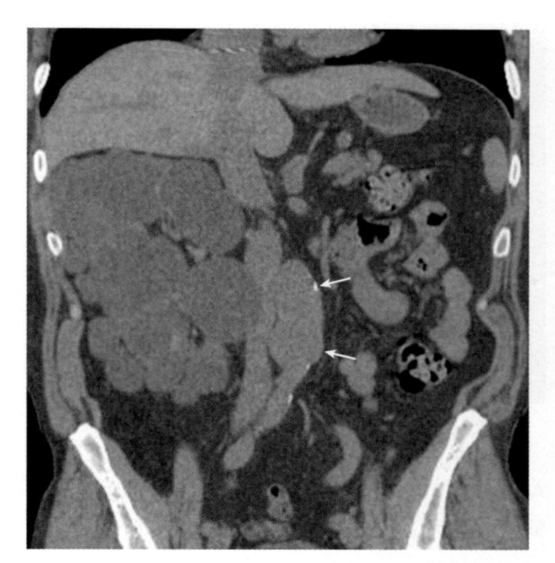

图4-41 常染色体显性多囊肾病（ADPKD）与腹主动脉瘤（AAA）相对年轻患者。该患者的未增强冠状位计算机断层扫描图像是左肾切除术后多发感染肾囊肿的状态，显示剩余右肾中ADPKD的典型变化。虽然他只有42岁，但患者的胆管AAA最大横径为3.6cm（箭）。颅内动脉瘤、主动脉瘤和其他血管问题是ADPKD患者发病的潜在原因

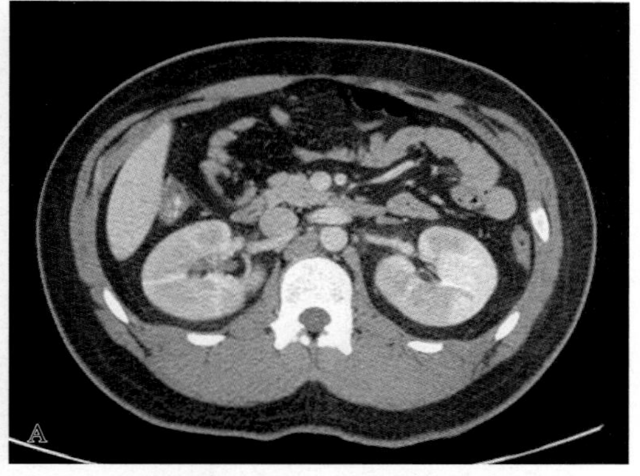

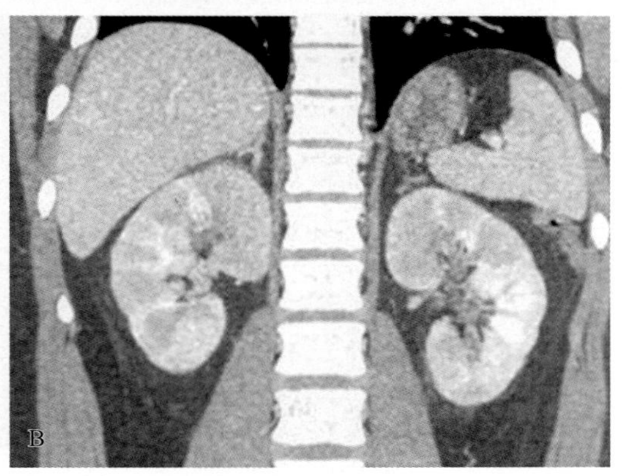

图4-42 多灶性肾淋巴瘤伴双侧肾增大。由于多个淋巴瘤沉积涉及两个肾脏的实质，肾的增强的轴向（A）和冠状（B）计算的断层扫描图像显示实质增强不均匀。肾轻度增大，轮廓不规则，这是多灶性过程的结果，是淋巴瘤累及肾脏的最常见模式

肿块的患者患有3种疾病中的哪一种：林岛综合征、结节性硬化症和获得性透析囊性疾病（ACD）。在VHL疾病中，75%或更多的患者发生单纯性肾囊肿。VHL疾病是遗传性肾细胞癌的最常见原因，占遗传性肾细胞癌的40%。在这一组中，大多数会患有多发性肿瘤，通常是双侧肿瘤。此外，这些患者还有中枢神经系统（CNS）的血管母细胞瘤和视网膜血管瘤。其他相关异常是其他实体腹部器官囊肿（特别是胰腺）、嗜铬细胞瘤、副神经节瘤、胰腺神经内分泌肿瘤、内淋巴囊肿瘤和附睾或阔韧带的囊腺瘤（图4-43）。

80%的结节性硬化症患者会发生肾血管平滑肌脂肪瘤（AMLs）。尽管AML在第3章中有更详细的描述，但在这里可以说这些良性错构瘤中包含有不同量的血管、脂肪和肌肉组织成分。在结节性硬化症患者中，AML通常是双侧和多灶性的，并且它们对两性都有影响，但是在女性中它们往往生长更快并且数量更多。虽然是良性的，但是这些肿瘤可能会导致疼痛和尿路流出道梗阻。另外，AML以其偏好出血而闻名，但在直径＜4cm的病变中罕见。较大的AMLs会大量出血并导致急性症状，并且在某些情况下会产生危及生命的大失血（图4-44）。结节性硬化症患者的单纯性肾囊肿发病率也会增加。囊肿在这些患者中不如AMLs常见，但囊肿和AML常常并存。事实上，多个AML与一个或多个单纯肾囊肿的共存被认为是结节

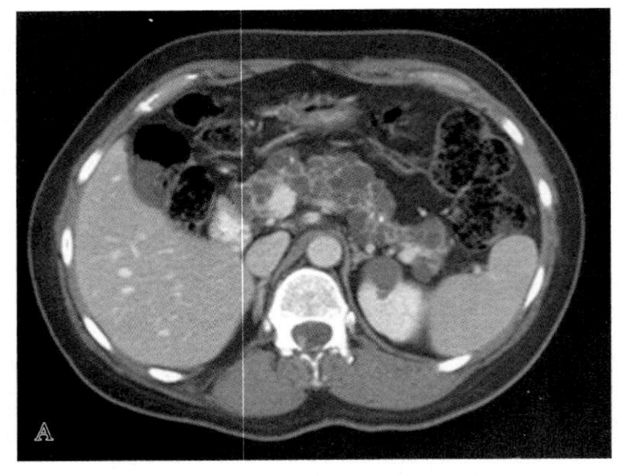

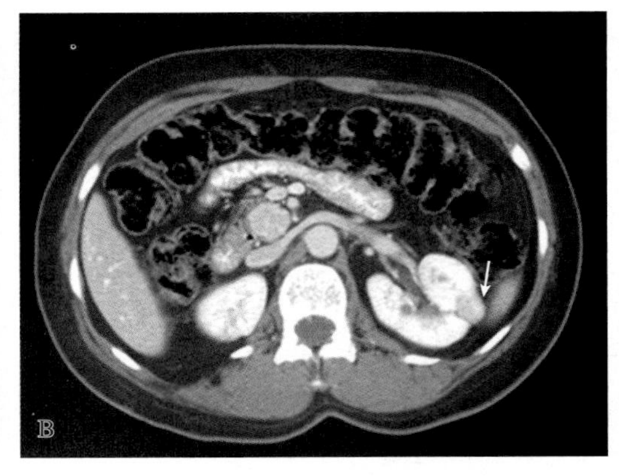

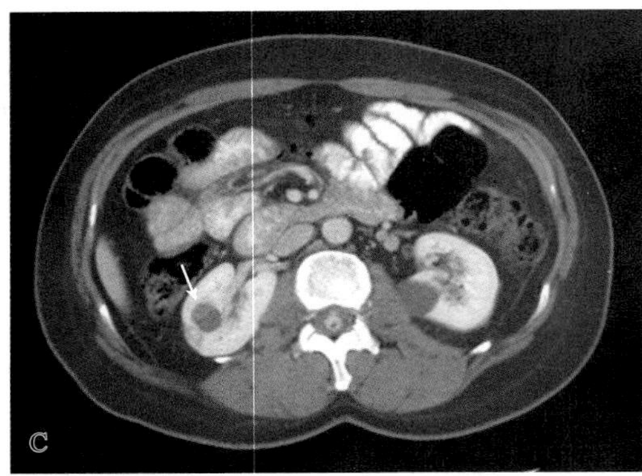

图4-43　von Hippel-Lindau（VHL）病。A.上腹部CT增强图像显示胰腺实质多发囊性病变。左肾上极也可看到一个囊肿。B.轴位增强图像显示左肾中部有一实性增强病变（箭）。C.增强的轴位图像显示，一个复杂的右肾囊肿内有实性成分（箭），另一个囊肿见于左肾内侧。肾囊肿聚集，包括那些具有复杂特征的囊肿、实体肿瘤（肾细胞癌，通常多发和双侧）和胰腺囊性病变的结合实际上是VHL的诊断征象

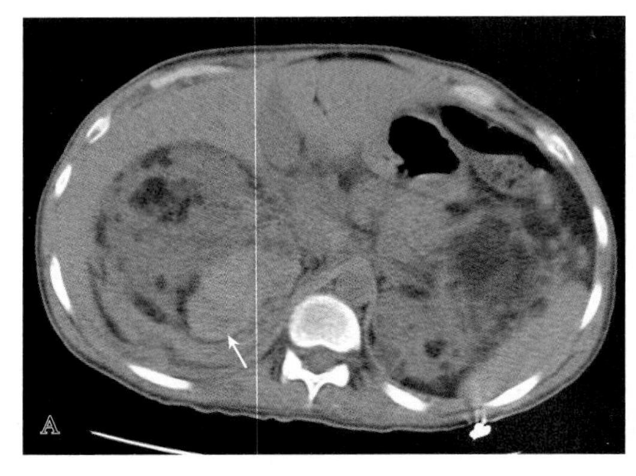

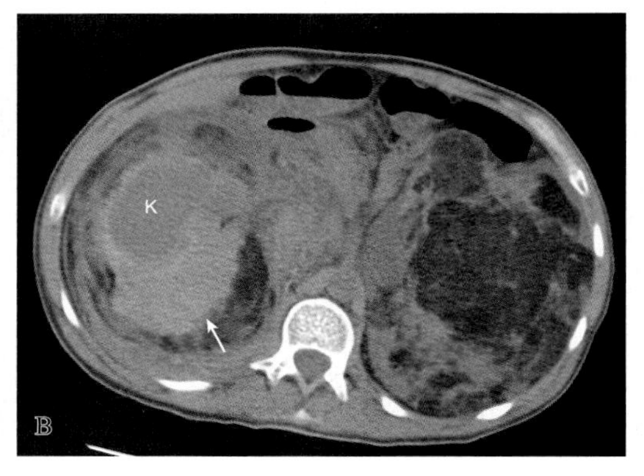

图4-44　结节性硬化症计算机断层扫描（CT）。A和B.一个住院患者的CT平扫图像以评估右侧急性发作腹痛。图像显示双肾中有多个含脂肪的肿块，与血管平滑肌脂肪瘤（AMLs）一致。图A（箭）中右肾后部可看到符合急性出血的液体密度值（63 HU），并包绕肾下极［K，见图B（箭）］。较大AML由于有血管重塑所以具有出血倾向。在该患者中，通过血管栓塞控制右肾出血

性硬化症的诊断。结节性硬化的一个亚组中，主要是在年幼儿童中，许多单纯性囊肿在没有AML形成的情况下发生。这些肾的成像外观可能与ADPKD非常相似。然而，其他临床结果通常指向结节性硬化症的诊断。结节性硬化患者的肾细胞癌发病率似乎很小，但有着显著的增加。其他与结节性硬化相关的发现包括称为腺瘤皮脂的面部皮肤损伤、智力低下和癫痫发作。中枢神经系统异常与脑室周围错构瘤

有关，后者通常钙化，这些在中枢神经系统影像学检查中很明显。其他已知的关联包括CNS巨细胞星形细胞瘤；粗糙、皮肤变色的shagreen斑；心脏平滑肌肿瘤；引起间质性肺病的肺淋巴管平滑肌瘤病以及复发性乳糜渗出和气胸。多发骨岛或骨瘤也比较常见。虽然这些疾病较少见，但是结节性硬化和VHL疾病包括许多影像学上重要的异常表现，放射科医师也应该熟知。

这个类别的最后一个是ACD。需要使用血液透析或腹膜透析进行肾脏替代治疗的患者通常会发生原发性肾囊性疾病。经过6年的透析后，至少有50%的患者会出现ACD，10年后，几乎所有的透析依赖患者都会出现变化。在影像上，表现为无数遍及肾的小的单纯囊肿。在某些情况下，这些囊肿的体积较大，肾的外观与ADPKD相同（图4-45）。7%的ACD患者也会发展为实性肾肿瘤。尽管这些肿瘤进展较慢，大多数被分类到肾细胞癌。因此，如果任何泌尿系症状如血尿或疼痛进展，则推荐在这些患者中进行肾影像检查。在成像中显示肾实质性肿块提示为肾腺癌。由于这些肿瘤不常转移，因此肾切除术通常是可以治愈的。

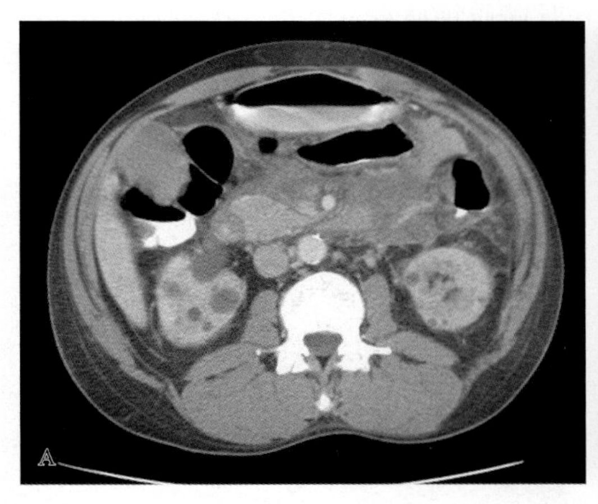

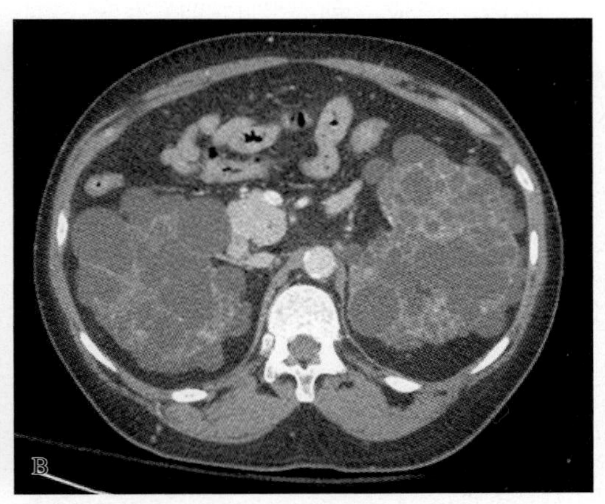

图4-45　获得性透析囊性疾病（ACD）计算机断层扫描（CT）。A.通过上腹部增强的轴位CT图像显示正常大小的肾，其中包含散在的单纯囊肿。该患者在其他医疗条件治疗后最终发展为透析依赖性肾衰竭。B.约5年后，在透析开始后4年以上获得肾的轴位平扫图像，显示继发于不同大小的无数囊肿的，轮廓不规则的双侧肾增大。外观与常染色体显性多囊肾病非常相似。在这种情况下，对过去的影像进行回顾性分析可能对正确诊断ACD至关重要

六、肾钙质沉着症

肾钙质沉着症已被用于描述肾实质各种形式的钙化。然而，当存在多灶性肾实质钙化时，该术语是最合适的，因此，要排除孤立性肾肿块中的局灶性营养不良的钙化或远端肾脏炎症导致的局部实质钙化。在成像检查中很容易识别肾钙质沉着症。超声和CT对于检测少量的肾实质钙化比标准放射线更敏感。无论如何检测，肾钙质沉着症应分类以产生一个合理的鉴别诊断列表。肾钙质沉着症是一种典型的影像学表现，鉴别诊断的列表应该随时可用。

肾钙质沉着症根据实质钙化的位置分为髓质和皮质两个亚型。皮质和髓质型肾钙质沉着症在同一患者中共存是非常罕见的。在肾皮质钙质沉着症中，钙化仅限于1～2 cm的肾实质外周（图4-46）。钙化常常表现为肾外周的蛋壳样改变。由于面向血管纵向剖面也可观察到皮质，因此一些钙化物突出于肾的髓质部分。这些钙化物所在的皮质位置最好通过观察周围的肾部分来体现。在大多数情况下，当存在皮质钙质沉着症时，肾异常小。在肾髓质钙质沉着症中，皮质在钙化过程中不会受累；钙化局限于肾乳头，肾乳头排列在远离肾盏的中心三角形方向（图4-47）。这些三角形的基底部位于肾实质的皮髓交界处。这些钙化肾乳头由不受影响的肾实质中的肾柱分开。皮质型肾钙质沉着症，两个肾的整个皮质通常都会受累。钙化通常比较弥漫，形成一种壳状的线样改变。髓质型肾钙质沉着症，钙化的模式有些依赖于潜在的疾病过程。钙化通常是不规则的并且外观粗糙。钙化可能涉及所有的肾乳头，或者可能存在斑点状，不对称的肾髓质受累。此外，肾皮质钙质沉着症患者通常患有慢性肾功能不全，肾明显萎缩。在少数肾髓质钙质沉着症患者中，肾也很小。在少数的这些患者中，肾的光滑增大与潜在的疾病过程有关。

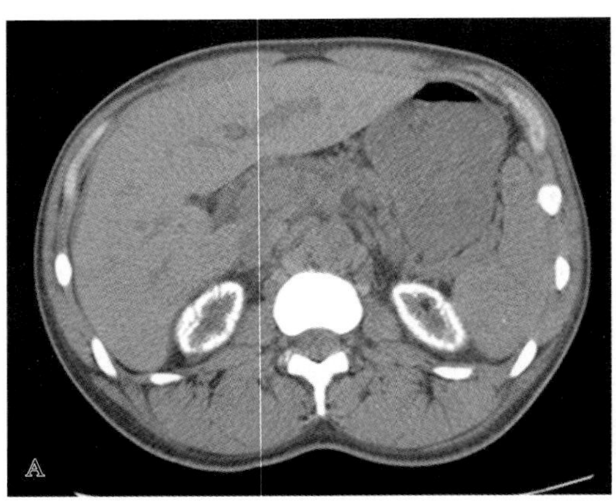

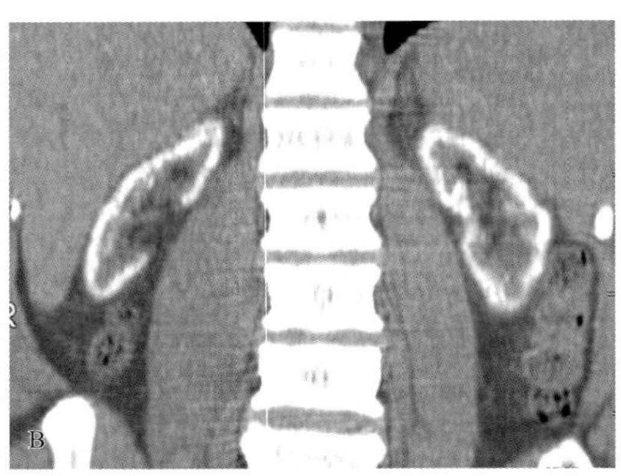

图4-46　肾皮质钙质沉着症。平扫的轴向（A）和冠状（B）计算机断层扫描图像显示两个肾皮质中的钙化周边边缘较薄。请注意肾脏髓质部分的保留。肾衰竭，最终继发于肾小球肾炎出现肾皮质钙质沉着症

一旦确定了实质钙化的位置和模式，就可以找到适当的鉴别诊断列表。

1. 肾髓质钙质沉着症　髓质型肾钙质沉着症比皮质型更常见。表4-10列出了肾髓质钙质沉着症的主要原因。大多数病例是由于高钙血症状态、肾小管酸中毒（RTA）和MSK。

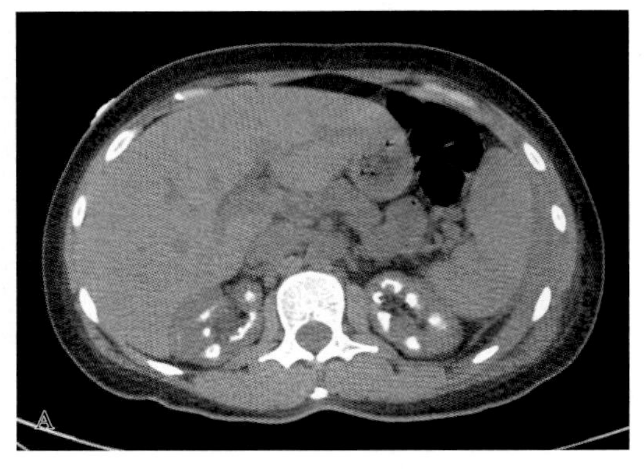

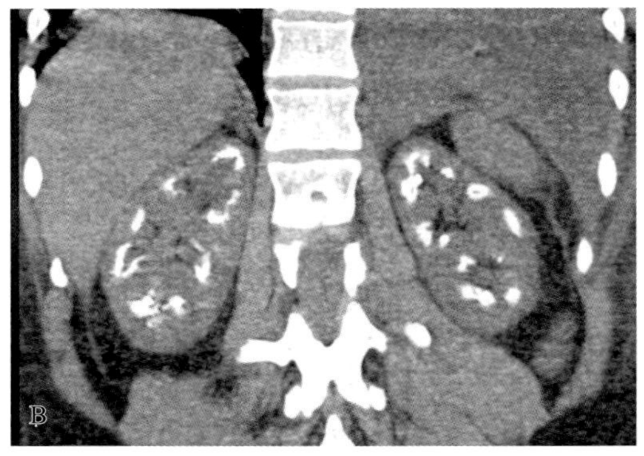

图4-47　肾髓质钙质沉着症。平扫轴位（A）和冠状位（B）计算机断层扫描图像显示，肾小管酸中毒患者的髓质锥体中央钙化均匀，保留了周围的皮质组织

表4-10　肾髓质钙质沉着的原因

常见
髓质海绵肾
甲状旁腺功能亢进症（或其他高钙血症状态）
肾小管酸中毒
少见
乳头状坏死
结核
高草酸尿
慢性呋塞米使用

高钙血症状态可能是由于许多潜在的疾病，包括甲状旁腺功能亢进、维生素D中毒、乳碱综合征、肿瘤状态以及无数其他疾病。无论根本原因如何，高钙血症都可导致其他正常组织中转移性钙化物的沉积。这种代谢失衡可导致肾髓质钙质沉着症。由于高钙血症导致的高钙尿症，这些患者尿石症的发生率也较高，可能需要对他们进行影像学检查。严重的长期高钙血症也是由肾小管间质损伤引起的不可逆肾功能不全的一个众所周知的原因。尽管高钙血症是实验室诊断，但这些患者存在的肾髓质钙质沉着症的形式通常表明这是潜在的异常。由于这是一种全身性疾病，钙化模式是对称性和弥漫性的，累及两个肾的所有肾锥体。另外，由于肾钙质沉着症往往与慢性肾疾病有关，肾通常比正常情况下小，但光滑。因此，在弥漫性、对称性肾髓质钙质沉着症和小而光滑的肾中可能的诊断是慢性高钙血症。

RTA有许多亚型。肾髓质钙质沉着症仅在Ⅰ型或远端RTA患者中发生。这些患者通常也会发展为进行性肾功能不全。与其他类型的肾髓质钙质沉着症一样，尿石症很常见。RTA与尿中柠檬酸盐水平异常低有关。柠檬酸盐是尿石症的抑制剂，柠檬酸缺失可以解释这些患者尿石症和肾髓质钙质沉着症的发生。RTA中，远端小管不能分泌足量的氢。即使存在严重的代谢性酸中毒，这些患者的尿液酸化仍不足。发生高钙尿症是为了补偿氢阳离子分泌缺陷。可能肾髓质钙质沉着症是由慢性高钙尿症和柠檬酸盐缺乏症引起的。在这种疾病中，髓质钙阳离子是弥漫性和对称性的（图4-48），涉及两个肾的所有肾锥体。此

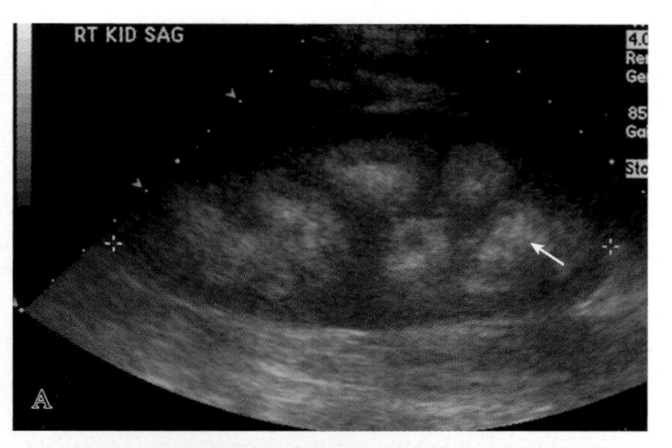

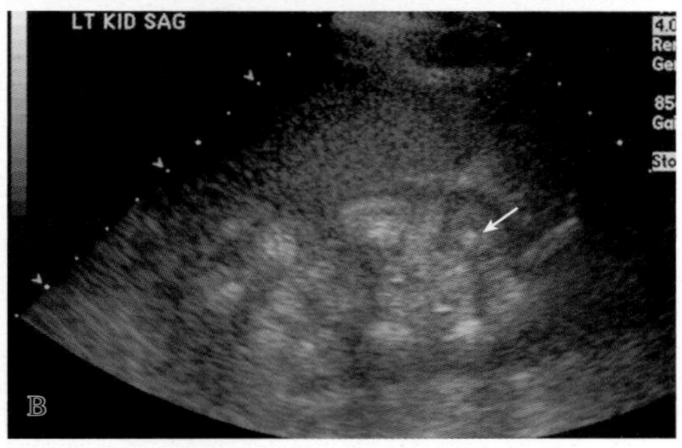

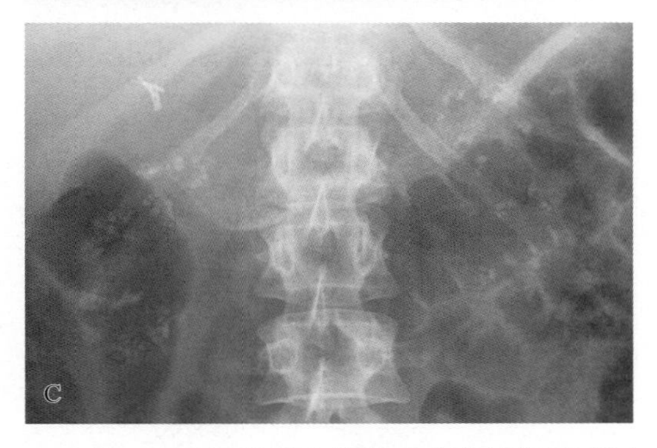

图4-48　远端肾小管性酸中毒的肾髓质钙质沉着症（1型）。右侧（A）和左侧（B）纵向肾脏超声图像显示双侧髓质肾锥体强回声。请注意这些区域的三角形形状，对应于各个肾锥体。在一些肾锥体中较大的回声结构造成声影，与离散肾结石一致（A和B中的箭）。C.一张标准的肾片显示，双侧中心钙化累及每个肾锥体

外，肾的大小正常并保持正常的轮廓。因此，弥漫性对称性肾髓质钙质沉着症和正常大小肾的患者最可能有远端RTA。

肾髓质钙质沉着症的最常见原因是MSK。这种疾病被认为是先天性的，并且通常是偶然发现的临床意义不大。然而，MSK与尿石症的风险显著增加有关，并且由于在扩张肾小管中发生尿潴留，肾盂肾炎的风险可能会稍微增加。MSK也称为良性肾小管扩张症，可能涉及有限数量的肾锥体。尽管所有肾锥体都有可能受到影响，但MSK更常见的是使一些肾锥体免于可见的肾小管状扩张。在MSK患者中，肾髓质中的一些远端集合管有特发性扩张。扩张导致尿液淤滞，钙和相关矿物质沉淀。当钙化发生时，通常是圆形、多发、呈放射状排列，从肾乳头发出。由于这些钙化实际上包含在扩张的肾小管内，在给药后它们被排出的造影剂掩盖。它们的密度与周围造影剂的密度不可分割地混合在一起，因此它们的大小通常看起来增加了（图4-49）。这种不断增长的结

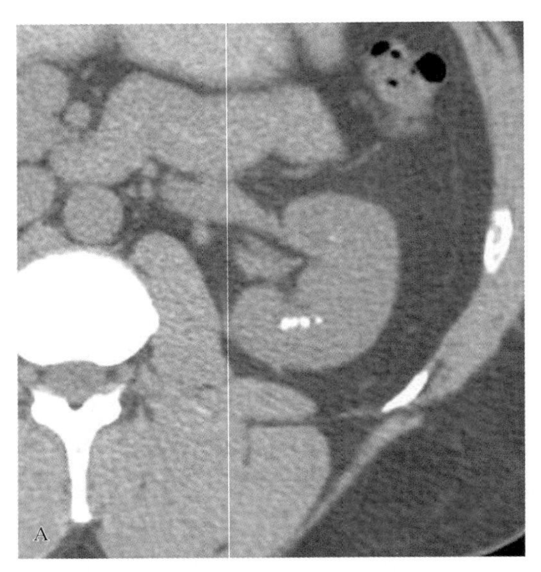

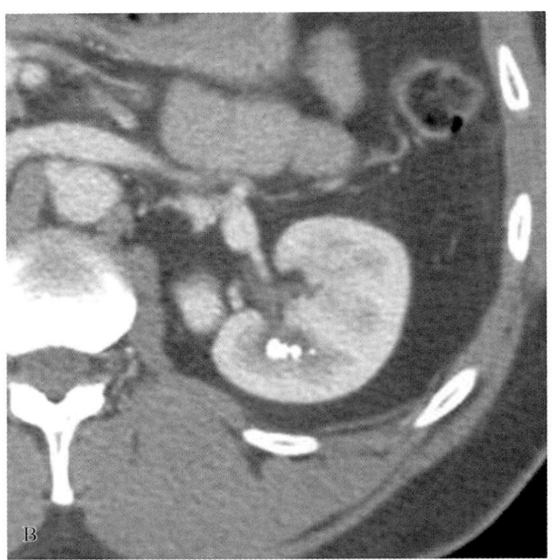

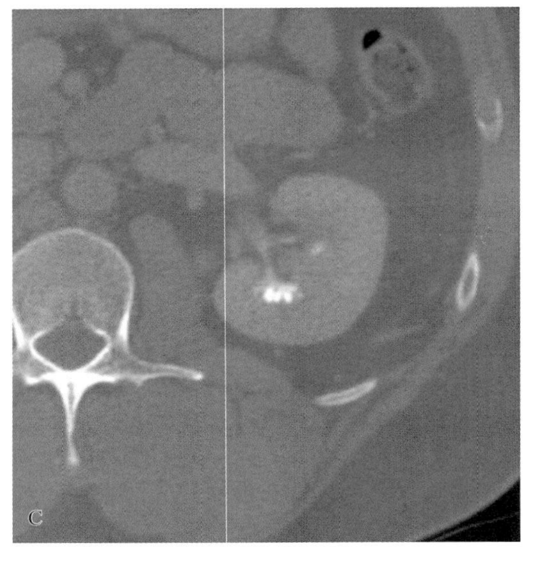

图4-49　髓质海绵肾（MSK）计算机断层扫描（CT）。A.平扫的轴位CT图像显示左肾间叶有一团钙化物；B.同一水平的增强图像确定了结石的乳头位置；C.同一水平的排泄期图像，更清楚地显示了乳头内嵌有结石的中线状空腔，证实MSK的存在。注意结石从A到C明显增大，因为扩张的肾小管充满造影剂，这是结石生长的标志

石征象是很经典的，当它与其他典型异常一同出现时，就可以诊断为MSK。在许多情况下，在对比增强检查中，MSK中分散的扩张肾小管显示的是线性或囊性不透明状态。在没有髓质钙化的情况下可以看到它们。虽然这种情况无疑是MSK的一种形式，但它通常被描述为良性肾小管扩张症，听起来不那么恐怖，避免给患者贴上令人担忧的疾病标签。大多数患有MSK和良性肾小管扩张的患者具有正常大小的肾。在一些患者中，两个肾的特发性增大与MSK相关。一小部分MSK患者也可能有相关的偏侧肥大（图4-31）。身体一侧肥大和肾增大。偏侧肥大也与更严重的病症有关，包括肾母细胞瘤、嗜铬细胞瘤和各种先天性综合征。Caroli病（先天性囊性肝内胆管扩张）与MSK之间也有联系，在诊断为Caroli病的患者中MSK的发生率很高。

镇痛剂肾病可引起延髓肾钙质沉着症。这通常是由于长期摄入大剂量非甾体抗炎药物所致，如非那西丁、阿司匹林和对乙酰氨基酚。弥漫性乳头坏死可能是并存的。在美国以外，镇痛剂肾病似乎更常见，在澳大利亚和欧洲的比例很高。这种地理分布可能是由于这些地区联合镇痛剂的用药量大所致。无论如何，镇痛剂肾病会导致慢性肾功能不全。在影像上镇痛剂肾病表现为小肾脏，通常会有不规则的瘢痕，偶尔光滑。事实上，肾髓质钙质沉着症结合双侧小的瘢痕肾同时被检出强烈提示镇痛剂肾病（图4-50）。

罕见的是，其他病症与肾髓质钙质沉着症有关。这些包括原发性或后天性高草酸尿症、肾结核和新生儿长期使用呋塞米。高草酸尿症是由于破坏了正常的肝肠代谢途径。原发性罕见，更常见的高草酸尿症是由于广泛的疾病或手术切除远端小肠所致。使尿中草酸盐排泄增加，从而导致草酸钙结石和肾髓质钙质沉着症，高草酸尿也很少见导致肾皮质钙质沉着症。原发性高草酸尿症通常是不可逆转的，并导致在年轻时死亡。继发性高草酸尿是由广泛的远端小肠疾病或小肠切除引起的。继发性高草酸尿症可以治疗。高草酸尿症引起儿童含钙结石和肾钙质沉着症的少数原因之一。另一种是呋塞米的使用，通常用于治疗早产儿的心血管疾病。

最后，肾结核在约10%的病例中引起尿路钙化。这种继发性（再激活）结核

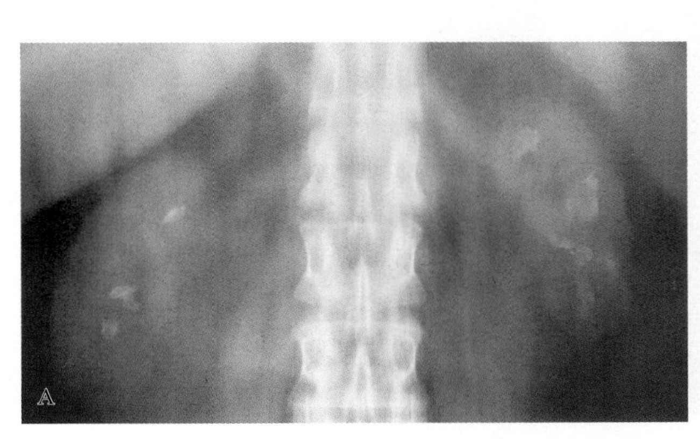

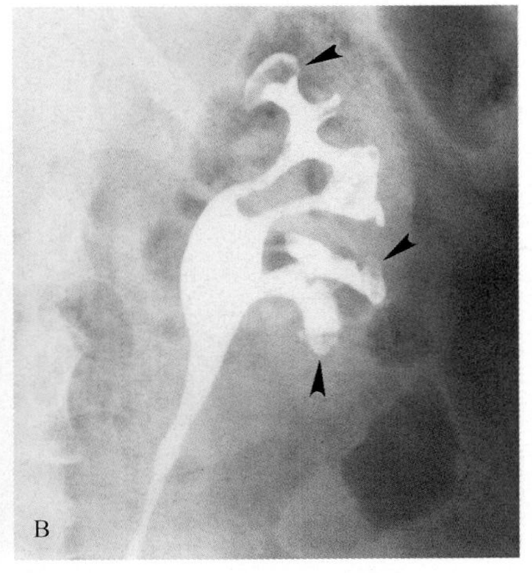

图4-50　由镇痛剂肾病引起的肾髓质钙质沉着症。A.该患有慢性肾衰竭的患者的腹部X线片显示多个髓质钙化，两个肾均萎缩；B.逆行肾盂造影显示乳头坏死（箭头），常见于镇痛剂肾病

病几乎总是源于一个肾，最初累及一个肾乳头。随着感染的进展，蔓延到肾蒂盏导致乳头坏死。然后感染可沿着尿路上皮延伸，导致炎症，并最终导致纤维化。肾积水最终可能发展为肾自截。实质性钙化在少数肾结核患者中发生。这些钙化通常是局灶性和单侧的（图4-51），它们会在结核性肾盂肾炎的急性部位或在病程后期出现纤维化改变而发生。这种与瘢痕形成相关的局灶性单侧钙化模式在其他肾髓质钙质沉着症的病因中不太典型。局灶性单侧肾萎缩或邻近髓质钙质沉着引起的肾盂肾盏狭窄高度提示肾结核病。然而，在一些肾结核患者中，髓质钙质沉着症可能是广泛的，类似于其他形式的肾髓质钙质沉着症。对比剂检查显示，炎症和纤维化改变（图4-51）是可用于排除肾钙质沉着症的其他病因，确定潜在的感染病因。

2.肾皮质钙质沉着症　肾皮质钙质沉着症是一种少见的影像学表现。表4-11列出了肾实质钙化的主要原因。肾皮质钙质沉着症最常见的原因是慢性肾小球肾炎，慢性肾衰竭伴有明显的肾萎缩、肾轮廓光滑。少数患者肾皮质出现贝壳样钙化，甚至在肾移植成功和肾功能正常化后仍然存在。这些钙化可能是营养不良，并与慢性肾皮质缺血有关（图4-46）。

肾皮质钙质沉着症的另一个主要原因是急性皮质坏死。在几种可能的病因中，最常见的是严重的低血压，这可能是分娩、败血症或严重出血的并发症。急性皮质坏死也可由摄入的肾毒素引起，例如乙二醇，一种常用于汽车防冻剂的化学物质。在这种情况下，慢性肾衰竭是不可避免的，并且由于皮质坏死，这些皮质钙化也是营养不良型钙化。钙化的影像学表现与慢性肾小球肾炎相同。

其他不常见的肾皮质钙质沉着症的原因是高草酸尿症、Alport综合征和慢性肾移植排斥反应。先前已经描述了高草酸尿症，其独特之处在于它可能导致髓质或皮质肾钙质沉着症的发展。Alport综合征是一种罕见的遗传性疾病，由先天性肾炎和神经性耳聋组成。患有此症的患者可能出现与慢性肾衰竭相关的肾钙质沉着症。此外，接受过肾移植并患有慢性移植排斥反

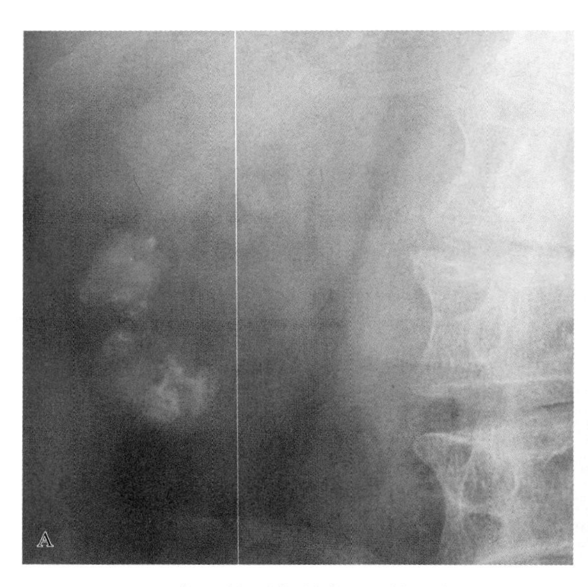

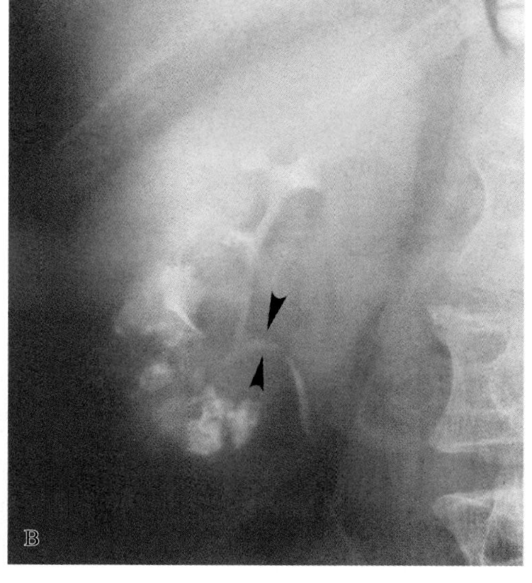

图4-51　肾结核引起的肾髓质钙质沉着症。A.右肾视图显示肾髓质钙质沉着症位于右肾下部；B.这例有肾结核病史的患者尿路造影显示肾盂（箭头）和肾实质钙化附近的肾盏狭窄

表4-11　肾皮质钙质沉着症的病因

病因
常见
慢性肾小球肾炎
急性皮质坏死
少见
高草酸尿症
罕见
阿尔波特综合征
慢性肾移植排斥反应

应的患者可能会出现肾皮质钙质沉着症。这种情况仅发生在移植肾中，并且归因于皮质坏死，在坏死区域继发的营养不良性钙化（图4-52）。

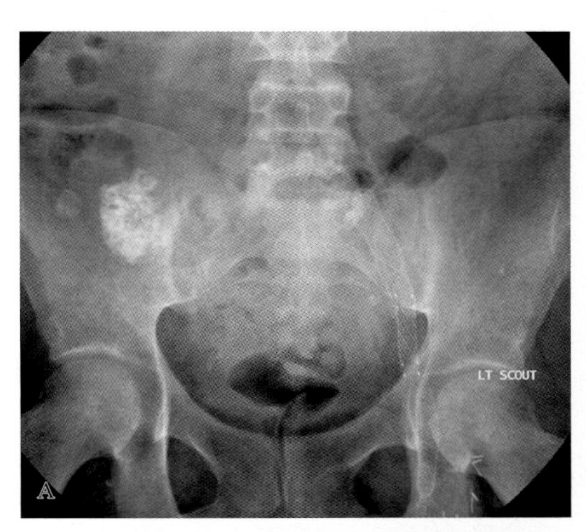

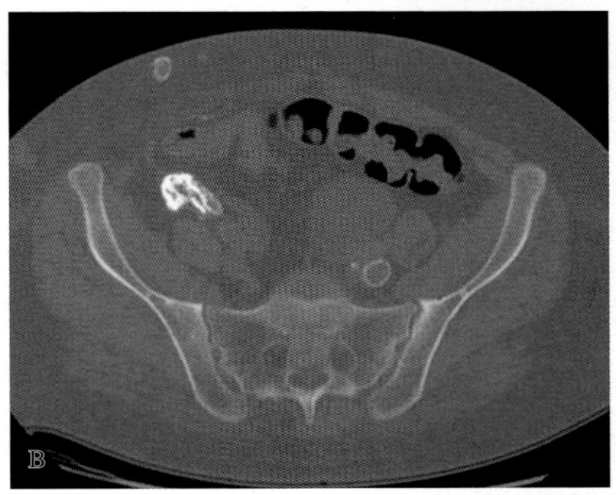

图4-52　慢性排斥性肾移植中的肾皮质钙质沉着症。A.在膀胱造影前获得的射线照片显示右髂窝中的无定形钙化；B.使用轴位非增强CT骨窗显示肾皮质钙质沉着症是严重的萎缩性移植肾

与肾髓质钙质沉着症不同，肾皮质钙质沉着症并不常见，影像通常无法区分主要原因。幸运的是，患者的病史通常很容易显示导致皮质钙化的潜在疾病过程。

七、肾衰竭的影像学表现

肾衰竭一般分为肾前性、肾性和肾后性病因（表4-12）。肾前疾病包括由于严重的心脏疾病或广泛的肾动脉粥样硬化或由于出血、败血症和脱水导致的肾脏灌注不足。导致肾衰竭的肾脏疾病包括所有慢性肾小球肾炎，通常被广泛分类为医学肾疾病以及实质替代过程，例如严重多囊肾病，无论是常染色体显性遗传还是隐性遗传性和罕见的浸润性疾病。虽然这些疾病是慢性的，但患者可能会出现先前未确诊的肾功能不全，并且最初发现的慢性化尚不确定。肾衰竭的肾后性病因包括阻碍尿液排出的过程，如双侧输尿管梗阻或膀胱出口梗阻。影像学检查的目的是确定可以改善或保持肾功能的任何可纠正的原因。对新诊断肾衰竭患者的进行初步影像评估应从超声开始。对于超声，肾衰竭的肾后阻塞性原因通常可以与其他两类区分开来。这种区别很重要，因为在这组患者中，尿道减压通常可以逆转肾衰竭。或者，可以用非手术方式治疗肾衰竭的肾前性和肾性原因。超声对肾衰竭患者的评估通常很简单。由于梗阻引起的肾功能不全表明长期阻塞，因此会出现肾积水。在大多数阻塞性肾衰竭患者中肾积水是双侧的。有时，与单侧

表4-12　肾衰竭的原因

原因
肾前性：灌注不足
肾性：弥漫性实质性疾病
肾后
膀胱出口梗阻
双侧输尿管梗阻

梗阻伴不同病因的严重对侧肾脏疾病，如反流性肾病或肾动脉狭窄，也可以导致肾功能不全。因为一个正常的肾对于维持正常的肾功能是足够的，所以在患者出现肾功能不全之前，两个肾都必须患病。如果存在双侧肾积水，则应对患者进行尿路减压术。膀胱出口梗阻患者单独使用膀胱导尿术即可减压。或者，可能需要输尿管支架或经皮肾造口术。

尽管不同程度的实质性萎缩往往与长期输尿管梗阻有关，但根据尿路减压前影像检查显示的残余肾实质量，不能准确预测肾功能不全的可逆性。一旦实现尿路减压，肾功能逐渐恢复到新的基线水平，可以用放射性核素肾图来评估肾功能。偶尔，出现严重萎缩的肾在减压后肾功能恢复非常好。

超声对鉴别肾脏疾病也很有用。患有此病的患者有明显的肾实质萎缩，肾形轮廓光滑（图4-10）。这些肾看起来小而且回声增强。对于ADPKD患者，无数的单纯性囊肿取代了正常的实质。常染色体隐性遗传性多囊肾病（ARPKD）患者也有双侧肾形增大。此外，ARPKD中存在的无数囊性扩张小管增加了肾实质的回声，因此肾脏的回声等于或大于肝或脾附近的回声。由HIV感染引起的肾病也会导致肾脏的回声增强，通常伴有肾形增大（图4-34）。

最后，超声新技术可用于鉴别某些肾前疾病引起的肾功能不全的患者。肾灌注不足可能由双侧肾动脉狭窄引起，这可能由有经验的超声检查者使用双相超声检查确定。较新的技术，如CTA和MRA，也可能用于诊断肾动脉狭窄。虽然血管超声似乎是一种对疑似肾动脉狭窄的患者有用的筛查，但CT、MR和DSA仍然是该疾病诊断和治疗计划的标准。在肾功能不全患者中，应使用血流敏感性MRA或二氧化碳血管造影，以尽量减少常规碘化血管内造影剂的肾毒性。无论是介入还是手术性的血运重建术都可以稳定甚至逆转肾动脉狭窄患者的肾衰竭。

总之，未确诊原因的肾衰竭患者应首先用超声进行评估。伴有肾积水的双侧肾脏疾病提示肾衰竭可能是可治愈的，应进行尿路减压。慢性肾病患者通常具有典型的表现，包括小的萎缩性肾衰竭、长期存在的实质性疾病。最后，肾动脉的双相超声检查可能有助于评估患者是否存在可能治愈的肾动脉狭窄。

八、肾创伤

10%的创伤患者会发生泌尿道损伤。肾是泌尿系统最常见的受损区域，钝性损伤是90%的创伤性肾损伤的原因。钝性损伤通常发生在交通事故或与运动有关的伤害中，压缩力和剪切力造成肾损伤。钝性伤害还可能导致邻近骨骼创伤从而导致肾撕裂。少数肾损伤是由于穿透性创伤造成的。其他尿路损伤的部位按发生概率依次是膀胱、尿道和输尿管。而这些部位损伤时的影像评估也常常伴有肾评估。

已使用的肾损伤评估体系有很多种（表4-13）。一个实用的成像体系将创伤性肾损伤分为五类，即肾挫伤、肾裂伤、肾破裂、肾破碎和血管蒂损伤。该方法通过初步影像学检查来评估肾损伤应取决于对损伤机制、患者状况和潜在肾损伤怀疑程度的了解。所有患有肉眼血尿或镜下血尿的钝性损伤患者，伴有持续出血的临床证据，如低血压时，均应评估肾脏虽然对于钝性损伤的患者肾来说，无肉眼可见血尿可以避免不必要的放射学评估；但是对于穿透性肾损伤患者并非如此。在肾穿透性损伤时，血尿的严重程度不仅可能与肾损

表4-13　美国创伤外科学会—肾脏损伤分级

分级	损伤类型	描述
Ⅰ	肾脏挫伤	镜下或肉眼血尿，没有泌尿系统体征
	血肿	扩张性包膜下血肿，无肾实质损伤
Ⅱ	血肿	局限于腹膜后的肾周血肿
	裂伤	＜1 cm的肾皮质损伤，未累及集合系统
Ⅲ	裂伤	＞1 cm的肾皮质损伤，未累及集合系统
Ⅳ	裂伤	贯穿肾皮质、髓质和集合系统的肾损伤
	血管损伤	伴有血肿的肾动静脉损伤
		没有相关损伤的节段性梗死
Ⅴ	裂伤	肾碎裂，肾盂输尿管结合部撕裂
	血管损伤	血管完全断裂或肾动静脉主干血栓

伤的严重程度无关，而且还可能不存在血尿。高达14%的患者在发生穿透性肾裂伤和肾血管损伤时没有血尿。

不稳定的患者最好采用针对受伤区域的探查性手术。增强CT是最有用的检查方法，可以对肾损伤类型进行明确分类，有助于指导创伤患者的治疗策略。CT还能显示其他损伤部位，80%～95%的钝性或穿透性肾损伤患者存在其他损伤。患者必须相当稳定才能进行CT扫描。当CT用于评估怀疑有肾损伤的患者时，应对肾脏进行多期增强扫描。皮质髓质相扫描对应于肝脏增强的门静脉期，在注射造影剂约70s后出现，以评估血管损伤、活动性出血和肾实质损伤。在造影剂注射开始约2min后，应获得肾小管或肾显影期显像，以便对肾实质完整性进行最佳评估，显示血运重建区域。最后，约5min后获得的延迟排泄期（肾盂造影）成像用以评估尿外渗，如果检测到肾盂周围游体，表明肾盂损伤或输尿管肾盂撕裂。

总体而言，具有临床意义的肾损伤并不常见。在确诊的肾损伤中，65%被归类为挫伤，30%为裂伤。在稳定的患者中，这两种类型的损伤通常都是非手术治疗，无须手术。其余5%的肾损伤包括肾破裂和血管蒂损伤。肾挫伤是一种伴间质性水肿和出血的实质性挫伤。在影像学检查中，受损的肾脏会发生肿大。在CT上，挫伤的肾通常显示异质性肾图。一定程度的肾挫伤通常与其他更严重的肾损伤共存，包括肾裂伤。单纯肾挫伤，不会发生尿液或血液的外渗。肾挫伤是一种自限性异常（图4-53）。

肾裂伤是指肾实质出现撕裂，常导致肾周血肿形成。在影像学检查中，肾裂伤的标志是肾实质中的缺陷。更深的裂伤可能会延伸至肾集合系统，肾周围尿性囊

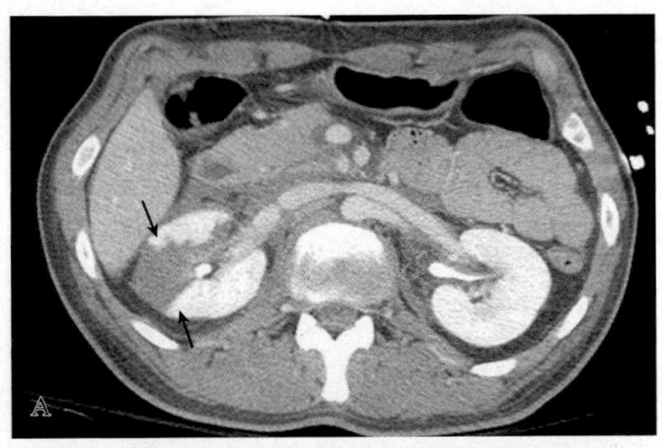

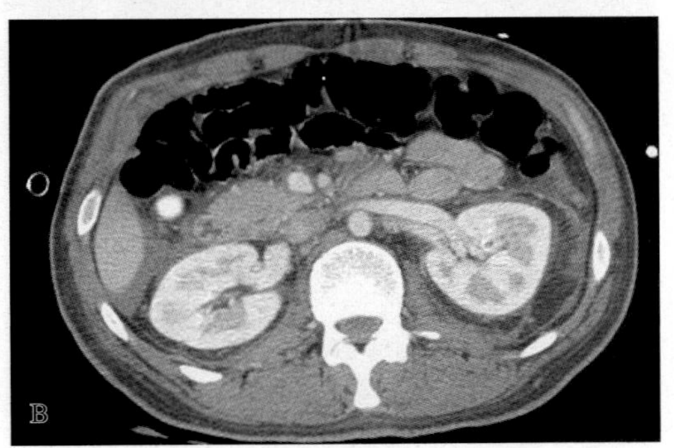

图4-53　肾挫伤。A.在急性创伤性损伤时获得的肾脏水平的增强轴向计算机断层扫描图像显示，右肾（箭）间质的衰减范围减小。可能是由于挫伤或肾动脉分支损伤所致。B.1周后在相同水平获得的图像显示受累区域灌注正常而没有任何实质变化。这一发现的自限性与肾实质挫伤一致

肿形成，这可能在延迟成像时与造影剂混淆。通过CT可以清晰地显示肾裂伤（图4-54）。如果创伤患者血流动力学稳定，通常采用非手术治疗。有时，造影剂灌注的CT扫描可能会显示活动性动脉出血。这一发现通常会促使紧急干预，采用肾动脉造影栓塞或手术探查。

肾破裂是一种严重的肾裂伤。在这种情况下，撕裂伤完全延伸到肾实质的全层（图4-55），将肾分成2个或3个独立的部分。肾破裂比限制性撕裂更严重，肾破裂患者往往血流动力学不稳定。对这些患者的治疗选择取决于临床状态，特别是肾血管系统的完整性。通过成像技术，肾破裂似乎与肾撕裂相似，但是具有更多的缺损。存在明显的造影剂外渗和肾周出血部位。在稳定的患者中，选择性肾动脉造影术可能有助于评估肾血管的完整性，并有可能栓塞活动性出血的小动脉。这可能不需要紧急手术。

肾破碎是肾裂伤最严重的形式。在这种情况下，肾被分裂成3个或更多个独立的部分。这种严重损伤类型的患者通常血流动力学不稳定，肾损伤广泛且不可逆转。肾切除术通常是为了防止受损肾动脉分支的严重出血。用CT扫描可以很好地评估肾破碎（图4-56）。与其他肾损伤一样，评估肾破碎患者的其他腹部器官至关重要。肾破碎所必需的腹膜后力量通常会导致其他腹部器官受伤，特别是脾、肝和

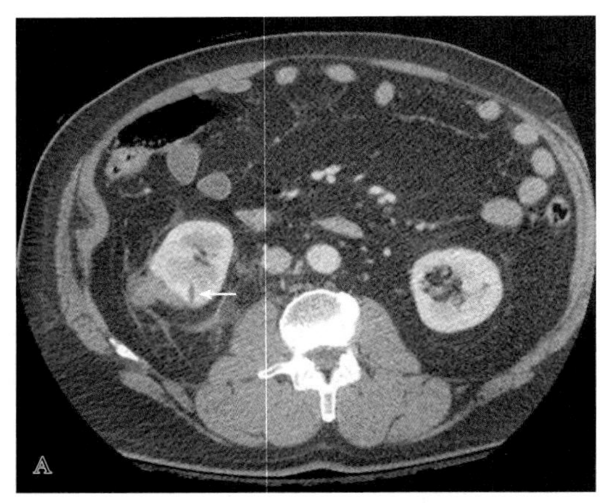

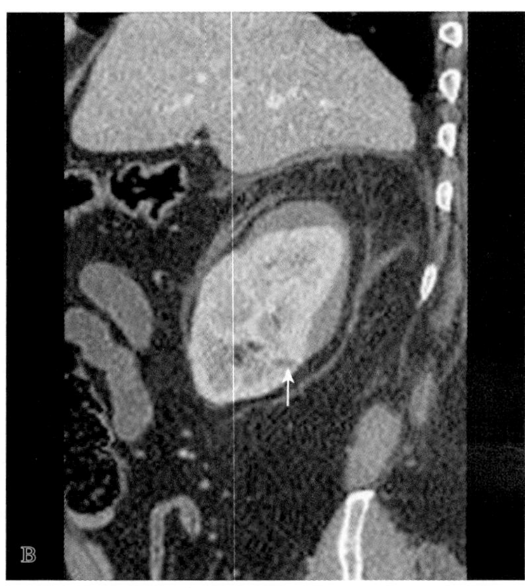

图4-54 肾裂伤伴包膜下和肾周血肿。在急性创伤时获得的增强轴向（A）和矢状位（B）重建图像显示右肾下极存在线性缺损，与实质撕裂一致（A和B中的箭）。B（箭）更好地说明了相关的包膜下血肿和肾周出血。在这个原本稳定的患者中肾损伤得到了非手术治疗

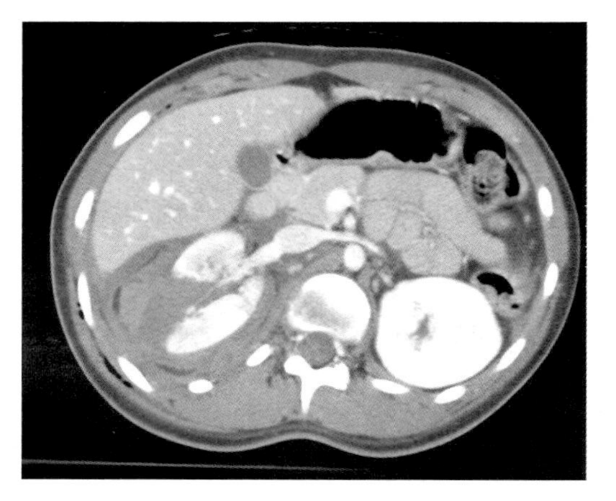

图4-55 肾破裂。通过肾的增强轴向计算机断层扫描图像显示右肾实质损伤，从侧缘延伸穿过肾门，在中央，形成独立的肾实质的前部和后部。有广泛的肾周出血。注意因胸部损伤引起的右侧皮下气肿。在这种情况下，持续的血流动力学不稳定需要进行肾切除术

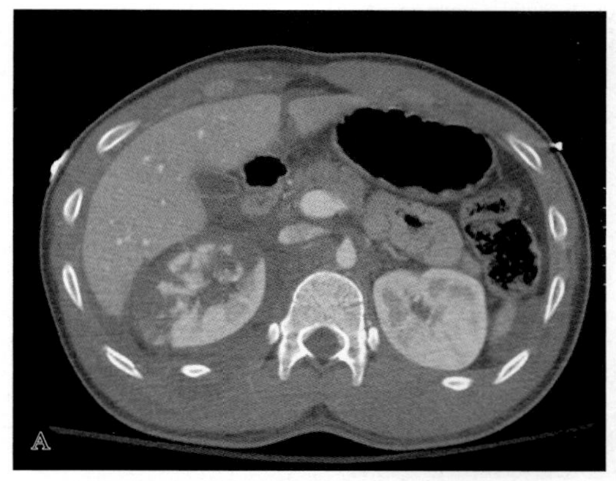

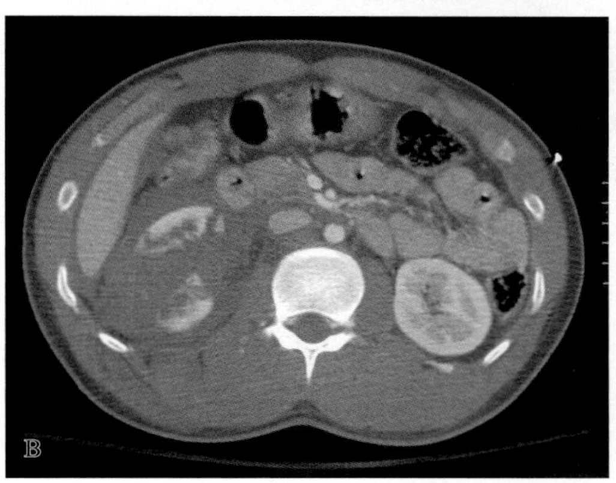

图4-56　肾破碎。通过右中肾（A）和右肾下极（B）的增强轴向计算机断层扫描图像显示出许多线性缺损，这些缺损产生了大量实质碎片，其中许多碎片被中间的血肿隔开，与肾破碎相一致。这种程度的实质损伤往往需要紧急肾切除术来控制失血，就像这名患者一样

胰腺，因为它们位于同一区域。

当无法行CT检查时，排泄性尿路造可用于评估尿路，或作为手术室的一次性检查。尽管尿路造影对肾损伤的检测和准确定性的灵敏度显著低于CT，但它可以提供泌尿道完整性的总体印象，并提供检测尿液外渗的机会。在这种情况下，在注射造影剂后10～15min获得单次腹部X线片。

肾盂输尿管撕脱是一种罕见的创伤。可以用CT或静脉尿路造影诊断。诊断特征是正常的肾增强和造影剂外渗，UPJ附近的浓缩造影剂外渗（通常位于肾内侧）以及同侧输尿管中没有造影剂。如果UPJ撕裂发生但没有完全撕脱，那么除了在下段输尿管中观察到一些外漏的造影剂之外，影像学表现相似。UPJ撕脱或撕裂的治疗通常需要手术或通过内部支架来桥接受损部分。

肾外伤可导致肾血管蒂损伤。这种损伤通常与减速相关的钝性损伤有关，导致主肾动脉或肾静脉的横断或分离。此外，穿透性损伤也可以撕裂或横切肾血管。这些损伤患者通常伴有低血压和大量出血迹象。如果诊断迅速，在伤后3～6h，可以尝试对受影响的肾进行外科血供重建。通肾常受到不可挽回的损伤时，血供重建并不是一种好的选择。肾切除术通常是这些患者所需要的治疗方法。这些患者通常血流动力学不稳定。创伤患者任何肾功能减弱的迹象都会增加肾血流减少的可能性，这可能是肾血管蒂损伤的结果。CT扫描中，广泛的肾周出血常沿肾动脉走行。肾蒂损伤时，还可以发现肾图排泄时间延长，肾动脉显影减弱（动脉切断征；图4-57）和边缘肾图。边缘肾图是由最外缘肾皮质通过肾包膜动脉持续灌注引起的。肾包膜动脉很早就从肾动脉分支出来，很少受到肾动脉横断的影响。最终导致肾皮质外缘比肾的其余部分浑浊更明显，因为大部分肾将灌注不足（图4-29）。

最后，肾血管造影可用于诊断肾血管蒂损伤。动脉造影通常显示由横切和血栓形成引起的肾动脉出血或肾动脉闭塞。横断的肾动脉血栓形成不应表明这种损伤已自发达到稳定点。肾动脉横断需要手术修复。如果不及时治疗，肾动脉出血可能会复发，并可能导致严重出血。

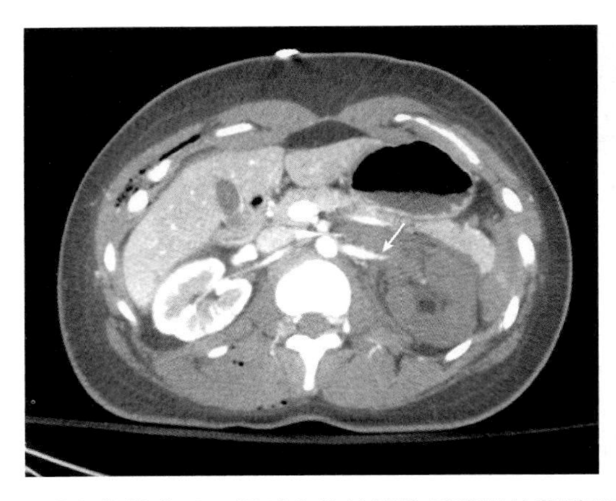

图4-57 肾血管蒂损伤伴创伤性夹层。通过在钝性损伤后获得的肾脏增强轴向计算机断层扫描图像显示左肾没有灌注。近端左肾动脉不透明的、但由于创伤性夹层伴管腔阻塞（箭），导致肾动脉中段的造影剂突然截断（动脉切断征）。注意肾门左肾动脉和静脉周围的液体。胸部损伤引起前腹部皮下气肿。尽管由于该患者年龄较小，试图对该肾脏进行血运重建，但并未成功

（翻译：王 萱 审校：王建龙）

第5章 肾窦、肾盂肾盏系统和输尿管

章节纲要

一、胚胎学和解剖学

泌尿系胚胎学看似复杂，且常令人感到困惑，但其重要特征实际上非常简单。输尿管芽起源于妊娠早期的中肾管，形成输尿管、肾盂肾盏系统和肾集合管。输尿管芽和后肾母细胞、肾实质原基的生理性关联是肾和肾盏发育所必需的。后肾母细胞向肾实质的分化依赖于输尿管芽的诱导。所以输尿管芽分支也依赖于后肾母细胞瘤的诱导。正常情况下，肾盂系统和输尿管发育成运送尿液的管道，每个肾包含10～25个盏。输尿管内被覆移行尿路上皮。移行上皮和支持结缔组织构成输尿管的黏膜。黏膜由肌层包裹，肌层由纵行和环形纤维组成。正常输尿管的最外层是其外膜，由结缔组织组成。

二、CT尿路造影

CT尿路造影（CTU）已经取代静脉尿路造影（IVU）和其他泌尿道影像学检查，成为评估泌尿系统的一线检查技术。

CTU能够详细地显示血管、肾实质、输尿管和集合系统的图像。多排CT的发展减少了运动伪影，单次屏气薄准直扫技术和尿路多期快速扫描的出现，使CTU成为可能。在血尿的影像学评估方面，作为一项综合性检查，CTU已取代了IVU、逆行肾盂造影、超声检查、标准肾CT和动脉造影。CTU可优化结石、肾脏占位性病变的诊断和分类。如果发现肿瘤，只需一次检查就能完成疾病诊断和分期。此外，现代CT技术能够评估肾脏的血管解剖结构，几乎完全取代了动脉造影。除了评估血尿的病因外，CTU还可用于评估上尿路的恶性肿瘤，筛查新发膀胱癌患者的上尿路肿瘤，评估先天性尿路异常、尿路梗阻以及手术或创伤后可能出现的并发症。CTU包括三期，为平扫期、肾实质期和排泄期。平扫CT用于结石检查和肿瘤的基线评估。肾实质期用于肾肿瘤和尿路上皮的评估和分类，排泄期用来检测尿路上皮增厚和腔内肿块。为了获得三期成像，通常使用两种方案中的一种。这些是三期扫描CTU和两期扫描与分次团注CTU。三期扫描CTU包括3次腹部和骨盆CT扫描，含平扫、实质期和排泄期（图5-1）。双扫描阶段使用平扫，然后进行2次独立的造影剂注射，并将实质期和排泄期合并为一次扫描（图5-2）。这些方案在第1章中已有详细描述。使用这些方案中的任何一种，必须在实质期（80 ～ 120s）内进行肾脏扫描，旨在优化肾脏小占位性病变的诊断，这是因为，通常用于腹部CT扫描的动脉期（60 ～ 80s）（图5-3），许多肾脏占位不能被识别。此外，最新的研究和作者的经验表明，尿路上皮肿瘤在实质期快速增强并且容易发现（图5-4和图5-5）。排泄期对于输尿管肿瘤的诊断也是高度敏感的，表现为在充满造影剂和扩张的集合系统或输尿管中存在充盈缺损或管壁增厚。在排泄期到来前的几分钟静脉注射呋塞米可以最好地实现输尿管扩张，保持造影剂填充状态。对于血压极低或对呋塞米过敏的患者应避免使用。在上述患者中，可通过在CTU的实质期前静脉注射250 ml生理盐水达到扩张输尿管效果。为了减少患者辐射暴露，可以在平扫阶段使用低剂量技术（减少扫描毫安数），因为在此阶段可检测到的异常，通常是结石，即使使用低剂量技术也具有高对比度。

对于上尿路尿路上皮癌的检查，CTU比IVU更具优势，并且在大多数情况下，

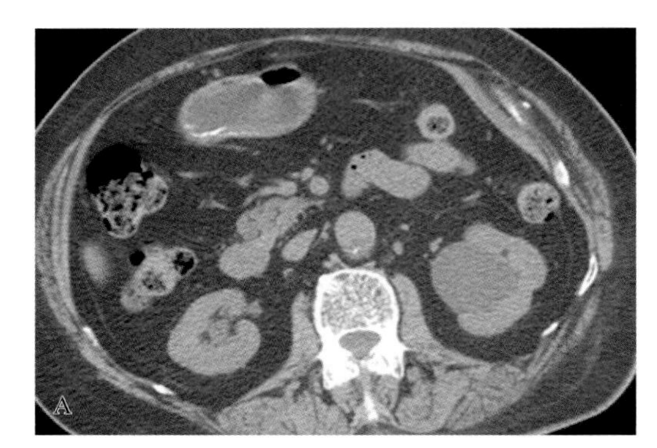

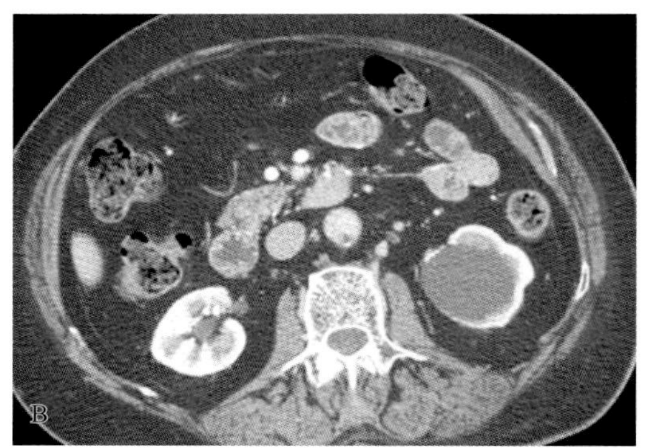

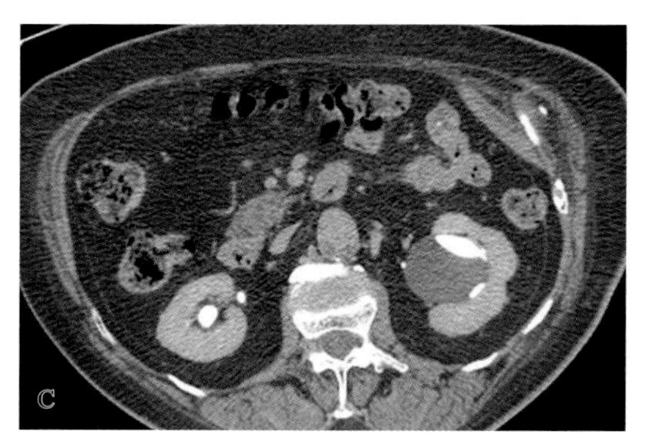

图5-1 三期CTU尿路造影的典型图像。A.强化期；B.肾实质期；C.排泄期。扫描显示左肾典型的肾盂旁囊肿

它比逆行尿路造影更好。它可作为包括膀胱和肾脏综合检查的组成部分。CTU对血尿病因诊断的敏感性为92% ～ 100%，但特异性却受到限制，原因是小的占位性病变往往不是恶性肿瘤。目前，CTU是用于血尿和许多其他泌尿系疾病诊断的最佳方法。

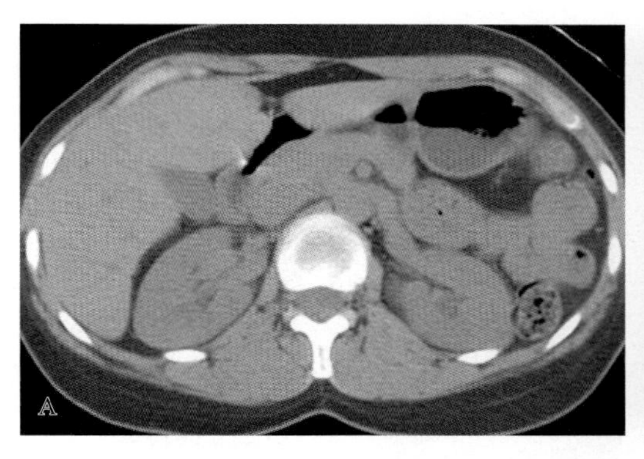
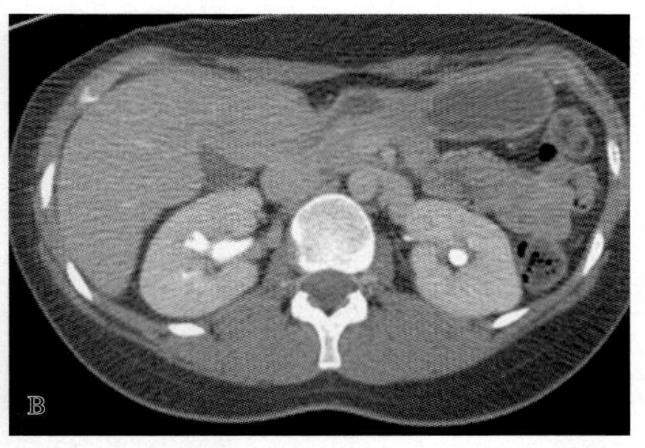

图5-2　双期CTU尿路造影的典型图像。A.强化期；B.扫描在第二阶段，包括肾实质期和排泄期

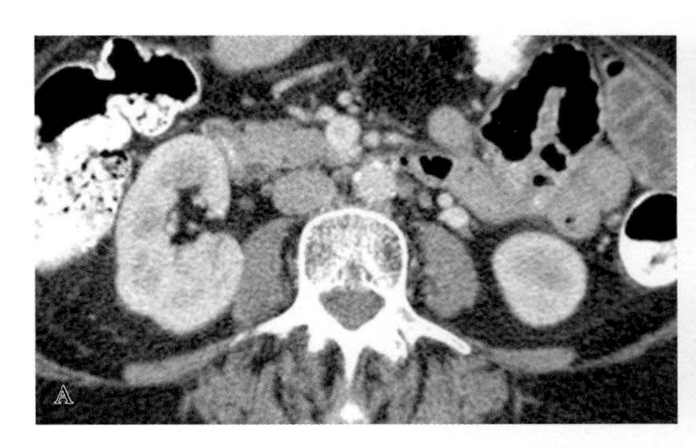
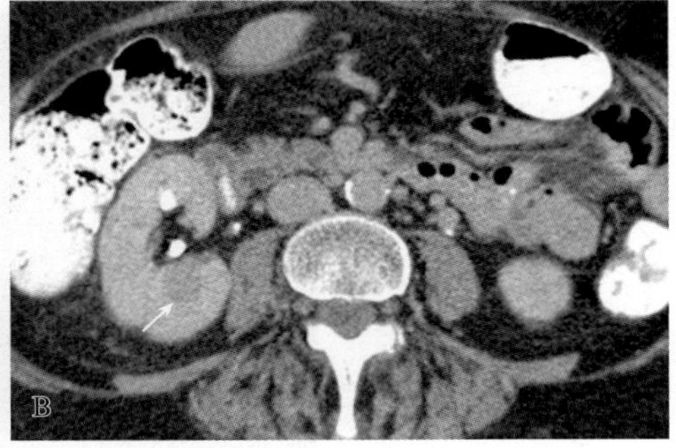

图5-3　肾实质期可发现肾肿瘤。肾皮髓质期（60s延迟）右肾表现正常。肾实质期（120s延迟）显示右肾有1.5cm肿物（箭），被证实为肾细胞癌

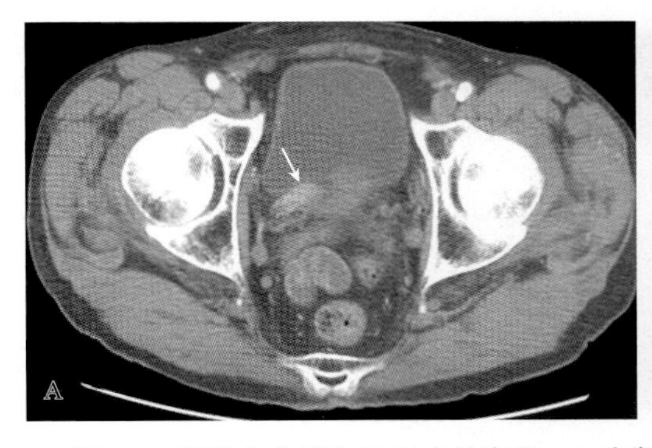
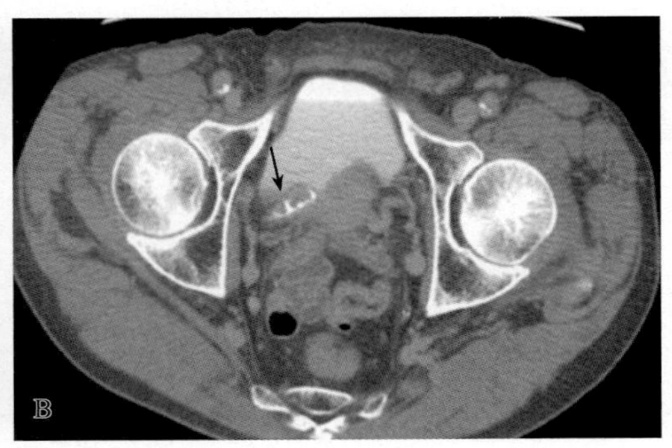

图5-4　尿路上皮癌在CTU中的表现。A.在肾实质期，右输尿管有明显的增强（白箭），典型的尿路上皮癌；B.在排泄期，肿瘤（黑箭）为造影剂充满输尿管的充盈缺损

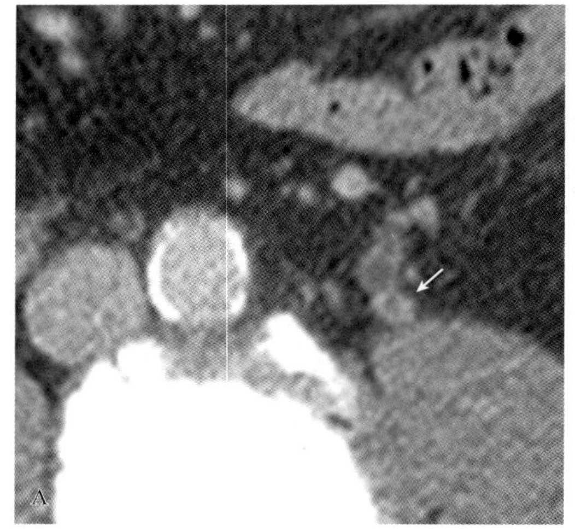

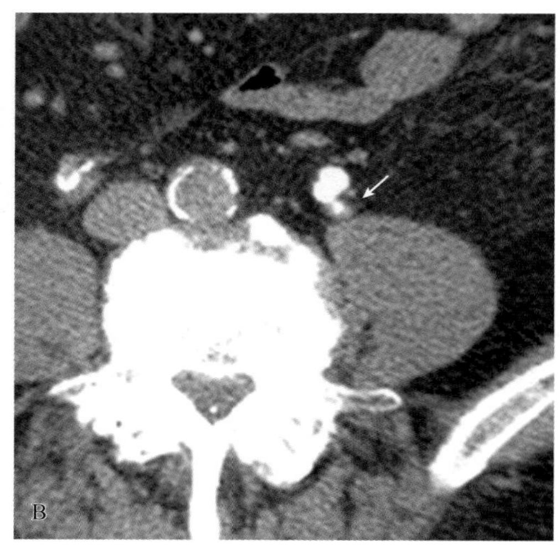

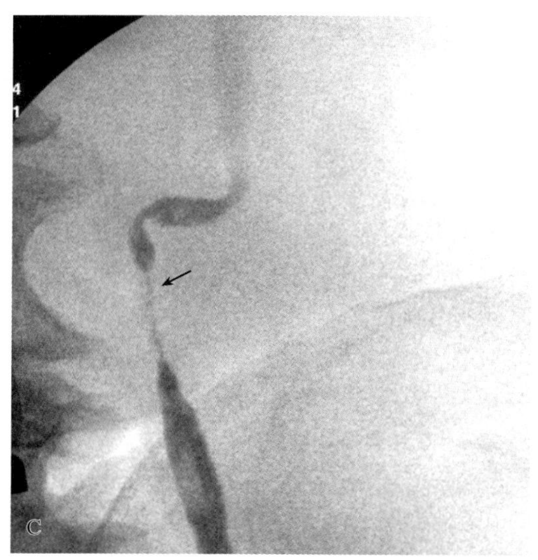

图5-5　尿路上皮癌在CTU中的表现。A.在肾实质期，左输尿管有明显的强化（白箭），典型的尿路上皮癌。输尿管看似有冗余，这是因为正常输尿管在肿瘤前面发生重叠。B.在排泄期，肿瘤周围黏膜增厚（白箭）。C.逆行性肾盂造影显示肿瘤侵犯区内有不规则狭窄（黑箭）

三、肾窦

肾窦由肾实质围绕并与肾周间隙相交通。肾窦包括集合系统、肾血管、淋巴管和神经纤维，脂肪以及数量不等的纤维组织。除了肾内集合系统内的病变（如结石），以及由集合系统引起的病变（如尿路上皮肿瘤），肾窦很少出现其他疾病。大多数肾窦的疾病是原发的且不伴有症状，所以不会与更严重的异常相混淆。肾内集合系统的病变将在本章后面讨论。

1.肾窦脂肪瘤　脂肪是肾窦最大的组成成分，通过超声（US）、CT和磁共振成像（MRI）很容易识别。正常情况下，肾窦内脂肪含量随年龄增长逐渐增加。在成人中，肾窦脂肪约占肾总体积的20%。随着年龄的增长，脂肪在肾窦增生，以弥补肾实质萎缩。脂肪增生导致肾内集合系统的肿块效应通常称为肾窦脂肪瘤病（表5-1）。这种肿块效应表现为漏斗状变薄和伸展，导致集合系统的蜘蛛状外观。肾窦脂肪瘤病的占位效应很少引起症状，因为肾小管不会因单纯性窦脂肪瘤病而阻塞。虽然肾窦脂肪瘤病常见于老年人，但外源性或内源性的类固醇可以加速脂肪增生。在这些患者中，萎缩的肾实质体积被相同体积的肾窦脂肪所替代。在极端情况下，发生脂肪瘤病（表5-1）。这一术语描述了大量肾窦脂肪瘤病伴发严重的肾实质萎缩（图5-6），通常源自是严重肾脏感染或血管缺血。影像学上，脂肪瘤病表现为肾窦内大量脂肪的过度生长，伴随着肾实质的明显变薄。肾窦内的肾窦脂肪的增殖，导致集合系统的萎缩和拉伸，而没有明显的占位效应。这种外观是典型的替代性脂肪瘤病或广泛的肾窦脂肪瘤病，不应与肾窦中出现的局灶性脂肪肿瘤混淆。

2.肾窦囊肿　肾窦囊肿很常见（表5-2）。真正的肾窦囊肿，也被称为肾盂周围囊肿，通常是小而多发，并且在肾窦内生长，类似于肾窦脂肪瘤病的分布（图5-7）。目前认为，这些含有液体的囊肿是先天性的，起源于淋巴管，通常没有症状。这些囊肿偶尔可导致肾盂局部积水，此时需要采取引流和硬化治疗。超声检查时囊肿和肾积水非常相似（图5-8），因为它们通常平行于正常的肾盏和肾盂生长。采用尿路造影或CT排泄期检查时，这些囊肿则很容易与肾积水鉴别（图5-8）。

肾盂旁囊肿是一种肾单纯囊肿，出现在肾实质内，突向肾窦。尽管与肾窦囊肿出现的位置相似，但两者的起源似乎存在差别。肾盂囊肿与肾实质内的其他单纯囊肿类似，通常表现为离散的、球形的、水密度的肿块（图5-1和图5-9）。它们通常是孤立的或少数几个，不像肾盂周围囊肿。从诊断上，肾盂旁囊肿应满足所有的单纯囊肿在影像学上的标准。但由于其处于肾脏的中心位置，在超声图像上并不表现为无回声区。有时，CT或MRI检查是必要的，以确认这些病变的良性性质，并

表5-1　肾窦脂肪增生

肾窦脂肪瘤病：脂肪增加但未形成肿物
替代性脂肪增多症：肾萎缩，大量脂肪

表5-2　肾窦囊肿

肾盂周围型：多重的、小的、不明显
肾盂旁型：典型的单纯性肾囊肿
尿性囊肿：尿液外渗

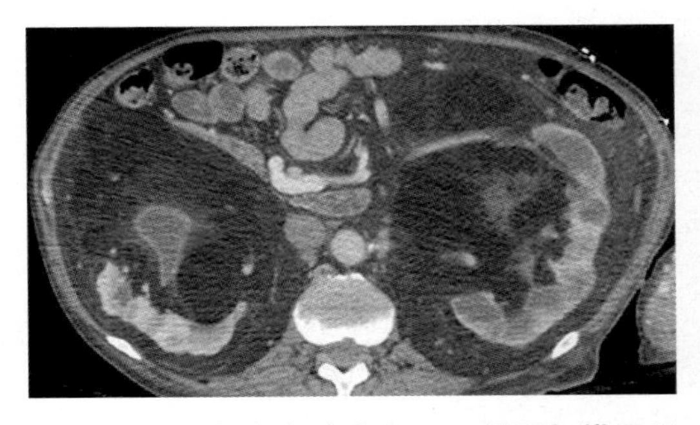

图5-6　替代脂肪瘤病。CT增强扫描显示肾萎缩和肾窦脂肪过度增生相结合。该患者有慢性肾感染，引起肾萎缩和大量脂肪替代，影响肾盏

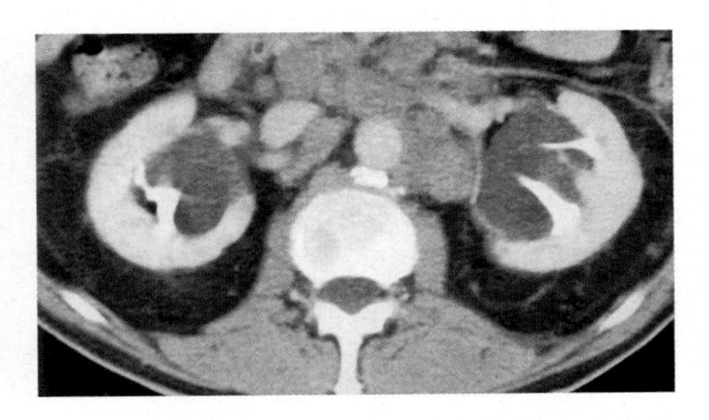

图5-7　肾窦囊肿。CT增强扫描显示多个盆腔囊肿浸润双侧肾窦。肾盏被拉伸变细，但不被囊肿阻塞。此外，此淋巴瘤患者有广泛的腹膜后淋巴结肿大

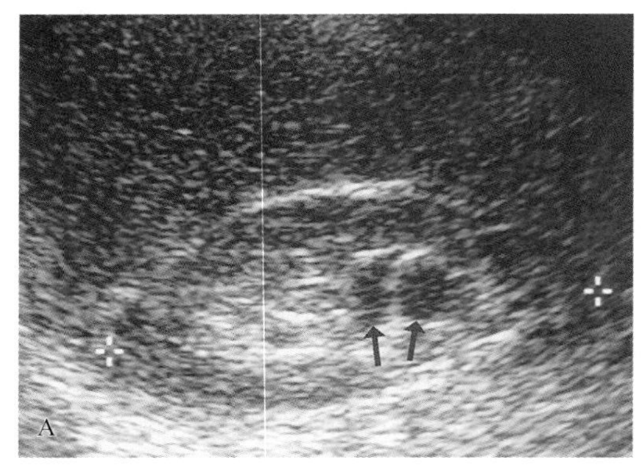

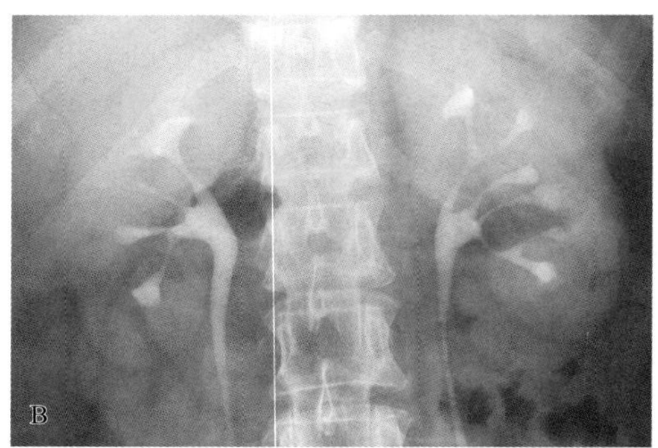

图5-8　肾窦囊肿。A.右肾纵向超声显示正常肾实质。在肾下极（箭）可见多个囊性区域，在肾窦的其他部位可见其他囊性区域。超声表现提示肾积水。B.在同一患者中的尿路表现双侧肾盏拉伸变细，其外观被描述为“蜘蛛状”集合系统。无肾积水表现。结合超声表现诊断为肾盂旁囊肿

排除实质性肿瘤。

位于肾窦内的尿性囊肿并不常见。这一病变通常和尿路梗阻相关，常继发于结石梗阻引起的集合系统破裂。有时，肾窦尿性囊肿可能继发于外伤引起的集合系统撕裂。外渗尿液通常扩散到整个肾窦，并进入肾周间隙，而不引起明显的尿性囊肿。有时会出现局灶性尿路瘤，在充分的尿路减压引起自发破裂，几乎不需要额外的治疗。

3.肾窦肿物　肾窦的血管病变过程包括肾动脉瘤和动静脉畸形。这些病变常出现在肾窦内或突入肾窦，导致肿块效应。他们可以很容易通过CT、MRI、US和常规血管造影进行诊断。血管腔内治疗可通过导管栓塞材料栓塞动脉瘤或血管畸形。

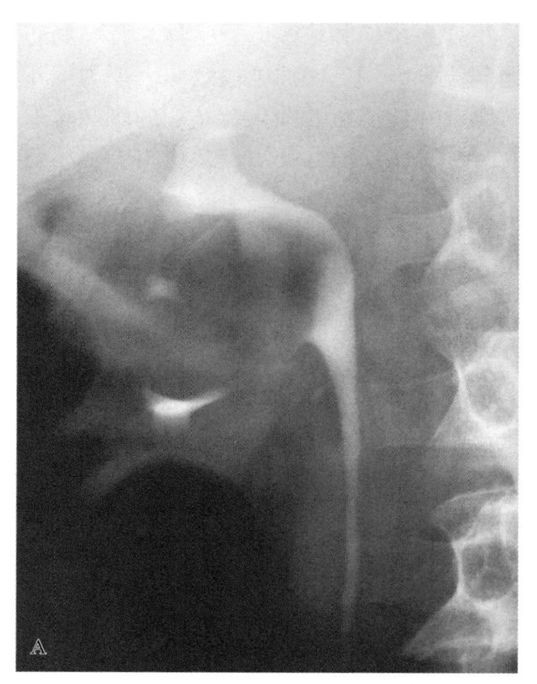

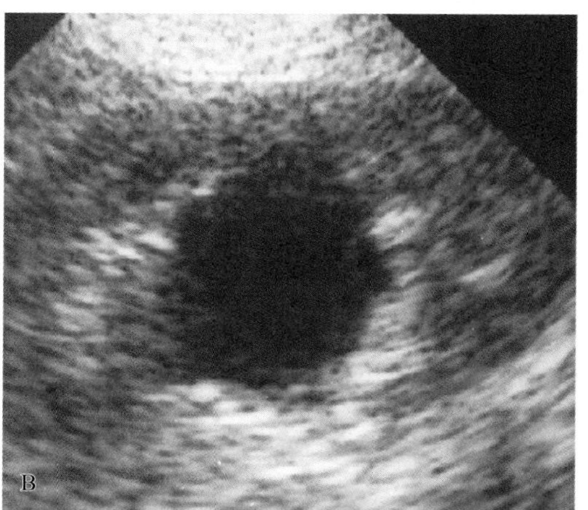

图5-9　肾盂旁囊肿。A.一个向下俯瞰右肾从尿路显示肾盏的张开并压迫的肾盂的肿块；B.这名患者的右肾纵向声像图证实了一个简单的囊肿突入肾窦，这是肾盂旁囊肿的典型表现

大多数肾窦肿瘤都是由其他部位的肿瘤直接侵犯造成的（表5-3），而肾窦的

原发肿瘤却罕见。肾实质性肿瘤如肾细胞癌通常延伸至肾窦并导致局灶性肾盂积水或肾盏分离。这些病变通过CT很容易明确诊断。一个引起关注的肿瘤称为囊性肾瘤，也称为多房囊性肾瘤（MLCN），多发于男性幼童和中年女性。此囊性病变起源于肾实质，且存在许多增厚的隔膜。MLCN有突向肾窦出生长的倾向，这是本病的影像学特征之一，由于肾细胞癌也常常存在类似表现，因而不具有诊断意义。

肾窦淋巴瘤是淋巴瘤较为常见的肾脏表现之一。它通常直接和连续地从腹膜后淋巴结扩散。这种固化的肿瘤组织浸润并取代肾窦的正常成分（图5-10），通常向邻近的肾周间隙扩散。这种情况在晚期非霍奇金淋巴瘤患者中最为常见。淋巴瘤很少累及输尿管。通常表现为输尿管壁明显的同心性增厚，但通常不伴梗阻或轻微梗阻（图5-11），这一点与尿路上皮癌相反。

表5-3 肾窦肿瘤

肾实质性肿瘤
腺癌
血管平滑肌脂肪瘤
多房囊性肾瘤
原发性肾窦肿瘤
急性髓细胞白血病
畸胎瘤
脂肪瘤/脂肪肉瘤
纤维瘤/纤维肉瘤
神经瘤/神经肉瘤
平滑肌瘤/平滑肌肉瘤
恶性纤维组织细胞瘤

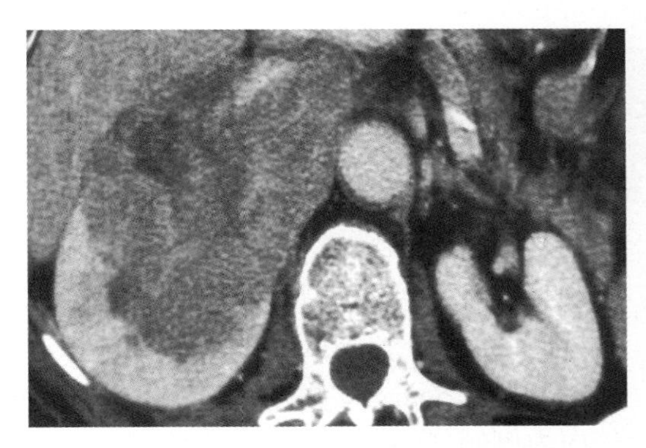

图5-10 肾窦淋巴瘤。该患者与已知的非霍奇金淋巴瘤的造影灌注计算机断层扫描显示腹膜后肿块邻近主动脉并扩散到右肾周间隙。肿块已渗入肾窦，并取代或消散正常肾窦成分。这种表现强烈支持淋巴瘤的诊断

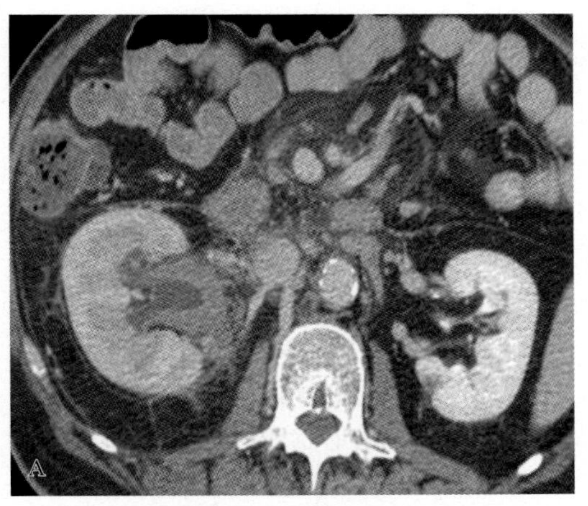

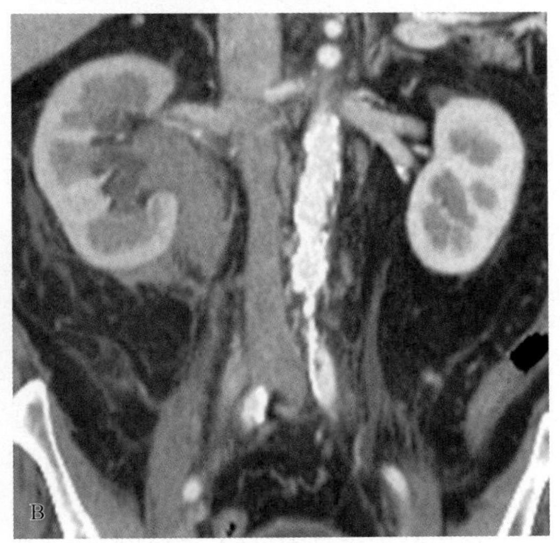

图5-11 输尿管淋巴瘤。非霍奇金淋巴瘤患者右上输尿管有软组织肿块浸润，诊断为输尿管淋巴瘤。A.轴位CT扫描显示肿块沿肾盂和输尿管延伸。腹膜后淋巴结肿大。B.冠状位显示淋巴瘤包裹上输尿管，并延伸至肾下极，但肾积水轻微

最后，肾窦的原发肿瘤是罕见的，包括良性肿瘤，如血管平滑肌脂肪瘤、血管上皮瘤和畸胎瘤，以及由间叶组织产生良性和恶性肿瘤。这些间叶肿瘤可能起源于平滑肌、脂肪、纤维组织或神经纤维。在影像学上，这些肿瘤通常是无特异性特征的。肾窦间叶肿瘤与其他部位的肿瘤相似。

四、集合系统和输尿管

正常情况下，每侧肾由8～15个肾小盏构成。单个或简单的肾盏是肾髓质乳头的凹陷结构。正面观时，单一的肾盏呈圆形。侧面观时，简单的肾盏是凹的，并且有两个明显的、尖锐的穹窿角。单个或多个肾盏呈漏斗样排列，也称为主肾盏。主肾盏和肾盂相连。多个单个肾盏常常不能完全分开，并形成一个较大的复合肾盏。这种正常的变异最常见于肾的上、下极。复合肾盏的形状变得扭曲，简单肾盏的圆形往往消失。熟悉复合肾盏的典型外观可防止将其与阻塞或瘢痕引起的变化相混淆。复合肾盏与尿液反流引起的相邻肾实质瘢痕形成有关。

肾盂通常是三角形的，它逐渐变细，与输尿管连接处轻度狭窄。肾盂输尿管连接部（UPJ）是肾盂连接输尿管的一个疾病定义的区域（图5-11）。输尿管跨越髂骨血管（图5-12）也有一处狭窄，进入解剖骨盆，在输尿管膀胱连接处（UVJ），输尿管穿过膀胱壁进入膀胱内。输尿管是一个动态器官，频繁的收缩使尿液经过狭窄区域向膀胱内运输。在髂血管交叉点上方的输尿管扩张是常见的。这种扩张已被描述为输尿管纺锤体。这种正常的现象再次反映了当输尿管蠕动波穿过髂血管时，尿液输送额发生短暂地停滞。

输尿管通常沿腰肌的腹侧表面延伸。它位于腰椎横突的前面。在下腹部，它横

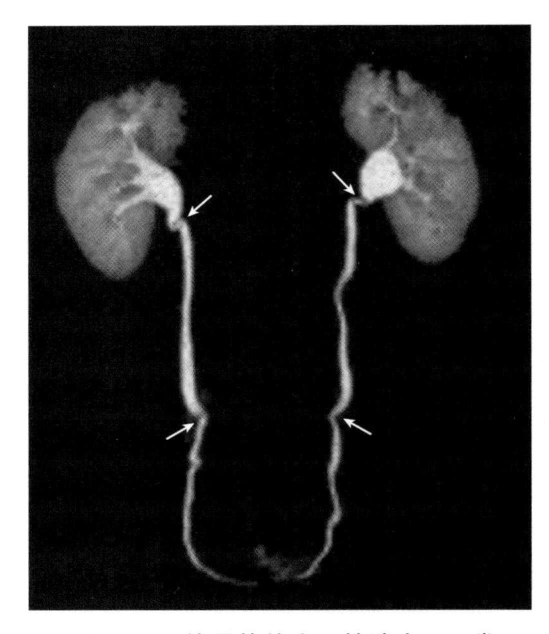

图5-12 输尿管的生理性狭窄。正常CT尿路造影显示输尿管肾盂交界处输尿管狭窄的常见部位（图上部箭），输尿管跨过髂骨血管（图下部箭）进入骨盆。输尿管在输尿管膀胱交界处也有轻度狭窄。这些狭窄是正常的

跨在性腺静脉的后面和内侧。当输尿管穿过外侧腰大肌边缘时，常有水平的水平段，通常位于L_3水平。输尿管距最近横突尖端的侧面距离不应超过1cm。输尿管不应位于同侧椎弓根内侧。有时输尿管只在椎弓根前走行，特别是当输尿管邻近下段腰椎时。将近20%的尿路显示输尿管靠近下腰椎或上骶椎弓根中部。这在右侧特别常见，通常是单侧的，主要发生在20—40岁的患者中。然而，如果该表现与任何其他异常症状相关，则必须进一步调查。此外，5cm或＞5cm的病变提示异常，近端病变若＜5cm，多提示单侧成双侧输尿管向内侧倾斜的正常变异。当输尿管进入骨盆跨越髂总血管时，两侧输尿管会轻微向中线靠拢。在骨盆内，输尿管横向走行于骨盆的内边缘。最后，输尿管进入膀胱的后外侧表面。

（一）先天畸形

肾盂集合系统和输尿管的先天性变异是常见的。一系列研究发现存在重复异常。轻度异常包括双肾盂和不完全输尿管重复。这些变异在总人群中高达4%，其原因是中肾管形成2个或2个以上的输尿管芽。不完全型重复输尿管通常不需要治疗，但有时可能发生输尿管-输尿管反流。在输尿管蠕动减慢阶段，尿液从一个输尿管下降回流到另一个输尿管，反流会导致泌尿系统感染和腰痛。

完全型重复输尿管，由一个肾盂发出两条完全独立的输尿管，其发病率低于前者。然而，完全型重复的临床意义却大得多。根据Weigert Meyer规则，肾的上极由重复输尿管引流，该输尿管开口位于膀胱的正常输尿管开口的下方和内侧，或者可能膀胱外开口。这种异位输尿管经常发生梗阻（图5-13和图5-14）。引流下极的正常输尿管在外观和生理功能上通常是正常的，但膀胱输尿管反流的发生率较高（图5-15）。

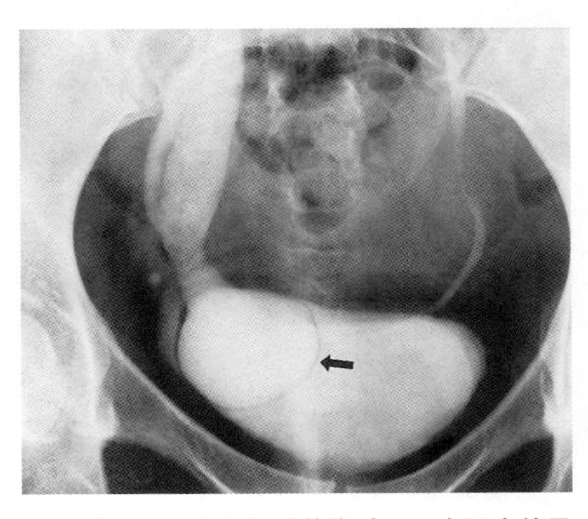

图5-13 异位输尿管囊肿。一个巨大的异位输尿管囊肿（箭）突出到膀胱的右侧并阻碍输尿管引流右肾的上部部分，该患者右侧集合系统和输尿管完全重复畸形

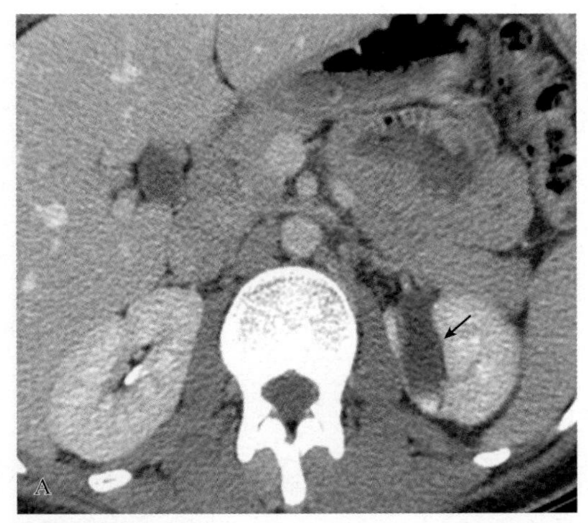

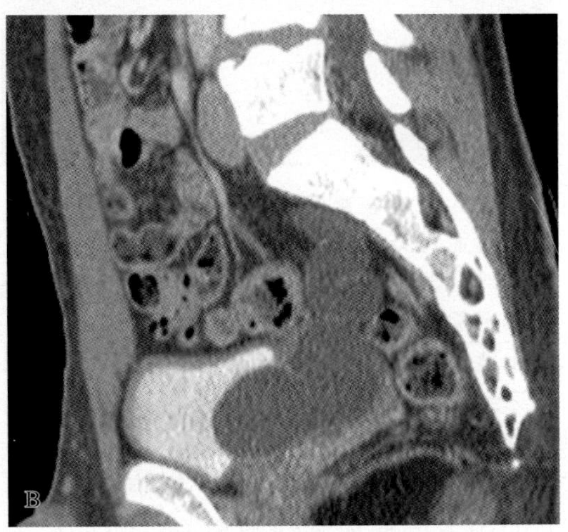

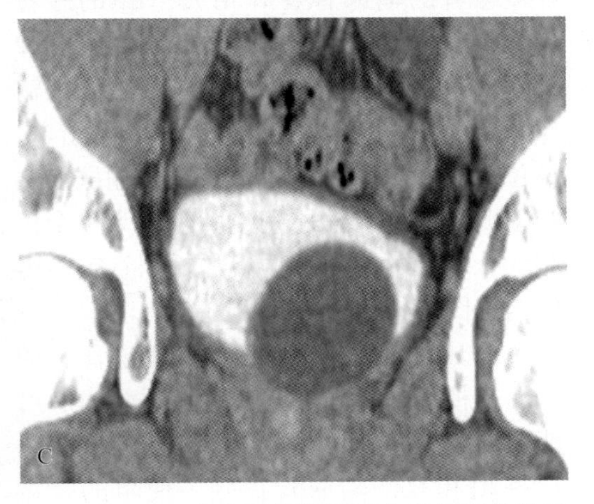

图5-14 完全重复输尿管合并梗阻性输尿管异位囊肿。A.CT显示肾上极囊性区域（箭），这是重复集合系统左上半部部分梗阻；B和C.冠状面和矢状面显示左上极扩张的输尿管，膀胱黏膜下有输尿管囊肿

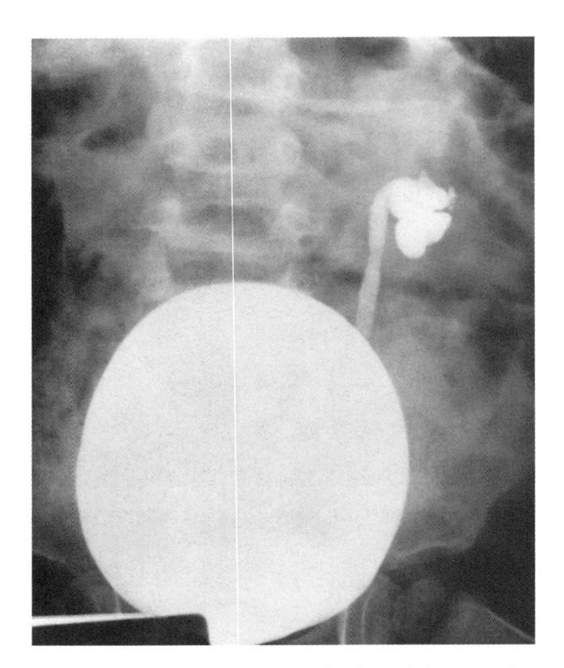

图5-15　在重复系统中的下半部分反流。慢性肾盂肾炎患者的膀胱造影表现为膀胱输尿管反流，显示出下垂百合征成因是由于肾上极重复肾盂积水压迫其下方正常肾盂移位。重复的上盏不可见，因其另一条输尿管引流，典型的完全重复肾盂输尿管

在完全重复输尿管中，异位输尿管与UVJ患者的输尿管囊肿相关，1/3的患者会导致输尿管梗阻。据推测，输尿管囊肿的形成是由于正常的上皮细胞在膀胱和输尿管（Chwalla膜）之间再通失败的结果。异位输尿管囊肿表现为UVJ壁内输尿管黏膜下明显扩张。输尿管囊肿表现为一个扩张的、球形的、充满尿液的输尿管突向膀胱内（图5-13和图5-14）。

输尿管囊肿可引起同侧输尿管口的变形和梗阻。此外，较大的输尿管囊肿可能会导致尿道口脱垂和阻塞，造成膀胱出口梗阻和双侧输尿管扩张。梗阻的肾盂集合系统向下压迫肾下盏，导致肾下极集合系统下垂呈百合征（图 5-15）。异位输尿管囊肿主要见于女性人群，女男比为4∶1。异位输尿管囊肿在非洲裔美国人中很少见。

异位膀胱的输尿管末端可能有膀胱外开口，而不是向膀胱开口。在女性患者中，异位输尿管常开口于膀胱颈、尿道或直接进入阴道（图5-16）。因为这些区域的病变易于感染，所以在输尿管下段常发生纤维化和狭窄，并导致上部分肾积水。相反，女性患者输尿管的外阴开口常常与慢性尿失禁有关。传统上，女性膀胱输尿管开口导致三联征：持续性漏尿、排尿异常以及一定程度的肾功能损害。在男性患者中，输尿管开口不会低于尿道外括约肌水平，因此很少发生感染和尿失禁。

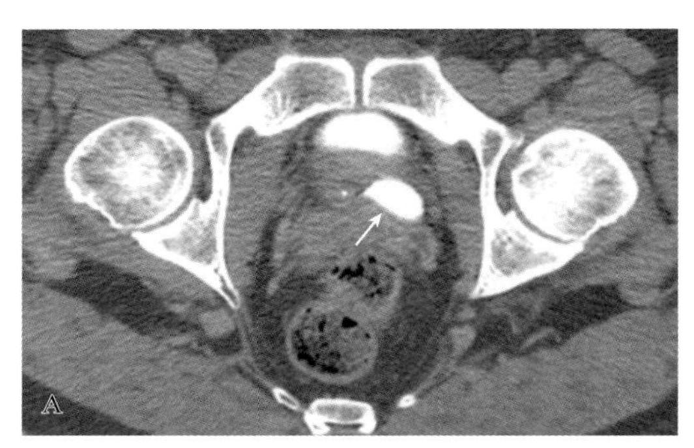

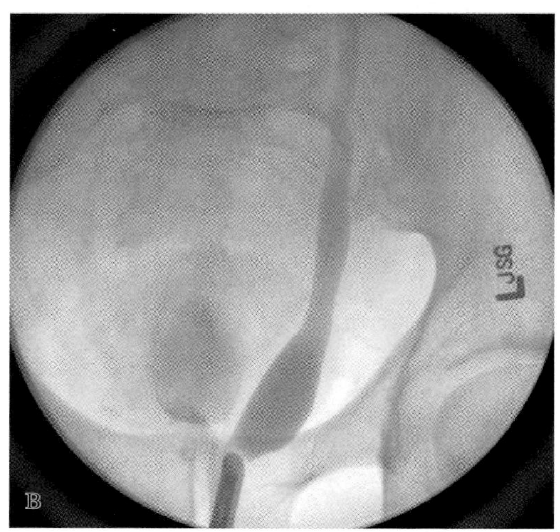

图5-16　异位输尿管开口位于膀胱外。A.一位反复发作泌尿系感染的女性患者行CT扫描，排泄期显示扩张的左输尿管（箭）开口膀胱下方；B.逆行肾盂造影显示扩张的输尿管直接开口于尿道

输尿管囊肿的另一种形式是原位型。这被称为单纯型或成年人型输尿管囊肿。虽然认为是先天性异常，在成年人患者中，这种无症状性输尿管囊肿通常仅在偶然的情况下被发现。原位输尿管囊肿是一种囊性扩张，并在输尿管的壁段内陷入膀胱。原位输尿管囊肿的原因不明，可能与部分CWRALA膜（一种胚胎遗迹）的持续存在有关。随着输尿管囊肿的不断生长，并发症将陆续出现。当囊肿最大径>2cm时，更易发生输尿管梗阻，输尿管囊肿内形成结石。X线片显示，原位输尿管囊肿在隆起进入膀胱腔时呈球状。通常被描述为眼镜蛇头或青葱外观（图5-17和图5-18）。这种表现与结直肠中出现的脱垂痔相似，薄膜代表输尿管壁和膀胱黏膜的薄膜围绕着扩张的管腔。

在影像学上，鉴别输尿管原位囊肿和假性输尿管囊肿具有重要意义。假性输尿管囊肿提示潜在的恶性病变，如浸润性移行细胞癌或输尿管结石嵌塞。对于原位输尿管囊肿，其周围的透亮线不会厚于2mm，并且在整个过程中都是均匀的。此射线可透的边缘的不规则或局灶性增厚（图5-19）并且提示假性输尿管囊肿的可能。

当评估先天性尿路异常，如重复畸形时，需要注意超过1/3的患者会合并其他的先天性泌尿系统异常。重复异常经常与UPJ的狭窄相关，除了先前描述的输尿管囊肿，以及反流性UVJs。

虽然一定程度的重复异常在临床诊治中较为常见，但输尿管和肾盂输尿管系统的其他异常则不常见。如三重、四重和五重的病例已被描述。由于这些病例非常罕见，其特征还未被认识，Weigert-Meyer规则在至少50%的三重和更多重重复畸形中不适用。

当不完全发育导致先天性输尿管憩室时，会发生另一种不常见的输尿管重复畸形。当输尿管芽一个部分不能与肾后胚芽相连时，很可能出现一段盲端输尿管和正常输尿管连接的情况。在影像上，盲端输尿管表现为囊状或圆柱状，通常与正常输尿管相通（图5-20）。虽然这种异常几乎没有临床意义，输尿管憩室可以形成一个相对静止的尿储存器，从而增加感染和结石的风险。

先天性输尿管异常，通常造成肾盂积

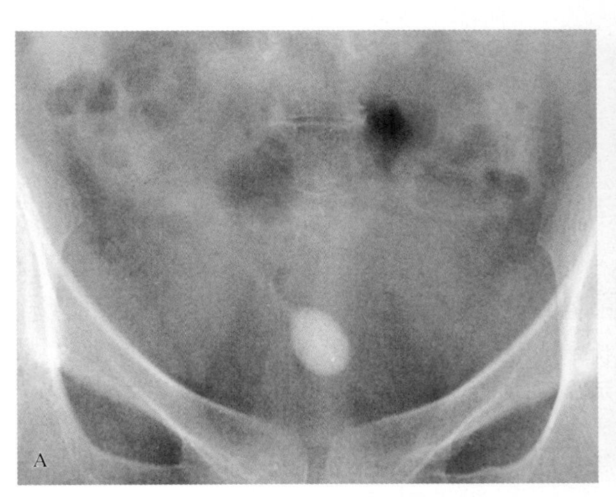

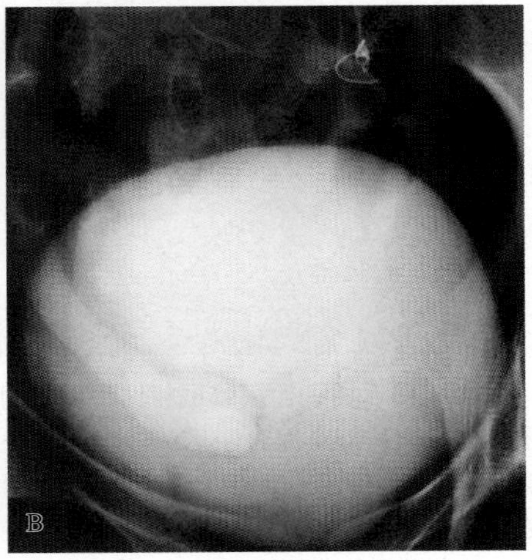

图5-17　大，单纯的输尿管囊肿包含结石。A.患者存在慢性右侧腹痛，骨盆的视图显示一个大的椭圆形钙化靠近中线；B.静脉肾盂造影显示双侧单纯输尿管囊肿。侧腹大结石位于右侧输尿管囊肿内。慢性尿液潴留是输尿管结石形成的原因之一

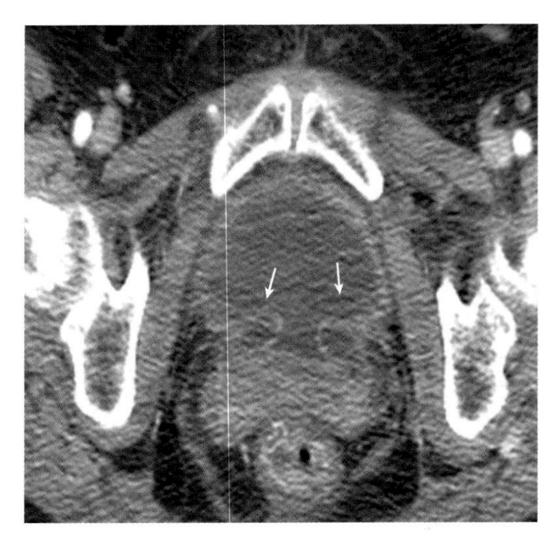

图5-18　单纯性输尿管囊肿的CT影像。增强CT显示输尿管呈球状，薄壁（箭）突出到膀胱腔，典型的原位，或单纯性输尿管囊肿

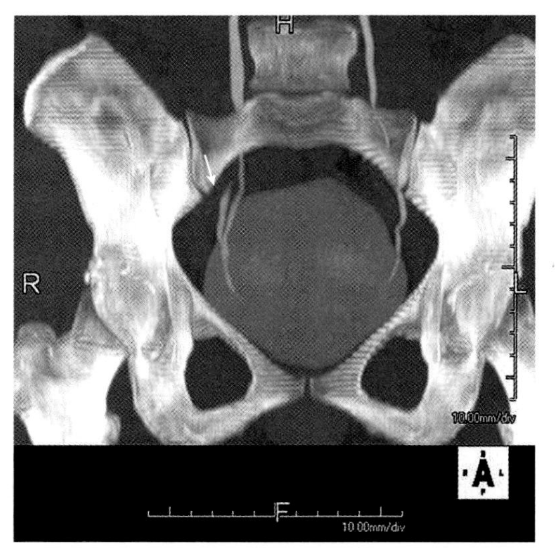

图5-20　输尿管憩室。CT尿路造影显示由右下输尿管发出的盲端输尿管（箭），这是由于重复性输尿管芽的发育中断所致

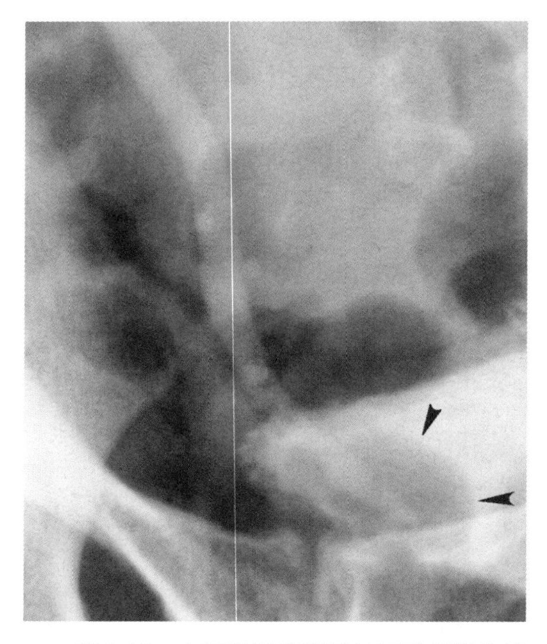

图5-19　由于输尿管嵌顿结石引起的伪输尿管囊肿。从静脉尿路造影的骨盆位片显示右输尿管膀胱交界处（UVJ）周围有一个厚透明的外皮（箭头）。一个位于UVJ小结石引起水肿，并出现假性输尿管膨出

水或输尿管扩张，包括先天性狭窄、腔静脉后输尿管、原发性巨输尿管症、梅干腹综合征和膀胱输尿管反流。当输尿管肾积水被发现时，应注意明确扩张的原因。寻找输尿管扩张至正常输尿管的连接点。先天性输尿管狭窄是输尿管最常见的先天畸形。这些纤维化狭窄可能沿着输尿管的任何部位发展（图5-21），但绝大多数发生在UPJ附近和UVJ附近。事实上，UPJ梗阻是胎儿肾积水最常见的原因。这些狭窄的病因尚不清楚。然而，据推测，子宫内输尿管缺血可导致局灶性狭窄。肾输尿管积水的程度不同，这些狭窄的临床意义也不同。UPJ狭窄最严重的后果可导致无功能性积水型多囊性肾发育不良。而轻微的UPJ狭窄形式常常在成年之后被发现。UPJ狭窄的典型症状是腰痛、血尿、感染或结石。UPJ狭窄在成年人中的迟发症状是常见的。这被认为是由于UPJ瘢痕逐渐恶化，其原因是间歇性亚临床炎症或随着生长进行性的尿量增加。约5%的UPJ狭窄由异常副肾动脉压迫引起，这一诊断

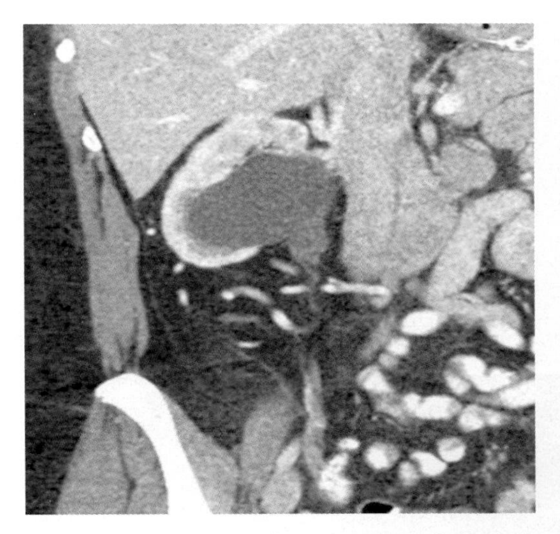

图5-21　先天性肾盂输尿管连接部狭窄（UPJ）。冠状位CT图像显示明显的肾盂肾盏扩张，输尿管正常未见无明显肿块或结石。上述征象是先天性UPJ狭窄的典型表现。这些常常被忽视，直到成年后，发现亚临床感染和因尿量增加导致的狭窄恶化

具有临床意义，因为外科医师通常在这些情况下选择经皮肾盂切开术进行开放性肾盂成形术。异常的血管可通过CT证实（图5-22）。肾结石合并UPJ狭窄的诊断也具有临床意义。同时存在这两种异常可选择经皮肾镜取石术和输尿管内切开治疗。在这些病例中，可以在相同的手术过程中切除肾结石，并可以进行肾内切开术。

当明确UPJ狭窄诊断时，多个共存的尿路异常的频率又是一个重要的概念。高达25%的先天性UPJ梗阻患者会伴有对侧先天性尿路异常。常见的相关异常包括对侧肾多囊性发育不良和对侧UPJ阻塞。这些对侧异常的检查可能是非常重要的，并且可能影响治疗。例如，一侧UPJ狭窄患者若其伴有对侧肾的多囊性发育不良，则应更加积极地治疗UPJ狭窄。

根据影像学的模式输尿管的其他异常输尿管的其他异常可以分类可根据影像学

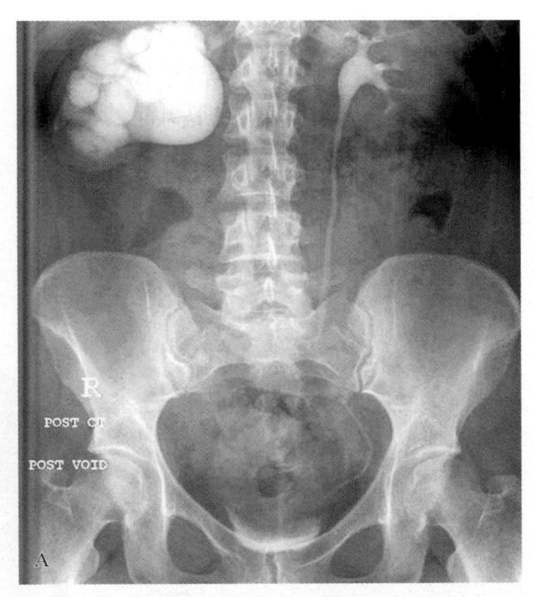

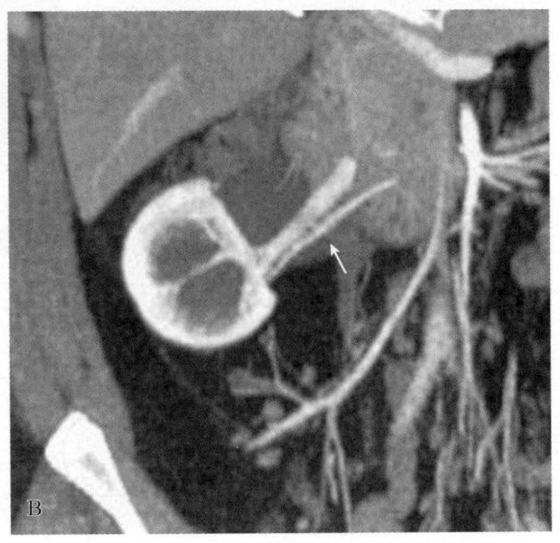

图5-22　肾盂输尿管连接部（UPJ）狭窄由于异位动脉压迫引起。A.静脉肾盂造影显示重度右侧肾盂肾盏扩张，典型的UPJ狭窄；B.CT血管造影显示下极副肾动脉（箭），恰好在副静脉之下，压迫UPJ，是狭窄的可能原因。交叉血管引起UPJ狭窄5%

表现分为若干组，包括输尿管的行程或口径异常，以及充盈缺损。类似的异常也可在肾盂和肾盏中见到。

（二）输尿管变异

输尿管可向内侧或外侧移位，移位

可发生于输尿管全程或部分。输尿管的位置变化很少是由于原发性输尿管疾病造成的，通常是输尿管外在异常引起的。大多数情况下，如果没有横断面影像技术就无法对潜在病理进行明确诊断。当通过逆行肾盂造影观察输尿管偏离时，常需要通过CT或MR扫描以进一步评估相邻的腹膜后结构。

（三）上段输尿管内侧移位

输尿管移位的一些特征可能会指示某一诊断，因此不需要进一步评估。例如，右输尿管上段的突然内侧偏离，类似于鱼钩，内侧位于相邻椎弓根内侧，这是下腔静脉后输尿管的典型表现（图5-23和表5-4）。如果仔细观察输尿管的走行，CTU

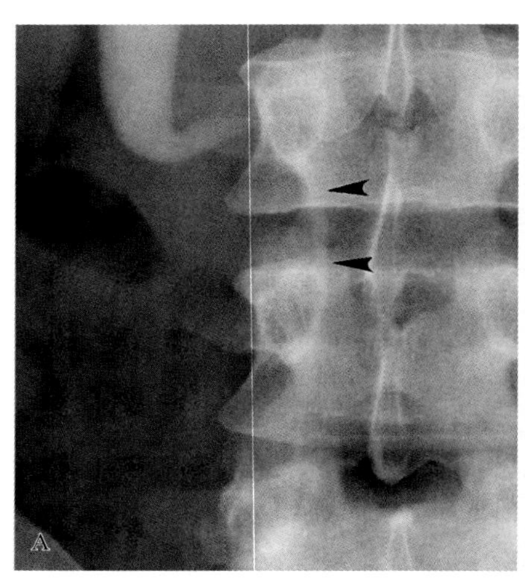

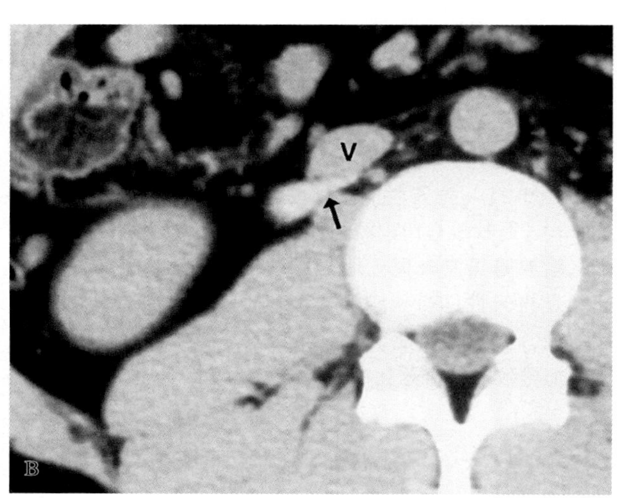

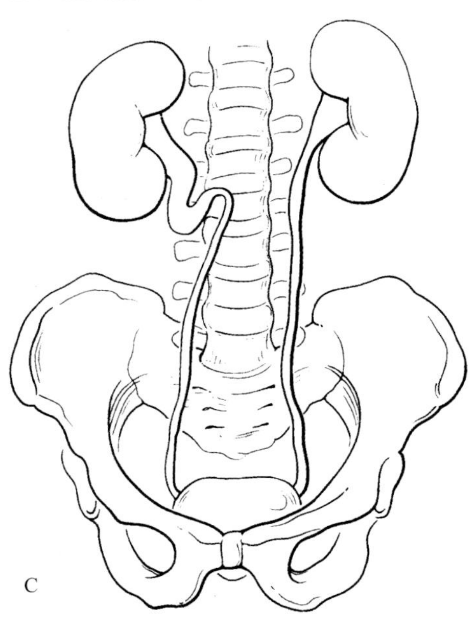

图5-23 下腔静脉后输尿管。A.静脉肾盂造影显示典型的下腔静脉后或环下腔静脉输尿管影像，其右输尿管突然偏向内侧。输尿管的外形类似于鱼钩。输尿管的内侧部分（箭头）位于同侧椎弓根内。B.CT扫描在同一名患者显示右输尿管（箭），它走行于腔静脉（V）后方。然后输尿管会向腔静脉方向行进，并在腔静脉的腹侧表面横向返回。C.下腔静脉后输尿管的预期走行图

表5-4 腔静脉后输尿管：尿路造影表现

右输尿管
突然向中线偏移
走行于IVC后并位于椎弓根内侧
鱼钩形
肾积水

或MRU很容易发现这一点。

下腔静脉。在另一种典型变异中，两侧输尿管中段向内侧偏离，通常在L_3至L_5水平，伴有肾积水和输尿管狭窄（图5-24和图5-25）。这种表现是腹膜后纤维化的典型特征。然而输尿管的向内侧移位仅发生在腹膜后纤维化病例的50%中，并且不能仅仅根据这一表现进行诊断。此外，腹膜后纤维化可能累及一侧输尿管，横断面成像通常有助于确认这些患者的异常或引导穿刺活检。

（四）下段输尿管内侧移位

与骨盆脂肪增生相关的盆腔输尿管的对称内侧移位是盆腔脂肪瘤病的典型表现（图5-26），这在大多数情况下是特发性的过程。在年轻的非裔美国男性中更常见，它可导致双侧输尿管扩张和肾盂积水。它通常会引起膀胱受压，导致特征性的梨形或泪滴状膀胱（图5-27）。通常，直肠也会受到累及，并且可能发生直肠、乙状结肠的同心变窄和拉直。这些患者通常合并排尿困难和反复性尿路感染。腺性膀胱炎是一种癌前病变，与盆腔脂肪瘤相关。

腹会阴切除术后，盆腔输尿管将比正常更位于内侧（图5-28）。术后患者的输尿管行程中的正常曲度会消失。通常，在进入骨盆时，输尿管的直接走行于膀胱下方。大量的腹部手术史和影像学证据通常

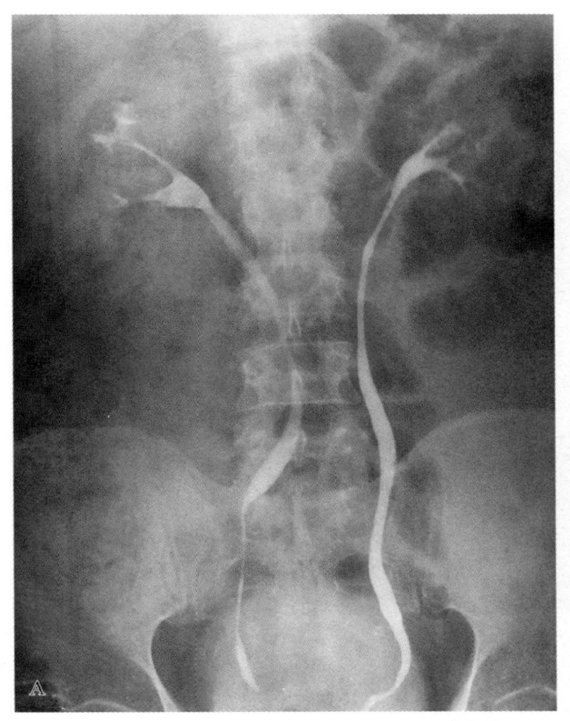

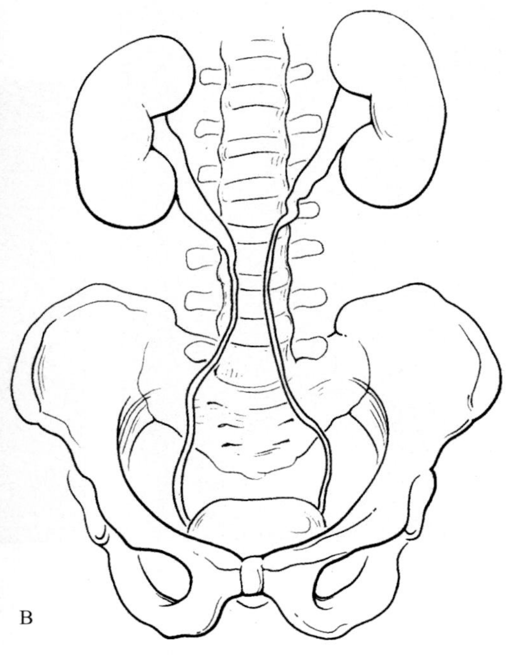

图5-24 腹膜后纤维化引起的输尿管向内侧移位（RPF）。A.单次尿路造影示右输尿管有明显的内侧移位以及左输尿管在L_4水平上的轻度内侧移位。腹膜后纤维化并没有造成明显的输尿管狭窄；B.输尿管向内侧移位的典型图示，有时可见腹膜后纤维化

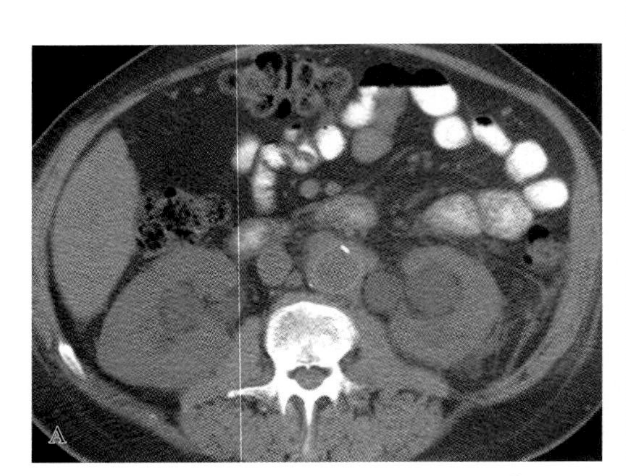

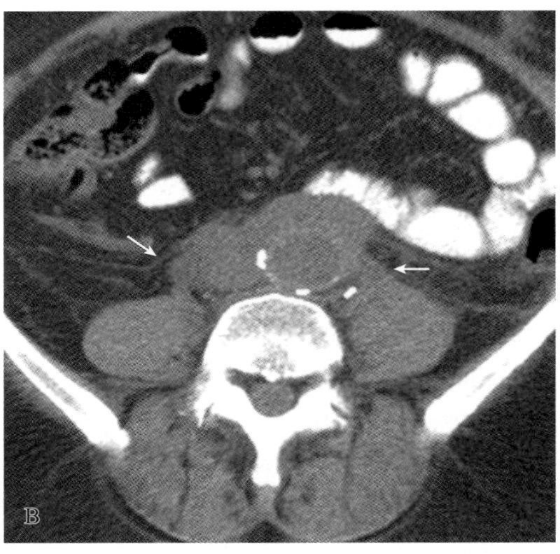

图5-25 腹膜后纤维化（RPF）CT影像。肾平扫CT显示双侧肾积水。主动脉周围有少量的异常组织，显示RPF近端的病变情况。在L_5水平上，主动脉和下腔静脉周围有更广泛的RPF。输尿管（箭）被拉入纤维组织内

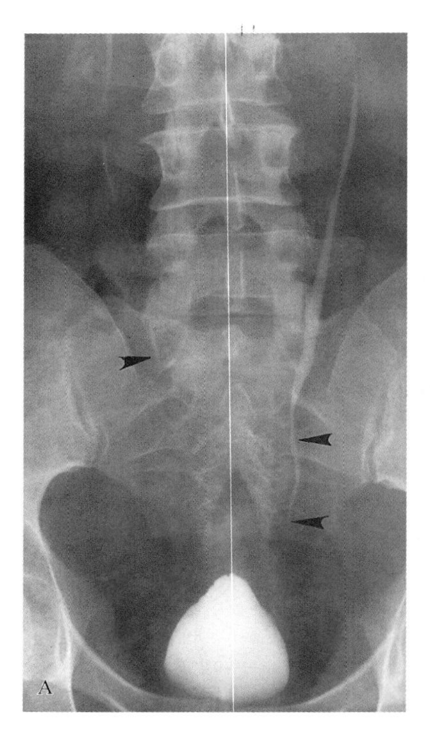

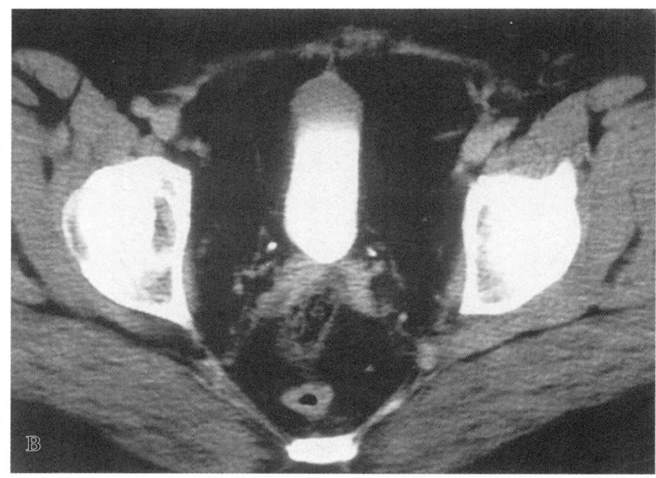

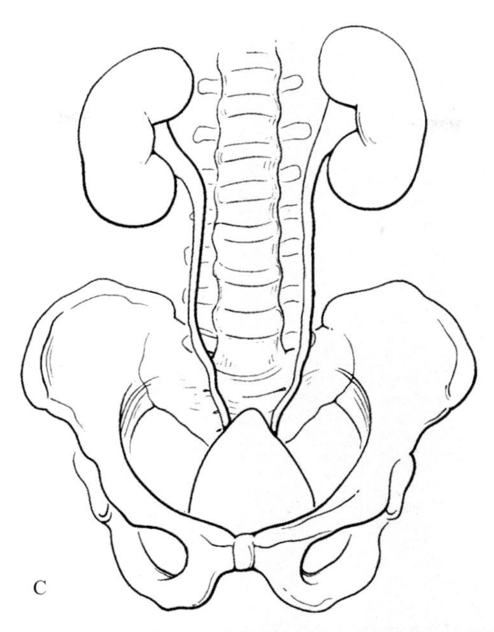

图5-26　盆腔脂肪增多症。A.静脉肾盂造影显示盆腔输尿管向内侧移位（箭头）和梨形膀胱，与膀胱周围骨盆的透明度增加有关。这些是盆腔脂肪增多症的典型表现。B.同一患者的盆腔CT扫描显示膀胱和直肠周围的脂肪显著增生，诊断盆腔脂肪增多症。C.输尿管下段移位与盆腔脂肪增多症的示意图

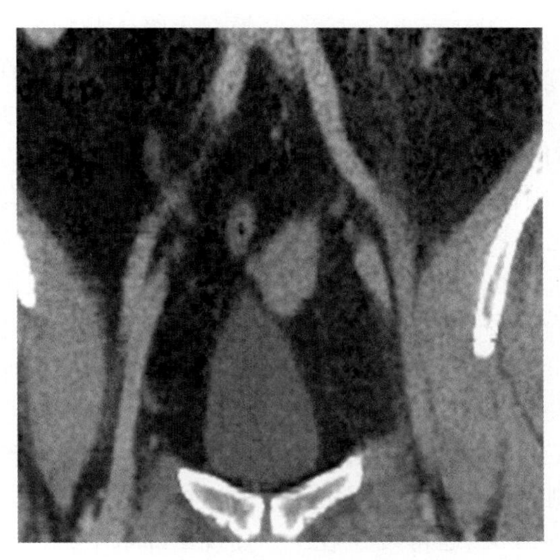

图5-27　冠状位计算机断层扫描显示撕裂的膀胱和丰富的脂肪在骨盆，盆腔脂肪增多症的典型结果

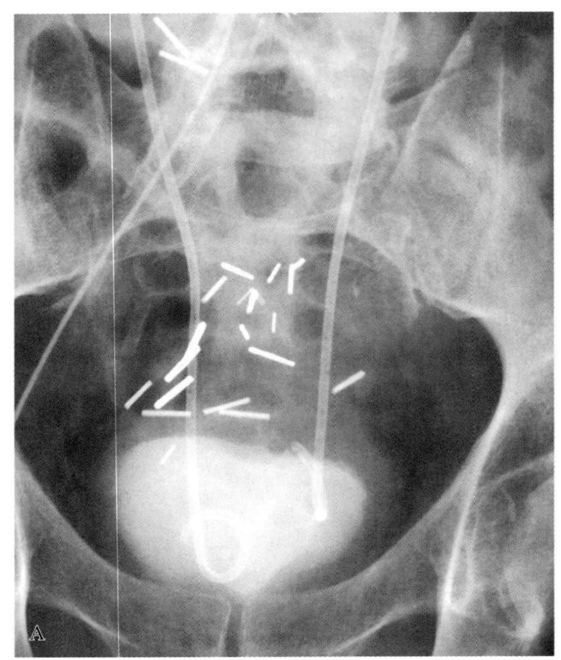

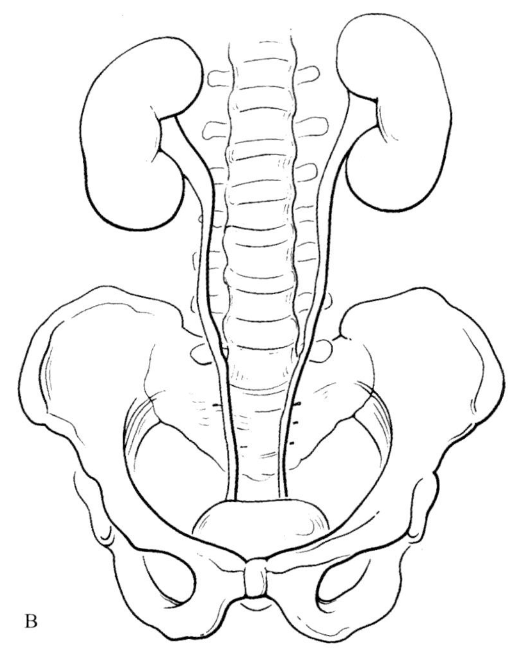

图5-28　腹会阴切除后输尿管的移位。A.盆腔输尿管留置输尿管支架管，输尿管向中线移位，盆段输尿管的正常侧弯消失。B.腹会阴联合切除术后输尿管典型走行方式的示意图

是显而易见的。

（五）上段输尿管外侧移位

左侧输尿管上2/3向外侧移位通常是由于腹主动脉瘤所致（图5-29）。主动脉的动脉粥样硬化性钙化常常与这种移位有关。年轻男性左上输尿管的局灶性向外移位提示睾丸癌的淋巴结转移（图5-30和图5-31）。这些肿瘤通常经淋巴管扩散。左侧睾丸的淋巴引流的主要路径与左侧睾丸静脉平行并且注入到左肾静脉附近的淋巴结。输尿管上段的双侧向外移位最常见的原因是腰肌肥大（图5-32），通常发生在肌肉发达的年轻男性身上。发达的肌肉通常可在腹部X线片和CT上看到。这种移位是无症状的，偶然被发现。如果腰肌的宽度自椎体边缘到其侧缘大于8cm且位于髂骨上缘，则腰大肌肥大很可能是输尿管移位的原因。通常在这些肌肉发达的个体中，由于发达的髂肌和闭孔肌内肌，导致盆段输尿管向中线方向移位。

导致输尿管移位的另一个原因是巨大的淋巴结肿大。巨大的腹膜后和盆腔淋巴结肿大可引起上段输尿管向外侧移位和下段输尿管向内侧移位（图5-33），通常见于淋巴瘤或慢性白血病的患者。通过游离输尿管和输尿管腹膜化治疗腹膜后纤维化后，可以看到另一种典型的输尿管移位模式。在这些患者中，输尿管与其他手术后发现（即术中结扎夹或缝合）相关，表现为输尿管明显向外移位（图5-34）。在该手术中，将输尿管从腹膜后纤维化的组织中游离出来，并包裹在腹膜或网膜中旨在避免它们受到腹膜后疾病进一步影响。

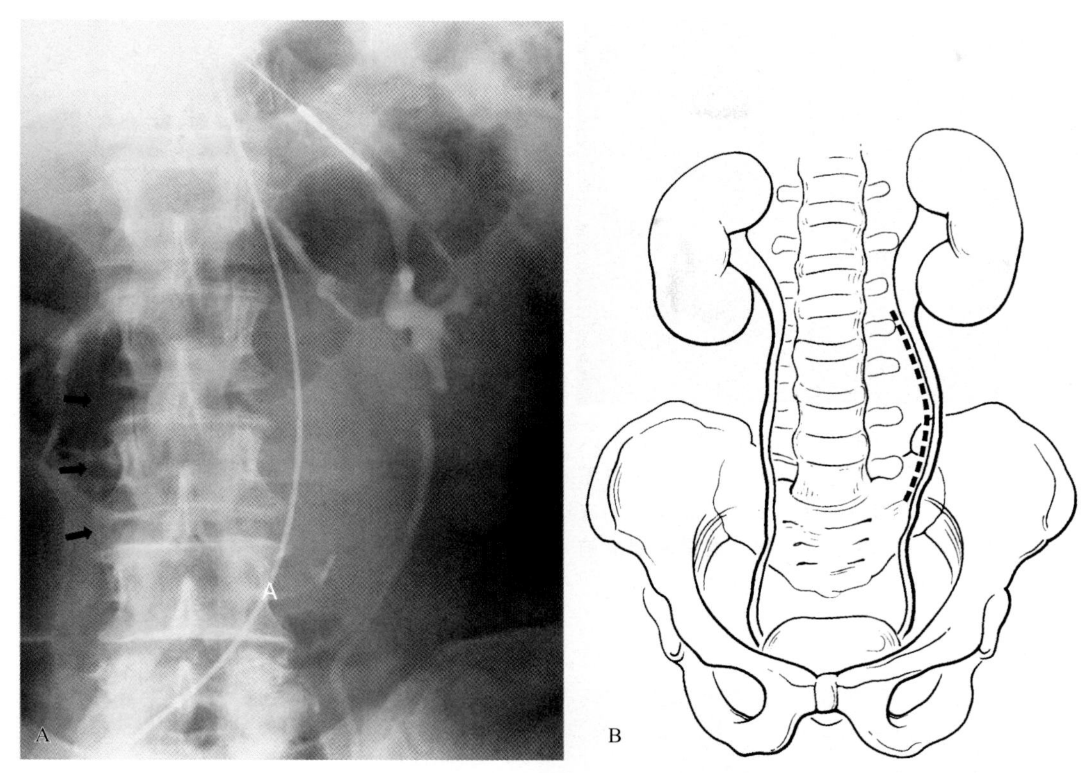

图5-29 腹主动脉瘤引起的左输尿管向外侧移位。A.左上输尿管向侧方移位，动脉瘤瘤壁（箭）可见粥样硬化性钙化；B.发生腹主动脉瘤致输尿管典型移位的示意图

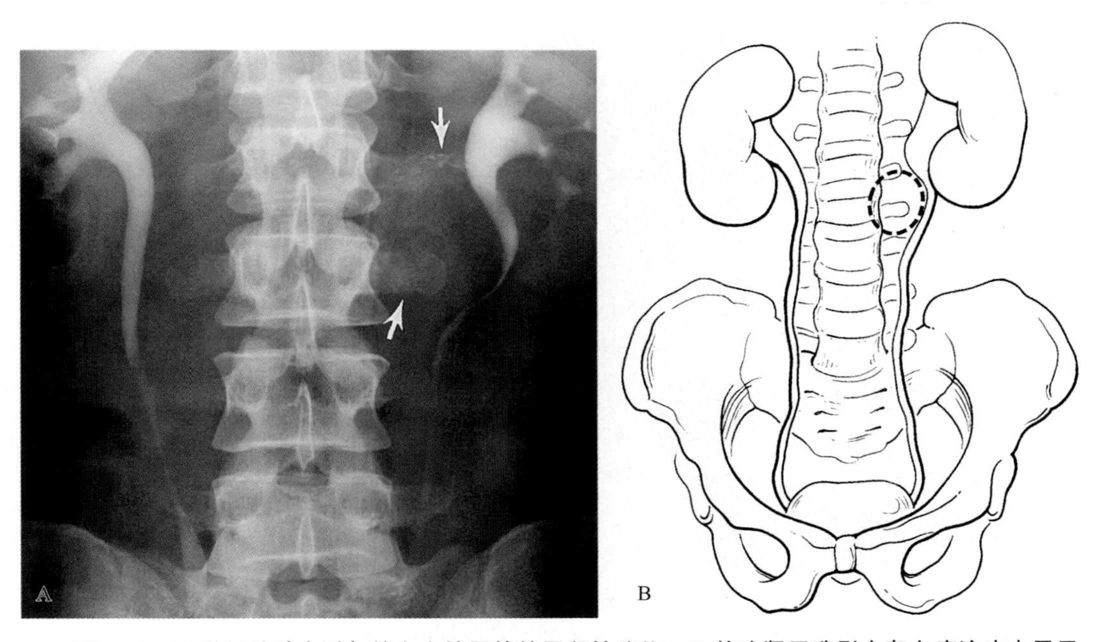

图5-30 因淋巴结肿大引起的左上输尿管的局段性移位。A.静脉肾盂造影在睾丸癌治疗中显示肾门附近部分钙化淋巴结（箭），导致左上输尿管向侧方移位。这睾丸肿瘤伴腹膜后淋巴结转移的典型表现。B.左侧睾丸肿瘤伴肾周淋巴结转移致输尿管移位的示意图

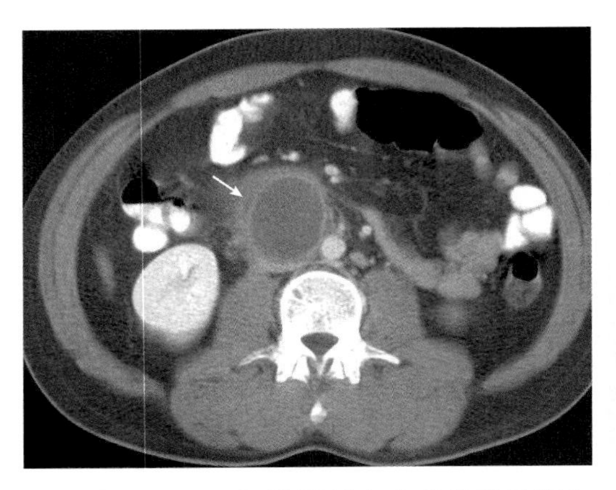

图5-31　CT扫描显示在右性腺静脉汇入下腔静脉的水平上有明显的增大和坏死的淋巴结（箭）。该患者因胁部疼痛进入急诊室，后来发现右侧睾丸癌伴淋巴结转移。这是右睾丸前哨淋巴结的位置

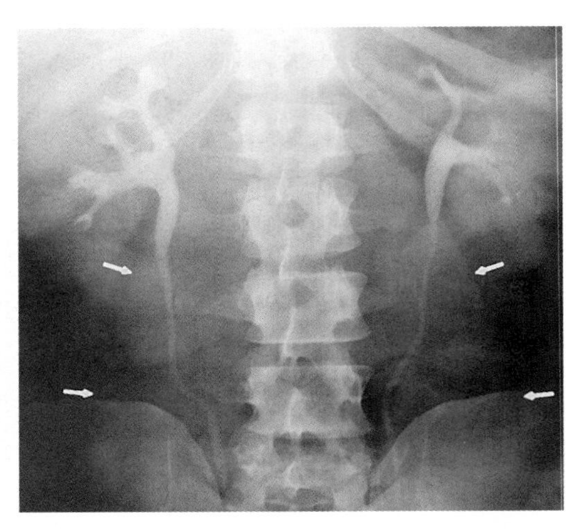

图5-32　因腰大肌肥大所致的输尿管移位。年轻人的静脉尿路造影显示大腰肌（箭）肥大导致双侧上段输尿管轻度移位

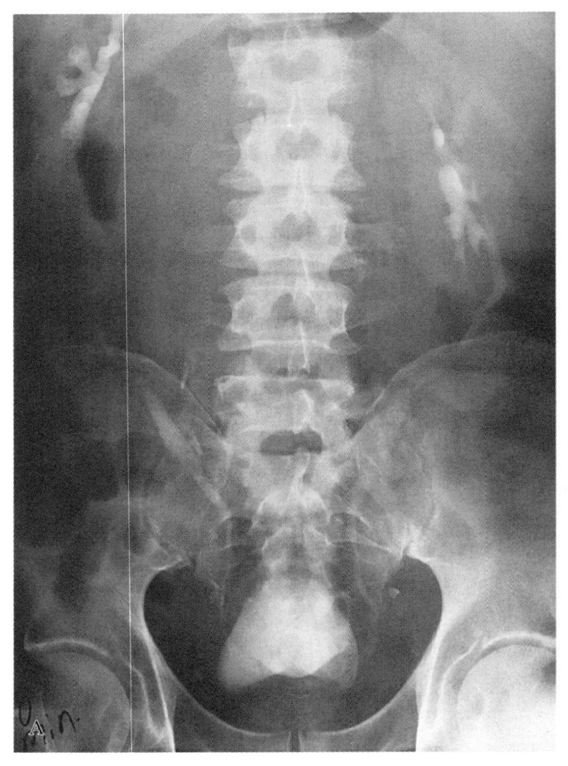

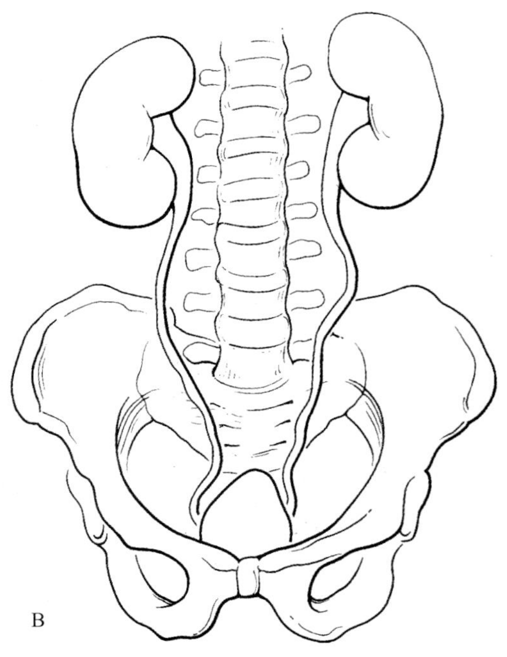

图5-33　大量腹膜后淋巴结肿大所致输尿管移位。A.在慢性淋巴细胞白血病患者的静脉尿路造影显示上输尿管向外侧移位、下输尿管向内侧移位以及弥漫淋巴结肿大导致的膀胱基底部隆起；B.广泛淋巴结肿大导致输尿管移位的示意图

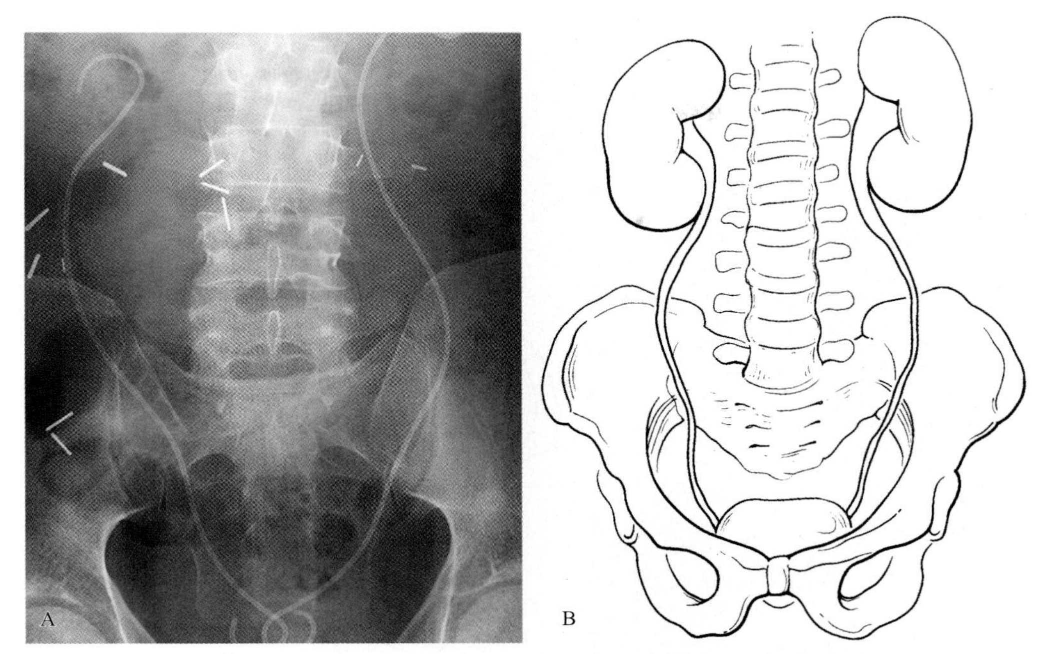

图5-34　在输尿管游离和输尿管腹膜化后输尿管的移位情况。A.双侧输尿管支架显示了该患者因腹膜后纤维化经手术治疗后，双侧输尿管明显向外侧移位。将输尿管游离并向侧牵拉，包裹在肠系膜或腹膜内。B.预期的术后输尿管移位示意图

（六）下段输尿管外侧移位

其他几种与输尿管移位相关的形在影像学上表现非常典型。输尿管在骶骨水平上的局灶性偏移（图5-35）通常是由于髂动脉瘤所致。出现在UVJ下方的膀胱憩室通常被称为Hutch憩室。当其体积较大时，则会导致输尿管移位，以向内侧移位多见。（图5-36），因为它接近UVJ，通常表现为患侧输尿管受累。输尿管的节段可能疝出呈现典型的移位表现。在中年男性中，输尿管疝一般较常见，通常仅累及右侧输尿管。伴输尿管疝，发生输尿管坐骨疝时，输尿管向外侧移位至坐骨大孔（图5-37）。这将导致盆段输尿管局部向外侧移位。也会发生输尿管腹股沟疝和股疝。随着腹股沟疝的发生，盆段局部输尿管向下方移位（图5-38）进入腹股沟管。输尿管股疝具有相似的外观，但疝出现的位置更加偏向下外侧。输尿管疝可能不伴有症状，并且除非进行手术修复，否则这些疝常常无法识别。在某些情况下，输尿管疝可导致输尿管梗阻。输尿管移位的其他原因在影像学上没有特异性发现。若发现这些非特异性移位表现应当对腹部和骨盆进行CT扫描，旨在寻找病因或排除腹膜后疾病。

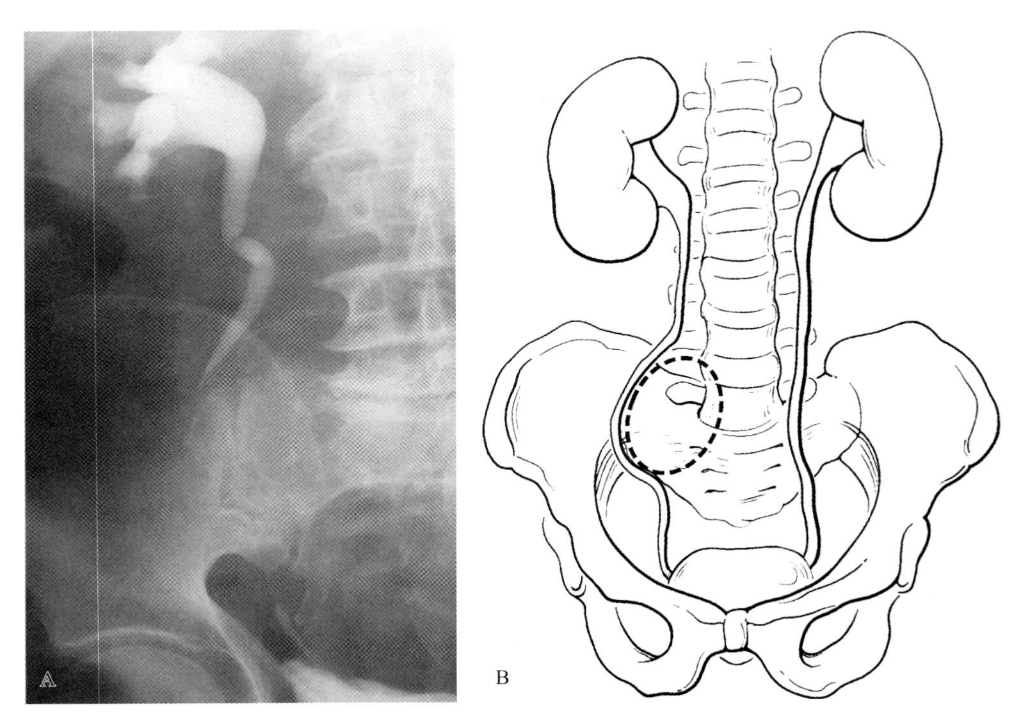

图5-35　因巨大髂动脉动脉瘤所致的输尿管移位。A.静脉肾盂造影显示右侧输尿管在骶骨上方向侧方有明显移位。钙化髂动脉瘤是造成移位的原因。B.髂动脉瘤所致输尿管移位的示意图

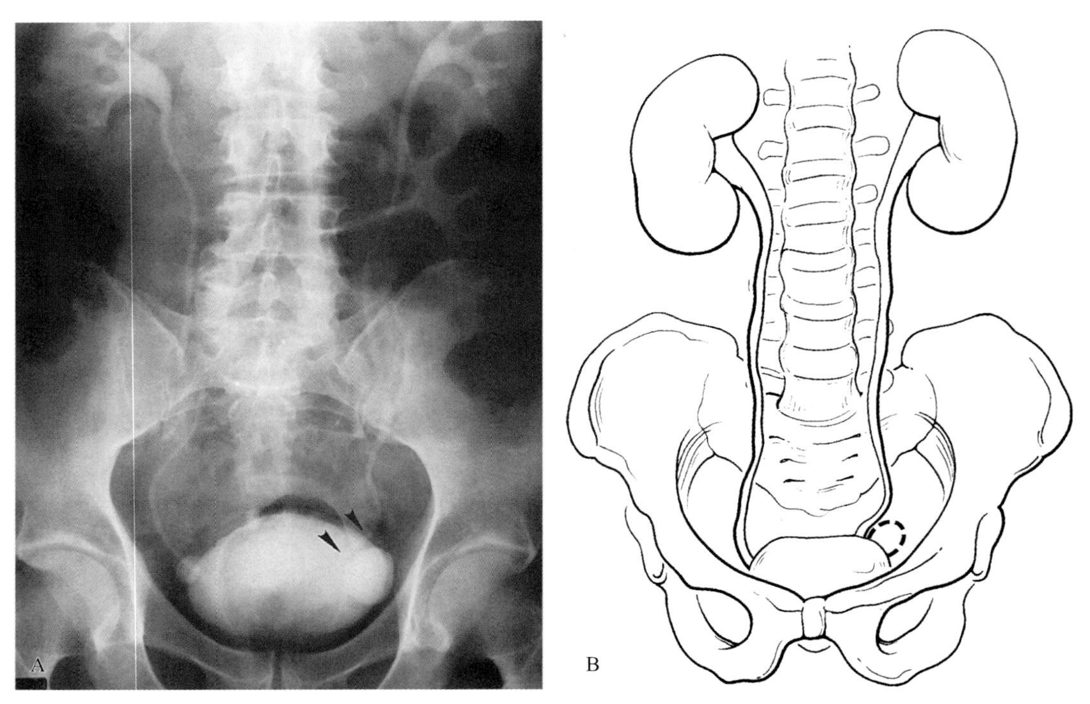

图5-36　膀胱憩室引起的输尿管局段移位。有双侧膀胱憩室。左侧憩室较大，位于输尿管膀胱交界处。当输尿管跨过左侧憩室顶部时，可见典型的输尿管向中线移位（箭头）。B.由Hutch憩室所致下段输尿管向中线移位的示意图

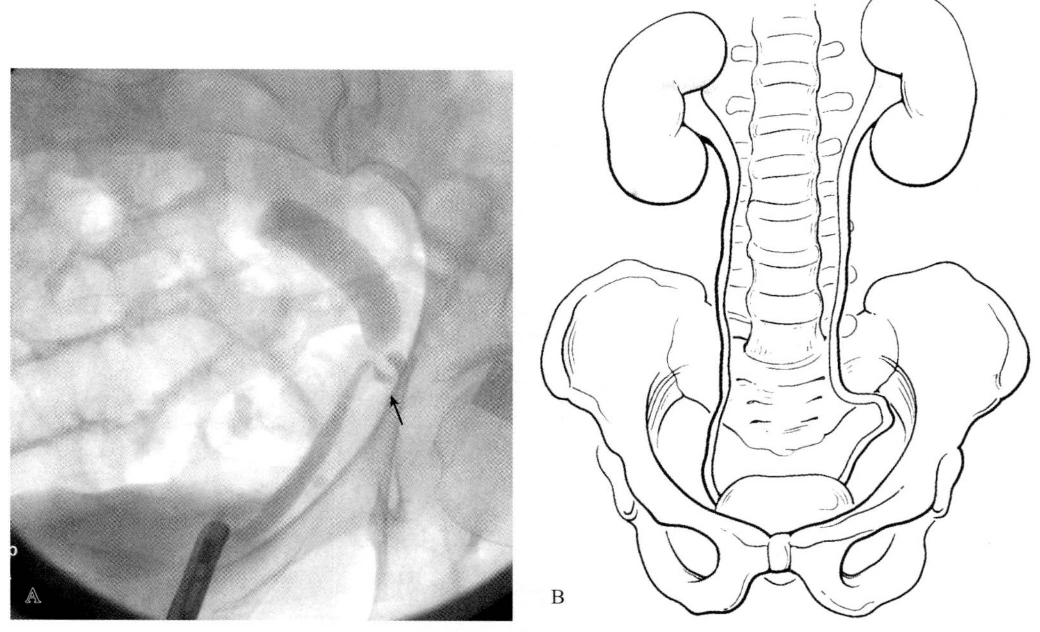

图5-37　输尿管坐骨疝。A.左侧输尿管的坐骨疝气，逆行肾盂造影显示左输尿管（箭）突出至坐骨大孔造成输尿管梗阻；B.左侧腹股沟疝及少见的右侧输尿管股疝的示意图

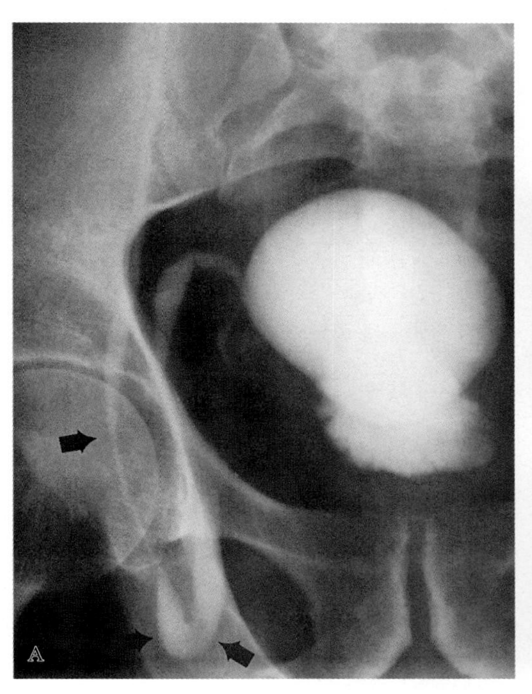

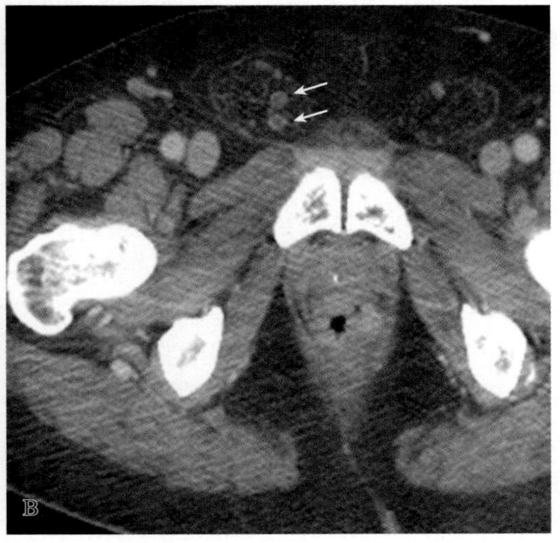

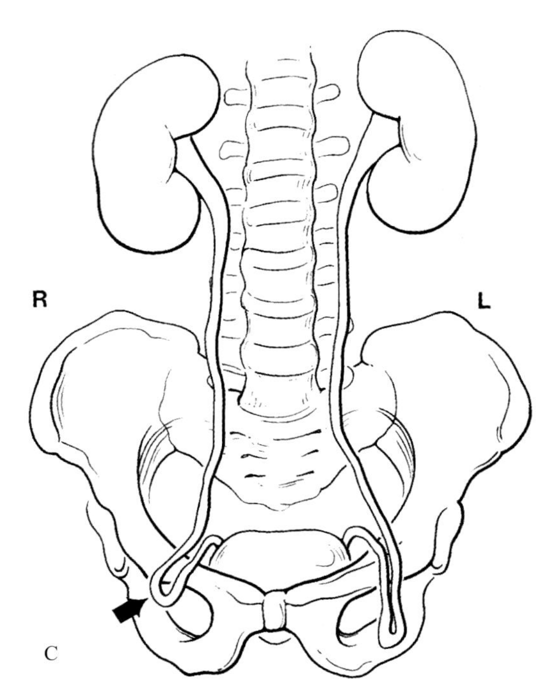

图5-38 输尿管腹股沟疝和输尿管股疝。A.静脉肾盂造影显示右输尿管（粗黑箭）疝入右腹股沟管；B.另一位患者的CT扫描显示输尿管（白箭）疝入腹股沟管；C.左侧输尿管腹股沟疝和少见的右侧输尿管股疝（粗黑箭）的示意图

（七）输尿管管径异常

输尿管的管径异常包括扩张和狭窄。在表5-5和表5-6中总结了输尿管扩张和狭窄的原因。显然，这两类异常之间会有一些重叠，因为输尿管狭窄常导致扩张和梗阻。然而，输尿管扩张未必合并相应的输尿管梗阻（表5-7），其原因可能是由于管腔内肿块的机械扩张，输尿管肌肉组织张力减弱或管腔内容量的增加。输尿管可出现全长或分段扩张。

1. *输尿管扩张* 肿瘤输尿管内肿块梗阻引起局灶性扩张是输尿管扩张的最重要原因之一。这是输尿管黏膜肿瘤的特征。虽然几乎肿瘤都是尿路上皮癌，其他少见肿瘤如转移瘤或鳞状上皮癌也呈现相同的外观。通常情况下，输尿管扩张会累及肿瘤近端全长的输尿管以及其尾部的局端输尿管（图5-39）。这一表现被称为“高脚

表5-5 没有输尿管腔梗阻的情况下输尿管扩张的部位和范围

全输尿管
双侧
膀胱出口梗阻（机械性和功能性）
广泛性膀胱肿瘤
膀胱炎症
梅干腹综合征
尿崩症
多饮
原发性巨输尿管症
单侧
膀胱输尿管反流（Ⅱ级～Ⅳ级）
原发性巨输尿管症
异位输尿管开口于膀胱以下
细菌感染
仅输尿管下段
原发性巨输尿管症
膀胱输尿管反流（Ⅰ级）
仅输尿管上段
腔静脉后或髂动脉后输尿管
子宫增大
产后输尿管扩张

表5-6　输尿管狭窄

恶性肿瘤
尿路上皮恶性肿瘤
外在肿瘤的局部压迫
远处转移
淋巴瘤
先天性
先天性狭窄
感染
结核病
血吸虫病
炎症性肠病
节段性
肠炎憩室炎
阑尾炎
妇科疾病
子宫内膜异位症
创伤
排石
医源性损伤
手术碎石
输尿管切开取石术
放射治疗
其他
腹膜后纤维化
盆腔脂肪增多症
淀粉样变性

表5-7　输尿管扩张的非梗阻原因分析

管腔内肿块机械扩张
黏膜肿物（杯形征）
输尿管肌肉松弛
修剪腹（鹰巴雷特）综合征
细菌感染与内毒素释放
远隔梗阻残余扩张
腔内体积增加
膀胱输尿管反流（原发性和后天性）
原发性巨输尿管症
尿崩症
多饮

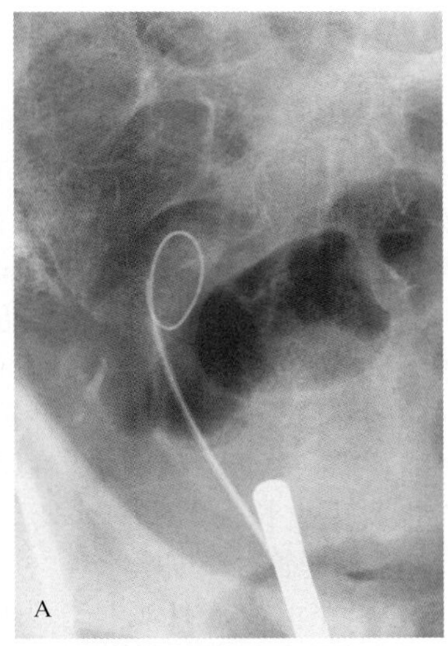

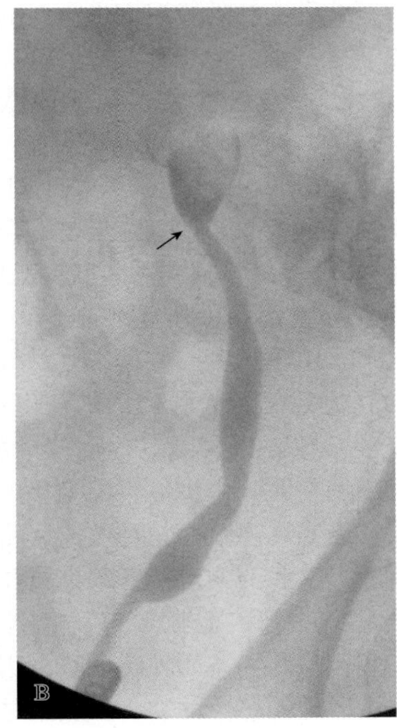

图5-39　因乳头状尿路上皮癌引起的输尿管扩张。A.膀胱镜检查，然后行输尿管逆行插管，显示右下输尿管的导丝卷曲。在输尿管扩张段的导丝或导管的卷曲对输尿管尿路上皮癌的诊断具有提示意义。这一发现被称为伯格曼卷曲导管征，类似于尿路高脚杯征。B.高脚杯征在另一位输尿管癌患者中的表现。左侧逆行肾盂造影显示输尿管肿瘤充盈缺损。输尿管扩张（箭）位于肿块下方的短段扩张形成高脚杯征

杯征”，因为肿瘤扩张使得造影剂充满的输尿管，表现为半月形的充盈缺损，就像高脚杯中装满水一样。并不是所有的输尿管尿路上皮癌都表现为高脚杯征，只有少数病例会有典型表现。在非肿瘤疾病中，不会看到充盈缺损下方的扩张。肿瘤下方的扩张被认为是由输尿管正常蠕动引起的，可致肿瘤持续套叠到邻近的输尿管。随着时间的推移，输尿管的局灶性扩张发生在肿瘤下方。由于痉挛和适应性尿量减少，慢性且无生长性的腔内病变（如结石）会导致输尿管远端缩窄。

2/3的尿路上皮癌外观是乳头状的，其余的是非乳头状的或浸润性生长的。尿路上皮癌是最常见的尿路上皮肿瘤，约占85%。约5%的尿路上皮肿瘤是鳞状细胞癌，1%是腺癌，10%是良性肿瘤。这些肿瘤通常无法通过影像区分。尿路上皮癌的一个重要特征是多灶性生长（表5-8）。当累及输尿管时，高达40%的患者已经或将要出现其他部位的肿瘤（图5-40）。通常情况下，位于病变同侧的集合系统，输尿管的其他部位或膀胱腔内的任何位置。应检查整个尿路以排除其他部位的肿瘤。尿路上皮癌在儿童中少见，中老年人发病率较高。已知许多致癌物会增加尿路上皮癌的风险，这些药物包括苯胺染料和其他苯化合物、烟草、滥用镇痛药，骨髓移植，一些化疗药物，如环磷酰胺，用于治疗泌尿系以外的恶性肿瘤，以及罕见的巴尔干肾病。

2.梅干腹综合征　输尿管扩张通常无输尿管梗阻，是由于输尿管肌肉组织张力减小。梅干腹综合征的患者通常输尿管肌肉组织不足，导致大量弥漫性，双侧输尿管扩张和输尿管肾盂积水（图5-41）。事实上，输尿管并没有机械阻塞，扩张是由于输尿管的松弛。由于这些患者的缺乏足量的腹部肌肉组织因此在输尿管成像之前就可明确诊断。梅干腹综合征也称为Eagle-Barrett综合征，几乎只见于男性，往往合并隐睾症以及前列腺和尿道畸形。

表5-8　移行细胞肿瘤

2/3为乳头状瘤
85%为尿路上皮肿瘤
20%为多灶性生长
与苯胺染料、烟草、镇痛药巴尔干肾病相关

3.内毒素　肾盂肾炎也可能伴有输尿管扩张而无机械性梗阻（图5-42）。这种输尿管梗阻是由于细菌释放的内毒素造成输尿管平滑肌麻痹并抑制输尿管蠕动。在怀疑感染时排除输尿管梗阻是至关重要的，因为梗阻的存在会抑制抗生素进入感染灶。梗阻还会促进细菌的快速繁殖，破坏肾实质和发展为败血症。通过适当的抗生素治疗，如无并发症肾盂肾炎可在72h内消退。若持续的影像学检查结果异常超过3d，或有感染症状则提示复杂性肾盂肾炎。并发肾盂肾炎可因输尿管梗阻、结石病、异常病原体或肾脓肿。

4.残余扩张　与输尿管肌张力降低相关的输尿管扩张其最常见原因是与远端梗阻相关的残余扩张。在这些患者中，其输尿管影像除显示输尿管段的扩张未发现任何的梗阻征象。例如，集合系统或输尿管的显影不会出现暂时性延迟。在扩张段下方的正常口径的输尿管显影正常。给予利尿药后，将使造影剂对称性地快速从患侧和健侧的肾脏排泄。持续数月或数年的尿路梗阻将导致永久性输尿管扩张。一旦梗阻得到缓解，肾脏就会恢复功能，尽管梗阻已经解除，但输尿管仍然会扩张。这一表现常见于产后输尿管扩张（图5-43）。这是一种单侧异常，只累及右侧输尿管。分娩后女性右侧输尿管上2/3的轻度扩张通常是由于输尿管在扩大的子宫和髂血管

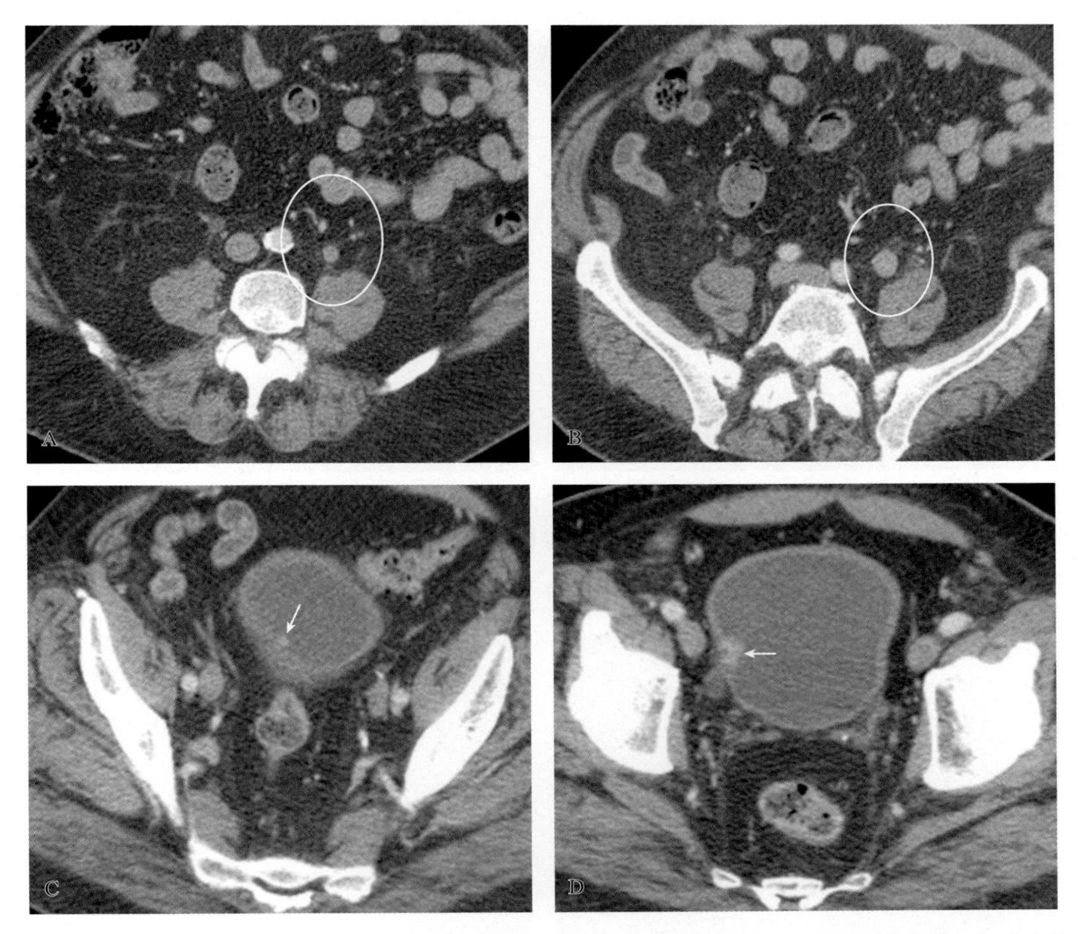

图5-40　多灶性输尿管癌。CT扫描显示两个增强的肿块（在A和B中）在左输尿管，两个在膀胱（C和D中的箭），是尿路上皮癌

之间受压所致。左侧输尿管受到插入的乙状结肠的保护而不受压迫。这种节段性的右侧输尿管扩张可以在妊娠期间由于持续压迫而变得明显，同时，妊娠期间的激素分泌可抑制平滑肌收缩而使这一表现更加显著。大多数患者其输尿管口径会在分娩后恢复正常。然而，有一部分人，这种扩张仍会存在（图5-43）。据推测，这些患者在妊娠期间经历了较严重的压迫，或者在妊娠期间患有与局部阻塞共存的亚临床尿路感染。

产后输尿管扩张症并不少见，但这是排除的诊断，并且必须明确扩张段与正常

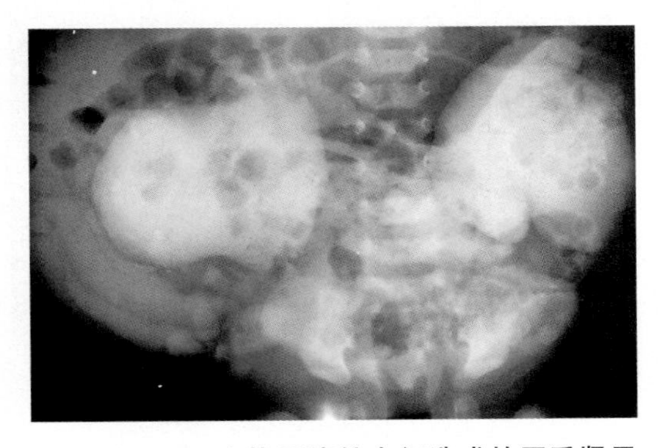

图5-41　由梅干腹综合征造成的严重肾盂输尿管积水。该患儿的静脉尿路造影延时影像可见因输尿管壁肌肉缺失所造成的肾盂输尿管明显扩张

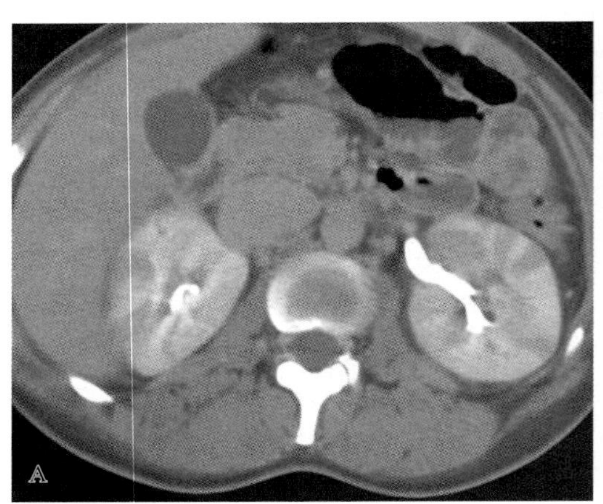

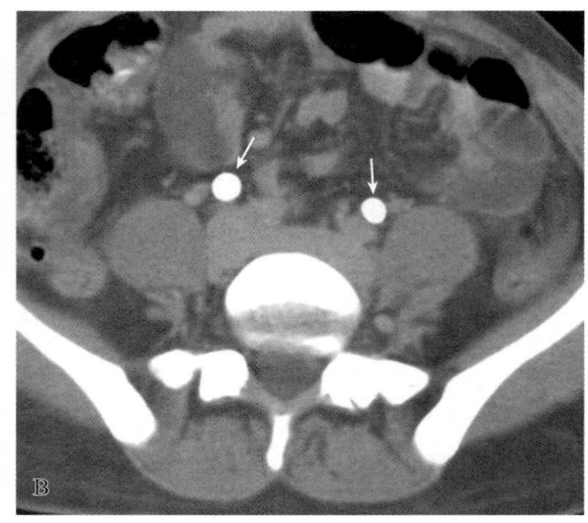

图5-42 感染引起的非梗阻性输尿管扩张。CT扫描显示双肾典型的肾盂肾炎的表现，表现为条纹和楔形缺损。在排泄阶段，由于感染输尿管蠕动被抑制，两个输尿管都扩张（箭），即所谓的输尿管梗阻

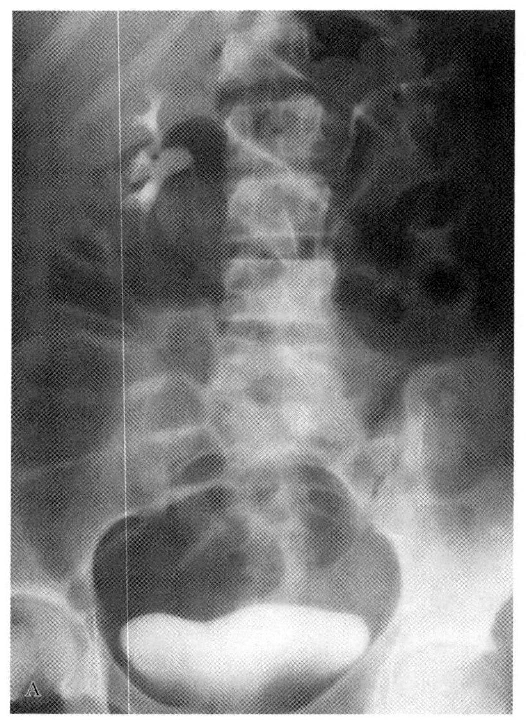

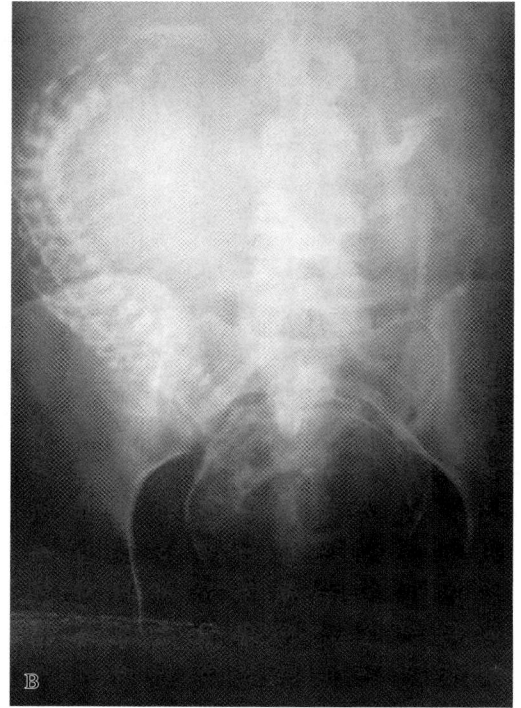

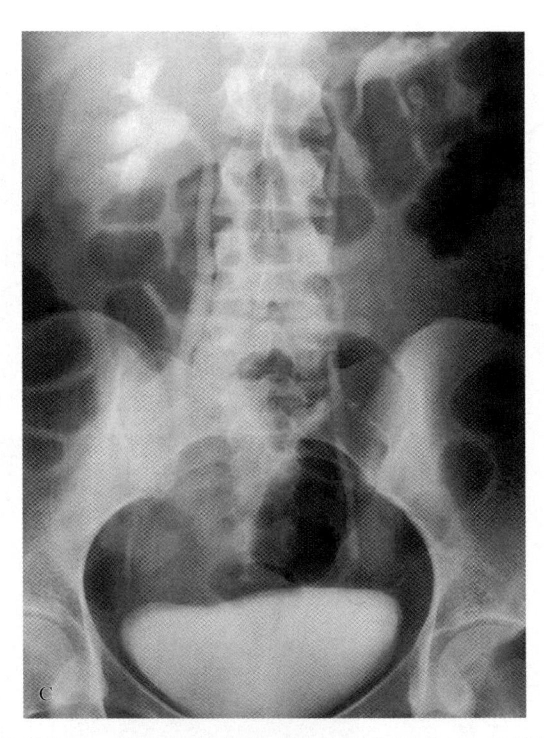

图5-43　产后输尿管扩张。A.在妊娠前获得的静脉尿路造影示出正常的输尿管和肾盏。B.在同一患者中6～9个月时拍摄的腹部X线片显示胎儿在右输尿管跨越髂血管的位置形成了压迫。右输尿管机械性压迫被认为是产后输尿管扩张的主要原因。C.一个健康的婴儿分娩后6个月的尿路造影显示右输尿管和右肾盏上2/3的轻度残余扩张。这种非梗阻性扩张可在分娩后持续数月或数年

输尿管间不存在梗阻。通常采用CTU进行诊断。当输尿管跨过髂血管时，输尿管的扩张会消失。输尿管在该过渡区慢慢变细并呈现光滑外观，没有充盈缺损。

5.*尿量增多*　最后一类非梗阻性输尿管扩张的原因是管腔体积增加导致的。尿崩症或多尿症引起的慢性过量尿液可导致输尿管弥漫性、双侧扩张。膀胱输尿管反流也可导致输尿管扩张，因为输尿管必须扩张以适应受反流导致的尿量增加。如果反流较量较小，输尿管可在发作间期恢复至正常口径。通常，输尿管段有明显的纵向褶皱，这种表现是由于多余的黏膜折叠形成的，类似于手风琴的风箱，这些皱襞在输尿管扩张后会消失。

6.*原发性巨输尿管*　输尿管扩张的另一种情况是原发性巨输尿管症，这是一种特发性先天性异常。当输尿管的宽度超过10mm时，可定义为巨输尿管。一旦发现巨输尿管，就必须诊断是原发性还是继发于其他原因，如慢性阻塞等。原发性巨输尿管症是由于输尿管肌肉组织不足，UVJ附近的一段输尿管蠕动受抑制所致。影像上这段输尿管正常，无狭窄、扩张或充盈缺损。然而，沿着该段输尿管蠕动受抑制导致尿液在该水平上方短暂滞留，最终导致输尿管扩张。通常，原发性巨输尿管会造成下1/3输尿管的巨大扩张（图5-44）。个别情况下，输尿管全程扩张。不过，绝大多数原发性巨输尿管症患者并不出现肾盏扩张。这种表现与输尿管梗阻明显不同，其中肾盏钝化是早期和持久的发现，通常发生在输尿管扩张之前。

有一种情况，偶发巨肾盏症伴发原

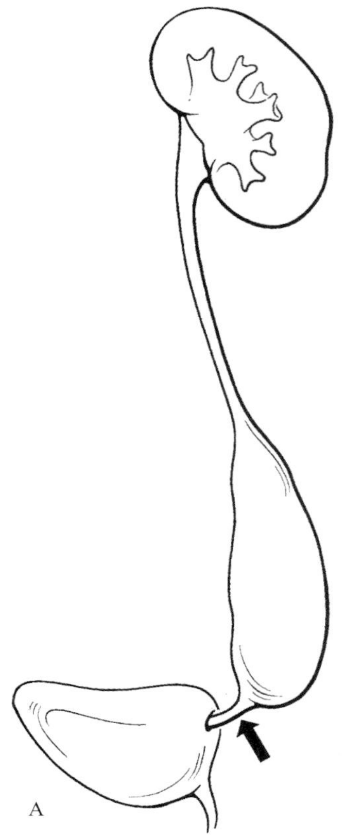

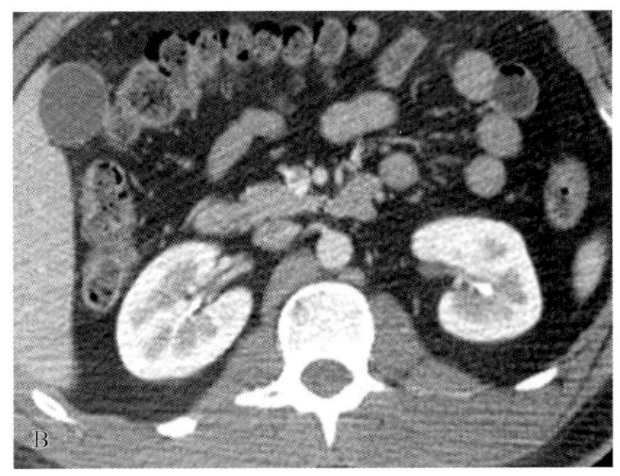

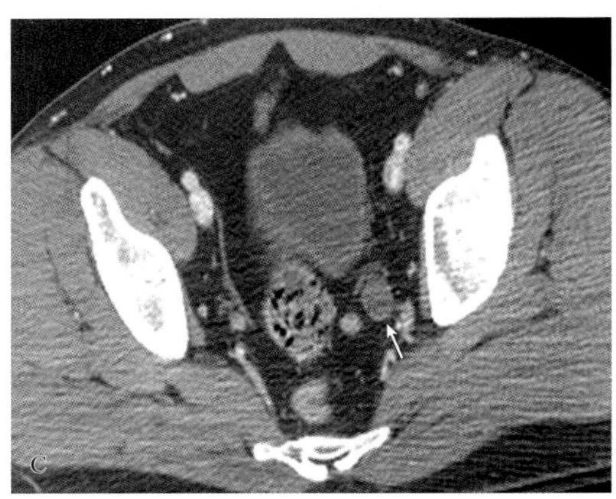

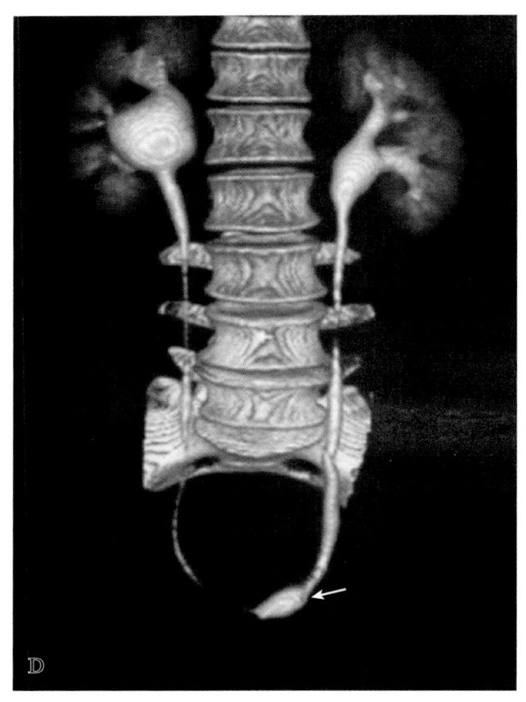

图5-44　原发性巨输尿管症。A.反复尿路感染患者，静脉尿路造影显示极度扩张的左侧下1/3输尿管。左肾盏纤细而不扩张。这种情况与输尿管梗阻是不同的，是典型的巨输尿管症。1周后的膀胱造影没有发现输尿管反流的证据。B.CT扫描未见肾盂积水。C.CT表现为典型的巨输尿管症的左下输尿管（箭）明显扩张。D.另一位患者的CT尿路造影显示原发性巨输尿管的下段输尿管扩张（箭）

发性巨输尿管症可以使诊断复杂化（图5-45）。巨肾盏症是另一种先天性异常。影像学包括数目增多（多肾盏）和肾盏形状异常（巨大肾盏）；巨盏通常呈方形或层叠状，类似于拼图，与梗阻表现类似。虽然原发性巨输尿管症和巨肾盏症是两个不同的疾病，但在后者中原发性巨输尿管症的发病率增加。它们的共存时很容易被误诊为慢性输尿管梗阻。在没有其他阻塞性发现时，如延迟造影排泄的情况下，盏数目增加及其特征形状应该提示这种关联。

原发性巨输尿管症75%为单侧病例。单侧发生时，左侧比右侧更常见。原发性巨输尿管症在男性比女性更常见，而且通常是偶然发现的。原发性巨输尿管症可导致反复尿路感染，或偶发尿路结石。虽然原发性巨输尿管症的典型表现为输尿管下1/3段明显扩张且不伴梗阻，但在做出最终诊断之前应排除膀胱输尿管反流。膀胱尿道造影或放射性核素膀胱尿道造影可用于排除膀胱输尿管反流，因为其治疗的不同于原发巨输尿管。

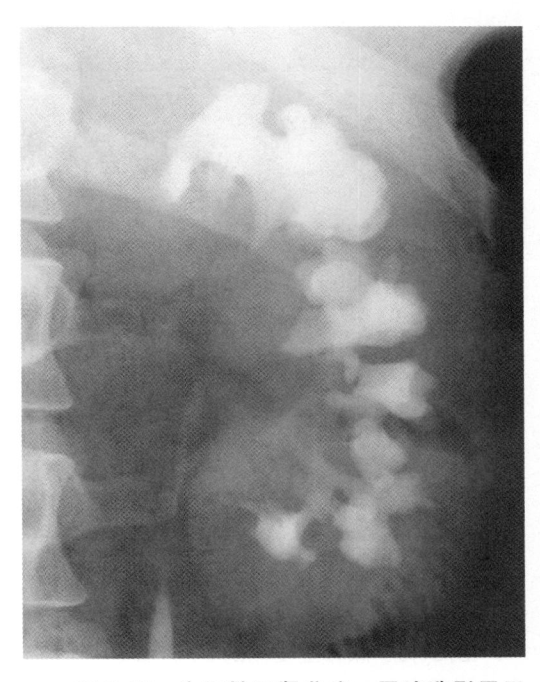

图5-45　先天性巨肾盏症。尿路造影显示肾盏数目异常增多。肾盏呈方形的而不是凹形的。肾实质厚度正常。这是先天性巨肾盏症的典型表现

7. 输尿管狭窄　造成输尿管狭窄的原因很多（表5-6）。鉴别内在和外在原因特别重要，能够加快初步诊断。通过腔内检查，如内镜检查、活检和尿细胞学检查来评估输尿管腔内在的病变。最好通过断层扫描来评估外因的特征，必要时行经皮穿刺活检。图5-46示输尿管狭窄内在和外在原因时肾盂表现。显然，在一定程度上这些图像有重叠，但这些图示可非常好的指导进一步评估。

内在病变如浸润性尿路上皮癌通常导致输尿管僵硬伴狭窄区域黏膜不规则（图5-5和图5-47）。这类似于结肠癌的钡剂检查中所看到的苹果核表现。浸润性输尿管肿瘤导致输尿管壁的不规则环状增厚并导致管腔狭窄。造成输尿管狭窄“苹果核征”的原因是尿路上皮肿瘤，良性狭窄少见。良性狭窄可能由结石复发引起，特别是对于感染性结石以及医源性原因，包括机械和手术排石或放疗。所有这些操作都

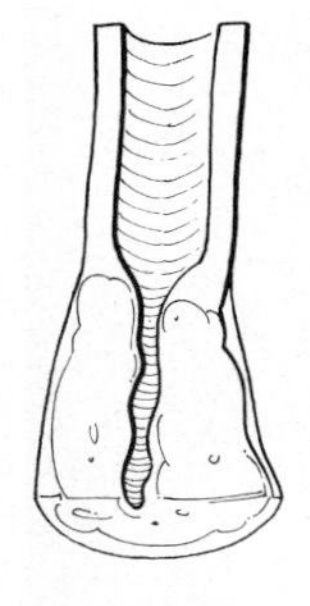

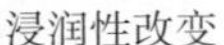

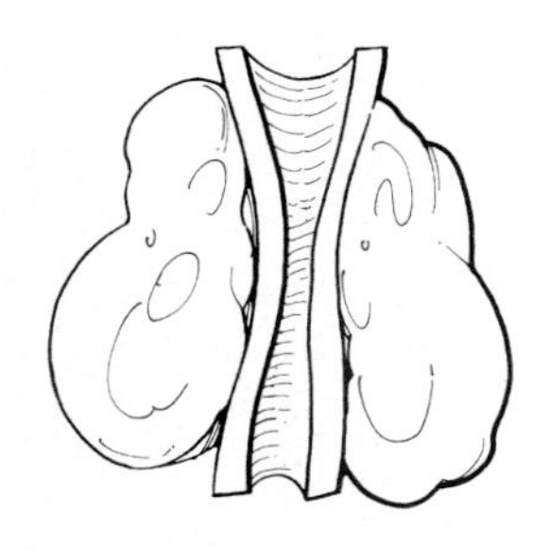

图5-46　两种输尿管狭窄的示意图。源自输尿管的浸润性病变，如尿路上皮癌，往往会导致输尿管突然狭窄和黏膜不规则。而外压性改变则通过包裹输尿管引起输尿管腔变细，以中部狭窄为主，而输尿管黏膜正常

可导致输尿管内壁的增厚，从正常腔到病变管腔突然变窄。这种外观不同于表5-6中描述的那些外在原因引起的输尿管包裹和变窄。这些病变常引起输尿管腔逐渐变细，导致管腔的束腰性改变，整个狭窄部分具有光滑的黏膜（图5-48）。该外观在图5-46中描绘。

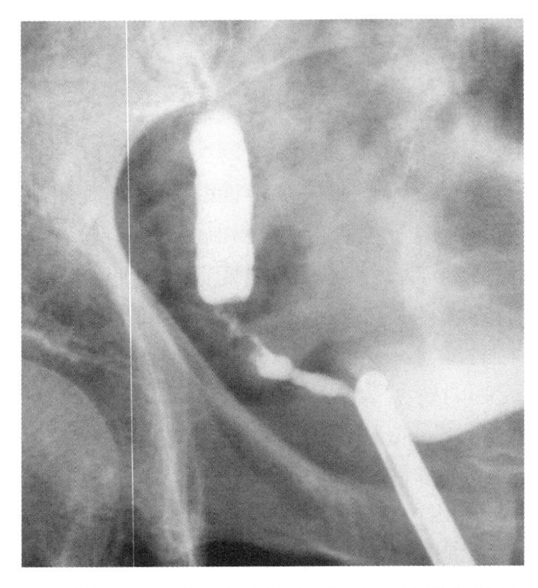

图5-47　由于浸润性尿路上皮引起的输尿管狭窄。该患者逆行肾盂造影显示输尿管黏膜不规则和突然狭窄。这是浸润性病变如尿路上皮癌的典型表现

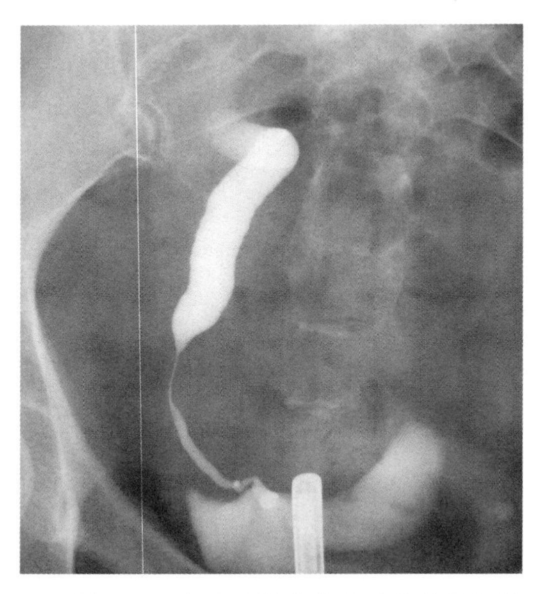

图5-48　由外压性疾病造成的输尿管狭窄。宫颈癌患者逆行肾盂造影显示输尿管狭窄。狭窄的段黏膜正常，狭窄段逐渐出现而非突然出现。这些特点是典型的外压性输尿管狭窄

CTU已取代IVU和其他放射学检查，作为检查尿路上皮异常包括恶性肿瘤的检查方法。尿路上皮癌使管壁增厚在CTU肾实质期病变位置明显强化，使其诊断更为容易（图5-5和图5-49）。

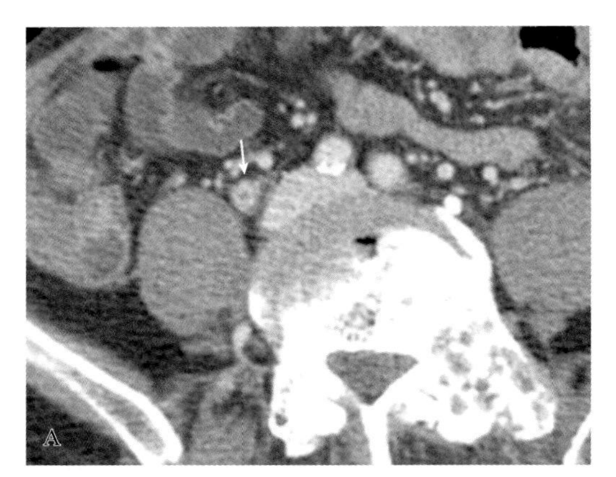

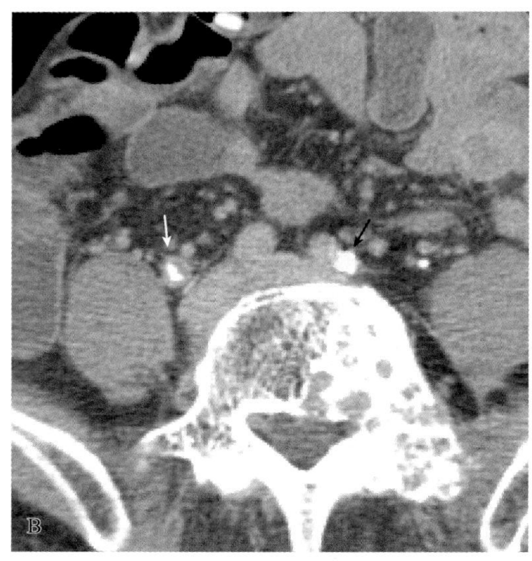

图5-49　尿路上皮癌的CT影像CT尿路造影显示浸润性尿路上皮癌的典型表现，造影剂（A）肾实质期明显强化，输尿管壁呈环形不规则增厚（B；白色箭）。正常的左输尿管（黑色箭）显示管壁轻微强化

（1）腹膜后纤维化：腹膜后纤维化本身是一个有趣的疾病过程。特发型，也称为奥蒙德病，约占所有病例的50%。虽然特发性腹膜后纤维化的病因尚不清楚，但它常与炎性肠病、原发性硬化性胆管炎和纤维性纵隔炎共存。腹膜后纤维化的已知原因有腹主动脉瘤（所谓的炎性动脉瘤）；血管移植物；腹膜后肿瘤转移，如淋巴瘤、乳腺癌或类癌，腹膜后血肿、脓肿、尿性囊肿、憩室，或阑尾炎（表5-9）。其他已知的腹膜后纤维化相关的药物是麦角生物碱和肼屈嗪等药物。毫无疑问，腹膜后纤维化有许多其他病因，但不管病因如何，腹膜后纤维化的病例有许多特征。

纤维化倾向从主动脉外侧开始。因此，它通常先影响左输尿管再影响右侧。当疾病进展时，纤维化过程延伸至腔静脉后和腔静脉与主动脉之间的区域。虽然腹膜后纤维化可累及输尿管在膀胱和UPJ之间的任何部位，但最常见的是位于L_3至L_5区域（图5-50）。在横断面影像中，腹膜后纤维化是平滑的软组织板状区域（图5-25和图5-51）在主动脉和下腔静脉之间、周围和上方。腹膜后纤维化在主动脉和椎体之间延伸是不常见的。当主动脉由

表5-9　与腹膜后纤维化的关系

常见
特发性的
少见
主动脉瘤
主动脉移植物
腹膜后出血
尿毒症
脓肿
转移瘤
药物
肠病
罕见
硬化性胆管炎
纤维性纵隔炎

腹膜后肿块从脊柱顶起（图5-52）时，更倾向于淋巴瘤的诊断。腹膜后纤维化发展缓慢，包埋输尿管壁导致其蠕动受影响甚至消失。很少见输尿管壁侵犯，黏膜也不受影响。由于输尿管腔仍然完整，梗阻完全是功能性的，阻塞性症状的发作是隐匿的。大多数情况下，肾积水伴发腹膜纤维化，会大大低估了肾功能不全的程度，可能是因为在集合系统中的压力没有明显增

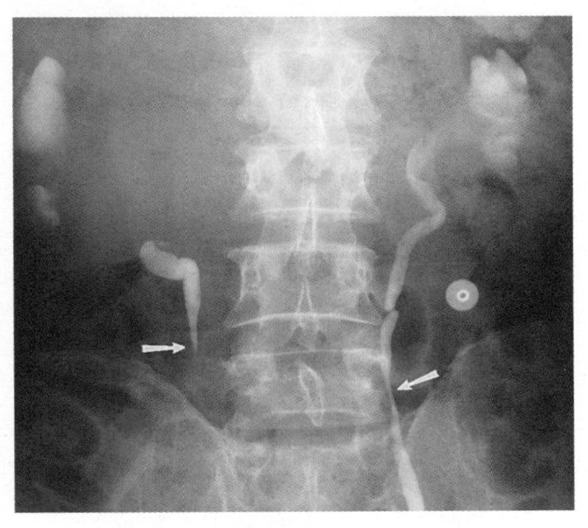

图5-50　双侧腹膜后纤维化引起的输尿管狭窄。双侧逆行肾盂造影显示大量输尿管肾积水，输尿管外狭窄（箭）位于L_5水平。这是腹膜后纤维化的好发部位和典型表现

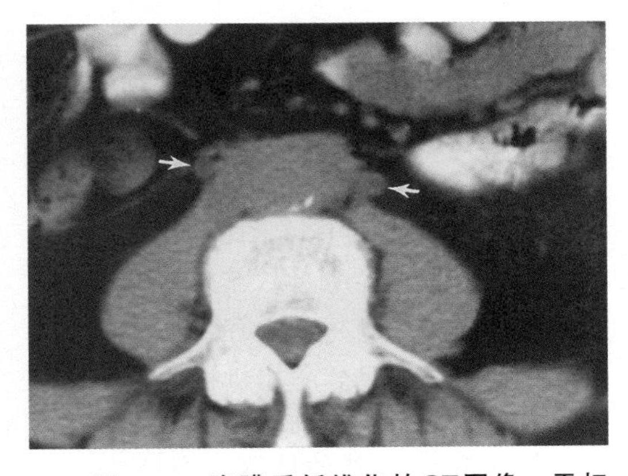

图5-51　腹膜后纤维化的CT图像。平扫CT显示主动脉和腔静脉周围不明确的软组织肿块。输尿管（箭）被牵拉入这种纤维化的肿块中

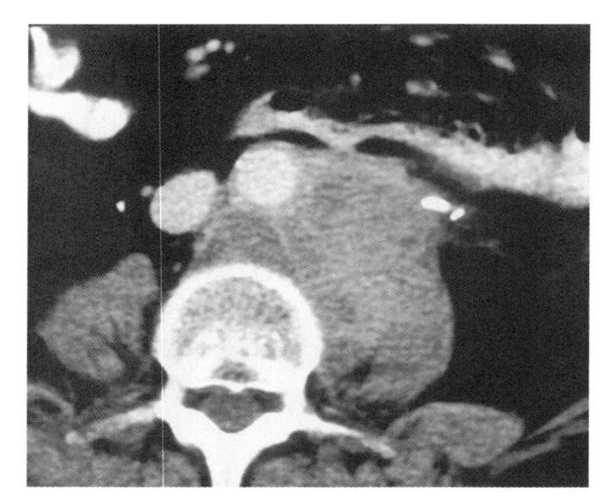

图5-52　类似腹膜后纤维化（RPF）的腹膜后淋巴瘤的增强CT显示了以主动脉为中心的边缘不规则的软组织肿块。它的一部分延伸到主动脉后面并将主动脉从脊柱上抬起。此种情况常见于淋巴瘤。表现上类似于腹膜后纤维化，但和良性病变有差别，更像恶性淋巴瘤

加。此外，由于输尿管内腔被包覆的纤维化过程固定，所以输尿管支架通过这些平滑狭窄输尿管段是非常容易的。虽然这种固定抑制蠕动，但它有利于支架通过输尿管腔。虽然这些特征不是腹膜后纤维化的诊断特点，但它们很常见。

（2）放射性狭窄：放射治疗引起的输尿管狭窄是另一类疾病。大多数情况下，输尿管狭窄的区域与盆腔或腹膜后肿瘤相同。当输尿管放疗区域发生狭窄时，以及肿瘤复发是明确诊断的两个主要因素。在对照研究中，放射治疗造成的狭窄和正常输尿管是没有过度的（图5-53），而复发性外源性肿瘤通常会导致输尿管腔逐渐狭窄。此外，放射性狭窄通常在放射治疗12个月后出现。因此，若出现输尿管早期狭窄则强烈提示肿瘤复发。

（3）狭窄的其他原因：在感染所致输尿管狭窄的情况下，仔细检查相邻结构通常有助于诊断。例如，输尿管结核总是继发于肾结核。因此，仔细评估肾

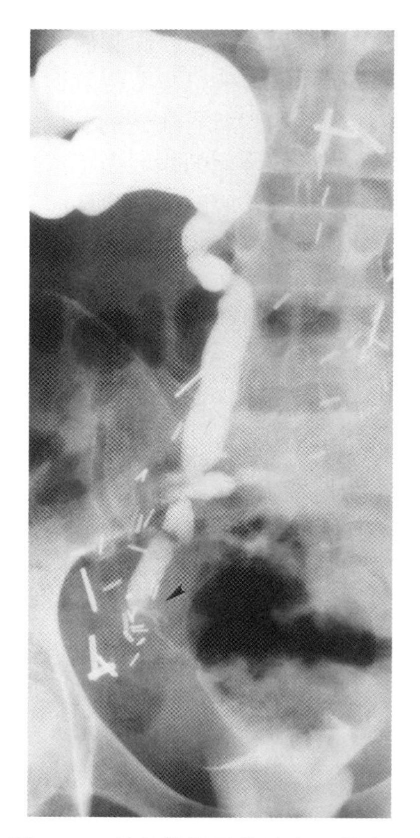

图5-53　放射性输尿管狭窄。静脉尿路造影显示右下输尿管（箭头）突然出现口径变化。睾丸癌患者接受了放疗，狭窄在放射治疗1年后出现

结核的表现（图5-54，即乳头坏死、截断型肾盏、黏膜溃疡、狭窄）是很重要的。另外，血吸虫病传播到输尿管总是在膀胱受累之前。膀胱炎、膀胱收缩、膀胱壁钙化的证据表明可能的血吸虫病，然后可以通过膀胱输尿管反流到输尿管。输尿管狭窄的多灶性区域应提示多灶性尿路上皮癌、肺结核或邻近淋巴结的转移性疾病。浸润性尿路上皮癌远比乳头状癌多。然而，当检测到输尿管的多个固有狭窄时，尿路上皮癌将是最有可能的诊断。另外，多个外在型狭窄提示转移性疾病在多个部位包裹输尿管或淋巴瘤。淋巴瘤常累及腹膜后淋巴结，导致双

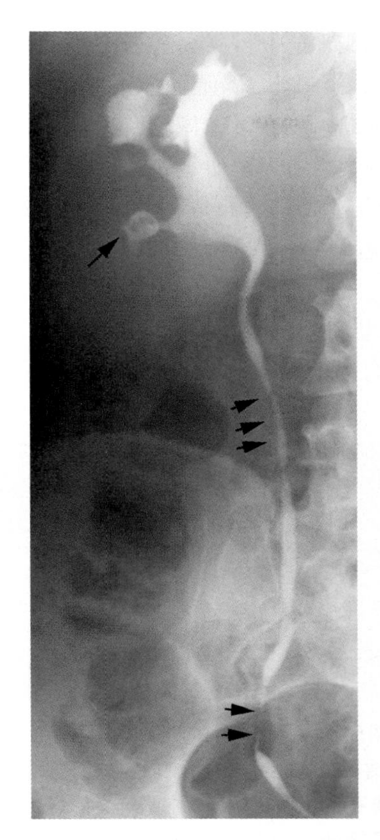

图5-54　结核性输尿管狭窄。静脉尿路造影显示多个输尿管狭窄（短箭）和乳头状坏死（长箭）的病灶区。这是一结核播散的典型表现，患者通过尿培养确诊

侧输尿管狭窄，并伴有输尿管移位。然而，这与其他类型的转移性疾病是无法区分的。

最后，位置和其他影像学结果可能有助于诊断输尿管狭窄的其他原因。具体而言，憩室炎感染往往累及邻近的输尿管。因为乙状结肠最容易罹患憩室炎，因此左下输尿管的狭窄常与憩室炎相关。或者，与节段性肠炎（克罗恩病）相关的输尿管狭窄通常位于邻近回肠末端的右侧中段输尿管。阑尾炎导致的狭窄发生在邻近附件的右下输尿管。子宫内膜异位症也可导致邻近的输尿管狭窄，这可能是双侧发生的，通常是在子宫输卵管韧带的水平。子宫内膜异位症通常的症状为周期性盆腔疼痛和性交痛。

8.输尿管假性憩室　输尿管假性憩室是一种罕见的放射学检查的诊断。输尿管假性憩室诊断为输尿管直径小（直径＜4mm），与输尿管腔连通（图5-55）。这些凸起通常是多个，且是双侧的。假性憩室在逆行肾盂造影上比CTU更为明显。憩室被认为是由于黏膜侵入输尿管壁的上皮下结缔组织引起的。虽然这些原因是不确定的，它们似乎是由输尿管慢性炎症引起的，通常与慢性结石疾病或感染有关。输尿管假性憩室的存在可作为当前或未来尿路上皮癌的一个指标。有趣的是，与假憩室共存的尿路上皮癌不发生在憩室的部

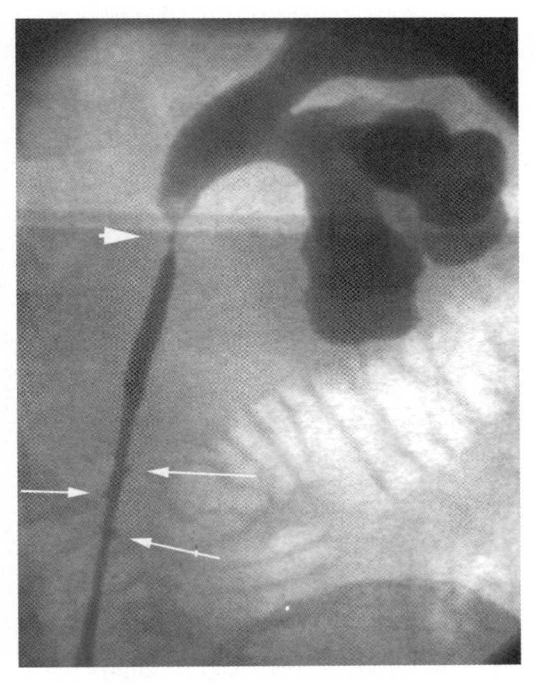

图5-55　输尿管假憩室和尿路上皮癌。左输尿管逆行肾盂造影显示输尿管中段（长箭）有几处小的隆起，肾盂输尿管连接部（短箭）存在不规则狭窄，被证实为尿路上皮癌。这是输尿管假性憩室的典型的影像学表现，在静脉尿路造影和逆行造影中都可观察到。假性憩室虽然是良性病变，但可以与尿路上皮癌共存

位，而是出现在尿路上皮的其他部位。尿路上皮恶性肿瘤在慢性尿路炎患者中发展的风险增加是众所周知的。慢性炎症的存在可能解释了输尿管假性憩室的存在和尿路上皮增加的风险。

由于同时存在尿路上皮癌的可能性，输尿管假性憩室的诊断应提示放射科医师仔细检查整个尿路上皮表面是否存在恶性肿瘤的迹象。如果没有共存肿瘤的证据，临床医师应进行后续的尿瘤细胞学或其他影像学检查，如静脉尿路造影或逆行肾盂造影，并定期进行肿瘤监测。

五、泌尿系结石：CT影像

尿石症的诊断因CT的广泛应用而发生了革命性的变化。CT可快速地诊断输尿管结石，比尿路造影、超声、X线检查诊断尿路结石更快、更准确。研究表明，CT对输尿管结石诊断的阳性预测值为98%，阴性预测值为93%。有研究表明，IVU对输尿管结石的诊断率为65%。CT的优势还在于能够很好地显示整个腹部和骨盆的细节，同时能够获得其他疾病的诊断。在一项关于急性腰痛患者的结石研究中，多达50%的放射科医师会通过CT进行诊断。需要与输尿管绞痛鉴别的常见疾病包括阑尾炎、憩室炎、卵巢囊肿破裂出血、胆道疾病和腹主动脉瘤瘘。

对肾绞痛和疑似输尿管结石患者需要行全泌尿系的CT扫描，不需要静脉或口服造影剂，可在很短的时间内完成检查。使用5mm或更薄层扫描，如1～2mm扫描应从肾上方开始，直至膀胱底部水平以下。

所有典型的泌尿系结石在CT上都是显影的，同时CT可以很容易地检测到早期梗阻。在一项关于CT诊断结石研究中，结石的直接表现是在肾或输尿管内发现均匀的高密度病灶（图5-56）。UVJ通常在CT结石研究中可见，输尿管经常通过骨盆向头端追踪以确定输尿管结石。软组织的周缘通常环绕输尿管结石（图5-57和图5-58）。这就是所谓的组织边缘征。软组织的边缘是结石周围水肿的输尿管壁。组织边缘征可见超过90%的结石直径＜4mm。静脉石很少有组织边缘征。缺乏组织边缘征与输尿管梗阻的证据表明钙化是有可能是静脉石或其他血管钙化。彗

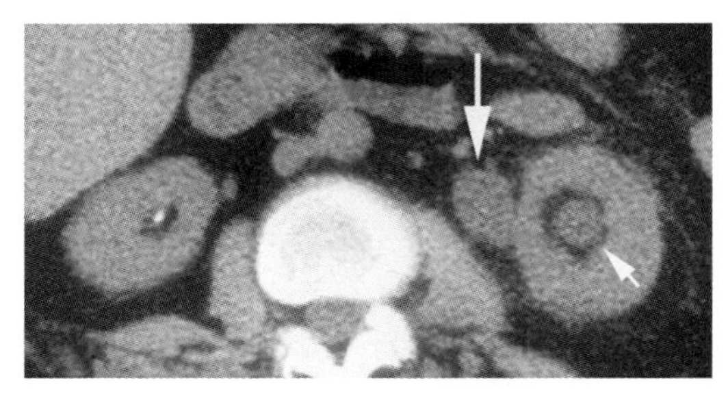

图5-56 肾结石的CT平扫图像。右肾的2mm结石表现为均匀的高密度影，这是所有尿路结石的共同表现，由肾排泄的药物所形成的结石除外，如茚地那韦。左侧输尿管有结石（未显示），CT间接表现包括肾周脂肪积液、肾盏积水（短箭）和输尿管扩张（长箭）

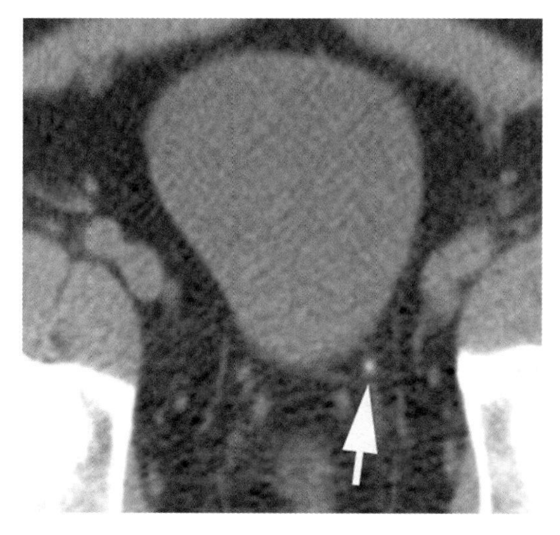

图5-57 组织边缘征。平扫（CT）显示高密度病灶周围有软组织包裹（箭）。这一发现被称为组织边缘征，可为输尿管结石提供强有力的诊断证据

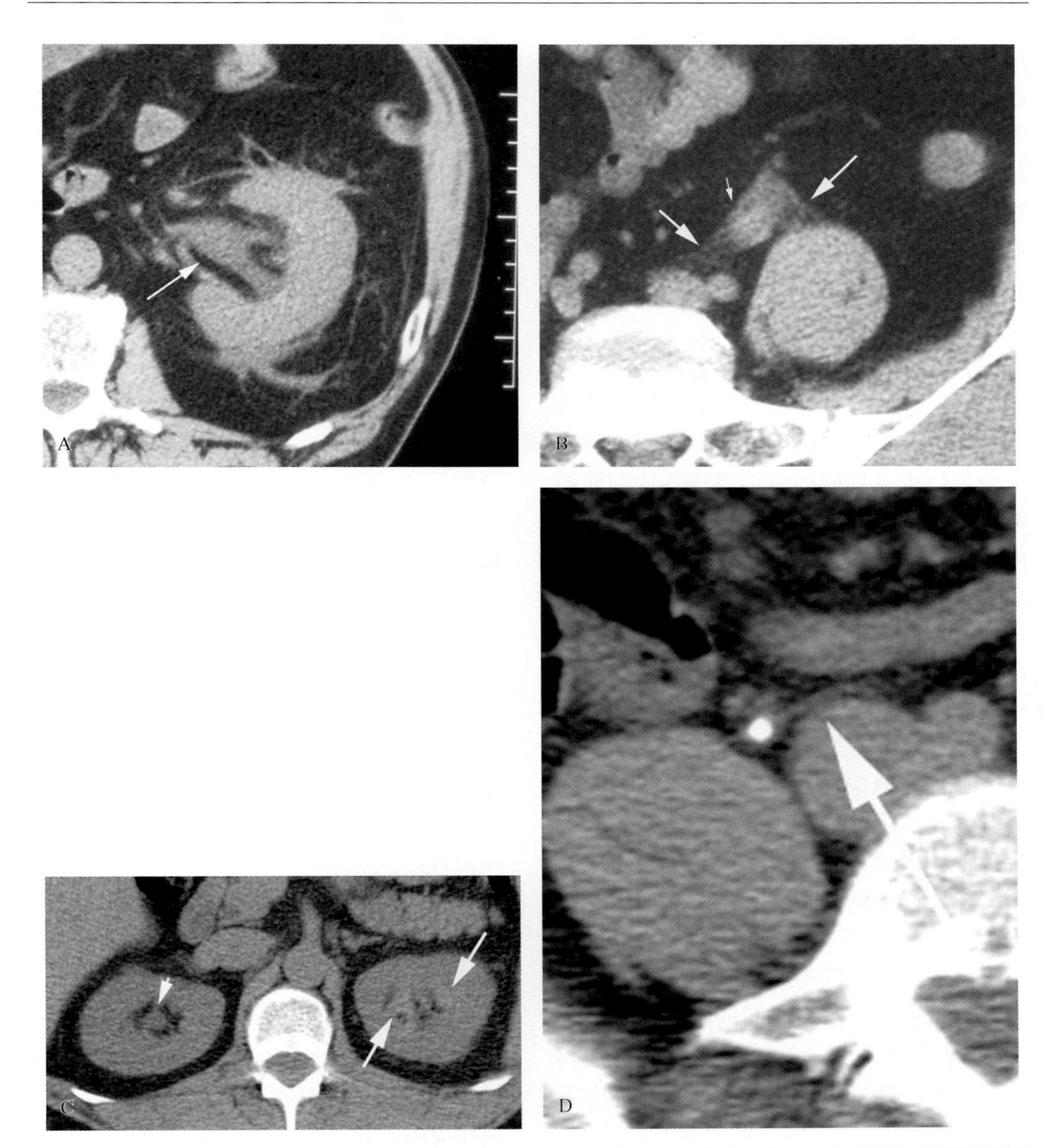

图5-58　输尿管结石在CT上的继发征象。A.左输尿管结石患者在平扫CT上可见输尿管梗阻的典型征象。肾周间隙软组织积液伴随肾盂积水（箭）。B.同一位患者更靠远端的图像显示输尿管周围的脂肪（长箭）积液和输尿管扩张积水（短箭）。C.在平扫CT上，可见左肾的高密度肾锥体（长箭）。在许多患者的影像中都可以观察到这一正常表现，尤其是轻度脱水的患者。右肾肾锥体密度下降，伴有轻度的肾盏扩张（短箭）。患侧肾锥体密度下降是急性输尿管梗阻的征象。D.同一患者位于骨盆上缘水平的CT图像显示组织边缘征水肿的输尿管包裹结石，同时存在输尿管周围软组织积液（箭），这是输尿管结石的另一个继发征象

尾征也可以用来表示钙化是静脉结石而不是结石。彗星尾征即钙化后方尾随一串由宽变窄似彗星尾状的光亮回声，其线状的软组织带从钙化的一侧偏心地延伸。软组织带代表有钙化的静脉。然而，鉴别结石和静脉石最有效的技术是仔细追踪可疑钙化区的输尿管。了解输尿管走行有助于区分性腺静脉石和输尿管结石。在大多数患者中，输尿管从邻近的性腺静脉附近的肾脏下降。在上腹部，性腺静脉和输尿管等宽，但位于输尿管的内前方。性腺静脉向远端走行进入盆腔后会远离中线。在髂嵴的水平，性腺静脉的位置应在同侧输尿管的外侧。当输尿管进一步向远端走行时，它位于髂总动脉的前方，然后输尿管几乎在水平方向前进入膀胱。在CT影像通常可见UVJ，输尿管通常可以通过骨盆向头侧追踪。

使用螺旋CT诊断输尿管结石（表5-10）时，梗阻的继发征象是非常重要的。继发征象包括单侧肾积水、单侧输尿管扩张、单侧肾周脂肪水肿、单侧输尿管周围积液、单侧肾肿大、梗阻侧白色肾锥体消失和肾结石（图5-56和图5-58）。输尿管扩张伴同侧肾周或输尿管周围水肿的表现对于输尿管结石诊断的阳性预测值为98%，若没有上述表现，则其输尿管结石诊断的阴性预测值为93%。这些准确度远

表5-10 输尿管结石CT征象

输尿管结石CT征象
主要征象
输尿管腔内均质密度
间接征象
单侧肾积水
单侧输尿管扩张
单侧肾周积液
单侧输尿管周围积液
单侧肾肿大
肾结石
单侧肾白锥体缺失

远高于IVU和超声检查。鉴于CT对结石的诊断具有极高的敏感性，肾盂和输尿管积水的表现就成为间接征象了。然而，和健侧相比，在患侧结石水平以上的输尿管通常会出现轻度扩张。输尿管和肾周积液可能是由于淋巴充血和输尿管和肾周水肿造成的。还有一些积液是由于肾周筋膜增厚所致。积液表现为在肾周间隙、筋膜下间隙和输尿管周围出现的线状软组织带。如前所述，若这些征象伴输尿管扩张则高度提示急性梗阻。严重输尿管扩张导致的肾脏实质水肿往往造成肾脏增大，它的存在可提示输尿管结石和其他疾病导致的尿路梗阻。肾结石的存在虽然不是预测急性输尿管梗阻的重要指标，但确实提示患者存在继发输尿管结石的倾向，并可能出现相应症状。

输尿管结石的位置、大小和患者的症状是治疗输尿管结石的主要因素。输尿管上段较大结石（>4 mm）不易自行排出，可能需要输尿管支架等介入治疗。此外，顽固性疼痛、恶心、呕吐、脱水、发热通常会影响医师的决定，此时应积极对患者进行治疗，而不是采取给予镇痛药物，等待结石自行排出的非手术疗法。

泌尿系结石影像学检查的潜在风险包括造影剂的副作用和射线暴露。由于CT对结石的诊断不需要造影剂，因此不会出现相应的不良反应，而且几乎所有的结石在CT上都是显影的。

当选择尿路结石的最佳检测手段时，放射线暴露是一个值得关注的问题。在一次CT检查中，放射剂量平均约为5MSv，这与传统的（IVU）无异。虽然超声检查没有辐射，但其诊断准确性不及CT。

最后，当对急性胁痛患者进行CT检查时，如未发现结石，则必须进行仔细评估，以除外其他尿路病变的存在。如单

侧或双侧肾出现肾周积液和组织密度变化而不伴肾积水，可能提示肾盂肾炎、肾梗死，或急性肾静脉血栓形成。这些疾病往往难以通过平扫CT进行诊断。在这些情况下，加做增强CT重复扫描可以部位有助于做出正确诊断。与所有影像学检查一样，放射科医师必须注意患者是否合并其他异常，如肾细胞癌、其他肾肿瘤、先天性尿路异常和肾外疾病。

所有结石都能通过CT诊断吗？如果使用恰当的技术，几乎所有的尿路结石都可以得到诊断。在某些情况下，如患者无法控制躯体活动，病态肥胖或不适当的扫描技术可能造成漏诊，但较为罕见。也有一些研究报道，某些结石是由化学物质形成的，在特定情况下不溶于尿液，在尿液中以高浓度析出。造成输尿管梗阻，且无法通过CT获得诊断。其中最有效的是茚地那韦硫酸盐，一种用于治疗艾滋病的蛋白酶抑制剂。在高达5%的患者长期服用这种药物，以致出现茚地那韦硫酸盐结石或茚地那韦硫酸盐草酸钙结石造成输尿管梗阻。CT无法分辨它们与输尿管及尿液的密度差异。虽有报道指出由尿液中其他化学物质形成的罕见结石无法通过CT进行诊断。实际上，这种情况非常罕见，在应用CT作为结石诊断的工具时，无须予以考虑。在临床上，当CT显示继发性梗阻征象却未探及结石，那么诊断有可能是结石自行排出以及UVJ的持续水肿。

六、输尿管充盈缺损

1.评估　表5-11列出了输尿管充盈缺损/肿块的多种原因，其中的某些疾病是非常罕见的。

当泌尿系统造影检查如IVU或逆行肾盂造影发现输尿管充盈缺损时，则必须找到可能的病因，以便给予患者恰当的治疗。最重要的一步是评估腹部X线片，并注意输尿管病变部位。尿石症是输尿管梗阻最常见的原因，在高分辨率的腹部X线片上，许多尿路结石是不透光的，容易被发现，随后可通过CT检查进行确认。

表5-11　输尿管充盈缺损

管腔内病变
结石
血块
肾乳头脱落
真菌团
黏液
气泡
黏膜病变
肿瘤（良性/恶性）
水肿
白斑
输尿管壁受累
输尿管壁囊肿
出血
疟疾
子宫内膜异位症
血吸虫病
外压病变
异位血管

双能CT已被证明可以区分不同成分的结石。特别是尿酸结石和含钙结石的鉴别诊断。此外，在KUB上也能找到确定结石组分的线索。纯磷酸钙结石和一水合钙结石的密度是最高的（表5-12）。了解这一点非常重要，因为体外冲击波碎石术（ESWL）对纯磷酸钙结石的治疗效果不及其他类型的结石。二水草酸钙结石的外表可见毛刺（图5-59和图5-60），形似桑椹或儿童拼接玩具（toy jack）。这些石头很脆，很容易被ESWL击碎。大多数钙结石是草酸和磷酸盐的混合物，具有中等密度和中等脆性，可通过ESWL治疗。磷

表5-12 肾结石成分

成分	比例（%）	不透光度
磷酸钙	10	4
磷酸/草酸钙	40	3～4
草酸钙	30	3
鸟粪石	10	2～3
胱氨酸结石	1	1
尿酸石	10	0

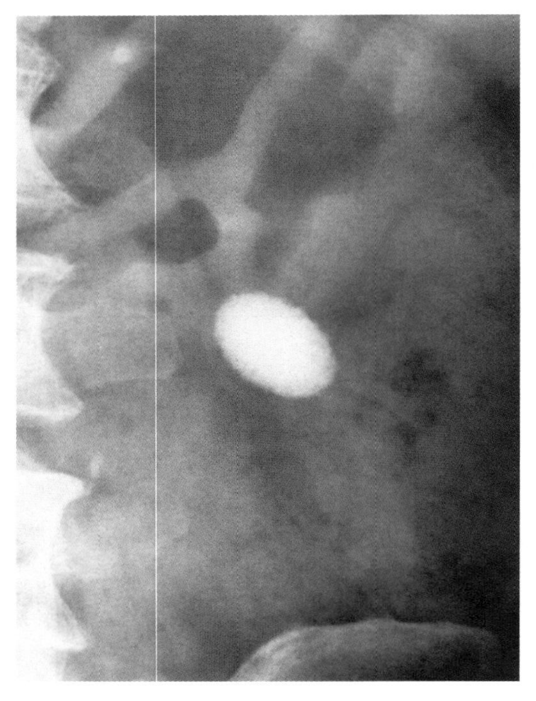

图5-59 桑椹样结石。腹部X线片显示左肾结石致密钙化。在石头的边缘，可见到结石外表呈毛刺样，这种特征是典型的二水草酸钙结石

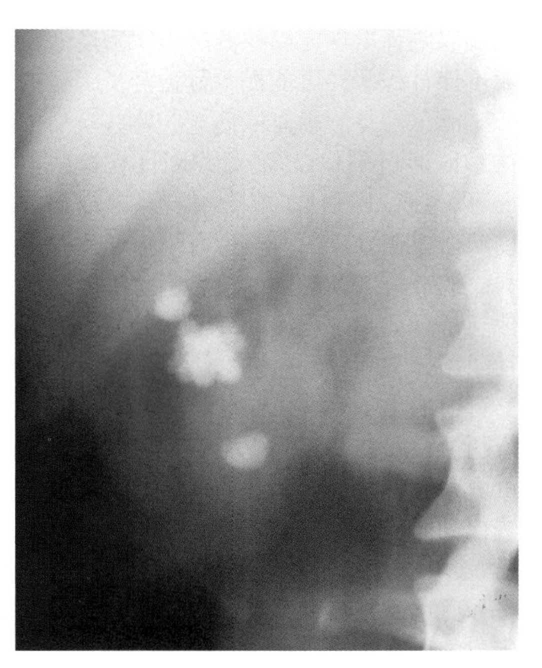

图5-60 形似拼接玩具的结石。右肾中有3块钙化的结石，中央的石头类似于一种儿童拼接玩具，这是草酸钙结石的另一种典型表现

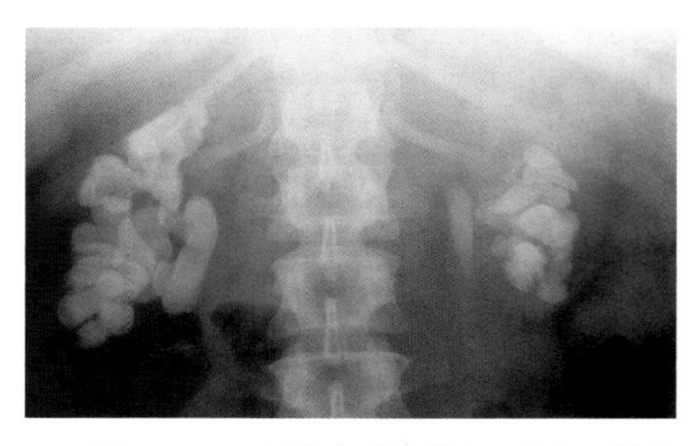

图5-61 双侧分支型鸟粪石。腹部X线片显示巨大的双侧感染性鸟粪石。这些石头密度不高，主要由可透光的鸟粪石组成

酸镁铵（鸟粪石）结石具有透光性强，或可能完全透亮。不过，这些结石通常是混有磷酸钙，这降低了它们的透光性。这些感染性结石体积通常较大且伴有分支（图5-61）。这些结石部分是由于尿中含有尿素分解酶的细菌感染所致，这种酶导致尿碱化，有利于结石形成。这些结石的磷酸钙组分通常在鸟粪石层上形成层状结构（图5-62）。虽然它们很容易被ESWL击碎，但由于体积较大和与感染的关系常常导致ESWL治疗失败。经皮肾镜手术是治疗这类结石的首选方法。胱氨酸结石不含钙，其所含的硫元素是不透光的。同体积类似的含钙结石相比，它们的不透光性较低，且密度均匀，类似于排泄期的造影剂（图5-63），它们的外观呈乳白色类似于磨

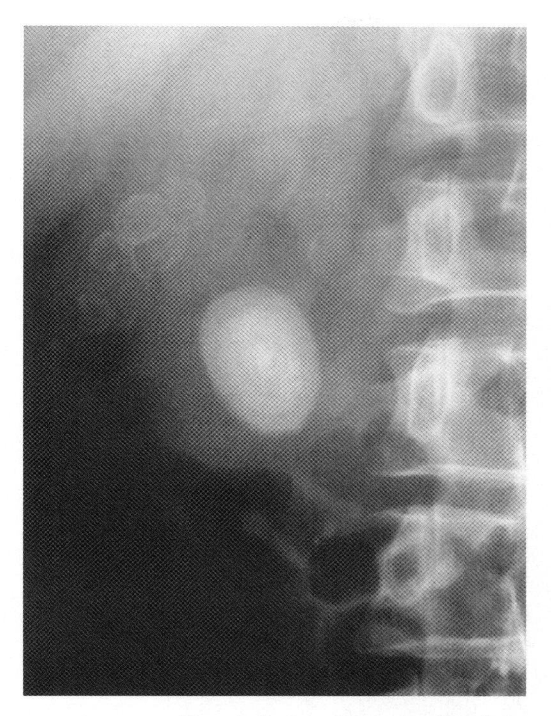

图5-62 叠层鸟粪石。本片显示右侧肾盂卵圆形结石可见明显的分层。这些分层提示其为典型的感染性石鸟粪石。在肾结石外上方可见多发胆囊结石

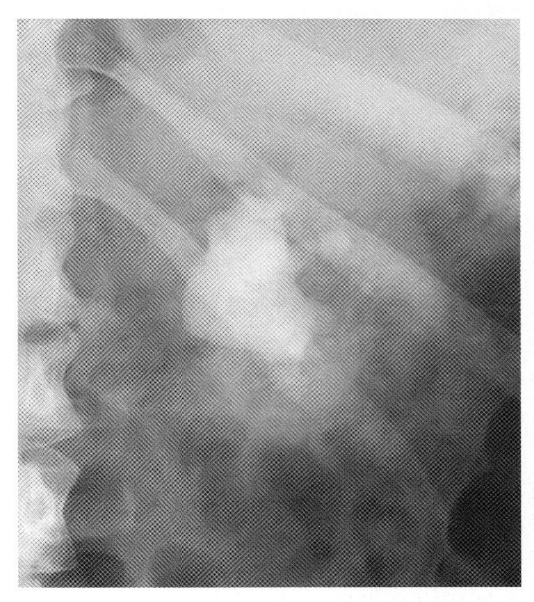

图5-63 胱氨酸结石。腹部X线片显示左肾有分支状结石。这种石头密度均匀，呈磨玻璃或乳白色的外观。这些石头的密度类似于造影剂，在静脉注射造影剂后很难发现

玻璃。

胱氨酸结石不易被ESWL击碎，被认为最坚硬的结石。尽管胱氨酸结石不是非常脆弱，但表面粗糙者其脆性与纯钙结石相似，而表面光滑者则对ESWL没有反应。

2.尿路上皮癌的诊断 虽然大多数尿路上皮癌是移行细胞癌，但也包含一些主要由鳞状细胞癌或腺癌组成的肿瘤。由于治疗和预后很大程度上取决于细胞分级和肿瘤分期而不是病理学亚型，许多病理科医师现在将所有这些肿瘤归类为尿路上皮癌。尿路上皮肿瘤起源于肾盂肾盏、输尿管、膀胱或上尿道的上皮。尿路上皮肿瘤表现出两种不同的生长方式。2/3的尿路上皮癌呈息肉样生长，延伸至泌尿道的管腔内，排泄期可见充盈缺损。其他尿路上皮癌呈浸润性生长，导致管腔狭窄和管壁增厚，如本章前面所述。

通过CTU检查尿路上皮异常时，仔细评估所有扫描阶段的轴位图像是很重要的。多平面重建是可选的，但在某些情况下可能是有用的。特别重要的是，在肾实质期需仔细检查输尿管全长，旨在发现明显强化的小肿瘤（图5-4，图5-5，图5-40，图5-49）。这些肿瘤在肾实质期明显增强并容易发现。CTU是作为诊断微小尿路上皮癌最敏感手段已经得到证明。CTU还包括排泄期，旨在提高息肉样输尿管肿瘤的检出率（图5-64）。寻找肿块和尿路上皮增厚是评估的主要目标。虽然在排泄期造影剂无法完全填满输尿管，如果在肾实质期输尿管完全正常，而在排泄期被造影剂填充的输尿管也显示正常，就可以认为输尿管没有病变。

输尿管在CTU上的异常表现为肿块、输尿管壁增厚、异常强化。对于尿路上皮癌而言，局段输尿管的明显强化可疑表现，并且需要进一步的检查。如果上尿

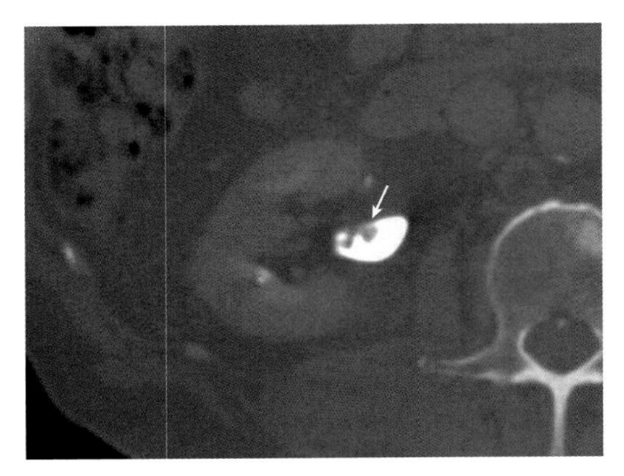

图5-64 息肉样尿路上皮癌。用骨窗和水平观察的计算机尿路造影显示息肉样充盈缺损（箭）位于一个与肾盆腔黏膜相关的反依赖位置。这被证明是一种移行细胞癌

路肿块＞5mm恶性肿瘤的可能性为80%。如果肿块＞5mm，且尿细胞学阳性或可疑，则肿瘤诊断的阳性预测值为92%。＜5mm的肿块通常不是恶性的，影像学随访或输尿管镜检查可作为进一步的评估手段。若尿路上皮增厚，恶性肿瘤的风险约为50%。如果存在尿病理学检查结果阳性或可疑，则恶性肿瘤的阳性预测值大于90%。

3.*输尿管其他病变* 导致输尿管充盈缺损的其他原因还有待进一步讨论。输尿管血块通常是由肾出血引起的。在平扫CT中，血凝块密度高于尿液，在增强CT扫描中其不会增强。输尿管血栓引起的充盈缺损通常为长管形，因为血液在输尿管中形成条形（图5-65）。血块可导致短暂的输尿管梗阻和典型的输尿管绞痛症状。然而，正常尿液中的尿激酶可在几小时之内将血块溶解，因此，血液凝块的外观随着反复检查而改变，并且在几天后完全溶解。

易患乳头状坏死的患者，特别是糖尿病患者、镰状细胞患者和滥用镇痛药者，肾乳头的部分或全部可能会脱落进入泌尿道（图5-66）。典型的乳头脱落呈三角

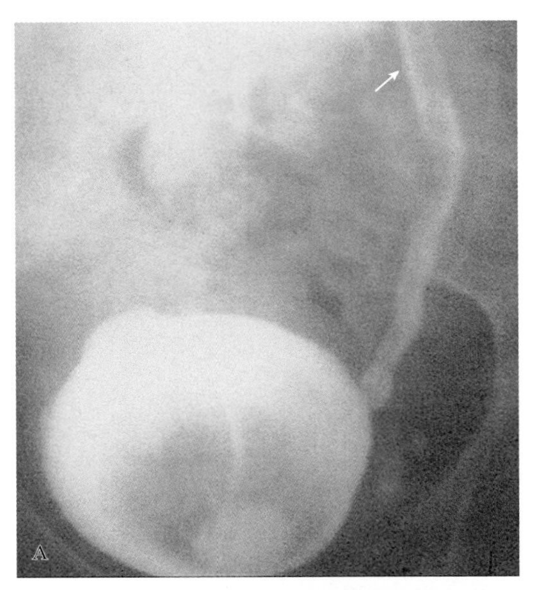

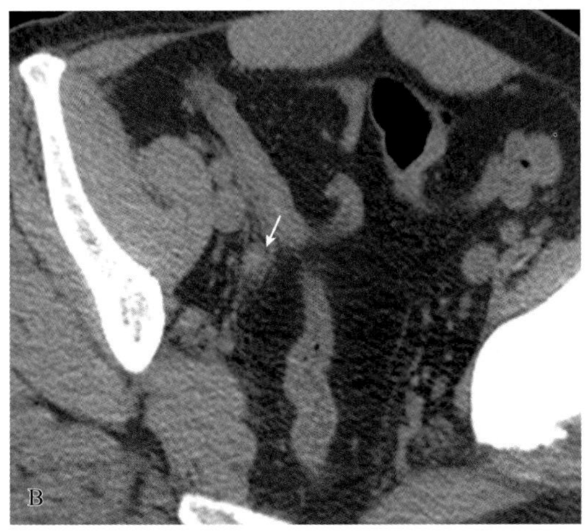

图5-65 输尿管血块。A.静脉肾盂造影显示左输尿管有一个细长的透明充盈缺损（箭），由于该患者有血块，出血性肾假性动脉瘤中有肉眼血尿。膀胱腔也有一个大的圆形血块。B.非血友病患者的非造影计算机断层扫描显示右下尿路的血块减少（箭）

形周边可见钙化。输尿管充盈缺损与存肾盏乳头状坏死改变同时存在（图5-67）强烈提示肾乳头状坏死引起的乳头脱落。乳头坏死也会导致局部的空腔，该空腔会和发生肾乳头坏死的肾盏连通。在增强扫描中，造影剂会通过肾盏将空腔填满，称为高尔夫球座征。

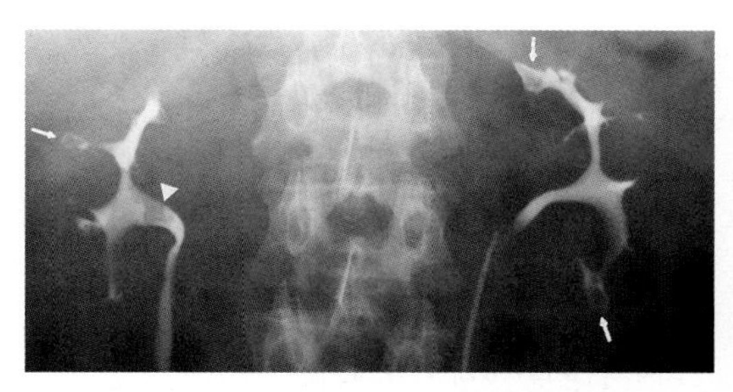

图5-66　脱落乳头。双侧逆行肾盂造影显示多灶性乳头状坏死（箭）。右肾盂有三角形的充盈缺损（箭）。这种现象是典型的肾盂上的乳头裂开

真菌碎屑或真菌球可导致肾盏或输尿管充盈缺损。真菌碎屑的外观与血凝块相似［即在肾盏或输尿管内呈现铸型外观（图5-68）］。由血凝块或肾盏内的真菌碎屑引起的充盈缺损常被描述为手套样外观。血液和真菌碎屑趋向和周围组织的轮廓保持一致，肾盏中的薄层强化边缘可勾勒出它们的轮廓。念珠菌或曲霉菌引起大多数泌尿系真菌感染。这些通常发生在免疫受损或糖尿病患者。一旦做出诊断，就可以用尿液培养证实。感染性碎屑或弗兰克脓肿具有相似的外观，类似血液或真菌碎片。临床症状和尿培养是做出正确诊断的关键。

气泡是造成输尿管充盈缺损的一个众所周知的原因。在尿流改道的患者的十分常见。通常，回肠导管允许输尿管反流，气泡可以反流到输尿管或集合系统中。有时，造瘘装置、肠瘘或皮肤瘘将气泡带入。最后，气泡可以来自产生气体的感染。这些感染通常见于控制不佳的糖尿病患者。常见病菌大肠埃希菌、变形杆菌、克雷伯杆菌和一些真菌菌株。与气肿性肾盂肾炎不同，局限于输尿管和肾集合集系统的气体主要通过非手术方法治疗（图5-69）。这种类型的感染，称为气肿性肾盂肾炎，治疗手段包括静脉抗生素输注，通过逆行输尿管支架置入术或经皮肾造口

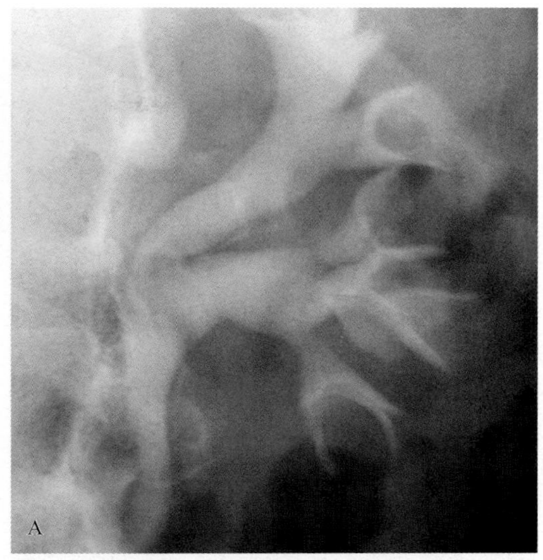

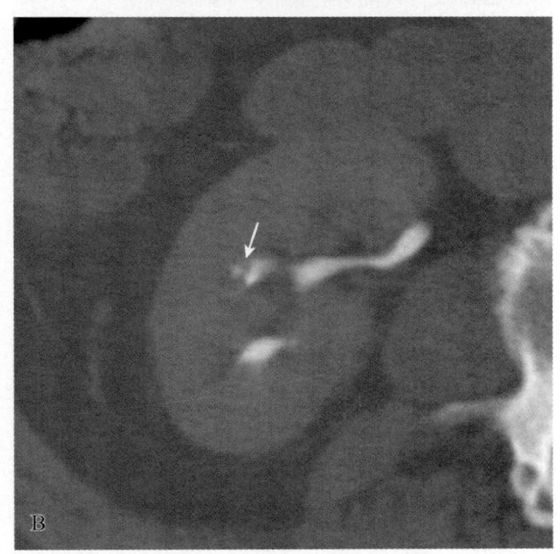

图5-67　A.乳头坏死。此静脉尿路造影显示另一影像学表现为乳头坏死。在这里，乳头的边缘边缘已经坏死和脱落，导致花萼乳头顶端的空洞。这导致花萼边缘的伸长，导致龙虾爪外观。B.在不同的患者的CT尿路造影显示焦点对比填充填充（箭）从花萼延伸，典型的乳头坏死与球在TEE配置上

引流术为尿路减压，疗效满意。

造成黏膜充盈缺损的另一个原因是输尿管水肿。黏膜的水肿通常是由直接刺激引起的，如排石或医源性损伤输尿管。水肿可导致局灶性黏膜水疱，大疱外观可

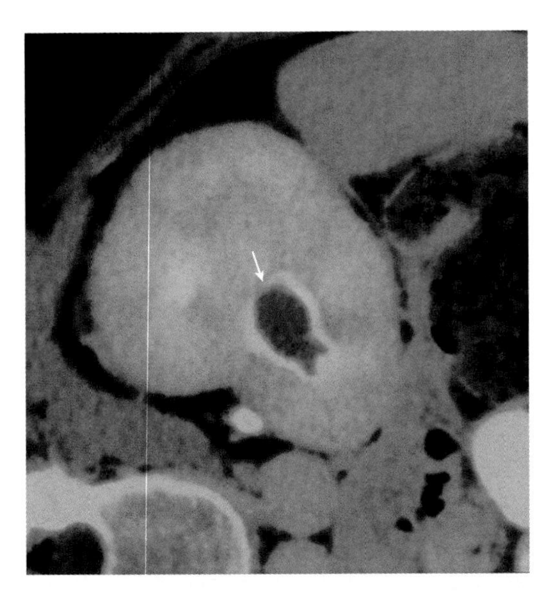

图5-68　真菌碎屑的计算机断层扫描（CT）。CT尿路造影显示低密度材料（箭）形成花萼的铸型。这种形状表明柔软柔韧的材料，通常是感染性碎片、脓或血液。这是采样和发现是真菌感染和碎片在这个免疫受损患者

能有点条纹，导致线性充盈缺损。去除诱因，如结石或输尿管支架，水肿通常会在几天或几周内消退。白斑是一种少见的尿路上皮病变，是一种由尿路受到慢性刺激而产生的尿路上皮鳞状化生，是一种癌前病变。

白斑最常见是在膀胱，但可能累及输尿管或集合系统。通常，白斑与尿石症、慢性尿路感染如血吸虫病史有关。当发现白斑时，尿路上皮的鳞状细胞癌通常出现在白斑的邻近区域。

黏膜下或管壁病变也可导致输尿管内充盈缺损。囊性输尿管炎和囊性肾盂肾炎是导致尿路充盈缺损相当常见的炎症后原因。他们总是与慢性尿路感染有关。这些无菌的黏膜下积液是由壁内炎症引起的，并导致移行上皮的包包裹和黏膜下扩张。病变通常是多中心的、光滑的和圆形的（图5-70）。输尿管壁出血可有类似的表现，但通过患者的病史常可做出正确

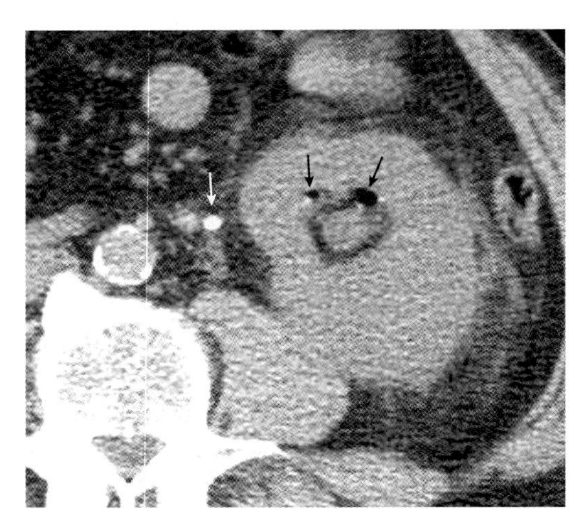

图5-69　肺气肿性肾盂肾炎。计算机断层扫描显示在该患者的肾盏内有气泡（黑箭），有气体产生感染和梗阻性输尿管结石（白箭）。肾周水肿和肾盂积水广泛。肾实质内没有气体，排除气肿性肾盂肾炎的诊断

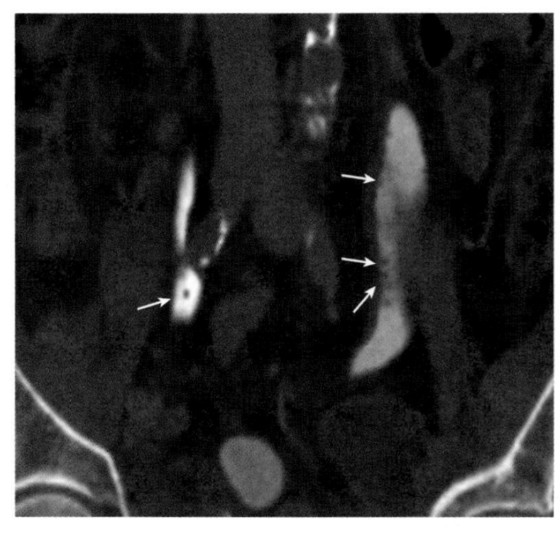

图5-70　囊性输尿管炎。在回肠尿路感染和慢性尿路感染的患者中，CT尿路造影的排泄期显示两个典型的输尿管囊性膀胱炎患者的微小非增强性低衰减充盈缺损（箭）

的诊断。这些患者通常接受抗凝治疗或存在凝血障碍，血尿通常伴有输尿管壁出血。

软化斑是一种罕见但常被提及的输尿管内病变，继发于慢性尿路感染。这些斑块样的壁内病变是由有缺陷的巨噬细胞积聚引起的。这些良性病变不是癌前病变，这些黏膜下病变的影像学表现是非特异性的。通过显微镜观察这些有缺陷的巨噬细胞可见未被完全吞噬的大肠埃希菌。含有这些细菌的细胞内包涵体被称为Michaelis Gutmann体，即软化斑。软化斑块可累及膀胱、输尿管、集合系统甚至肾实质。在泌尿道感染康复后这些病变往往倾向于自发性消退。一些学者将软化斑与慢性肉芽肿病（另一种巨噬细胞吞噬功能缺陷的实体）的局部形式或不完全形式进行了比较。

子宫内膜异位症和血吸虫病通常会导致输尿管狭窄而非充盈缺损。但两者均可通过侵犯输尿管壁导致输尿管腔内局灶性充盈缺损，二者常累及盆段输尿管；血吸虫病累及输尿管近膀胱段，子宫内膜异位症则累及输尿管毗邻子宫输卵管韧带的部分，距膀胱仅几厘米远。如果发现相关的改变应当怀疑血吸虫病，周期性盆腔疼痛通常是子宫内膜异位症累及输尿管患者的典型的临床表现。

最后，邻近的外在病变可能表现为输尿管充盈缺损。异味血管压迫常导致输尿压迹（图5-71），输尿管腔上可见多个偏心凹陷。这些最常见的继发性输尿管动静脉扩张。在肾动脉狭窄、富血管性肾肿瘤如肾细胞癌或动静脉畸形或闭塞性主动脉或静脉疾病的患者中，这些静脉和动脉会发生增粗。性腺静脉增粗也可导致输尿管压痕。 睾丸或卵巢静脉曲张、卵巢静脉综合征或性腺静脉血栓性静脉炎可导致输尿管腔内出现血管压迹。

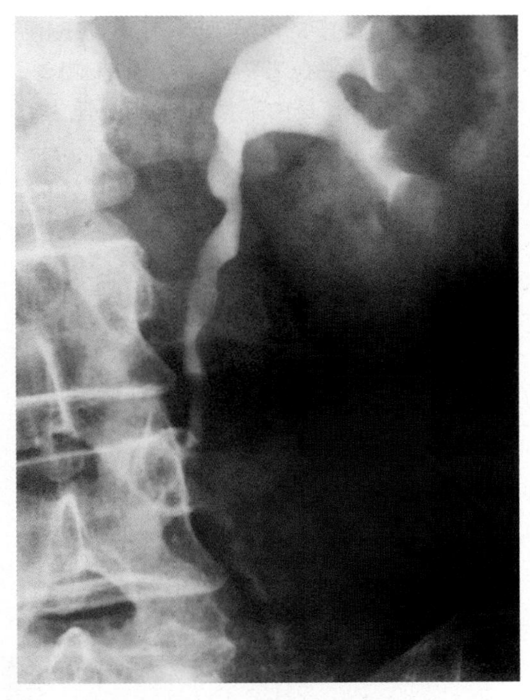

图5-71　输尿管切口继发于输尿管动脉扩大。静脉肾盂造影显示重度左肾动脉狭窄患者上输尿管多处偏心凹陷。这些凹陷是由于输尿管血管的扩张，这是作为增加血液流向肾的络脉

七、输尿管损伤

输尿管是泌尿系统的一部分，外伤通常不会累及输尿管。输尿管和肾盂损伤的比例不及所有泌尿系创伤的1%。不同于泌尿系统的其他部位，最常见的输尿管损伤是穿透伤。穿透伤可沿其任何部位撕裂或横断输尿管。结果表明，输尿管撕裂可形成尿性囊肿，影像上可见造影剂外渗和输尿管连续性中断。

较穿透性损伤更为有趣的是由于加速或减速创伤所致的输尿管损伤。当这创伤发生时，可导致输尿管输尿管撕脱。最常见的破裂部位是UPJ，其次是与UPJ远端4cm的输尿管，然后是上段输尿管，最后是中段输尿管。有趣的是，输尿管撕脱症发生在儿童中的频率是成年人的3倍。此外，撕脱发生在右侧的机会比左侧多3倍。输尿管撕脱是由突然加速或减速引起的身体突然过度伸展引起的。过度伸展导致输尿管张力突然增加，造成弓弦效应。这一效应迫使集合系统紧贴脊柱，造成输尿管撕脱。这一机制有助于解释输尿管撕脱在儿童中高发的原因。由于儿童身体具有更好的可塑性，较之成人具有更大的躯体活动度。更严重的过度肾盏将招导致输尿管张力增大和撕脱。

当输尿管撕裂是一个孤立的外伤时，诊断比较简单。然而，其他严重的损伤往往会掩盖撕脱伤。例如，严重的肾损伤可能导致造影剂分泌不足和尿液形成受阻。这些异常可延缓输尿管撕脱伤的诊断。与输尿管撕脱症相关的经典X线表现如下：肾脏分泌造影剂正常；肾盏显影正常；造影剂在UPJ或在另一个撕脱区域外渗；撕脱水平以下的输尿管不显影（图5-72）。当出现造影剂外渗和输尿管显影不连续时，可通过选择性逆行肾盂造影明确诊断输尿管撕脱。可能出现不完全的输尿管撕脱，此时，及时置入输尿管支架撕脱可能康复，结合支架置入术、经皮尿路引流术将促进快速愈合，并减少输尿管瘢痕形成的风险。输尿管完全撕脱术通常需要手术修复。输尿管撕脱的一个临床点是可能不伴有血尿，高达30%的患者中可有上述表现。

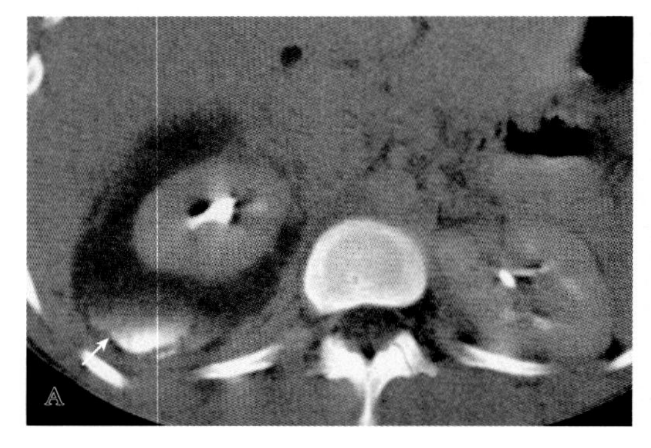

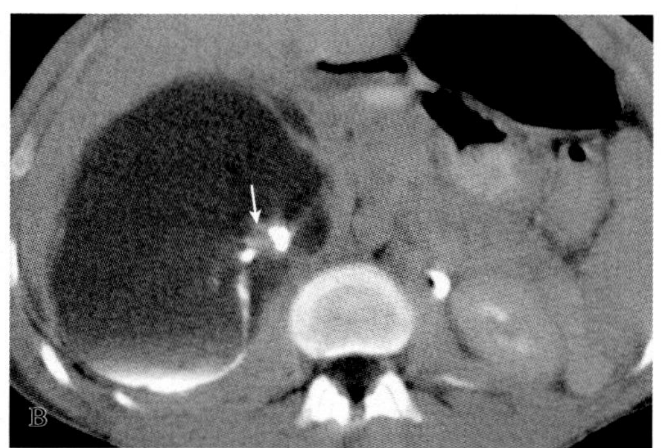

图5-72　肾盂输尿管连接部（UPJ）撕脱伤。A. CT尿路造影示出尿液瘤与对比增强尿液（箭）泄漏到肾周积液。正常肾盏无肾积水，肾内有正常尿排泄。B.在UPJ上有对比漏洞（箭）。不存在低于此水平的混浊。这些结果表明输尿管在UPJ处撕脱

（翻译：吴鹏杰
审校：刘　明　王　鑫）

第6章 下尿路系统

章节纲要

下尿路系统包括膀胱和尿道。下尿路疾病发病率较高，长期的药物治疗存在潜在的风险，从而引起社会的广泛关注。对于育龄期女性，膀胱是最常见的尿路感染部位。对于老年男性患者，膀胱出口梗阻是导致就诊治疗的最常见原因。而下尿路损伤或相关治疗可能是导致尿失禁或勃起功能障碍的主要原因。其中尿失禁不仅可能导致皮肤破溃或软组织感染，而且还可能使患者被社会孤立。

本章节主要介绍膀胱及尿道常见疾病的影像学知识。本章节分为四部分。第一部分主要介绍下尿路系统正常的胚胎学，解剖学及生理学知识。第二部分简单介绍尿动力学检查及膀胱、尿道成像的步骤。第三部分和第四部分分别讨论膀胱及尿道的疾病。讨论尽可能的以影像学的形式予以呈现（表6-1和6-2）。

表6-1 膀胱疾病的影像学表现

膀胱疾病的影像学表现
膀胱内充盈缺损或膀胱壁局部增厚
膀胱壁弥漫性增厚
膀胱的外凸
膀胱腔内或膀胱壁气体产生
膀胱腔内或膀胱壁钙化
膀胱外压或移位
膀胱外伤
神经肌肉疾病

表6-2 尿道疾病的影像学表现

尿道疾病的影像学表现
狭窄
充盈缺损
外凸及假道产生
尿道口液体外溢

一、胚胎学、解剖学及生理学

（一）膀胱及尿道的胚胎学

在妊娠的第4～7周，尿直肠隔将泄殖腔分隔为前方的尿生殖窦和后方的肛门直肠管，尿直肠隔向下生长并与泄殖腔膜相融合。在此期间，尿生殖膈被分为膀胱部、尿道部以及阴茎部。尿囊位于尿生殖窦的头端，逐渐变细，并且通过脐尿管与膀胱相延续。当脐尿管管腔闭锁后，会形成一条纤维条索，也就是所谓的脐正中韧带，与膀胱相连接。尿生殖窦的尿道部逐渐形成女性的大部分尿道或者男性的前列腺部尿道及膜部尿道。尿生殖窦的尿道部以膜外褶的方式形成了男性前列腺、女性尿道以及尿道周围腺体。尿生殖窦的阴茎部最终形成了男性的阴茎部尿道或者小部分女性尿道和前庭。

通过中肾管尾端进行重吸收，中肾管和输尿管芽分别与尿生殖窦相连。在此过程中，这两套管道系统的开口向头尾两端开放，以至于输尿管比中肾管更靠头端。这些管道混合形成的膀胱黏膜构成了膀胱三角区。

（二）膀胱的解剖结构

膀胱的表面由尖部、上表面、两下侧面、基底面或后面，以及颈部构成。膀胱尖部末端连接脐正中韧带（脐尿管残端）。膀胱上表面覆盖腹膜。该结构对于膀胱损伤类型的鉴别十分重要，这点将在后面的章节进行讨论。膀胱的基底面包括膀胱三角区及尿道内口。尿道内口穿行于膀胱颈部。

膀胱壁从内至外分别由黏膜层（由移行上皮或尿路上皮组成）、黏膜下层或固有层、肌层，以及浆膜层或外膜层构成。正常尿路上皮的厚度很少超过7～8层细胞，可以通过改变形状及排列方式以适应膀胱容量的极度变化。膀胱壁层通常由3层肌层构成，但是这种结构通常只存在于膀胱颈周围。作为一种功能单位，膀胱壁肌层又被称为逼尿肌。膀胱上表面最外层为浆膜层（盆腔腹膜覆盖）。膀胱其他部位的外表面覆盖外膜或结缔组织。膀胱三角区位于尿道内口的后上方，作为一种功能和解剖结构连接输尿管与尿道。膀胱三角区由浅层和深层平滑肌组成。三角区浅层平滑肌与远端输尿管壁内段相延续，并与近端尿道平滑肌层相融合。三角区由三个角组成，即两侧输尿管口组成的后外侧角，以及尿道内口组成的前下角。

膀胱的供血动脉主要来自膀胱上动脉和膀胱下动脉。这些动脉主要起自髂内动脉前分支。血供丰富的膀胱也同样接受来自闭孔动脉、臀下肌动脉、子宫动脉以及阴道动脉分支的血供。膀胱与外膜之间的静脉丛最终汇入髂内静脉。膀胱周围静脉丛与Santorini静脉丛相互吻合，回流来自阴茎、前列腺及其他盆腔脏器的静脉血。膀胱间质淋巴管回流至髂外、髂内及髂总淋巴链。牢记膀胱淋巴回流途径，对于评估浸润性膀胱癌淋巴转移至关重要。

（三）男性尿道的解剖结构

男性尿道长度约20cm，可分为后尿道及前尿道（表6-3；图6-1和图6-2）、后

表6-3 正常男性尿道

前列腺尿道
前列腺部
精阜
膜部
尿道外括约肌
Cowper腺（存在于尿生殖膈）
前尿道
球部
Cowper腺管
阴茎部
Littré腺

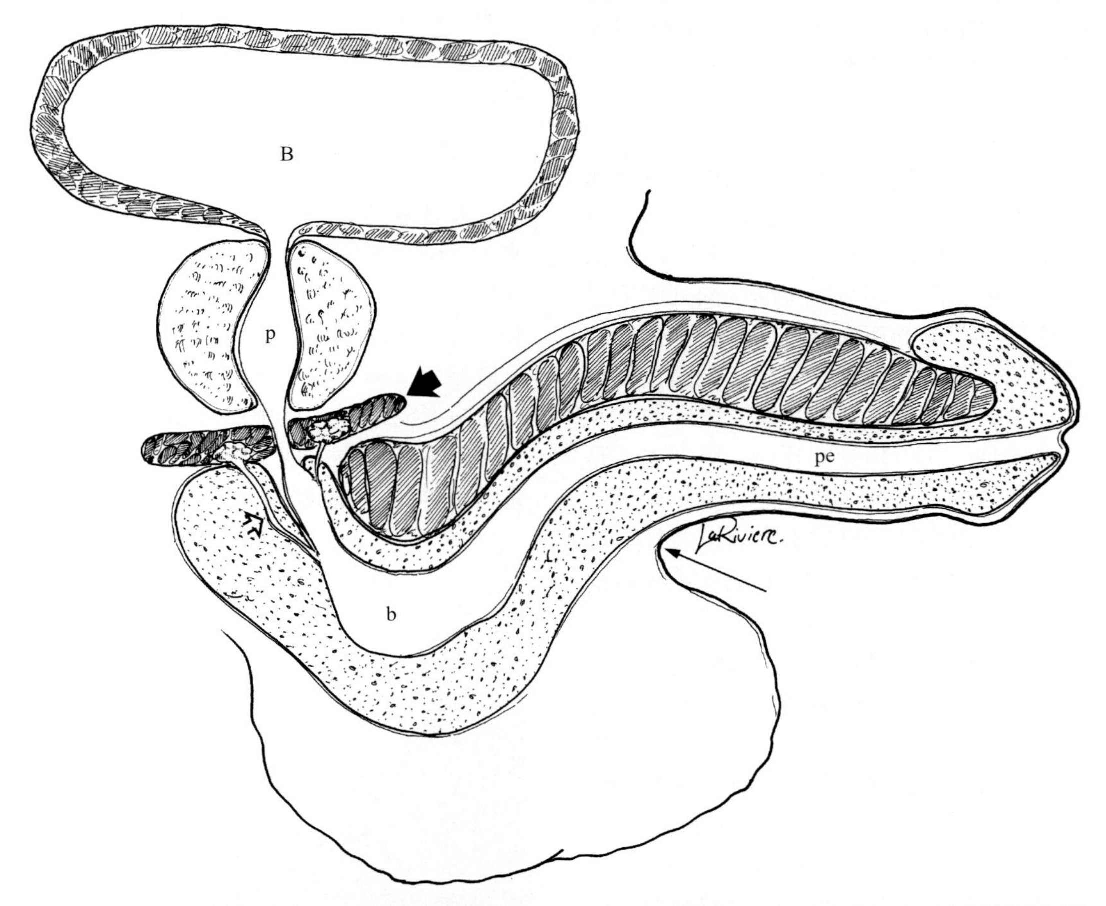

图6-1 正常男性尿道。后尿道起自膀胱颈（B），止于尿生殖膈（黑色短箭），包含前列腺部尿道（p）以及横穿尿生殖膈的膜部尿道。前尿道起自尿生殖膈，止于尿道外口。Cowper腺生长于尿生殖膈，Cowper腺管（空心箭）开口于近端的球部尿道（b），球部尿道是前尿道最宽大的部位。阴茎阴囊连接处（长箭）水平以远是阴茎部尿道（pe）

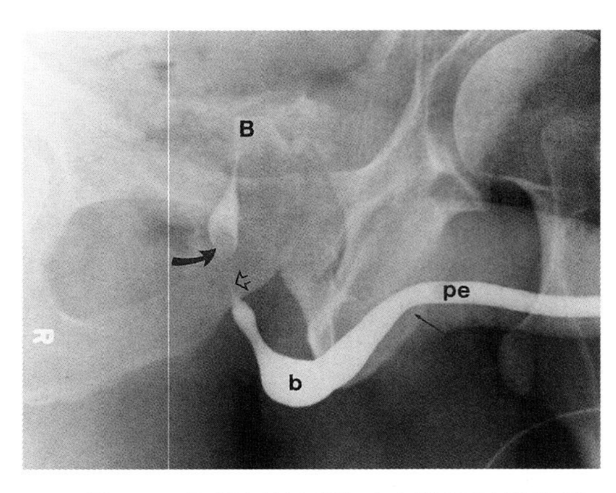

图6-2　正常男性尿道动态逆行尿道造影。前列腺尿道部的充盈缺损为精阜（弯箭）。膜部尿道（空心箭）较为狭窄，标志着尿道外括约肌的位置。前尿道包括球部（b）及阴茎部尿道（pe）。长箭头提示阴茎阴囊角。注意该影像为斜位像，以避免尿道被遮盖。B.膀胱

尿道起自膀胱颈，并延伸至尿生殖膈，分为前列腺部尿道及膜部尿道。前列腺部尿道长约3cm，穿行于前列腺移行带。精阜是位于前列腺部尿道的一团组织，使前列腺部尿道扁平的后壁中断。前列腺通过位于精阜两侧的前列腺小凹，将前列腺液排至前列腺部尿道中。精阜远端是苗勒管的残端，被称为前列腺小囊。紧邻前列腺小囊的是一对射精管的开口。膜部尿道是男性尿道最短、最为狭窄的部分。尿道膜部的肌层由内层少量的平滑肌以及外层环形的骨骼肌组成，形成所谓的尿道外括约肌。

男性前尿道穿行于尿道海绵体，起自尿生殖膈，终止于尿道外口。前尿道近端是尿道最宽的部位，被称为球部尿道。阴茎球部及球海绵体肌围绕着阴茎部尿道。Cowper腺为一对腺体，位于膜部尿道两侧及尿生殖膈上下筋膜之间。Cowper腺通过一对长2～3cm的导管向前伸展并止于球部尿道近端中部。Cowper腺体与女性的Bartholin腺体为相同的起源。在射精的过程中，Cowper腺体会分泌一种清亮的液体起到润滑的作用，并促进精液的凝固。在阴茎阴囊移行水平及其以远的部位，前尿道又被称为阴茎部尿道。尿道舟状窝是位于阴茎部尿道的一个局限性扩张，通常情况下刚好与尿道外口相邻。Littré 腺体（尿道周围腺体）通过许多小导管开口于阴茎部尿道黏膜，起到分泌黏液的作用。

前列腺部尿道的大部分被覆上皮由移行细胞（尿路上皮细胞）组成，但是在射精管开口以远部分，尿路上皮细胞转变为复层柱状上皮细胞。复层柱状上皮细胞覆盖膜部尿道、球部尿道，以及大部分的阴茎部尿道。尿道舟状窝的被覆上皮为复层鳞状上皮组织，并在尿道外口处角质化。

（四）女性尿道的解剖结构

女性尿道长约4cm，从膀胱出口处延伸至会阴，与阴道前壁相邻。女性尿道最宽处位于膀胱颈部，尿道最远端邻近尿道外口处为女性尿道最窄的部位，其延展性也最差。这种天生的狭窄使尿道形成了一种纺锤形的结构，在排泄性膀胱尿道造影中为正常的影像表现（图6-3）。小的尿道周围腺体（Skene腺体）散在开口于整个

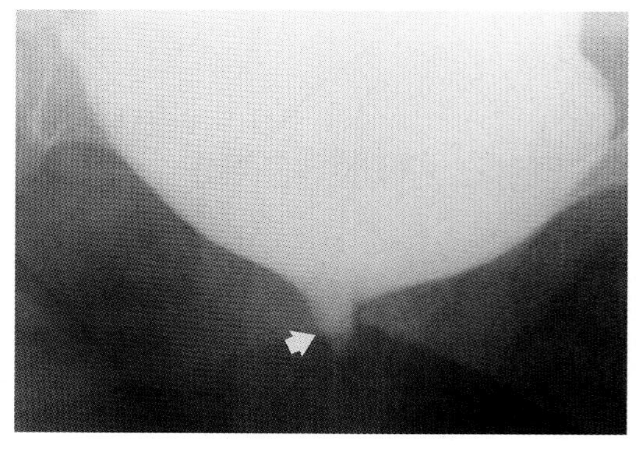

图6-3　正常女性尿道的膀胱尿道造影排泄像。正常女性尿道（箭）起自膀胱颈，止于尿道外口，管腔逐渐狭窄

尿道。其中一些尿道周围腺体引流至一对尿道旁导管，在尿道外口侧缘处排空。

女性尿道近1/3段的被覆上皮为尿路上皮，而远2/3段为复层鳞状上皮。复层柱状上皮被覆于尿道周围Skene腺体。

（五）尿道括约肌的解剖结构

尿道括约肌是一组特殊的肌肉结构，与膀胱逼尿肌协同作用，保证排尿顺畅自如。膀胱颈部内层纵行平滑肌及外层环形平滑肌包绕整个女性尿道，以及男性的后尿道。这条长肌袖结构主要起到括约功能，因此被称为尿道内括约肌（平滑括约肌或膀胱颈括约肌）。尿道外括约肌由横纹肌组成，位于女性尿道中段或男性的膜部尿道处。

（六）下尿路的生理功能

下尿路主要有以下两个主要功能：储存尿液（膀胱充盈或保存）和排空尿液（排尿）。储尿和排尿功能的神经调节是非常复杂的，包括中枢神经系统和周围神经系统，以及自主神经和躯体神经系统。

1.储尿　躯体及α肾上腺素能传出神经激活，分别控制尿道外括约肌和尿道内括约肌的收缩，从而升高尿道内压力。可控的尿道内压力同样需要腹压和足够厚度的尿道黏膜维持。膀胱出口的主动关闭发生于支配膀胱体及膀胱基底部副交感神经的抑制，以及膀胱逼尿肌的舒张同时出现。

2.排尿　排尿的第一步需要尿道外括约肌的阴部传出神经受抑制，以及尿道内括约肌的交感传入通路受抑制。膀胱出口阻力降低，受盆腔交感神经传出通路激动的膀胱逼尿肌开始有序的收缩。最后，尿液的排出受到逼尿肌与膀胱出口之间的压力差驱动。

二、诊断性检查

主要有两类诊断性检查用于诊断下尿路疾病，即用于评估解剖结构的检查和用于评价功能的检查。虽然这种分类对于某些检查手段比较主观（如用于评估下尿路解剖和功能的Whitaker尿道灌注检查），但是大部分的诊断性检查能通过这种方法进行分类。例如静脉肾盂造影（IVU）、膀胱造影、逆行肾盂造影、逆行影像尿动力学检查、超声造影、计算机体层成像（CT）以及磁共振成像（MRI）等影像学检查手段可以直接评估下尿路解剖结构。这些检查手段的适应证以及方法学介绍已在第1章进行讨论。

大多数医学影像学检查仅用于下尿路系统病理生理学的评估。例如，IVU膀胱显影期通常被用于评估逼尿肌的功能，但是这种不足还是需要引起大家的关注。这种通过测量残余尿量来评价膀胱功能的手段并不准确，而且可能误导医生的判断。理论上，通过单一视图来评估球形结构容量的方法是很粗糙的，尤其是对于结构和功能较为复杂的膀胱。应用超声来测量排尿前和排尿后膀胱容量更为合适，因为可以获得多个层面的图像，这样可以使膀胱容量的计算更加精确。缺少明显增多的膀胱残余尿对于排除膀胱出口梗阻并不是十分的必要，因为为了克服膀胱流出道升高的阻力，膀胱逼尿肌会代偿性的增厚。因此，膀胱残余尿的出现并不代表膀胱排空能力的降低。排尿期与排尿后期影像之间的间隔时间越长，上尿路尿液持续排入膀胱的可能性就越高。

能够直接评价膀胱和下尿路括约肌功能的检查方法是尿动力学检查。尿动力学检查是用于测量和记录膀胱充盈（储尿）和排空（排尿）期间生理学数据的一组临床检查方法。尿动力学检查的目的是用于评价合并下尿路症状患者（如尿急、尿失禁、尿流减慢）的排尿功能情况。在膀胱充盈过程中或膀胱储尿期，膀胱测压可以用于测量膀胱内压力，因为膀胱内压力与膀胱容量相关。膀胱测压法可用于评价膀胱容量、顺应性、敏感性，以及检测膀胱不自主收缩。尿流率检查可以测量排尿时尿流的速率。尿流率低下既可以反映膀胱收缩力减弱，也可以提示膀胱出口梗阻。尿流率检查和膀胱测压相结合可以用于测量膀胱压力及尿流速度。当膀胱逼尿肌功能正常的患者出现尿流率减弱时，可以提示膀胱出口梗阻。如果逼尿肌收缩不充分导致尿流率下降，提示逼尿肌功能较弱或者不能很好的维持收缩。在排尿期尿道造影中，通过缓慢的撤出放在尿道中的传感器，可以获得尿道的压力情况。对于健康人群，排尿期膀胱压力和近端尿道的压力是相同的，但是在膜部尿道时压力会出现下降。通过在尿道周围的横纹括约肌处放置同心电极，可以检测尿道横纹括约肌神经肌接头的电活动，从而获得括约肌的肌电图。在正常排尿过程中，括约肌自主收缩开始前，横纹括约肌的电活动会完全消失1s左右。通过同时测量膀胱压力和横纹括约肌肌电图活动，可以用于评估是否合并膀胱括约肌协同失调。

三、影响膀胱的疾病

（一）膀胱壁局部充盈缺损

1.膀胱恶性肿瘤　影像学检查可以发现膀胱壁局部的充盈缺损（表6-4），这时需要排除膀胱肿瘤（表6-5和表6-6）。膀胱恶性肿瘤占所有恶性肿瘤的4%。膀胱癌好发年龄为50—69岁，而且男性多于女性（3∶1）。

表6-4　膀胱壁局部充盈缺损

常见
肿瘤（恶性肿瘤）
结石，伴/不伴膀胱壁水肿
血凝块
增大的前列腺
少见
局灶性膀胱炎(1)
输尿管囊肿
肿瘤（良性）
子宫内膜异位
真菌球

（1）Herald病变、滤泡性膀胱炎、囊性膀胱炎及腺性膀胱炎，以及软斑病

表6-5　膀胱肿瘤

类型	常见	不常见
恶性	尿路上皮癌（曾被称为移行细胞癌）	鳞状细胞癌 腺癌 小细胞癌
良性	平滑肌瘤 纤维上皮息肉	血管瘤 嗜铬细胞瘤 腺瘤

表6-6　膀胱癌

发生于尿路的大部分常见肿瘤
90%是尿路上皮癌
75%是非浸润性（浅表性）乳头状病变；25%是肌层浸润性病变
2%～3%的患者合并上尿路肿瘤
非肌层浸润性肿瘤复发，15%的患者可进展为肌层浸润性肿瘤
病因学：化学致癌物（丙烯醛、芳香胺、亚硝胺类）以及吸烟

膀胱肿瘤大体上可以分为以下两类：①癌或上皮肿瘤；②间质肿瘤或非上皮肿瘤。约95%的膀胱恶性肿瘤为膀胱癌，而且绝大部分为尿路上皮癌（以前称为移行细胞癌）。膀胱上皮来源的恶性肿瘤可以通过肿瘤生长方式，恶性肿瘤细胞类型，以及细胞分化程度来识别（如肿瘤分级）。

膀胱肿瘤可以是乳头状，无蒂的，或侵袭性生长的。一般来说，与浸润性或无蒂的膀胱癌相比，乳头状膀胱癌出现转移的可能性较小，虽然乳头状肿瘤更倾向于出现多灶病变或治疗后复发。膀胱上皮来源的恶性肿瘤也可以通过细胞类型来分类，包括尿路上皮癌、鳞状细胞癌（SCC）、腺癌，以及小细胞癌。在美国，90%的膀胱恶性肿瘤来源于尿路上皮；其他肿瘤包括鳞状细胞癌（1%～2%）、腺癌（1%），以及小细胞癌（神经内分泌癌，1%）。值得注意的是，对于血吸虫病流行的区域，大部分膀胱恶性肿瘤为SCC（高达50%）。其余的膀胱恶性肿瘤为非上皮源性肿瘤，包括肉瘤及淋巴瘤，以及其他罕见肿瘤。平滑肌肉瘤是成年人最常见的膀胱非上皮来源恶性肿瘤。膀胱横纹肌肉瘤好发于2—6岁的儿童。邻近或远处器官恶性肿瘤也可转移至膀胱壁。前列腺恶性肿瘤也可以侵犯后尿道，或膀胱颈，或膀胱三角区。宫颈或子宫的恶性肿瘤可侵犯膀胱后壁中部，而来源于乙状结肠或直肠的恶性肿瘤倾向于侵犯膀胱左侧壁。远处原发肿瘤转移至膀胱较为罕见；然而，胃癌、乳腺癌或肺癌可出现膀胱转移。

以下几种高危因素已经被证实与膀胱癌相关。工业致癌物暴露、吸烟、滥用镇痛药与尿路上皮癌风险升高相关。妇科肿瘤盆腔放疗也可能与膀胱癌高发相关。尿路血吸虫病与膀胱鳞状细胞癌相关；约50%的血吸虫病相关恶性肿瘤为鳞状细胞癌。膀胱慢性炎症及感染与神经源性膀胱相关，长期留置导尿管，膀胱憩室，或反复复发的膀胱炎也是导致膀胱黏膜鳞状上皮化生或癌变的高危因素。尿路上皮的异型性增生或发育不良被认为是一种癌前病变，而且某些上皮化生和增殖性膀胱炎（腺性膀胱炎）被认为是癌变的先兆。膀胱原发腺癌多发于脐尿管残端和膀胱外翻；然而，膀胱原发腺癌比膀胱转移性腺癌少见。

分期是膀胱癌患者最为重要的预后因素，在进行治疗前要先确定清楚。膀胱壁浸润深度是判断肿瘤复发、转移及生存的重要预测因素，表6-7呈现了Jewett-Strong-Marshall 和肿瘤-淋巴结-转移（TNM）两种分期系统的对比结果。其中，TNM分期被认为是膀胱癌分期的金标准，并且被广泛应用于临床实践。原位癌（CIS），又被称为扁平瘤或非浸润性扁平癌，是一种膀胱上皮的肿瘤性转变，没有侵犯膀胱腔或穿透基底膜进入固有层。非浸润性，或非肌层浸润性尿路上

表6-7 膀胱癌：Jewett-Strong-Marshall和TNM分期系统

Jewett-Strong-Marshall分期	TNM分期	描述
0	Tis	原位癌（扁平瘤）
0	Ta	乳头状瘤，非浸润性
A	T1	乳头状瘤，固有层浸润
B1	T2a	侵犯固有肌层浅层（内半层）
B2	T2b	侵犯固有肌层深层（外半层）
C	T3a	镜下可见侵犯膀胱周围脂肪
C	T3b	肉眼下可见侵犯膀胱周围脂肪（膀胱外肿瘤）
C	T4a	侵犯邻近脏器（前列腺，子宫，阴道）
C	T4b	侵犯盆壁或腹壁
D1	N1～N3	区域淋巴结（盆腔淋巴结） N1＝真骨盆区单个淋巴结转移（髂内，闭孔，髂外及骶前） N2＝真骨盆区多个淋巴结转移 N3＝髂总淋巴结转移
D2	M1	远处转移

皮癌（也被称为浅表性尿路上皮癌）指乳头状肿瘤局限于黏膜层或侵犯固有层但未侵犯肌层。约50%的非肌层浸润性乳头状癌（分期Ta或T1）和90%的CIS（分期Tis）患者在接受初始治疗后2年内出现复发。然而，复发通常可以通过经尿道膀胱肿瘤切除术来控制，仅有10%～15%的患者最终发展为肌层浸润性膀胱癌（分期T2）。肌层浸润性膀胱癌患者预后不佳。当在初次诊断出现肿瘤浸润膀胱肌层时，淋巴转移及远处播散通常会随之而来。5年生存率与肿瘤浸润深度密切相关；对于非肌层浸润性膀胱癌患者，5年生存率为30%～80%，而对于深肌层侵犯的患者，5年生存率仅10%～20%。肺及纵隔、肝、骨骼转移与局部复发一样，是导致肌层浸润性膀胱癌患者治疗失败的主要原因。

和预后一样，肿瘤侵犯膀胱壁的深度、局部转移以及远处转移的范围决定了膀胱癌的治疗方案。非肌层浸润性膀胱癌（分期Tis，Ta或T1）可以通过局部电切治疗。肌层浸润性膀胱癌（T2）和侵犯膀胱周围脂肪的膀胱癌（T3）需要进行膀胱全切，如果局部或远处转移范围较广泛，需要进一步行辅助放疗或化疗。

腹部X线片对于膀胱癌的诊断价值有限，但是可以诊断出0.7%～6.7%乳头状膀胱肿瘤合并钙化的患者。

当怀疑膀胱癌时需要进行IVU检查。虽然对于小体积膀胱癌的诊断能力有限，但是可以协助诊断是否同时存在上尿路肿瘤。

在大多数的医疗中心，CT尿路造影检查已经取代IVU检查，某种程度上可能是因为其应用较为广泛，而且对尿路上皮肿瘤的分期能力较高（评估腺性疾病和转移性疾病）。标准的膀胱造影、排尿期膀胱造影，以及IVU的膀胱显影期对于膀胱肿瘤诊断的敏感性较低。在某项研究中，仅有60%的膀胱肿瘤被标准的尿路成像技术检出。然而，CT尿路造影诊断膀胱癌的敏感性高达79%。

虽然MRI也能对已知或可疑的尿路上皮癌患者进行评价，但是其诊断尿路上皮肿瘤的敏感性尚未确定。MRI的优势在于没有电离辐射，因此可用于特定人群的检查，例如孕妇或儿童。与CT相比，MRI空间分辨率较低，但是组织分辨率较高，这样可能对膀胱癌的局部分期有所帮助。

鉴于目前诊断膀胱肿瘤影像学技术的局限性，膀胱镜检查仍然是评估膀胱肿瘤的金标准。对于膀胱癌的诊断，膀胱镜检查的敏感性和特异性分别为95%和93%。膀胱镜检查还可以同时进行肿瘤活检以及膀胱肿瘤电切。当前的影像学技术，尤其是CT和MRI，对于上尿路的评估作用更加重要和显著。

当传统的尿路造影检查发现膀胱癌时，通常可以看到形状不规则、息肉状或无蒂的充盈缺损（图6-4）。造影早期和排空后的膀胱影像可能有所帮助。膀胱

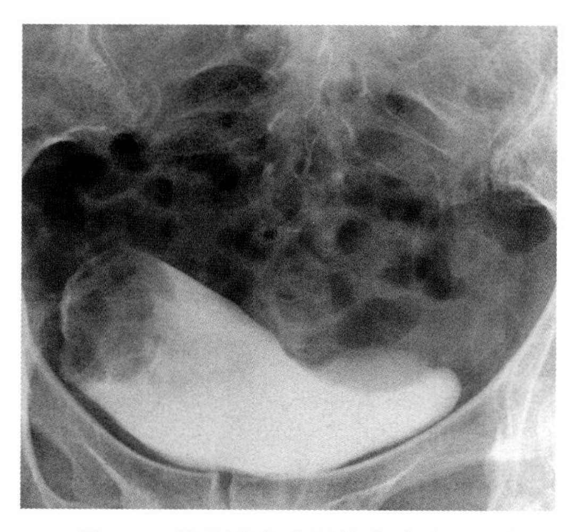

图6-4　静脉尿路造影检查膀胱显影期可见膀胱侧壁一个凸入膀胱的体积较大的息肉样肿物。手术证实该肿物为非肌层浸润性乳头状尿路上皮癌（浅表性癌）

三角区及膀胱后外侧壁为尿路上皮癌高发部位；仅有2%的膀胱癌发生于膀胱憩室。膀胱壁浸润是指膀胱壁增厚及舒张性下降。输尿管膀胱连接部梗阻，以及输尿管扩张积水通常提示肿瘤的肌层侵犯（图6-5）。进行尿路造影检查的另外一个原因为可以检查是否合并上尿路多发病灶，以及继发于输尿管开口梗阻的肾积水（图6-6）。原发膀胱肿瘤同时和相继出现上尿路肿瘤的概率约分别为2%和4%（图6-6和图6-7）。同时或相继合并上尿路

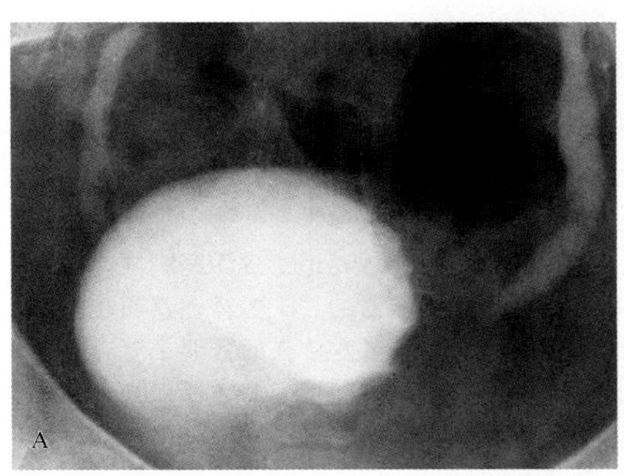

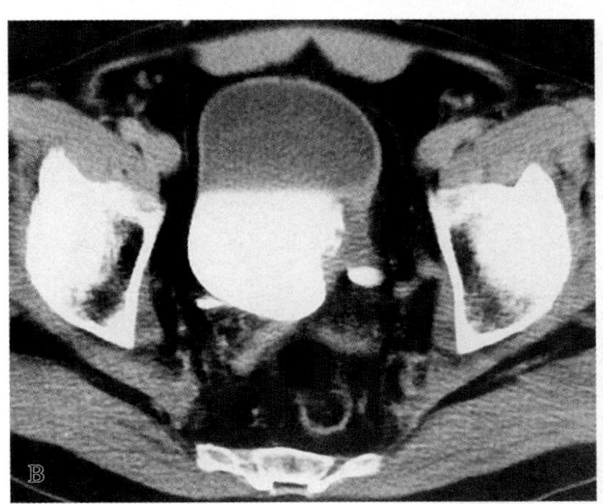

图6-5　静脉尿路造影（IVU）及CT提示肌层浸润性膀胱癌。A. IVU可见膀胱侧壁宽基底无蒂的充盈缺损，边缘呈分叶状。左侧输尿管无症状性扩张。B. CT证实膀胱癌起源于左侧输尿管膀胱连接处（UVJ），密度稍微低于正常膀胱壁。UVJ处输尿管梗阻提示肿瘤肌层侵犯（Case courtesy Mark S. Ridlen，M.D.）

肿瘤的患者出现膀胱癌多发和复发的风险较高。

超声检查偶尔被用于评估位于膀胱壁和膀胱腔内的病变。精细的技术以及膀胱充分的扩张对于经腹超声检查至关重要。肿瘤的位置及大小对于超声检查影响较大。直径超过1cm以及远离膀胱颈区域的肿瘤更容易被超声探及，而且检出率相对较高，高达85%（图6-8）。与扁平瘤相比，乳头状肿瘤的检出率更高。直径超过3cm或存在钙化灶的肿瘤更易被过度分期。超声检查的局限性在于其对于膀胱壁侵犯程度的判断能力有限，而且通常不能检查出淋巴结转移。膀胱壁水肿、膀胱壁褶皱、炎症、逼尿肌增生、血凝块，以及术后改变均可以进一步的降低超声对于膀胱恶性肿瘤检查及分期的特异性（图6-9）。

CT和MRI可以对膀胱肿瘤进行分期。膀胱肿瘤可以表现为乳头状肿物凸入膀胱（图6-10），无蒂肿块或膀胱壁局部增厚，浸润性肿块侵入膀胱周围脂肪或侵犯盆腔邻近脏器。虽然CT检查原发性膀胱肿瘤的总体敏感性高达79%，但是对于膀胱颈部及顶壁肿瘤的识别较为困难。CT的另一个局限性在于很难将膀胱炎症、术后改变、放疗后水肿或纤维化改变与膀胱肿瘤相区别（图6-11）。另外，CT也不能精确的评估肿瘤侵犯膀胱壁深度（图6-12）。大多数文献报道，CT并不能对局限于膀胱壁的肿瘤进行精确的分期（Tis-T2b）。虽然影像学检查不可能分辨出显微镜下膀胱周围脂肪侵犯的病变（T3a），但是多数中心将显微镜下膀胱周围脂肪侵犯且无其他盆腔脏器侵犯的肿瘤当作T2b期肿瘤，进行膀胱全切及淋巴结清扫。影像上，邻近肿瘤的膀胱周围脂肪密度升高（膀胱周围脂肪中断）可能是炎症反应，而不是肿瘤膀胱外侵犯。T2期与T3期肿瘤可相互

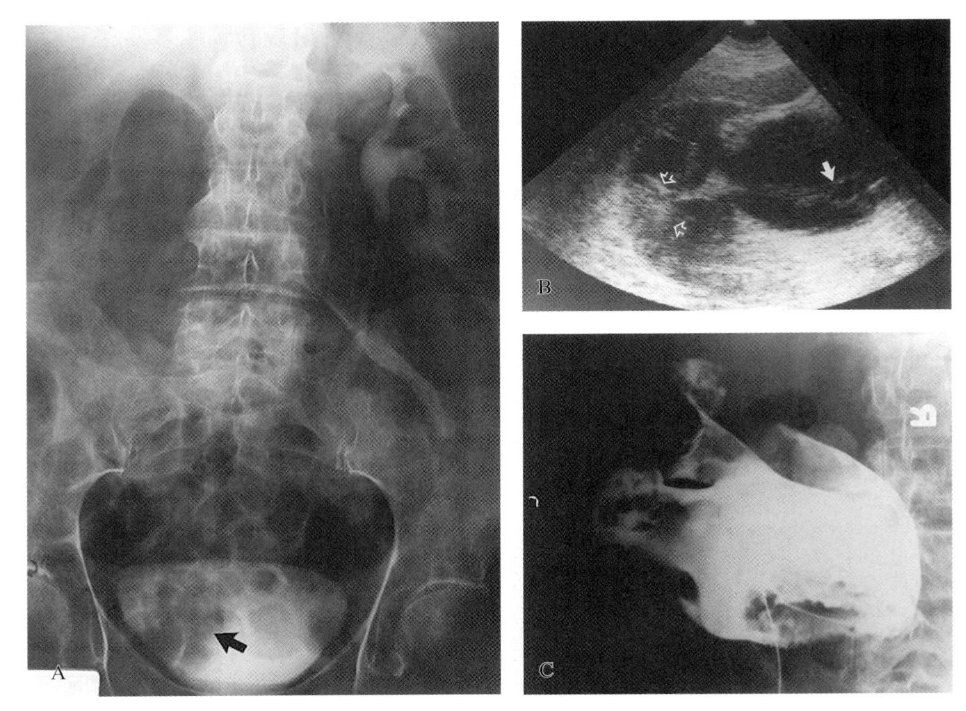

图6-6　上尿路和下尿路同时出现尿路上皮癌。A.前后位，尿路造影提示膀胱内体积大的分叶状充盈缺损（箭）。检查时右肾及输尿管是透亮不显影的。B.右肾横断面超声影像上可见显著扩张的肾盂中存在等回声的肿块（实箭）及多发扩张的肾盏（空心箭）。C.顺行肾盂造影检查提示扩张的集合系统中多个不规则充盈缺损。肾盂输尿管连接部完全梗阻。肾输尿管切除术证实存在多发的尿路上皮癌

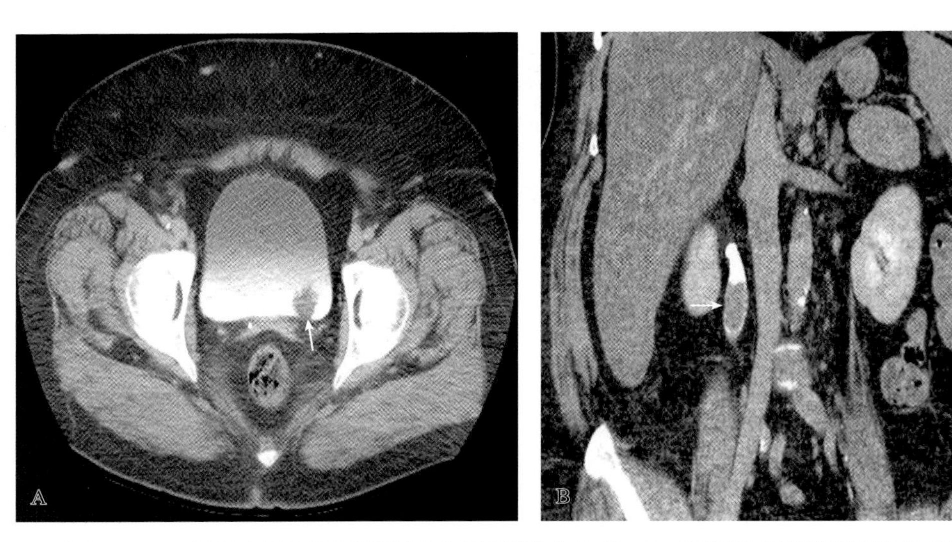

图6-7　CT显示上尿路及下尿路同时出现尿路上皮癌。A. CT尿路造影排泄期轴位像显示膀胱左后壁水草样肿物（箭）；B. 冠状重建像，右侧近段输尿管显示充盈缺损（箭）。手术证实为上尿路与下尿路同时出现尿路上皮癌

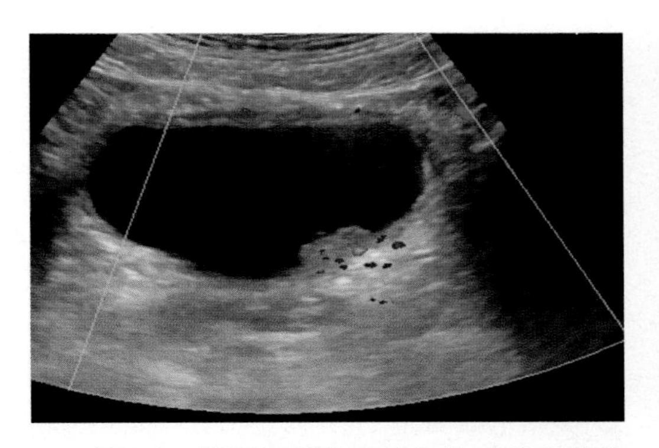

图6-8　接受长期免疫抑制治疗的心脏移植患者，彩色多普勒超声检查可见膀胱左后壁乳头状肿物，肿物内可见血流信号。经尿道肿瘤电切术证实为高级别乳头状尿路上皮癌

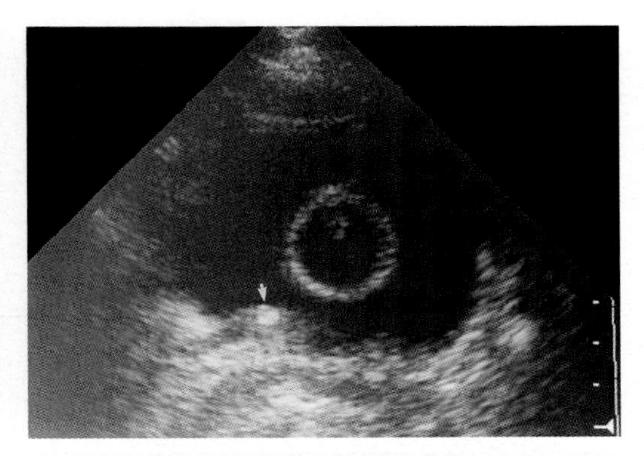

图6-9　继发于结石的输尿管膀胱连接部（UVJ）水肿。无痛性肉眼血尿的成年人患者，静脉尿路造影（未显示）提示膀胱可疑充盈缺损，合并右侧输尿管轻度扩张。膀胱超声检查提示UVJ处小结石（箭头）周围膀胱壁水肿，影像学与局部膀胱肿物相似。膀胱内可见Foley尿管

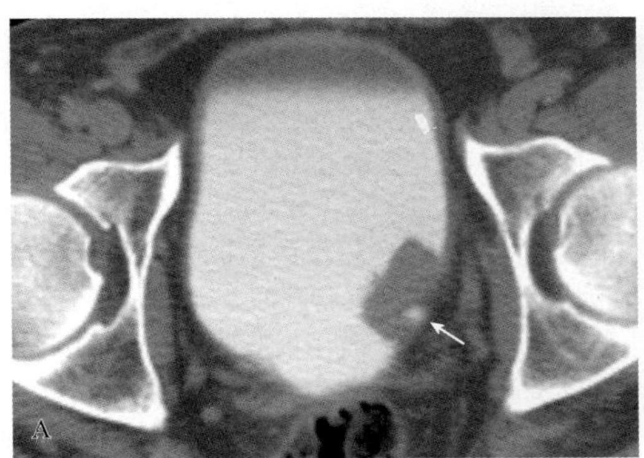

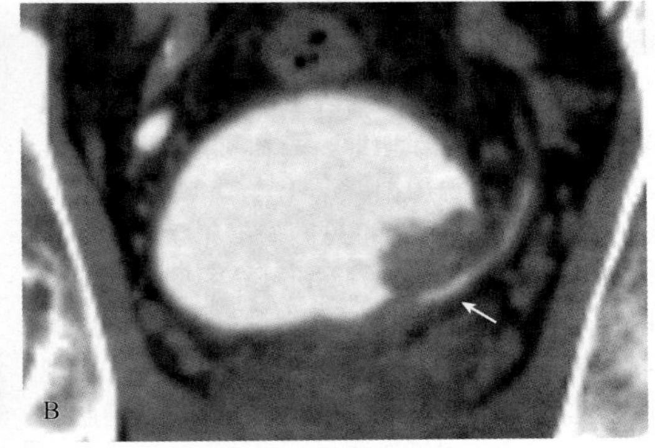

图6-10　膀胱癌CT表现。CT尿路造影排泄期轴位像（A）和冠状位像（B）显示乳头状肿物包绕左侧输尿管膀胱连接处（箭），但没有造成梗阻。活检证实为尿路上皮癌

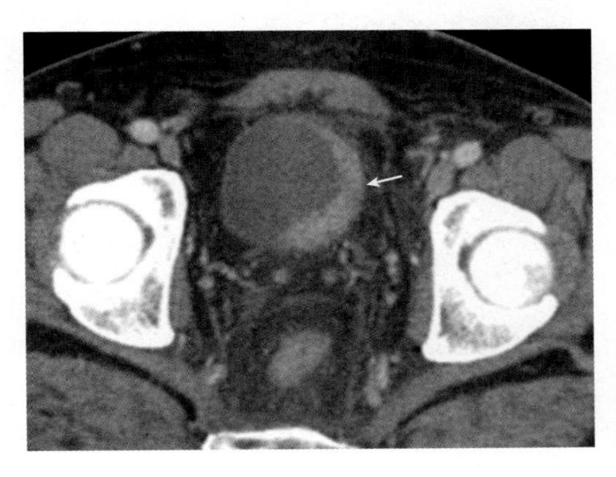

图6-11　结肠癌患者接受化疗后出现血尿。CT上，可见膀胱左侧壁不均匀肿块样增厚（箭）。膀胱镜诊断为出血性膀胱炎。浸润性膀胱癌可出现相同的表现

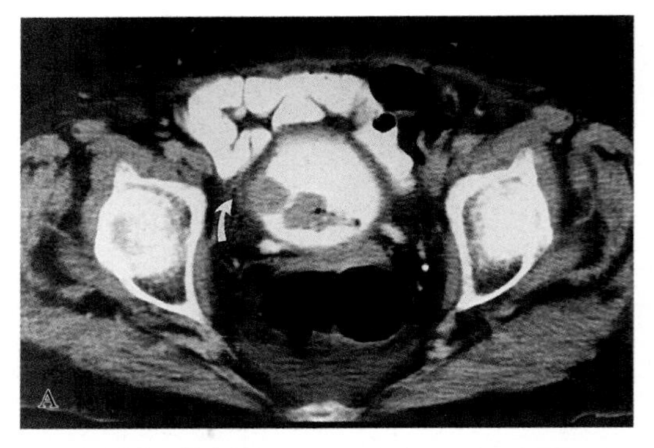

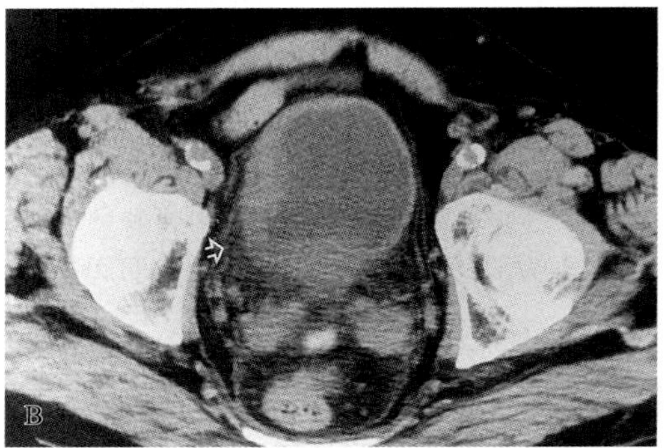

图6-12 CT对膀胱癌浸润深度进行分期。A.膀胱下侧壁局部增厚，表面可见带蒂肿物。邻近肿物的膀胱周围脂肪（弯箭）密度升高。经过膀胱全切手术，可见肿瘤侵犯膀胱周围脂肪组织（T3期）。B.膀胱下侧壁可见一个宽基底，不带蒂肿物。膀胱肿物侧方及后方的膀胱周围脂肪密度增加（空心箭）。手术后，发现肿瘤侵犯深肌层，但是没有侵犯膀胱周围脂肪（T2b期）

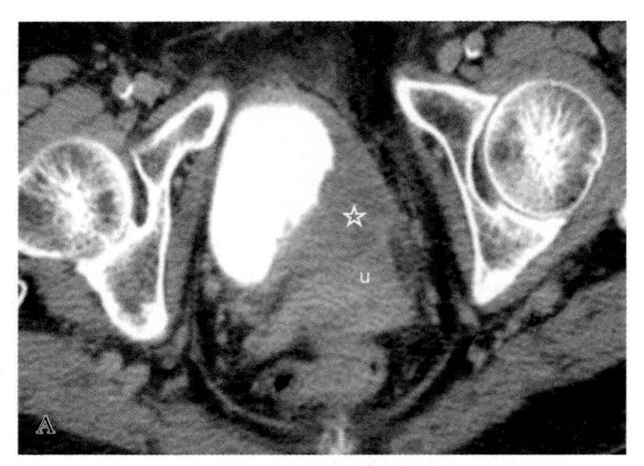

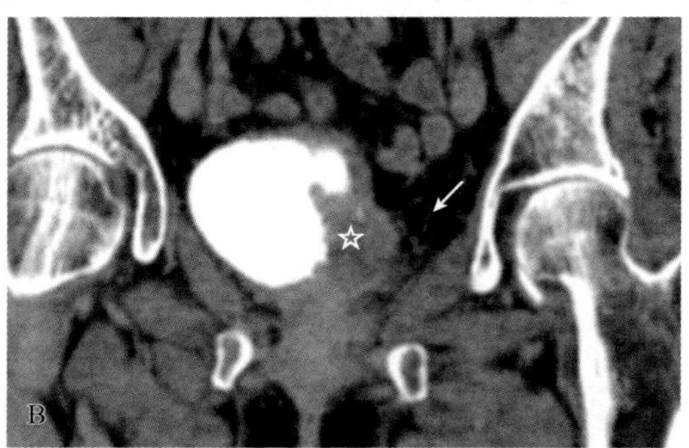

图6-13 T3期膀胱癌。A.血尿患者CT显示膀胱左侧壁巨大肿物（星号），肿瘤直接侵犯膀胱外脂肪，膀胱与子宫（u）之间的脂肪间隙消失。B.冠状位重建像提示膀胱左侧壁不规则包块，继发于浸润性膀胱癌（星号），肿瘤侵犯膀胱周围脂肪。膀胱周围脂肪（星号）中可见肿瘤浸润，对于某些病例，也可以是反应性增生或炎性改变；这是导致膀胱肿瘤过度分期或过低分期的潜在因素

重叠，因此很难将二者区分开来。T2期肿瘤通常容易被过度分期，而T3期肿瘤通常被低估（图6-8）。当膀胱肿瘤直接侵犯膀胱周围脂肪，或膀胱与盆腔脏器之间的脂肪层消失，或当出现邻近膀胱肿瘤的膀胱外结节或肿块时，影像学诊断T3期肿瘤会更加精确（图6-13）。总体上看，CT检查对于膀胱癌分期的总体准确率为40%～90%，中位准确率为75%。

膀胱癌淋巴结侵犯的识别主要依靠淋巴结体积（图6-14），因此CT检测膀胱癌淋巴结转移的准确率为50%～90%。当

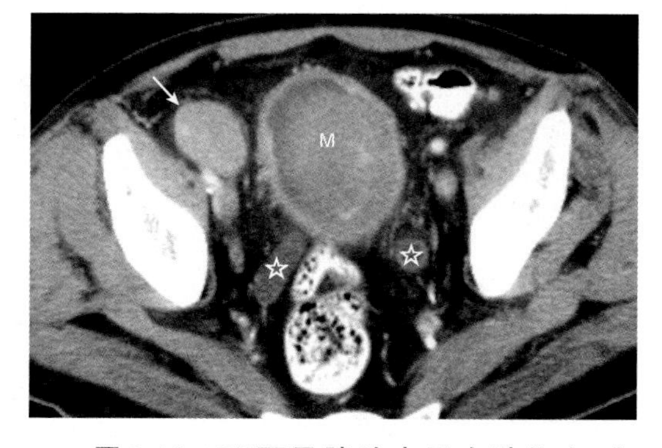

图6-14 CT可见膀胱内巨大肿物（M），肿物阻塞双侧输尿管（星号），右侧髂外血管旁可见肿大的髂外淋巴结（箭）。这多见于肌层浸润性膀胱癌的转移灶

淋巴结最大径长度超过13mm且最大短轴直径超过10mm考虑为淋巴结转移。然而，增大的淋巴结并不代表转移，而且，与之相反的是，体积正常的淋巴结也可能是肿瘤转移。正电子发射断层扫描（PET-CT）可能有助于膀胱癌的分期，因为对于未经治疗的转移性尿路上皮癌患者，其检测淋巴结转移的敏感度为76.9%，特异度为97.1%。对增大的或临界体积的淋巴结进行经皮细针穿刺活检能使淋巴结分期更加准确。

MRI避开了与CT相关的几项不足之处，显示了更加准确的膀胱癌分期能力。这主要归功于MRI较高的软组织分辨率，并可以呈现膀胱壁的不同层面。在T_2WI像上，膀胱固有肌层为低信号带。虽然对于肌层侵犯深度的精确评估较为困难（浅肌层侵犯 vs. 深肌层侵犯），但是MRI能够将局限于黏膜层或黏膜固有层的非肌层浸润性膀胱癌与肌层浸润性膀胱癌区分开来（图6-15），而且也可以较为准确的将局限性膀胱癌与膀胱外侵犯的膀胱癌区分开来（图6-16）。

一项研究报道MRI区分非肌层浸润膀胱癌与肌层浸润性膀胱癌的准确率为85%，而区分器官局限性病变与非器官局限性病变的准确率为82%。其他研究报道的准确性更高。肌层浸润性膀胱癌能够通过经尿道膀胱肿物活检来诊断；然而，膀胱镜检查和活检并不能用于评估膀胱外侵犯。肌层浸润及膀胱外侵犯是两个决定患者预后及指导治疗方案制订的重要因素。

一般情况下，膀胱MRI检查需要相控阵盆腔线圈。然而，当应用直肠线圈后可以提供信噪比更加优异的膀胱颈及膀胱底影像，但是大多数的医疗机构并不常规开展这项技术。非增强T_2加权快速自旋回波成像通常用于显示膀胱壁，使尿液充

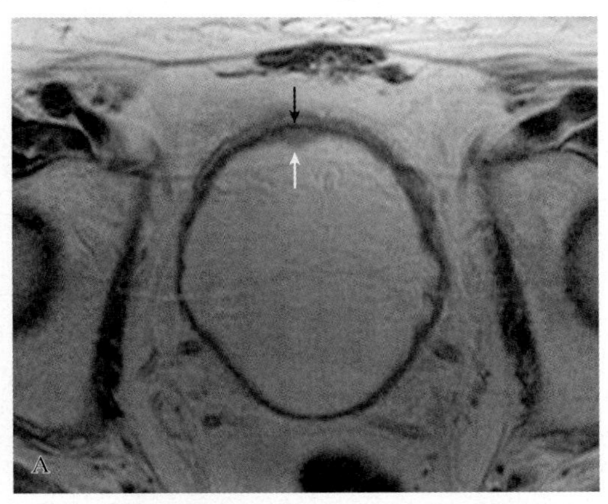

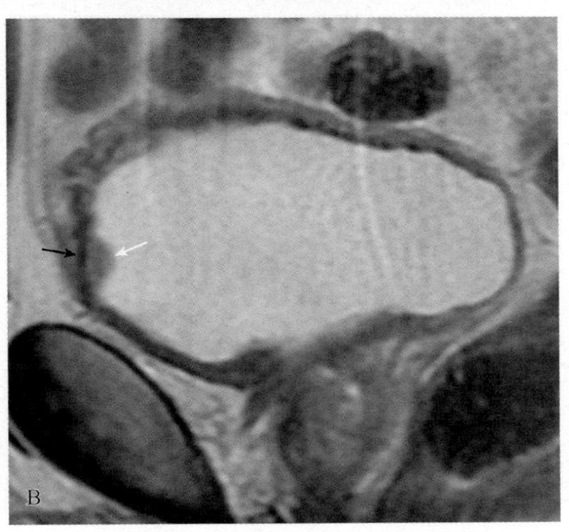

图6-15　非肌层浸润性膀胱癌（浅表性癌）的磁共振检查（MRI）。T_2WI轴位（A）和矢状位（B）可见体积较小突入膀胱腔内的肿物（白箭）。可见T_2等信号的固有肌层（黑箭）信号不连续。手术证实为非肌层浸润性乳头状尿路上皮癌

盈的膀胱腔与膀胱壁软组织信号形成对比（图6-15）。另外，在T_1加权自旋回波成像中，高信号的膀胱周围脂肪与中等信号强度的膀胱壁之间形成明显的对比，能够使膀胱轮廓更加清晰（图6-17）。非增强T_1加权成像中，与膀胱壁相比，大多数膀胱肿瘤为等/稍高信号，与膀胱周围脂肪相比为低信号（图6-17）。T_2加权像上，与膀胱壁相比膀胱肿瘤为典型的高信号，与膀胱周围脂肪及尿液相比为低信号（图

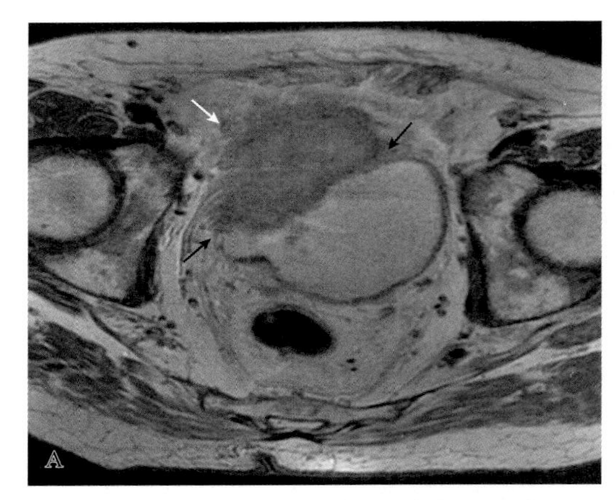

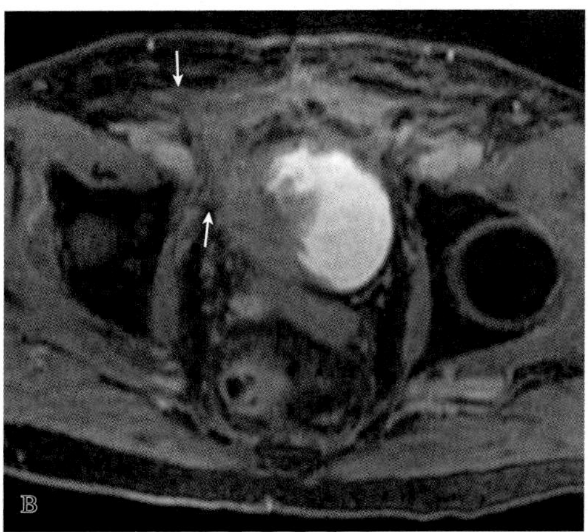

图6-16　MRI膀胱癌膀胱外侵犯。A.高分辨率T_2WI轴位像显示膀胱内巨大肿物侵犯膀胱周围脂肪（白箭）。膀胱固有肌层T_2等信号连续性中断（黑箭之间），提示肿瘤肌层侵犯。B. T_1WI增强检查延迟期显示膀胱肿物侵犯盆壁及腹侧腹壁（白箭）

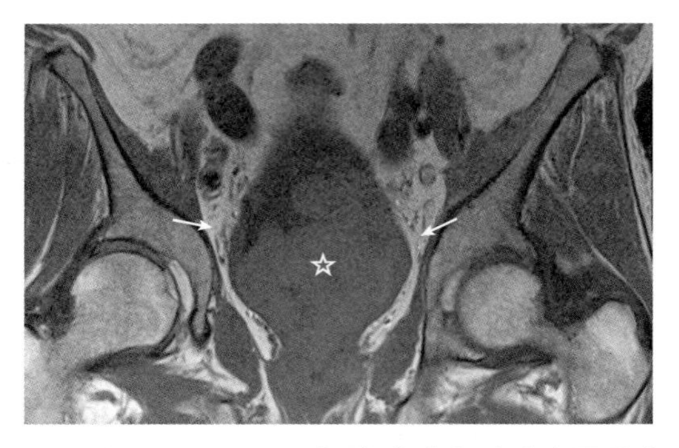

图6-17　T_1WI，与膀胱壁和肿瘤（星号）相比，膀胱周围脂肪呈较高信号（箭），使膀胱轮廓凸显出来。没有证据显示该肌层浸润性膀胱癌患者存在膀胱周围脂肪侵犯

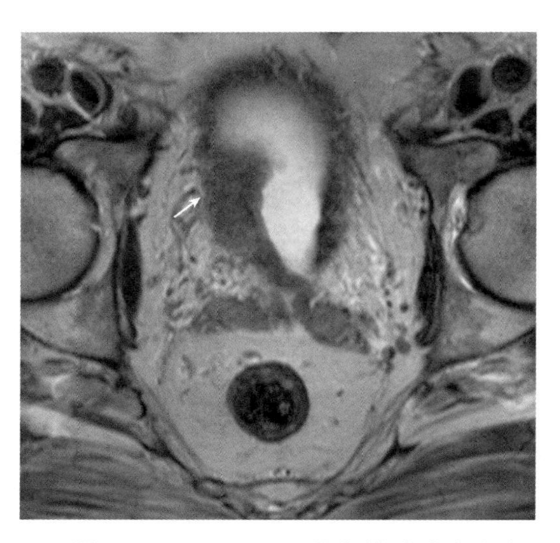

图6-18　T_2WI，肌层浸润性膀胱癌患者，膀胱右后侧壁可见肿块影（箭），较膀胱壁稍高信号，较膀胱周围脂肪及尿液稍低信号

6-18）。虽然当前的检查技术对于膀胱肿瘤肌层浸润深度（浅肌层 vs. 深肌层）的评估价值有限，在T_2加权像上，膀胱肿瘤深肌层侵犯可能表现为低信号的膀胱壁局部或广泛的信号中断。当肿瘤侵犯膀胱周围脂肪时，可表现为高信号的脂肪中存在局部或广泛的低信号肿瘤浸润（图6-16和图6-19）。同样的，当发现膀胱壁的肿块侵犯邻近盆腔脏器（T4a期）或盆壁（T4b期）时，提示肿瘤侵犯邻近组织结构（图6-16B）。

膀胱MRI动态增强扫描对于膀胱肿瘤检测及分期的有效性并没有得到证实，少量的研究认为，与MRI平扫相比，MRI动态增强扫描可以提高准确性，但是有的研究却得出相反的结论。膀胱肿瘤和膀胱黏膜及黏膜下层一样，比膀胱肌层更早强化，这有助于分辨非肌层浸润性膀胱肿瘤（图6-20）。造影后的延迟期图像中尿液表现为高信号，这样可以更好地显示膀胱

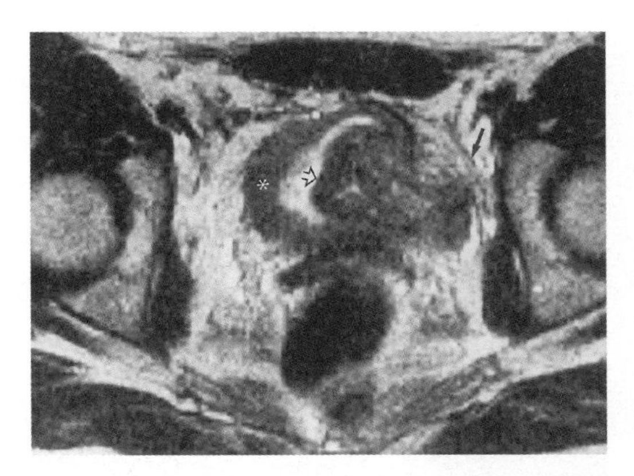

图6-19 尿路上皮癌膀胱周围脂肪侵犯MRI表现。轴位T_2WI显示膀胱壁弥漫性增厚（星号）。膀胱巨大肿物（空心箭）广泛侵袭膀胱周围脂肪（箭），并侵犯左侧盆壁

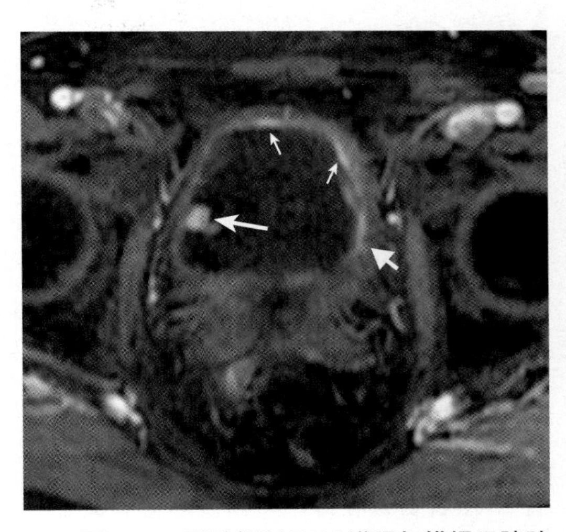

图6-20 脂肪抑制T_1WI增强扫描提示膀胱右侧壁明显强化的乳头状肿物（长箭），未见肌层侵犯。膀胱黏膜及黏膜下强化程度与膀胱肿瘤相似（短箭）；然而，相比于肿瘤、黏膜及黏膜下层，膀胱固有肌层（小箭）呈低度强化。膀胱镜下手术切除证实为非肌层浸润性尿路上皮癌

内肿瘤。因此，增强MRI可以提高小肿瘤（直径）的检出率。在静脉注射钆对比剂后，也有助于区分坏死灶与存活的肿瘤组织。

与CT检查相似，MRI诊断淋巴结转移主要依赖于淋巴结体积。总体上讲，MRI对于膀胱肿瘤分期的准确性要优于CT；然而，对于区域淋巴结转移分期的准确性二者相似。对于某些病例，PET-CT或活检对于淋巴结转移的确诊可能更加有用。CT和MRI对于远处转移的诊断同样优异（图6-21）。

2.膀胱良性肿瘤　尿路上皮乳头状瘤（移行细胞）是一种较为罕见的尿路上皮肿瘤，很难与低级别乳头状尿路上皮癌相鉴别。这类肿瘤通常孤立存在，大多数直径为0.5～2cm。乳头状瘤通过一条较细的蒂与膀胱黏膜相连（图6-22）。手术切

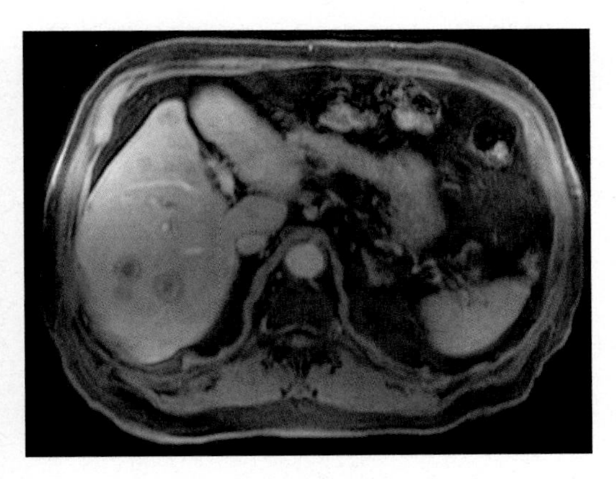

图6-21 肌层浸润性膀胱癌患者，脂肪抑制T_1WI增强扫描可见肝多发转移灶

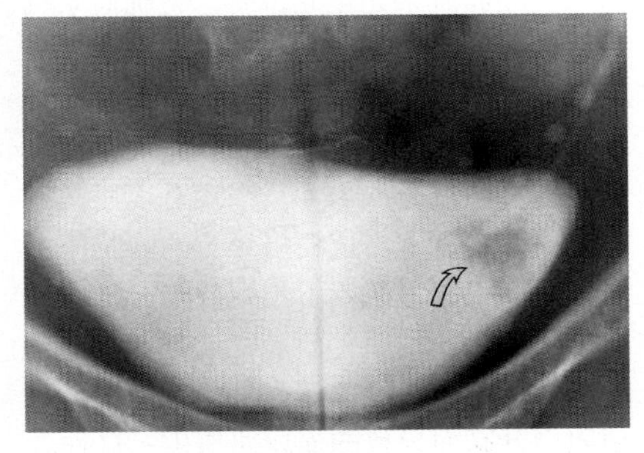

图6-22 尿路上皮（移行上皮）乳头状瘤。膀胱呈倒锥形，膀胱近左侧输尿管膀胱连接处可见局部分叶状充盈缺损（弯箭）。对于这种罕见的良性肿瘤，尚无特异性的影像学表现，难与乳头状尿路上皮癌相鉴别

除是主要的治疗手段，因为如果不进行治疗，将近10%的乳头状瘤最终可能会发展为具有侵袭性的尿路上皮癌。

平滑肌瘤是膀胱最为常见的间质来源肿瘤。平滑肌瘤多呈现为孤立的，边界清晰的膀胱内肿块，体积可长达数厘米。膀胱腔内生长最为常见，膀胱外生长和黏膜下生长次之。平滑肌瘤有包膜包绕，通常呈椭圆形。MRI可以看到肿瘤位于黏膜下层，深部的肌层未受侵犯。MRI T_2加权像上，平滑肌瘤呈现为低信号，可与高信号的囊变区域（组织退化形成）相鉴别。

其他膀胱良性肿瘤为副神经节瘤（嗜铬细胞瘤；图6-23）、血管瘤、脂肪瘤、神经纤维瘤、错构瘤、孤立性纤维瘤以及肾源性腺瘤，所有的这些肿瘤都较为罕见。

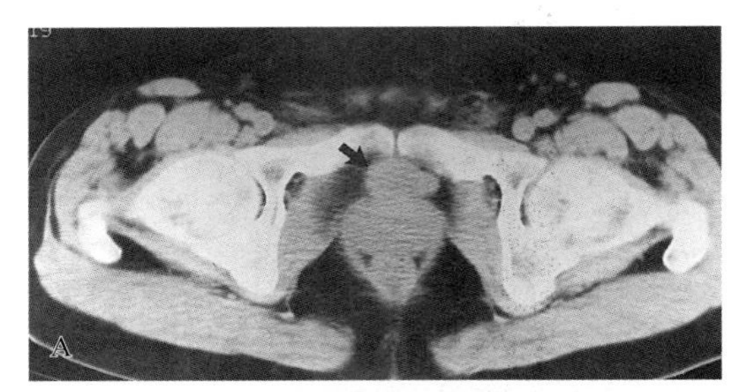

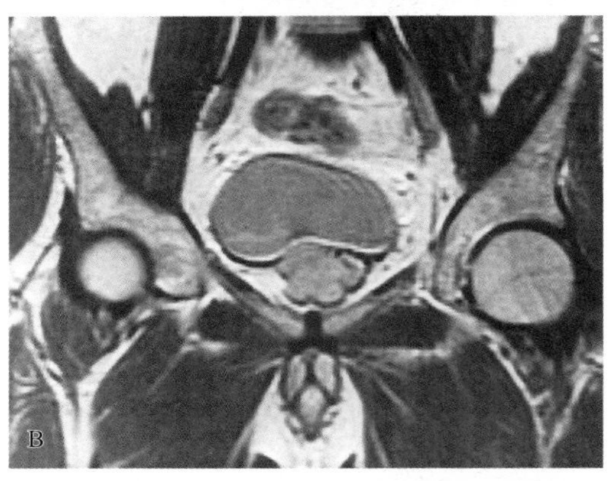

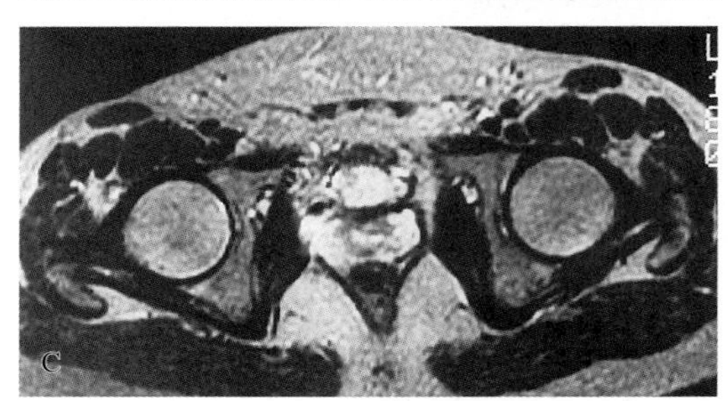

图6-23　膀胱副神经节瘤（嗜铬细胞瘤）。患者自诉在排尿时出现心悸和头晕症状。A. CT可见前列腺尖部前方软组织肿块（箭）；B.冠状位自旋回波T_1WI影像上，可见起源于膀胱基底部的分叶状肿物；C. T_2WI，肿物信号高于脂肪组织，与前列腺尖部外周带等信号

（二）膀胱壁弥漫性增厚

膀胱壁增厚最常见的原因就是膀胱挛缩、膀胱炎以及膀胱小梁形成（表6-8）。

表6-8　膀胱壁弥漫性增厚的病因

常见
膀胱未充盈
膀胱小梁形成
膀胱炎
不常见
血尿或水肿
肿瘤浸润

1.*膀胱小梁形成*　膀胱壁小梁形成最常见于慢性膀胱出口梗阻或神经源性膀胱的患者。膀胱尿液充盈时，膀胱小梁的影像学表现为膀胱腔内轮廓不规则充盈缺损。当膀胱未完全充盈时，膀胱逼尿肌收缩或舒张不全导致的膀胱壁增厚是正常的。膀胱测压检查显示小梁形成与逼尿肌不稳定密切相关，定义为膀胱充盈过程中压力上升超过15cmH_2O。当没有逼尿肌不稳定时，膀胱流出道梗阻导致的膀胱压力升高也会引起逼尿肌不规则收缩，从而形成膀胱小梁。

膀胱小梁曾经被认为是由于膀胱流出道阻力升高而导致的逼尿肌增生。这种看法是基于膀胱小梁与膀胱出口梗阻的密切关系，特别是良性前列腺增生。然而，膀胱小梁组织学研究显示为逼尿肌中结缔组织浸润，而不是肌肉的增生。

良性前列腺增生是导致膀胱出口梗阻及膀胱壁弥漫性增厚的最常见原因（图6-24），虽然前列腺腺癌及前列腺炎也会导致前列腺尿道狭窄。尿道狭窄是导致膀胱出口梗阻的另一个因素。除了膀胱壁增厚及小梁形成以外，其他几种影像学表现也能提示前列腺引起的膀胱出口梗阻（图6-25）。影像学表现包括前列腺压迫膀胱基底部，膀胱三角区升高引起的输尿管膀胱壁内段弯曲或J形纡曲，以及膀胱残余尿增多。

2.膀胱炎 膀胱炎是膀胱壁的炎症反应，可以是局部炎症或弥漫性炎症。为了简化讨论，根据病因学对膀胱炎进行分类（表6-9）。膀胱炎的命名通常联合临床症状的描述，尤其是当病因多样或未知时（表6-10）。例如，病毒性、放射性或环磷酰胺膀胱炎可能被描述为出血性膀胱炎（如伴随明显或频发肉眼血尿的膀胱炎；见图6-11）。滤泡性膀胱炎指膀胱壁局部滤泡水肿（图6-26）。息肉样膀胱炎是指膀胱腔内尿路上皮反应性增生，如同息肉样生长（息肉样假瘤）。囊性膀胱炎及腺性膀胱炎是指一种特有的慢性膀胱炎组织学类型，将其描述为一种尿路上皮化生可能会更加确切。其可以表现为结节状或肿块状，可能会被误诊为恶性肿瘤（图6-27）；然而，由于组织学活检缺乏细胞异型性，并且存在不完整的肌层组织，因此能够与恶性肿瘤相鉴别。腺性膀胱炎

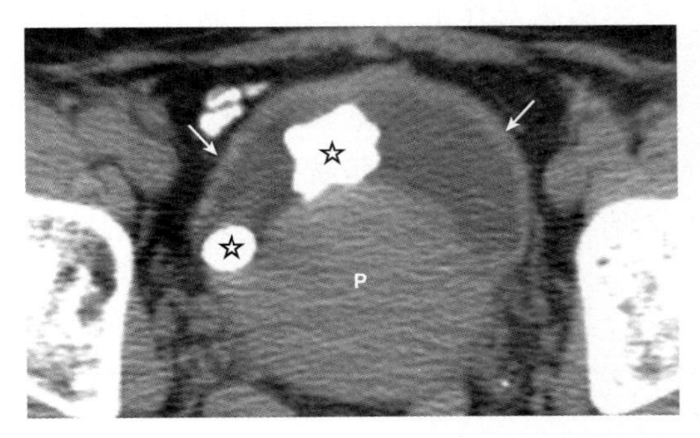

图6-24 CT显示前列腺（P）增生明显的患者膀胱出口梗阻，导致膀胱壁弥漫性增厚（白箭）。由于慢性尿潴留，促使膀胱结石形成（星号）

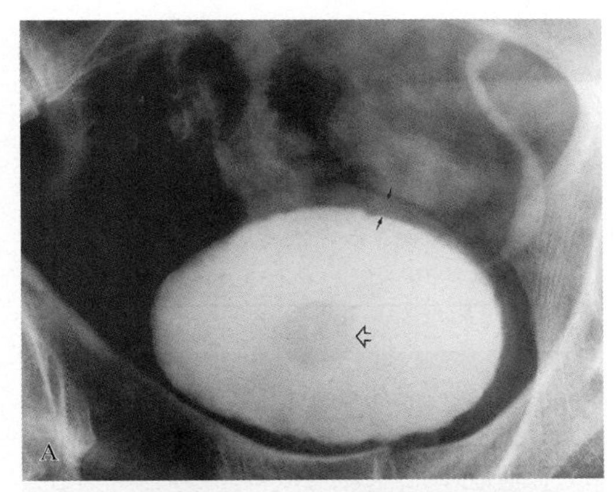

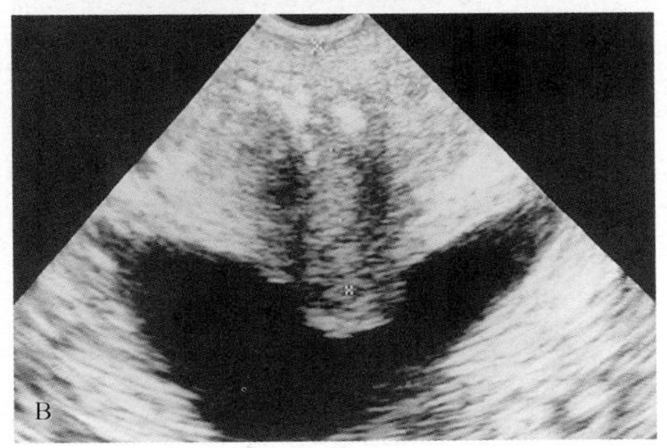

图6-25 良性前列腺增生导致膀胱壁小梁形成。A.静脉尿路造影检查显示膀胱呈现倒锥形，膀胱壁弥漫性增厚（小箭）。膀胱基底部可见局部圆形充盈缺损（空心箭）。B.膀胱超声横断面可见前列腺中叶增生并凸入膀胱，形成膀胱内圆形充盈缺损

表6-9 膀胱炎病因学分类

膀胱炎病因学分类
感染
细菌性（软斑病）
病毒性
寄生虫性（血吸虫）
真菌性（念珠菌病）
非感染
刺激性或机械性（异物，如Foley尿管或膀胱结石，或膀胱周围炎症形成）
中毒（环磷酰胺及异环磷酰胺）
放射反应
过敏反应（间质性；嗜酸性粒细胞性）

表6-10　膀胱炎临床病理学描述

急性
慢性
出血性
大疱性
气肿性
息肉状
囊性膀胱炎
腺性膀胱炎
鳞状上皮化生
结痂性膀胱炎

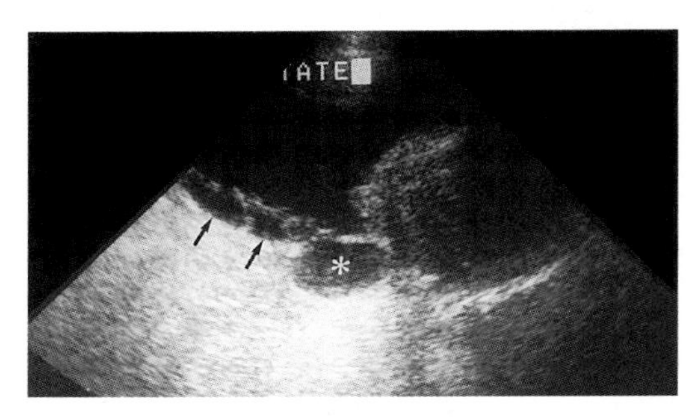

图6-26　膀胱超声矢状位上可见大疱性膀胱炎。良性前列腺增生的老年患者出现严重的盆腔疼痛。超声显示膀胱小梁间多发低回声区域（箭）。膀胱镜检查，提示为大疱性膀胱炎继发水肿（星号＝小囊）

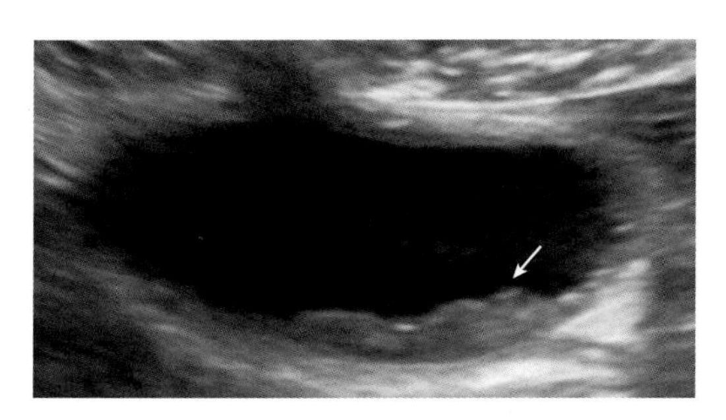

图6-27　肾结石、血尿反复复发的患者，膀胱超声显示膀胱左后壁（箭）肿块样增厚。膀胱镜活检提示腺性膀胱炎。影像学表现难以与尿路上皮癌相鉴别

（肠型）与膀胱腺癌发病风险升高相关，因此这类患者应接受密切监测。

另一个常用于描述膀胱炎的方法就是疾病持续时间。急性膀胱炎指近期出现症状的膀胱炎症并且持续时间较短。膀胱影像学检查通常为正常结果，尽管膀胱镜检查异常，例如出现膀胱溃疡、瘀点或红斑。慢性膀胱炎提示病程时间较长（数月至数年），导致膀胱壁增厚以及膀胱容量减少。慢性膀胱炎患者的膀胱容量顺应性通常会下降，膀胱内压力的升高可能会导致输尿管扩张及膀胱输尿管反流。

虽然炎症总是影响整个膀胱壁（全膀胱炎），但是膀胱炎偶尔也可表现为局部影像学改变。结果可能是局部病变，其与膀胱癌难以区分（表6-11，图6-27）。典型的例子就是滤泡性水肿，通常伴随全膀胱炎。机械刺激性膀胱炎通常由异物刺激导致，例如导尿管，也可以表现为局部病变。

（1）感染性膀胱炎：在发达国家，细菌性膀胱炎是最常见的感染性膀胱炎。病原体通常为大肠埃希菌、克雷伯杆菌及铜绿假单胞菌。细菌性膀胱炎通常发生于性活跃的女性，可能是由于阴道的正常定植菌在尿路逆行性感染。对于女性患者，并不推荐进行常规影像学评估，除非膀胱炎反复复发或难以根治。对于男性患者，膀胱炎通常合并膀胱出口梗阻，多数继发于良性前列腺增生。尿道结石、尿道狭窄、导尿管留置也是导致膀胱炎好发的因素。对于初次发作的男性细菌性膀胱炎患者，需要进行膀胱和尿道的影像学评估，以排除下尿路畸形或梗阻。对于大多数急性细菌性膀胱炎患者，膀胱造影、超声或CT检查多为正常结果。然而，少数细菌性膀

表6-11　膀胱炎患者膀胱壁异常

大疱性膀胱炎
癌前病变
息肉状假瘤
囊性膀胱炎或腺性膀胱炎
软斑病

胱炎可伴随膀胱壁增厚，可表现为不规则状或结节状病变（图6-28）。膀胱壁水肿在超声上表现为低回声影像，CT上表现为低密度。气肿性膀胱炎，为一种少见的细菌性膀胱炎表现，这种疾病将在后面的章节中进行讨论。

一种不常见的反复复发的细菌感染为软斑症，肉芽肿性炎症的形成将影响膀胱及远端输尿管。这种疾病多见于免疫抑制的患者以及合并糖尿病的患者，并且与尿路大肠埃希菌感染相关。软斑症的发病机制与巨噬细胞溶酶体功能缺陷相关，从而导致机体对尿路感染反应迟钝或无效。组织学水平，巨噬细胞中可见嗜碱性包裹体（软斑症小体）。膀胱镜下可见膀胱表面形成柔软的黄斑。影像学方面，软斑症通常表现为多发无蒂的充盈缺损，直径为5～10mm。这些扁平的病变可出现中央脐凹征，提示膀胱基底的侵犯。当在下端输尿管发现软斑症时，这可能是毗邻区域的狭窄。这种影像学表现可能会与肿瘤相混淆。

病毒性膀胱炎最常见于儿童以及免疫抑制的患者，罕见于免疫功能健全的

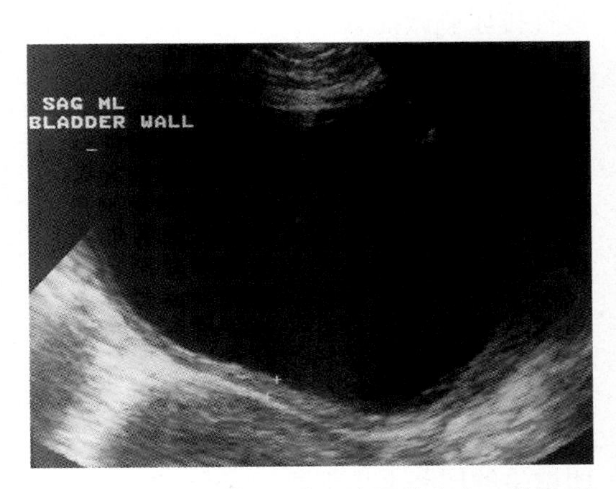

图6-28 排尿困难、脓尿的患者，膀胱超声矢状位可见膀胱壁弥漫性增厚。无法确定是否为正常膀胱壁增厚；然而，总体上来说，正常情况下舒张的膀胱壁厚度为1～3mm，但如果厚度超过5mm则考虑为异常增厚

成年人。常见的病原体包括腺病毒、BK多瘤病毒、巨细胞病毒、疱疹病毒、John Cunningham病毒，尤其是多见于骨髓移植或器官移植的患者。患者多为排尿困难及肉眼血尿的症状，表现为出血性膀胱炎。影像学通常提示侵袭性膀胱炎改变。膀胱容量明显减少，膀胱内结节性改变在影像学上可表现为多发性息肉样充盈缺损。儿童病毒性膀胱炎与葡萄状肉瘤之间鉴别诊断较为困难。病毒性膀胱炎一个重要的特点就是膀胱容量减小，可用于鉴别葡萄状肉瘤（横纹肌肉瘤的一种类型），葡萄状肉瘤的膀胱容量通常是正常或增加的。

在不发达国家，膀胱血吸虫病是下尿路疾病的常见原因。其临床及影像学表现将在膀胱腔和膀胱壁钙化章节中进行讨论（图6-29）。

泌尿生殖道结核通常由肺结核、甚至是少见的皮肤或胃肠道血行播散而来。结核性膀胱炎通常继发于肾结核感染灶播散至集合系统中，在慢性泌尿系结核患者中发病率为10%～20%。结核性膀胱炎早期可形成膀胱黏膜结核瘤，表现为局灶、不规则的充盈缺损，容易和肿瘤性疾病相混淆。如果感染未被发现，则可能导致膀胱透壁性浸润，使膀胱壁纤维化，最终引起膀胱容量降低。当慢性结核性膀胱炎患者膀胱纤维化不均匀发展时，可观察到形态各异的膀胱。膀胱输尿管反流以及输尿管梗阻通常合并膀胱顺应性降低。结核性膀胱炎的影像学表现中钙化并不常见，发病率约为10%。膀胱壁钙化可能与感染愈合相关。瘘管和窦道并发症并不常见，能通过CT或MRI证实。

（2）非感染性膀胱炎：非感染性膀胱炎分为以下四大类：机械性、毒性或药物相关性、放射性以及过敏性。机械性膀胱炎指膀胱内或膀胱外刺激物接触后导致

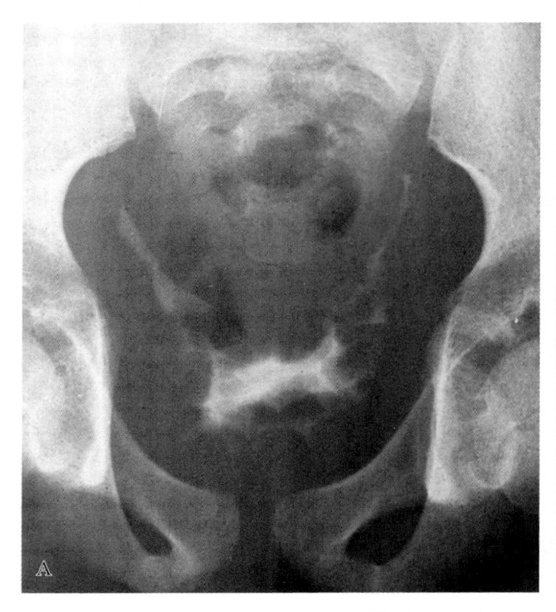

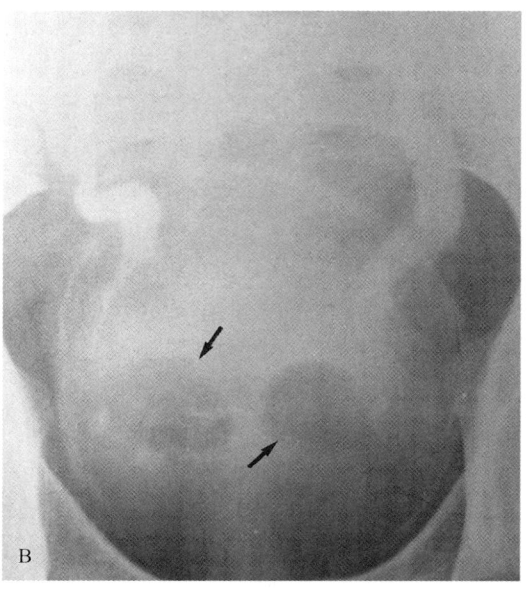

图6-29　膀胱血吸虫病。A.静脉尿路造影显示膀胱壁弥漫性多发结节状增厚，膀胱容量明显减低，右侧远段输尿管固定性扩张；B.另一例血吸虫病患者，膀胱壁结节状增厚，尤其是邻近膀胱输尿管连接部，可见多发体积较大的息肉状充盈缺损（箭）

的膀胱炎。由于机械性膀胱炎通常为局部发展，很少影响整个膀胱。常见的膀胱腔内刺激物包括Foley尿管、膀胱结石或手术相关异物（如缝线等）。膀胱周围疾病，例如憩室炎、盆腔脓肿、盆腔感染性疾病、Crohn病、前列腺癌、结肠癌或妇科恶性肿瘤，也能促进滤泡水肿形成、膀胱壁增厚或炎性结节状增生。这些膀胱黏膜及肌层的局灶炎性反应，在膀胱镜下可见异常改变。

环磷酰胺及异环磷酰胺等化疗药物可引起出血性膀胱炎，可表现为突发肉眼血尿，发病率为4%～12%。膀胱刺激征会随着药物的使用而进一步发展。血凝块在膀胱造影（图6-30A）、CT尿路造影延迟相中可表现为膀胱内充盈缺损，或者在CT平扫中表现为高密度肿块（图6-31）。影像学可见膀胱壁增厚，结节状充盈缺损（图6-32）。在疾病晚期，可见到挛缩的膀胱，以及膀胱壁不规则纤维化（图6-30B）。

间质性膀胱炎（IC）常见于女性，是一种特发性全膀胱炎。IC多与结节性多动脉炎、风湿性关节炎及系统性红斑狼疮相关。多数患者有明显的特殊病史。IC患者可能同时患有其他合并症，例如肠易激综合征或纤维性肌痛。诊断三联征包括慢性排尿刺激症状、无菌尿，以及经膀胱镜证实的尿路溃疡或出血点形成。在疾病早期，影像学通常为正常表现。在疾病晚期，膀胱通常会挛缩，膀胱容量减少（图6-33）。随着膀胱纤维化的发展，膀胱壁可出现结节状增厚。难治的病例可能需要接受膀胱全切及尿流改道手术。

慢性膀胱炎并发症的影像学表现难与膀胱癌相鉴别。由于长期存在的炎症反应，膀胱黏膜下层可形成Brunn巢，为一团增生的尿路上皮细胞。当在这团细胞中出现坏死灶时，可形成内含液体的假性囊肿结构；这种情况被称为囊性膀胱炎。当Brunn巢形成腺性结构时，被称为腺性膀胱炎。囊性或腺性化生提示膀胱黏膜不稳

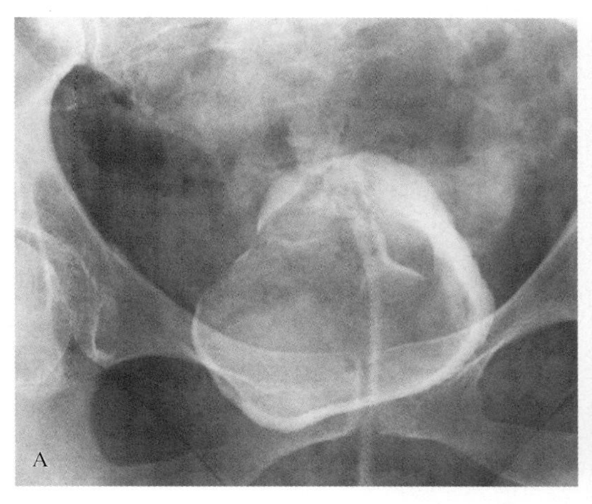

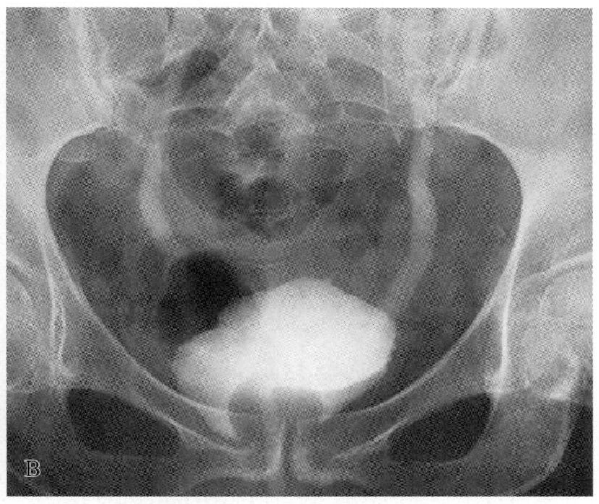

图6-30　62岁老年男性出现肉眼血尿及排尿困难，诊断为爆发性出血性膀胱炎。A，膀胱凝血块形成，膀胱造影检查显示为体积较大的充盈缺损；B，4周后，静脉肾盂造影显示膀胱容量减少，膀胱壁结节状增厚

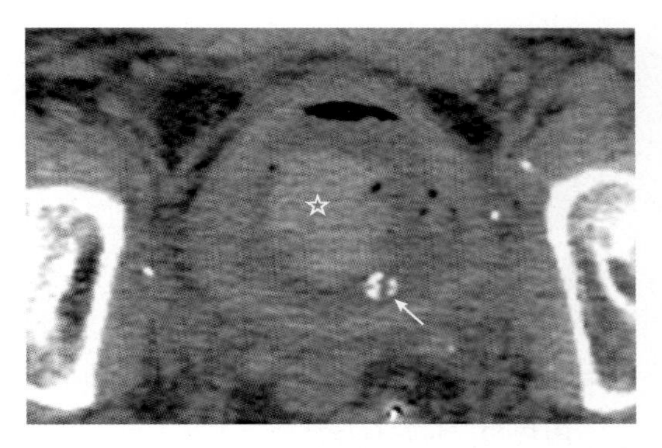

图6-31　出血性膀胱炎患者，CT平扫显示膀胱壁增厚，膀胱内高密度肿块（星号），考虑为膀胱凝血块。留置Foley尿管后膀胱内可见气体残留（箭）

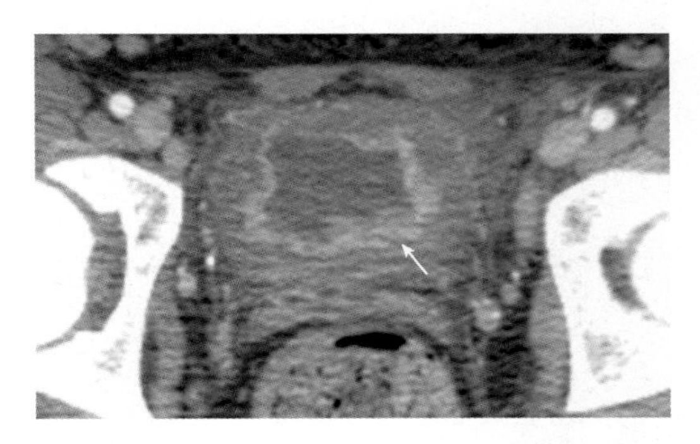

图6-32　粒细胞白血病患者接受全身化疗治疗，继发肉眼血尿，增强CT检查提示膀胱黏膜弥漫性结节状增厚并且强化。膀胱镜检查确诊为出血性膀胱炎

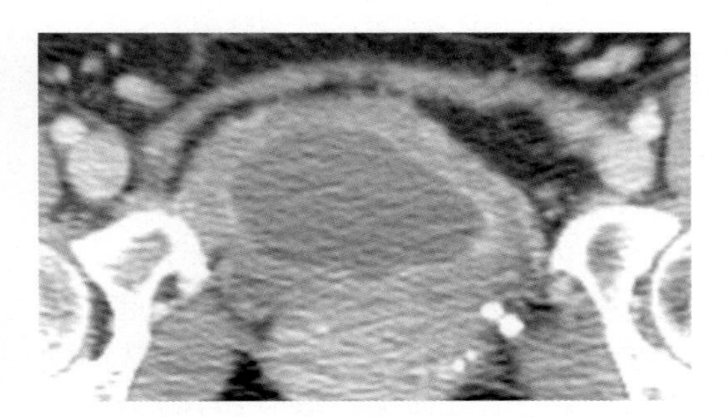

图6-33　慢性间质性膀胱炎患者，增强CT检查显示膀胱挛缩，膀胱壁弥漫性增厚

定，这通常是可逆的改变。与黏膜下尿路上皮增生和囊性/腺性化生相反，鳞状上皮化生是指膀胱尿路上皮细胞向分泌角蛋白的鳞状上皮细胞转化的过程。白斑或黏膜白斑症，可能覆盖于鳞状上皮化生黏膜灶的表面，这也是膀胱镜下的诊断证据。这些增生或化生性改变倾向于出现在疾病的早期，主要发生于膀胱三角区及膀胱基底部。

（三）膀胱壁外凸

常见和不常见的膀胱壁外凸疾病列于表6-12。

1.膀胱憩室　膀胱憩室是尿路上皮及

表6-12 膀胱壁外凸

常见
憩室（＞2cm）及小囊/小室
膀胱脱垂
膀胱疝出
少见
脐尿管憩室

黏膜下层通过膀胱壁自然薄弱的部位向外突出，在局部形成疝囊（表6-13）。憩室通常继发于膀胱压力的慢性升高。在男性患者中，通常继发于良性前列腺增生的慢性膀胱出口梗阻。这些憩室通常出现于输尿管开口附近。憩室是一种重要的临床表现，为尿液潴留、输尿管梗阻及膀胱输尿管反流的潜在病因。体积大的憩室能形成膀胱外占位效应，使远端输尿管移位或梗阻。膀胱憩室通常可引起远端输尿管向侧方移位，但是向内侧移位更为常见（图6-34）。影像学上，膀胱憩室表现为内壁光滑的膀胱外凸起，与膀胱小梁表现不同（图6-35）。膀胱憩室直径通常只有几厘米，很少大于膀胱的直径。直径＜2cm的膀胱壁外凸性改变通常被称为小房或小囊，而不是憩室，虽然二者的发病机制相同（图6-36）。憩室内充盈缺损改变通常由结石引起，少数情况下是由于肿瘤形成导致（图6-37）。膀胱憩室可能通过宽大的口或很窄的通道与膀胱相互交通。需要谨记的是，位于膀胱附近的人工阴茎海绵体储水囊在超声检查时可能会被误认为膀胱憩室（图6-38）。相关手术史或CT检查可能会有助于疾病

表6-13 膀胱憩室

继发于膀胱颈或尿道梗阻
先天性：Hutch憩室
能引起输尿管梗阻或反流
尿潴留可能会导致结石形成或膀胱炎
约2%的患者出现膀胱癌

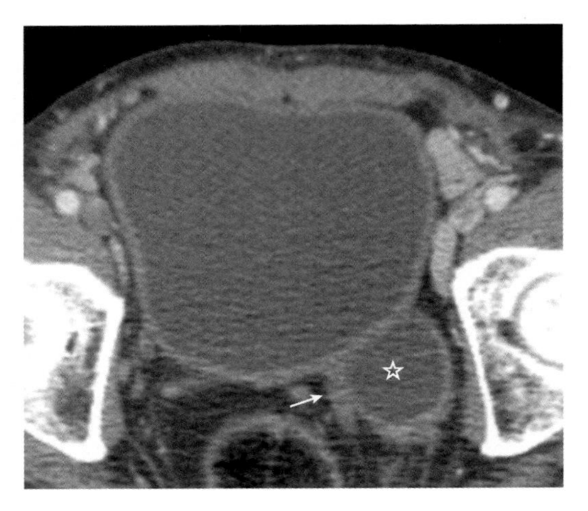

图6-34 良性前列腺增生患者，膀胱左后壁近输尿管开口处可见膀胱憩室（星号），使左侧输尿管（箭）向中线移位

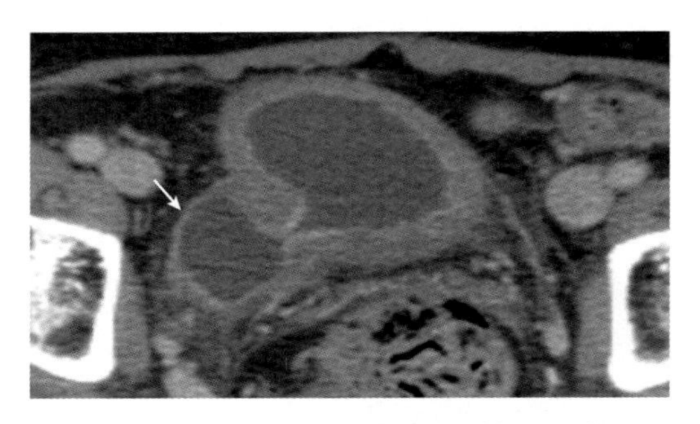

图6-35 膀胱右后壁憩室（箭）形成，憩室壁壁薄光滑，其余膀胱壁弥漫性增厚，小梁形成

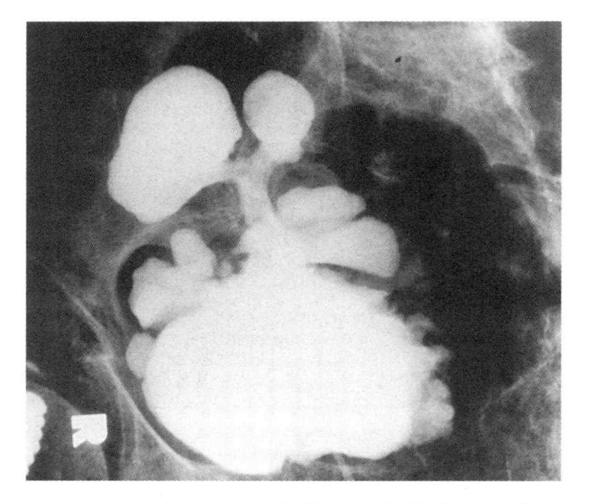

图6-36 膀胱造影斜位像可见膀胱多发或大或小的憩室形成。膀胱外凸＜2cm称为小囊

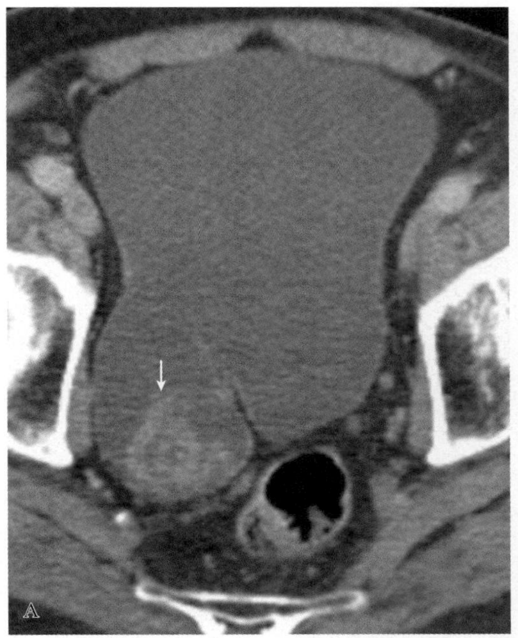

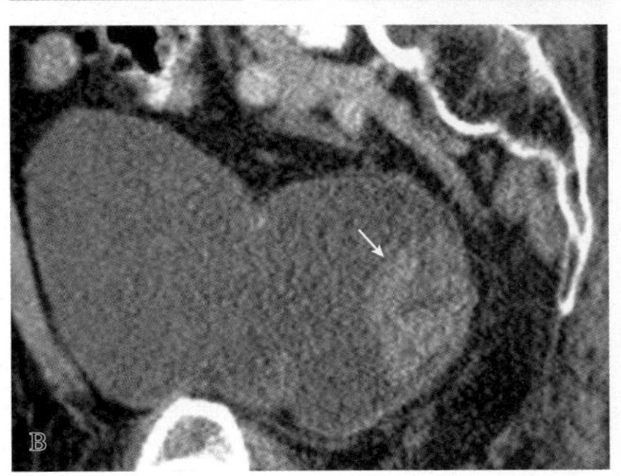

图6-37　CT平扫轴位（A）和矢状位（B）可见膀胱右后壁憩室内乳头状肿物形成（箭）。经尿道电切证实为膀胱腺癌

鉴别。

当膀胱充盈不佳时，膀胱憩室可能难以被发现，但是传统CT或CT膀胱造影能较好的显示病变（图6-39）。膀胱排空时膀胱压力升高，增加了憩室内充盈并减少排空，最终也能使膀胱憩室显影更加清楚。膀胱排空后膀胱憩室内造影剂的相对排出具有重要意义，因为这可能会影响患者手术方案的制订，尤其是对于反复复发的尿路感染患者。

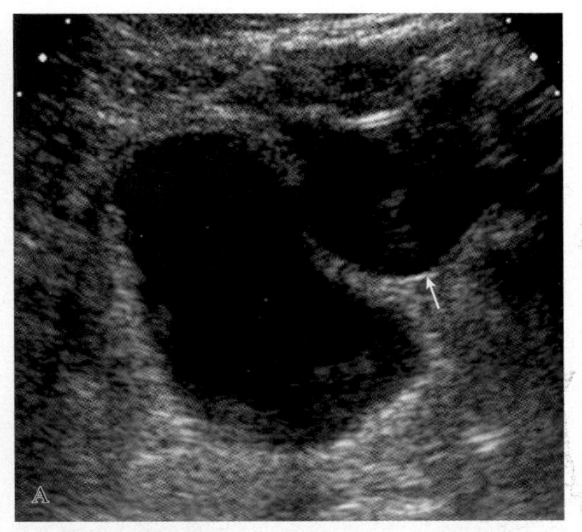

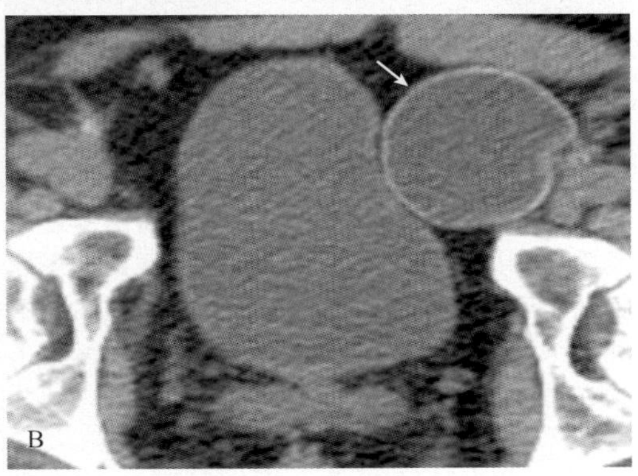

图6-38　超声显示一个充满液体的结构（箭）紧邻膀胱左侧壁，被误认为膀胱憩室。B，轴位CT平扫证实该肿物为阴茎假体的储液囊（箭）

2. *膀胱脱垂*　膀胱脱垂是指膀胱异常下降脱垂至阴道。膀胱三角区及膀胱颈通常一起脱垂，但是少数情况下仅有膀胱三角区受累（图6-40）。压力性尿失禁患者通常伴随膀胱和尿道脱垂（膀胱尿道脱垂）。另外，膀胱脱垂还与膀胱出口梗阻或肾积水相关，尤其是当膀胱脱垂非常严重的时候。

膀胱脱垂的诊断应该基于膀胱容积最大或膀胱排空过程中的动态影像，因为在患者休息状态下膀胱脱垂可能显影不清楚（图6-41）。在传统的膀胱造影检查中，当充盈状态下膀胱的任何部位达到耻骨下支

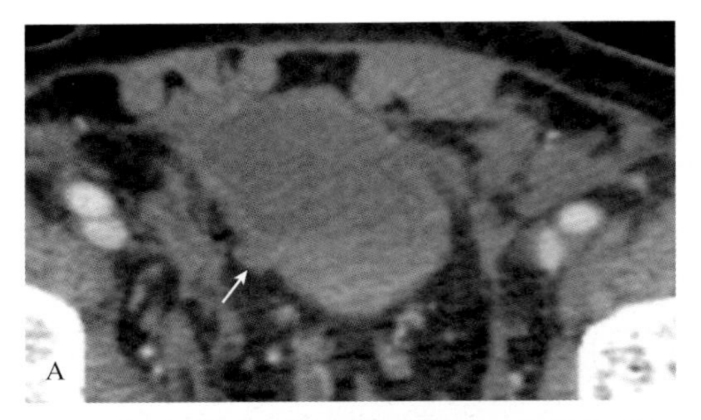

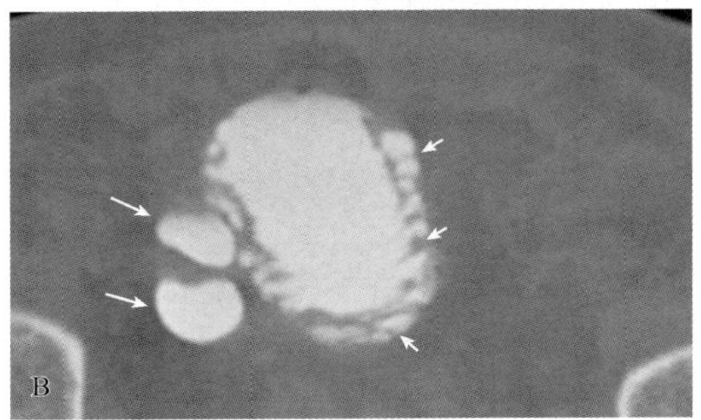

图6-39 A.外伤患者CT平扫轴位像可见膀胱右侧壁小憩室（箭）；B.行CT尿路造影以评估是否膀胱破裂，影像学表现为膀胱右侧壁憩室（长箭），同时合并多发小室形成（短箭），这在先前的CT上并不明显

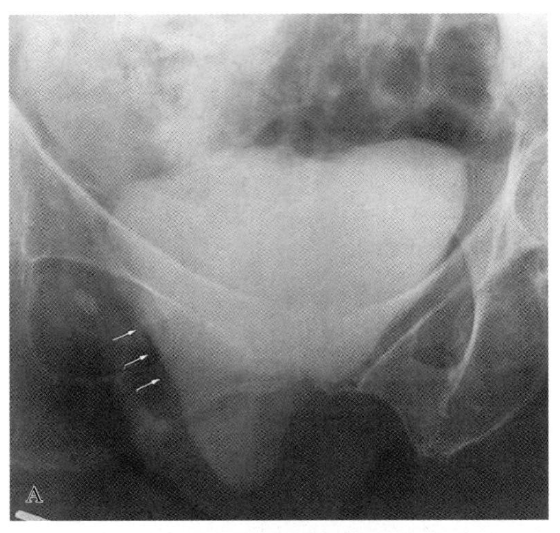

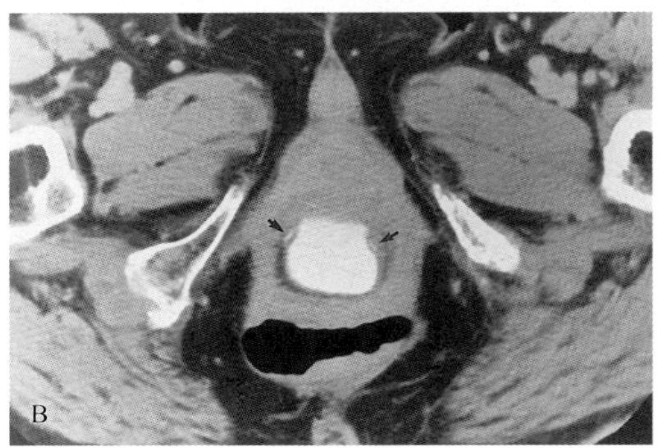

图6-40 膀胱脱垂（三角区脱垂）。A.静脉尿路造影膀胱显影期斜位像显示，膀胱底局部明显脱垂（箭＝远端输尿管）；B. CT显示输尿管（箭）进入三角区，并脱垂至坐骨结节水平

水平定义为膀胱脱垂。根据膀胱下降于耻骨上支的程度，人们将膀胱脱垂分为轻度到重度。膀胱脱垂超过耻骨上缘2cm时，定义为轻度膀胱脱垂，而当膀胱脱垂至耻骨支下方时，定义为重度。

盆底MRI动态成像也能够很好的诊断膀胱脱垂。MRI的另外一个优势在于没有电离辐射。在MRI正中矢状位上，耻骨联合下缘至骶尾关节之间的连线定义为盆底水平。当直肠处于容积最大并开始排空时，开始进行MRI动态扫描，当发现膀胱颈部下降并低于耻尾连线时，提示膀胱脱垂。分级标准各不相同；然而，膀胱颈部下降＜3cm，可考虑为轻度膀胱脱垂；当膀胱颈部下降3～6cm则考虑为中度膀胱脱垂；膀胱颈部下降超过6cm则代表重度膀胱脱垂（图6-42）。这通常伴随尿道过度活动。

3.*膀胱疝* 膀胱通过盆腔或腹腔开口处疝出，这是导致膀胱体积变小或不对称的少见病因（图6-43）。膀胱从腹股沟管或股管疝出最为常见，占到95%以上，并且腹股沟疝多于股疝（2∶1）（图6-44）。在成年人中，大多数膀胱疝出是由于腹壁支持组织出现年龄相关性薄弱。这种膀胱疝出多见于膀胱出口梗阻的患者，这部分患者排尿过程中需要腹压帮助，并最终导致膀胱扩张。对于1岁以下的婴儿，9%的患者在进行排尿期膀胱尿道造影或IVU时可以发现暂时性的小体积腹股沟疝。这

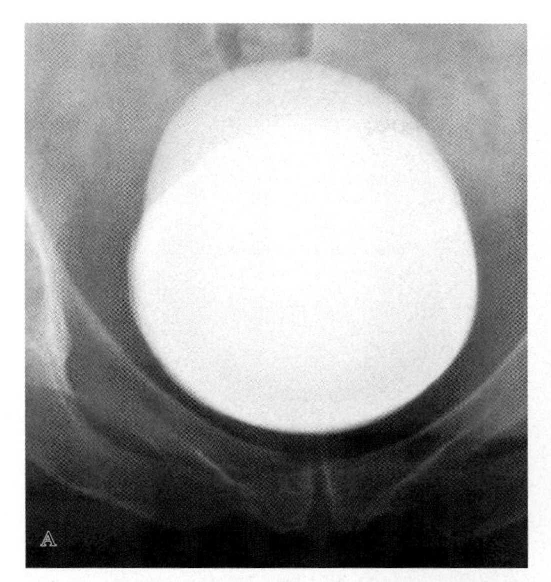

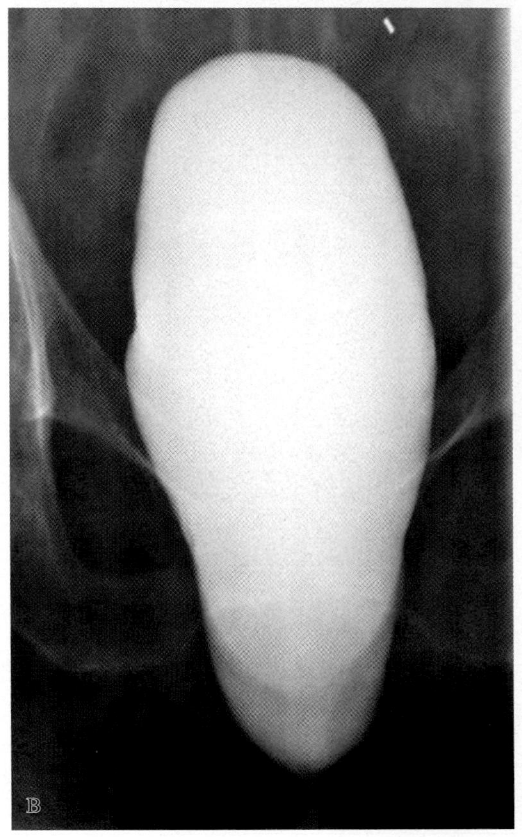

图6-41　膀胱脱垂。A.静息状态下，膀胱造影显示膀胱位于耻骨上缘；B.在容量最大时，膀胱明显下垂，并下降至耻骨支水平以下，这种情况定义为严重膀胱脱垂

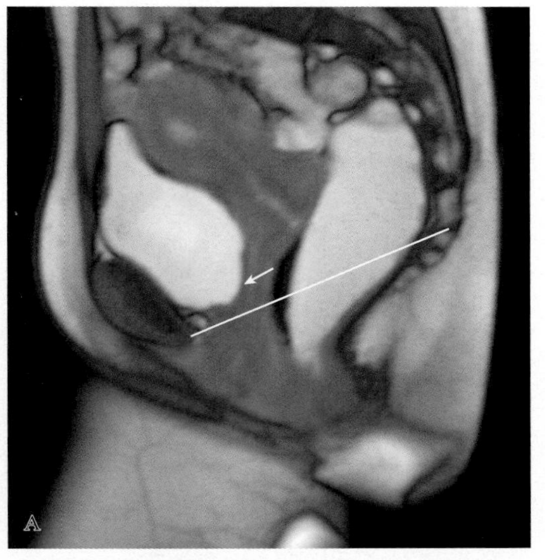

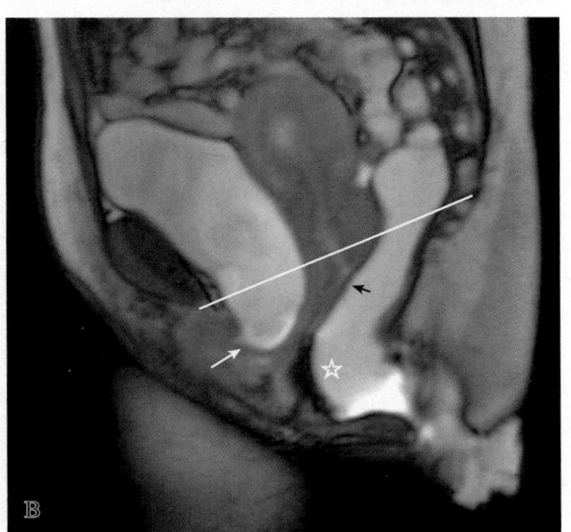

图6-42　盆腔MRI动态成像显示膀胱脱垂。A.静息状态，膀胱颈（白箭）在耻骨尾骨线之上（PCL；白线）。B.全盆底松弛的患者，在膀胱应变最大，并且直肠排空时，膀胱颈下降至PCL之下（白箭），称为膀胱脱垂。同时也可以看到阴道顶部下降/子宫脱垂（短黑箭），以及直肠脱垂（星号）

种“膀胱耳”在婴儿中是一种正常的变异，临床意义较小。大多数膀胱疝出的患者是无症状的，偶尔在疝修补手术中被发现。这种情况下容易导致膀胱穿孔。其他的患者多表现为典型的两期排尿：膀胱首先排空膀胱，然后必须手动挤压膀胱疝囊

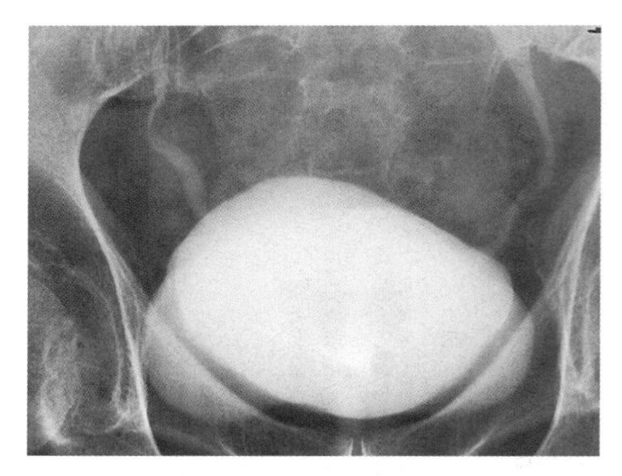

图6-43 膀胱股疝。前后位静脉尿路造影膀胱显影期可见膀胱下侧壁向两侧局限性膨出，这种现象被称为膀胱疝。该患者无明显临床症状

才能排空尿液。

典型的膀胱疝直径2～2.5cm，但是偶有体积较大的病例。疝囊壁较为光滑，除非膀胱疝合并结石或感染。CT检查能够很好的显示膀胱疝。对于膀胱连续性的判断，膀胱造影优于IVU检查，尤其是当疝囊颈狭窄，或由于体位因素而导致的显影不佳的情况。

（四）膀胱内或膀胱间质气体

影像学检查发现膀胱腔内气体存在，最常见的原因就是近期留置导尿管或膀胱内器械操作（表6-14）。最重要的两种疾病必须牢记在心，分别是膀胱直肠或膀胱阴道瘘，以及产气细菌感染。

1.小肠膀胱瘘和结肠膀胱瘘　除了气尿，小肠或结肠膀胱瘘都有可能造成慢性膀胱炎或粪尿（表6-15）。这些往往是小肠膀胱和结肠膀胱瘘的主要临床表现。多达2%的憩室炎的患者最终可发展为结肠膀胱瘘（图6-45）。其他的常见原因可以是结直肠癌（图6-46）以及Crohn病或结肠炎（图6-47）。结肠膀胱瘘合并直肠乙状结肠癌比盲肠癌更为常见。成年人Crohn病患者合并小肠膀胱瘘的发病率高

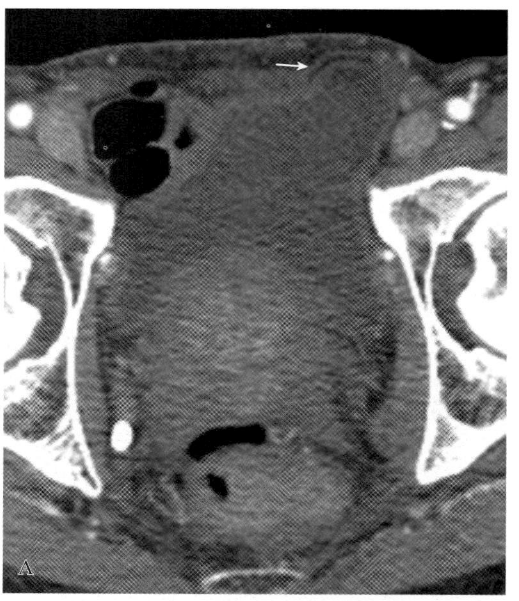

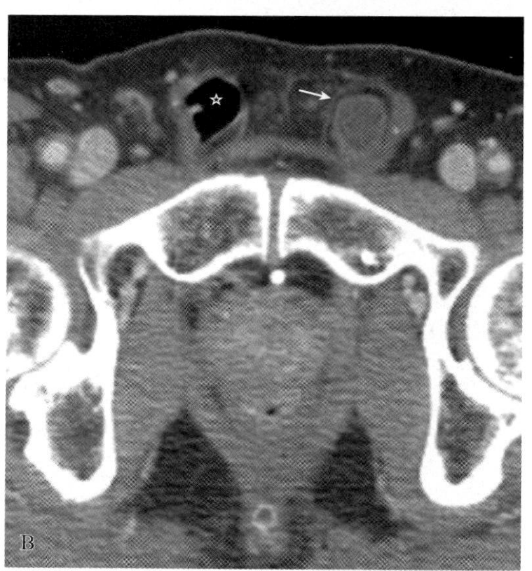

图6-44 CT显示膀胱疝出。A图与B图，盆腔轴位像显示膀胱向左前方疝入左侧腹股沟管（箭）。右侧腹股沟疝（疝内容物为肠管）也同时显示（星号）

表6-14 膀胱壁或膀胱腔内出现气体的病因

常见
医源性（近期留置尿管或腔内检查）
肠管或阴道瘘管形成
少见
气肿性膀胱炎

表6-15　膀胱与肠管之间瘘管形成的病因

常见
医源性
憩室炎
直肠癌或乙状结肠癌
克罗恩病
少见
放疗并发症
盆腔炎
盆腔脓肿（阑尾炎）
膀胱肿瘤
血吸虫病或结核病
宫颈癌

达5%，儿童Crohn病患者则为10%。直肠乙状结肠疾病导致的瘘管形成通常累及膀胱左后壁。与之相反，起源于盲肠、阑尾或远端小肠的感染或炎症病变通常累及膀胱右侧壁，也可以是前壁或侧壁。

膀胱镜检查或影像学检查通常难以发现膀胱与肠道之间的瘘管。传统的膀胱造影及钡剂灌肠检查诊断瘘管的阳性率仅为30%～60%；膀胱镜检查的准确性与之相似。传统膀胱造影最常见的表现为局部黏膜不规则或外部肿块效应（图6-46C）。多排CT膀胱造影对于小肠膀胱瘘、结肠膀胱

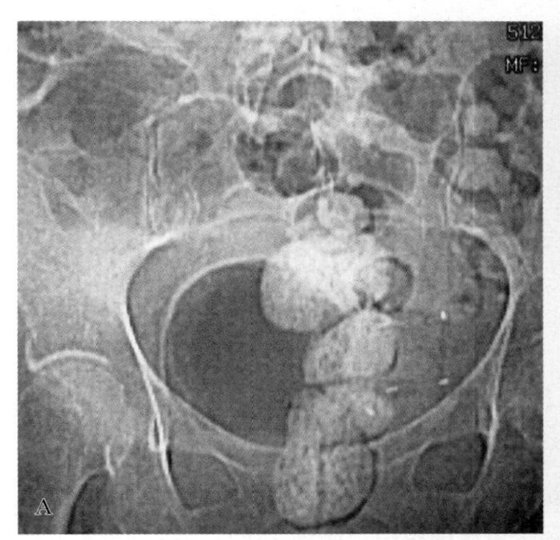

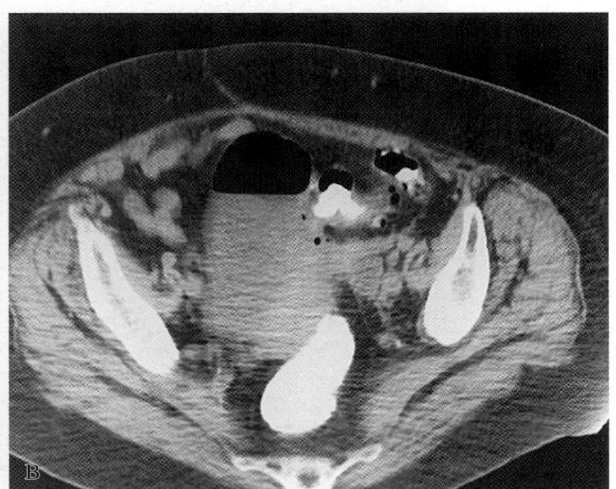

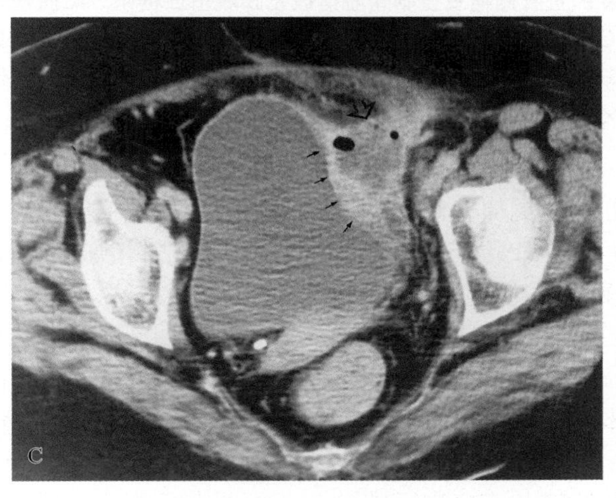

图6-45　继发于憩室炎的结肠膀胱瘘。A.盆腔CT检查可见紧邻直肠的盆腔内大量气体集聚；B. CT显示膀胱内气体；C.靠近更低水平，CT显示邻近乙状结肠病变处（空心箭）的膀胱壁局部增厚（小箭头）

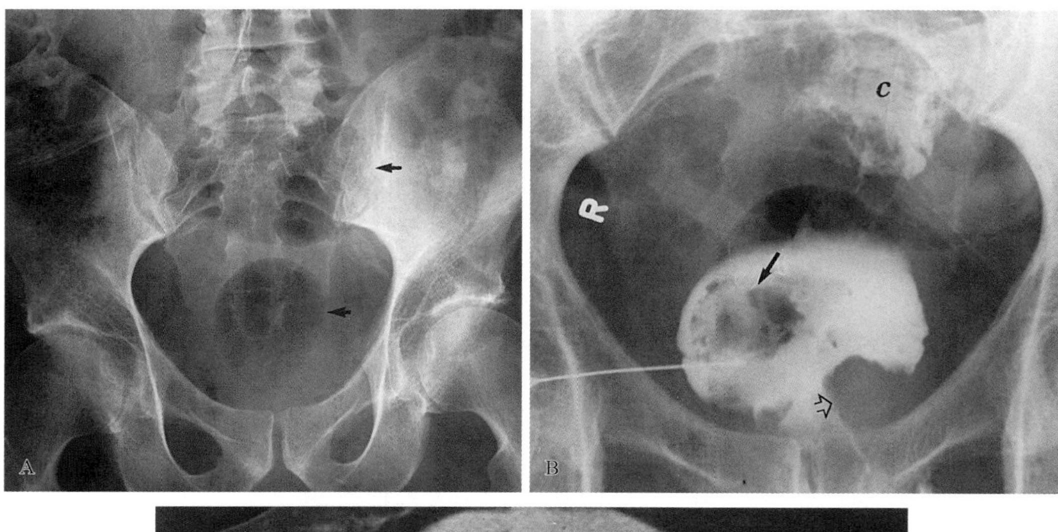

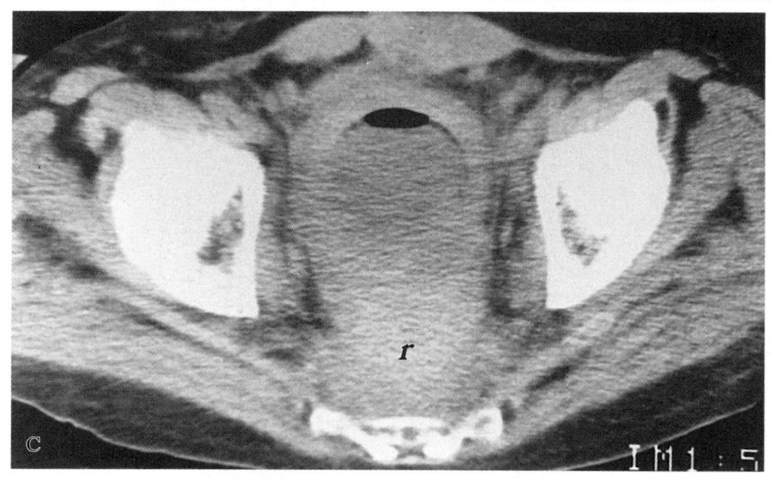

图6-46　反复复发的直肠癌继发直肠膀胱瘘以及膀胱出口梗阻。A.腹部X线片显示盆腔两处袋状气体影（箭头）。B.CT显示骶骨前肿块影（r）；膀胱后脂肪的消失提示病变侵犯膀胱后壁；膀胱内气体及膀胱壁弥漫性增厚。C.经皮膀胱造影显示膀胱内两处充盈缺损，一处是膀胱脓性碎屑（黑箭），另外一处为直肠癌复发侵犯（空心箭）。可见乙状结肠（c）内对比增强

瘘、膀胱阴道瘘诊断可能更加有效，应该考虑作为一线检查手段。CT膀胱造影检查中至少要用250ml稀释碘对比剂。对比剂在重力作用下通过尿道或耻骨上造瘘管充盈膀胱。除此之外，还可以通过口腔或直肠给予对比剂进行CT检查；不必进行静脉注射对比剂（图6-48）。如果经口或经直肠给予对比剂，应该避免在CT检查前进行导尿或膀胱镜检查，这样可以避免人为的在膀胱内注入气体。小肠膀胱瘘或结肠膀胱瘘的CT表现包括膀胱内气体或造影剂出现，膀胱壁局部增厚超过2mm，邻近的肠管壁增厚超过3mm，以及在膀胱周围出现包含气体的软组织肿块（图6-45）。

2.膀胱阴道瘘　在发达国家，膀胱阴道瘘最常见于盆腔手术后，但是也可出现于妇科肿瘤放疗后，或者是子宫颈或膀胱恶性肿瘤局部进展后的表现。妇科手术（特别是子宫切除术及阴道手术）以及泌尿外科手术（包括膀胱脱垂修复术或尿失

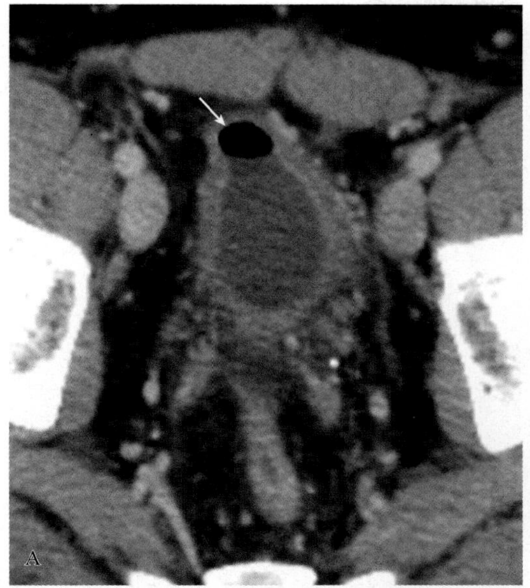

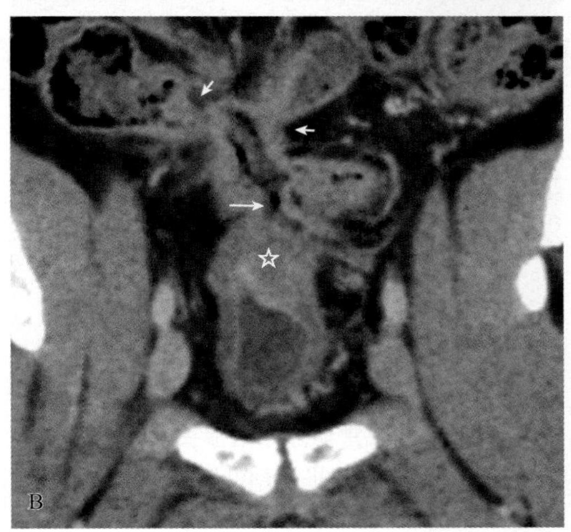

图6-47 小肠膀胱瘘。A. Crohn病患者，可见膀胱壁增厚以及膀胱腔内气体出现（箭头）。B. CT冠状位，可见膀胱顶部明显的炎性增厚（星号），并可见与邻近增厚小肠壁相连接的瘘管（箭头）。这么瘘管性Crohn病患者，其余的小肠与结肠相互粘连（短箭头）

禁吊带手术）是导致术后出现膀胱阴道瘘的主要原因（图6-49）。在发展中国家，产科外伤是造成膀胱阴道瘘的常见原因。其他少见的病因包括异物刺激（Foley尿管），及结核性膀胱炎或血吸虫性膀胱炎。膀胱阴道瘘的临床标志是持续的尿失禁。排泄

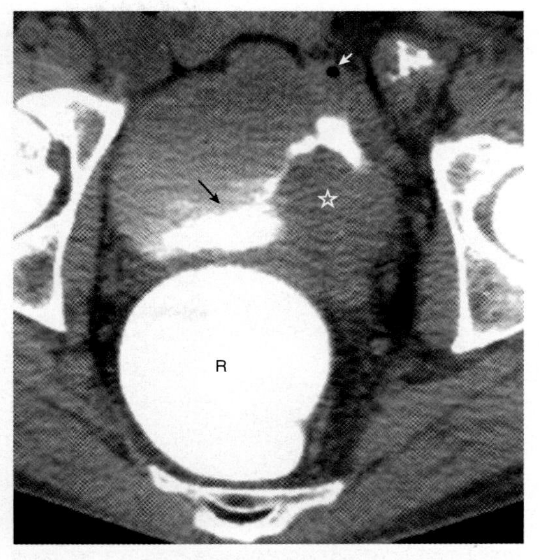

图6-48 浸润性尿路上皮癌（星号）患者经过直肠造影后，可见膀胱内造影剂浓聚（黑箭头），证实为直肠膀胱瘘。由于直肠膀胱瘘形成，膀胱内可见少量的气体（白箭头）

性膀胱尿道造影斜位或侧位像上能很好的探及瘘管；然而，在很多机构，CT（尿路成像及膀胱造影）作为评价膀胱阴道瘘的一线影像学检查，已经取代了排泄性膀胱尿道造影，因为CT显示瘘管的能力较好，尤其是当瘘管较小的时候（图6-50）。膀胱镜下灌注胭脂靛或牛奶，然后进行阴道镜或窥阴器检查，可以直接观察瘘口。

3. 气性膀胱炎 气性膀胱炎是一种较为罕见的膀胱炎，多见于糖尿病控制不佳的女性患者。气性膀胱炎通常出现于尿潴留合并大肠埃希菌感染的患者；然而，膀胱炎也可以继发于其他多种病原体，包括产气肠杆菌和白念珠菌。合理应用抗生素，控制糖尿病通常是有效的，虽然对于复杂病例，手术治疗可能更加有效。影像学表现，膀胱壁内或膀胱腔内可见气体产生（二氧化碳）（图6-51）。膀胱壁内气体的存在形式可以是线状的、条纹状或多囊状的。膀胱壁气体向邻近输尿管及肾盂播散的案例已见报道。

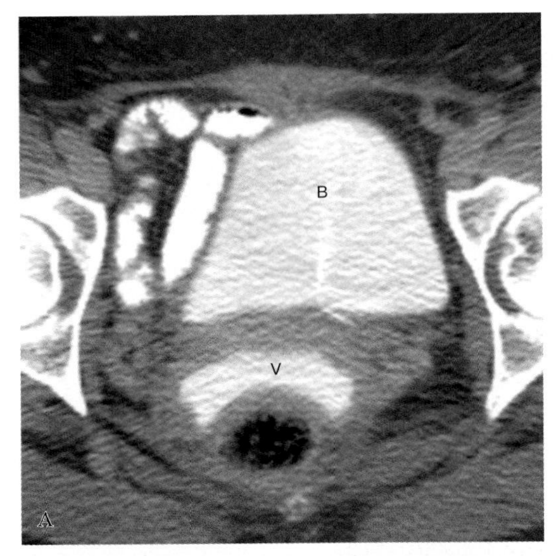

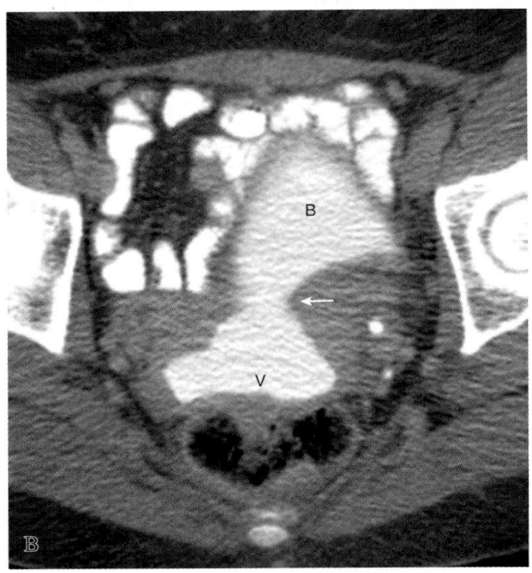

图6-49　经腹全子宫切除术后膀胱阴道瘘。A. CT造影轴位像，可见膀胱（B）及阴道（V）内造影剂显影；B. 在另一层面，可见膀胱与阴道之间较大的瘘管形成（箭）

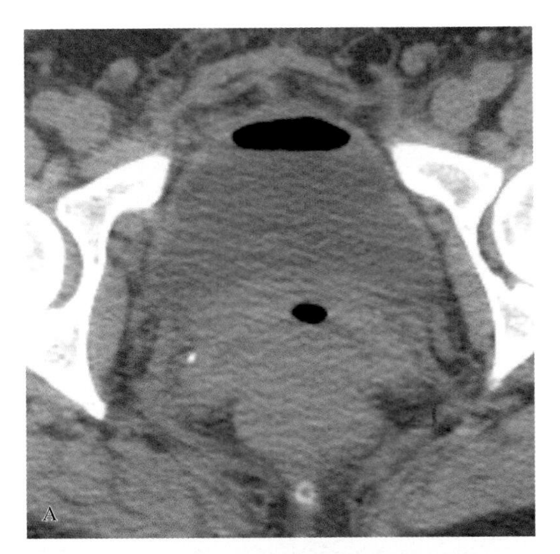

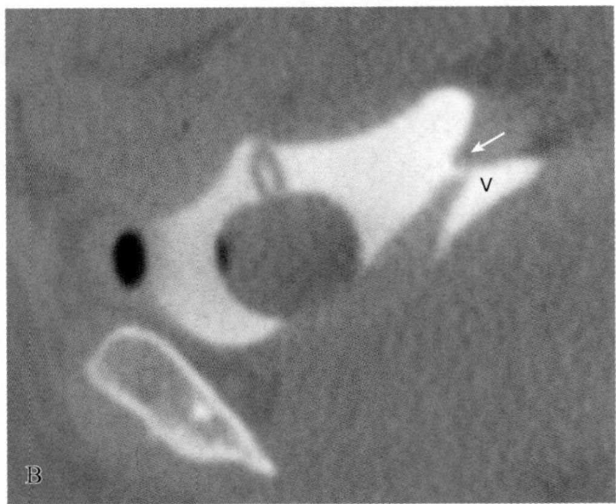

图6-50　子宫切除术后尿失禁患者，合并膀胱阴道瘘。A. CT平扫轴位像，可见膀胱及阴道内气体出现；B. CT造影矢状位，可见膀胱与阴道之间瘘管形成（箭），造影剂充盈阴道（V）

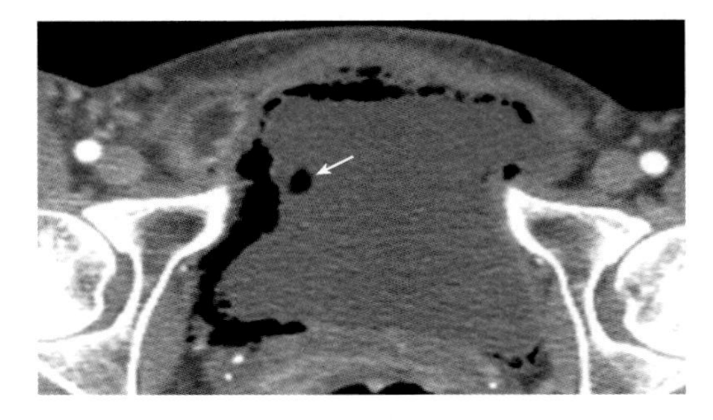

图6-51　气性膀胱炎的糖尿病患者，可见整个膀胱壁内气体形成。膀胱腔内也可见气体（箭）

（五）膀胱壁或膀胱腔内钙化

膀胱壁或膀胱腔内钙化的病因见表6-16。

1.*膀胱结石*　如同肾结石，当出现尿潴留及尿路感染时容易形成膀胱结石。膀胱结石易与异物共同存在，例如Foley尿管、缝线或会阴毛发。尿酸结石多见于膀胱出口梗阻的患者。磷酸镁铵结石（鸟粪石）和羟磷酸钙（磷灰石）好发于尿路感染的患者，特别是变形杆菌感染。考虑到结石好发于尿潴留及尿路感染的患者，因此膀胱憩室结石形成也在预料之中。膀胱结石的患者可表现为镜下血尿，耻骨上疼痛，或尿流中断；然而，多数患者可以是无症状的。无症状的膀胱结石需要特别关注，因为膀胱结石机械性刺激可引起膀胱黏膜慢性炎症，最终容易形成鳞状细胞癌。

如果钙化充分，能够在X线片中发现膀胱结石（图6-52）。X线片通常不能发现小的尿酸结石，尤其是与大体积尿酸结石及鸟粪石相比较的情况下。如果患者为仰卧位，膀胱结石多位于膀胱中线处；如果结石位于膀胱侧方，提示结石可能位于膀胱憩室内。对于接受泌尿系手术的患者，如果术中应用不可吸收缝线，该缝线可作为结石形成的附着物。这种结石可能附着于膀胱的任何部位，并且不需要依靠于某个部位，这种结石被称为悬挂结石（图6-53）。体积较大的边缘钙化而内部透

表6-16　膀胱壁或膀胱腔内钙化

常见
膀胱结石
尿路上皮癌（高达5%的患者合并钙化，钙化通常位于表面）
膀胱炎（感染性及非感染性疾病：血吸虫病、结核、放疗、环磷酰胺）
少见
异物相关性（输尿管支架、Foley尿管、不可吸收缝线）
淀粉样变
结痂性膀胱炎

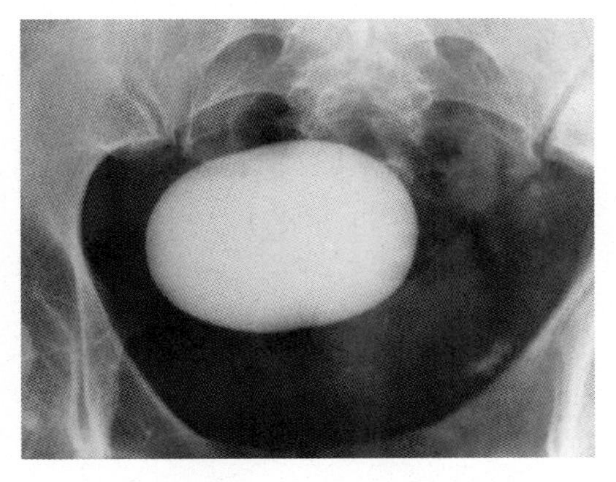

图6-52　骨盆正位片，可见体积较大的高密度膀胱结石。在约7年内，膀胱结石直径由5mm增大到5cm

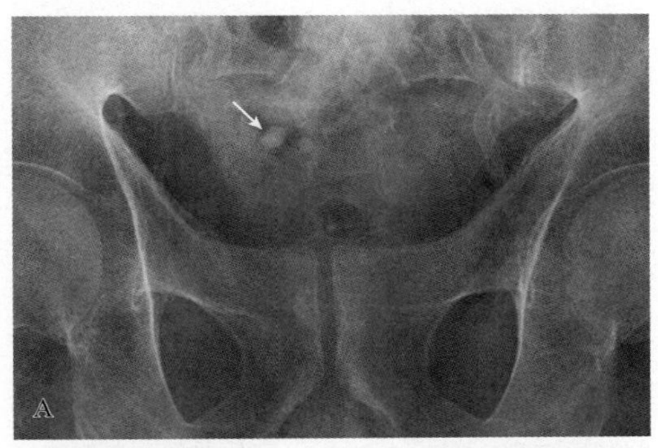

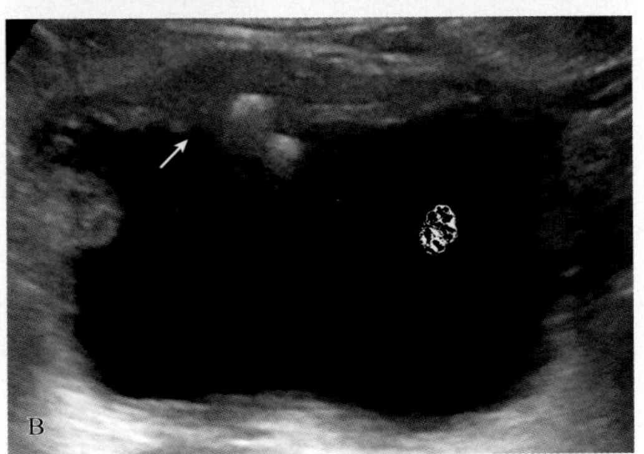

图6-53　膀胱悬挂结石。A.X线片中，可见盆腔右侧壁小的钙化影（箭）；B.右下腹肾移植患者，膀胱超声可见输尿管膀胱吻合口处强回声结构（箭），提示不可吸收缝线导致的结石形成

X线的结石，X线片上与膀胱壁钙化的影像学表现相似。通常情况下，结石的密度低于尿液中的对比剂，因此在膀胱造影或IVU膀胱显影期中可见充盈缺损表现（图6-54）。如果在X线片上或超声检查上发现结石具有活动性，可以与膀胱壁肿块相鉴别。CT检查需要区分膀胱结石与子宫、直肠壁或前列腺钙化。CT检查能够很好地显示任何成分的膀胱结石（图6-55，图6-24）。

2. *血吸虫病* 世界范围内，血吸虫病是导致膀胱壁钙化的最常见病因。埃及血吸虫是感染下尿路最主要的血吸虫。这些血吸虫生长于门静脉及肠系膜静脉中，通过体静脉迁徙至下尿路、前列腺，以及下消化道。雌性血吸虫将虫卵排入膀胱壁的小静脉中。这些虫卵可使膀胱壁形成一系列的组织病理学反应，包括肉芽肿形成，闭塞性动脉内膜炎以及纤维化。

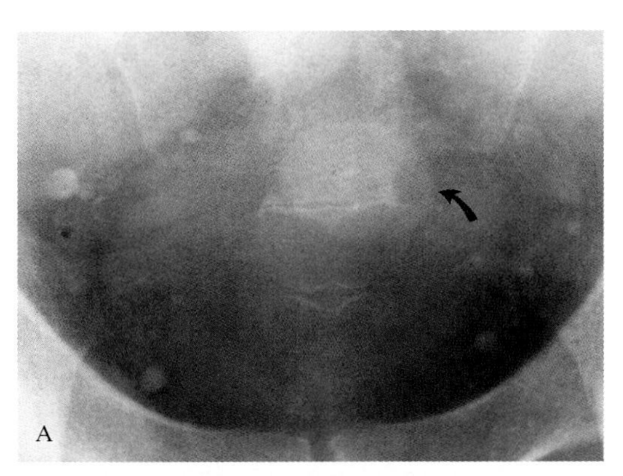

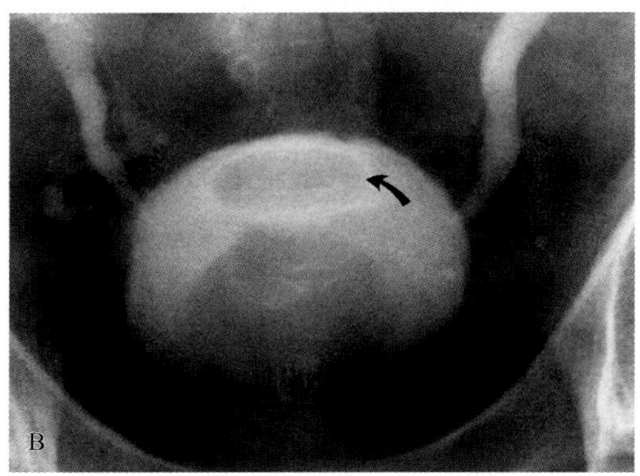

图6-54 膀胱尿酸结石。A.骨盆coned-down像上，除了可见多发的静脉石外，骨盆的中线处还可见到直径2.5cm的结石（弯箭）。B.尿路造影可见膀胱内充盈缺损（弯箭），提示为膀胱结石。另外，第二个充盈缺损为增大的前列腺腺体。该结石为尿酸结石，多见于膀胱出口梗阻的患者

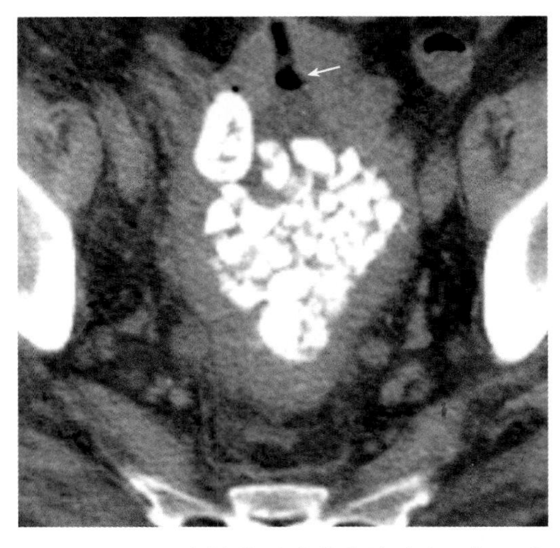

图6-55 良性前列腺增生膀胱出口梗阻患者，由于长期慢性尿潴留，可见膀胱壁弥漫性增厚，膀胱腔内充满结石。膀胱内可见Foley尿管（箭）

血吸虫病膀胱造影下最早期的改变是黏膜下水肿而造成的膀胱壁轮廓不清晰。可形成血吸虫息肉样改变，在膀胱造影上可看到小体积扁平样充盈缺损。血吸虫病最具特征性的改变是膀胱及输尿管壁黏膜下层出现片状或蛋壳样钙化（图6-56）。然而，钙化的模式是多样的，而且可能比较致密，呈现波浪状或匐行。典型病例，整个膀胱壁受累，虽然膀胱基底部可能最先受累。约50%的膀胱血吸虫病患者可以在X线片上看到钙化。尽管钙化广泛进展，但是膀胱容量起初是正常的，而且在排尿过程中钙化的膀胱也随之收缩。慢性血吸虫病可合并任何类型的膀胱恶性肿瘤，但鳞癌是最常见的。单个或多个不对

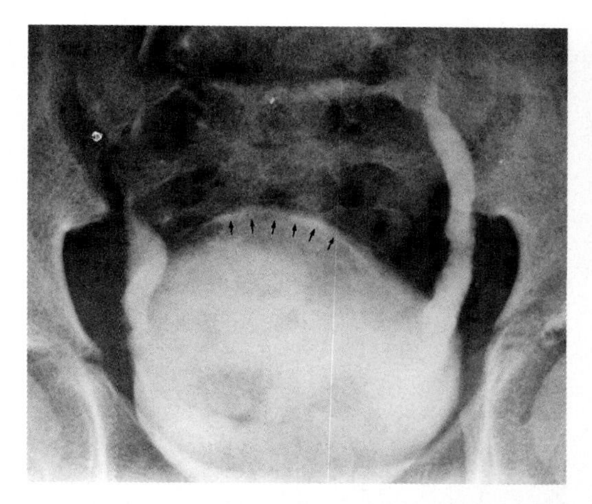

图6-56　膀胱血吸虫病蛋壳样钙化。膀胱coned-down像，可见形态规则的膀胱壁蛋壳样钙化（箭）。远端输尿管持续显影是该病的早期表现

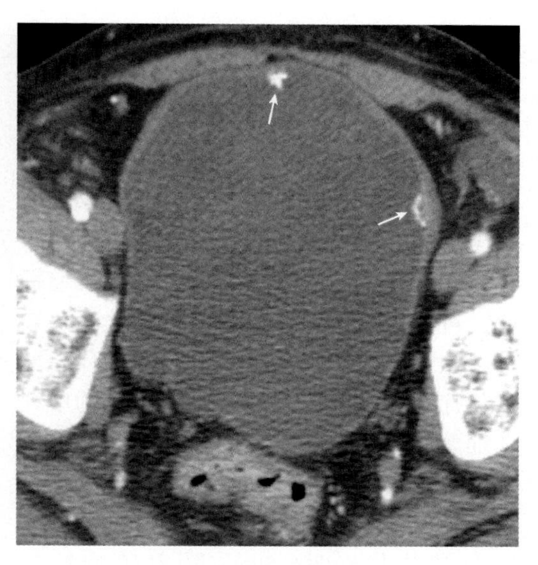

图6-57　可见表面钙化（箭）的两处小肿块，并突入膀胱腔内。经尿道肿瘤切除术证实为多发非浸润性乳头状尿路上皮癌

称或不规则的充盈缺损，或者连续的膀胱壁钙化局部中断，应该高度怀疑合并膀胱恶性肿瘤。输尿管也可以看到影像学改变。IVU检查输尿管下1/3段持续异常显影为早期影像学改变，而且可能会进展为固定的扩张（图6-29）。可逐渐发展为多发局部狭窄，这种改变通常最初表现在下段输尿管。远端输尿管狭窄或反流可导致输尿管扩张、扭转，这种影像学表现被描述为“蛇头样”改变。近端输尿管进一步受累，可造成输尿管狭窄及中间段的扩张，形成类似串珠样改变，约15%的患者输尿管可形成线性的钙化轮廓。

3.*膀胱癌*　当膀胱内出现钙化及肿物时，应注意除外膀胱肿瘤。约有5%的膀胱尿路上皮癌存在钙化，钙化主要在肿瘤表面（图6-57）。鳞状细胞癌也可能伴有营养不良性钙化，可以表现为线状、点状、大颗粒状。良性间质肿瘤，如血管瘤（图6-58），和70%的脐尿管癌可出现钙化表现。

4.*结痂性膀胱炎*　结痂性膀胱炎是一种慢性非社区获得性的膀胱感染，多见于免疫抑制或衰弱的患者进行尿道操作

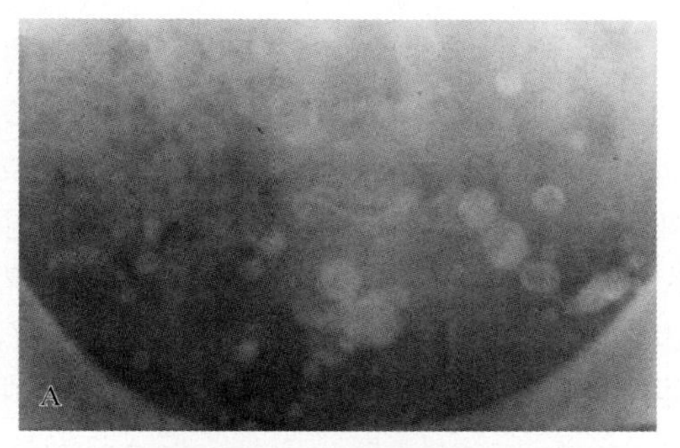

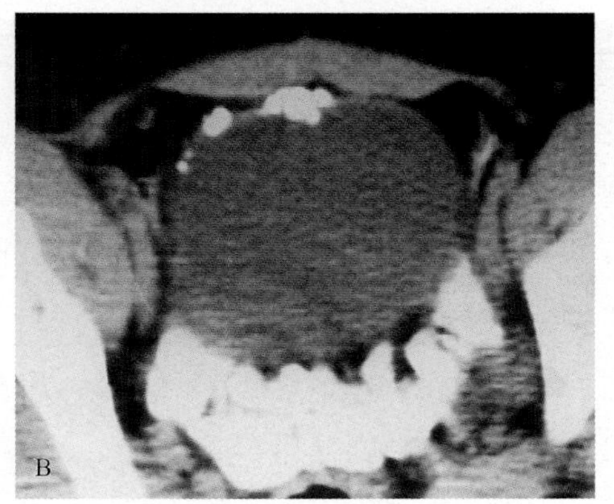

图6-58　间叶来源膀胱肿瘤钙化表现。A.盆腔X线片显示多发圆形钙化，大多数钙化灶可见中央透亮区。B.膀胱CT平扫显示膀胱壁孤立、成簇圆形钙化灶，局部膀胱壁增厚。术中证实为膀胱壁血管瘤，予以手术切除

后，如输尿管支架安置之后。包含局部坏死的炎性或肿瘤性膀胱壁病灶可能出现营养不良性钙化。这种类型的钙化更容易发生在碱性尿液的环境中，因为碱性尿液能促进磷酸钙或鸟粪石盐沉积。因此尿路感染（常为解脲棒杆菌）会导致尿液碱化，合并膀胱局部或坏死，可能引起膀胱壁钙化，进而导致结痂性膀胱炎。膀胱坏死导致碱性包覆可能发生在早期放疗、环磷酰胺化疗、丝裂霉素灌注，或更罕见的单纯性细菌性膀胱炎中。

在X线下不常见的钙化现象，可表现为各种形态，包括线状，大颗粒状以及结节状（图6-59）。随着感染的控制，钙化与结痂性膀胱炎都会减轻和消失。

5.输尿管支架外包裹 双J输尿管支架通常用于尿路梗阻的治疗。一个潜在的严重并发症是支架阻塞，最常见于长期留置支架管的患者（图6-60）。输尿管支架外包裹可能与尿路感染、尿路梗阻和尿路上皮损伤相关。拔除包裹的输尿管支架也许会很困难，甚至需要体外冲击波碎石术、输尿管镜，经皮肾镜碎石术及开放性手术来治疗。为最大限度地降低这种风险，对于需要长期留置支架管治疗的患者，建议每2～4个月更换1次。

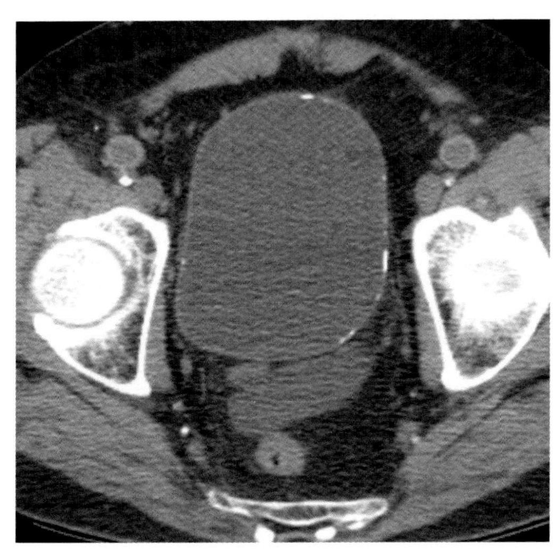

图6-59 结痂性膀胱炎患者CT平扫可见遍及膀胱壁的线性钙化

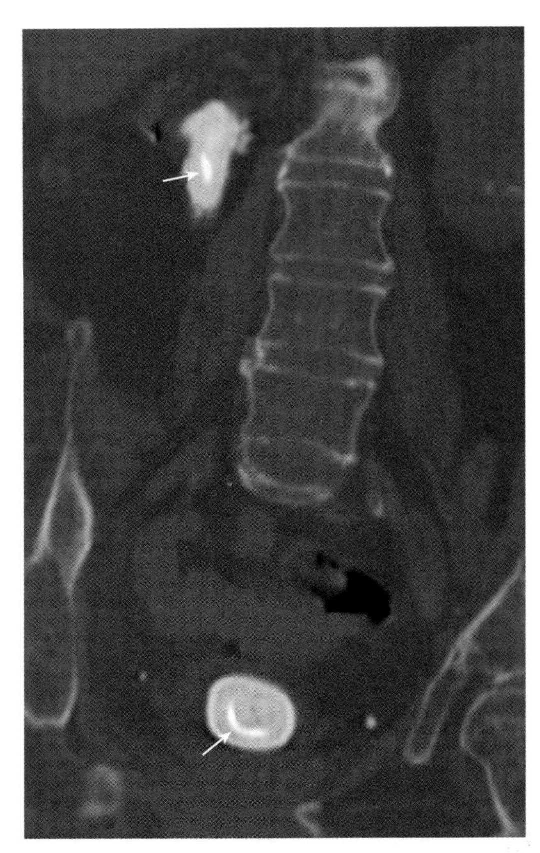

图6-60 输尿管支架管（箭）遗留患者，其CT平扫骨窗冠状位重建像显示近段输尿管及膀胱内支架管片段结石包裹

6.其他 结核性膀胱炎在疾病后期也可能出现膀胱钙化。当影像学出现钙化的时候，则提示有广泛上尿路结核和前列腺钙化的存在。结核性膀胱钙化可与血吸虫病相混淆，但后者开始于膀胱向近端发展，而尿路结核恰好相反。

如前所述，一种边缘钙化的膀胱结石或尿管气囊钙化覆着可以在X线下显示为类似附壁的钙化。前列腺钙化或精囊钙化也可以在X线下显示为类似膀胱基底钙化，尤其是当前列腺较大时尤为明显（图6-61）。

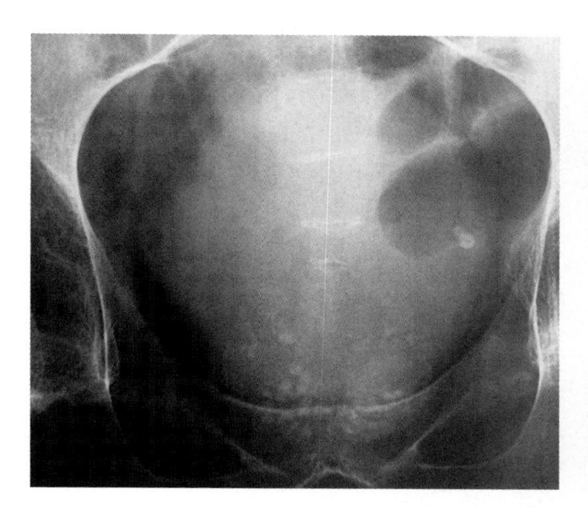

图6-61 静脉尿路造影膀胱coned-down像，显示膀胱底部多发钙化影。经直肠超声显示双侧精囊及前列腺弥漫性钙化形成

（六）膀胱外压或移位

膀胱外压或移位的常见和不常见原因见表6-17。

1.盆腔血肿和尿性囊肿 造成膀胱压迫或移位的盆腔大血肿最常出现在钝器或盆腔穿透伤后，少数见于盆腔手术并发症。从髂内动脉或膀胱周围静脉丛而来的血液可以聚集在骨盆内，导致膀胱受压并使膀胱上移（图6-62）。如果创伤导致膀胱腹膜外破裂（在本章的后面讨论），渗出的尿液也可能是造成膀胱移位的原因之一。骨盆环骨折或耻骨联合或髂嵴关节的离断经常发生。在这种创伤下，CT已经取代标准膀胱造影用于评估膀胱的损伤程度。盆腔血肿和尿液囊肿在标准膀胱造影中是典型梨形膀胱，是梨形膀胱的两种典型原因之一（图6-63）。

表6-17 膀胱外压或移位

常见
盆腔血肿及尿液囊肿
盆腔肿块（脓肿或肿瘤）
膀胱憩室
不常见
淋巴结病
术后或放疗后改变
下腔静脉血栓形成
盆腔脂肪增多症
髂腰肌肥大

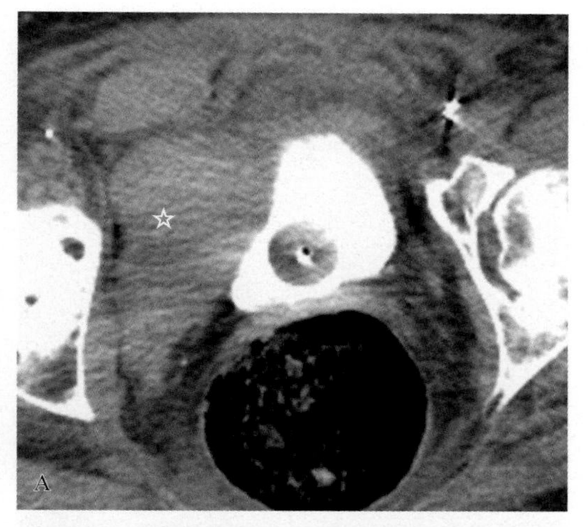

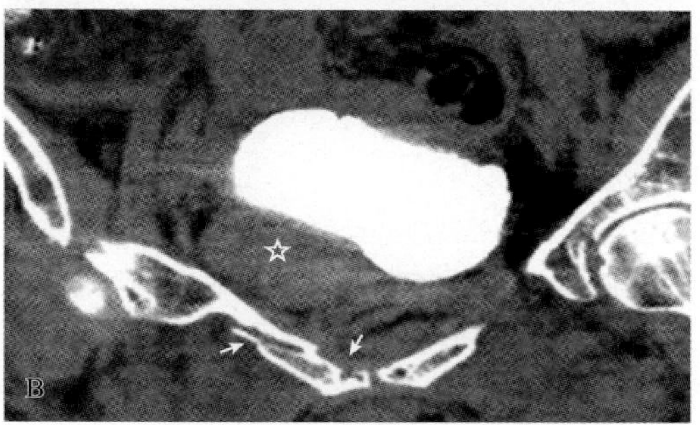

图6-62 盆腔巨大血肿致使膀胱移位。外伤患者膀胱CT造影轴位（A）及冠状位（B）显示盆腔巨大血肿（星形）压迫膀胱，并使膀胱抬高。可见盆腔多发骨折（短箭）

2.膀胱憩室 大的膀胱憩室可引起膀胱移位（图6-64）。同侧输尿管向憩室内侧偏移较常见（图6-64）。膀胱憩室在CT上可清晰显示，同样超声或标准的尿道膀胱造影也能清晰的显示。

3.盆腔脂肪增多症 盆腔脂肪增多症是一种罕见的疾病，其特点是无包裹的良性脂肪组织在真骨盆中，特别是在直肠周围和膀胱周围过度生长。盆腔脂肪增多症多见于有高血压病史的中年黑种人。临床症状不典型，包括腹痛或腰痛、尿频、尿

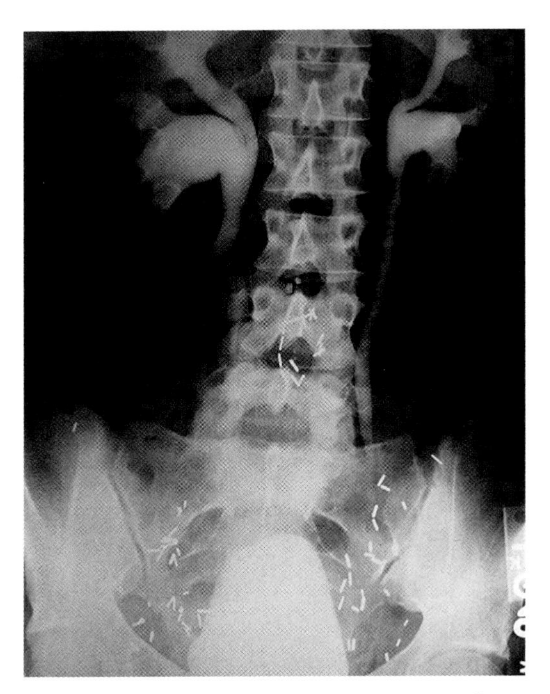

图6-63 梨形膀胱。梨形或泪滴状膀胱，形似火箭的顶端。考虑为淋巴瘤/脂肪增多症、脓肿、尿性囊肿、结节、静脉丛（下腔静脉阻塞），以及血肿

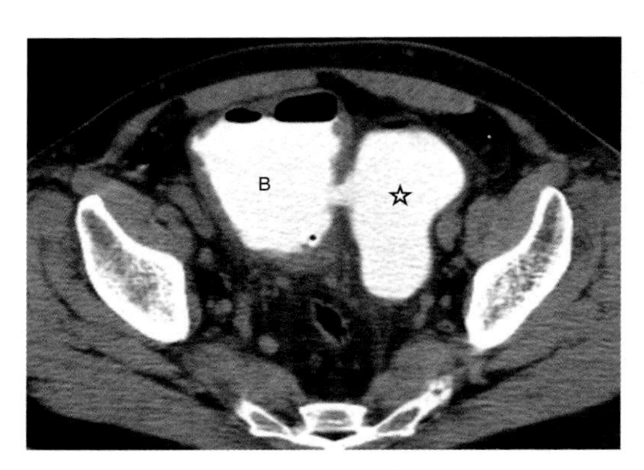

图6-64 膀胱巨大憩室（星形）使膀胱（B）移位。膀胱憩室和膀胱一样大，偶尔比膀胱更大。由于近期内镜操作，膀胱和憩室内可见气体出现

道感染或便秘。骨盆X线片上可能表现为盆腔的透亮度增加，然而，诊断往往是在事后做出的。在尿路造影、钡灌肠检查以及CT扫描中可显示典型的放射学特征，膀胱有典型的异常形态，类似于葫芦或倒梨（梨形膀胱），狭窄多位于膀胱下面或中部。膀胱基底升高，膀胱容量降低。此外，盆段输尿管通常向内侧移位，近侧输尿管可能扩张积水。尿路梗阻是一种常见并发症，约有40%的患者合并积水。直肠和乙状结肠延长狭窄，但结肠黏膜纹路完整。直肠后部的空间扩大，CT显示骨盆被脂肪组织填充，并压迫对膀胱和肠道（图6-65）。

盆腔脂肪增多症与间质性膀胱炎关系密切，包括腺性膀胱炎和囊性膀胱炎，少见与膀胱腺癌相关。因此在这些患者中应该对膀胱进行随诊。

4.下腔静脉阻塞 中下段下腔静脉的阻塞，导致盆腔侧支血管增粗并使膀胱受

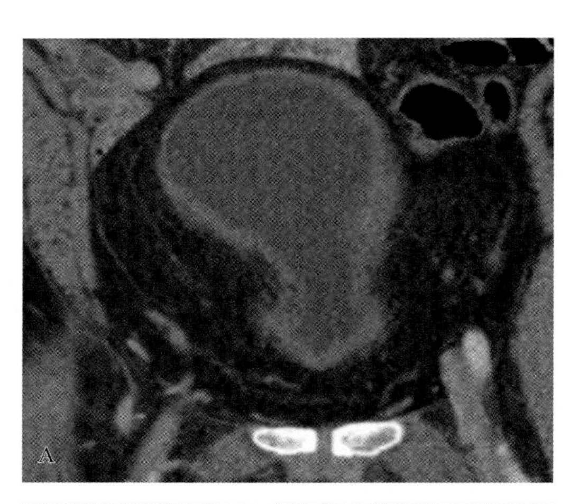

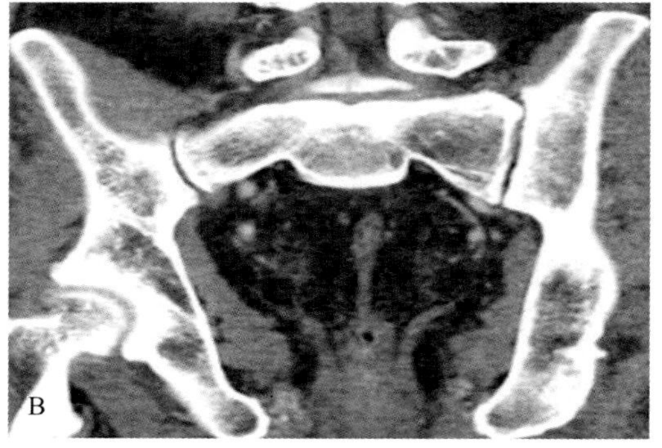

图6-65 盆腔脂肪增多症。A. CT冠状位重建像，由于膀胱周围脂肪增生，可见膀胱底部升高，膀胱下方狭窄（梨形膀胱）；B. 由于直肠周围脂肪增生，可见直肠受压延长并狭窄

压变形。这些侧支循环包括上行的腰椎静脉、性腺静脉、直肠上静脉和输尿管静脉。在成年人中，最常见的下腔静脉梗阻原因是肿瘤瘤栓。与下腔静脉瘤栓有关的最常见的恶性肿瘤是肾细胞癌、肝细胞癌和肾上腺皮质癌。腹腔感染、外伤或髂静脉和股静脉血栓向近心端生长也可能导致下腔静脉血栓。膀胱造影显示由于盆腔血管侧支和软组织水肿引起的膀胱受压和膀胱上移前置移位。输尿管周围静脉可导致L_3水平以下输尿管受压或移位，使输尿管向内侧或前方移位。

5.其他 髂腰肌增厚，是一种罕见的引起膀胱上1/3对称性狭窄的原因，多见于是窄小骨盆的黑种人青年。巨大的盆腔淋巴结病也可能导致膀胱的外压影像学表现（图6-66）。

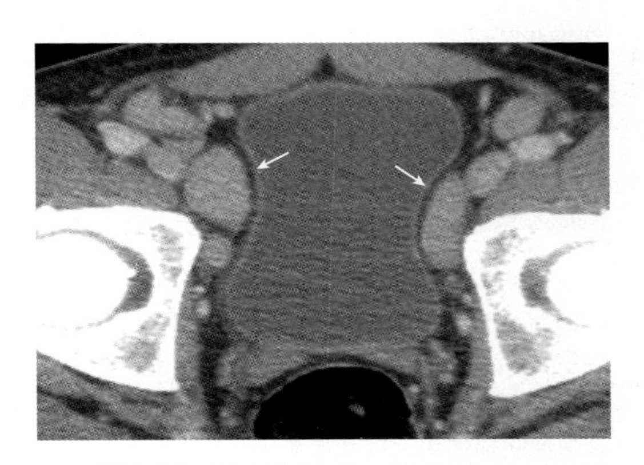

图6-66 淋巴瘤患者，可见盆腔侧壁淋巴结病变（箭）外压膀胱

（七）膀胱破裂

膀胱破裂最常见于盆腔外伤。偶尔，膀胱破裂是医源性的，可发生于盆腔手术中或自发的破裂。膀胱破裂根据外渗的位置分为腹膜内或腹膜外，或两者都有（表6-18）。

腹膜内的膀胱破裂需要手术探查，闭合膀胱，因为外渗的尿液快速通过腹膜吸收，可能导致尿毒症。与此相反，腹

表6-18 膀胱破裂的特征性表现

腹膜内
盆腔侧隐窝（膀胱以上的膀胱周围侧隐窝）
直肠子宫Douglas窝或直肠膀胱间隙
结肠旁沟或小肠肠襻周围
腹膜外
膀胱前或膀胱周围间隙（膀胱前间隙内的液体可能会延展到脐水平以上膀胱的前方和上方）
直肠后或骶前间隙

膜外破裂是可以通过导尿管或耻骨上造瘘引流膀胱。准确的诊断是必要的，影像学（CT或膀胱造影）可为大多数患者提供诊断依据。

创伤后膀胱破裂的发生取决于膀胱充盈的程度，损伤的性质，以及潜在的膀胱畸形。充盈的膀胱比膀胱排空时更容易受钝器损伤。骨盆骨折，尤其是发生在前骨盆环的损伤，应该警惕是否有下尿路损伤。7%的髂嵴创伤分离或耻骨联合损伤的患者会发生膀胱损伤。

剖宫产和经尿道膀胱肿瘤切除术可引起医源性膀胱损伤。膀胱自发破裂可发生在以下情况：肿瘤、膀胱炎、膀胱周围炎症、膀胱出口梗阻、神经源性膀胱或接受放射治疗后膀胱损伤。

疑似膀胱损伤可通过传统的膀胱造影或CT膀胱造影来明确，两者都是高度敏感而且特异的。因为CT膀胱造影是评估创伤患者检查的一部分，所以在大多数创伤中心CT造影已经取代了传统的膀胱造影。

传统的膀胱造影在膀胱完全充盈时显影最佳；300～400ml稀释造影剂可以让膀胱充盈。在造影前留置导尿以排除对尿道的损伤十分重要。造影剂外渗至膀胱周围间隙是腹膜外破裂的标志（图6-67）。

90%的骨盆骨折患者伴有这种形式的膀胱破裂。膀胱破裂的位置常见于前外侧膀胱壁，差别主要是骨折的碎片是否是

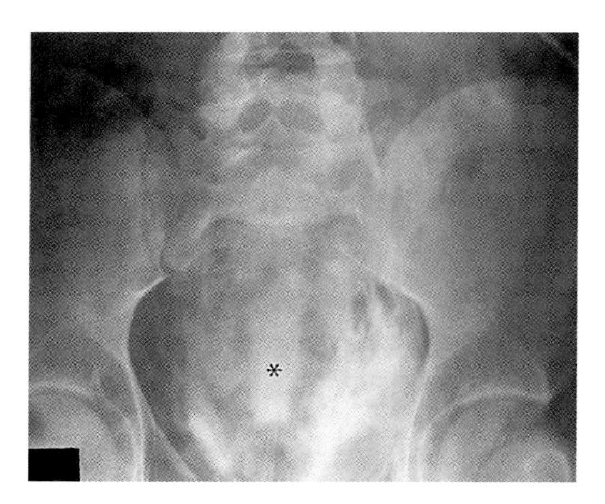

图6-67 腹膜外膀胱破裂。常规膀胱造影骨盆前后位像，可见造影剂外溢，边界呈锯齿状或不规则状。膀胱明显外压并抬高（星形）。肠襻轮廓未显影

造成破损的原因。外渗的造影剂通常聚集在膀胱的附近，边缘锐利但不规则，有时被描述为火焰一样。如果尿生殖膈被损伤，造影剂可以扩散到会阴、大腿，或者阴囊。

腹膜内破裂的典型特征是腹膜内器官周围的表现，如肠襻周边或肝边缘被外渗的造影剂占据。腹膜内的造影剂外渗呈均匀的云雾状表现（图6-68）。覆盖腹膜的膀胱顶部，通常是物理最薄弱的部位，是常见的膀胱破损位置。膀胱充盈患者钝器创伤是常见原因，75%的骨盆骨折患者伴随这种形式的膀胱破裂。

除了对诊断膀胱破裂有极高的敏感性和特异性（两种方法都是100%），CT在骨盆骨折和软组织损伤的检测中也很有价值。重要的是随着造影剂充盈膀胱，这样进一步提高了CT膀胱造影的敏感性。

可以通过导尿管将稀释的造影剂（300～400ml）注入膀胱使之充盈。请注意，在膀胱被动造影并夹闭Foley导管后获得的CT延迟图像并不足以排除膀胱损伤。另外，导管插入前应排除尿道损伤。CT可以获得膀胱扩张的影像，通常没必

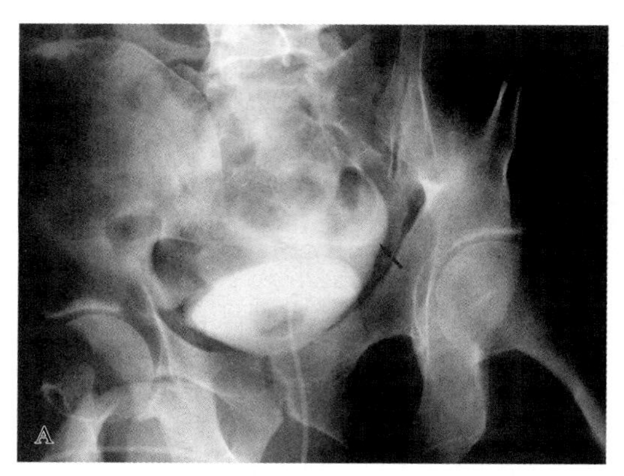

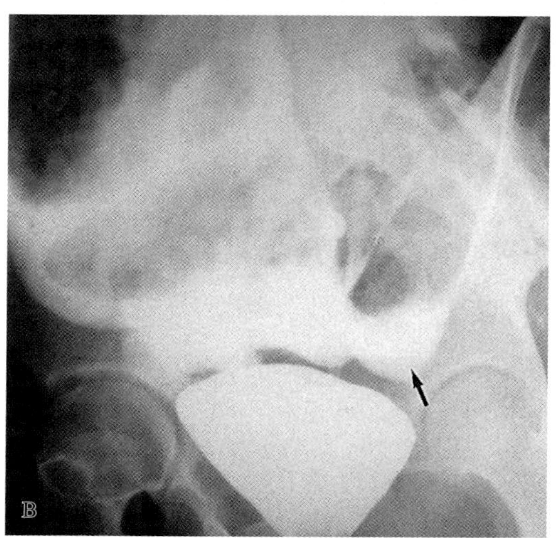

图6-68 腹膜内膀胱破裂。A和B.两例不同的腹膜内膀胱破裂患者，常规膀胱造影显示膀胱内造影剂外溢，使小肠肠襻轮廓显影，并能看到膀胱周围侧隐窝（箭），以及结肠旁沟，该影像被描述为云雾状显影

要获得排尿后或导尿引流后的影像。

造影剂外渗至盆腔和腹腔是判断膀胱破裂为腹膜内还是腹膜外的关键。腹膜内的液体可能聚集在中线骨盆内的道格拉斯窝，女性为子宫直肠陷窝，男性为直肠膀胱周围。它也可以出现在膀胱上方骨盆外侧的凹处和结肠旁沟中或小肠周围组织间（图6-69）。腹膜外盆腔积液可以出现在膀胱前，膀胱周围，或直肠后间隙（图6-70）。膀胱前间隙液体可以向上向前延伸至脐水平。

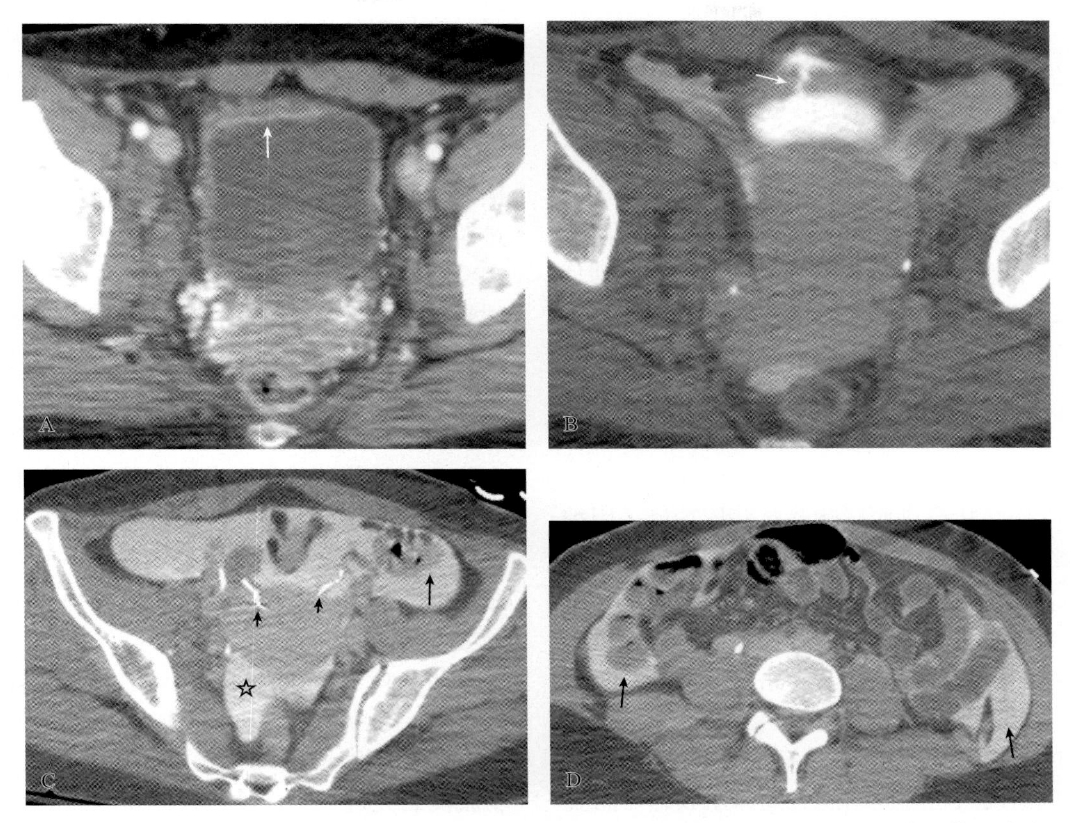

图6-69　腹膜内膀胱破裂。A.外伤患者CT检查，显示膀胱前壁局限性增厚，并延伸至膀胱顶（箭）。B.当膀胱充满造影剂，膀胱顶前方可见全层缺损（箭）。C.直肠子宫Douglas窝（星号）可见膀胱内造影剂外溢，并围绕小肠肠襻（长箭）。偶然发现输卵管阻塞装置（短箭）。D.可见外溢造影剂沿着结肠旁沟显影（箭）

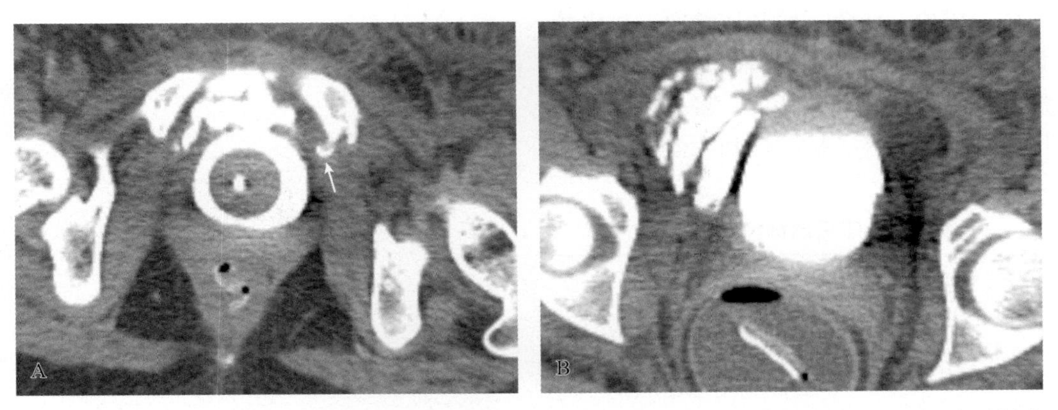

图6-70　腹膜外膀胱破裂。A.一例外伤患者行膀胱CT造影，可见膀胱前壁缺损，造影剂外溢。可见耻骨支骨折（箭）。B.右侧膀胱前间隙可见造影剂浓聚

（八）神经肌肉失调

下尿路神经肌肉失调源自可支配膀胱正常储尿和排尿的大脑、脊髓或周围神经的病变。神经源性膀胱因为神经肌肉失调导致无法自主完成充盈、储存、排空尿液的能力。神经源性膀胱的几种病理生理理论已经描述过了，一种或几种机制的结合可解释患者膀胱功能障碍（表6-19）。

膀胱逼尿肌过度活动表现为膀胱不自主收缩，导致逼尿肌压力的阶段性增加。这些间歇性的收缩影响了存储尿液时的膀胱松弛状态进而影响膀胱储尿功能。因神经疾病导致的疾病，膀胱过度活动症被称为逼尿肌反射亢进症；在特殊情况下，称为逼尿肌不稳定。膀胱过度活动症也可能继发于膀胱顺应性下降。

这种膀胱收缩无力也被称为松弛性或运动麻痹性膀胱。膀胱协同作用是指尿道括约肌松弛同时膀胱逼尿肌收缩。膀胱横纹括约肌协同失调和平滑括约肌或膀胱颈部协同失调导致内外括约肌的不适当收缩。

神经肌肉协同失调的临床表现包括尿失禁、压迫、尿急、尿频尿潴留。尿失禁是不自主的漏尿。根据不自主漏尿情况、病因或者病理生理学特征，将尿失禁分为压力性、急迫性、持续性和充盈性。尿急是一种强烈的排尿欲望，不是因为不舒服（压力），也不是因为对不自主尿失禁的恐惧。

前内侧额叶的病变、感觉运动皮质内侧的病变小脑和基底神经节的损伤可能通过对脑桥中脑排尿中枢的影响导致下尿路神经肌肉失调。大脑对脑干排尿中枢的作用是抑制逼尿肌，抑制作用的丧失可能导致逼尿肌功能亢进，但排尿反射仍然是完整的，而且有括约肌的协同作用。

脑梗死、肿瘤、穿透性脑创伤、帕金森病、阿尔茨海默病、多发性硬化症和正常压力性脑积水是神经性膀胱的最常见病因。不自主的逼尿肌收缩是导致老年患者尿失禁的最常见原因，但这并不总是由大脑或小脑疾病引起。

膀胱痉挛也可能归因于局部膀胱或盆腔感染、炎症、粪便嵌塞、肿瘤、子宫脱垂，或前列腺增生所引起的刺激性症状。膀胱反射亢进在影像学表现为膀胱黏膜齿状结构，最早出现在膀胱后壁或输尿管开口内侧的一个凹陷（图6-71）。

膀胱排空时的齿样结构与膀胱测量证据密切相关。由于膀胱收缩不受控制，导

表6-19　下尿路神经肌肉疾病

痉挛性膀胱
逼尿肌反射亢进、括约肌协同
中枢神经系统疾病，或膀胱局部或盆腔放疗
括约肌失调
逼尿肌反射亢进，膀胱括约肌协同失调
迟缓性膀胱
膀胱反射消失，伴或不伴膀胱脱垂导致的膀胱出口梗阻
脊髓圆锥、马尾、骶神经根或外周神经的损伤或疾病

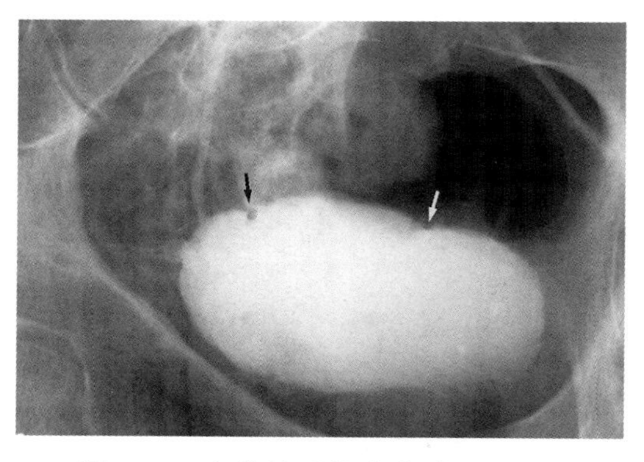

图6-71　多发性硬化患者膀胱反射亢进，表现为尿频、尿急及急迫性尿失禁。膀胱测压显示膀胱逼尿肌无抑制性收缩。静脉尿路造影膀胱显影期显示圆形和小的膀胱小梁形成，输尿管间凹陷明显（箭头）

致膀胱容量很小，膀胱的轮廓一直都是圆形的。膀胱壁通常是光滑的；膀胱小梁在这类神经源性膀胱是不常见的，但偶尔也会出现在患有长期疾病的患者中。

T_{12}或以上的脊椎损伤，导致以逼尿肌反射亢进和膀胱-括约肌功能失调为典型表现的神经肌肉功能障碍。患有这些疾病的患者没有膀胱感觉也不能自主排尿。尿失禁通常考虑是膀胱低容量反射亢进或尿潴留及充盈性失禁的原因引起（图6-72）。

除了创伤后的脊髓损伤之外，多发性硬化症和10%的腰椎间盘突出症患者可能患有这种类型的神经肌肉损伤。放射检查结果显示，在因括约肌失调而引起的逼尿肌收缩时出现膀胱反射亢进及明显的膀胱颈部扩张。

继发性膀胱和上尿路的改变更多发生在长期存在高压性逼尿肌功能失调和膀胱出口梗阻的患者。慢性膀胱出口梗阻可导致膀胱逼尿肌增厚及膀胱小梁形成。

结石可形成于膀胱内或异物（留置尿管）上。膀胱鳞状上皮癌更易发生于神经源性膀胱患者，尤其是在膀胱结石和慢性膀胱炎的患者。神经源性膀胱的上尿路并发症包括输尿管扩张、膀胱输尿管反流、结石或梗阻引起的肾实质损伤。

脊髓圆锥、马尾神经、骶神经根或周围神经疾病可能导致膀胱感觉和收缩的丧失，即所谓的自主神经源性膀胱。盆腔神经的广泛损伤可能继发于复杂的腹会阴切除手术、根治性子宫切除术，或是糖尿病引起的神经病变、酒精性神经病变或肿瘤浸润（图6-73）。

逼尿肌的功能不全意味着逼尿肌压力不足以克服正常的尿道内阻力。只有在膀胱容量过大时膀胱压才有可能超过尿道内压力，从而导致充盈性尿失禁。弛缓性膀胱的体积表现为中等到显著增加。

尽管一个光滑充盈的膀胱也可以是弛缓性膀胱的表现，但也可表现为其他的影像表现。一旦描述为典型的下运动神经元损伤的膀胱病变，可在逼尿肌反射亢进或逼尿肌无反射的患者中发现松树样或松果样形态膀胱。这种松树样形态的发病机制

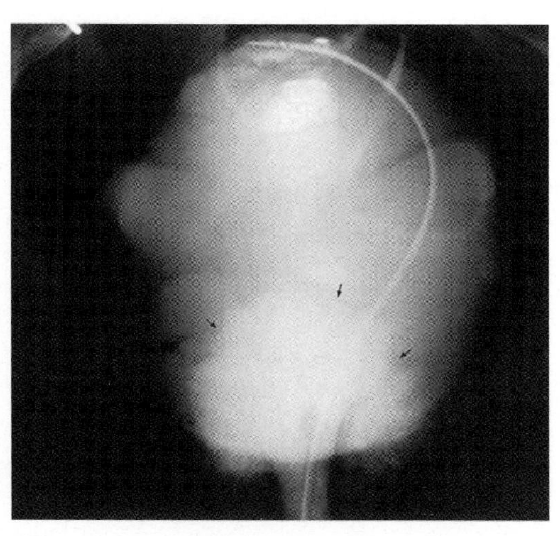

图6-72 慢性尿潴留患者，合并充盈性尿失禁。膀胱镜检查显示膀胱颈正常，但是膀胱测压显示括约肌协同失调。膀胱造影证实膀胱明显扩张，容纳5L尿液（箭＝明显钙化的精囊）

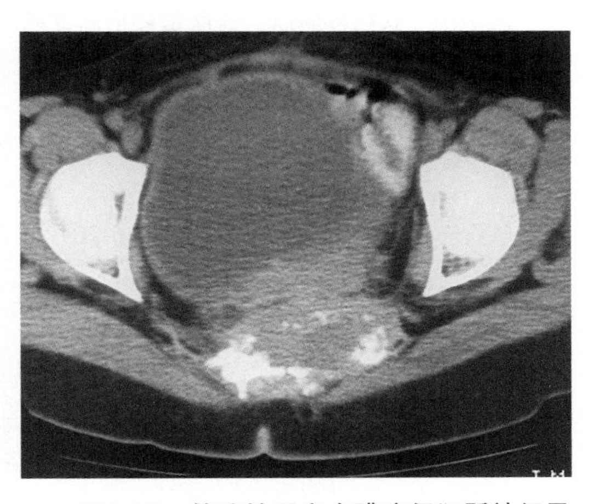

图6-73 转移性子宫内膜癌侵犯骶神经及外周神经，导致神经源性膀胱。CT扫描显示骶骨破坏，肿瘤盆腔软组织浸润。膀胱反射消失，膀胱出口梗阻导致膀胱扩张

为膀胱远端梗阻和膀胱感觉受损。在过度充盈期间，膀胱出现局部薄弱区，导致小梁、膀胱憩室形成，最终成为松树样表现（图6-74）。

相比于神经肌肉紊乱压力性尿失禁，更多见于一个或两个尿道括约肌的功能不足。最常发生于腹部压力突然增加时，压力不均匀地传给了膀胱和尿道。当膀胱颈部的支持消失，导致它下降到腹腔外（膀胱膨出），膀胱内压瞬间超过尿道压力，继而发生漏尿。

在女性中，与衰老、多次生产或手术（特别是经阴道子宫切除术）等相关横纹肌张力的减弱，会导致盆底功能障碍。盆底功能障碍（包括膀胱膨出和尿道过度活动）可在常规的膀胱造影中得到验证；然而，盆底的动态MRI成像已经成为一种可以全面的评估盆底的工具，而这项检查不需要X线辐射。

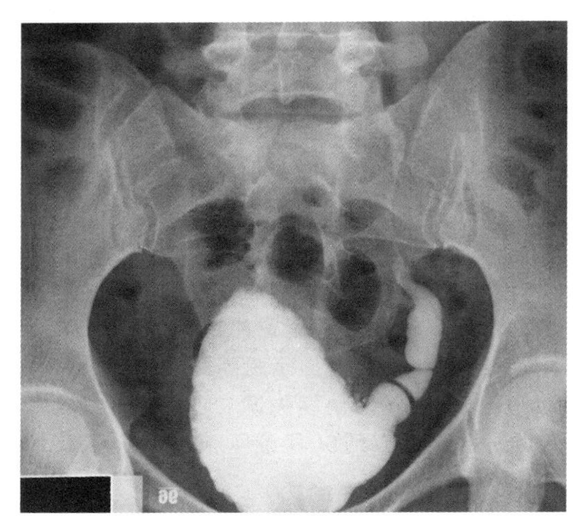

图6-74　松树形膀胱。膀胱造影前后位显示膀胱拉长，膀胱小梁形成。左侧膀胱输尿管反流。慢性神经源性膀胱合并上尿路并发症，包括输尿管扩张、反流、肾实质组织丢失

MRI可以发现位于前室（膀胱和尿道）的异常，同时也显示在中间（阴道和子宫）和后室（肛门直肠）同时存在的可能影响手术治疗的异常表现。动态MRI中，膀胱颈部应位于耻尾骨线的上方（从耻骨联合上缘到最低水平或固定的尾骨关节）。在最大应变时，膀胱颈部下降和尿道的过度活动可以在MRI上很好显示（图6-42）。

从影像学上，正常的膀胱基底位于耻骨联合上缘或更向头侧的位置，随着压力升高它可以下降达1.5cm。伴有压力性尿失禁的女性可能出现膀胱颈在静息时呈关闭状态，但位置更低。在压力增高下，膀胱颈部和近端尿道下降2cm以上并可能开放（表6-20和图6-75）。对由于膀胱异常下降引起的压力性尿失禁患者进行外科治疗包括各种吊带和膀胱颈悬吊装置。

压力性失禁发生的另一种机制是尿道括约肌的弱化或畸形导致闭合不全。括约肌弱化可能源于尿道周围炎症、腰椎脊

表6-20　压力性尿失禁分级

类型	BB形状	休息状态		压力状态（咳嗽/Valsalva）		
		BN-PU	BN-PU位置	BN-PU开放?	BN-PU下降?	漏尿
0	平坦	关闭	处于/高于SM/SP	是	是	无
Ⅰ	平坦	关闭	处于/高于IM/SP	是	＜2cm	是
ⅡA	平坦	关闭	高于IM/SP	是	≥2cm	是
ⅡB	平坦	关闭	低于IM/SP	是	可能没有	是
Ⅲ	圆锥形	开放				

BB.膀胱底；BN-PU.膀胱颈-后尿道；IM/SP.耻骨联合下缘；SM/SP.耻骨联合上缘

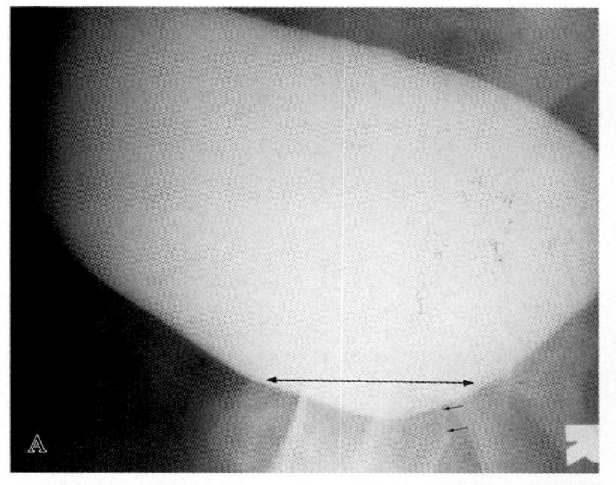

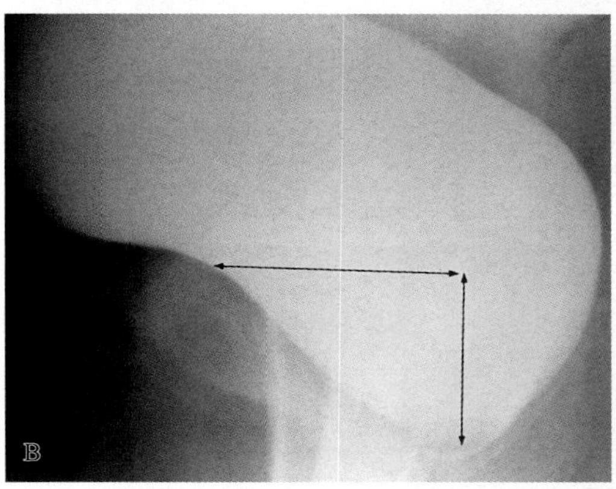

图6-75　IIA型压力性尿失禁。A.休息状态下，膀胱侧位像显示膀胱底低于耻骨联合上缘0.8cm（水平线）。导尿管（小箭）标志出膀胱颈位置。B.压力状态下，膀胱底下降至耻骨联合上缘（水平线）5.5cm以下（垂线），该患者出现漏尿

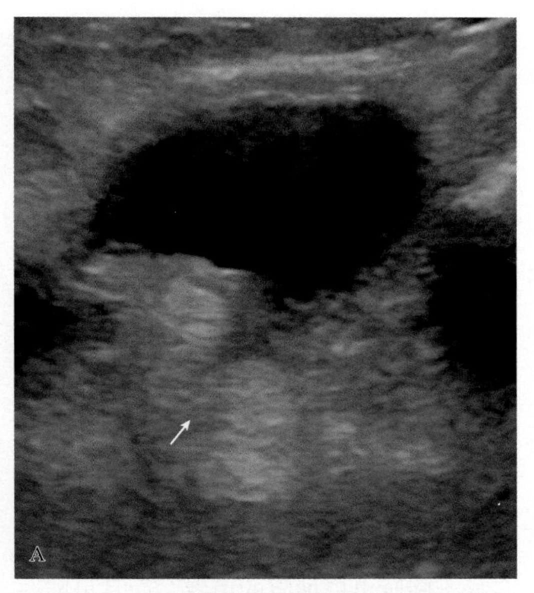

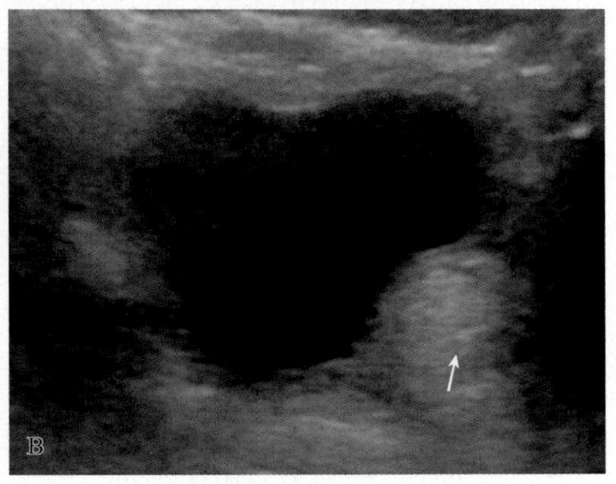

图6-76　超声横断面（A）及矢状面（B）显示膀胱颈及近端尿道水平强回声包块（箭），该病例为在尿道周围注射硅胶填充剂治疗尿失禁的患者

柱裂、马尾神经病变或周围神经病变。括约肌畸形最常见于手术的并发症，也是男性尿失禁最常见的原因。在前列腺癌根治切除术后，5%～10%的患者出现尿失禁。

从影像学上看，当一个顺行膀胱造影显示在静息无逼尿肌收缩的情况下近端尿道开放可诊断女性尿道括约肌弱化。外科手术治疗方案包括注射填充剂（图6-76）、吊带，以及放置人工尿道括约肌。

（九）脐尿管异常

脐尿管是逐渐变细的胎儿膀胱的腔隙末端，在脐水平与尿囊相通（表6-21）。它在妊娠中期自动闭合，脐正中韧带是它的纤维状的残迹。脐尿管是腹膜外的结构，由前面的腹横筋膜和后面的腹膜包裹。脐尿管残余的组织学研究显示为移行上皮，但在1/3的标本中可见柱状上皮化生。

有4种脐尿管异常闭合，即，脐尿管

表6-21　脐尿管

连通胎儿膀胱和肚脐的管道，通常在妊娠中期自发闭锁
脐正中韧带是脐尿管闭锁后形成的纤维残端
脐尿管闭锁异常：脐尿管未闭、脐尿管窦道、脐尿管憩室以及脐尿管囊肿
通常在继发感染时被发现
脐尿管腺癌：由于包含黏液素，因此呈现低密度；营养不良性钙化占70%；早期透壁浸润提示预后不佳

瘘、脐尿管窦、脐尿管憩室（图6-77）以及脐尿管囊肿。下尿路的先天性畸形常合并脐尿管异常。例如，脐尿管瘘可能合并后尿道瓣膜或尿道完全闭锁。脐尿管憩室多见于膀胱出口梗阻的患者，而且可能并发结石或肿瘤（图6-78）。脐尿管残迹最常见的并发症为感染，也是它主要的临床表现。

脐尿管癌是一种罕见的恶性肿瘤。约90%脐尿管恶性肿瘤是腺癌，占所有源自脐尿管的原发性膀胱腺癌中的1/3。脐尿管中的血或黏液可能会被排出，尿液中发现肉眼或镜下的黏液可提示此诊断。脐尿管肿瘤的好发部位是腹膜外，常位于中线处，紧邻腹白线后方。由于黏蛋白的聚

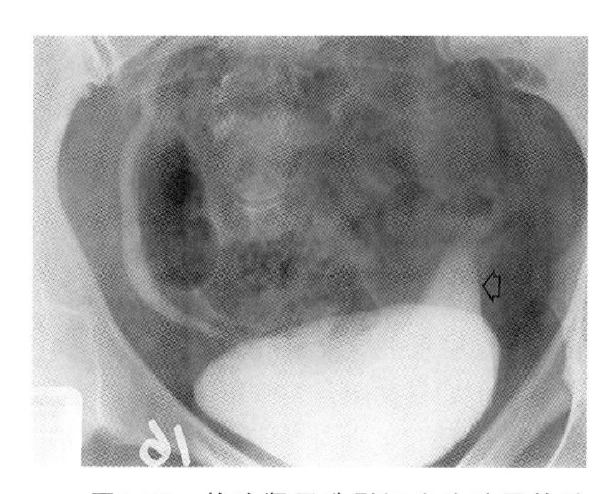

图6-77　静脉肾盂造影证实为脐尿管憩室。该coned-down斜位像显示起源于膀胱尖部的纺锤形憩室（空心箭），憩室内充满造影剂

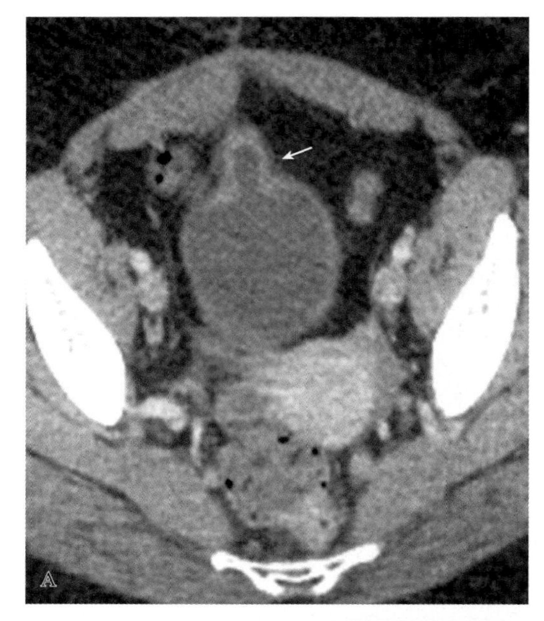

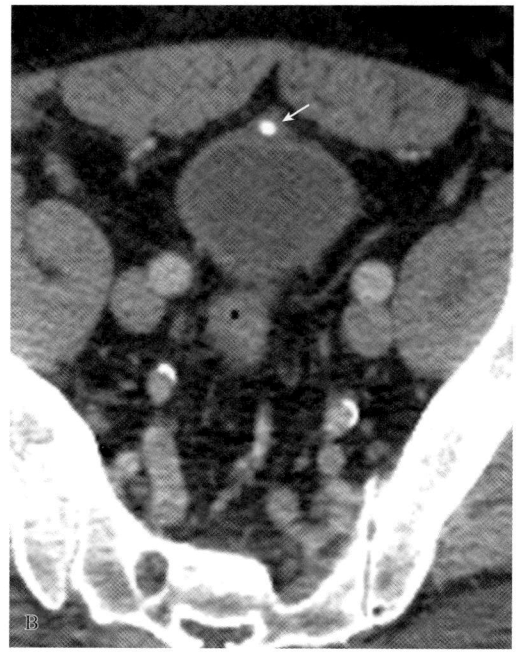

图6-78　CT显示脐尿管憩室。A. CT轴位像显示膀胱尖部前方局部向外突出（箭）；B.脐尿管憩室内可见结石形成（箭）

集，60%的脐尿管呈现低密度，在70%的患者中，可见营养不良性钙化（图6-79）。脐尿管腺癌的预后比其他类型膀胱癌差，因为在诊断前常已发生局部浸润。

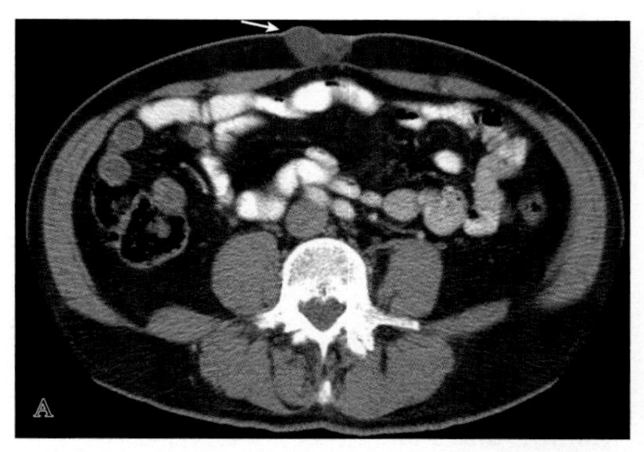

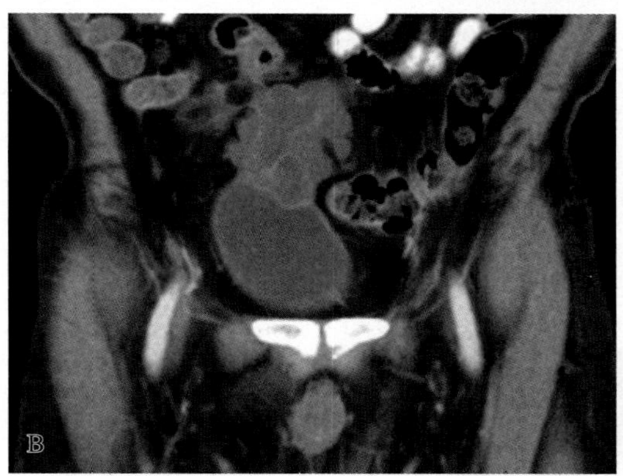

图6-79　一例脐周结节进行性增大的患者，CT可见脐尿管水平低密度结节（箭），查体首先考虑为脐疝；B. CT冠状位显示起源于膀胱尖部的分叶状、多发囊性低密度肿块。手术证实为起源于脐尿管憩室的低级别黏液腺癌

（十）尿流改道

尿流改道是一种重新引流和收集来自膀胱尿液的外科手术。4种最常见的尿流改道临床指征：①肌层浸润性膀胱癌；②因神经源性膀胱或下尿路的先天性异常导致的膀胱储尿功能的缺失；③医学上或社会心理上失能性尿失禁；④膀胱异常导致的难治性症状。

作为非抗反流的不可控尿流改道术的经典术式，以一小段远端回肠作为回肠导管来收集尿液。通常情况下，这段回肠由回结肠动脉或末端肠系膜上动脉大分支供给。孤立回肠段的一端是封闭的，并且是固定在靠近主动脉分叉处的骶骨岬或腹膜后。另一端通过位于腹部右下方的造瘘口排出尿液。这种配置可以不断地将尿液排入附着在皮肤上的收集袋中。

在距离回肠导管封闭端2～3cm处进行输尿管回肠端侧吻合。除非有抗反流机制，否则会产生膀胱输尿管反流。为了吻合左输尿管与回肠袋，左输尿管必须通过乙状结肠系膜底部，所以它比右侧输尿管更易发生成角或存在张力。

放射科医师必须注意回肠导管尿流改道手术的一些并发症，其中可以按预期的发生时间分类（表6-22）。术后早期并发症包括梗阻和尿液外渗。这两个并发症常发生于输尿管回肠吻合口，尽管外渗也可以发生在回肠襻末端。晚期并发症包括慢性肾盂肾炎、结石病、恶性肿瘤、输尿管端或造口狭窄引起的尿路梗阻。慢性肾盂肾炎发生率为10%～33%，多由于慢性梗阻或反流引起。约5%的尿流改道患者发生肾结石，尿路感染是主要原因。结石嵌顿在狭窄的输尿管回肠吻合口是造成梗阻常见的表现。由纤维化引起的输尿管狭窄是相对较晚的并发症，发生率为5%～7%。引发纤维化的因素包括局部缺血、放射治疗和尿液外渗。近20%行膀胱切除术的膀胱癌患者会出现严重的输尿管上皮异型性。高达33%的患者在膀胱切除术和尿流改道术后，会发生输尿管或肾盂异型尿路上皮癌。任何输尿管狭窄患者都应警惕这种并发症，它可能是早期或晚期

表6-22　回肠襻并发症

回肠襻并发症
早期
梗阻（通常发生在输尿管回肠吻合口处）
漏尿（输尿管回肠吻合口或回肠襻底部）
晚期
慢性肾盂肾炎（由于慢性梗阻或反流）
肾结石
梗阻（输尿管、回肠襻或输出道狭窄）

并发症。

传统的IVU或CT尿路造影术可用于评估在回肠导管尿流改道手术后输尿管扩张和尿外渗的存在（图6-80）。当确定外渗或脓肿时，CT可用于指导经皮引流。直接对回肠襻造影并不常规在术后即刻进行，虽然它是在怀疑输尿管回肠吻合口出现狭窄时的任何时候都是有意义的检查。肾超声检查，MR或CT可用于随访肾实质变化。

可控性尿流改道术被越来越多的人采用，因为它消除了外部集尿器所带来的羞耻感，并为无法保持干燥的尿流改道患者提供有效的替代方案。一些可控性尿流改道包括制作一个储尿囊收集尿液，并在腹壁开口通过间歇性自身导尿排出尿液，另外也可做一个新膀胱，允许通过尿道排空尿液。可控尿流改道的目标是创造①通过自我导尿间歇性排空尿液的控尿机制；②大容量（0.5 ～ 1L）和用于尿液收集的低压储尿囊；③在储尿囊和输尿管的吻合处建立抗反流机制。可控性储尿囊可以从回肠末端至盲肠（Indiana，King，Mainz，and Penn技术）或从单独的小肠取材（Kock-Camey技术）。尿失禁，造口处的尿液外渗，储尿囊中的结石形成（图6-81），导尿困难是最常见的晚期并发症，并可能发生在多达18%的患者中。早期和其他晚期并发症与回肠流出道手术类似。

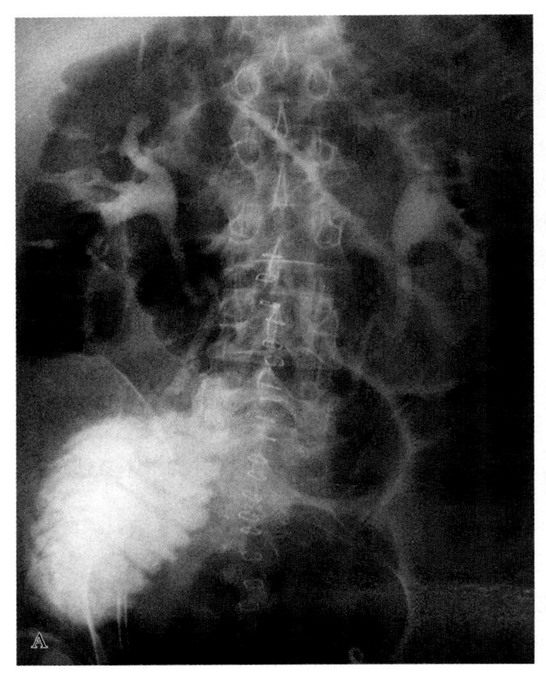

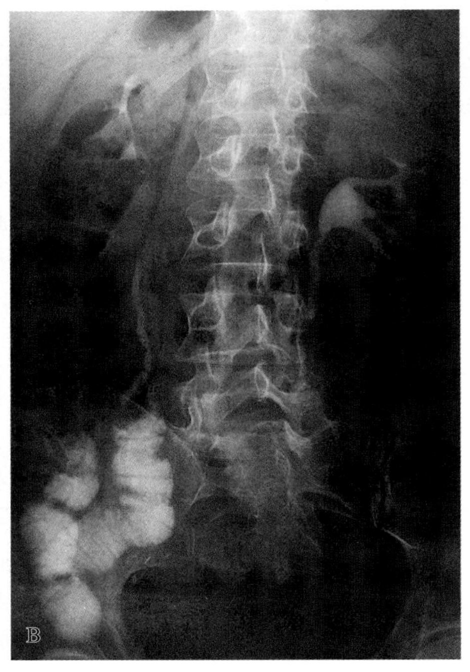

图6-80 术后的回肠膀胱。A.回肠襻重建术后6d行常规静脉尿路造影，显示输尿管肾盂肾盏轻度扩张。回肠襻扩张并水肿。这是一个无动力回肠。B. 3个月后，再次行尿路造影显示正常的集合系统和回肠襻

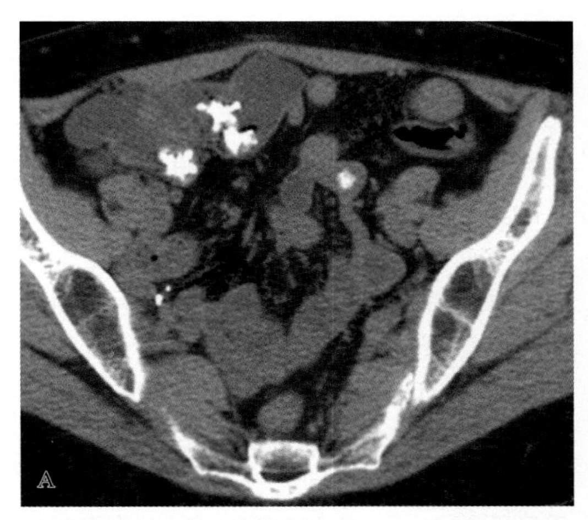

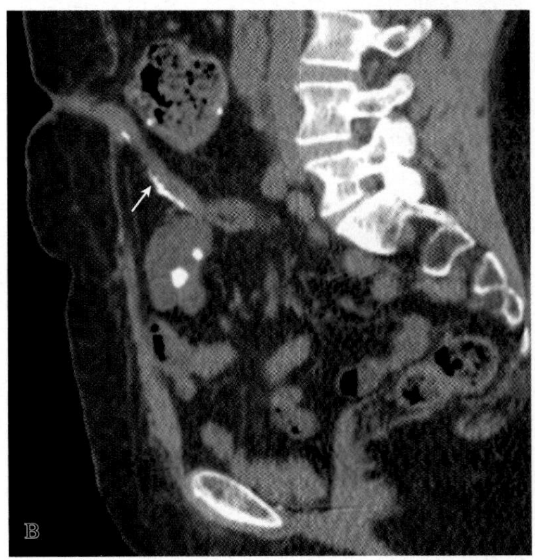

图6-81　可控性尿流改道Indiana储尿囊内可见结石形成。A.储尿囊位于右下腹，其内可见多个穗形结石。B.矢状位可见回肠（箭）从储尿囊（由回肠末端和盲肠构成）发出，并止于脐周区域的输出口。该患者随后行激光碎石取石术

四、影响尿道的病理状况

（一）尿道狭窄

尿道狭窄的病因可以从临床病史和患者的年龄来确定（表6-23）。逆行尿道造影是评估尿道狭窄的首选影像学选择。该

表6-23　尿道狭窄

感染或炎症反应
非淋病性、淋病性或罕见结核性尿道炎
Bulbar尿道
多发和串行狭窄
医源性（手术、器械操作、导尿）
尿道膜部或阴茎阴囊交界处
创伤
完全断裂后出现
孤立，短的狭窄

影像评估的目的是评估狭窄长度、位置、多样性和尿道狭窄的严重程度，并确定可能并发尿道梗阻的伴随疾病。

1.淋球菌和非淋菌性尿道炎　男性尿道的淋病奈瑟菌性传播感染始于黏膜和尿道周围Littré腺体。黏膜感染引起排尿困难和尿道分泌物症状，但是这些症状的存在和严重程度各不相同。局部感染扩展至后尿道、精囊，或附睾常发生于未经治疗的患者，很少发生在及时治疗患者身上。当存在尿道炎时诊断为非淋菌性尿道炎（NGU），但非淋病奈瑟菌不能通过染色检测或培养检测出来。

沙眼衣原体和解脲支原体感染是NGU最常见的原因，尽管其他不太常见的病原体也可能引起NGU。NGU的病程比淋球菌性尿道炎进展慢，生物活性更有惰性，包括炎症后狭窄，尿道周围脓肿和尿道周围瘘这些并发症在NGU中较少见。

在经过合适疗程敏感抗生素治疗后很少形成尿道狭窄。当患者对抗微生物治疗无反应时，出现持续性或复发性尿道炎，应考虑是否出现尿道狭窄或前列腺炎等并发症。70%淋球菌性尿道炎患者狭窄部位于近端球部尿道，因为该区域尿道周围腺体密度较高。感染性尿道狭窄表现为多发，或短或长，连续性狭窄很常见。

在感染性狭窄的情况下Littré腺体可

能在尿道造影上不透明，这是由于导管口的炎性扩张。排入狭窄近端的尿道导管或腺体的再次充盈可能是尿道狭窄在尿道造影检查中的一个重要特点（图6-82）。

除了尿道狭窄之外，因治疗不彻底或多重耐药菌株淋病的存在导致治疗无效情况下，可能在尿道和尿道周围软组织之间，会阴和阴囊之间形成瘘管这个过程会形成喷壶样会阴（图6-83）。最后，淋菌性尿道炎可能会刺激黏膜增生，导致息肉样尿道炎或尿道炎性囊肿，表现为平坦的结节状充盈缺损，这可能很难与癌症区分开来。

2. *结核性尿道炎* 据报道由结核分枝杆菌引起的尿道炎症仅占上尿路结核患者的2%。既往的创伤或感染性尿道狭窄被认为是疾病进展的必要条件。然而，结核从前列腺到前列腺部尿道或从会阴组织到球部尿道的播散是有报道的。晚期尿道结核和尿道周围组织结核可以形成喷壶样会阴，类似于治疗不彻底或无效的淋球菌感染的影像（图6-83）。

3. *医源性狭窄* 狭窄形成可能是继发于尿道手术，器械操作或导尿。医源性狭窄最常发生在解剖学上固定且狭窄的尿道部位（如膜部尿道、前尿道阴茎阴囊的交界处）。这些狭窄没有特征性影像学表现，医源性的狭窄可以是局灶性的、短的、多灶的或长的（图6-84）。

4. *外伤* 创伤性尿道狭窄通常发生在导致尿道完全横断的骑跨损伤之后，而尿道部分撕裂伤更容易愈合而没有显著的缩窄。多达97%的后尿道损伤患者形成狭窄后无论初始治疗如何都需要重复尿道扩张或尿道成形术。尿道狭窄通常是孤立的，长度不到2cm，两侧各有一段口径正常的尿道（图6-85）。通常情况下，这种狭窄形成速度比炎性狭窄更快。

5. *肿瘤* 尿道癌很少单独表现为尿道

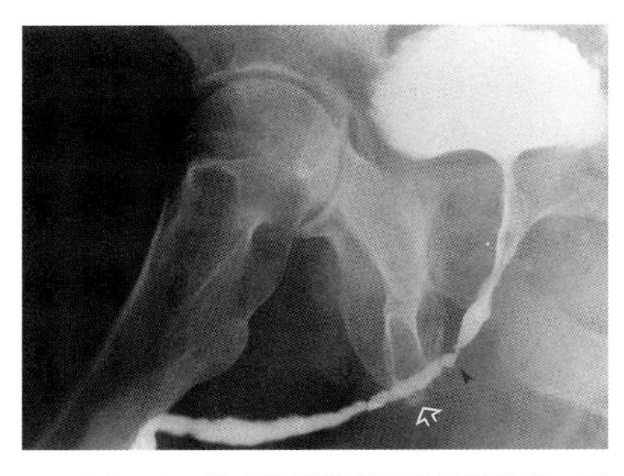

图6-82 淋病性尿道炎继发尿道狭窄。尿道逆行造影显示前尿道连续、较短的狭窄。感染或炎症反应导致的尿道狭窄倾向于多发狭窄，好发于球部尿道。Cowper导管（箭头）及Littré腺（空心箭头）显影

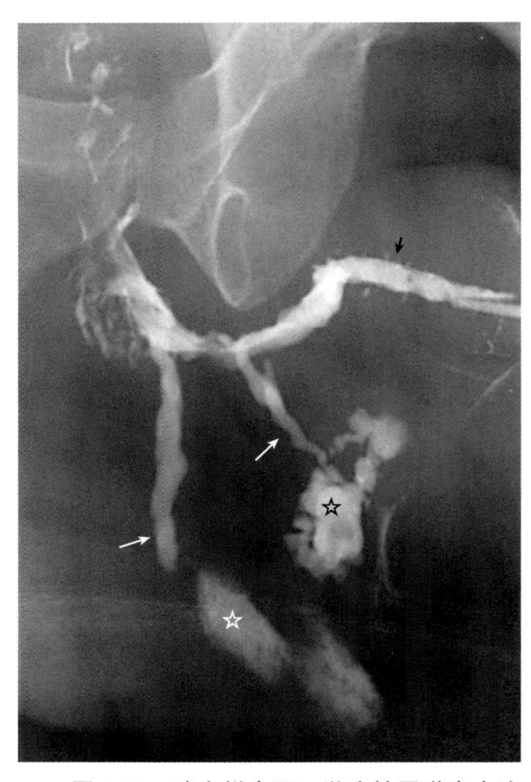

图6-83 喷壶样会阴。淋病性尿道炎未治愈患者，可见球部尿道与会阴和阴囊之间瘘管形成（长白箭），并可见造影剂浓聚（星形）。后尿道可见多个瘘管形成。由于Littré腺导管炎性扩张（短黑箭），可见大范围造影剂显影

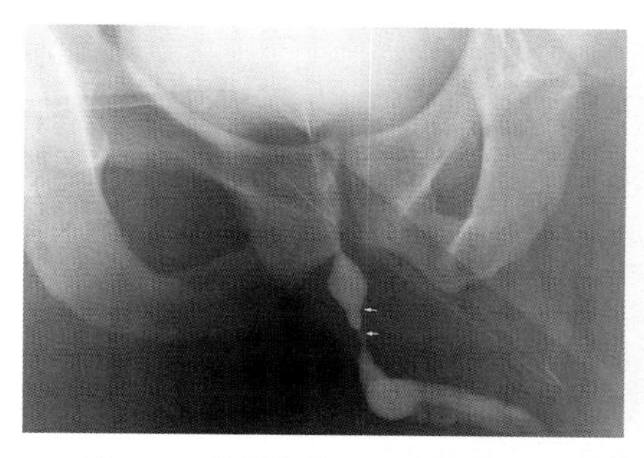

图6-84 器械操作后尿道狭窄。几个月前多次导尿失败后，可见膜部尿道两处狭窄（箭）。医源性尿道狭窄多好发于尿道自然狭窄的部位

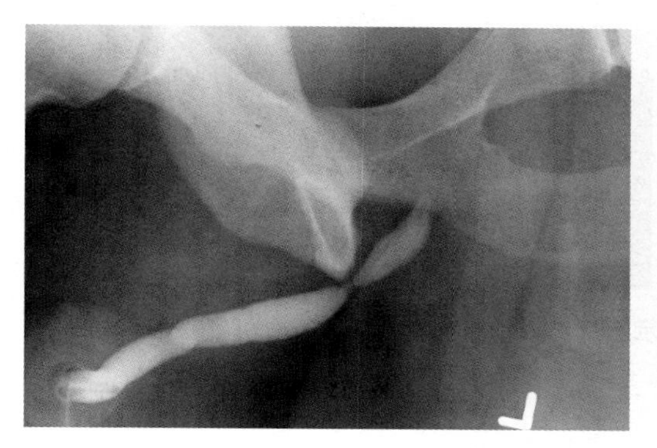

图6-85 创伤性尿道狭窄。尿道骑跨伤4周后，尿道逆行造影显示尿道球部局限性狭窄

狭窄。但是，当老年人既往没有尿道手术，器械操作或感染病史而发生狭窄时怀疑有尿道癌。MRI可显示尿道肿瘤的范围（在本章后面讨论）。

6.尿道狭窄的并发症 当严重狭窄形成而导致尿道梗阻症状，迫使患者寻求治疗。尿道梗阻可能会导致多种并发症，可能掩盖初始的狭窄形成原因（表6-24）。尿道周围脓肿和假性憩室可能会在狭窄的高压侧形成（图6-86）。

尿道结石可能在狭窄近端原位形成；然而，结石从肾或膀胱进入尿道更常见（图6-87）。瘘管形成（图6-86）、尿外渗或静脉内渗也可能发生，任何一种病变都

表6-24 继发于狭窄的尿道梗阻并发症

尿道周围脓肿
假性憩室
瘘管
尿液外渗
静脉内渗
假道形成
导管及腺体充盈
尿道结石

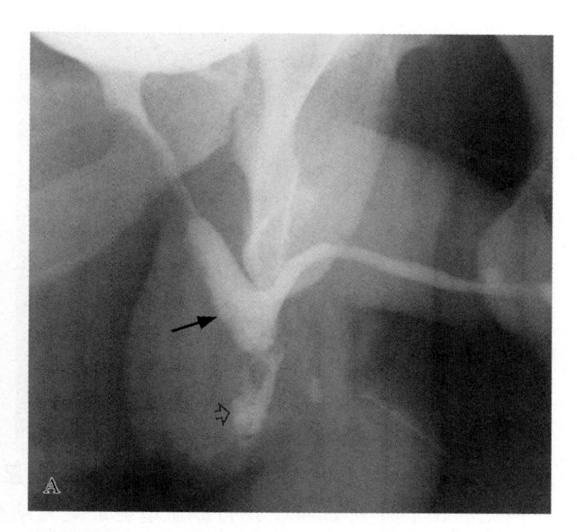

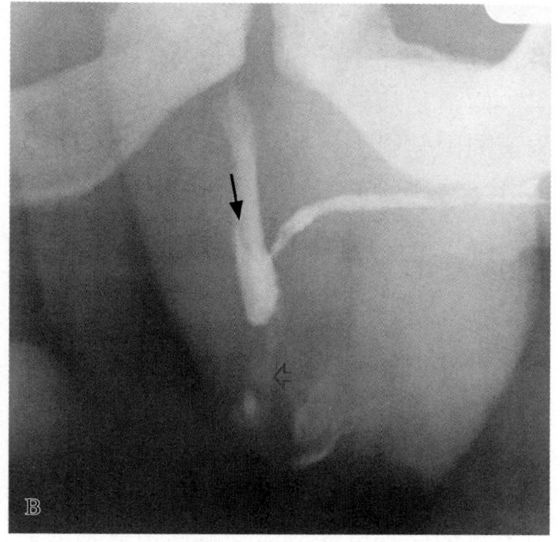

图6-86 尿道成形术后假性憩室和阴囊瘘管形成。尿道逆行造影斜位像（A）及前后位像（B）显示宽开口的憩室，起自尿道球部（黑箭）。与正常尿道球部不同，斜位像可见憩室边缘模糊。手术中，可见阴囊瘘管呈线性和球形的造影剂浓集（空心箭）

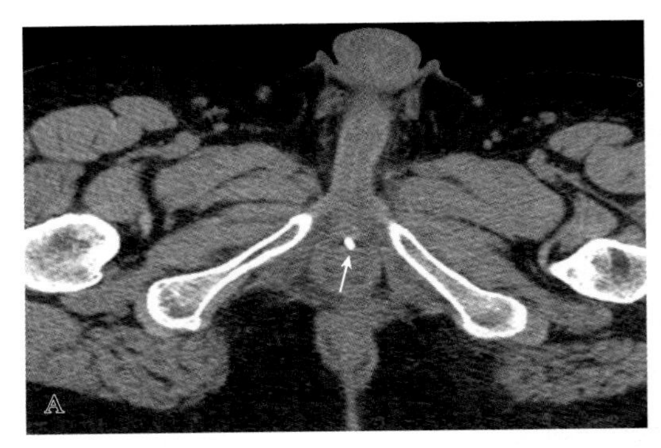

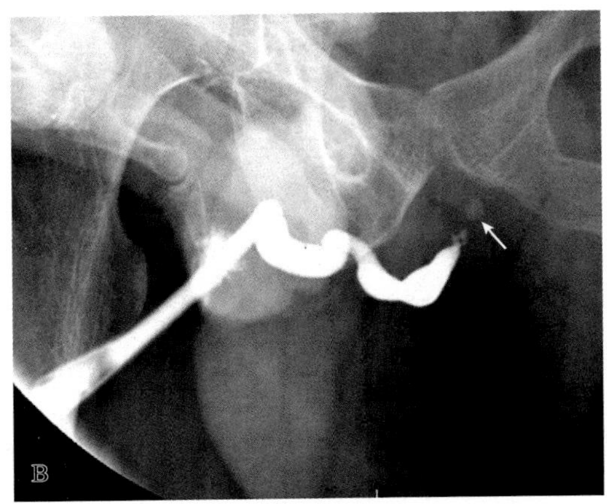

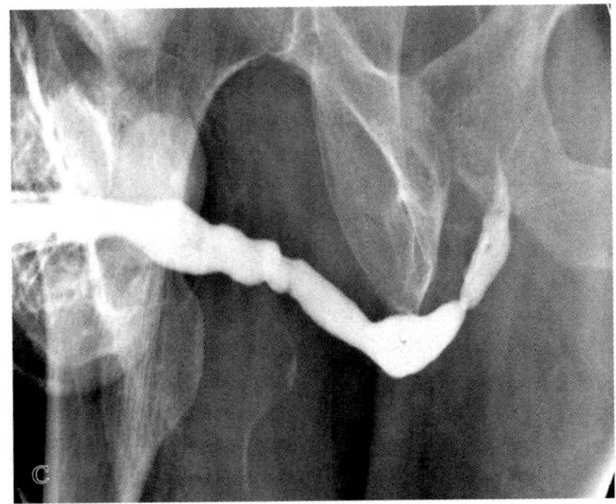

图6-87 尿道狭窄患者CT及逆行尿道造影显示尿道结石形成。A. CT，邻近阴茎底部中线处可见钙化形成（箭）；B和C.逆行尿道造影证实为结石（箭），形成与球部尿道狭窄近端

可以通过动态逆行或排泄性尿道造影证实。假道是从尿道一部分发出，延伸穿过尿道周围软组织，并重新进入尿道的相邻部分。这些通道通常在手术后或狭窄试图扩张后形成。

（二）创伤性尿道损伤

骨盆损伤后无法排出尿液，体检时发现膀胱膨胀，特别是在局部出血或尿道口出血时，应该怀疑男性尿道损伤。在没有确认尿道完整性时不建议行经尿道导尿，因为盲插尿管可能造成部分尿道撕裂或血肿扩大。在骨盆创伤时可以进行逆行尿道造影，这是男性尿道损伤的可靠诊断和鉴别诊断方法。相反，女性尿道撕裂或撕脱仅见于非常严重的盆腔损伤，可能是因为它短而且相对可移动。传统上，男性尿道的创伤常以损伤位置来描述，因为前、后尿道损伤的病理生理学不同。

1. *后尿道* 后尿道创伤约发生在10%的前骨盆骨折患者。骨盆骨折的剪切力可能会破坏尿道并可能导致严重的下泌尿生殖道其他部位的损伤。最初，后尿道裂伤可以通过留置导尿管而重建尿道或通过耻骨上膀胱造瘘进行膀胱引流。尿道成形术可以在以后进行。虽然CT或MRI可以显示后尿道损伤，但后尿道斜位造影是首选的诊断方法。该影像学评估的目的是评估尿道的完整性，如果有尿道破裂的话需要确定其位置及其严重程度。

Colapinto和McCallum提出了一种基于造影剂外溢的类型和形态的后尿道损伤分类系统（表6-25）。产生尿道挫伤或撕裂，但不涉及尿道会阴层的损伤被称为

表 6-25　男性后尿道损伤分类

损伤类型	膜部尿道损伤	动态逆行尿道造影		
		球部尿道	会阴部造影剂外溢	耻骨联合造影剂外溢
Ⅰ	挫伤/部分撕裂	拉伸或正常	否	否
Ⅱ	UGD以上完全断裂	拉伸或正常	否	是
Ⅲ	UGD以上和以下完全断裂	断裂	是	否

UGD. 尿生殖膈

Ⅰ型损伤。尿道造影中，后尿道显示完好无损，但可能被拉长。在Ⅱ型损伤中，尿道破裂发生在前列腺的尖部，未损伤尿生殖膈。造影显示造影剂位于在尿生殖膈以上的腹膜外范围，球部尿道完好无损（图6-88）。

Ⅲ型损伤是最常见的类型，尿生殖膈损伤，外渗造影剂聚积在会阴。除了在前列腺尖部的后尿道破裂，常伴有球部尿道损伤（图6-89）。Goldman等基于Colapinto和McCallum分类方案有以下补充：Ⅳ型损伤包括膀胱颈延伸至尿道（括约肌损伤是关注点）；ⅣA型损伤包括产生尿道周围外渗的膀胱基底损伤（类似Ⅳ型损伤）；Ⅴ型损伤累及前尿道。

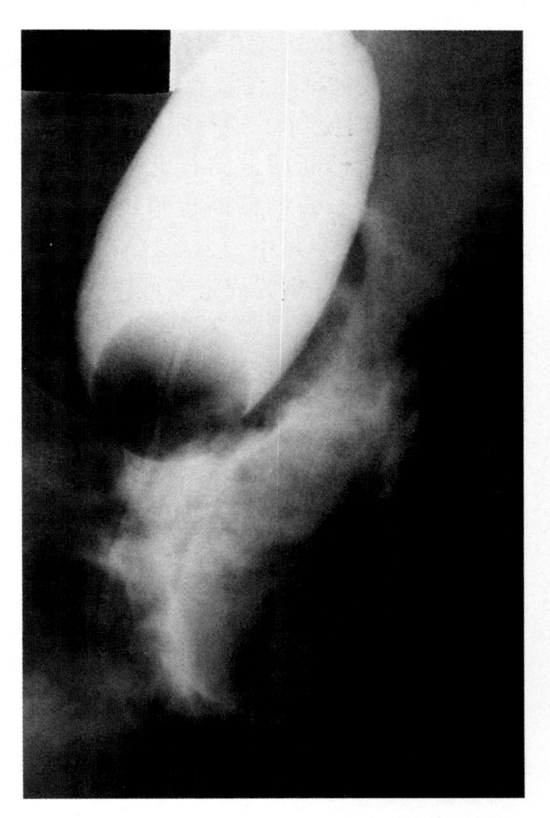

图6-88　盆腔血肿和尿液囊肿压迫膀胱，并使膀胱移位。后尿道Ⅱ型完全撕裂，膀胱造影左后斜位像显示膀胱外压及造影剂外漏

除了确定尿道损伤的部位，在逆行尿道造影时也可以评估部分或完全撕裂的严重程度。当尿道造影膀胱逆行充盈时，可提示部分或不完全后尿道破裂。当发生后尿道外渗和膀胱不能充盈时，可认为撕裂是完全的。Ⅱ型后尿道损伤可以是

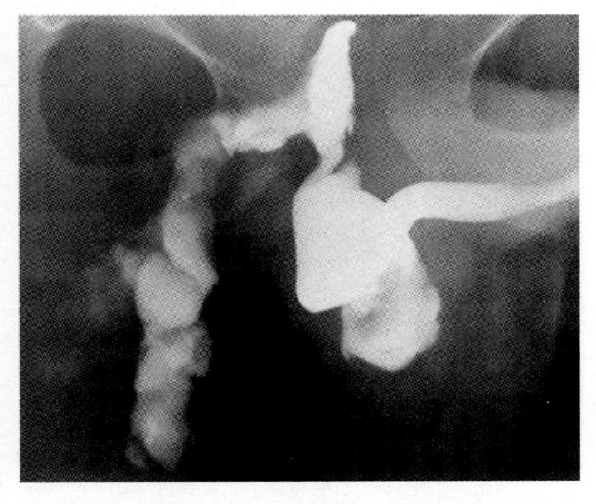

图6-89　后尿道Ⅲ型完全撕裂。尿道逆行造影显示后尿道造影剂外漏至会阴部。同时还可以发现尿道球部撕裂。后尿道Ⅲ型完全撕裂是继发于骨盆骨折尿道横断伤最常见的尿道损伤。可见耻骨联合分离

部分的，也可以是完全的；然而，Ⅲ型通常是完全性损伤。区别部分撕裂伤和完全撕裂伤是很重要的，因为完全破裂比部分撕裂伤要常见2倍，更容易形成一个短（＜2cm）的狭窄。

通常需要尿道成形术进行修复。相比之下，局部撕裂常常会自行愈合。如果在部分撕裂后确实形成狭窄，则大多数患者可以通过尿道扩张或尿道切开术来修复。创伤性后尿道损伤或其处理的最严重后果是阳痿和尿失禁，发病率分别为12%和2%，即使对于尿道损伤进行最佳治疗也是如此。

2. *前尿道*　前尿道损伤可能伴随钝性外伤，其中球部尿道和海绵体尿道被挤压在耻骨下方。骨盆骨折通常与这些骑跨伤害无关。前尿道损伤的最常见原因是医源性的，例如器械操作后或导尿后。与后尿道损伤一样，前尿道撕裂的严重程度可分为部分性或完全性。在部分损伤患者中，尿道造影过程可观察到造影剂外渗，但尿道部分保持连续性，损伤部位近端的尿道可能显影（图6-90）。在完全性尿道损伤处可看到外渗部位的尿道突然中断，并且没有造影剂流入近端尿道。在任何一种情况下，如果没有注意的话，阴茎体和阴茎引流静脉血管的显影可能会引起混淆。狭窄会使部分或完全前尿道撕裂的愈合复杂化。

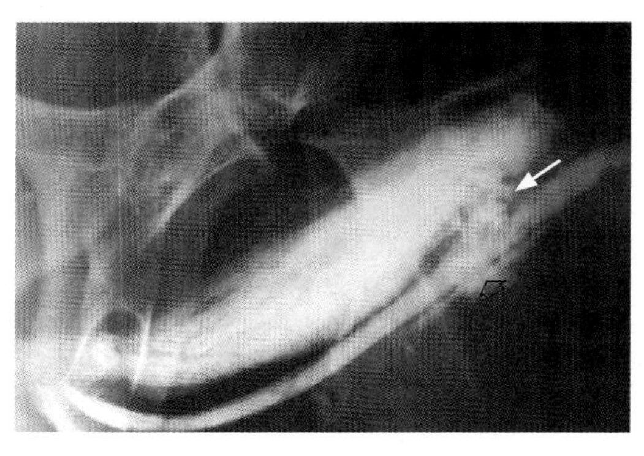

图6-90　会阴部钝性损伤，前尿道部分撕裂。尿道逆行造影显示造影剂从阴茎部尿道外溢至尿道海绵体（空心箭）和阴茎海绵体（箭）中

（三）尿道充盈缺损

尿道中充盈缺损的常见原因和不常见的原因列于表6-26。

1. *尿道结石*　尿道结石最常发生于肾或膀胱结石移入尿道时。这种尿道结石的发病率是尿道原发结石的10倍。移入结石更容易引起突发性尿路梗阻症状；患者可能会出现排尿困难，尿流不畅，或反复发作尿道炎。包括憩室或假性憩室和尿道狭窄在内的解剖学因素使患者更易患原发性尿道结石（图6-87和图6-91）。原发性尿道结石引起急性症状是不常见的，因为它们形成缓慢或被隐匿在憩室中。

技术上和读片上的错误导致只有40%的尿道结石在平片和静脉肾盂造影下被诊断。耻骨联合下的区域在影像学读片过程中常被忽略或被排除在常规的观察之外。排尿膀胱尿道造影术、逆行尿道造影术和膀胱尿道镜对诊断尿道结石更敏感。CT和MRI对尿道结石的诊断也很出色。在动态逆行尿道造影术中，大多数尿道结石不透X线，可能表现为固定或可移动的充盈缺损。在女性尿道憩室患者中最常见（图6-91和图6-92），在男性患者中最常见的部位是球部或前列腺膜部尿道（图6-87

表6-26　尿道充盈缺损

常见
钙化
息肉
不常见
癌
尖锐湿疣
息肉样尿道炎
软化斑
囊性尿道炎
转移瘤
淀粉样变

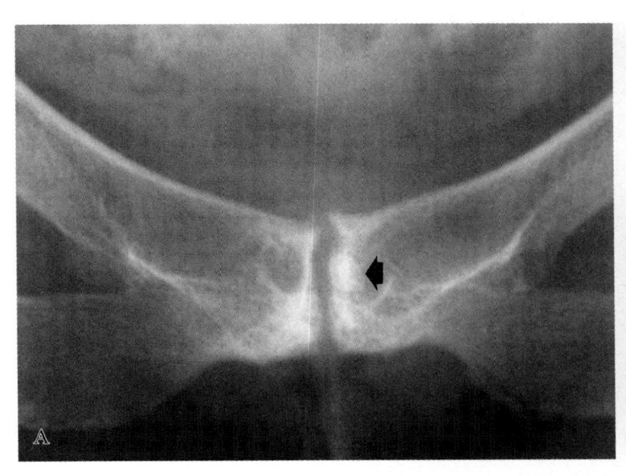

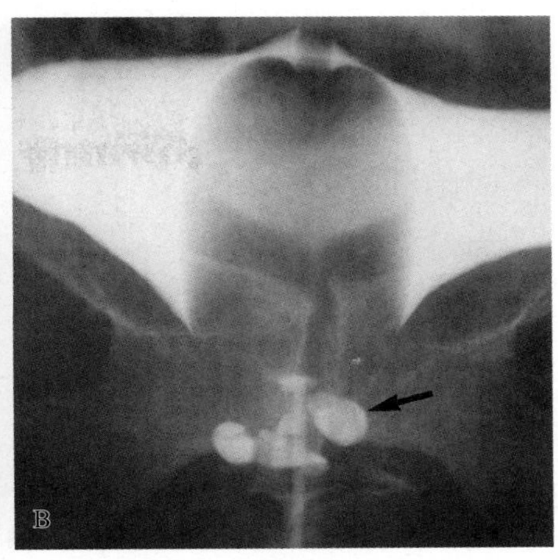

图6-91　尿道憩室内结石。A. coned-down像显示椭圆形钙化（箭头）与耻骨联合重叠。B.双气囊尿道造影显示两个尿道憩室位于尿道中段。左侧憩室内可见充盈缺损（箭），提示为结石

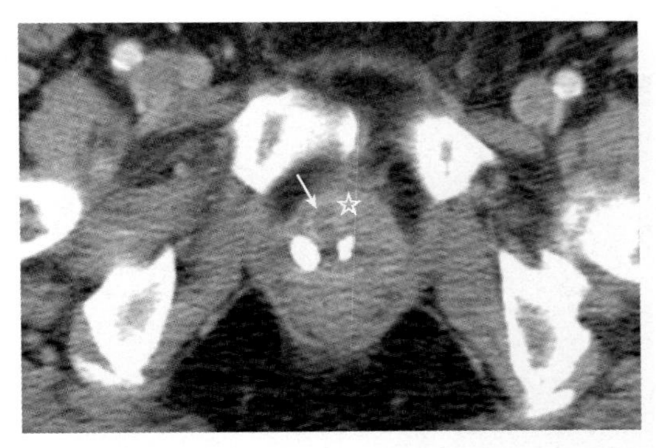

图6-92　一名排尿困难的患者，可见中段尿道憩室内2枚结石（箭）。尿道（星号）被憩室挤压移位

和图6-93）。

2. *女性尿道癌*　尿道癌是唯一一种发生于尿道的上皮性恶性肿瘤，好发于女性患者（表6-27）。这些肿瘤好发年龄是40—60岁。慢性刺激和炎症可能引起上皮恶性改变，因为可能同时发现良性炎症病变，如纤维性息肉和肉阜。患者会出现尿道出血、排尿困难、尿频、会阴疼痛或尿道阻塞的症状。SCC是最常见的组织病理类型，其次是尿路上皮癌。腺癌是尿道憩室中最常见的恶性肿瘤（图6-94），验证了尿道旁腺感染和脓肿是憩室的形成原因。

表6-27　尿道癌

女男比例4：1
总体上鳞状细胞癌最常见，其次是尿路上皮癌；腺癌，未分化癌，肉瘤，以及黑素瘤较为罕见
起源于尿道憩室内最常见的恶性肿瘤是腺癌
2/3男性患者起源于尿道球部或膜部——与尿道狭窄，尿道慢性炎症或性传播疾病相关

在尿道造影中，尿道癌可表现为尿道内单一或连续的不规则充盈缺损，或尿道不规则狭窄。CT或MRI可以评估肿瘤局部浸润和淋巴结受累的程度。大多数患者的在血行播散之前已发生淋巴转移。起源于女性尿道远端1/3的尿道癌优先扩散到腹股沟浅表和深部淋巴结，而那些源自近端2/3的尿道癌优先扩散到髂外和髂内淋巴结。原发性尿道癌与侵犯远端尿道的会阴肿块可能很难区别出来（图6-95）。

3. *男性尿道癌*　男性尿道癌几乎完全是老年人群的一种疾病，主要发生在50岁以上的男性中。以下两个危险因素易导致尿道癌发生：①慢性尿道炎症或性传播感染病史；②尿道狭窄，这在50%以上的患者中可见。症状的发作是隐匿的；最初的临床症状包括尿流不畅、血性排出物或血尿。几乎80%尿道癌是SCC。2/3起源

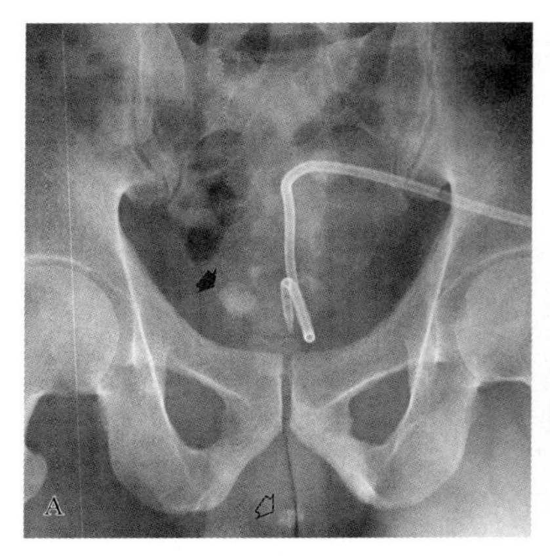

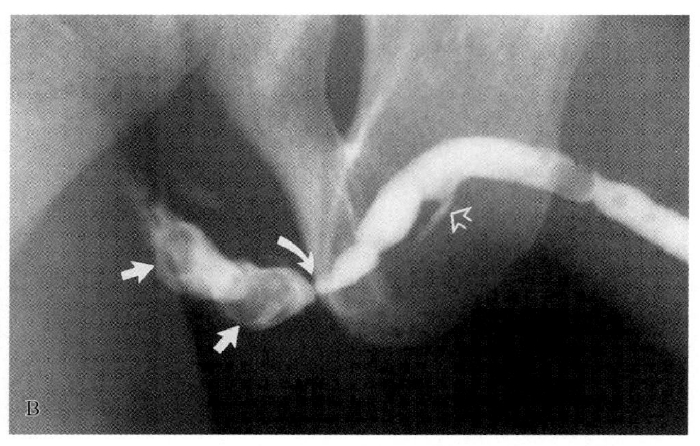

图6-93 尿道结石位于狭窄的高压侧。A. 44岁膀胱出口梗阻患者，接受耻骨上膀胱造瘘，平片显示盆腔内（黑箭头）及会阴部（空心箭）钙化。B.逆行尿路造影coned-down放大斜位像显示，狭窄近端（弯箭）尿道球部两处充盈缺损（箭）。Cowper导管显影（空心箭）。前尿道可见气泡影

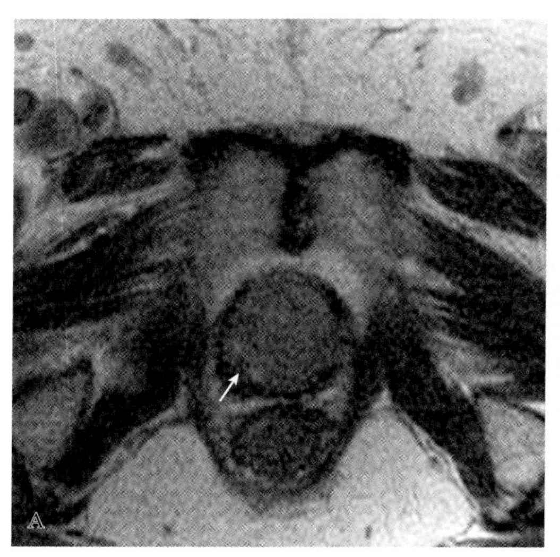

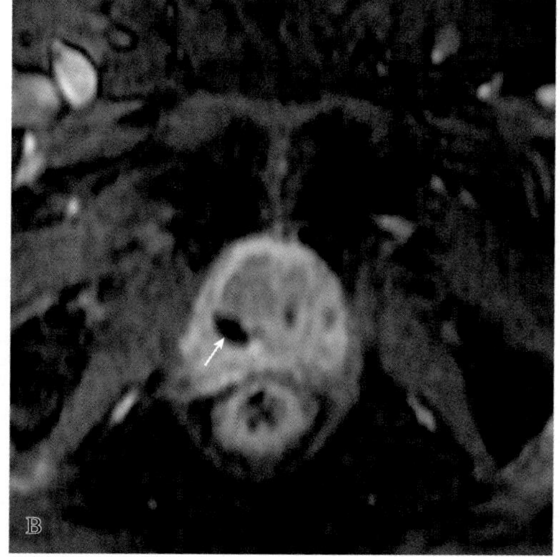

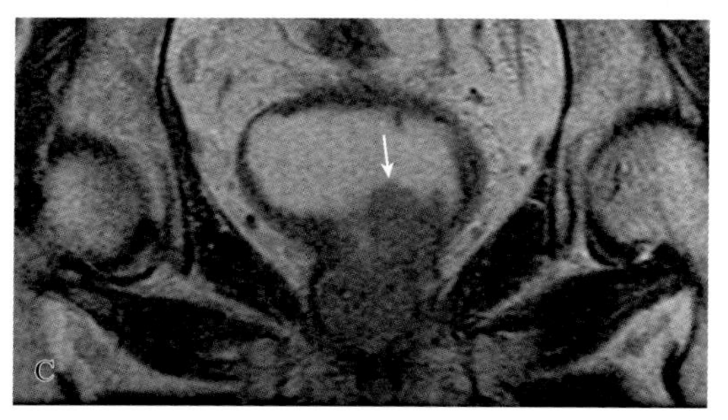

图6-94 尿道憩室内腺癌。A.高分辨MRI T_2WI轴位像，显示尿道正常影像被中等信号的肿块（箭）所取代；B.肿块弥漫性强化并充满尿道憩室，仅剩少量的液体残留于憩室内（箭）；C. T_2WI冠状位成像显示尿道肿物扩散至膀胱颈及膀胱底（箭）

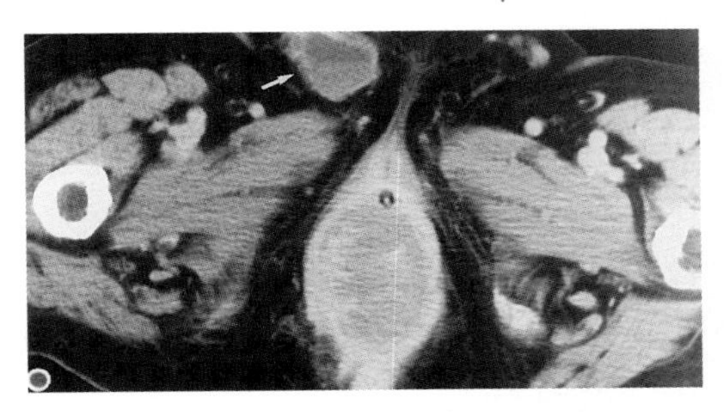

图6-95　会阴癌扩散至腹股沟淋巴结。盆腔CT显示会阴部巨大低密度肿块，侵犯并阻塞远端尿道。右侧腹股沟区域，可见巨大的坏死性淋巴结（箭）。肿瘤起源于女性尿道以远1/3部分，并向周围侵犯，该肿瘤更倾向于腹股沟淋巴结转移

于球部或膜性尿道，其余大部分癌可见于前尿道，特别是舟状窝。尿路上皮癌占尿道癌的15%，多数起源于后尿道。前列腺尿道尿路上皮癌与既往经尿道膀胱癌切除手术之间存在关联。其余5%的尿道癌为腺癌或未分化癌。

可以通过尿道镜和尿道造影术进行尿道癌的诊断。在尿道造影中，尿道癌呈现为不规则的充盈缺损，其可能是偏心的或环形的。当狭窄边缘不规则或界限不清时，也应该怀疑该诊断。MRI可用于显示疾病的局部外侵程度，包括尿道周围软组织和邻近器官的侵犯程度，以及是否存在腺病（图6-96）。前尿道肿瘤扩散到浅

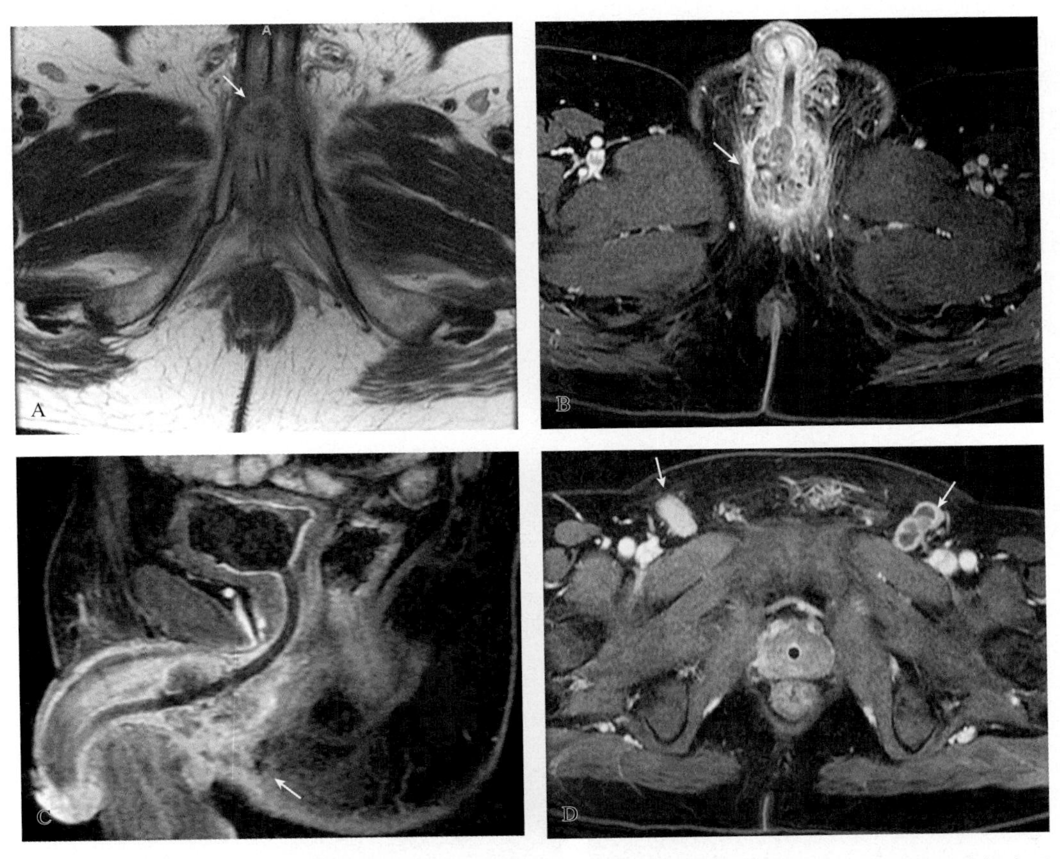

图6-96　尿道鳞状细胞癌MRI表现。A.高分辨T_2WI轴位像显示肿瘤（箭）位于尿道球部水平。B和C. T_1WI增强扫描轴位像（B）和矢状位（C）显示肿块不均匀强化，肿块包绕球部尿道（B图箭），并扩散至阴茎海绵体和会阴部（C图箭）。留置Foley尿管。D.可见双侧腹股沟浅层淋巴结肿大（箭），该淋巴结在^{18}F-PET/CT上显影（图像未显示）

表和深部腹股沟淋巴结，偶尔会累及髂外淋巴结。后尿道癌通常先扩散到盆腔淋巴结，然后扩散到更近心段的淋巴结。尽管前列腺尿道的尿路上皮癌是例外，并且可能显示早期血行播散，大多数直到局部晚期疾病才能发现血行播散疾病。

4. 良性肿瘤　良性的尿道肿瘤是罕见的。纤维性息肉（也被称为先天性尿道息肉或纤维上皮息肉）由纤维性结缔组织构成核心，其内衬有尿路上皮。这种病变通常发生于儿童，但也可能发于年轻人。纤维性息肉通常是有蒂，根部源于精阜。息肉本身表现为一个清晰的，光滑的指状充盈缺损，长1～1.5cm。随着尿流的力量息肉向远端移动，可以证明息肉随排尿而移动（图6-97）。因此，患者可能出现膀胱出口阻塞或尿流间歇性中断。尿路上皮乳头状瘤和鳞状细胞乳头状瘤分别是由尿路上皮和化生性鳞状细胞排列的良性间质生长。这些病变好发于20—40岁患者。症状包括血尿、局部瘙痒和尿道分泌物。乳头状瘤大多发现于男性患者的舟状窝以及女性患者的尿道远端1/3处，它们被称为尿道肉阜。尿路上皮乳头状瘤也可发生于前列腺尿道中，并可能与膀胱乳头状瘤相关。在尿道造影术中，乳头状瘤可以表现为单个或多个光滑、无蒂充盈缺损。

5. 尖锐湿疣　尖锐湿疣或肛门生殖器疣是由人类乳头状瘤病毒家族的DNA病毒引起的，并通过性接触传播。生殖器和肛门周围的真皮乳头状瘤可以扩散到尿道、阴道和直肠。多达5%的阴茎湿疣患者也有尿道病变，通常限于前尿道。此外，肛门生殖器疣（尖锐湿疣）先于或存在于16%的外阴鳞状细胞癌患者。尿道造影表现为前尿道多发性无蒂充盈缺损。相关的狭窄，虽然类似典型的尿道癌，但也可是不典型的尖锐湿疣引起。

6. 尿道的转移癌　在男性和女性患者中，膀胱癌和结肠直肠癌可通过广泛的局部扩散累及尿道。前列腺癌、宫颈癌和阴道癌也可能侵及尿道。

（四）尿道旁外凸或管道形成

表6-28列出了尿道旁外凸或管道形成的常见和罕见原因。

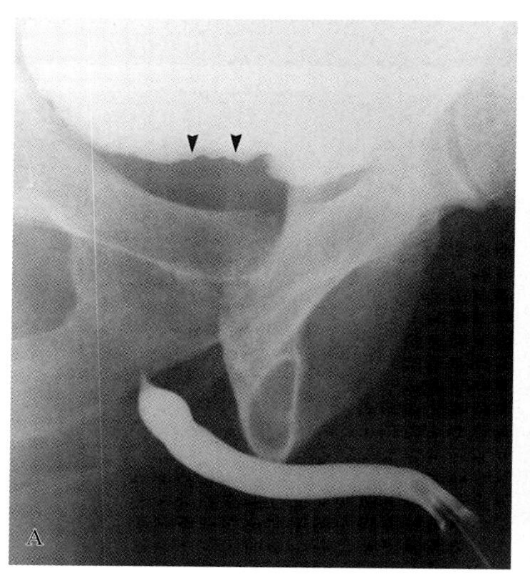

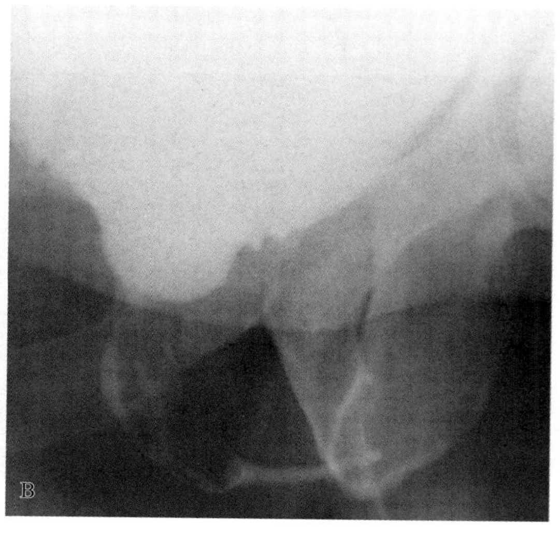

图6-97　后尿道纤维息肉脱垂。A.经皮穿刺膀胱造影显示近膀胱颈处分叶状充盈缺损（箭头）。逆行尿道造影显示前尿道正常，但是后尿道未见显影。B.排泄性膀胱尿道造影显示后尿道长方形，息肉状充盈缺损。纤维息肉可表现为较长的带蒂肿物；可以随着尿液的压力顺行脱垂，导致尿道梗阻

表6-28 尿道旁外凸或管道形成

常见
后天性尿道憩室（假性尿道憩室）
瘘管
少见
Cowper导管或腺体
Littré 腺体
苗勒管残端（小囊或苗勒管囊肿）

1.*后天性尿道憩室（假性憩室）* 尿道憩室可以是先天性或后天性病变。先天性囊状憩室是一种罕见的阴茎中段尿道病变，可能导致儿童严重尿路梗阻。排名于后尿道瓣膜后，它是男性婴儿尿道梗阻的最常见原因。通常很难区分先天性憩室和前尿道瓣膜。

与先天性尿道憩室相反，后天性尿道憩室存在于成年人中。后天性尿道憩室也称为假憩室，因为它由纤维组织或炎性细胞组成，而不是尿路上皮排列。

后天性尿道憩室的形成有几种可能的原因。最常见的解释是女性尿道旁腺体内的感染和脓肿形成，这些腺体减压至尿道内（图6-98）。同样，如果前列腺脓肿自发排入尿道，可能会形成假性憩室（图6-99）。长时间导尿的患者可能会因为压力性局部坏死而形成憩室，这是由于Foley导管使用不当，而导致导尿管在阴茎阴囊交界处对球部尿道下壁的侵蚀。假性憩室也可能形成于尿道狭窄的高压侧（图6-86）。憩室内尿液淤滞为结石和尿路感染创造了适宜的环境（图6-92和图6-100）。恶性肿瘤（最常见的是腺癌）也可能在尿道憩室中生长（图6-94）。

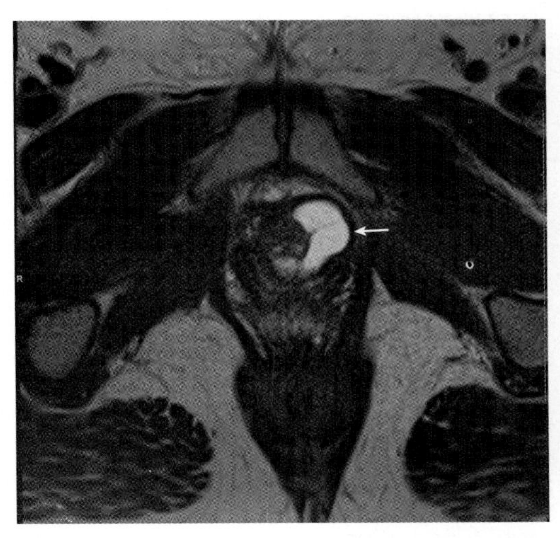

图6-98 女性尿道憩室MRI表现。高分辨T_2WI轴位像显示尿道周围液性结构（箭），这是憩室典型的影像学表现

膀胱造影和IVU检查可提示憩室诊断，因为足够大的憩室可能使膀胱底部抬高（女性前列腺征）。历史上，双气囊尿道造影常作为可疑尿道憩室评估的一部分，因为它比排泄性膀胱尿道造影术更加敏感（图6-91）。然而，它现在不再被常规应用，因为它不仅在技术上较为困难，而且还具有其他一些缺点，包括患者不适、尿道损伤和尿路感染以及辐射风险增加。

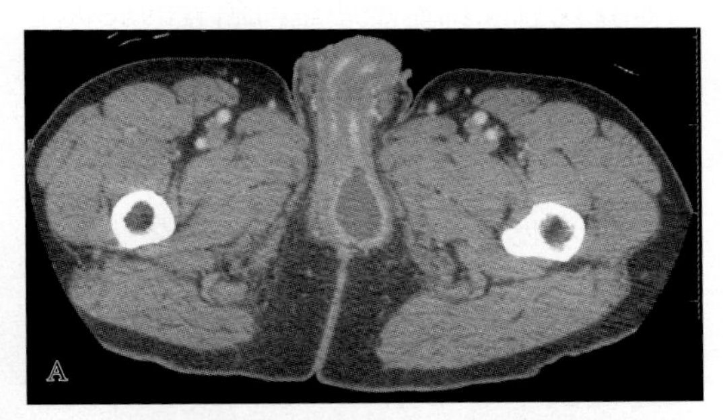

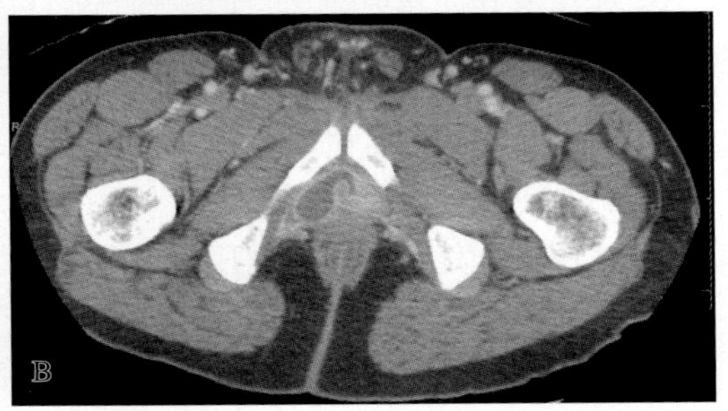

图6-99 感染相关性尿道憩室患者，表现为会阴部肿块。A和B.尿道球部水平可见一个液性包块，可见周围强化（A）；包块向后扩展，包绕前列腺膜部尿道（B）

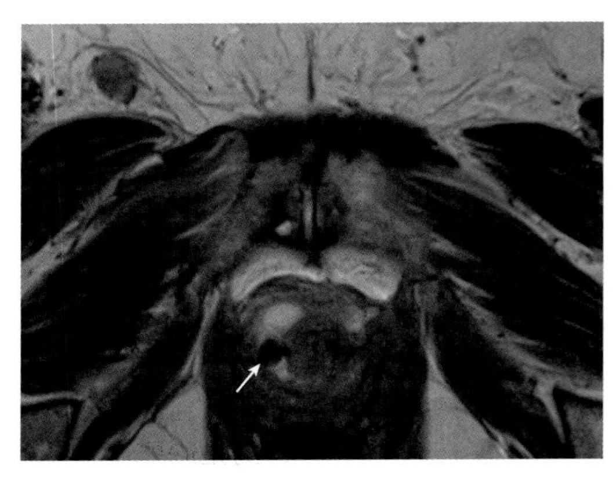

图6-100 尿道憩室内结石MRI表现。高分辨T_2WI像，可见尿道憩室内低信号充盈缺损（箭），代表因尿液潴留所形成结石

在女性患者中，MRI应被认为是评估可疑尿道憩室的一线影像学检查方法。MRI在显示女性尿道解剖结构上表现出色，比尿道造影和纤维性尿道镜检查对尿道憩室的诊断敏感性高。MRI还具有潜在的优势，可以诊断尿道周围疾病，这可以解释在没有发现尿道憩室时患者的症状。

尿道憩室通常位于女性中段尿道后部和男性阴茎阴囊交接处。它可以表现为单房或多房的，圆形和锐利边缘，与尿道分离但邻近尿道（图6-98）。一些女性尿道憩室是管状的并且可能在尿道周围延伸。这些可以被称为鞍状憩室。寻找憩室远端的尿道狭窄非常重要。会阴瘘也可以显示，特别是当创伤或尿道炎后发生后天性憩室时（图6-86）。

2. 尿道瘘　如果在尿道断裂或撕裂伤后存在伤口闭合和愈合的障碍，例如，在尿道狭窄附近发生的尿道内压力升高，则可能形成尿道瘘。瘘管可能发生于感染后遗症，如治疗不充分的淋球菌或结核性尿道炎。尿道瘘形成也可能与直肠和妇科手术、产科损伤和放射治疗有关。来自尿道的瘘管盲端可能会在会阴的软组织中形成；瘘管可以与结肠、直肠、阴道或子宫连通；或者可以延伸到会阴或阴茎的皮肤表面。

排泄性尿道造影、动态逆行尿道造影或瘘管造影可以证明这些来自尿道的异常通道。瘘管本身通常是不规则的管道或腔，可具有各种形状和大小（图6-83和图6-86）。与尿道憩室一样，重要的是寻找同时合并的异常，例如可能引起瘘管形成的狭窄或癌。

3. Cowper导管和腺体　成对的Cowper导管进入球部尿道会阴部的腹面。长度为1mm～6cm，宽度为1～8mm。导管沿着球部尿道的底面向后延伸，直至尿生殖膈（其中嵌入Cowper腺体）。导管具有平缓的曲面和平滑的轮廓。在逆行尿道造影术中，Cowper导管或腺体显影常伴随狭窄或尿道炎症，腺体在球部尿道开放（图6-82和图6-93B）。管道和腺体的显影不应被误诊为尿道憩室或瘘管，特别是在尿道狭窄的情况下。

4. 苗勒管残余　由于发育中的睾丸产生的抑制物质，副中肾管或苗勒管系统在男性中退化。导管的头部残留物可能会像附睾睾丸和苗勒结节一样持续存在；导管的尾端仍然是精阜。苗勒导管系统的尾部不完全闭塞可能会导致在膀胱和直肠之间形成导管、阴道样结构或囊肿。前列腺小囊被认为是子宫的同源物（前列腺小囊）、副中肾管的尾部残余的衍生物。随着生殖器的发育不良，如尿道下裂、隐睾症或双性状态下，小囊可能会出现明显的扩大。

苗勒管囊肿被视为副中肾管部分不完全闭合或由于前列腺分泌物的阻塞和积聚而导致前列腺小囊的囊性扩张。与小囊相比，苗勒管囊肿最常发生于没有先天性畸形和正常生殖器的患者。大多数苗勒管囊肿和增大的前列腺小囊是无症状的，但偶尔囊中滞留的尿液会导致感染和结石形成。来自苗勒管囊肿的肿物效应可能导致排尿频率增加、尿路梗阻症状、不育或排尿及排便时的深部会阴疼痛。前列腺小囊通常小于苗勒管囊肿，并且通常不超过前列腺水平。

前列腺小囊可以在逆行或排泄性尿道造影、经直肠超声、CT或MRI上看到。它看起来像是从精阜向外伸展，并与前列腺尿道保持连接的结构（图6-101和图6-102）。它的长度可以是几毫米到几厘米。当发现后尿道有外源性肿瘤压迫时，尿道造影可以显示苗勒管囊肿；但是，一般来说，与前列腺尿道没有直接的联系。这些囊肿位于前列腺后部，多数位于前列腺中部（图6-103）。当囊肿体积较小时，可能无法将前列腺小囊与苗勒管囊肿区分开来。因此，苗勒管囊肿还必须与精囊、射精管和前列腺的囊肿区分开来。经直肠超声或MRI最适合这项任务。

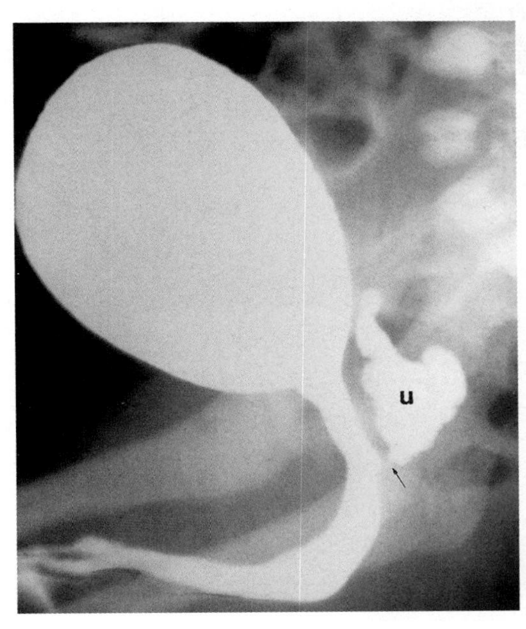

图6-101　本图显示先天性肾上腺增生、假两性畸形患者的前列腺小囊。膀胱尿道造影排泄期斜位像可见前列腺尿道背侧一个外凸结构（u）。其形态与子宫腔相似。有一条狭窄的通道（箭）连接至前列腺尿道部

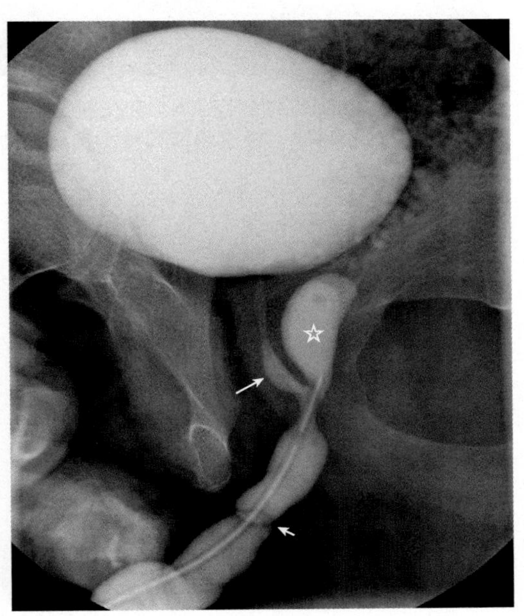

图6-102　一名尿道下裂修补术后，导尿困难的20岁患者，影像学可见增大的前列腺小囊。在逆行尿道造影的过程中，导尿管更容易进入位于前列腺尿道（长白箭）后方的外凸结构中（星号）。注意这个外凸结构并没有扩展至前列腺水平之上。该患者阴茎部尿道扩张，可能与先前的尿道下裂修补手术相关，在阴茎与球部尿道连接部可见狭窄形成（短白箭）

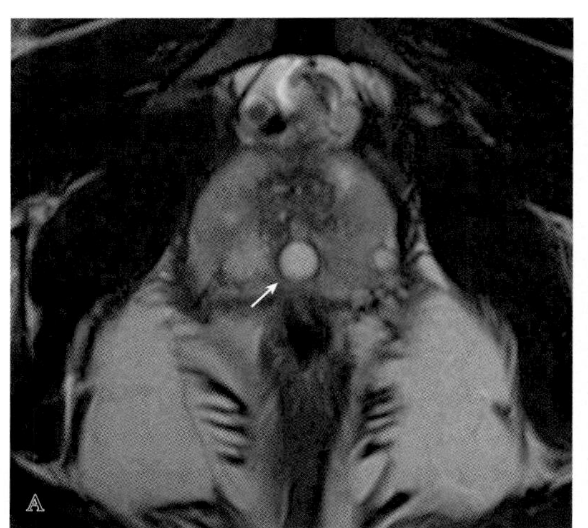

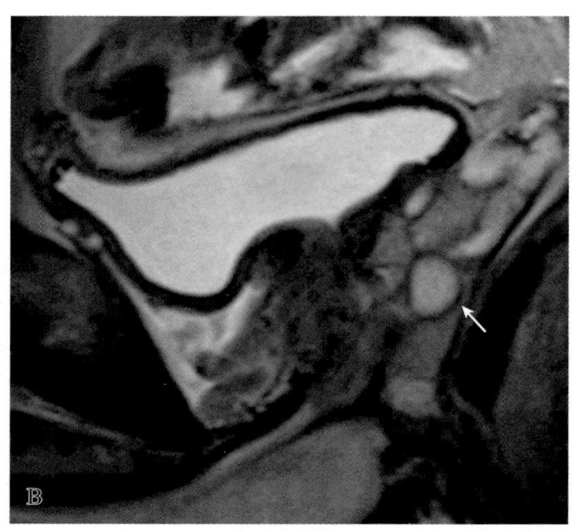

图6-103　T_2WI轴位像（A）和矢状位像（B）显示前列腺尿道后方中线处一个体积较小的囊肿（箭）。当其体积小时，很难将前列腺小囊与苗勒管囊肿区分开来

（翻译：逄　城　审校：马　宏）

第7章
女性生殖系统

章节纲要

医学影像学在妇科疾病的诊断评价中起着越来越重要的作用。这是因为超声和磁共振成像对女性生殖道进行高分辨率和多平面成像的同时不必将卵巢暴露到电离辐射下。本章第一部分是女性生殖道的胚胎学、解剖学和生理学的概述。其余部分回顾了部分精选的妇科疾病的影像学检查，包括妇科肿瘤学。

一、正常女性生殖道

（一）卵巢和生殖道胚胎学

在妊娠约3周，卵泡囊壁中出现大量原始生殖细胞。在沿着后肠背系膜迁移后，这些生殖细胞沿着泌尿生殖嵴聚集在皮质性索中。性索细胞群中有颗粒细胞和卵泡膜细胞。如果卵巢想维持正常发生发育，两个X染色体必须同时存在。例如，在Turner（先天性卵巢发育不全）综合征（45，XO）中，发现了残余的发育不全卵巢或条索状卵巢；然而，当一个人除了两条X染色体之外还有Y染色体时，便有利于性腺向睾丸分化，如Klinefelter（先天性睾丸发育不全）综合征（47，XXY）。

阴道近端、子宫颈、子宫和输卵管由中肾旁管或米勒管发育形成（图7-1）。每个管道的头端开放到体腔成为输卵管口。每个中肾旁管的尾端在中线融合之前与相邻的中肾旁管交叉。融合的远端称为苗勒结节。苗勒结节与尿生殖膈形成子宫阴道原基。

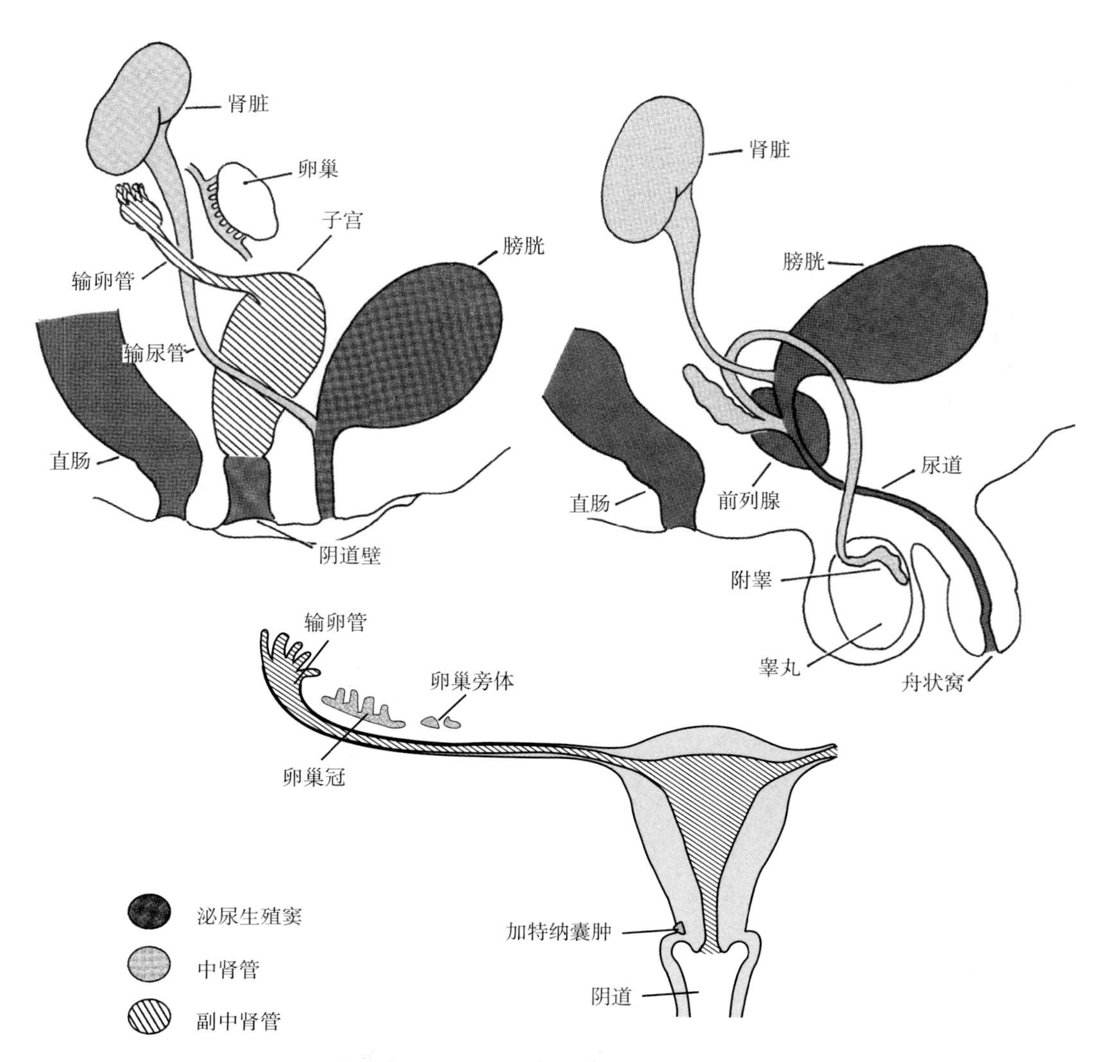

图7-1　胚胎泌尿生殖结构的起源。男性中肾旁管（苗勒管）的残留部分为附睾。女性中肾管和小管的残留部分为加特纳导管（位于阴道前外侧），卵巢囊体和卵巢冠（邻近于子宫的阔韧带或输卵管系膜）［经Moore KL许可修改。《在我们出生之前：基本胚胎学和出生缺陷》第2版，费城：WB Saunders；1983］

中肾管或沃尔夫管的退化始于女性胎儿的妊娠中期。这些残余的导管可残留于阴道前外侧（加特纳导管囊肿或加特纳导管）中，或邻近于子宫的阔韧带或输卵管系膜中（卵巢囊体或卵巢冠，图7-2）。

（二）正常解剖

1.子宫　子宫是一个厚壁的肌肉器官，位于真骨盆的膀胱后方和直肠乙状结肠前方。它由内层的黏膜（子宫内膜）、中间的肌层（肌层）和外层的浆膜（子宫外膜）组成。子宫由内口分为子宫体（体）和子宫颈。输卵管在双侧子宫角插入子宫，而子宫的底部是穹窿，位于子宫角的上方。子宫颈移行为阴道处将阴道分成前、后和两侧的穹窿。子宫的动脉供应主要来源于从髂内动脉前支发出的子宫动脉。两侧子宫动脉在中线处通过弓状动脉

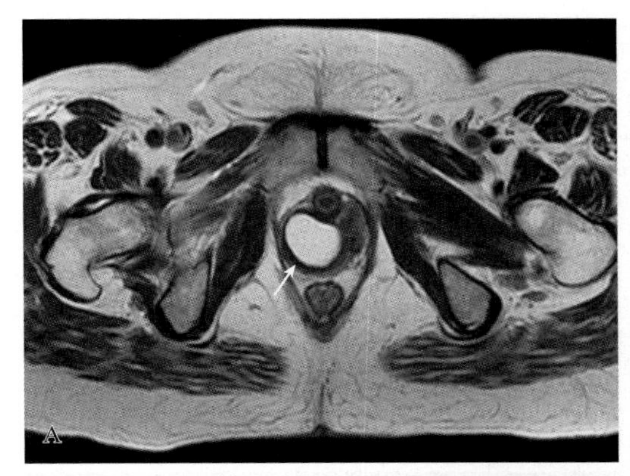

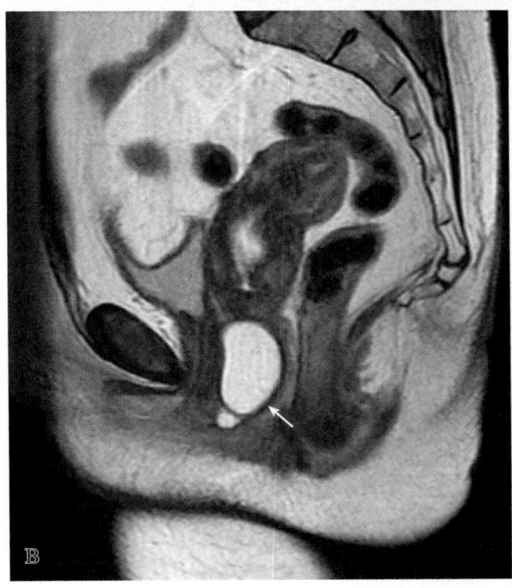

图7-2 加特纳导管囊肿的磁共振成像。轴状面（A）和矢状面（B）T_2加权成像显示在阴道上部的囊肿（箭），与尿道分离，代表中肾管的残留物

形成广泛吻合，到达卵巢门后与同侧卵巢动脉相连。

子宫通过韧带连接膀胱、直肠和盆壁。阔韧带是从子宫两侧延伸到盆壁的腹膜返折。输卵管和子宫动脉位于阔韧带中，卵巢通过卵巢系膜附着于阔韧带后方。

子宫的大小随年龄、生育和月经周期而变化。子宫底、子宫体和子宫颈对子宫长度的贡献随月经周期而变化。在新生儿中，子宫底和子宫体的大小可等于或略大于宫颈。然而，在婴儿或青春期前的女性，子宫体远远小于宫颈，宫颈占子宫长度的65%～85%。在经前期的女性中，子宫颈的前后径可能是子宫体的2倍。在月经初潮时，子宫体的生长速度较子宫颈快，因此在成熟的女性中，子宫底和子宫体占子宫长度的2/3。

子宫输卵管造影、超声检查、计算机断层扫描（CT）和磁共振检查（MRI）可获得不同的子宫测量结果。超声常被用来确定子宫的径线尺寸，根据这些测量数值，可以估计子宫的体积。子宫的长度和高度（最大前后径）需在中线矢状位图像上进行测量。测量子宫长度和高度的合适矢状面是中央子宫内膜回声复合体最大长度的平面。子宫的长度指的是子宫底的顶部与宫颈外口之间的距离。宫高是垂直于长度测量平面的最大径。子宫的宽度是在与测量高度的矢状面垂直的横向平面上测量的。正常子宫的大小是可变的，受年龄、生育和月经周期等因素的影响。一般情况下，未产妇的子宫尺寸正常上限是9cm长，5cm宽，4cm高。多胎女性的子宫增大，绝经后进行性萎缩。然而，在子宫的病理学评价中子宫形态比子宫大小更为重要。

正常子宫内膜回声复合体的出现随月经周期而变化，可通过经腹超声或经阴道超声（表7-1）在矢状面测量。通常子宫内膜最好的直观影像是经阴道成像。在早期增生期，子宫内膜表现为单一回声线。在晚期增生期（排卵期），在子宫的中央可出现由低回声的子宫内膜分成的三条纵向高回声线（三层外观；图7-3A）。外层的高回声线代表子宫内膜和肌层之间的界面，中央回声线表示子宫内膜腔和子宫内膜表面之间的接触线。排卵48h内，子宫内膜的3层外观消失，表明子宫

表7-1　子宫内膜条带厚度

矢状位的外边缘
增殖期（第6天至第14天）-最厚11mm
分泌期（第15天至第28天）-最厚16mm
绝经后女性最厚5mm；如果用激素替代疗法或他莫昔芬可能增加到8mm
绝经后出血与子宫内膜条带厚度
<5 mm活检率低（子宫内膜萎缩）
>5 mm活检率较高（息肉、增生或癌）

内膜分泌期开始。分泌期的子宫内膜具有典型的回声，分泌期子宫内膜最大厚度出现在分泌中期（图7-3B）。子宫内膜回声复合体外缘之间的距离可以测量（最大距离），月经周期的每个阶段子宫内膜厚度都有周期特异性的正常界限：月经期，2～3mm；早期增生期，（5±1）mm；排卵期，（10±1）mm；晚期分泌期，最多16mm（图7-3）。当对绝经后女性的子宫内膜进行评估时，临床病史十分重要，包括是否存在阴道出血以及是否接受激素替代疗法或他莫昔芬。尽管接受激素替代治疗的女性子宫内膜可达8mm，但绝经后女性的子宫内膜回声复合体一般不厚于5mm。正常的绝经后子宫内膜应薄、均匀、无灶性增厚的回声区。绝经后阴道出血最常见的原因是子宫内膜萎缩（占75%），而子宫内膜癌约占10%。绝经后出血的其他原因包括子宫内膜息肉、子宫内膜增生和黏膜下纤维瘤。他莫昔芬治疗可引起伴囊性改变的子宫内膜增厚（图7-4）。考虑到他莫昔芬治疗与子宫内膜病变（包括息肉、增生和癌）的关系，对于接受他莫昔芬治疗的女性来说，如果出现阴道出血，是有指征进行进一步病情检查的。

2.卵巢　卵巢的内部结构由外层比较厚的皮质与其围绕的内层血管髓质组成。皮质包括卵泡、黄体和间质。髓质由纤维基质和多重血管组成。卵巢附着于阔韧带

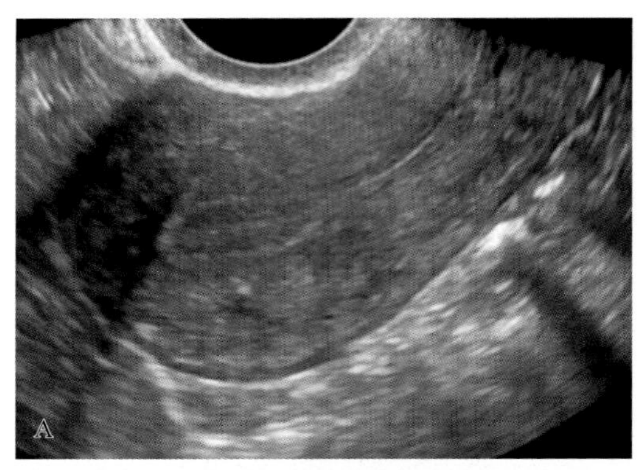

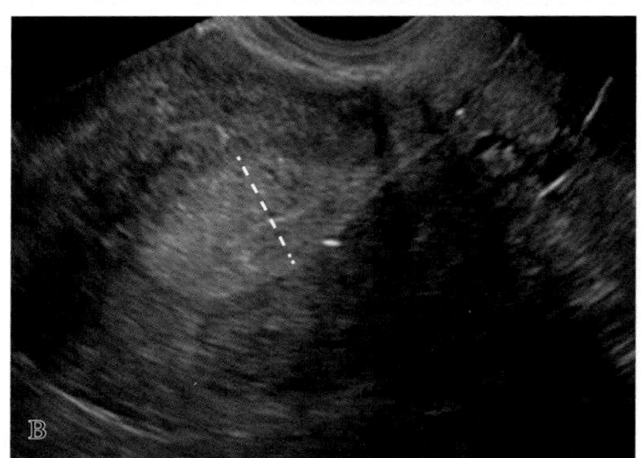

图7-3　子宫内膜在月经周期中的超声变化。A.在晚期增殖期，子宫内膜具有三层外观。B.子宫内膜是均匀的高回声，并在分泌期达到最大厚度。子宫内膜厚度是通过测量在矢状位图像（虚线）的最大径来确定的

的后表面，输卵管伞缘位于卵巢的上极附近。在未产妇中，卵巢通常位于卵巢窝；卵巢窝上界是髂外静脉，前界是闭塞的脐动脉，后界是髂内动脉和输尿管。卵巢动脉起源于腹主动脉的肾动脉下方。卵巢动脉通过卵巢悬韧带到达卵巢门。卵巢静脉与动脉伴行；左侧卵巢静脉注入左肾静脉，右侧卵巢静脉流入右肾静脉下方的下腔静脉。

卵巢的大小是由长宽高各尺寸确定的，并且由于卵巢形状不同，卵巢体积被认为是比较卵巢大小的最准确的方法。传统来讲卵巢的长度和高度是从矢状面进行测量的。该长度被指定为卵巢在矢状面的最大直径，并且在与该长度垂直的同一平

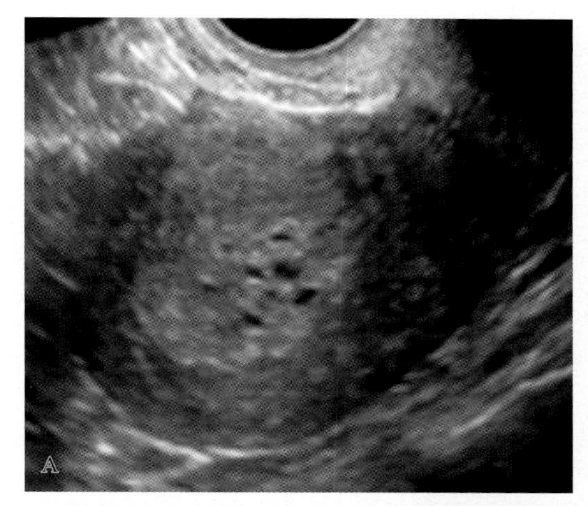

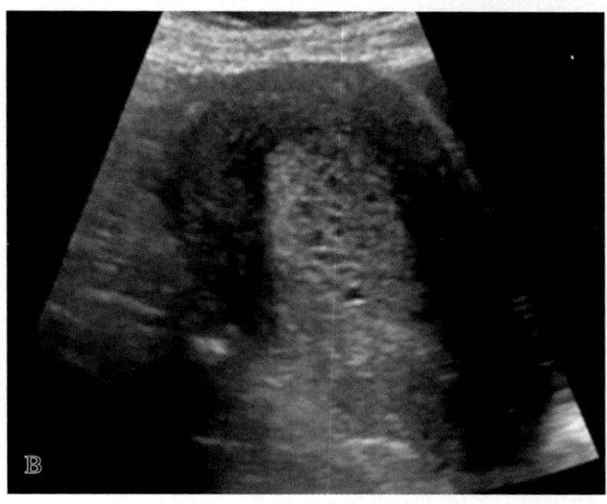

图7-4　他莫昔芬有关的子宫内膜改变。经阴道（A）和经腹（B）超声图像显示两例接受他莫昔芬治疗的乳腺癌患者表现为子宫内膜增厚伴囊性改变。对于接受他莫昔芬治疗的女性来说，如果出现阴道出血，是有指征进行进一步检查的

面上测量高度。最后，在横向平面上测量宽度，该横向平面与长度和高度测定的横截面垂直。用椭球体公式计算卵巢体积：体积（cm^3）＝0.52×长×高×宽。科恩和同事报道了育龄女性的平均卵巢体积为9.8 cm^3（95%置信区间，21.9 cm^3）。绝经后女性的平均卵巢体积为5.8 cm^3（95%置信区间，14.1 cm^3）。一般情况下，在一个育龄女性中，卵巢体积的正常的上限可能是20 cm^3，而绝经后女性的正常上限是10 cm^3。除非有优势卵泡的发育，否则成年人卵巢的体积在月经周期中没有显著变化。左卵巢与右卵巢大小之间差异无统计学意义。

2/3的绝经后女性的卵巢可以通过超声进行识别，因此，绝经后卵巢的超声显像并不意味着有异常。在月经停止后平均4年内卵巢不会发生完全性卵泡闭锁。经阴道超声未发现卵巢的患者中有20%可在术中发现卵巢。经阴道超声可以识别直径＞1.5cm的大多数卵巢。

大量研究表明，单纯的卵巢或其他附件上的囊肿发生癌变的概率极低。事实上，多达70%的囊肿会自行消退。单纯囊肿的定义为薄壁、光滑的无回声囊腔，后方回声增强，不伴分隔或固体成分，并且内部多普勒成像没有血流信号。超声医师协会发表了一项共识，为无症状的卵巢囊肿和其他附件囊肿的超声成像进行指导，这些修订将在本章后面讨论。

无论是经腹超声还是经阴超声均为卵泡发育、排卵和黄体形成的自发或诱发周期的直接监测提供了无创的方法。排卵前卵泡的平均直径为20～25mm。黄体的典型外观是球形或皱缩的囊性肿块，具有厚回声壁和外周血流。正常黄体的直径通常不超过30mm。

3.输卵管　输卵管是位于阔韧带上缘的肌性管道。输卵管的长度为7～12cm，分为四部分，即间质（壁内）、峡部、壶腹和漏斗段（图7-5）。间质段包含在子宫壁中，是输卵管最狭窄的部分，并以子宫开口结束。管的内侧1/3是条索状的峡部，它插入子宫角。峡部与一侧更宽且更弯曲的壶腹相连续。漏斗是壶腹的膨大的末端，并且作为腹膜开口在管的伞状末端处终止。其中的一个伞附着于卵巢的上极。

输卵管的间质、峡部、壶腹和漏斗段在子宫输卵管造影上有很好地显示。造影剂腹膜外渗证实输卵管通畅。

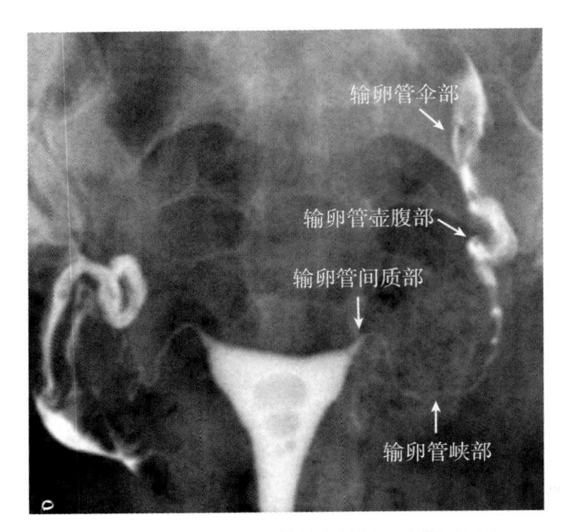

图7-5　子宫输卵管造影的输卵管解剖

（三）正常生理学

1.卵巢　原始生殖细胞起源于卵黄囊内层的内胚层细胞，并迁移到邻近中肾的生殖嵴。到妊娠中期结束时，卵巢开始产生雌激素，卵巢皮质中的一些卵母细胞开始发育成初级卵母细胞。卵母细胞增殖和分裂在第一次减数分裂后暂停，直到青春期。在垂体促性腺激素、卵泡刺激素和促黄体生成激素的影响下，卵巢卵泡的最终成熟始于青春期。青春期的内分泌特征是卵泡刺激素和促黄体生成激素的分泌增加，这一现象可能是由于下丘脑分泌促黄体生成激素释放激素的增加，以及促黄体生成激素分泌的搏动模式造成的。垂体促性腺激素分泌的增加导致卵巢雌激素分泌的增加，而这又导致青春期的解剖结构变化。青春期的顶点是月经周期的开始。

在垂体促性腺激素的影响下，一些初级卵泡开始成熟，在月经周期的第7天，一个卵泡变得占据优势。卵泡由卵母细胞、周围的粒层细胞和基底膜组成，基底膜将卵泡与间质细胞分隔。多囊卵泡的成熟包括颗粒细胞的加速生长和囊腔内称为窦的液体空间的扩大。排卵是卵泡壁变薄、破裂和卵子的排出。排卵后，卵泡残留颗粒和卵泡膜细胞积聚脂质和黄色色素，形成黄体。经过（14±2）d的时间，黄体萎缩，形成纤维瘢痕称为白体。然而，如果发生妊娠，发育中的胎盘分泌绒毛膜促性腺激素可避免黄体闭锁，产生孕酮以支持妊娠。

2.月经周期　月经周期被定义为从一个月经期出血到另一个月经期出血之间的时间。周期平均长度为（28±3）d，月经平均持续时间为（4±2）d。月经周期可分为卵泡期或增殖期（第6天至第14天）和黄体期或分泌期（第15天至第28天；图7-6）。垂体促性腺激素的分泌受到卵巢雌二醇对下丘脑促黄体生成激素释放激素的负反馈控制，而雌二醇在垂体中的正反馈产生促黄体生成激素峰。在一个月经周期结束时，由于卵母细胞和黄体的萎缩，雌激素和孕激素的循环水平下降。因而卵泡刺激素的循环水平开始增加，并且这个过程启动了成熟卵泡的成熟和月经周期的卵泡期。在发生促黄体生成激峰9d之前，雌二醇水平开始上升，这是由于优势卵泡中颗粒细胞的增加而产生的。随着雌二醇水平的升高，子宫内膜的腺体开始生长。在排卵前，雌二醇的分泌高峰会引起促黄体生成激素的激增。促黄体生成激素峰后约24h发生排卵。

一个正常的排卵周期分为卵泡期和黄体期；相应的循环变化的分别是子宫内膜的增生和分泌期。卵泡期开始于月经出血，结束于排卵前的促黄体生成素峰。在这一阶段，成熟卵泡分泌大量的雌激素，导致子宫内膜腺体的增殖。血清雌二醇水平升高导致促黄体生成素和促卵泡激素的月经中期峰。黄体期开始于促黄体生成素峰，并在月经的第一天结束。排卵前促黄

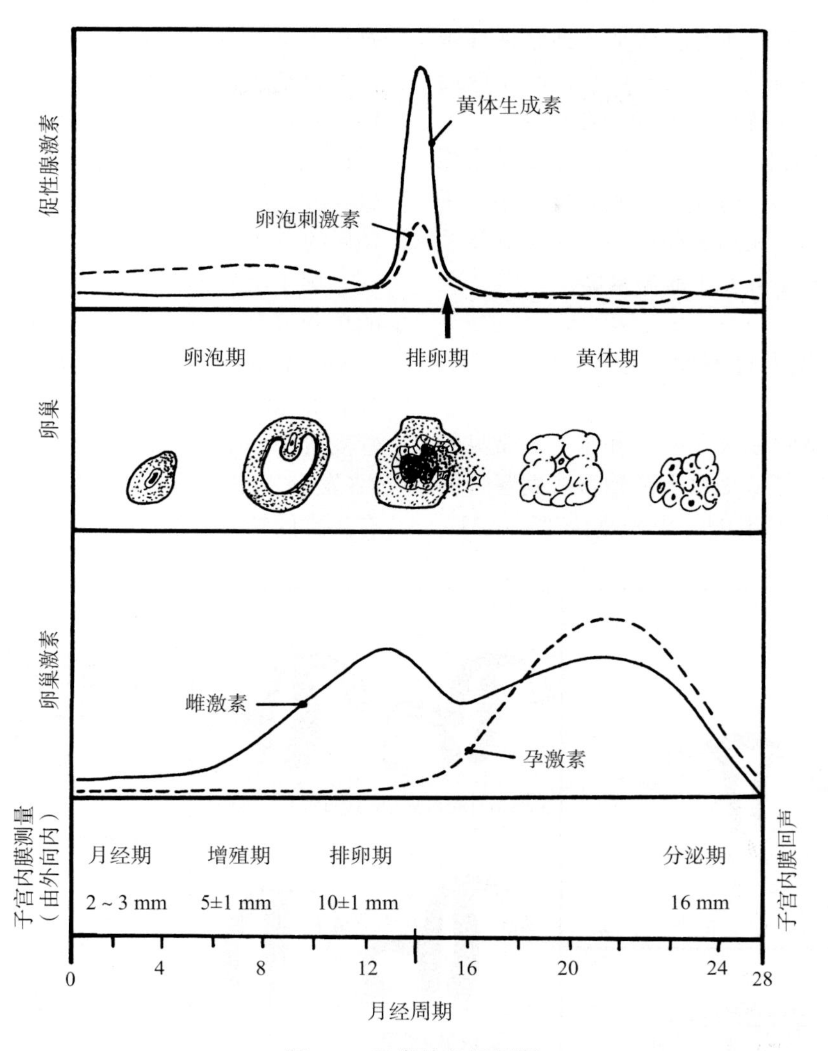

图7-6　正常的月经周期

体生成素峰引发成熟卵泡的结构变化，最终排卵。排卵后，在促黄体生成素的影响下，破裂卵泡的颗粒细胞经历黄体化。黄体化的颗粒细胞形成黄体，产生大量的孕酮和部分雌二醇。孕激素刺激子宫内膜腺细胞分泌糖原和黏液。

黄体（分泌）期开始时，促性腺激素水平较低，血浆孕酮水平开始稳步上升。雌二醇的第二个峰出现在黄体期，孕激素和雌二醇水平的升高使子宫内膜生长（分泌期）持续下去。随着黄体酮水平的升高，黄体期的基础体温增加（约0.4°C）。黄体期结束时，血浆雌二醇和孕酮水平降低。这种下降导致子宫内膜螺旋动脉的血管痉挛，因缺血性坏死而发生出血和内膜剥落。月经周期的第一天从出血开始。伴随着雌二醇和孕激素水平的下降，垂体的卵泡刺激素分泌增加，另一个卵泡被诱导成熟。

3.绝经　绝经表明月经周期停止。目前，美国绝经的平均年龄为51岁。绝经后，由于卵巢雌激素分泌的减少，血浆促性腺激素水平开始升高。雌二醇的减少与卵子数量的稳定下降直接相关。绝经后女性卵巢小，间质细胞占优势。血浆促性腺激素水平在绝经后5～10年达到高峰后开始下降，并持续到第80至第90岁。

绝经期最常见的病症是血管舒缩障碍、上皮萎缩、骨质疏松和乳房缩小。子宫内膜萎缩、尿道黏膜萎缩、阴道黏膜萎缩和皮肤萎缩继发于雌激素缺乏。

二、先天性异常

1. 苗勒管形成和融合异常　最常见的先天性子宫异常是由于苗勒管或副肾管的发育受累而发生的，患病率为2%～3%。发育异常的范围包括不同程度的子宫或阴道融合和子宫间隔吸收，这可能与宫角闭锁或发育不良有关。美国生育学会认可了Buttram和Gibbons提出的分类，这些分类将这些异常分为具有相似临床特征、治疗和预后的类别（图7-7）。

第Ⅰ类异常包括阴道、子宫或输卵管的单独或联合发育不全。Ⅰ类异常常发生在Mayer-Roktnsky-Kuuser-Haisher（MRKH）综合征患者中。MRKH综合征是由苗勒管发育中断引起的，患者子宫和阴道上部2/3发育不良（图7-8）。这些患者的卵巢有正常的功能，但可能发生异位。

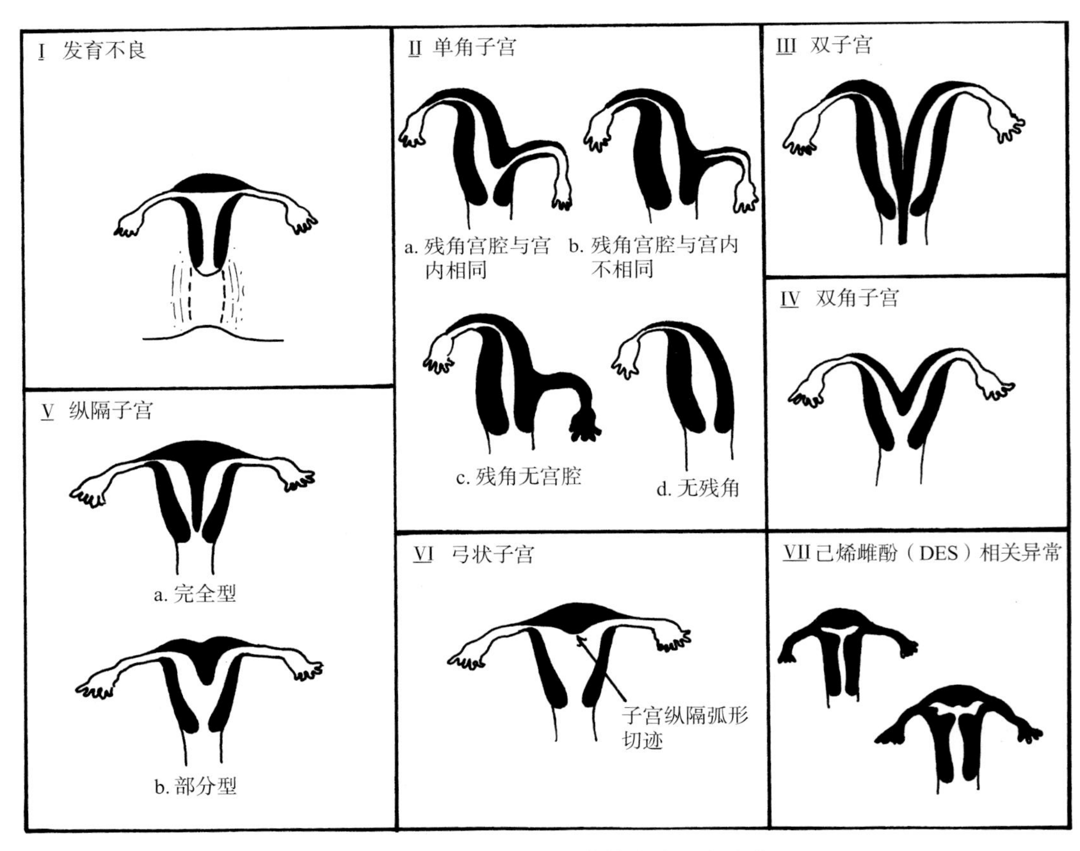

图7-7　美国生育学会苗勒管发育异常分类

DES，己烯雌酚（根据美国生育学会对附件粘连、输卵管远端阻塞、输卵管结扎输卵管阻塞、输卵管妊娠、苗勒异常和宫内粘连的分类）

Fertil Steril 1988;49: 944-955; and from Buttram VC Jr, Gibbons WE. Müllerian anomalies: a proposed classification.（An analysis of 144 cases）. Fertil Steril. 1979;32:40-46. Reproduced with permission of the American Society for Reproductive Medicine.）

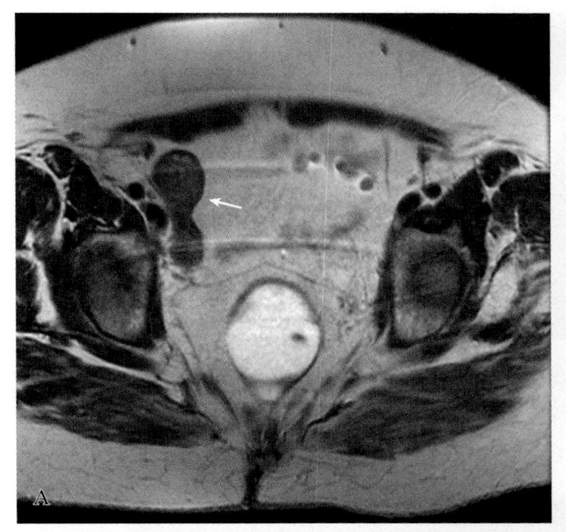

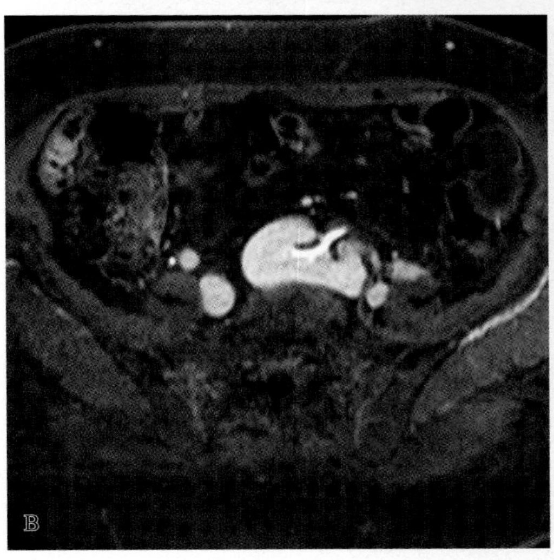

图7-8　Mayer-Rokitansky-Küster-Hauser综合征。A.可见一个发育不良的子宫（箭）位于盆腔的右侧，同时患者合并阴道发育不良。B.易位的肾脏位于直肠前。肾的发育不良通常与苗勒管发育不良有关

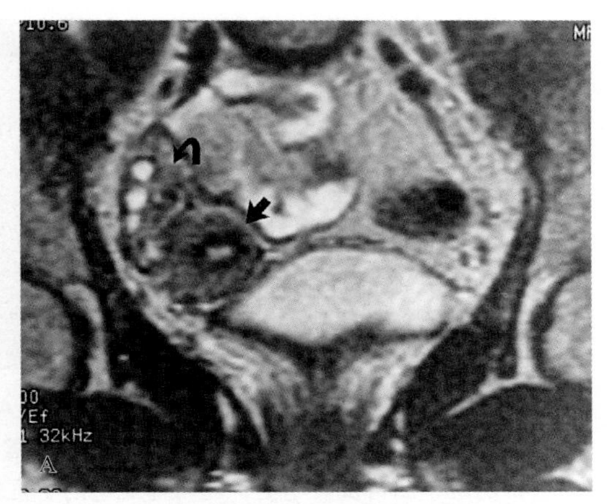

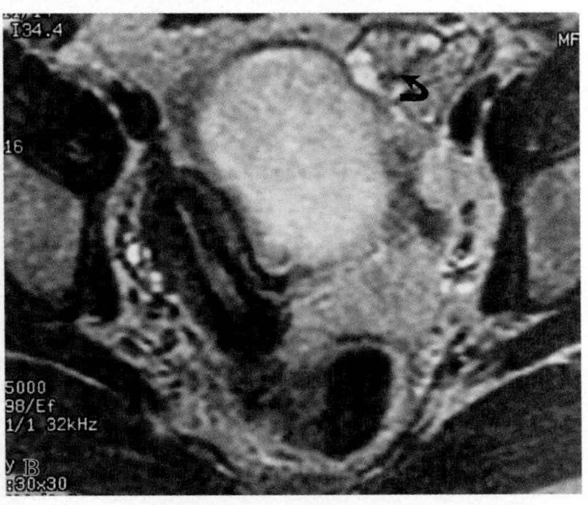

图7-9　单角子宫的磁共振成像（Ⅱ类苗勒管异常）。冠状位（A）和横断面（B）T_2加权图像显示位于中线右侧的雪茄形子宫（箭）。子宫内膜、交界区和外肌层的信号强度正常。没有左侧子宫的影像证据（弯箭＝正常卵巢）

第Ⅱ类苗勒管发育异常的代表表现是单角子宫，由一个苗勒管发育不全引起。如果有一个共存的残角，它可能有或没有中心腔，如果有一个中心腔，则该腔可能与单角子宫相连或不相连（图7-9）。

第Ⅲ类异常，双子宫，苗勒管几乎完全不融合造成。有两个独立的子宫和子宫颈，在75%的患者中有一个纵隔膜存在于阴道上部（图7-10）。双子宫伴随阻塞性半阴道和同侧肾异常，称为Herlyn-Werner-Wunderlich综合征（图7-11）。

第Ⅳ类异常的代表是双角子宫，由苗勒管融合的部分异常引起（图7-12）。将两个角分隔的组织由子宫肌层组成，并可延伸到子宫内口或外口。

隔膜子宫被归为Ⅴ类异常，是最常见的苗勒管异常。隔膜可单独分隔子宫内膜（部分隔膜子宫），或可延伸至子宫颈外口

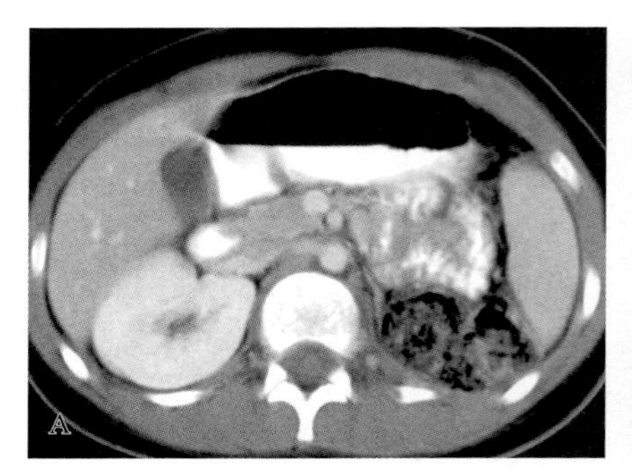

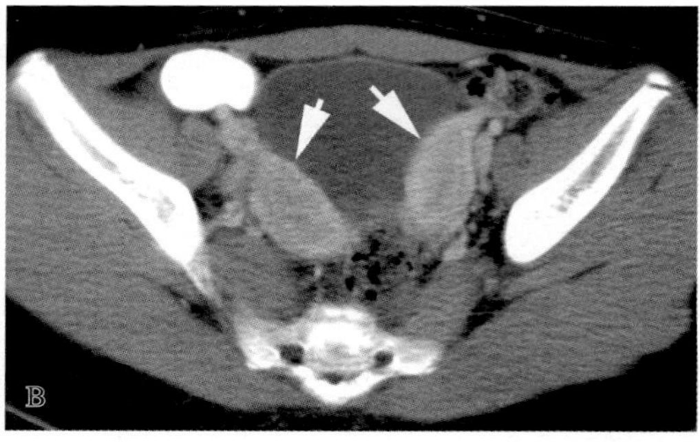

图7-10 双子宫患者伴肾发育不全。A.增强CT显示由于发育不良而缺如的左肾与代偿性肥大的右肾。B.盆腔CT提示双子宫患者广泛分离的子宫角（箭）。肾发育异常，特别是单侧肾发育不全，通常与显著的子宫发育异常相关

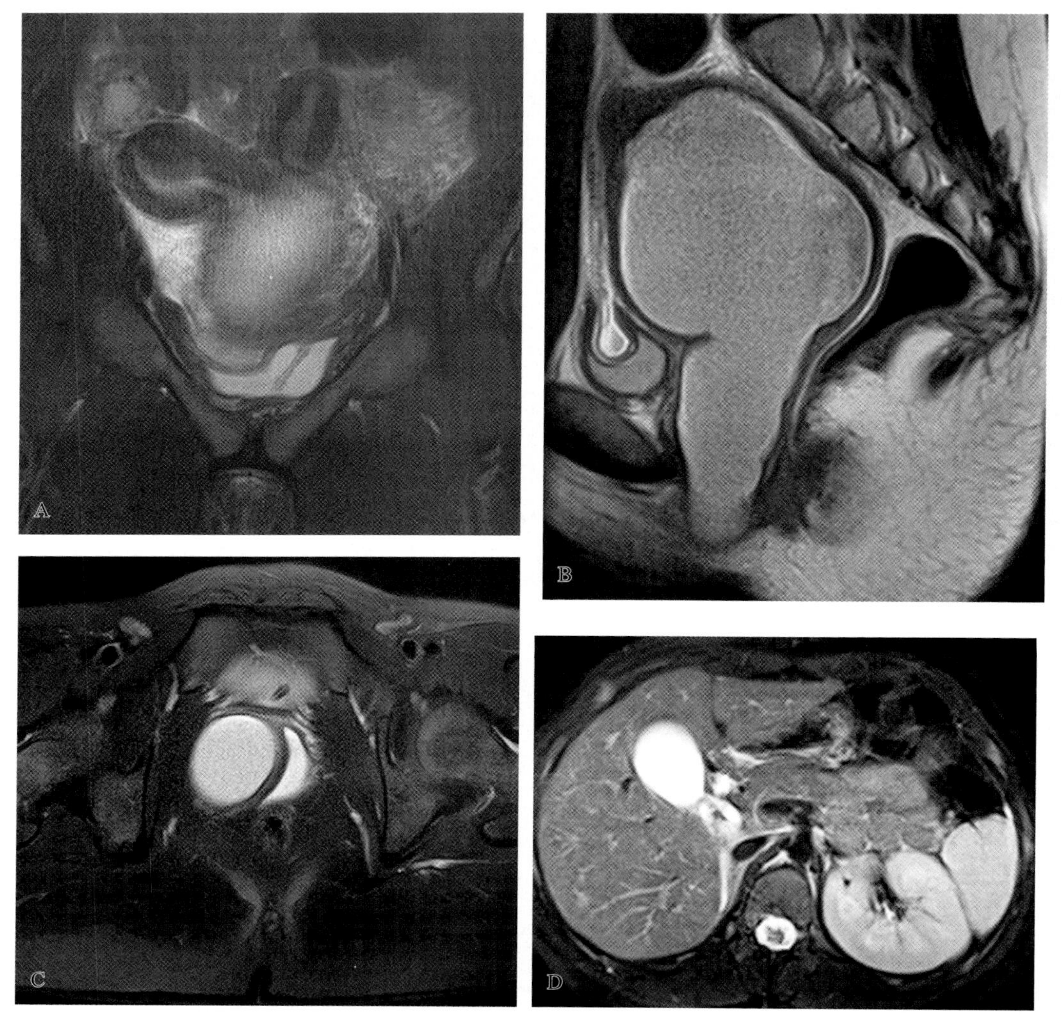

图7-11 梗阻性半阴道和同侧肾异常（OHVLVA）综合征。A.子宫内有宽而分叉的子宫角；B.继发于阻塞性阴道横膈造成的右半阴道明显扩张，内有血液（阴道积血）；C.右半阴道对左半阴道的挤压作用；D.继发于右肾发育不良的左肾代偿性肥大

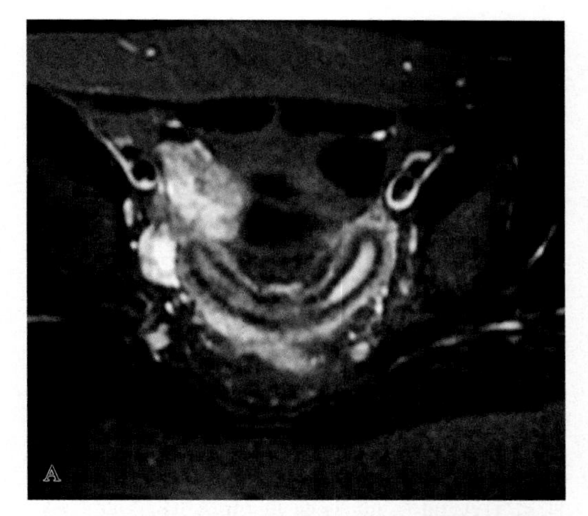

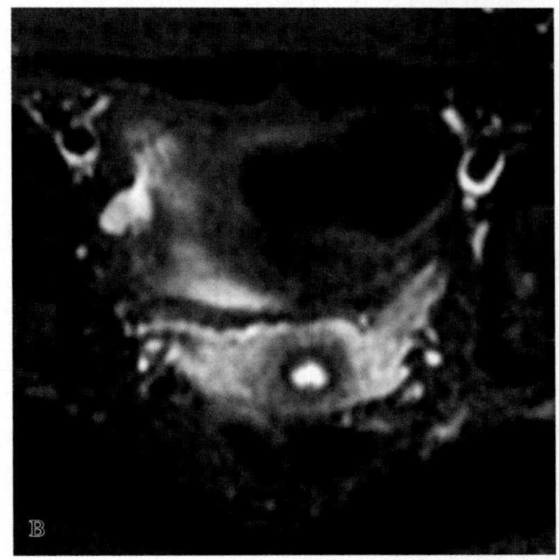

图7-12 双角子宫的磁共振成像子宫外轮廓异常，该患者有一个偶然发现的双角子宫，可见子宫角广泛发散（A）和单个子宫颈（B）

或上段阴道（完全隔膜子宫）。

弓形子宫为Ⅵ类异常，子宫底只有子宫内膜轻度凹陷，子宫具有正常的外部轮廓。关于这是否代表一个正常的解剖变异一直争论不休。

Ⅶ类异常与宫内二乙基己烯雌酚接触有关。虽然子宫、子宫颈和输卵管的各种各样的异常已经被报道，但子宫内膜腔的T形结构是最常见的。子宫内二乙基己烯雌酚的暴露也与阴道透明细胞癌的风险增加相关。

约25%的子宫异常的患者有生育问题，如难以维持正常妊娠或自然流产。有些有产科并发症，如早产、分娩期间子宫活动异常、胎儿畸形、难产等。其他患者出现腹部疼痛或由血肿、子宫积血或输卵管积液引起的肿块。膨大的子宫或阴道可能阻碍输尿管。尿路并存这些异常可以伴发这些疾病。偏向单侧时，该侧肾畸形发生率较高。例如，双子宫可能与梗阻性半阴道和同侧肾异常综合征有关（图7-11）。相对的，50%单侧肾发育不全的女性伴有生殖道异常（图7-10）。其他的泌尿系统异常，如马蹄肾、盆腔肾和重复肾盂的发生率随苗勒管的发育不全而增加。

从诊断的角度来看，重要的是把需要经腹做重建手术的异常从那些不需要经腹手术的异常中区分出来。一般来说，单角子宫和双角子宫需要经腹入路，而包括弓形、隔膜和双子宫在内的子宫畸形则不需要处理，或者可通过宫腔镜行子宫成形术。特别是隔膜子宫，可以通过宫腔镜切除隔膜的方法进行治疗。

子宫输卵管造影、超声、磁共振、腹腔镜、手术等手段均被用于评估疑似苗勒管畸形。在微创或非侵入性技术中，子宫输卵管造影通常被用于研究子宫腔的解剖结构。然而，只有当子宫内膜腔存在且与宫颈管相通时，才能进行这种评估。此外，子宫输卵管造影不显示子宫的外部形态，并且不可能准确地区分各种子宫异常。特别是诊断隔膜与双角子宫比较困难，因为其子宫输卵管造影的影像有很多重叠。子宫输卵管造影的另一个缺点是它有电离辐射，但子宫输卵管造影是对正在进行不孕评估的年轻患者进行的典型检查。目前，子宫输卵管造影主要用于输卵管解剖和通畅性的评估。如果子宫输卵管造影检查发现或怀疑子宫异常，则可以通过超声或MRI进行进一步的影像学检查。

近年来，超声输卵管造影对输卵管通畅性的评估是一种具有高度敏感性和特异性的检查，其结果能与子宫输卵管造影相媲美。并且没有辐射超声的另一个好处是除了子宫腔的构造外，子宫的外部轮廓也可以被评估，特别是能够进行三维容积采集扫描的时候（图7-13）。由于这些原因，子宫输卵管造影在许多机构中被超声取代，用于评估输卵管通畅性和苗勒管异常。

Ⅰ，Ⅱ，Ⅲ和Ⅵ类苗勒管发育异常的诊断并不像Ⅳ类和Ⅳ类那样困难。没有可识别的子宫组织或角间距离＜2cm的婴儿子宫可诊断为子宫闭锁或发育不全（Ⅰ类），MRI显示，这些小子宫在T_2加权成像上没有明显的分区解剖。单角子宫（Ⅱ类）的体积减少，因为它由一个具有正常子宫内膜和子宫肌层宽度的单角（图7-9）组成。如果存在第二个角，那么这个角是不成熟的。在双子宫（Ⅲ类）中，子宫角被深深的宫底裂缝分为间距宽泛的两部分。这种异常的另一特征是在骨盆检查中发现宫颈重复。弓形子宫（Ⅵ类）被一些学者认为是一个正常的变异。弓形子宫与正常妊娠期子宫一致。子宫内膜轮廓的平滑、细微的凹陷是唯一的异常。子宫角无分割，子宫外部轮廓凸出。根据子宫输卵管造影，可以得出子宫底凹陷的深度与子宫边缘之间的距离的比值。当其≤10%时，便为典型的弓形子宫，无法预测这种子宫形状是否能够引起生育障碍。

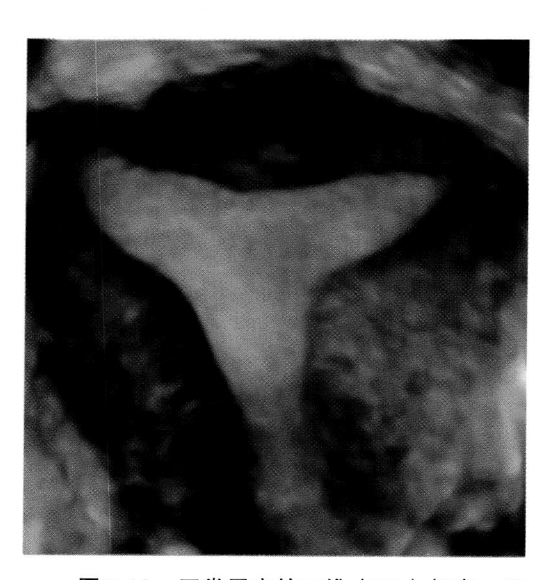

图7-13　正常子宫的三维（3D）超声。通过对子宫的三维体积采集扫描，除了子宫腔的构造外，还可以评估子宫的外部轮廓。这可能有助于区分各种苗勒管异常

在子宫输卵管造影中，隔膜子宫（Ⅴ类）与双角子宫（Ⅳ类）可能难以区分，特别是当双角子宫的分隔不涉及子宫颈时（表7-2）。疾病的鉴别对选择合适的手术方法非常重要。许多患者的双角和隔膜子宫之间不能用子宫输卵管造影来进行区分，因为无论是子宫外部轮廓还是隔膜组织的性质都不能通过这种技术来辨别。相比之下，妇科经阴道彩超和MRI可以用来确定子宫的外部轮廓，这是区分双角子宫和隔膜子宫的最重要特征。在隔膜子宫中，子宫外部轮廓通常是凸面或平坦的，尽管它可能有1cm或更小深度的轻微凹陷（图7-14）。相比之下，双角子宫和双子宫具有更深的底部凹陷（图7-15）。双角子宫的凹陷深度＞1cm。另一个有助鉴别的特征是角间角，或由子宫内膜偏厚的

表7-2　双角子宫与分隔子宫的区别

	双角子宫	隔膜子宫
底部的外部深度	＞1cm	≤1
角间角	＞105°	≤60～75
角间距	＞4cm	≤2
角间组织	子宫肌层组织	纤维或肌层组织

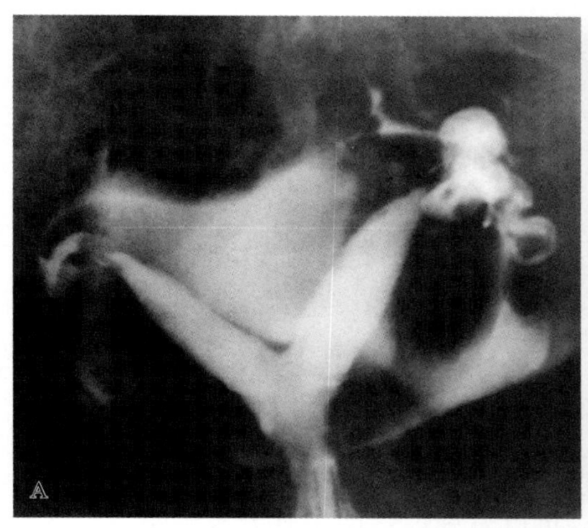

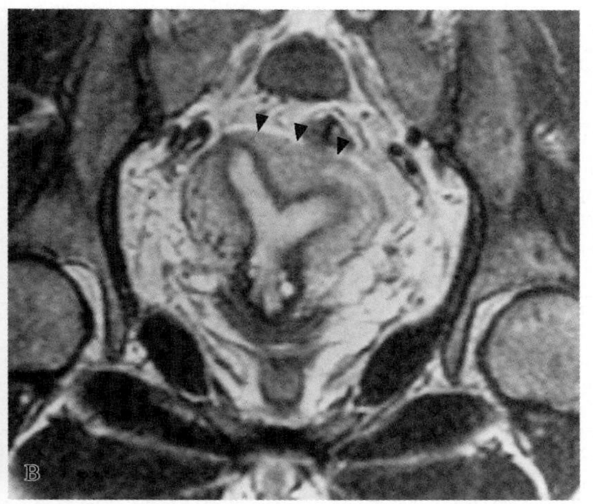

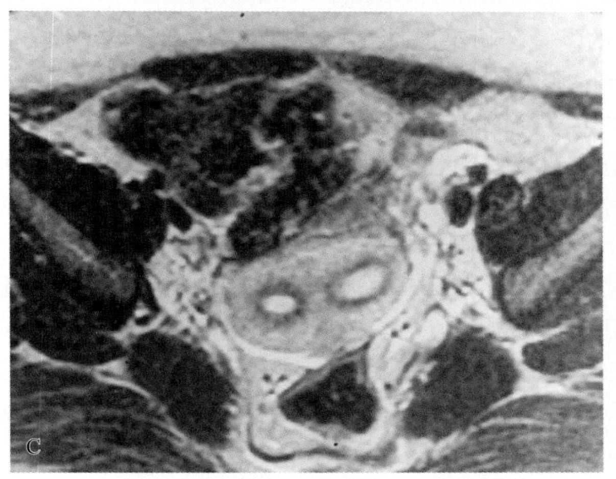

图7-14　隔膜子宫（Ⅴ类苗勒管异常）。A.子宫输卵管造影示出明确的子宫角，由比较模糊的约为85°的角间角分隔。子宫的外部轮廓不能用子宫输卵管造影来评估。B.斜冠状位T_2加权像表现为平坦的底部轮廓（箭头），符合隔膜子宫的特点。C.斜冠状面和斜水平图像清晰地显示了子宫角间的子宫肌层组织。这是典型的双角子宫的表现，但这里是一个隔膜子宫

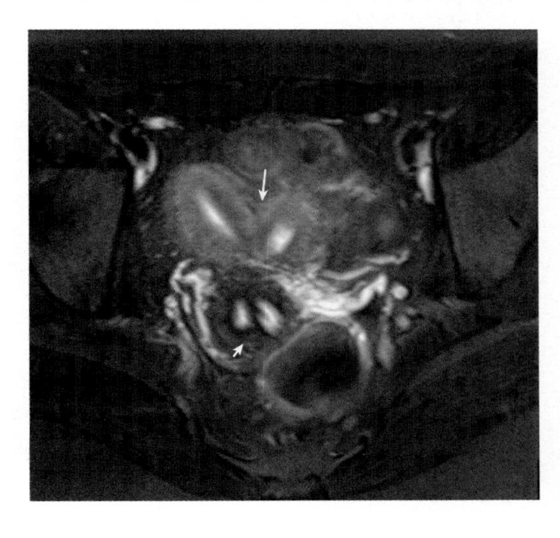

图7-15　双子宫（Ⅲ类苗勒管异常）。轴向T_2加权图像显示广泛发散的子宫角，具有深底凹（长箭），以及两个子宫颈（短箭）

内侧边缘所确定的角度。就双角子宫和双子宫来讲，在子宫输卵管造影上子宫角通常＞105°，而在隔膜子宫中，这个角度通常＜75°。在子宫输卵管造影上，＜2cm的宫角距离与隔膜子宫的可能性增加有关，而在双角或双子宫中，宫角距离通常＞4cm。子宫输卵管造影中若宫角间距为2～4 cm，则无法确定是否为异常的宫腔形态。

最后，分离两个子宫内膜的隔膜的组织的性质已经被用来区分隔膜和双角子宫，然而，隔膜子宫和双角子宫的MRI和超声表现有很大的重叠。相比于通过子宫的外部形状区分隔膜和双角子宫，利用MRI和超声不太可靠。隔膜子宫的隔膜由纤维或肌层组织组成，而在双角子宫中，子宫角之间的组织仅为子宫肌层（图7-16；图7-14）。如果分隔子宫内膜的组织与子宫肌层呈同向性等回声，则认为分隔组织在组成上是子宫肌层。如果组织是纤维状的，和妇科阴道彩超上的肌层相比，它会出现低回声，并且在所有MRI序列上都会出现低信号。然而，这两种隔膜组织的成像特征有相当大的重叠。

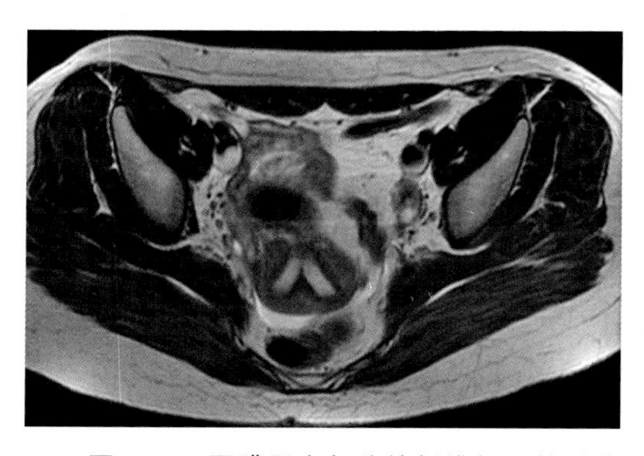

图7-16 隔膜子宫部分伴纤维间隔的磁共振成像。可见子宫内膜腔分叉，然而，子宫底的外部轮廓是正常的。在子宫内膜管之间的组织，相对于子宫肌层呈低信号，符合纤维分隔的特点

2. 己烯雌酚宫内暴露 己烯雌酚是一种合成雌激素，1940—1971年在美国是被用作防止流产和早产的处方药。当其不良反应明确后被停止使用。该药与暴露女性后代的女性生殖道先天畸形有关。这些异常被定义为Ⅶ类苗勒管畸形，与生育能力降低、早产和异位妊娠有关。报道的子宫畸形包括子宫发育不良、子宫体的不规则短狭窄和T形子宫腔（表7-3和图7-17）。子宫形态异常可通过子宫输卵管造影和MRI表现。例如，在T_2加权MR图像上，可以看到广泛的子宫发育不全，或者交界区局部区域增厚，导致局灶性凹陷或T形。除子宫发育不良和发育异常外，子宫内膜暴露于己烯雌酚与阴道和宫颈的腺病（即腺上皮化生），输卵管畸形有关，而阴道和宫颈透明细胞腺癌的风险增加，尽管风险依然非常低（图7-18）。尚不清楚在子宫内暴露于己烯雌酚的女性患己烯雌酚相关癌症的风险会持续多久。

表7-3 己烯雌酚相关子宫异常

整体发育不全
子宫体不规则狭窄
T形
阴道癌和宫颈癌
与尿路异常无关
流产和早产率增加

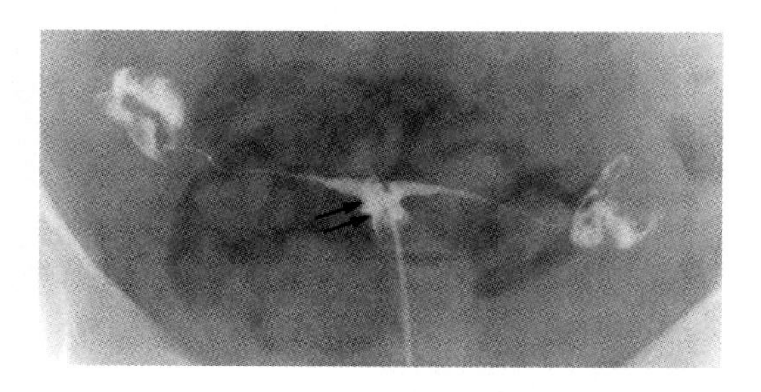

图7-17 有己烯雌酚暴露病史的不育患者的小T形子宫，子宫输卵管造影显示一个小的子宫腔，宫体局限性狭窄（箭）。注意输卵管的正常外观

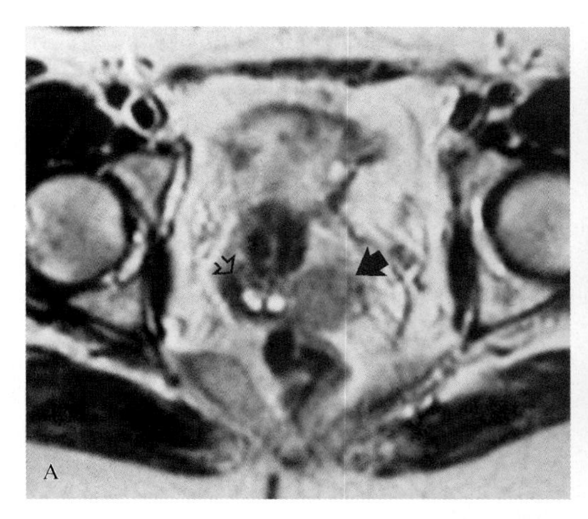

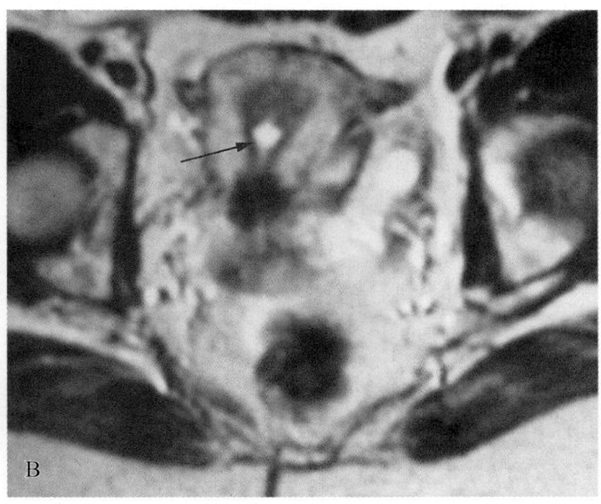

图7-18　与己烯雌酚接触史相关的阴道癌。A.在冠状位T_2加权MR图像中，有一个3cm的外生殖器肿块（箭），起源于阴道的上外侧隐窝，紧邻宫颈（空心箭）。经手术证实为阴道分化不良的子宫内膜样癌。B.图像的头端可见一小的子宫内膜腔（箭）

三、盆腔疼痛

痛经可能是女性生殖道的主要或次要疾病，影响50%的女性。原发性痛经通常是由前列腺素引起的，通常发生于月经期，持续2～3d。痉挛性下腹痛是最常见的症状，通常非甾体抗炎药或口服避孕药有效。相比之下，由生殖道疾病引起的继发性痛经较少与月经有关，可能在老年女性中发生，并可能与其他症状和体征相关，如异常出血或不孕。继发性痛经的宫内原因包括平滑肌瘤、子宫腺肌病、子宫息肉、子宫异常和子宫颈狭窄。宫外原因包括盆腔炎和子宫内膜异位症。

1.子宫内膜异位症与子宫腺肌病　子宫内膜异位症是一种良性的，但可能使人衰弱的疾病，在子宫外发现功能性子宫内膜组织（表7-4）。子宫内膜异位症的发病机制尚不明确，并提出了若干理论。经血逆流是最被广泛接受的理论，然而，病因是复杂和多因素的。子宫内膜异位症可发生在腹膜表面（非侵入性种植）、卵巢子宫内膜瘤或深层浸润性子宫内膜异位症。

表7-4　子宫内膜异位症

伴有不孕
常见于卵巢、腹膜囊、子宫骶韧带、直肠阴道隔、阔韧带
小的子宫内膜异位很难在影像学上发现
子宫内膜瘤（子宫内膜囊肿、巧克力囊肿）
附件粘连

与正常子宫内膜相同，异位的子宫内膜组织也经历与月经周期相关的变化。内膜脱落和出血的反复发作刺激炎症和纤维化反应，导致粘连。据估计，5%～10%的育龄女性患有子宫内膜异位症，可引起慢性盆腔疼痛、月经不调、不孕、阴道少量出血、性交困难和不规则出血。易位的子宫内膜可导致输卵管瘢痕或附件粘连。高达50%的接受不孕症手术的女性发现子宫内膜异位。子宫内膜异位在盆腔发生的部位有卵巢、腹膜囊、子宫骶韧带、直肠阴道隔和阔韧带。约60%的子宫内膜异位症患者有卵巢受累，并且在大多数患者中都涉及双侧卵巢。子宫内膜植入物通常非常小，直径通常＜5mm。这些小植入物通常不能在超声上检测到，但在MRI的T_1

像上可为高信号（图7-19）。当这些植入物脱落并发生周期性出血时，可形成称为子宫内膜瘤的囊性肿块。子宫内膜瘤开始是小囊肿，内充满和机油一样浓稠的暗色液体。

这种液体是由慢性出血的副产物和脱落的子宫内膜组织组成的。囊壁可能由于反应性纤维化而增厚。可能形成一个疼痛的、固定的肿块，这可能与多种疾病难以区分，如出血性卵巢囊肿或黄体、输卵管卵巢复合体或脓肿、良性或恶性卵巢肿瘤或异位妊娠。当子宫内膜异位症涉及腹膜表面时，它可以引起瘢痕，这可能会导致胃肠道或泌尿道的阻塞和子宫的固定后倾。

在所有未经治疗的子宫内膜异位症患者中，接近50%的患者在6个月内有症状的改善或者维持稳定，而其他50%病情加重。子宫内膜异位症的药物治疗包括使用激素类避孕药、促性腺激素释放激素激动剂和拮抗剂、甲羟孕酮和达那唑（雄激素衍生物）。当药物治疗失败时，可选择进行囊肿穿刺、囊肿消融、囊肿壁切除等多种手术。子宫内膜异位症相关的粘连需手术治疗。

子宫内膜异位症在许多影像学检查中是隐匿的，因为种植体通常＜5mm。在一些患者中，子宫内膜异位症和周期性出血的唯一后遗症是纤维化，并且在没有明显肿块的情况下，超声检查的结果基本上是正常的。大多数超声检测的异位子宫内膜位于子宫附件或子宫底头侧。虽然子宫内膜异位症的超声表现是高度可变的，但某些超声特征仍可提示诊断（表7-5）。子宫内膜瘤主要表现为主要或完全呈囊性，大多数伴后方回声增强。内部弥漫性低回声被认为是由血液和脱落组织引起（图7-20）。可以看到液液平面（图7-21）。壁的厚度是可变的，子宫内膜异位症可为多房性或隔膜性。子宫旁粘连的存在提示子宫内膜异位症的诊断，并可用子宫输卵管造影诊断。当这些粘连存在时，输卵管会盘旋或位置固定。用子宫输卵管造影，包裹性对比剂可积聚在粘连造成的假腔内，产生输卵管周膜晕效应（图7-22）。

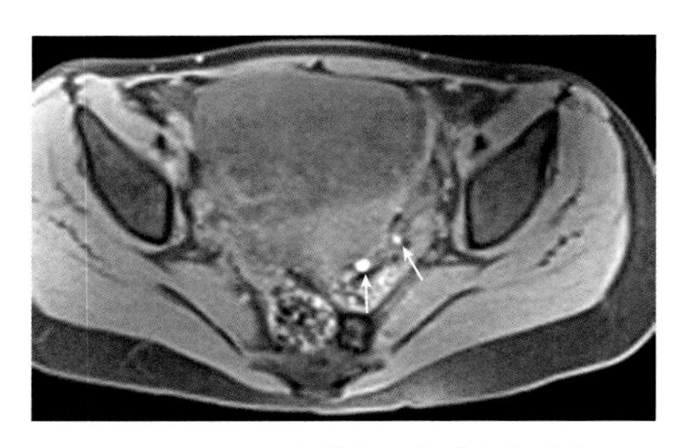

图7-19　子宫内膜植入物磁共振成像。在患有盆腔疼痛和不孕的患者中，T_1加权像显示了一个高信号植入物附着在子宫浆膜上，另外一个植入物在阔韧带上（箭），还存在另外一些子宫内膜植入物（未显示）

虽然广泛认为腹腔镜检查是子宫内膜异位症的诊断、分期和随访评估的首选方法，但MRI有助于指导手术方法，特别是对深部浸润性子宫内膜异位症的诊断，并有助于子宫内膜异位症与其他原因引起的盆腔疼痛和不孕不育症状的鉴别。当盆腔部位腹腔镜手术因为既往手术史或广泛子宫内膜异位而严重粘连开展受限时，MRI有自己的价值。

MRI已被证明在区分子宫内膜异位症与其他附件肿块时是具有高度敏感和特异性的，因此经常被用来鉴别超声评价不确定的附件肿块。子宫内膜异位症的MRI表现为附件肿块，由于反复出血残留的高

表7-5　子宫内膜异位症的影像学表现

多房或多室
内部均匀低回声与后方回声增强是超声的特征表现
T_1加权图像的特征：高信号，压脂像无变化
T_2加权图像：阴影、边缘低信号
鉴别诊断：出血性卵巢囊肿

浓度铁、蛋白质和血红蛋白造成的T_1加权像高信号，T_2加权像出现低信号。继发于T_2缩短的T_2加权图像上的子宫内膜瘤的低信号被称为T_2阴影（图7-23和图7-24）。当进行MRI检查疑似子宫内膜瘤时，重要的是尽可能地获得压脂的T_1加权图像。压脂的T_1加权图像更容易发现附件囊肿的出血改变，并且能够区分皮样囊肿。子宫内膜瘤和出血性功能性卵巢囊肿在压脂的T_1加权图像上仍为高信号，而皮样囊肿的脂肪成分的信号将变低（图7-24）。MRI对子宫内膜异位症与出血性功能性卵巢囊肿的鉴别可能比较困难，但子宫内膜异位症往往有较低的继发于出血的T_2信号（T_2阴影）。当表现为双侧和多灶性时，进一步支持子宫内膜异位瘤的诊

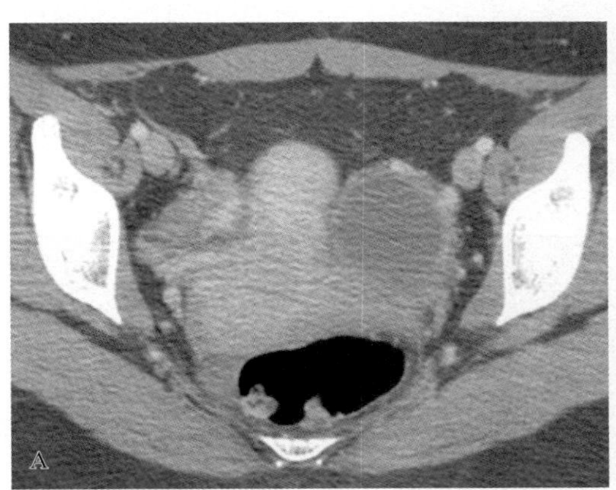

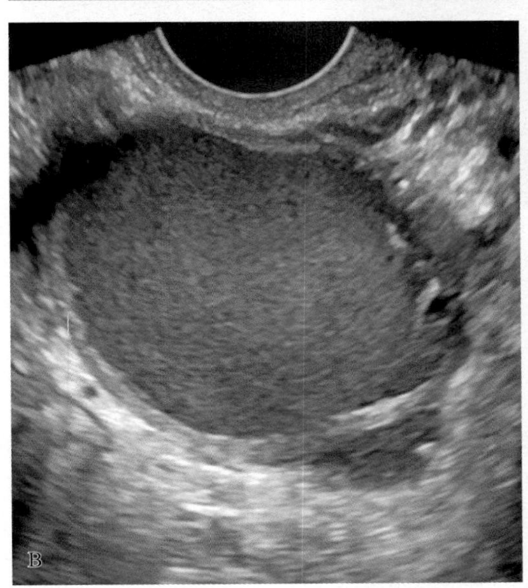

图7-20　子宫内膜异位的CT和超声检查
A.一位年轻女性盆腔疼痛，CT检查可见左侧附件一个囊性病变，该病变在1年前的CT检查中已经出现（未显示），当时认为是一个功能性囊肿；B.超声显示左卵巢囊性肿块伴有后方回声增强和内部弥漫性低回声，这是子宫内膜瘤的特征

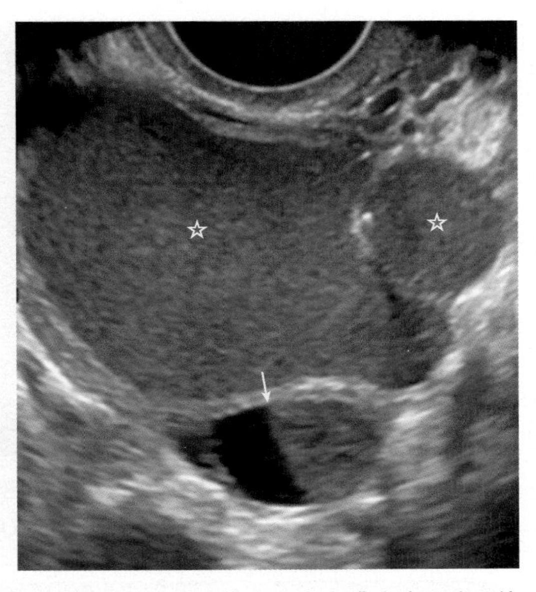

图7-21　超声检查子宫内膜瘤液平除了伴有盆腔疼痛的囊性病变与液平（箭），左侧附件的两个囊性病变有均匀的内部低回声和后方回声增强（星号）。影像学表现与子宫内膜异位症是一致的

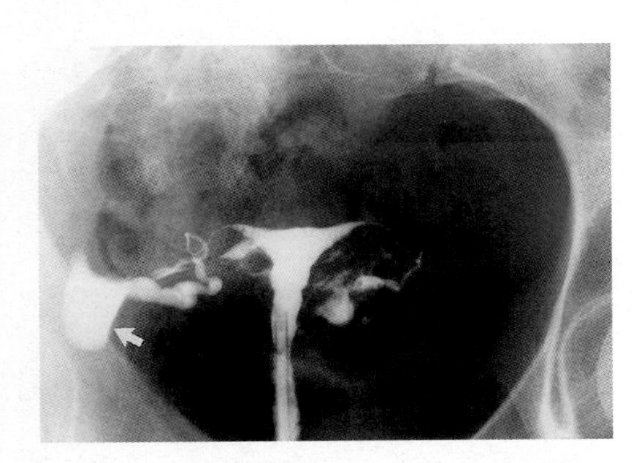

图7-22　输卵管粘连。子宫输卵管造影显示造影剂（箭）聚集在右侧输卵管伞部附近

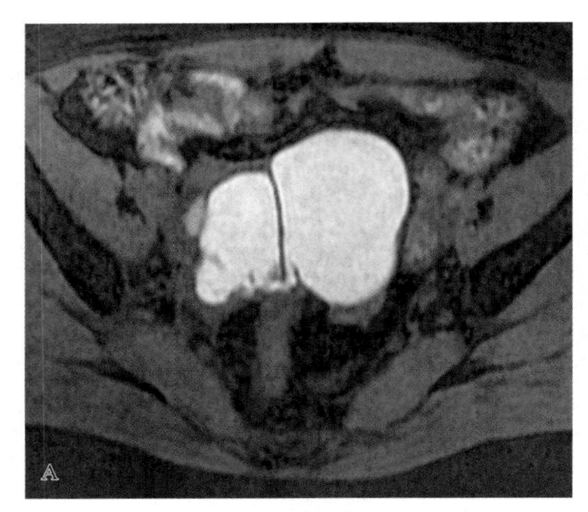

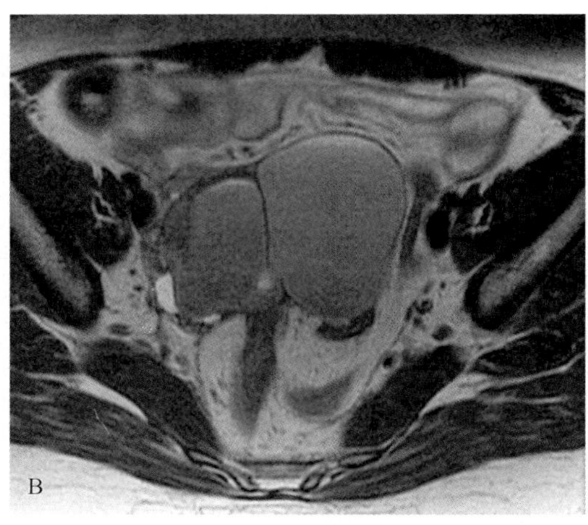

图7-23 子宫内膜瘤磁共振成像。A.在盆腔疼痛的患者中，T_1加权成像显示在骨盆中央部分有一个复杂的、有间隔的高信号肿块；B.在T_2加权成像上，肿块表现为低信号或T_2阴影

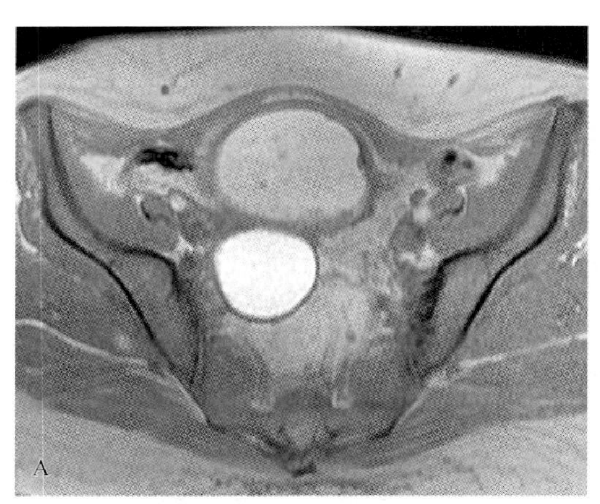

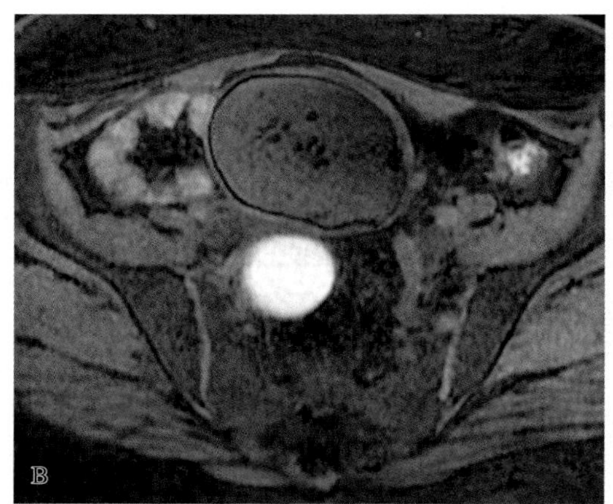

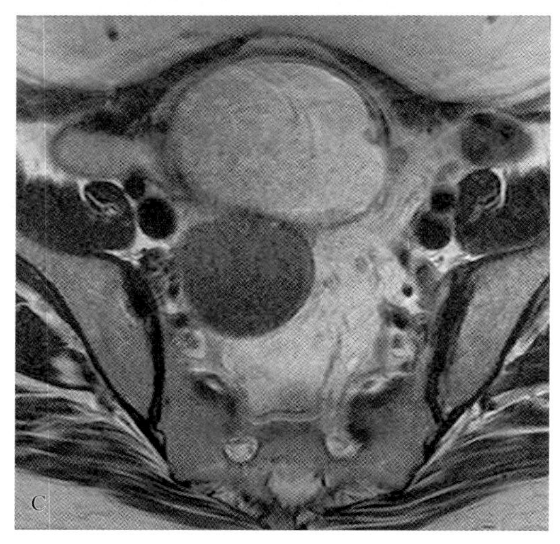

图7-24 磁共振成像对卵巢皮样囊肿和子宫内膜异位症的诊断。A.骨盆中的两个肿块在T_1加权成像上呈高信号。前部肿块与皮下脂肪呈等信号，后部肿块相对于皮下脂肪呈高信号。B.在T_1加权压脂像上，前部肿块脂肪信号被压制，而后方病变仍然为血液的高信号。结果：前部为卵巢皮样囊肿，后部为子宫内膜瘤。C.T_2加权像皮样囊肿与脂肪信号相同，子宫内膜异位症表现为明显的低信号（T_2阴影）

断。在MRI上输卵管（输卵管积液）中存在T_1高信号也提示子宫内膜异位症的诊断（图7-25）。

深度浸润性的子宫内膜异位症在T_2加权像上表现为低信号的实体肿块，在MRI上可能难以识别。高信号的点状病灶，代表着异位的子宫内膜腺体，有时在T_2加权像上可见这些信号，有助于诊断。盆腔子宫内膜异位症的典型部位包括直肠阴道隔、子宫骶韧带、阴道、胃肠道和泌尿道（图7-26）。子宫内膜异位症也可能发生在腹腔镜或剖宫产瘢痕中，称为瘢痕子宫内膜异位症（图7-27）。

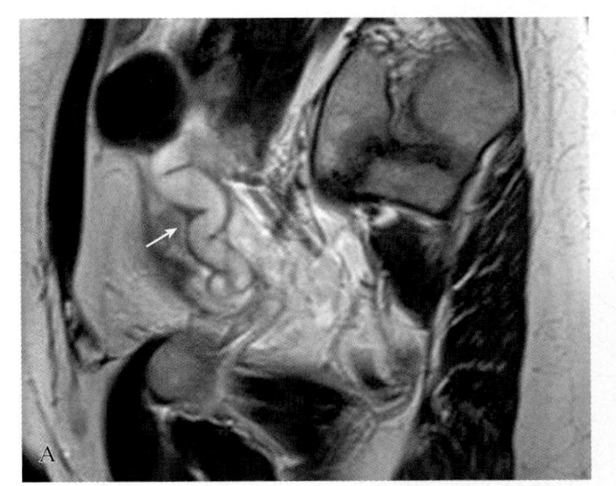

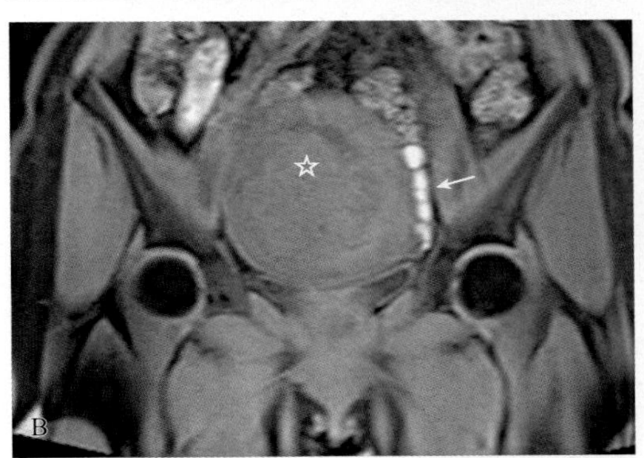

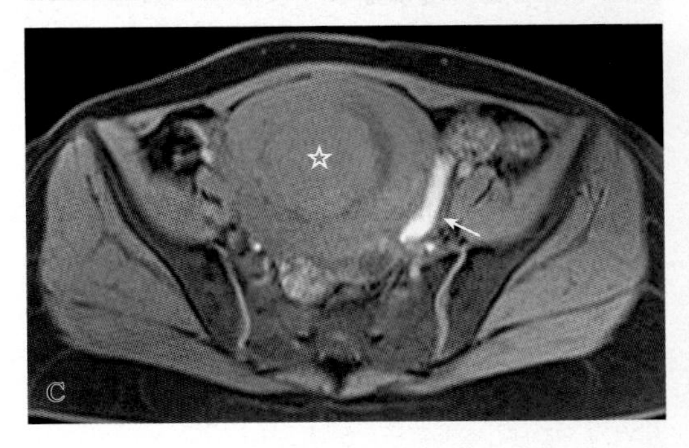

图7-25　输卵管积血的磁共振表现。A.矢状位T_2加权图像显示中等信号的扩张的左侧输卵管（箭）。在轴位（B）和冠状位（C）T_1加权压脂像上，扩张的输卵管（箭）为高信号，与血液成分一致。偶然发现一个巨大的黏膜下肌瘤（星号）。子宫内膜瘤也存在于这个子宫内膜异位症患者中（未显示）

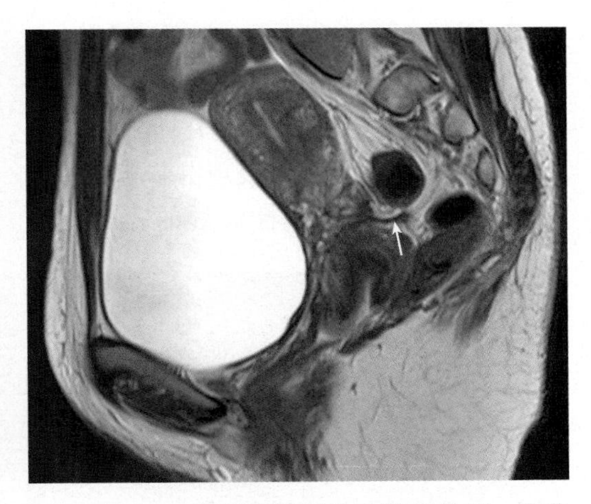

图7-26　深浸润性子宫内膜异位症。在盆腔深部子宫内膜异位症患者中，左侧宫骶韧带增厚（箭）在T_2加权图像上呈低信号

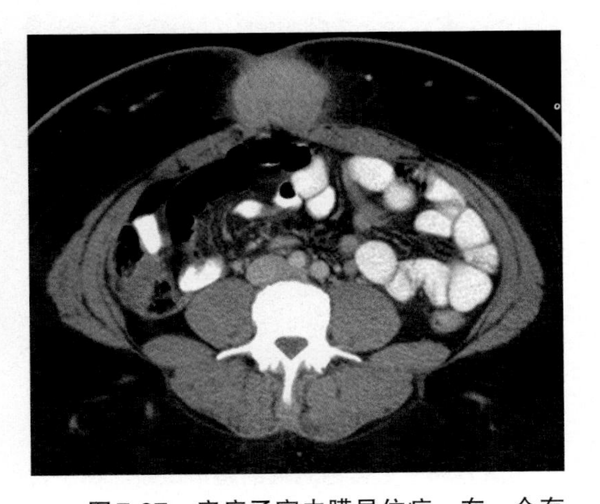

图7-27　瘢痕子宫内膜异位症。在一个有腹腔镜手术史的腹痛患者中，发现脐水平有一个周围炎性改变的结节。通过手术切除证实为瘢痕子宫内膜异位症

子宫腺肌病是子宫内膜异位组织和基质在子宫肌层中的存在，它导致异位组织周围的子宫平滑肌过度生长。子宫腺肌病最常发生于女性的生育后期。子宫腺肌病的超声表现具有高度变异性。子宫可能出现正常或不均匀的子宫肌层回声。其他可能有助于诊断的发现为①球形子宫增大；②子宫肌层/子宫内膜下囊肿；③不对称子宫壁增厚；④子宫内膜线状回声；⑤子宫内膜/肌层界面的清晰度较差；⑥交界区增厚＞12mm（图7-28）。

MRI与超声相比对子宫腺肌病的诊断具有相似的敏感性和特异性。子宫腺肌病的局灶性和弥漫性表现有着相似的发生率。子宫内膜下囊性病灶的存在是子宫腺肌病的直接征象；然而，病灶仅见于约50%的病例（图7-29）。交界区增厚＞12mm为子宫腺肌病的间接征象，其诊断腺肌病的准确率为85%（图7-30）。子宫腺肌病的病灶区偶可形成肿块，这被称为腺肌瘤。

高达50%子宫腺肌病患者患有子宫肌瘤，可能会影像超声诊断；然而，子宫肌瘤的几个显著特征可在MRI（表7-6）上确定。虽然平滑肌瘤通常是圆形的，但灶性子宫腺肌病可能是卵圆形或细长的。灶性子宫腺肌病的定义不如平滑肌瘤明确，并且几乎总是与交界区相邻，通常＞12mm。子宫腺肌瘤的边缘不清，而典型的子宫肌瘤具有清晰的边缘。T_2加权

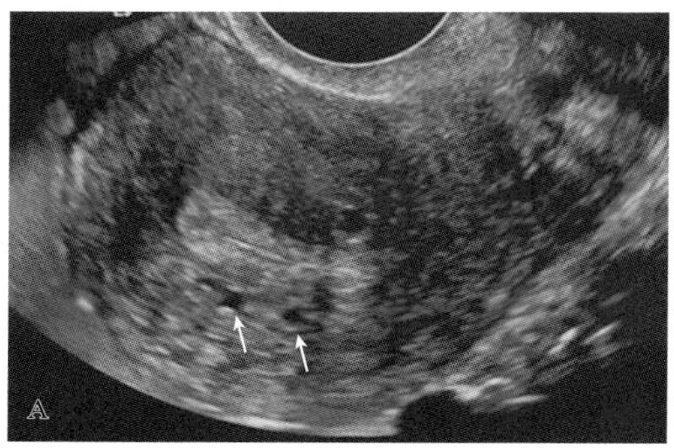

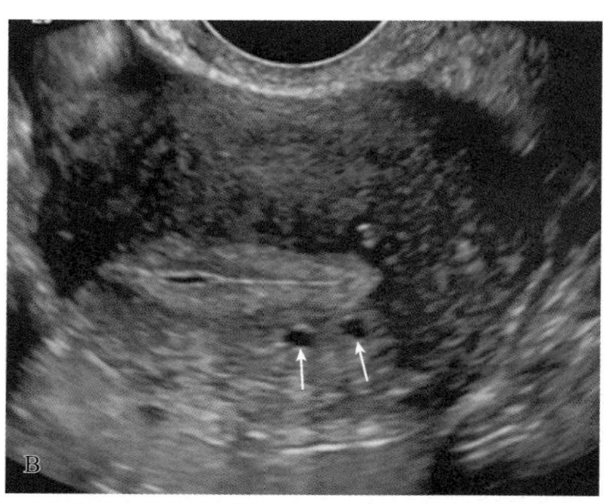

图7-28 子宫腺肌病的超声诊断。在子宫的矢状位（A）和水平位（B）图像上，子宫内膜交界处可见几个小的子宫肌层囊肿（箭），为子宫腺肌病的特征性发现。这些囊肿代表子宫肌层的扩张的充满液体的子宫内膜腺体

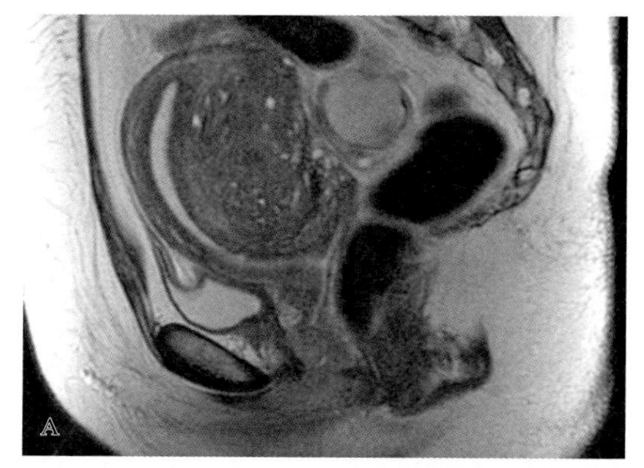

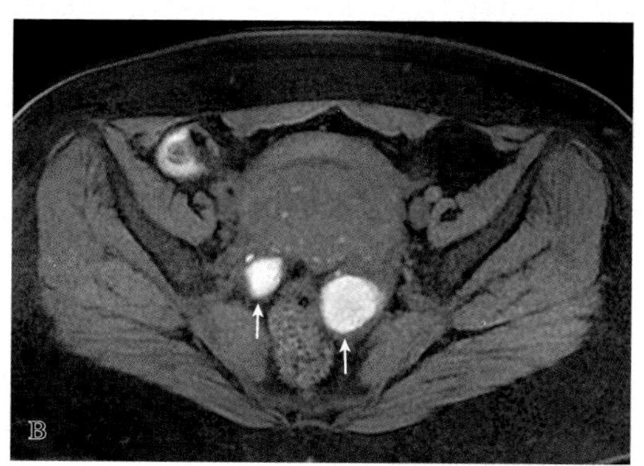

图7-29 子宫腺肌病的磁共振成像。A.矢状T_2加权图像提示后交界区明显增厚，并包含许多微小的，高信号囊性病灶；B.轴位T_1加权压脂像显示在增厚后的交界区有多个微小的高信号出血灶，子宫内膜后面有两个子宫内膜瘤（箭）

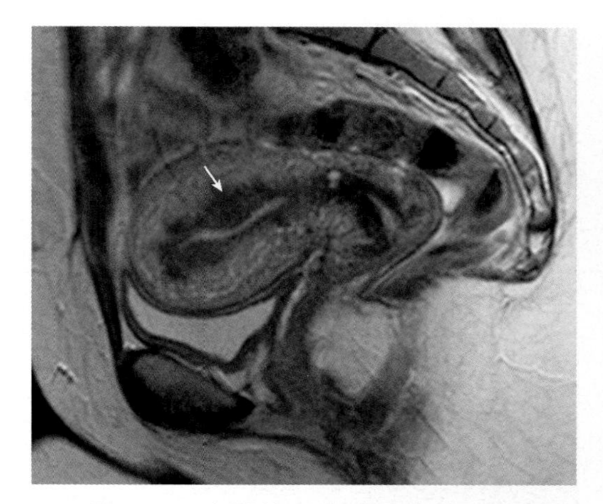

图7-30　弥漫性子宫腺肌病的磁共振成像。在矢状位T_2加权像上，交界区（箭）增厚（＞12mm），这是子宫腺肌病的一个特征表现

表7-6　平滑肌瘤与子宫腺肌病的鉴别

	平滑肌瘤	子宫腺肌病
边缘	清楚	不清
局灶性	局灶	局灶性或弥漫性
T_2信号	低信号（1）	小、高信号病灶（2）
连接部增厚	否	是

（1）除非出现退化；（2）可能存在，但不一定存在

图像显示出相对均匀的低信号，但信号强度不如平滑肌瘤一样均匀或低（图7-31）。在子宫肌瘤中，T_1和T_2加权像可能有小的、高信号的病灶，这代表异位内膜腺体的出血，其他区域在T_2加权成像十分清晰，但在T_1加权成像上未发现非出血性子宫内膜组织的小病灶。

2. *盆腔炎性疾病*　盆腔炎性疾病包括女性上生殖道感染性疾病，包括子宫、输卵管和卵巢（表7-7）。临床表现有下腹部或盆腔疼痛、阴道充血、宫颈抬举痛、附件压痛、感染、发热、白细胞增多等体征。输卵管或卵巢的性传播感染是常见的，有证据表明是淋病奈瑟菌或沙眼衣原体的感染，或两者兼而有之。宫内避孕装置易感染以色列放线菌。性传播感染通常

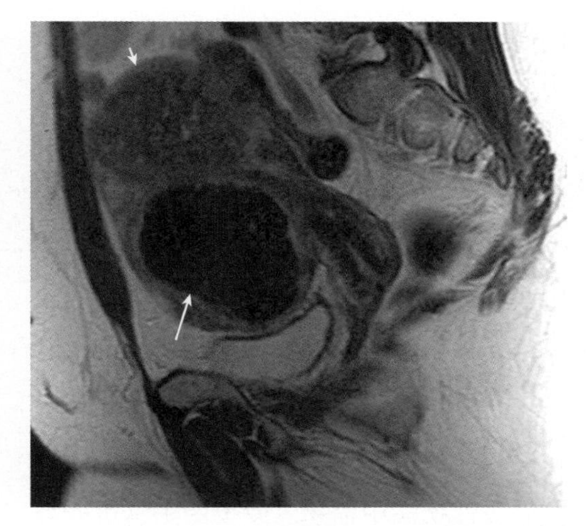

图7-31　子宫腺肌瘤和纤维瘤的磁共振成像（MRI）。矢状位T_2加权成像在子宫体前部（长箭）一个局限性极低信号肿块，与纤维瘤一致。子宫底部的一个类似肿块的区域（短箭），边界不清，低信号，并包含一些高强度囊性病灶，与子宫腺肌瘤并存

表7-7　盆腔炎性疾病

上行性感染
宫颈炎
子宫内膜炎
输卵管炎
输卵管积液或输卵管积脓
输卵管卵巢复合体
输卵管卵巢脓肿

从宫颈炎开始，之后上升到子宫内膜腔继发子宫内膜炎和输卵管炎，感染性输卵管炎可能成为全身性疾病，通过输卵管溢出，腹膜传播的感染可能导致局限性腹膜炎和卵巢炎。附件粘连可能导致发炎的输卵管和卵巢融合，称为输卵管卵巢复合体。蜂窝织炎肿块坏死可导致输卵管卵巢脓肿。盆腔炎性疾病的初始治疗包括积极应用广谱抗生素进行治疗。当应用静脉注射抗生素后仍然出现发热、白细胞计数减少和持续疼痛的情况时，尽管输卵管卵巢脓肿通过经皮导管引流可以得到有效的治疗，但手术仍是传统的选择。输卵管炎症

的潜在后遗症，是输卵管狭窄或动力障碍引起的不孕和异位妊娠，特别是当发生炎症复发或者重症感染的情况。慢性盆腔炎性疾病可能导致的其他问题包括复发性盆腔疼痛、月经过多和性交痛。

由于盆腔炎性疾病在生育年龄的女性中具有较高的患病率，经腹和经阴超声检查最常用于诊断和随访评估。高达1/3的有临床症状或体征的盆腔炎性疾病患者的超声检查结果是正常的，可能是因为病情较早或较轻微。各种超声检查结果已在盆腔炎性疾病中描述。发炎的子宫可能会肿大伴轮廓不清。在感染性子宫内膜炎患者中，子宫内膜腔中可能存在过多的液体、中央子宫内膜回声复合体可能不清楚（图7-32）。因为正常的输卵管直径为1～4mm，在超声检查中并非总是可见，在许多患者中，轻度输卵管红斑和输卵管炎是无法检查到的。输卵管积液是指输卵管壶腹段的扩张伴随着远端阻塞；输卵管积脓是指扩张的输卵管的化脓性感染。异常的输卵管扩张内含液体，可有折叠或隔膜，并可有增厚的输卵管皱襞形成的厚壁回声（图7-33）。在扩张的输卵管内可见到碎屑或低回声。在一些患者中，将扩张的输卵管与肠襻或扩张的盆腔静脉区分开来可能比较困难。多普勒超声检查可发现输卵管积液和输卵管积脓中无蠕动或血流。囊性附件肿块在超声检查上的表现也

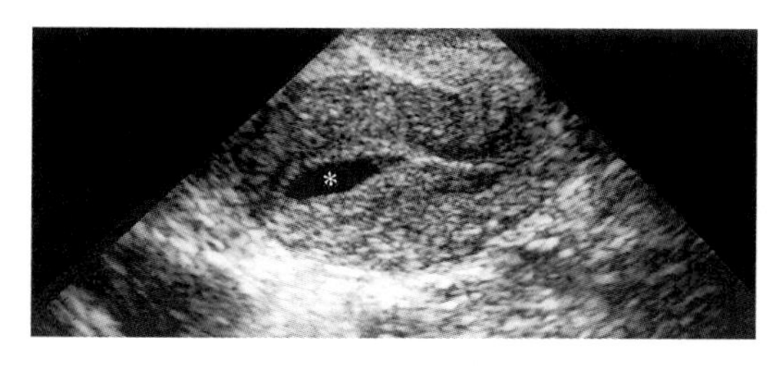

图7-32 超声诊断子宫内膜炎矢状面子宫超声显示子宫内膜回声复合体增厚，子宫内膜空腔因液体（星号）扩张

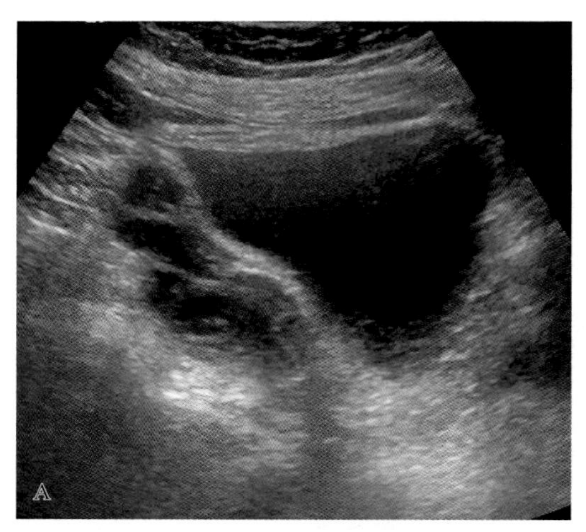

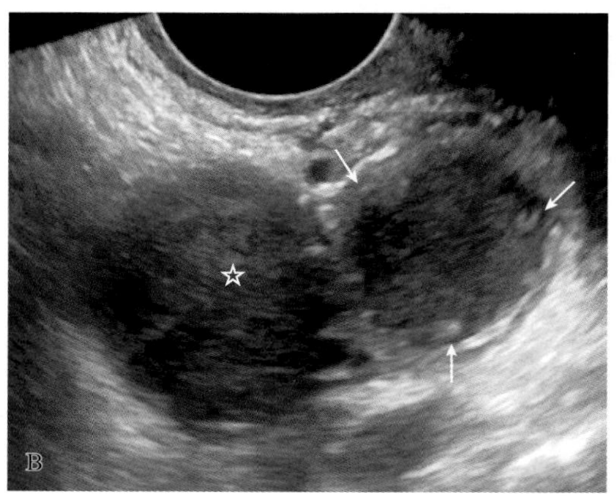

图7-33 伴有阴道分泌物和宫颈举痛的输卵管妊娠患者。A.腹部超声横断面图像显示右侧附件的连接部一厚壁的管状结构与膀胱毗邻，与扩张、发炎的输卵管一致；B.经阴超声，一个扩张的输卵管，皱壁折叠增厚（箭）、壁厚和内部碎片，邻近右侧卵巢（星号）

可类似输卵管积水。显示增粗的输卵管内皱襞可能有助于区分输卵管与邻近结构（图7-33）。卵巢可能增大或显示不清。经腹超声检查的复杂附件肿块可能是输卵管积液/输卵管积脓、输卵管卵巢复合体或输卵管卵巢脓肿。经阴超声对于输卵管和卵巢炎症的检测水平的提升可区分盆腔炎症的不同阶段（图7-34）。

附件或子宫直肠陷凹的粘连或包裹性积液可使慢性或复发性盆腔炎性疾病复杂化。盆腔腹膜粘连和腹膜包裹性囊肿可能

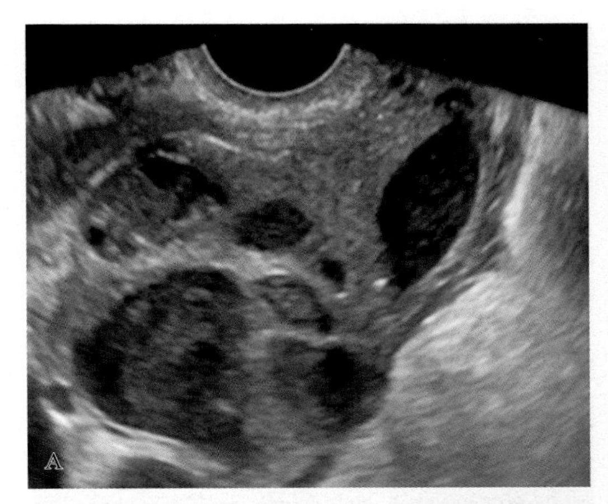

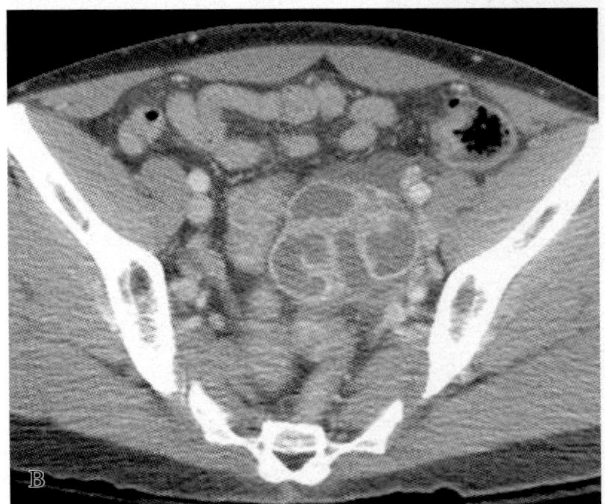

图7-34　输卵管卵巢复合体的超声和CT表现。经阴道超声检查（A）和CT（B）显示盆腔炎患者左侧附件的一个复杂肿块，代表由扩张的输卵管和粘连的卵巢组成的炎性肿块

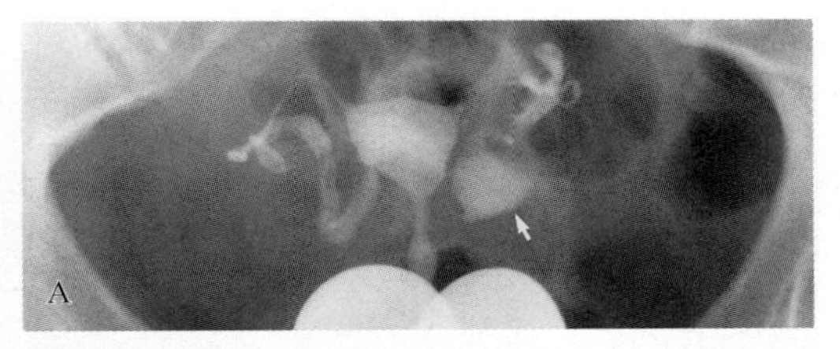

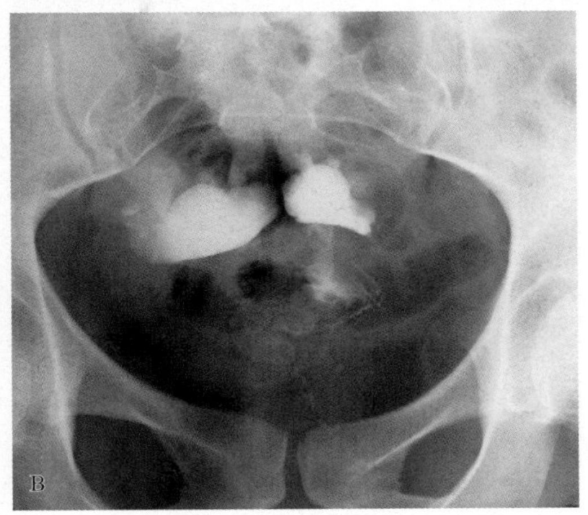

图7-35　附件粘连。A.早期子宫输卵管造影照片显示输卵管正常。对比剂开始进入左输卵管（箭）。B.稍晚的时相子宫腔的造影剂排泄后，由于盆腔粘连所导致的两处对比剂持续聚集

是由盆腔炎性疾病、既往的盆腔手术史或子宫内膜异位症引起的。当检查者用手向盆腔器官施加压力时，超声上与之粘连的器官会发生整体运动。发生这种运动是因为卵巢和输卵管因炎症粘连到周围的脏器上。在子宫输卵管造影上，粘连可表现为溢出的对比剂不能在盆腔弥散而发生包裹（图7-35）。

CT可用于复杂盆腔炎性疾病患者的评估，特别是当超声无法获得足够信息的时候。双侧、低密度的厚壁不规则附件肿块的表现，代表输卵管卵巢复合体以及一个增大的边界不清的子宫（图7-34）。输卵管积液或输卵管积脓可表现为复杂的、充满液体的管状结构或多囊附件肿块（图7-36）。继发性表现包括盆腔腹水、子宫骶韧带增厚、炎症引起的盆腔脂肪密度增加（图7-37）。输尿管扩张可能是由于炎症引起的。虽然CT图像上的盆腔炎性疾病的表现并不明确，但发生在双侧的其他盆腔病灶的炎性改变并不常见。

3.输卵管-卵巢脓肿　约1%因急性输卵管炎接受治疗的女性病情发展为输卵管卵巢脓肿。输卵管卵巢脓肿患者常有盆腔疼痛、显著的附件压痛、高热、恶心、呕吐等症状。临床和影像学上，输卵管卵巢脓肿难以与卵巢扭转、憩室或其他盆腔脓肿和阑尾炎进行区分。患者通常通过静脉补液、镇痛和广谱抗生素治疗。只有当患者的症状在给药后72h内没有缓解或怀

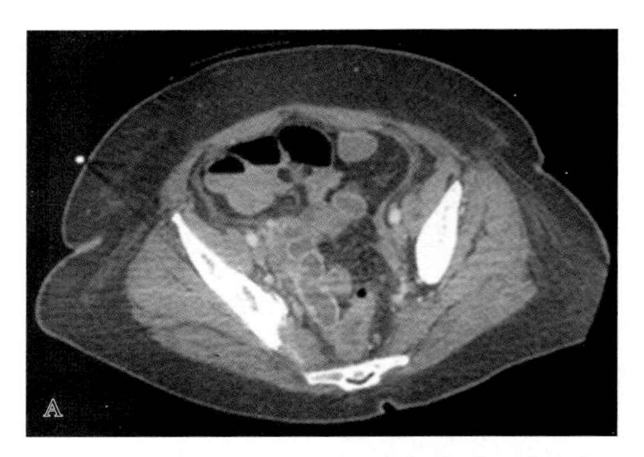

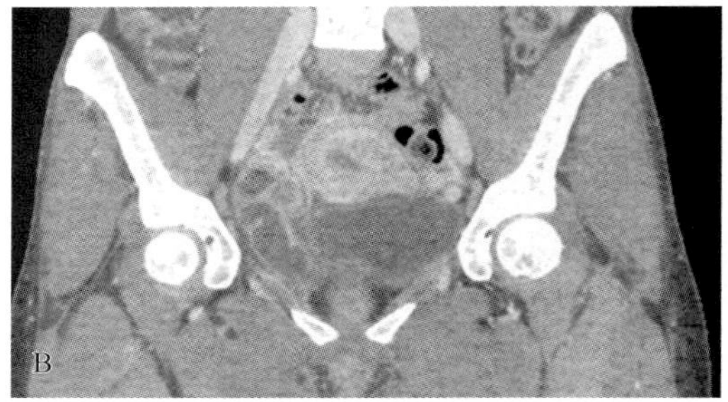

图7-36　输卵管积液的CT表现。两个不同的患者在CT水平面（A）和冠状面（B）图像上可见右侧输卵管扩张。输卵管积水和输卵管积脓在CT上可以有相同的表现，诊断应与患者的临床表现结合

疑有脓肿破裂时，才考虑手术或介入治疗（图7-38）。

超声检查通常是评估疑似盆腔炎性疾病或输卵管卵巢脓肿的主要影像学检查。90%临床诊断为输卵管卵巢脓肿的患者超声可发现有囊性、实性或异质性附件肿块（图7-39）。在大多数患者中，卵巢通常是增大的，且正常的卵巢形态是无法识别的。在严重的患者中，可能有不规则的分隔和液体/碎片平面完全将附件扭曲。

CT可显示管状或球形肿块，包含单个或多个低密度病灶。常见厚壁与分隔。病灶内部可有气体密度，然而这并不常见（图7-40）。这些肿块的炎症性质是由肿块和盆腔脏器之间的脂肪密度的改变和子宫骶韧带的增厚体现的。一侧或两侧输尿管扩张是CT上另一个常见的表现，可能存

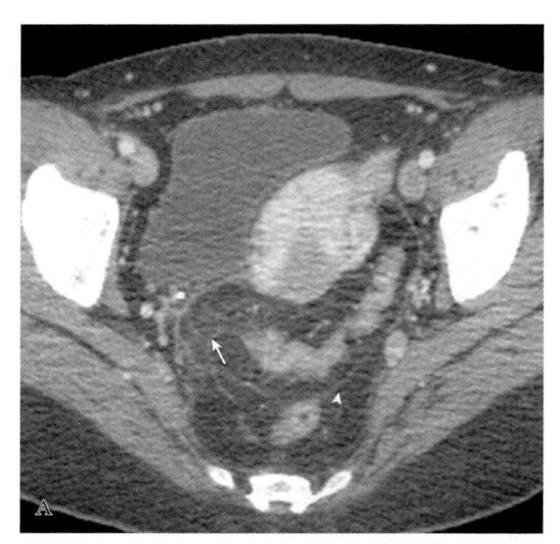

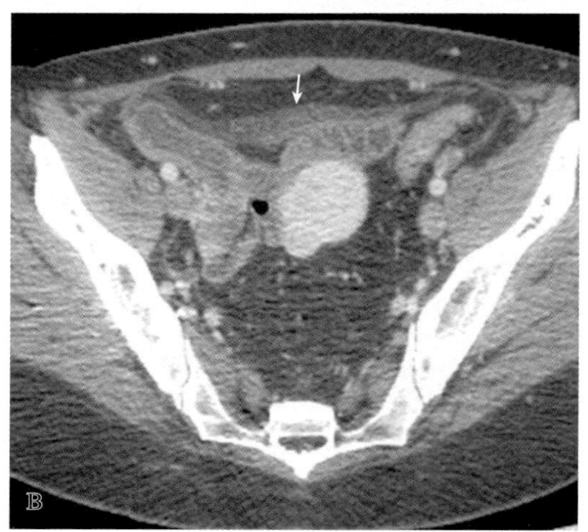

图7-37　盆腔炎的CT表现。A和B.腹膜增厚（箭），盆腔脂肪密度略有增加（炎性脂肪滞留）（箭），以及少量游离的盆腔积液，伴有宫颈抬举痛，轻度腹膜炎，宫颈拭子淋病奈瑟菌阳性等表现

在区域淋巴结的肿大。这些CT表现的鉴别诊断包括感染性卵巢囊肿、囊性卵巢肿瘤、子宫内膜异位症、盆腔血肿、非肿瘤源性的脓肿和罕见的异位妊娠（图7-41）。

在盆腔炎性疾病的背景下，右上象限疼痛可指示存在肝周炎或Fitz-Hugh-Curtis综合征。CT表现为肝包膜增厚和强化，以及肝周腹水（图7-42）。这是由于感染沿着右结肠旁沟或淋巴系统传播的结果。

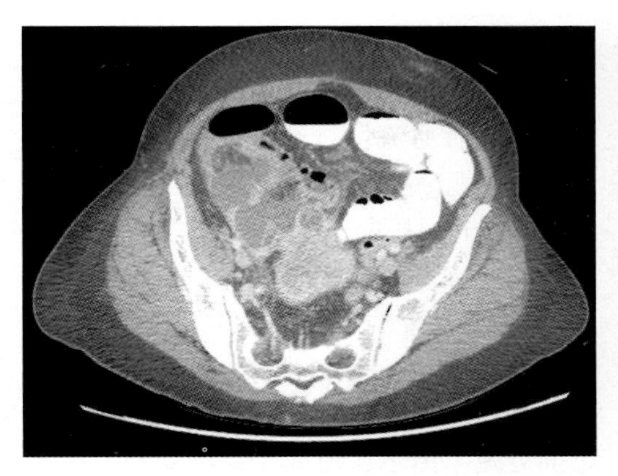

图7-38 输卵管卵巢脓肿破裂的CT诊断。在右下腹疼痛、发热和白细胞增多的患者中，轴位CT图像显示复杂的液体聚集，并伴有右附件炎性改变。CT不能确定液体的来源，术中诊断为输卵管卵巢脓肿破裂

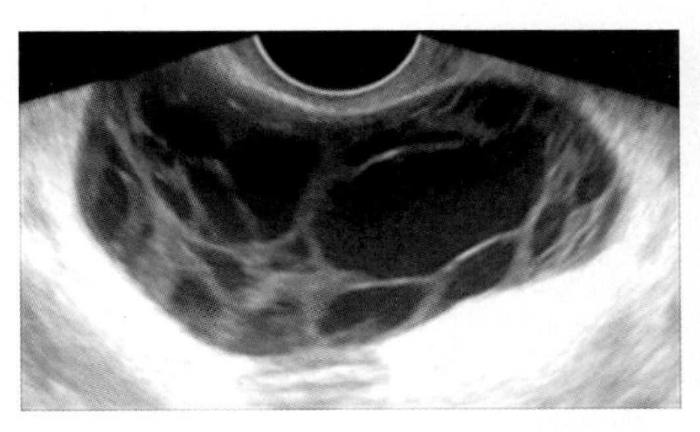

图7-39 发热和右下象限疼痛的患者经阴道超声检查发现输卵管卵巢脓肿。显示右侧附件一个复杂的囊性肿块，符合输卵管卵巢脓肿的表现，在该患者表现为盆腔炎的症状和体征

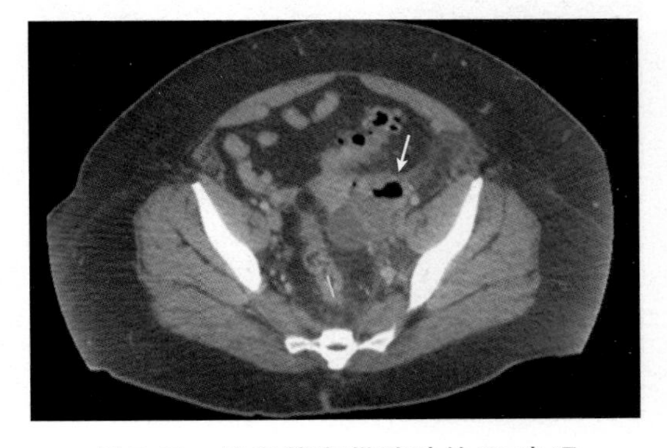

图7-40 输卵管卵巢脓肿的CT表现，一个临床诊断为盆腔炎性疾病的患者药物治疗无效，左侧附件存在一个复杂的液体与气体平面（箭），与输卵管卵巢脓肿的表现一致

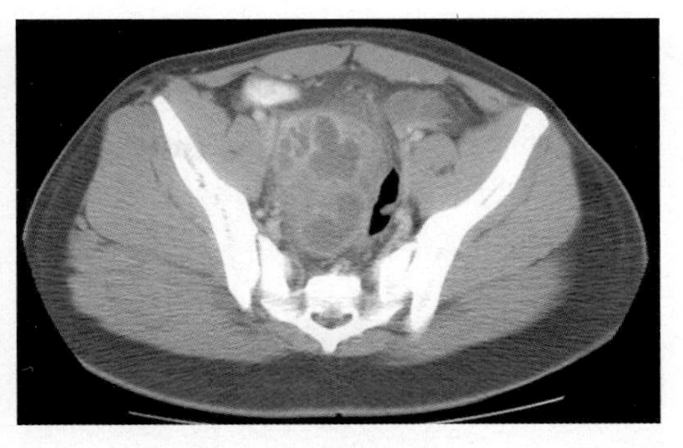

图7-41 输卵管卵巢脓肿的CT表现。盆腔复杂的囊性肿块伴邻近脂肪炎性改变，诊断为输卵管卵巢脓肿。囊性卵巢肿瘤、子宫内膜异位症或非肿瘤学起源的脓肿可有相似的影像学表现

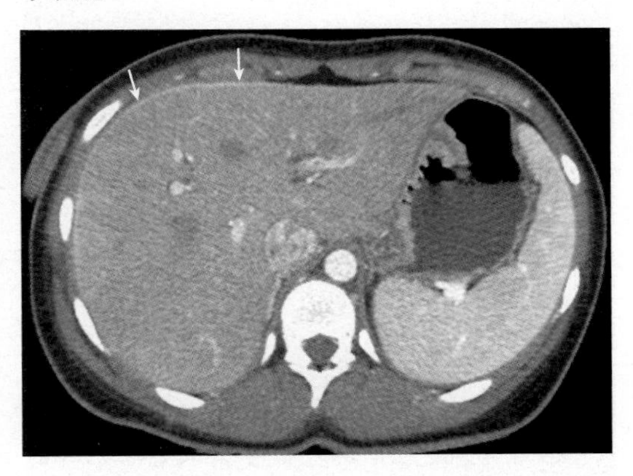

图7-42 肝周围炎患者伴盆腔炎性疾病（Fitz-Hugh-Curtis综合征）。右上象限疼痛的患者的轴位增强CT图像显示，继发于盆腔炎性疾病的感染出现的肝包膜（箭）的增强

4.卵巢扭转　卵巢扭转在所有年龄段均有可能发生，然而，最常见的为育龄女性。巨大的卵巢囊肿和囊性肿瘤，如成熟囊性畸胎瘤（皮样瘤）和囊腺瘤，容易造成扭转。正常卵巢的扭转是罕见的，潜在病因包括输卵管系膜或输卵管系膜血管的过长或扭曲以及输卵管痉挛。机械扭转阻碍了附件的淋巴和静脉回流，造成淤血。随之发生静脉血栓和出血，最终阻碍动脉灌注并导致完全梗死。卵巢扭转是痛性盆腔实性肿块的鉴别诊断之一。通常存在盆腔游离液体（图7-43）。与卵巢扭

转相关的表现总结在表7-8。在卵巢扭转的患者中，超声、CT或MRI显示在明显扩大的卵巢周围存在多个8 ~ 10mm的囊泡，被称为串珠征。卵巢增大，常占据中线位置，通常位于宫底上方。不对称增大的卵巢往往是诊断卵巢扭转最好的线索，同时超声多普勒可检测出扭曲卵巢的动脉和静脉血流量。子宫可能偏向扭曲的卵巢。盆腔游离液体通常存在。在CT或MR图像上，扭曲的卵巢可在扭曲的顶点处有喙状或弯曲的凸起。同时扭曲的水肿的蒂和充盈的血管可以覆盖在卵巢周围。增强扫描，扭转卵巢的CT表现为附件肿块，由血管充血引起明显的周边造影剂衰减。由于血流灌注是可变的，扭转卵巢的造影剂衰减可能是不均的。尽管由于血流灌注的可变性，超声检查的结果比较复杂，但怀疑卵巢扭转的患者进行多普勒超声血流检查可能是有价值的（图7-44）。卵巢血流减少或缺失是多普勒检

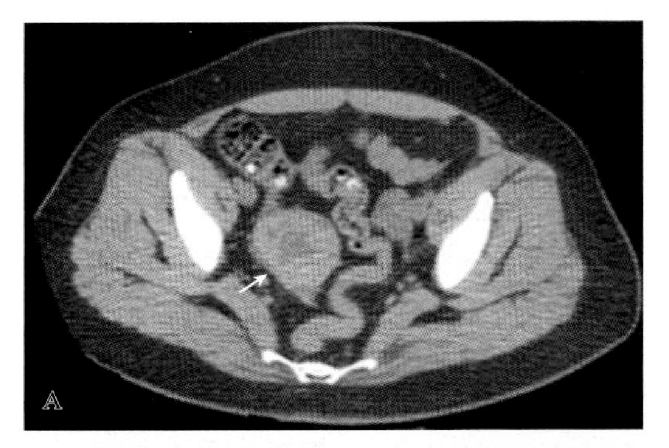

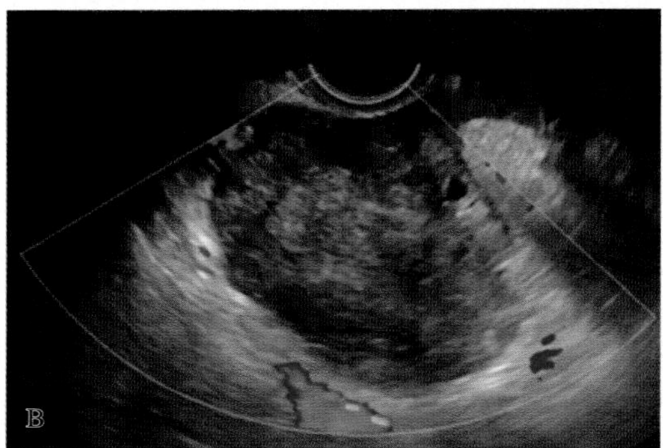

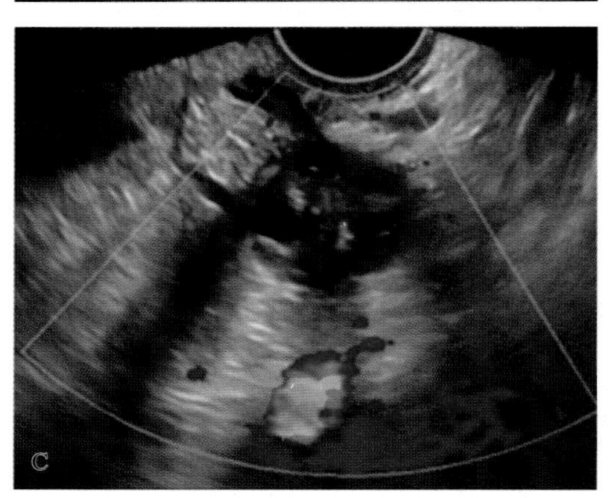

图7-43 卵巢扭转的CT和超声表现。A.在右下腹腹痛患者中，CT显示右侧附件有一个实体肿块（箭），其周围高密度，提示出血。B.彩色多普勒超声，右卵巢扩大，没有内部血流。经频谱多普勒证实没有血流（未示出）。C.正常左卵巢显示比较。手术证实右侧卵巢扭转

表7-8 卵巢扭转

青春期前女童可能表现为盆腔外肿块
单侧卵巢扩大是最常见的表现
明显扩大的卵巢周围存在多个8～10mm的囊泡
卵巢扭转处有鸟嘴状或蛇状突起
周围是充血的血管
卵巢增大，常占据中线位置，通常位于宫底上方
子宫向扭转卵巢侧偏斜
彩色多普勒血流和增强是可变的；最常见的是缺乏静脉血流
通常存在盆腔游离液体

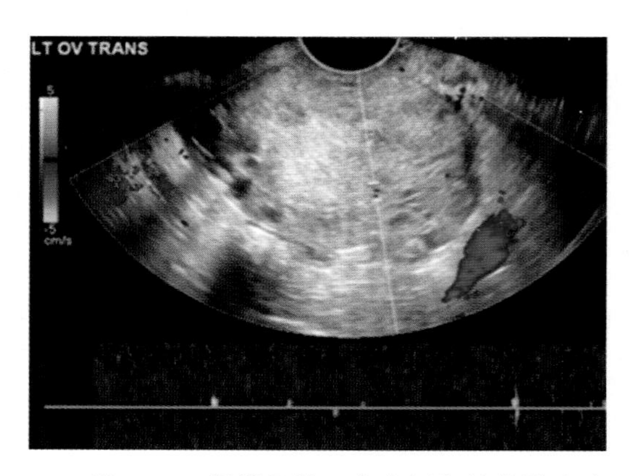

图7-44 卵巢扭转。在左侧急性盆腔疼痛的患者中发现了一个扩大的左卵巢，并且用频谱多普勒成像证明内部无血液流动。手术证实为卵巢扭转

查最常见的发现。发现动脉血流仍存在的情况可能是由于卵巢的双重血液供应，或者是在发展为动脉闭塞之前就进行检查的原因。

5.子宫平滑肌瘤　子宫肌瘤是良性平滑肌肿瘤，在20%～30%的女性中可发现（表7-9）。非裔美国女性的患病率和增长速率都有所上升。这些肿瘤是雌激素依赖的，因此，子宫肌瘤在各种雌激素增多的疾病如子宫内膜增生、子宫内膜癌、无排卵状态和颗粒卵泡膜细胞瘤等患者中患病率增加。由子宫肌瘤引起的妇科症状包括月经过多、子宫出血、盆腔疼痛、性交痛、痛经、不孕，以及与邻近盆腔器官受压有关的症状。约5%的平滑肌瘤与尿路刺激症状、急性或慢性尿潴留或输尿管受压有关；然而，大多数肌瘤没有症状。

子宫肌瘤按照位于子宫壁的位置进行分类，分为黏膜下、肌壁间和浆膜下。肌壁间是最常见的。黏膜下肌瘤患者不孕和过度出血的患病率最高（图7-45）。宫腔镜下子宫肌瘤切除术可治疗黏膜下肌瘤。有蒂的浆膜下肌瘤可表现为附件肿块，如果其蒂窄，则可能和实体卵巢肿瘤难以区分，包括纤维瘤、卵泡膜纤维瘤或布伦纳瘤（图7-46和图7-57）。极少的有蒂的浆膜下肌瘤可从子宫剥离，并在阔韧带（韧带内或阔韧带肌瘤）中形成单独的肿块。子宫平滑肌瘤也可起源于子宫颈（图7-47）。

绝经后未经治疗的平滑肌瘤的自然

表7-9　平滑肌瘤（肌瘤）

发生在20%到30%的女性中
雌激素依赖性生长
<0.5%的恶性分化为平滑肌肉瘤（最常见的子宫肉瘤）
钙化、变性（囊性、透明、黏液、脂肪或出血）和继发感染修饰外观

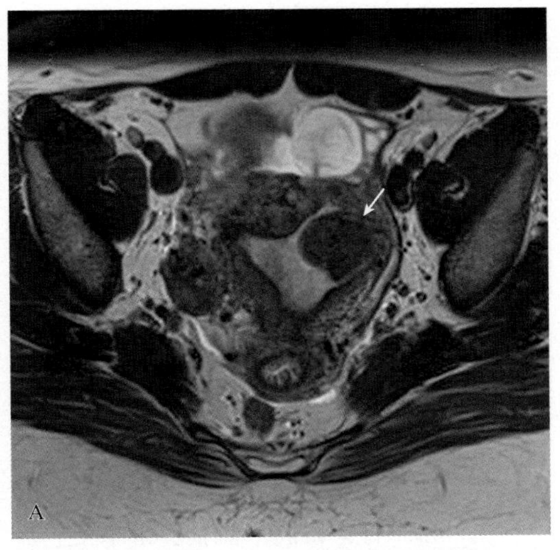

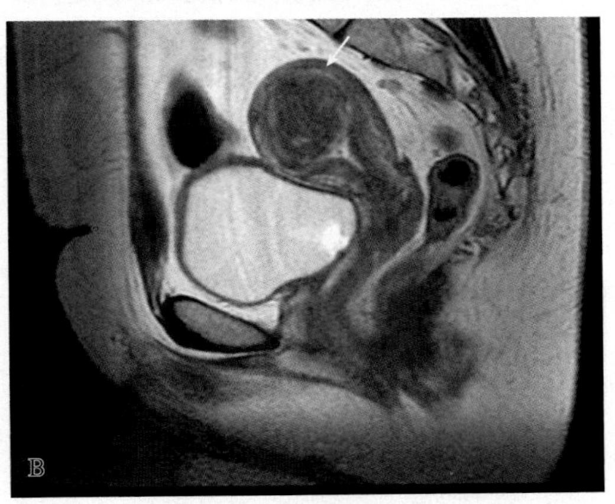

图7-45　黏膜下肌瘤的磁共振成像。在轴位（A）和矢状位（B）T_2加权成像上，子宫内膜腔内可见一个低信号肿块（A、B图中箭）。黏膜下肌瘤与肌壁间或浆膜下肌瘤相比，具有更高的不育和月经过多的发生率

病史是退化，或至少保持稳定，然而透明样变，黏液样变，囊性变，红色（出血）变，或脂肪变性均可能会发生。退化的肌瘤也可能发生钙化。极少的平滑肌肉瘤是来源于先前存在的平滑肌瘤；然而，大多数平滑肌肉瘤被认为是从子宫肌层平滑肌细胞中新产生的。由于雌激素敏感，子宫肌瘤在妊娠期间可能会增大或退化（图7-48）。约10%妊娠的子宫肌瘤患者必须在妊娠期间住院治疗相关并发症。疼痛通

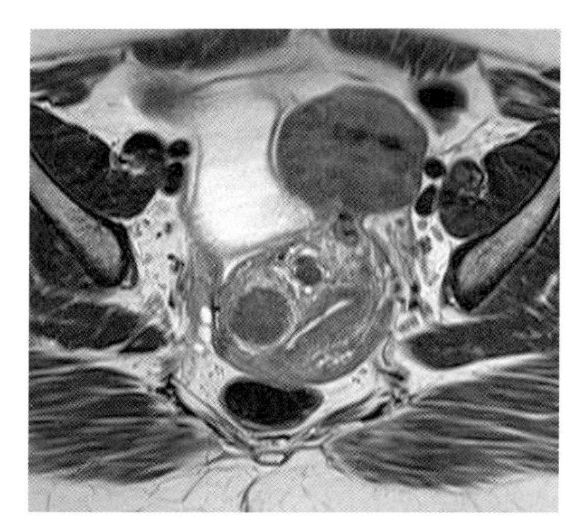

图7-46　有蒂浆膜下肌瘤。水平位T_2加权磁共振图像显示从子宫体的前部产生一个大的有蒂的低信号肿块。另外还存在肌壁间肌瘤。如果蒂极窄而不可见，则可能很难将有蒂的子宫肌瘤和T_2相低信号的卵巢肿瘤如纤维瘤、卵泡膜纤维瘤或布伦纳瘤区分开

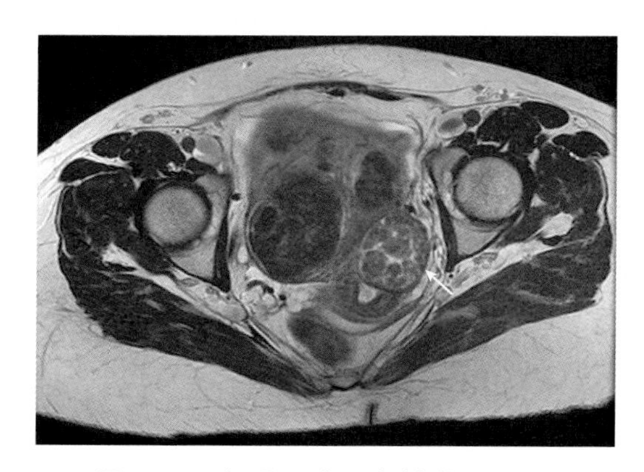

图7-47　宫颈肌瘤。在轴状位T_2加权磁共振图像中，宫颈的前部一个不均匀的、主要为低信号的肿块。另外还存在肌壁间肌瘤。子宫颈肌瘤可能在妊娠期间增大，并阻碍阴道分娩

常不是手术指征，除非子宫明显增大或肌瘤在妊娠期间发生急性梗死或出血性变性（图7-49）。大的平滑肌瘤可影响胎儿的生长，位于子宫下段时，可能会引起难产。

与子宫肌瘤相关的并发症是女性最常见的手术适应证之一。子宫动脉栓塞术或

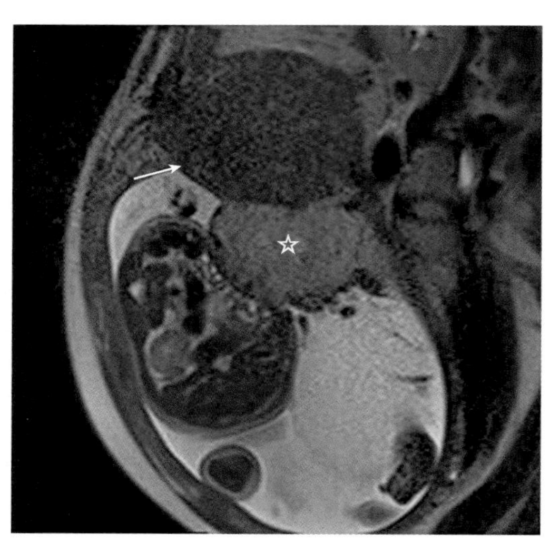

图7-48　孕妇的巨大肌瘤。胎盘（星号）部分附着于子宫底部的巨大子宫肌瘤（箭）。子宫肌瘤在妊娠期可能会扩大或退化，并与妊娠期并发症的发生率增加有关

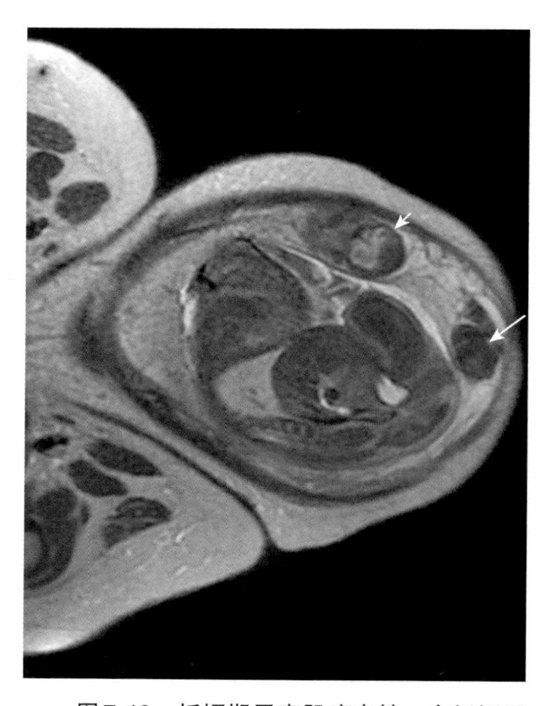

图7-49　妊娠期子宫肌瘤变性。在妊娠子宫的冠状面斜位T_2加权像上，可见两个肌瘤。其中一个肌瘤是均匀的低信号（长箭），另一个是由高信号成分和继发变性的液体信号构成的不均匀信号（短箭）

子宫肌瘤切除术的适应证包括异常子宫出血、盆腔疼痛和压迫、痛经、不孕，以及与压迫效应有关的症状如便秘、腹胀和尿路刺激性症状。

子宫肌瘤切除术可通过宫腔镜、腹腔镜或开腹手术进行。当肌瘤位于肌壁间，浆膜下，或有蒂时，可选择腹腔镜或开放手术的方法。

子宫动脉栓塞术是一种微创技术，已被证明可以减少或消除85% ～ 90%接受手术的女性的肌瘤相关症状。术中，双侧子宫动脉选择性插管和注入聚乙烯醇颗粒或线圈栓塞，通常会使子宫和肌瘤收缩。超声或MRI可用于子宫动脉栓塞术患者的术前和术后评估。

MR引导聚焦超声是一种新技术，已被用于治疗某些肌瘤患者。通过这种技术，高能超声被输送到肌瘤中，从而导致热凝固。这项技术的长期疗效正在进行验证。

除了手术、子宫动脉栓塞和MR引导的聚焦超声之外，还有几种疗法可用于有症状肌瘤的治疗，包括促性腺激素释放激素激动剂联合激素替代疗法和孕酮释放宫内节育器。

子宫肌瘤的影像表现取决于其肌肉和纤维组织的相对组成以及退化的存在和性质（表7-10）。由于产生回声会发生变化，肌瘤可能难以用超声来检测，超声检测子宫肌瘤的灵敏度低至40% ～ 60%，对于后倾子宫的等回声性肌瘤的敏感性特别低。大部分的肌瘤是肌壁间的，并表现为局灶性低回声肿块，经常会扭曲子宫的轮廓（图7-50）。某些平滑肌瘤的回声增强的原因可能是因为钙化或脂肪变性的存在（脂肪肉瘤；图7-51）。肌瘤内大的不规则的无回声区是由透明或囊性变性引起的。经腹超声检查，可能无法区分黏膜下和肌壁间肌瘤。黏膜下肌瘤造成的子宫内膜回声复合体的扭曲改变通常更容易在阴道超声或宫腔造影中发现。有蒂的浆膜下平滑肌瘤可表现为类似附件的实性肿块，因为平滑肌瘤和实性卵巢肿瘤的回声

表7-10 平滑肌瘤的影像学表现

黏膜下、肌壁间、浆膜下或X线片表现
粗糙、爆米花样钙化
非特异性软组织肿块，有时比较大
超声表现
低回声局限性肿块或子宫球形增大
钙化引起的声影
变性引起的不规无回声区
子宫输卵管造影术
黏膜下-局灶性子宫内膜充盈缺损
肌壁间-子宫内膜腔形变
浆膜下-无异常，或存在宫腔移位
计算机断层扫描
密度均匀的球状或分叶状扩大的子宫
由于退化引起的密度不均或低密度
粗大的爆米花样钙化
脂肪平滑肌瘤中的肉眼可见的脂肪
磁共振成像
T_1加权图像相对于子宫肌层的等或低信号（如果有出血或脂肪变性，T_1表现为高信号）
T_2加权图像等或低信号
T_2加权图像由于变性引起的混杂或高信号

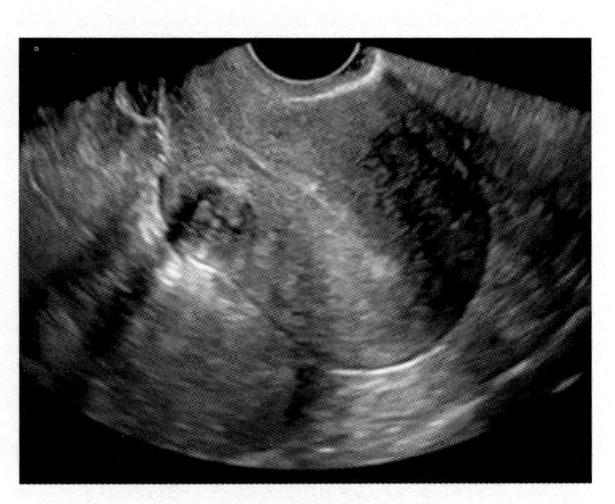

图7-50 子宫肌瘤经阴道超声表现。在子宫后倾的宫体可见低回声的肿块后伴声影，这是子宫肌瘤的典型超声表现。这一肌壁间纤维瘤导致外部子宫轮廓轻微的隆起

可以是相同的。在子宫与宫颈组织或附件的交界处存在多处血管，可能有助于确认肿块的起源，这被描述为桥血管征（图7-52）。

MRI对子宫肌瘤的检测和定位具有较高的准确性，有助于术前的评估。由于合并的附件疾病，当肌瘤较大或患者肥胖时，超声检查结果不明确，MRI可能特别有效。在T_2加权图像上，子宫肌瘤相对于子宫内膜的位置被明确定义（图7-53；也见图7-45，图7-47）。在所有的序列中，平滑肌瘤的特点是界线清楚，与周围的子宫肌层分界清晰。由压缩的间质组织或平滑肌细胞组成的假包膜导致了这种清晰的界线。与子宫肌层相比，平滑肌瘤在T_1加权图像上通常是低信号或等信号的，当肌瘤有出血或脂肪变性时可能是高信号（图7-54和图7-55）。在T_2加权图像上，肌瘤与子宫肌层相比，通常是低信号的，除非它们经历了某些类型的变性。透明样变的区域在T_2加权图像上为低信号，而囊性变的区域为高信号，两种类型的变性在给造影剂后均无增强（图7-56）。

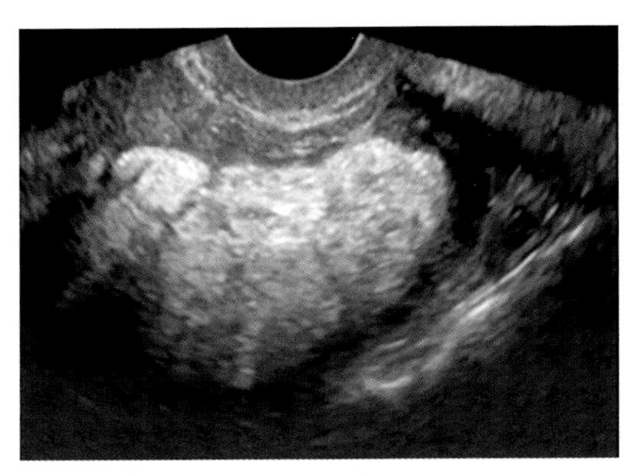

图7-51　平滑肌脂肪瘤。子宫下段的纵向超声图像显示大、均匀的高回声肿块后方不伴声影，为子宫肌瘤脂肪变性的特征性表现

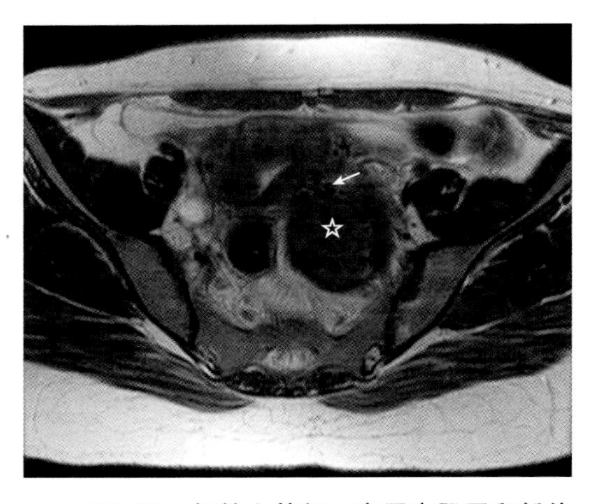

图7-52　桥接血管征。在子宫肌层和低信号的左侧附件（星号）之间可见数个血管流空征（箭），证实肿块是有蒂的浆膜下肌瘤，而不是卵巢来源的肿块

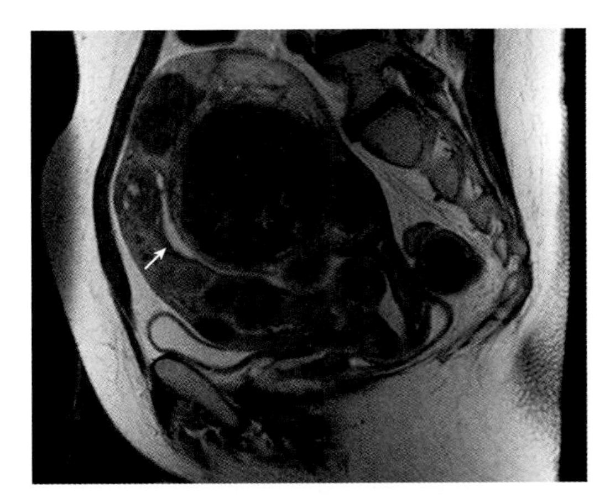

图7-53　磁共振成像（MRI）对肌瘤的分类。尽管存在许多扭曲子宫内膜的肌瘤，但是在MRI上可以轻松地评估肌瘤相对于高信号子宫内膜（箭）的位置。将黏膜下、肌壁间或浆膜下肌瘤进行准确的归类有明确治疗指征的意义

附件肿块，包括纤维瘤、纤维卵泡瘤、纤维囊腺瘤和卵巢甲状腺肿（图7-57），在T_1和T_2加权图像上可能为低信号，因此难以与带蒂平滑肌瘤相鉴别。在T_2加权图像上以高信号为主的子宫肿块可能代表退行性平滑肌瘤；然而，它们可能无法与恶性肿瘤区分。子宫输卵管造影较早被用于确定肌瘤切除术前平滑

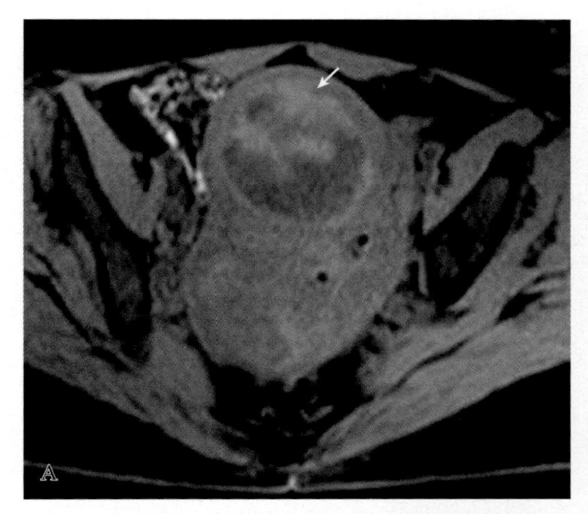

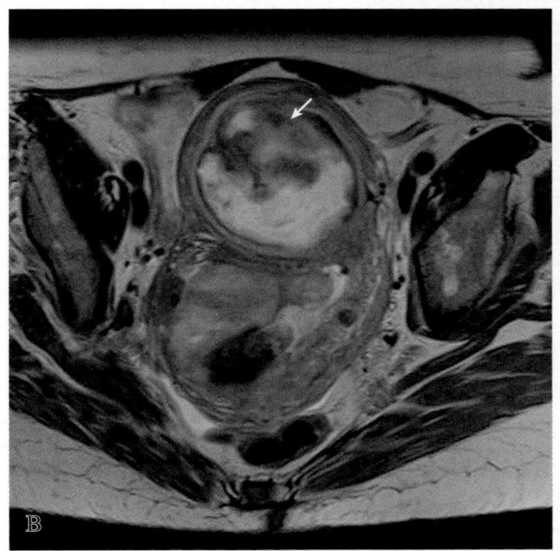

图7-54　子宫肌瘤出血和囊性变。A.T_1加权压脂平扫像可见子宫体前部一个大的不规则的高信号的肌瘤（箭）。B.这种不规则区域在T_2加权像（箭）上是低的，与出血一致。该肌瘤的后部在T_1是低信号，在T_2是高信号，与囊性变一致。注入造影剂后未见增强。子宫后部的异质性与黏膜下大肌瘤的部分切除有关

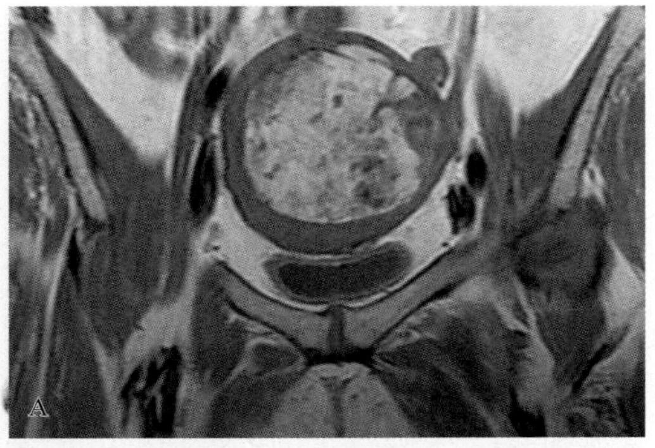

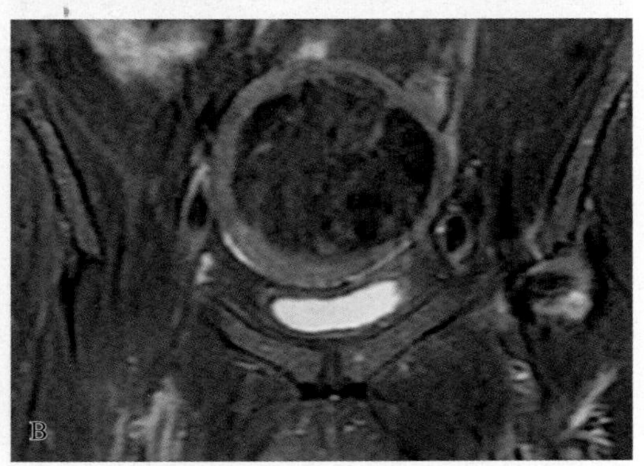

图7-55　脂肪平滑肌瘤的磁共振成像。A.在冠状位T_1加权像上，一个大的子宫肿块相对于子宫肌层是高信号的，并且在信号强度上类似于脂肪。B.在脂肪抑制的T_2加权图像上，该肿块信号明显降低，证实了子宫肌瘤（脂肪平滑肌瘤）脂肪变性的诊断

肌瘤的位置；然而，超声和MRI能够准确提供子宫肌瘤的位置特点，在很大程度上取代了子宫输卵管造影确定肌瘤位置的作用。另外，MRI和超声还有没有辐射暴露的优点。在子宫输卵管造影上，黏膜下肌瘤表现为一个边界清楚的、平滑的充盈缺损，在子宫内膜腔中有圆钝的边缘（图7-58）。

肌壁间平滑肌瘤多为子宫腔正常，但由于占位效应而发生移位和扭曲的情况。

在肌瘤的评估中，CT的作用仅次于超声和MRI。子宫扩大是子宫肌瘤的唯一CT征象，因为这些肿瘤在没有囊性或出血变性的情况下通常与子宫肌层是等密度的。包含一个或多个浆膜下平滑肌瘤的扩大的子宫可有分叶状轮廓，或在约10%的平滑肌脂肪瘤中可见局部的钙化，其可呈爆米花状、斑片状、条纹状或螺旋状（图7-59）。静脉注射对比剂后，平滑肌瘤通常与增强肌层相比是等密度的，因为它们

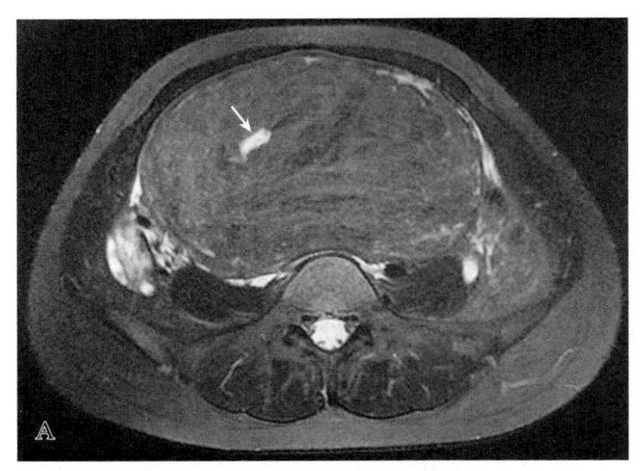

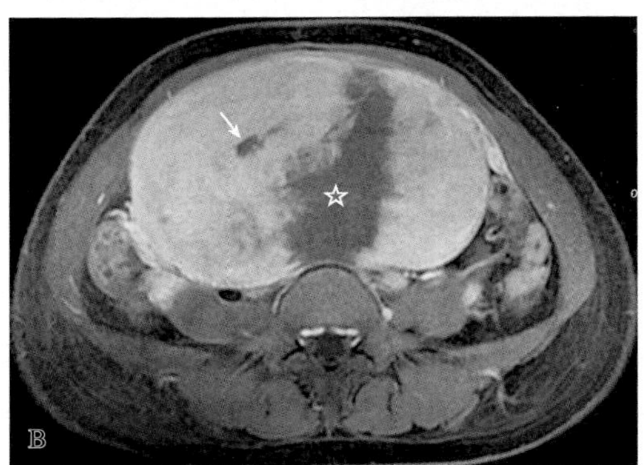

图7-56　平滑肌瘤的囊性和透明变性。A.一个大的平滑肌瘤以低信号为主的稍混杂信号，在T_2加权压脂像上有小的高信号聚集（箭）。B.对比剂给药后，T_2高强度病灶的位置未见增强（箭），与囊性变性一致。较大的非增强区（星号）在T_2加权图像上呈低信号，提示为透明变性的区域

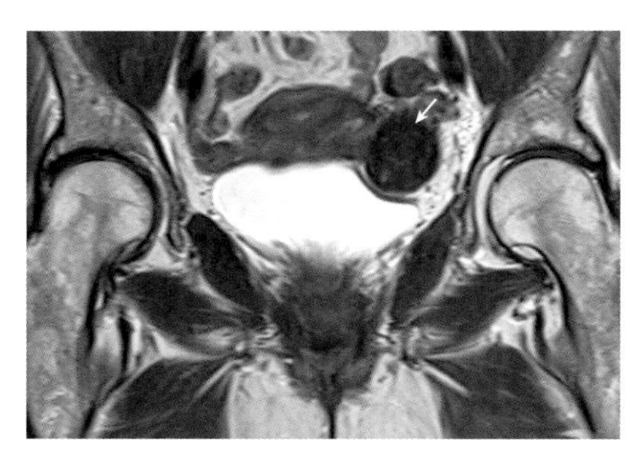

图7-57　卵巢纤维瘤。在T_2加权成像上与子宫相邻的左侧附件存在明显的低信号肿块（箭）。根据影像学结果，尚不清楚该肿块是子宫的有蒂肌瘤还是卵巢肿块。术中诊断为卵巢纤维瘤

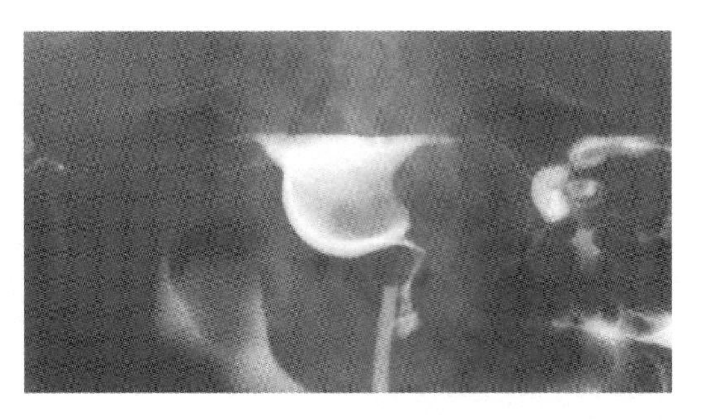

图7-58　子宫输卵管造影上的黏膜下肿块。平滑的充盈缺损，子宫内膜腔扭曲边缘呈锐角。黏膜下平滑肌瘤或子宫内膜息肉可能有这种外观

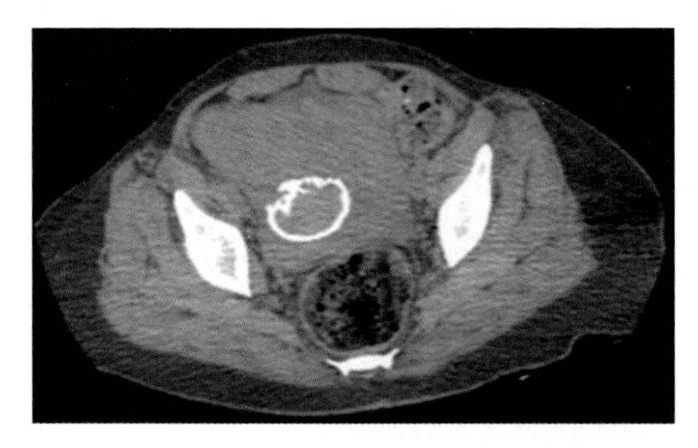

图7-59　子宫肌瘤钙化。在未经增强的计算机断层扫描图像中可见子宫周围有钙化的肿块，这与退化性肌瘤的钙化一致

与正常平滑肌增强程度相同。当平滑肌瘤发生囊性或出血变性时，中央区可见不规则和非增强的密度减低区。若平滑肌瘤内有肉眼可见的脂肪（图7-60）则容易在CT上识别。

在没有淋巴结肿大或盆腔脏器或肌肉侵犯的证据下，不可能区分平滑肌瘤的良性变性和肉瘤分化。绝经后子宫肌瘤的快速增大被认为是平滑肌肉瘤恶变的证据，但研究表明，这不是一个可靠的指标。

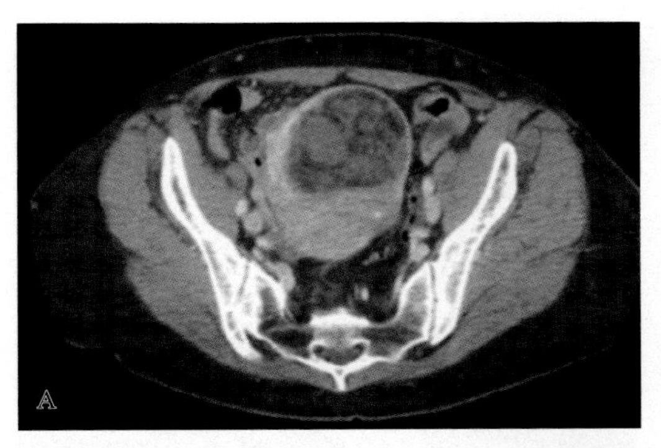

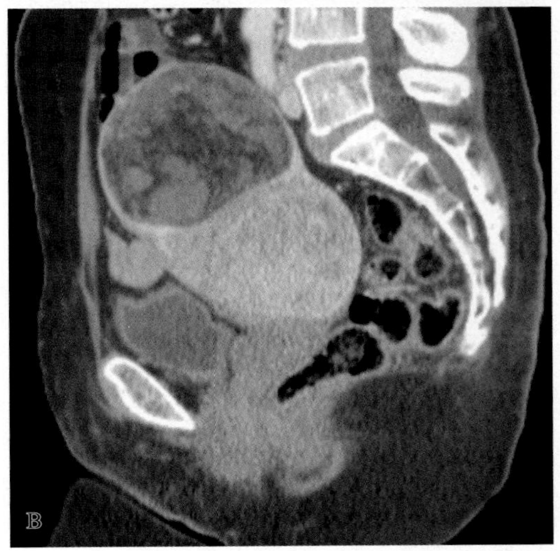

图7-60 计算机断层扫描（CT）表现为平滑肌脂肪瘤。轴位（A）和矢状位（B）CT图像显示为子宫底部的巨大肿块，包含肉眼可见的脂肪成分与软组织密度

四、卵巢囊肿

1.功能性和生理性囊肿 卵泡囊肿、黄体囊肿和卵泡膜黄素化囊肿共同被称为功能性囊肿，因为它们起源于卵巢卵泡或其衍生物的发育或退行性改变。卵泡囊肿是最常见的功能性卵巢囊肿，是在卵母细胞消退后成熟卵泡无法恢复的情况下发生的。这些囊肿随月经周期发生规律性变化。

2009年超声放射学会召开了一个多学科共识会议，讨论无症状卵巢囊肿和其他附件囊肿在超声中的成像特点。熟悉掌握专家小组的讨论要点将为理解这些经常遇到的病变提供基础。

单纯囊肿被定义为一个圆形或椭圆形的无回声囊肿，壁薄光滑，后方回声增强，没有内部血流，没有分隔或实性成分。在无症状的育龄妇女中，一个＜5cm的单纯囊肿几乎肯定是良性的，不需要进行后续的随访。在5～7cm的单纯囊肿的测量可以每年进行一次超声。如果囊肿超过7cm，应考虑进行MRI或手术评估。卵巢囊肿偶尔会发生自发性出血并发急性盆腔或腹部疼痛。最常见的出血性囊肿是黄体囊肿，如果黄体不能在排卵后14d内恢复，就会形成黄体囊肿。超声上出血性囊肿的典型表现是囊肿内部网状回声，内部无血流（图7-61）。囊肿的壁上可能有无血管的软组织，代表收缩的血凝块。卵泡和黄体囊肿往往是偶然发现的，因为它们是无症状的，除非同时并发出血或卵巢扭转。与其他功能性囊肿不同，因为当人绒毛膜促性腺激素（HCG）水平异常升高时（表7-11），卵泡黄体囊肿通常是双侧的。高达50%的病例发生妊娠滋养细胞疾病

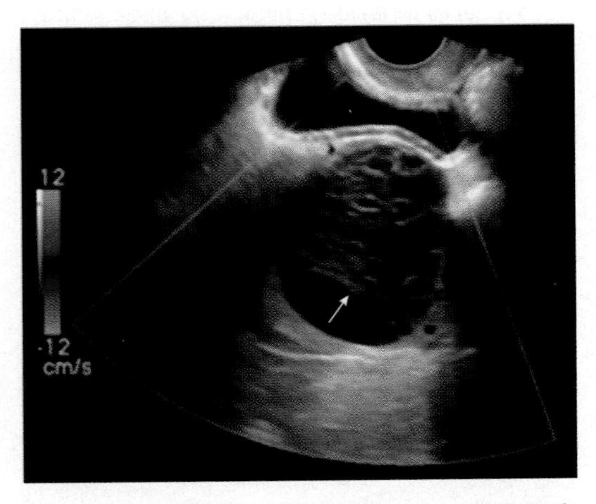

图7-61 出血性卵巢囊肿彩色多普勒超声表现为复杂的卵巢囊肿，内部回声呈网状，无内部血流。实性成分有一个继发于收缩血块的凹形边缘（箭）

表7-11 卵泡膜黄素化囊肿的原因

β-人绒毛膜促性腺激素水平升高
生育药物
妊娠滋养细胞疾病
多胎妊娠
胎儿水肿

（GTD）。在卵巢过度刺激的结果中，卵泡囊肿也可能在生育药物的施用过程中发展（图7-62）。

在CT评价中，功能性或生理性卵巢囊肿通常界线清楚且密度较低。根据患者的临床表现，超声随访可以更好地评估附件囊肿的内部结构，并确保它是一个单纯的囊肿（图7-20和图7-63）。如果CT怀疑为有功能性囊肿，6～10周的超声随访可能有助于评估解决方案。

在MRI上，一个简单的功能性囊肿在T_1加权图像上呈低信号，在T_2加权图像上呈高信号。出血性卵巢囊肿在T_1加权压脂像上为高信号，在T_2加权图像上为比液体还低的信号。T_2加权像上的信号强度不会低于子宫内膜瘤的信号强度。

2. 多囊卵巢综合征 多囊卵巢综合征表现为一种以非周期性产生雌激素（表7-12）造成的慢性无排卵。这种综合征的

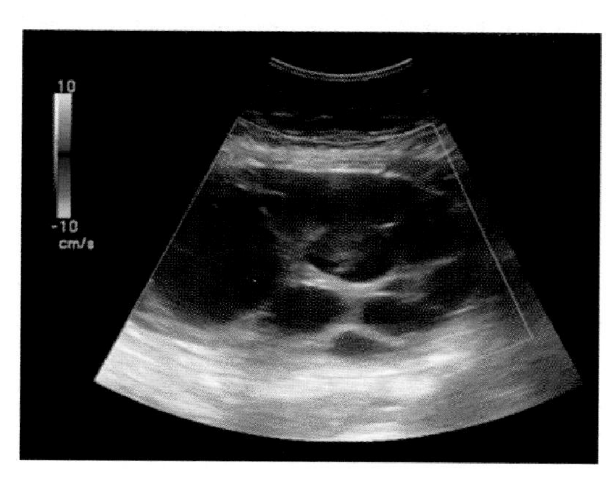

图7-62 继发于卵巢过度刺激的卵泡黄体囊肿。在接受不孕症药物治疗的患者中，卵巢扩大并包含多个囊肿

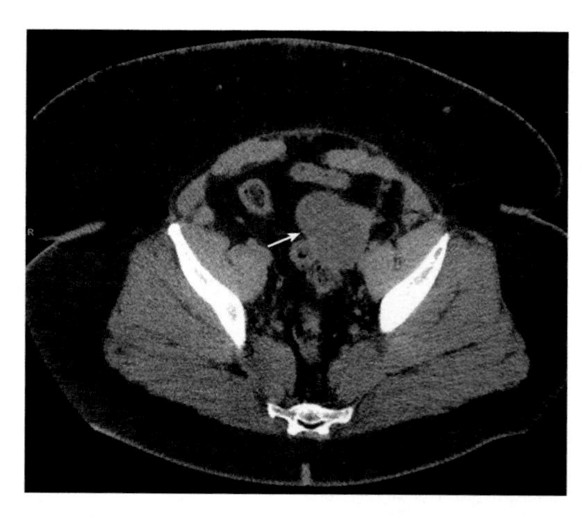

图7-63 出血性囊肿的CT表现。一个有下腹痛的患者CT提示左卵巢囊肿（箭）。该囊肿的内部结构不能通过CT进一步评估。超声检查提示有出血性囊肿（图7-61）

表7-12 多囊卵巢综合征

月经过少或闭经、不育症、多毛症、肥胖症
黄体生成素与卵泡刺激素比值升高、雄激素水平升高
至少12个卵泡直径2～9mm
卵巢扩大（体积>10cm³）
注意：1/3卵巢形态正常，仅有5%～10%在超声下有多囊卵巢形态的女性具有多囊卵巢综合征的典型症状
单纯超声检查对多囊卵巢综合征的诊断不足

临床特征是闭经或月经过少、不育症、多毛症和肥胖。虽然病因尚未完全了解，但胰岛素抵抗被认为在这一疾病中发挥关键作用。内分泌检查提示LH（黄体生成素）与FSH（卵泡刺激素）比值升高，雄激素水平升高。下丘脑-垂体-性腺轴的异常，如加速的GnRH（促性腺激素释放激素）脉冲频率，导致LH水平相对升高，FSH水平降低。血浆LH水平升高导致卵巢基质中卵泡膜细胞的刺激，导致雄激素生成增加，FSH水平降低是导致慢性排卵障碍的原因。

虽然Stein和Leventhal对卵巢的原始病理描述是扩大和多囊卵巢，但随后描

述了各种病理学发现，没有一种是病理改变。多囊卵巢综合征的诊断基于临床和内分泌异常的存在，并结合特征性超声检查结果。仅超声检查结果不足以做出诊断。经典的描述为卵巢扩大和硬化厚囊。可见多发囊下卵泡囊肿以及卵巢间质增生。相反，多囊卵巢可见于神经性厌食症和其他形式的下丘脑闭经、先天性肾上腺增生、卵巢或肾上腺肿瘤和甲状腺功能减退症。它们也可以出现在月经期前的女孩身上。

经阴道超声和MRI已被用于区分多囊卵巢和健康卵巢。在超声检查中，典型的多囊卵巢体积增大并回声，并且挤在其表面上比正常卵泡更小的卵泡数目增加。MRI表现为T_2加权像上的多个小的高信号外周卵泡，卵巢间质位于中央。根据鹿特丹欧洲人类生殖和胚胎学协会/美国生殖医学协会共识定义，多囊卵巢包含至少12个直径为2～9mm的卵泡，或卵巢的体积超过10cm^3（图7-64）。然而，对于卵巢体积和卵泡数，多囊卵巢与健康个体有相当大的重叠。在将近1/3的多囊卵巢综合征患者的临床和内分泌表现中，卵巢形态正常，仅有5%～10%的在超声下有多囊卵巢形态的女性具有多囊卵巢综合征的典型症状。因此，在没有排卵功能障碍或高雄激素血症的情况下，多囊卵巢形态的存在并不构成多囊卵巢综合征的诊断。

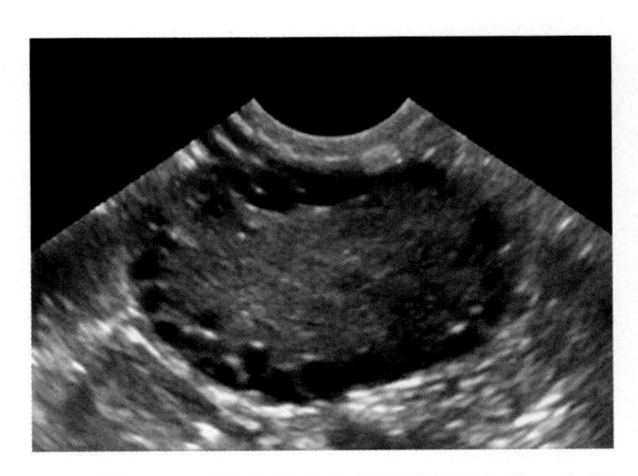

图7-64 超声检查多囊卵巢形态学。右侧卵巢增大（估计体积为28cm^3），并包含直径2～9mm的12个周边卵泡。这一发现应该与多囊卵巢综合征的临床和内分泌证据相关联

3.绝经后女性的卵巢囊肿 如前所述，在超声共识会议上，放射科医师协会关于无症状卵巢囊肿和其他附件囊肿的超声检查的建议为这些影像特点常见的病变的治疗提供指导。

根据共识，绝经后女性的直径＜1cm的单纯的卵巢或附件囊肿，不需要额外随访，而一个1～7cm的单纯囊肿几乎肯定是良性的，可以每年复查一次超声。单纯囊肿＞7cm可能难以靠超声完全评估，如果没有禁忌证或有手术指征，应进一步评估MRI。值得注意的是，在经腹超声评估时的许多单房囊肿可能在经阴超声上具有良好的内部回声或薄间隔，因此如果可能的话，应行经阴超声检查。

在Castillo和他的同事的一项大型研究中，经阴道超声检查作为常规妇科检查的一部分，在2.5%的绝经后女性中发现了单纯的附件囊肿。在随后切除的所有囊肿中，2%被发现是恶性的（包括在研究中的所有囊肿的0.6%）。尽管囊肿的存在与激素替代疗法的治疗之间没有明确的关系，但一些权威机构已经注意到，40%的服用雌激素和孕激素的妇女患有卵巢囊肿。卵巢囊性疾病可能是动态的，许多囊肿在随后的检查中重新出现、分解或者大小改变。除了附件囊肿的大小和生长，其他因素如CA125水平可用于评估囊性肿块的恶性潜能。对于多分隔、壁结节或间隔结节的复杂囊肿，应考虑手术切除。

五、不孕

不孕被定义为12个月的无保护措施性交后无法妊娠。以前没有成功的妊娠称为原发性不孕症，以前有过成功妊娠史

的称为继发性不孕症。这种区别几乎没有临床意义，因为无论是原发性还是继发性不孕，除了输卵管阻塞、子宫内膜异位症和少精子症/无精症之外，导致不孕的病因都是相似的。大部分不育症的原因可归为上述原因，但5%～10%的病例经过广泛的研究，没有发现任何可以解释的病因（表7-13）。约55%的不孕与女性因素有关，可分为宫颈、子宫内膜、腹膜和排卵因素。男性内分泌功能或精子发生异常占不孕不育原因的35%。不孕症可能是由一个主要的缺陷造成，如输卵管阻塞，或着是几个轻微缺陷的组合，如发生在40%的患者身上的情况。

1.宫颈因素　在排卵前，宫颈产生水样黏液，促进和维持精子的活力。在排卵前期即刻对该液体进行简单的物理检查来评估该黏液的数量和清晰度。宫颈黏液，以及进入宫颈管的精子数量和活力，可在性交后的2～12h通过性交试验进行评估；然而，该试验的效用受到质疑，并且在许多中心不再常规进行。

2.子宫内膜因素　子宫内膜异常是罕见的原发性或继发性不孕的原因。更多的情况下，先天性苗勒管异常，黏膜下平滑肌瘤，或子宫内膜息肉是早孕流产的原因。解剖学异常，如先天性畸形、粘连或平滑肌瘤，可能通过阻碍受精卵的植入和发育而影响子宫的正常功能。这些异常情况的子宫的影像学评价包括子宫输卵管造影、超声和MRI。

表7-13　不孕

女性因素（约55%）
子宫颈
子宫内膜
输卵管
腹膜
排卵
男性因素（约35%）
内分泌
精子发生
特发性（5%～10%）

先天性子宫畸形是反复流产的常见原因，但很少引起原发性不孕。隔膜子宫的流产率最高，其次是单角和双角子宫。弓形和双子宫没有明显的流产风险，特别是与其他解剖异常相比。

子宫平滑肌瘤可能由于机械因素而影响子宫的正常生殖功能。大型平滑肌瘤可能会阻碍宫颈管或输卵管的壁段。子宫内膜腔的变形可能会破坏精子的运输。精子植入可能会被黏膜下肌瘤阻碍，但更常见的是，相邻纤维瘤的异常血管供应将使正常妊娠发育不能获得足够的血供。

宫内粘连可阻塞子宫内膜腔，阻碍精子通过或受精卵植入。Asherman综合征是一种由宫腔粘连引起的持续性闭经和继发性不孕。粘连最常见的是治疗性扩张和刮宫的后遗症，但他们也可能患由严重的子宫内膜炎引起宫内粘连的存在和程度虽然偶尔可以被经阴道超声诊断，但最好用子宫输卵管造影或宫腔镜进行评估。在子宫输卵管造影中，粗或细的线性、不规则的充盈缺损可提示子宫内膜腔的有效容积减少（图7-65）。广泛的粘连阻止子宫填

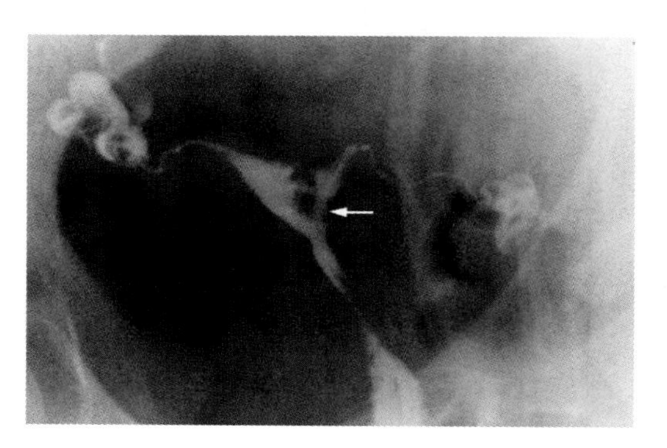

图7-65　宫腔粘连。在子宫输卵管造影中，子宫内膜腔表现为息肉样充盈缺损伴锯齿状边缘。子宫内膜壁略微不规则（箭）。宫腔镜手术行粘连松解

充造影剂。宫内粘连在经阴道超声的表现为出现在子宫内膜腔上的组织桥，或者表现为周围有小囊性区域的弯曲的、子宫内膜的不规则回声。

3.输卵管因素　输卵管狭窄或闭塞最常发生在输卵管伞上，但也会发生于输卵管中段和峡部。盆腔炎性疾病和子宫内膜异位症是最常见的闭塞性输卵管疾病的发病原因，但是，在50%的患者中，没有明确的易感因素可以被发现。中段闭塞几乎总是继发于输卵管绝育术；不常见的原因包括输卵管炎（结节性峡部输卵管炎）或结核性输卵管炎。结节性峡部输卵管炎的患者有许多小的憩室从输卵管的管腔延伸到峡部的管壁（图7-66）。通常，患者有盆腔炎性疾病的病史，两侧输卵管受累的患者占80%。在一些结节性溃疡患者中可见到峡部憩室病，在这些患者中有壶腹收缩和附件钙化。峡部子宫角的狭窄可以是先天性的，或与肌瘤、感染史或子宫内膜异位有关。当子宫输卵管造影不出现腹腔游离造影剂时，输卵管阻塞是最常见的诊断。骨盆疼痛痉挛可能是子宫输卵管造影假阳性的原因。

在60%～80%的输卵管阻塞患者中，采用显微外科技术行输卵管成形术更有效

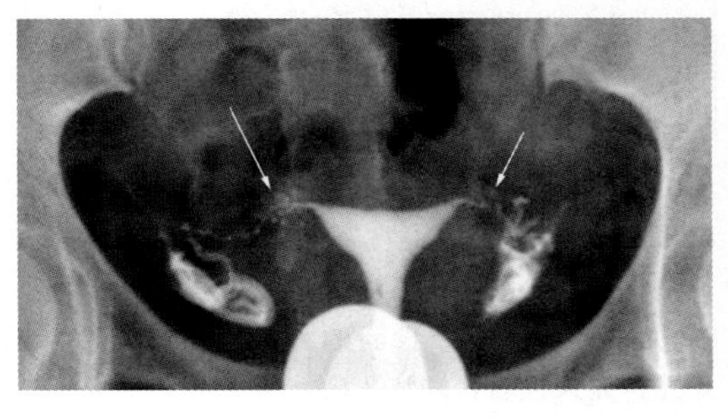

图7-66　结节性峡部输卵管炎。在子宫输卵管造影中的左后斜位可见典型的结节性峡部输卵管炎征象。造影剂（箭）从输卵管的管腔延伸到峡部的管壁的小簇聚集。输卵管阻塞常伴随着这种疾病

的替代了传统外科技术。输卵管插管再通术用来治疗输卵间质段阻塞。这一过程需要用血管造影导管进行选择性输卵管口插管。导丝通过输卵管分离管腔粘连，造影剂灌注可清除管腔碎屑。这个操作能够恢复高达90%的患者的输卵管功能并保证解剖上的通畅性，后续的妊娠率高达50%。

4.腹膜因素　盆腔粘连或子宫内膜异位症可通过干扰输卵管的正常运输功能而损害生育能力。输卵管粘连可能阻塞输卵管，引起输卵管舒张功能障碍，或阻碍卵母细胞进入输卵管。诊断性腹腔镜检查仍然是诊断子宫内膜异位症的金标准，因为它在30%～50%的无法解释的女性不孕不育患者中发现了先前未发现的盆腔异常。MRI检查有助于指导手术方法，特别是对于深部浸润性子宫内膜异位症，有助于子宫内膜异位症与盆腔疼痛和不孕等病因的鉴别。当因既往盆腔手术史或广泛子宫内膜异位造成致密的盆腔粘连，盆腔腹腔镜手术开展受限时，MRI也是很有价值的。

5.排卵因素　排卵初期的最简单筛选试验是基础体温和黄体中期血清孕酮水平。孕激素的热原作用导致排卵时体温升高0.4℃。黄体中期的孕激素浓度通常在10ng/ml以上，此时便可能妊娠。超声造影可用于对不孕症患者的初步评估，以检测排卵或黄体期的缺陷，但通常用于监测诱导排卵或卵母细胞被收集用于体外受精的女性。例如，诱导排卵的严重并发症之一是与卵巢过度刺激有关。卵巢过度刺激综合征，或大量的液体渗入腹膜和胸膜腔，血管内容量减少和血液浓缩，可能伴随着刺激性卵巢肿大（图7-62和图7-67）。几个大卵泡或超过10个中间大小的卵泡过早发育以及雌二醇浓度的增加，表明应抑制促性腺激素以避免卵巢过度刺激。

6.男性因素　评估导致不孕不育的男

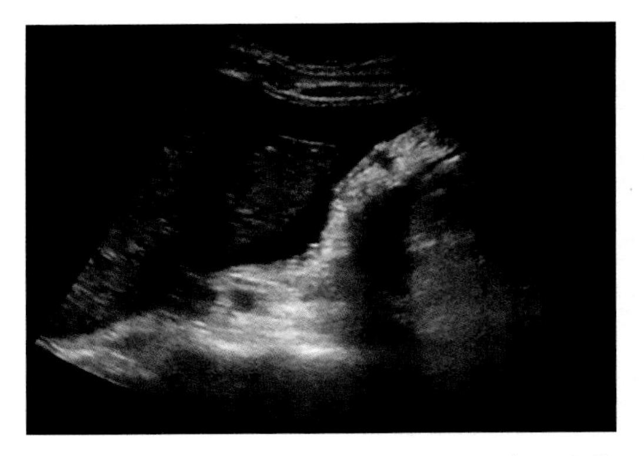

图7-67　卵巢过度刺激综合征。在这个伴有不孕接受诱导排卵患者中，可见邻近肝脏的腹水。两例患者的卵巢均被多发性黄体囊肿扩大（图7-62）。大量液体渗入胸膜和腹膜间隙可能导致血管内血容量减少和血液浓缩

性因素可从分析精液中精子的质量和数量减少开始。当发现精液中无精子或精子缺失时，确定输精管的存在以及排除睾丸萎缩很重要。在没有输精管缺如（先天性输精管缺如）和睾丸萎缩的情况下，血清卵泡刺激素的水平和精液量的测量对于确定无精症的病因是必不可少的。无精症患者分为射精体积正常者（≥1ml）或射精体积低者（＜1ml）两类。射精体积正常的无精症患者可能是生殖系统梗阻或精子发生异常（原发性睾丸衰竭）的结果。射精体积低的无精症患者最常继发于射精管梗阻，而很少是射精功能障碍的结果。射精管梗阻可能与单侧肾发育不全和同侧精囊囊肿有关，这是一种称为Zinner综合征的三联征（图7-68）。

经直肠超声和MRI可用于检测先天性或后天性前列腺和射精器官异常。经直肠超声和MRI可发现的病变包括单侧或双侧无输精管、精囊囊肿、伴或不伴营养不良钙化的精囊萎缩，以及中线前列腺囊肿等可阻塞射精管的疾病。阴囊超声检查偶尔可用于诊断查体发现的睾丸萎缩或精索静脉曲张。

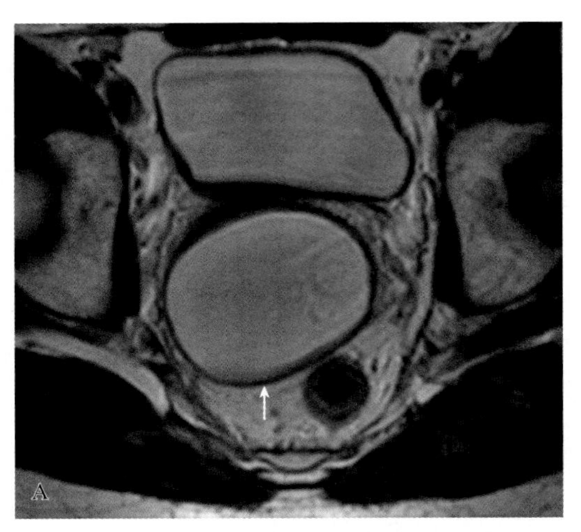

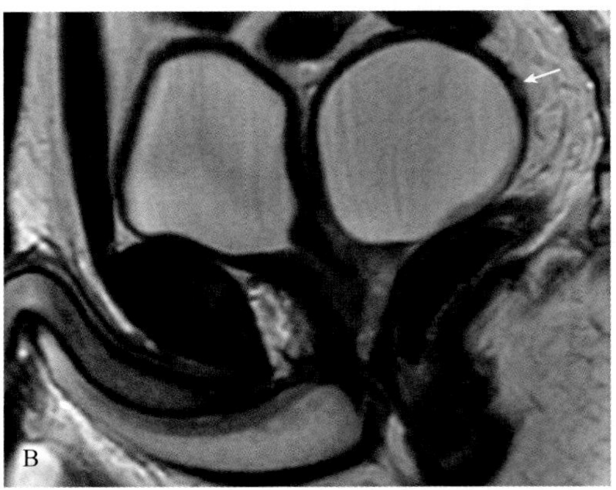

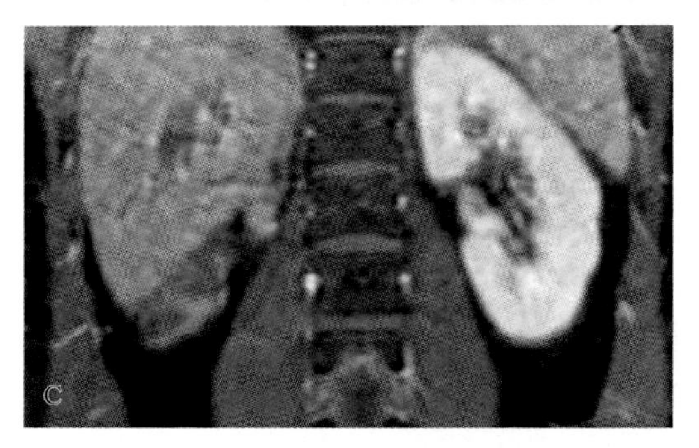

图7-68　Zinner综合征。在无精子症和射精管梗阻的患者中，在轴向（A）和矢状（B）T_2加权图像上可见膀胱后的大囊肿（A和B箭）。这是一个术中诊断的大的右侧精囊囊肿。此外，先天性右肾缺如（C）。单侧肾发育不全、同侧精囊囊肿和射精管梗阻三联征称为Zinner综合征

六、妇科肿瘤学

（一）卵巢癌

虽然它是美国女性患者中第八位最常见的癌症，但卵巢癌是妇科癌症死亡的首要病因，也是女性癌症死亡的第五大病因（疾病预防和控制中心，2010），因为它经常在发现时已经是局部晚期或者扩散了。许多患者没有症状或者主诉如下腹不适、腹胀、月经不调，或性交困难时非特异性症状。腹痛很少见，如果肿瘤出现扭转或破裂，可能会发生严重腹痛。晚期卵巢癌患者可能有腹痛，因腹水而增加腹围，或少见的阴道出血。

根据组织类型的起源，卵巢肿瘤有四种主要的病理组织学类型：上皮、生殖细胞、性索间质和转移癌（表7-14）。上皮性卵巢肿瘤起源于卵巢上皮表面，占所有卵巢肿瘤的60%和所有卵巢恶性肿瘤的85%。这些肿瘤在60—70岁最常见。上皮性卵巢肿瘤中良性占60%，恶性占35%，低恶性度占5%。卵巢上皮性肿瘤的三大亚型为浆液性、黏液性和子宫内膜样癌。CA125是一种高分子量糖蛋白，80%的上皮性卵巢肿瘤患者血清CA125浓度增加。

浆液性肿瘤是最常见的上皮性卵巢肿瘤类型（表7-15；图7-69和图7-70）。其中良性浆液性囊腺瘤占60%，低度恶性潜能占15%，恶性占25%。交界性肿瘤（具有低恶性潜能的肿瘤）具有恶性肿瘤的细

表7-14 卵巢上皮性肿瘤

约占所有卵巢肿瘤的60%和卵巢恶性肿瘤的85%
约60%的上皮性肿瘤是良性的
浆液性、黏液性和子宫内膜样型是常见的
透明细胞和Brenner瘤（勃勒纳瘤/移行细胞瘤）是罕见的

表7-15 浆液性卵巢上皮肿瘤

约60%是良性的，15%是交界性的：可以是单房的，通常比较大
恶性肿瘤的征象（浆液性肿瘤的25%）：实性肿块、壁结节、乳头状凸起，分隔>3mm，对比增强

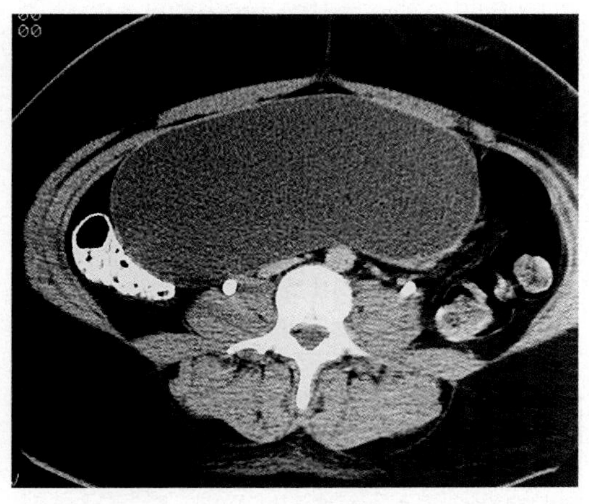

图7-69 浆液性囊腺瘤。腹部计算机断层扫描显示肥胖患者中有一个巨大的囊性肿块。无分隔或壁结节，肿块壁薄、均匀且无增强。大多数浆液性卵巢上皮性肿瘤是良性的，可表现为一个大的，单房囊肿（Case courtesy Mark S. Ridlen, M.D.）

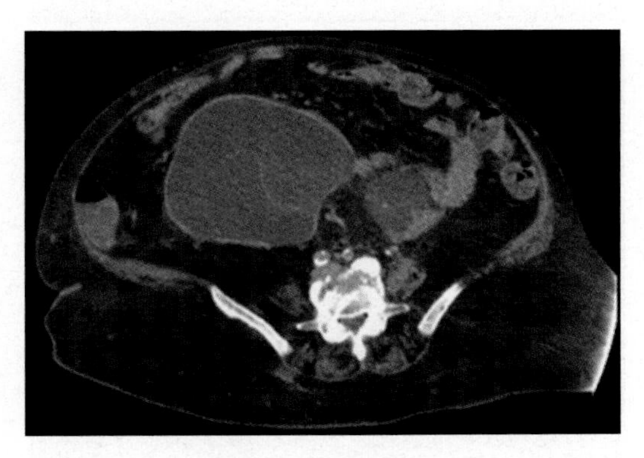

图7-70 双侧浆液性囊腺瘤。在一个非特异性腹部不适患者中发现一个伴有细分隔的右侧卵巢囊性肿块。左侧卵巢存在类似的肿块（仅在该图像上部分可见）。手术切除后诊断为浆液性囊腺瘤

胞学特征，如有丝分裂或核异常，但不侵犯卵巢间质。这些病变有演变成恶性的可能，但通常不会。交界性肿瘤通常具有良好的预后。

黏液性卵巢肿瘤略少于浆液性肿瘤（表7-16和图7-71）。约80%的黏液性肿瘤是良性的，10%～15%为交界性/低度恶性潜能，5%～10%是恶性的。恶性黏液性囊腺癌的罕见并发症通常发生于破裂后。在称为腹膜假性黏液瘤的情况下凝胶状物质种植在腹膜表面，并引起肿瘤效应（图7-72）。

相比于上皮性卵巢肿瘤，卵巢生殖细胞肿瘤通常发生在年轻的患者（平均年龄为30岁），占所有卵巢肿瘤的15%～20%（表7-17）。这种细胞类型最常见的肿瘤是成熟囊性畸胎瘤，也称为皮样囊肿（表7-18）。成熟畸胎瘤通常为囊性和充满皮

表7-16　卵巢黏液上皮肿瘤

约80%是良性的，10%～15%是交界性的：多房囊性肿块，通常较大
恶性肿瘤征象（5%～10%的黏液性卵巢肿瘤）：固体或乳头状成分；对比增强
腹膜假性黏液瘤

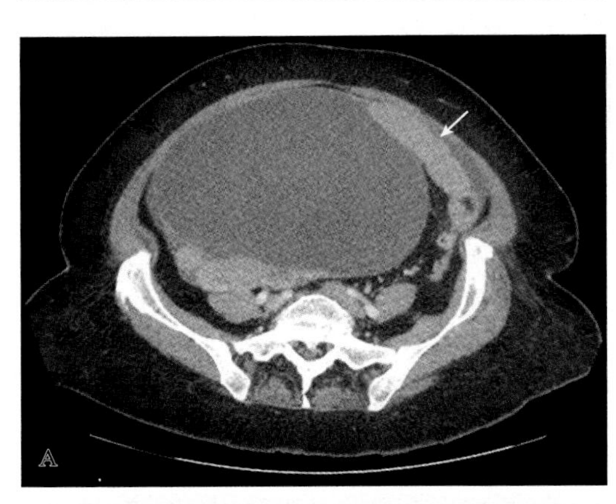

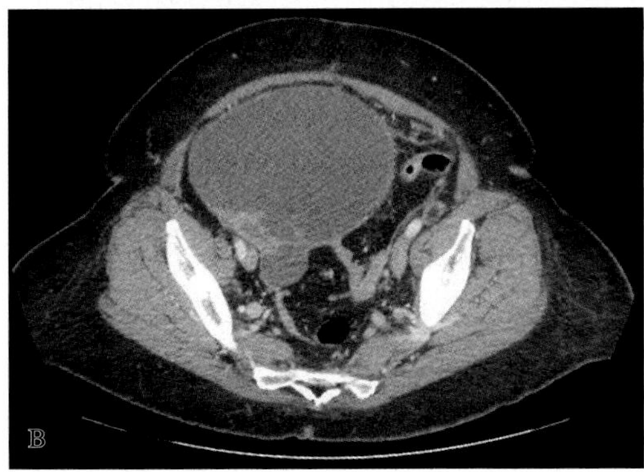

图7-71　卵巢黏液性囊腺癌。A和B.增强CT图像显示大的右侧卵巢肿块，增强软组织沿其后壁分布（A），存在厚的、不规则的分隔（B）。患者也有广泛的腹膜植入物和网膜饼（A图箭）

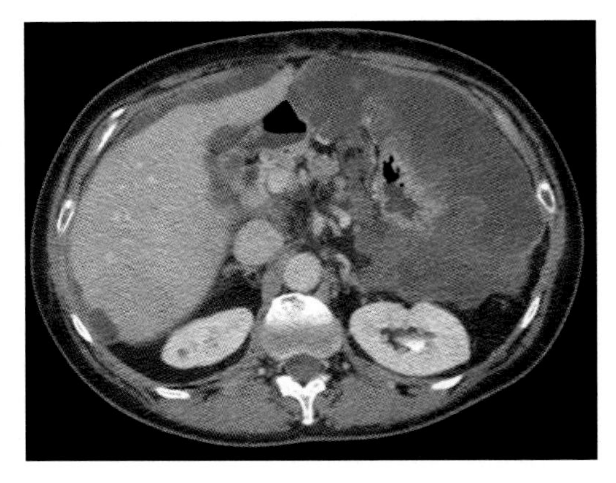

图7-72　腹膜假性黏液瘤。黏液瘤的破裂导致大量的胶冻状物质和黏液性的植入物遍布腹部，环绕肝表面和胃的周围

表7-17　卵巢生殖细胞肿瘤

占所有卵巢肿瘤的15%～20%
成熟囊性畸胎瘤（皮样囊肿）最常见
恶性生殖细胞肿瘤占恶性卵巢肿瘤的5%
• 无性细胞瘤
• 未成熟畸胎瘤
• 卵黄囊瘤（内胚窦瘤）
• 胚胎癌
• 绒毛膜癌
• 多胚瘤
• 混合瘤
稀有功能组织
• 卵巢甲状腺肿：甲状腺肿（卵巢甲状腺肿是畸胎瘤最常见的一部分，但可能发生浆液性或黏液性囊腺瘤）
• 绒毛膜癌：β-HCG
• 内胚窦瘤：甲胎蛋白
• 胚胎细胞癌：β-HCG和甲胎蛋白

脂腺物质，但它们也可以是实性和囊性混合的，或伴有脂肪成分的非囊性结构。成熟畸胎瘤可能包含来自皮肤或真皮附属物的高分化组织，如毛发和牙齿（图7-73）。

表7-18　卵巢成熟性囊性畸胎瘤（皮样囊肿）

起源于原始生殖细胞
约10%是双边的
Rokitansky 结节：含有高分化的组织，包括毛发和牙齿
<1%的恶性转化；鳞状细胞癌最常见
皮脂腺或牙齿成分

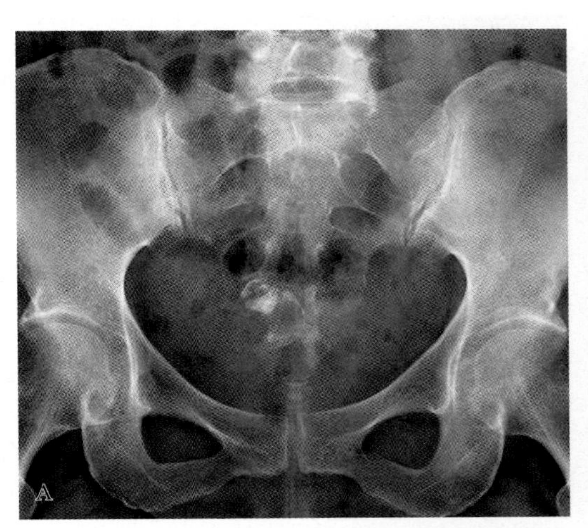

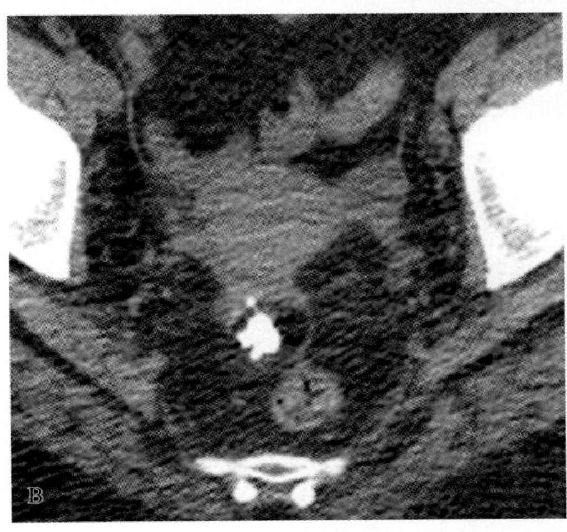

图7-73　成熟囊性畸胎瘤（皮样囊肿）伴牙齿成分。A.骨盆的X线片显示在骶骨下方有钙化；B.计算机断层扫描显示在含脂肪的肿块内有一颗牙齿

当这些成分存在时，它们通常起源于或包含在Rokitansky结节内，这是一个投射到成熟囊性畸胎瘤的管腔的壁结节（图7-74）。化生的皮脂腺可以产生脂肪或油脂。成熟畸胎瘤约10%为双侧。畸胎瘤的恶性转化是罕见的，发生在不到1%的病例中。去分化为鳞状细胞癌最常见。

在罕见的恶性未成熟畸胎瘤中发现未成熟组织成分，占所有畸胎瘤的1%。这些肿瘤最常见于10—20岁。未成熟畸胎瘤中的脂肪灶往往很小，钙化灶通常是分散的，而不是包含在壁结节内。肿瘤快速

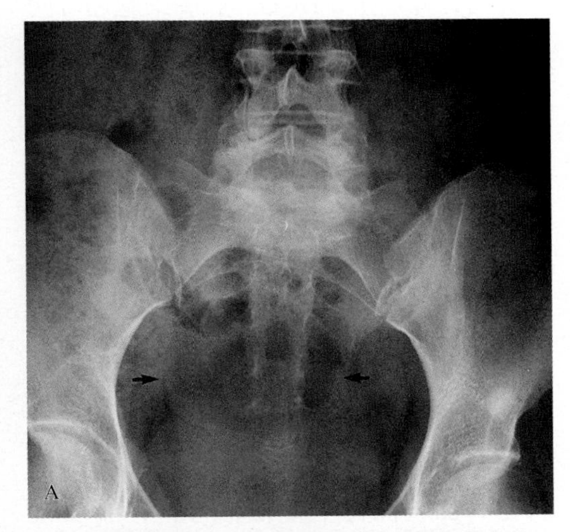

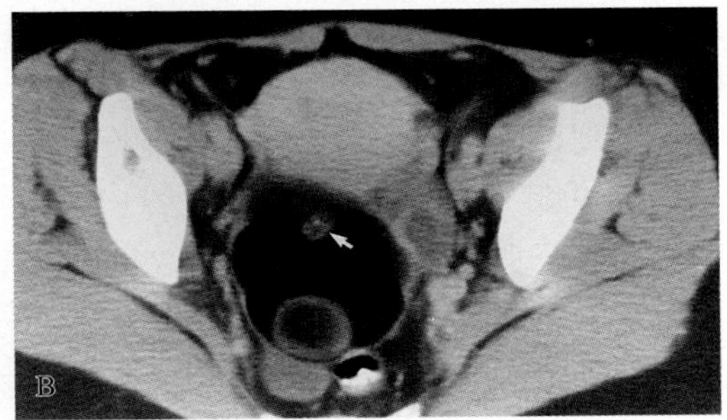

图7-74　成熟囊性畸胎瘤（皮样囊肿）。A.骨盆的X线片在中骨盆内显示X线透射性肿块（箭）。B.计算机断层扫描显示一个大，以脂肪为主的肿块。结节或栓子起源于肿块的壁，在肿瘤前壁的皮样栓子（箭）上有一个小的钙化灶。这些发现是典型的含有皮脂腺物质的卵巢皮样囊肿

生长可能导致破裂和腹膜播散。

最常见的恶性生殖细胞肿瘤是睾丸精原细胞瘤在卵巢对应的无性细胞瘤。这些肿瘤大多数发生在10—30岁。在诊断时，这些肿瘤通常局限于卵巢；然而，腹膜后和盆腔淋巴结的淋巴扩散，或血源性扩散到包括肺、肝和骨的部位均可能发生。幸运的是，这些肿瘤具有高度的放疗敏感性。

内胚窦瘤，或卵黄囊瘤，是罕见的恶性生殖细胞肿瘤，产生甲胎蛋白。它们生长迅速，预后不良。卵巢绒毛膜癌是非常罕见的，并产生β-HCG。胚胎细胞癌可同时产生甲胎蛋白和β-HCG。

卵巢肿瘤的8%来源于发育性腺的性索和特殊卵巢基质（表7-19）。这类肿瘤发生在所有年龄的女性，包括颗粒细胞瘤、纤维瘤、纤维卵泡膜瘤、卵泡膜瘤、硬化性间质瘤、Sertoli-Leydig细胞瘤和类固醇细胞瘤。卵巢纤维瘤是由Meigs综合征引起的非功能性肿瘤，该征表现为腹水和右侧胸腔积液。纤维瘤也与基底细胞痣综合征有关。由于其高纤维和胶原含量，这些肿瘤在MRI上具有特征性表现。它们在T_1加权图像上呈低信号，在T_2加权图像上呈明显低信号，并可能含有钙化（图7-75）。来源于特殊卵巢基质的肿瘤保留分泌雌激素的能力。因此，功能性颗粒细胞瘤可能与子宫内膜息肉、子宫内膜增生和子宫内膜癌有关。Sertoli-Leydig细胞瘤较不常见，可能由于睾酮或类睾酮激素的产生而导致男性化。

表7-19　卵巢性索间质瘤

约占卵巢肿瘤的8%
与Meigs综合征有关的卵巢纤维瘤（纤维瘤、腹水、右侧胸腔积液）
颗粒细胞瘤（生成雌激素）：子宫内膜增生、息肉与癌
Sertoli-Leydig细胞瘤（生成睾酮）：男性化

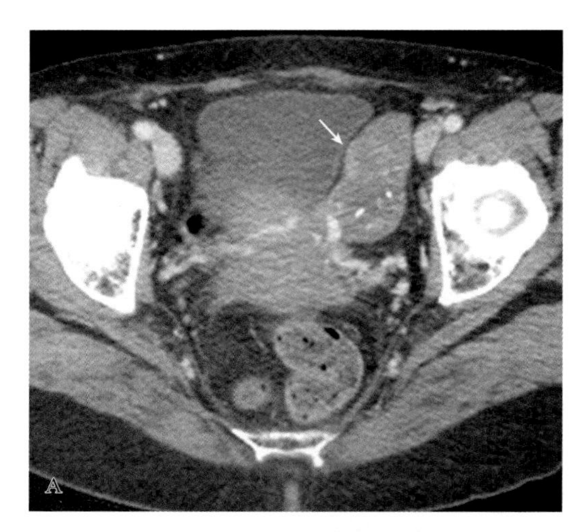

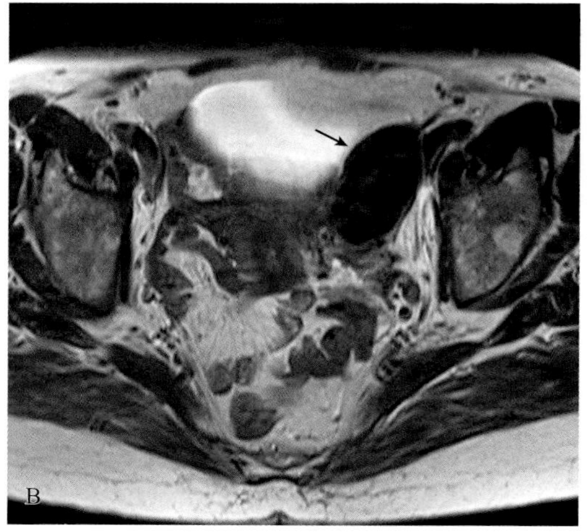

图7-75　卵巢纤维瘤。A. CT提示实性成分内有钙化，左附件肿块有增强（箭）；B. 在T_2加权磁共振图像上肿块（箭）信号明显降低

10%的卵巢肿瘤是胃肠道、乳腺、淋巴系统或盆腔脏器的原发癌转移而来（表7-20）。Krukenberg瘤是一种特殊组织学类型的卵巢腺癌，通常起源于胃肠道，以黏液填充的印戒细胞为特征（图7-76）。腹膜种植到卵巢是经典的胃癌或结肠癌，但在其他多种肿瘤均可以看到，包括乳腺癌、肺癌和对侧卵巢癌。Krukenberg瘤特别是以囊性成分为主时往往体积较大（直径通常＞8cm）。其为双侧卵巢肿块。可见到腹膜转移和淋巴结肿大。

表7-20 卵巢转移瘤

Krukenberg肿瘤（印戒细胞）
胃或结肠黏液腺癌
乳腺癌
淋巴瘤
原发性盆腔脏器肿瘤（子宫内膜癌、宫颈癌、对侧卵巢癌）

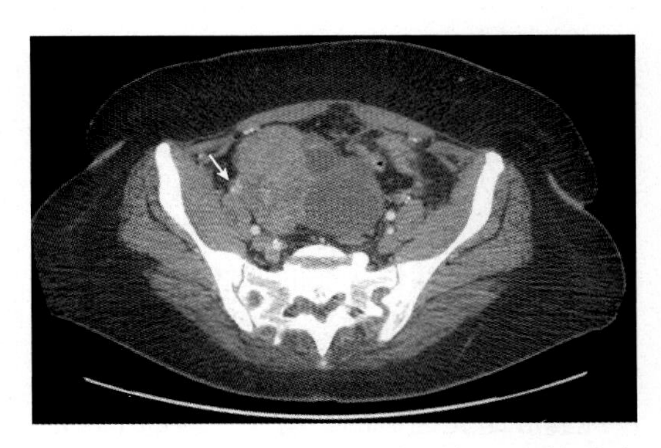

图7-76 Krukenberg瘤。在原发性黏液性结肠恶性肿瘤患者的右侧附件可见一大的囊实性肿物。性腺血管（箭）延伸到肿瘤的边缘，确定卵巢的位置。广泛分布的腹膜转移也存在（未显示）

卵巢癌可通过腹膜播散和种植、淋巴浸润或血行播散传播。卵巢肿瘤细胞脱落进入腹腔是最常见的，导致产生腹水、腹膜结节和腹膜种植。尽管卵巢癌可能涉及骨盆、主动脉旁和下腔静脉旁淋巴系统，但淋巴道转移并不常见。与其他妇科恶性肿瘤相反，卵巢癌的淋巴播散通常涉及肾门淋巴结而不是盆腔淋巴结，因为卵巢淋巴引流与性腺静脉平行。血行播散发生较晚，肝转移最为常见。区分实质性肝转移瘤与肝表面种植是很重要的，因为这影响肿瘤的分期和治疗选择。肝被膜的种植属于Ⅲ期疾病，而肝实质转移代表第Ⅳ期疾病。Frank侵袭内脏或肠管是不典型的，但可更频繁地观察到束缚和压迫（图7-77）。

卵巢癌的分期很重要，因为它决定了给患者提供的治疗方案（表7-21）。早期疾病或没有卵巢外肉眼侵犯证据的患者采用双侧输卵管卵巢切除术、腹式子宫切除术、结肠以下网膜切除术和盆腔腹膜、网膜、肠浆膜和腹膜后淋巴结的分期活检。在晚期疾病患者中，除了双侧输卵管卵巢

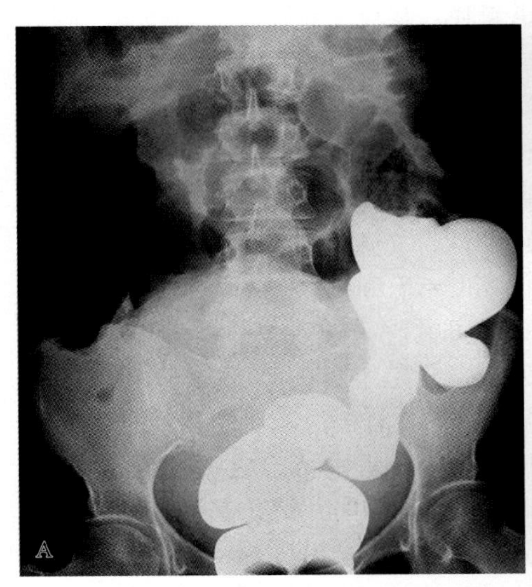

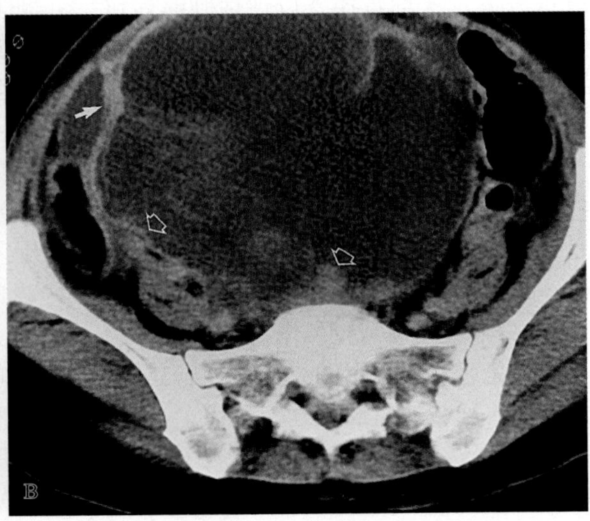

图7-77 由转移性黏液性囊腺癌的脏腑膜种植引起的结肠梗阻。A.完全机械性梗阻在结肠中下水平的钡灌肠表现。注意下腹肿块。B.计算机断层扫描显示一个巨大的腹部肿块，有实性和囊性成分，有壁结节（空心箭）和厚的间隔（箭）。术中去除多个浆膜植入物

表7-21 卵巢癌分期

Ⅰ期：局限于卵巢内
ⅠA期：局限于单侧卵巢，包膜完整。表面没有肿瘤腹腔冲洗或腹水的病理阴性
ⅠB期：双侧卵巢。包膜完整。表面没有肿瘤。腹腔冲洗或腹水的病理阴性
ⅠC期：一侧或两侧卵巢①至少一个卵巢的表面具有肿瘤，或②囊性肿瘤破裂，或③恶性腹水或腹膜冲洗液病理阳性
Ⅱ期：扩散到盆腔
ⅡA扩散到子宫和（或）输卵管
ⅡB扩散到包括膀胱、乙状结肠或直肠在内的其他器官
ⅡC扩散到盆腔器官，至少一个卵巢的表面具有肿瘤，囊性肿瘤破裂，恶性腹水，或腹膜冲洗液病理阳性
Ⅲ期：盆外腹膜或网膜转移，或区域淋巴结阳性。肝表面种植是Ⅲ期。肿瘤局限于真骨盆，延伸到小肠或网膜
Ⅳ期：远处转移，包括恶性胸腔积液。实质性肝转移是Ⅳ期

切除术、全腹式子宫切除术和网膜切除术外，还应进行减瘤手术以尽可能减少肿瘤负担。先行细胞减灭术后，通常也需接受顺铂和环磷酰胺联合化疗。全身化疗后，可进行第二次剖腹探查以评估肿瘤残留，但此手术的有效性尚存争议。

（二）附件肿块的评估

对于疑似盆腔肿块的患者，影像评价的目的如下（表7-22）：①确定附件肿块是否存在；②如果存在肿块，则确定原发病；③将肿块定性为单纯囊肿、复杂囊肿（包括分隔、壁厚或壁结节）或实性占位；④确定是否有会提示卵巢恶性肿瘤其他并发疾病，如腹或盆腔腹水、肾积水、腹膜种植、淋巴结肿大或转移性疾病（特别是肝转移）。

对于附件肿物的检查，超声通常是一线的检查方式。当超声检查后肿块性质仍不确定时，常用MRI来解决问题。当

表7-22 疑似盆腔肿块的放射学评价指标

附件有肿块吗
它的大小和体积是多少
原发灶是什么
肿块是单纯囊肿，复杂囊肿（分隔、壁厚、壁结节性）还是主要以实性肿块为主
是否有相关的发现，如腹水、肾积水、腹膜植入、淋巴结肿大或转移性疾病，提示或预示恶性肿瘤

肿瘤很大、超声评估受限或者因患者因素（如肥胖）、超声评价受限时，CT或MRI可能是有价值的。MRI和CT也可在卵巢肿瘤分期中发挥作用，特别是对腹膜疾病、腺病和转移性疾病的评估。

通常，超声非常适合于附件肿块的评价，如单纯囊肿、复杂囊肿或实性肿块。单纯囊肿是无回声的，有一个薄的平滑的壁，后方回声增强，没有内部血流，没有实性成分或分隔。无论年龄多大，单纯卵巢或其他附件囊肿很可能是良性。对于大于7cm的囊肿，应考虑进一步的影像学检查（如果没有禁忌证，最好做MRI检查）或手术评估。最常见的疾病是功能性卵巢囊肿、浆液性囊腺瘤、副卵巢、副韧带或阔韧带囊肿（表7-23）。在功能性卵巢囊肿中，滤泡囊肿最常见的是单房性囊肿和完全性囊肿。黄体囊肿常并发出血或细胞残留，通常有厚壁与周围血管。浆液性囊腺瘤常为单房囊性肿块，但也有可能是有薄（＜3 mm）分隔或有部分钙化边缘的多房囊肿（图7-69和图7-70）。单独乳头状突起是罕见的（图7-78）。成熟囊性畸胎瘤（皮样囊肿）是单房或分隔的囊性肿瘤，但在识别特定成熟组织如脂肪、皮脂和牙齿部分时，可与其他囊性肿块相区别。

复杂的囊性肿块包括出血性卵巢囊肿、子宫内膜异位症、成熟囊性畸胎瘤、浆液性或黏液性囊腺瘤（表7-24）。在复

表7-23 完全囊性附件肿块病因分析

功能性囊肿（卵泡或黄体囊肿）
副卵巢、副韧带或阔韧带囊肿
浆液性囊腺瘤

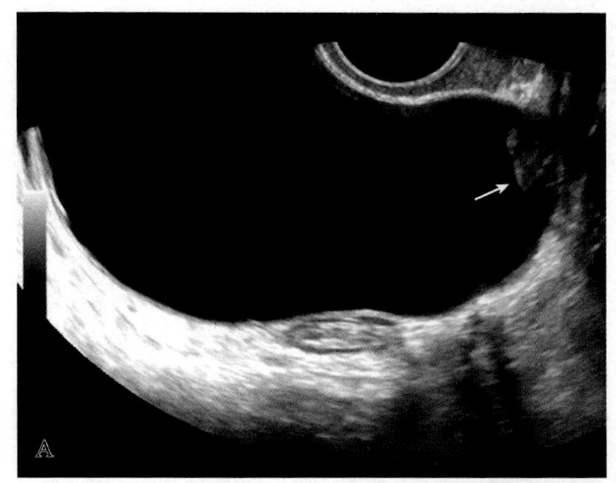

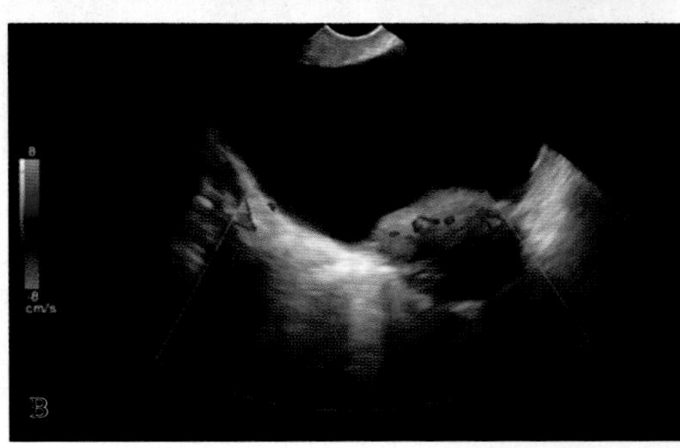

图7-78 卵巢肿块中的乳头状凸起。经阴道超声检查可见右卵巢囊性肿块内弥漫性低回声和乳头状凸起（箭）。彩色多普勒图像显示乳头状凸起内有血流。手术切除时诊断为混合性浆液性和黏液性囊腺瘤

杂的囊肿中可见到的结果包括内部回声的网状结构（典型的出血性囊肿）、无血管的实性成分、低水平的内部回声、高回声成分、局灶性壁钙化，以及单个或多个薄（＜3mm）的分隔。

与良性病变不同，浆液性囊腺癌常为多发乳头状凸起和分隔的多房性肿块。乳头状赘生物和回声物质通常是黏液性囊腺癌的组成部分。提示交界性或恶性肿瘤的标准包括尺寸＞10cm、不规则的实性成分或壁增厚、有血流的壁结节、增厚和不规则的间隔（＞3mm）和乳头状凸起（图7-79）。主要为囊性肿块的病灶中出现软组织成分，如果CT或MRI显示病灶有增强，更应被认为是恶性。卵巢的非单纯性囊肿，且没有良性病变的特征性影像学特征的，通常需要外科手术探查，特别是影像学或实验室检查（如CA125水平升高）等其他发现提示卵巢恶性肿瘤（表7-25）。

表7-24 复杂性囊肿的病因*

出血性囊肿
子宫内膜异位症
成熟囊性畸胎瘤
浆液性囊腺瘤
黏液性囊腺瘤

*复杂囊肿的特征：双房或多房，分隔和壁厚度＜3mm，内部回声均匀

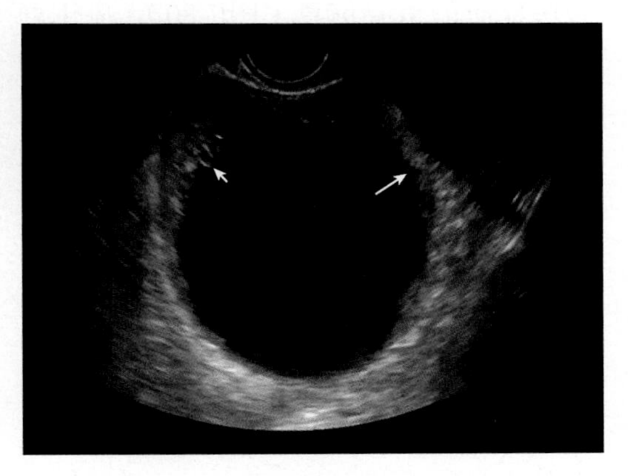

图7-79 超声提示交界性或恶性卵巢肿瘤。经阴道超声表现为囊性卵巢肿块，壁不规则增厚（长箭）和乳头状凸起（短箭）。内部弥漫性低回声提示黏液性肿瘤

表7-25 附件肿块：提示恶性肿瘤的标准

尺寸＞10cm，或影像学随访中持续生长
实性或主要为实性成分
不规则囊性间隙，提示坏死
壁或分隔厚度＞3 mm
乳头状凸起
壁结节有血流或增强

双重对比超声检查已被认为是提高盆腔肿块诊断特异性的一种方法，然而，在临床实践中发现搏动指数和阻力指数测量用于区分良性和恶性卵巢肿瘤的作用有限。增强MRI有助于进一步明确超声下复杂卵巢肿块的特点。MRI可显示卵巢肿块恶性肿瘤的特点，如壁结节、增厚、不规则分隔。基于MRI信号特征的不同，MRI也有助于区分子宫内膜瘤和皮样囊肿与其他卵巢肿瘤（图7-24）。

除了如前段所述（表7-25）的卵巢肿块的影像特征，恶性肿瘤的继发性表现包括：①盆腔侧壁扩张；②腹水的存在；③腹膜内植入物的存在；④淋巴结肿大；⑤尿路梗阻伴肾盂积水或输尿管积水。每当发现可疑的卵巢肿块时，应仔细评估这些次要表现是否存在。特别是对于肝表面植入物和转移灶的评价可以得到关于骨盆肿块性质的重要信息（图7-80）。应用静脉造影剂使评估更加准确。腹腔腹水提示有恶性肿瘤和腹膜转移，然而盆腔腹水可能与良性或恶性肿瘤相关。这一规则的两个显著的例外是与良性卵巢纤维瘤（Meigs综合征）和卵巢扭转有关的腹水。

CT和MRI在卵巢肿瘤分期中存在缺陷，特别是在＜1 cm大小的腹膜种植体或网膜转移的检测中（敏感性仅为25%～50%）。传统的CT和MRI技术在鉴别微小骨盆和腹部疾病方面的敏感性相对较差，可能无法作为诊断性腹腔镜或剖腹探查术在卵巢肿瘤分期中的替代。磁共振弥散加权成像与其他常规MRI序列结合使用，已被作为提高腹膜疾病检测灵敏度的方法进行过研究，并已在多项研究中显示能够提高卵巢癌分期的准确性。

在CT和MRI上，腹膜种植表现为沿腹膜外侧或膈下间隙的局灶性软组织团块。肠系膜疾病在CT和MRI扫描上表现为界线不清楚的结节性肿块。随着神经血管的侵入，在肠系膜的根部可以看到星形图案。有一系列的发现表明是网膜疾病。小的软组织结节可能散布于肠道前的脂肪，或者大的，块状肿块嵌入结肠与前腹壁或小肠之间（图7-81）。浆膜种植可表现为肠壁的结节状增厚或毛刺。CT和MRI诊断卵巢癌的腹部转移和术后肿瘤复发的敏感性是相近的，但两者在肿瘤分期方面均优于超声。

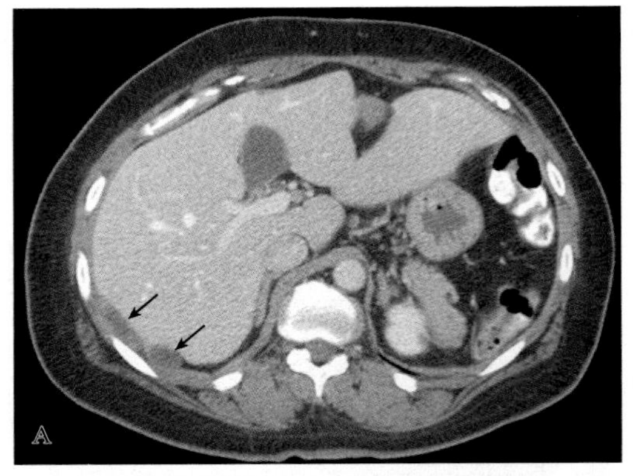

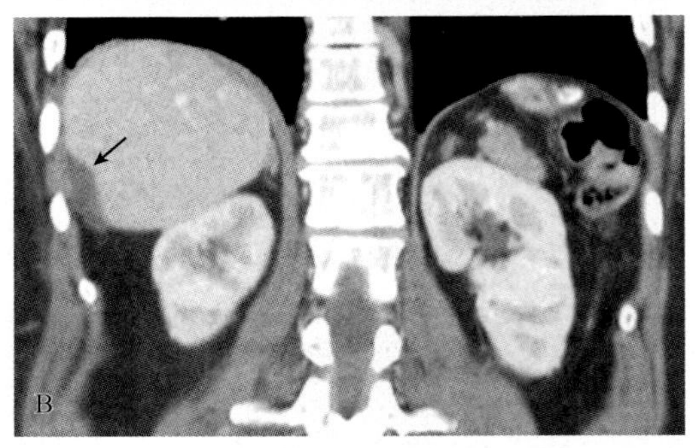

图7-80 卵巢癌腹膜转移。A和B.一名有卵巢肿块，怀疑是恶性肿瘤的患者，CT轴位和冠状位增强图像发现肝脏表面几个低密度肿块（箭）

（三）子宫内膜增生、息肉和肿瘤

1.子宫内膜增生　子宫内膜增生是由于子宫内膜受到没有孕激素拮抗的持续高水平的雌激素的刺激造成的内膜的过度生长。这种情况可能是发生在不频繁的排卵期的生理性变化。也可发生在应用外

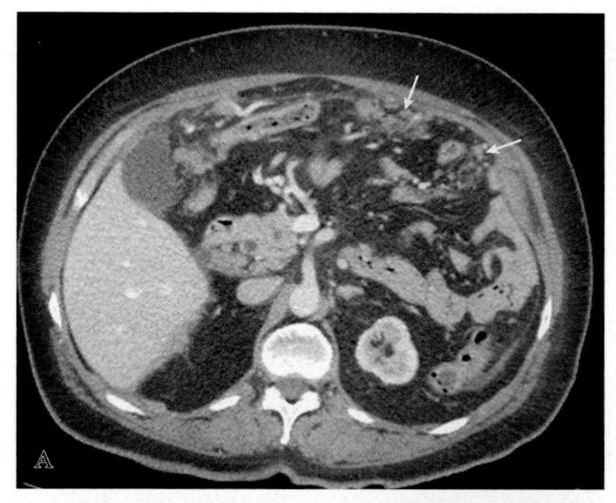

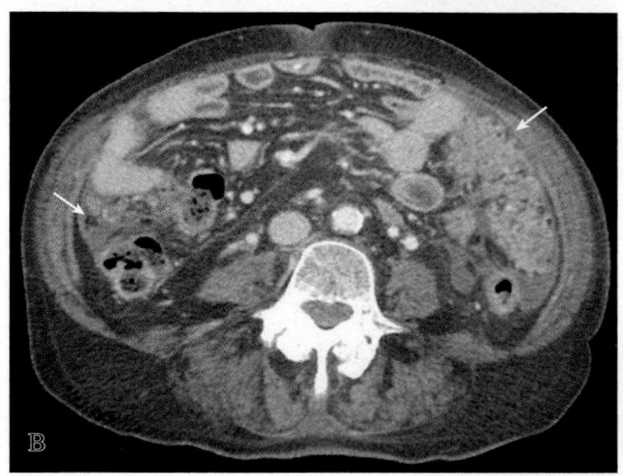

图7-81　卵巢癌的网膜转移。A.在大网膜的前腹壁处可见几个小的软组织结节（箭）；B.广泛软组织增厚与结节（网膜饼）（箭）并且存在少量腹水

源性雌激素的绝经后女性、多囊卵巢综合征的患者及患有产雌激素的卵巢肿瘤的患者。子宫内膜增生根据是否存在不典型性可分为单纯性或复杂性。没有不典型增生的子宫内膜增生患者进展为子宫内膜癌的危险性很低（单纯性的为1%，复杂性的为3%）。相比之下，具有不典型增生的单纯或复杂性子宫内膜增生的患者进展为子宫内膜癌症的危险性分别为8%和29%。当患有月经周期延长或者不规律或者绝经后出血的患者应怀疑子宫内膜增生的可能性。超声检查中，没有接受雌激素替代治疗的绝经后女性子宫内膜厚度如果＞5mm便可认为是异常的。影像检查无法可靠的鉴别子宫内膜增生和子宫内膜癌，最后的诊断还需要依靠子宫内膜活检。

2.子宫内膜息肉　子宫腔内的息肉样肿块可能代表着子宫内膜组织的息肉，黏膜下肌瘤或者子宫内膜癌。子宫内膜息肉可能造成出血，但大多数息肉是偶然发现的。在超声检查中，子宫内膜息肉表现为非特异性的子宫内膜增厚或者肉眼可见的局灶性肿块。息肉内的小的分隔代表着扩张的腺体，且可能对诊断有利（图7-82）。多普勒超声下子宫内膜息肉的蒂内可见供血血流（图7-82）。宫腔超声造影可以被用来更好地诊断子宫内膜息肉，并有助于将子宫内膜息肉与黏膜下肌瘤及子宫内膜癌相鉴别。如果子宫内膜息肉周围有液体环绕，那么就有可能在CT中发现（图

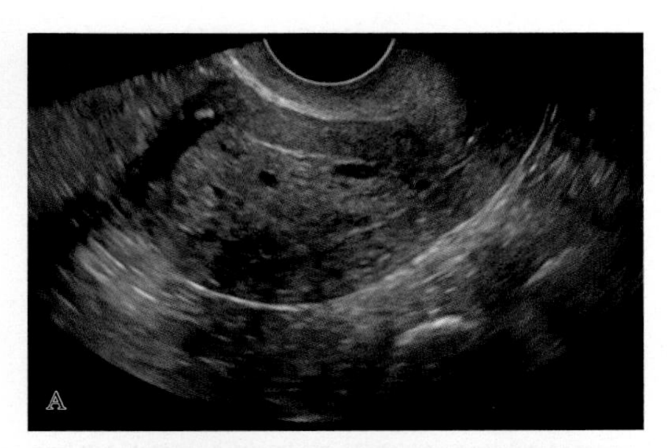

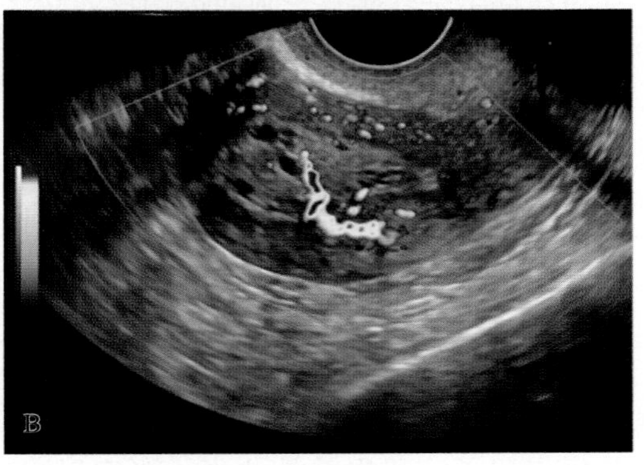

图7-82　子宫内膜息肉。A.经阴道超声成像显示一名绝经后出血的女性的子宫内膜回声复合体增厚，伴有数个小的囊性分隔；B.多普勒超声看到供血血管。宫腔镜切除术后诊断为子宫内膜息肉

7-84）。在磁共振上，子宫内膜息肉的特征性表现是T_2加权成像息肉内存在低信号纤维核心，息肉内部有高信号的囊肿。子宫内膜息肉进展为子宫内膜癌的危险性较低（1%～3%），伴有阴道出血的绝经后女性子宫内膜癌的发病率更高。子宫内膜息肉需在宫腔镜下切除（图7-83）。

3. 子宫内膜癌　子宫内膜癌是发达国家最常见的妇科恶性肿瘤。它主要影响绝经后女性，只有5%的肿瘤发生在年龄＜40岁的女性。长期使用雌激素刺激子宫内膜是一个主要的危险因素。约90%的子宫内膜癌患者存在阴道异常出血。虽然子宫内膜癌有多种病理组织学类型，但大多数是子宫内膜样腺癌，占75%～80%的病例。乳头状浆液性癌和透明细胞癌占剩余病例的大多数。

子宫的肉瘤比癌要少见得多，但预后较差，因为它们扩散更早，往往在病情更进展的阶段被发现。子宫内膜肉瘤的亚型包括子宫内膜间质肉瘤、混合型苗勒瘤和平滑肌肉瘤。子宫肌瘤的肉瘤性转化被认为是罕见的（0.5%的平滑肌瘤发生恶性去分化），大多数平滑肌肉瘤被认为是新出现的（图7-85）。绝经后子宫肌瘤的快速增大被认为是平滑肌肉瘤样变的证据，但研究表明，这不是一个可靠的指标。与癌一样，肉瘤常导致绝经后女性阴道出血。

几个因素决定子宫内膜癌的预后，包括肿瘤的组织学分级、肌层浸润深度和淋巴结转移或远处转移的存在。例如，淋巴结转移的患病率从肿瘤局限于子宫肌层的内侧半患者（浅表浸润）的3%，增加到肿瘤侵犯子宫肌层的外侧半（深度浸润）患者的46%。淋巴结转移是子宫外转移最常见的部位，对子宫内膜癌治疗后复发有最高的预测价值。

子宫内膜癌的分期系统反映了直接扩

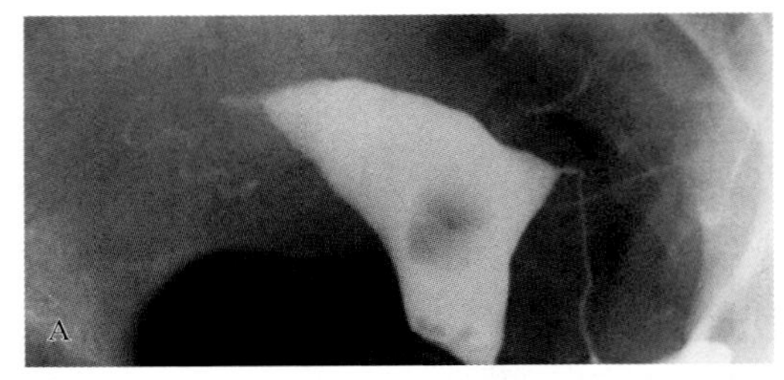

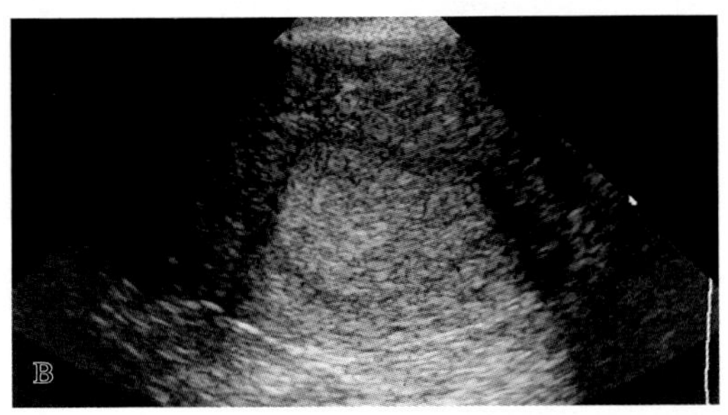

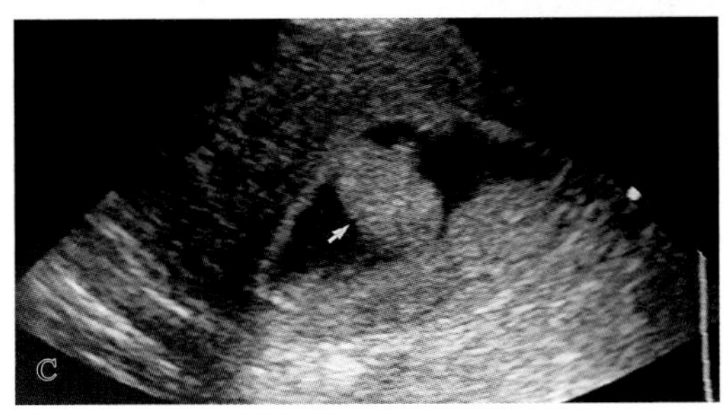

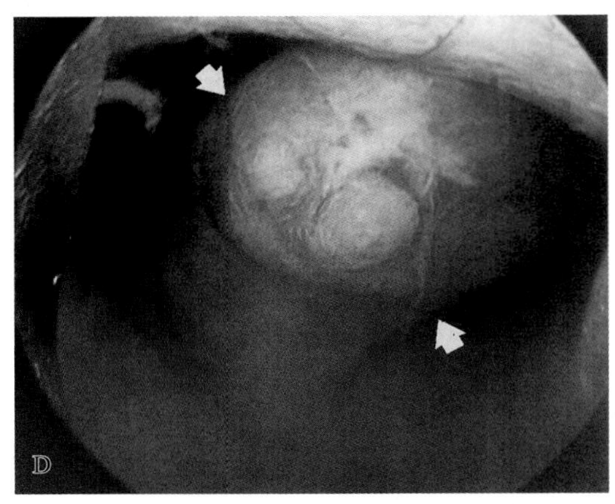

图7-83　一名34岁原发性不孕的女性的子宫内膜肿块的宫腔声学造影表现。A. 子宫输卵管造影显示子宫腔的充盈缺损；B. 阴道内超声表明子宫内膜大小和回声的增加；C. 通过插入子宫内膜腔内的球囊导管注入无菌盐水，再次做超声检查，表现为一个起源于增厚子宫内膜的2.5cm的息肉样肿块；D. 宫腔镜检查将子宫内膜息肉（箭之间）去除

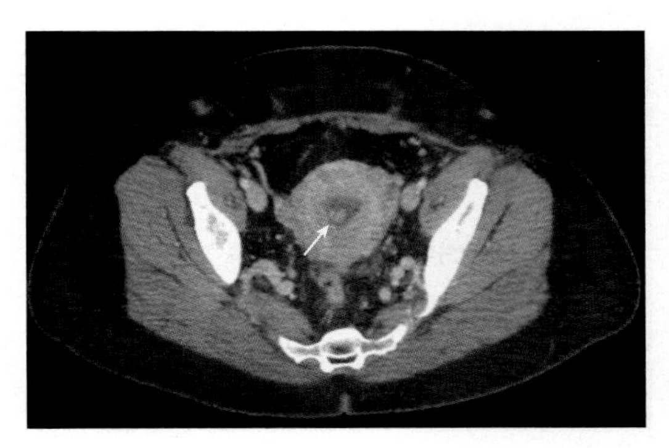

图7-84 子宫内膜息肉。对比增强计算机断层扫描显示子宫内膜管的息肉样病变（箭）。经手术切除确诊为良性息肉。黏膜下肌瘤或子宫内膜癌可有相似的外观

散到子宫颈和通过子宫肌层进入骨盆的一般途径（表7-26）。直接扩散很少涉及子宫旁、阴道、膀胱和直肠。淋巴结扩散到主动脉腔静脉旁和盆腔淋巴结的情况发生于子宫深肌层浸润或肿瘤分化程度差（高级别）。血源性转移到肝、肺或脑通常是晚期发现的不治之症。

准确的分期对于确定各种诊疗方案是很重要的。Ⅰ期、低级别肿瘤的首选治疗方案是全腹子宫切除术和双侧卵巢切除手术。淋巴结清扫也可以做，但这种清扫的疗效在早期疾病中是有争议的。辅助放射治疗（阴道近距离放射治疗或外照射，或两者兼而有之）可用于高级别肿瘤患者，那些肿瘤浸润已经超过子宫肌层内侧半，以及那些有宫颈基质或淋巴管侵犯的患者。除了子宫切除术和双侧卵巢切除术，这些高危患者也应接受腹膜和网膜活检，以及盆腔和腹主动脉旁淋巴结切除术。子宫内膜癌更晚期的阶段可以通过手术和放疗来进行姑息性治疗；激素治疗或化疗也可以根据个人身体情况加用。

在临床怀疑子宫内膜癌时，通常在子宫的初步评估中进行经腹超声和经阴超声检查。一般情况下，绝经后阴道出血患者的子宫内膜回声复合体不应＞5 mm。然而，在使用他莫昔芬治疗的绝经后女性中，正常子宫内膜可厚达8mm。超声图像上子宫内膜的出现与怀疑子宫内膜癌的患者的有满足诊断的子宫内膜组织的可能性相关。直径＜5mm的薄线性子宫内膜回声复合体的存在更可能不足以产生用于诊断的组织。据推测，这些患者阴道出血的原因是子宫内膜萎缩，容易发生浅表溃疡和出血。当子宫内膜回声复合体厚度＞5 mm

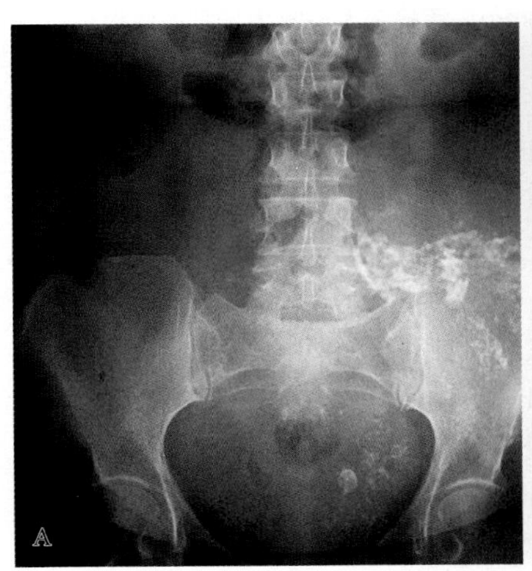

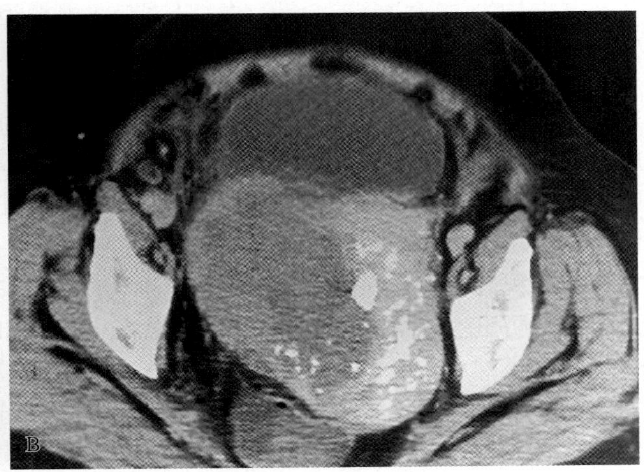

图7-85 一个子宫内膜衰退的患者出现子宫平滑肌瘤肉瘤转化。A.腹部X线片显示腹痛、体重减轻和腹围增大的老年患者左下腹和骨盆呈片状粗糙和絮状钙化；B. CT提示钙化被包在15cm坏死的肿块的壁中。术中，该肿块确定为平滑肌肉瘤，子宫切除标本中也发现多种退化的肌瘤

表7-26 子宫内膜癌分期（国际妇产科联合会2009）

Ⅰ期：局限于子宫与子宫颈腺的延伸
A.局限于子宫，侵袭子宫肌层<50%
B.局限于子宫，子宫深肌层浸润（侵袭子宫肌层>50%）
Ⅱ期：扩散到宫颈基质
Ⅲ期：子宫外，盆腔扩散
ⅢA.肿瘤侵犯浆膜或附件
ⅢB.阴道或子宫旁组织受累
ⅢC1.盆腔淋巴结受累
ⅢC2.主动脉旁淋巴结受累
Ⅳ期：局部浸润性或远处转移
A.膀胱或肠黏膜侵犯
B.远处转移，腹股沟淋巴结肿大，恶性腹水，腹膜受累

时，在35%的患者中可发现有意义的组织学组织，包括增生性子宫内膜、子宫内膜息肉或子宫内膜癌（图7-82和图7-86）。超声也被用来评估肌层浸润的深度，但其灵敏度是有限的。浅肌层（交界区）呈低回声围绕相对高回声的子宫内膜。如果这层是完整的，但局灶性变薄，应怀疑为浅肌层浸润。这种低回声层的终端意味着深肌层浸润。子宫内膜癌超声分期的缺陷包括绝经后女性正常的交界区变薄、子宫肌瘤和血液或分泌物对内膜腔的扩张。

CT通常用于记录局部宫外疾病的程度，并评估子宫内膜癌的腹膜后、内脏和肺转移。与增强期子宫肌层的强化相比，子宫内膜癌病灶为典型的低密度肿块（图7-87）。可能有子宫颈梗阻的证据，如子宫积液或积血。与宫颈癌一样，当在宫旁或附件脂肪出现肿块时（图7-88）表明宫旁扩散。虽然CT在评估子宫内膜癌的子宫旁和淋巴结扩散方面是有效的，但在评估子宫肌层浸润深度方面还不如其他成像手段准确。

MRI已被证明在子宫内膜癌的局部分期方面是优于CT的。子宫的分区解剖

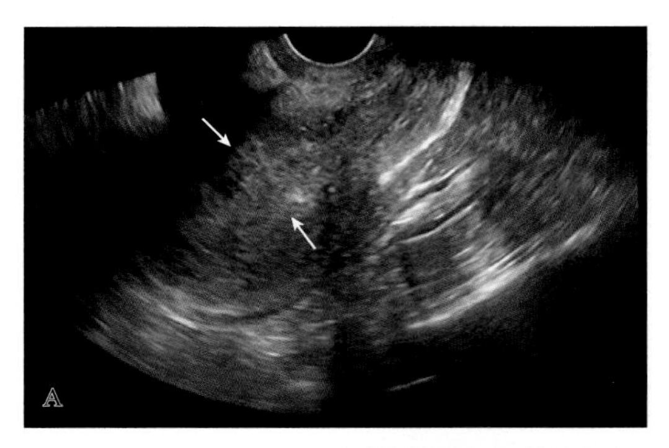

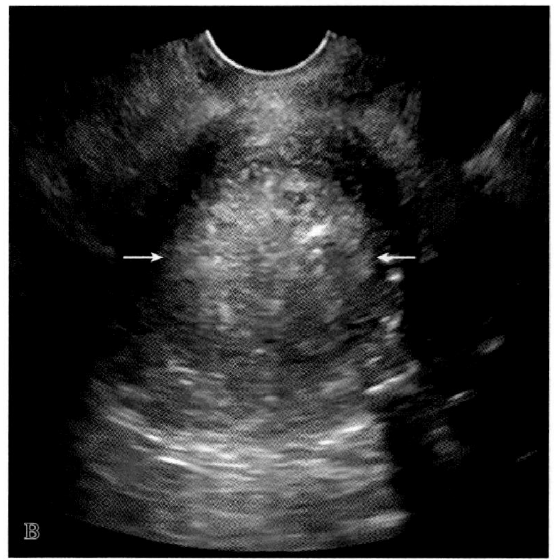

图7-86 绝经后女性阴道出血的子宫内膜增厚。A和B.矢状和横向超声图像显示子宫内膜明显增厚（A和B箭）。子宫内膜回声复合体测量26mm。活检病理诊断为子宫内膜癌

在T_2加权图像上是最清楚的。在非增强T_2加权MR图像中，子宫内膜癌通常是相对于正常T_2高强度子宫内膜的中等信号强度，但它可能与正常子宫内膜相似。因此，诊断可能依赖于存在的微妙的间接征象，如子宫内膜轮廓的扩大或分叶。评估肌层浸润深度是至关重要的，因为这与肿瘤分级、转移性疾病的存在和总体生存相关。浅肌层浸润（ⅠA期）的存在是由T_2低信号交界区（图7-89）的中断或不连续所引起的。一个潜在的限制是，交界区的局部区域不清可以被视为绝经后女

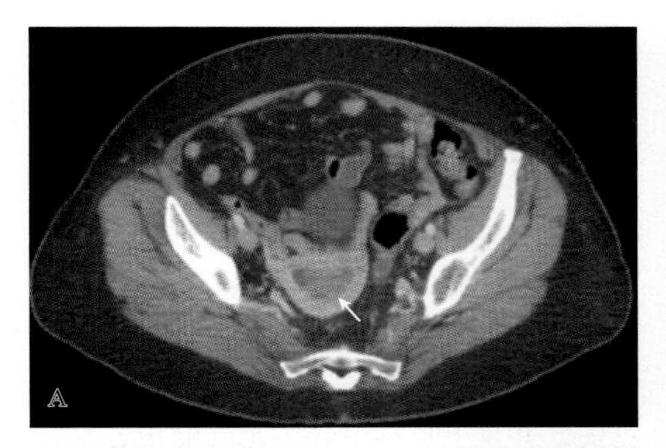

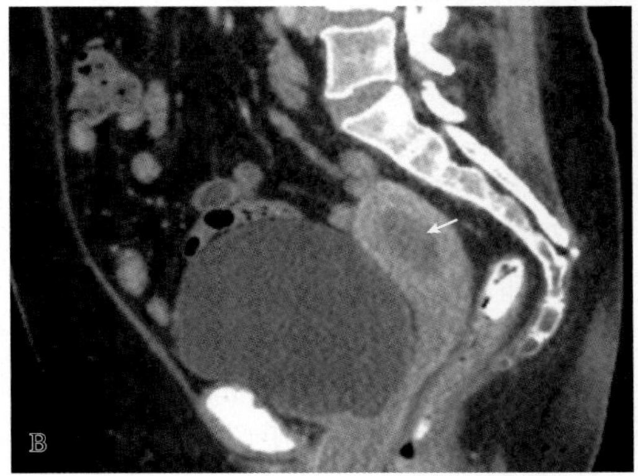

图7-87　子宫内膜癌的CT表现。与子宫肌层的增强相比，绝经后的子宫内膜有一个相对低的增强信号（A和B箭）

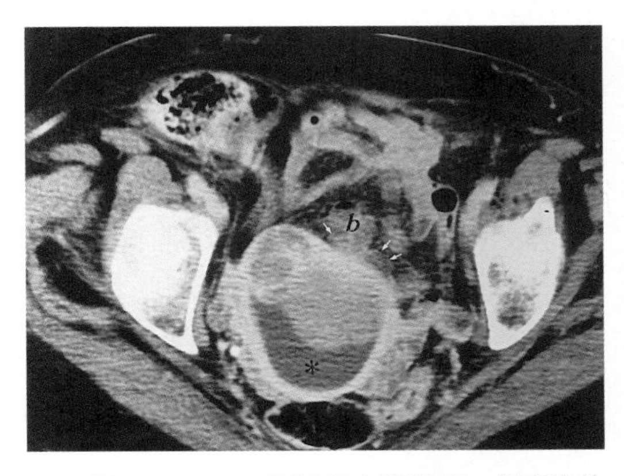

图7-88　ⅣA期子宫内膜腺癌。低密度的内生物质起源于子宫体的前壁。沿着子宫前壁的脂肪平面是模糊的（小箭）。子宫明显扩大是由肿瘤和子宫积液引起的。术中发现肿瘤已经扩散到小肠的子宫旁组织和浆膜中［（b）M.D. Mark S. Ridlen］

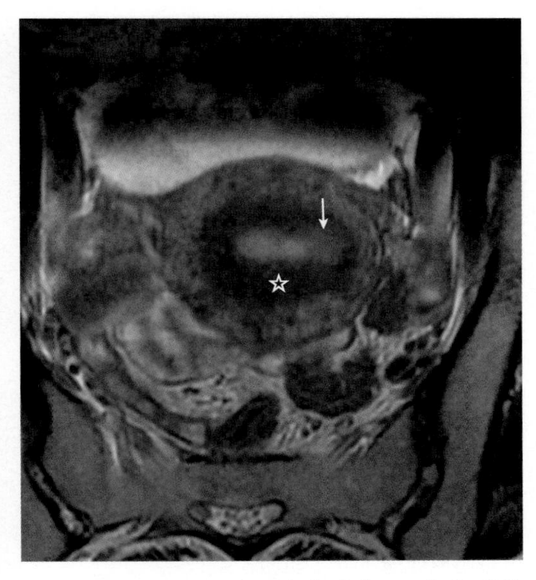

图7-89　ⅠA期子宫内膜癌。T_2加权磁共振图像显示一个中等信号强度的肿瘤（箭）侵入到低信号强度的交界区（星号）。手术中肌层浸润少于50%（Case courtesy Keyanoosh Hosseinzadeh, M.D.）

性的正常表现。绝经后女性的交界区也很薄。当交界区不可见，但子宫内膜和子宫肌层的交界区是清楚和光滑时，不可能为肿瘤浸润。在对比增强图像中，显示早期子宫内膜下完整的条带样强化区，可排除子宫肌层浸润。相比之下，子宫内膜与肌层交界区的不规则与子宫肌层浸润是一致的。当子宫内膜肿块通过交界区扩散到外肌层时（图7-90），提示子宫深肌层浸润（ⅠB期）。增强MR检查已被证明能够增加诊断肌层浸润的准确性。增强MRI也可以更准确地评估肿瘤体积。给予对比剂后，子宫内膜癌有不同程度的增强。在某些患者中，病灶增强大于正常子宫内膜和子宫肌层，从而增加了病灶的显著性。在其他患者中，子宫内膜癌在增强的T_1加权MR图像上的信号强度低于正常子宫肌层组织。子宫内膜癌在MR上表现为弥散受限，但弥散加权成像在子宫内膜癌分期中的价值尚不清楚。

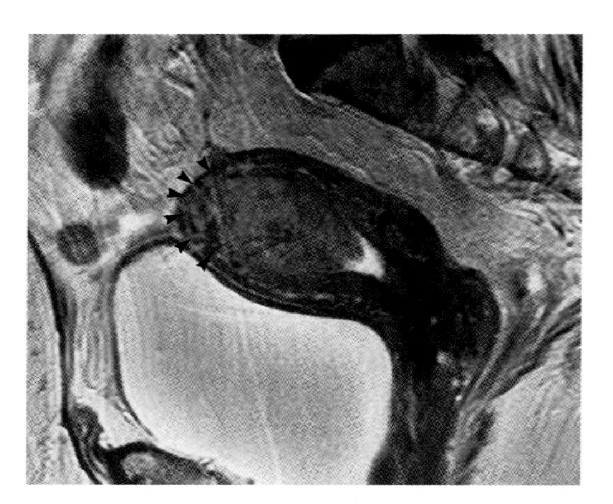

图7-90 子宫内膜癌子宫深肌层浸润的磁共振成像。在矢状位T_2加权像上，肿瘤比肌层信号高。深部肌层浸润部位宫底肌层（箭头）信号明显变薄

（四）妊娠滋养细胞疾病

妊娠滋养细胞疾病是指以滋养层组织的异常增殖和绒毛膜促性腺激素的产生为特征的一组多样化的疾病。妊娠滋养细胞疾病的类型为葡萄胎（完全性或部分性）、侵蚀性葡萄胎、绒癌、胎盘部位滋养细胞肿瘤和上皮样滋养细胞肿瘤。疾病谱中属于良性的是葡萄胎。葡萄胎既没有子宫肌层浸润也没有转移。完全性，或经典的葡萄胎的特点是绒毛膜水肿，产生多个大小可变的囊泡。大多数葡萄胎是完全性的。完全性葡萄胎的特征是没有胎儿组织，有46XX（90%）或46XY（10%）的核型。血清β-HCG水平明显升高。相反，部分或不完全性的葡萄胎呈现异型的、往往是三倍体的胎儿，其核型为69XXY（70%），69XXX（27%），极少数是XYY（3%）。一个完全健康的胎儿可能会合并葡萄胎妊娠，但这较部分葡萄胎妊娠来讲不太常见。抽吸扩张刮除术通常用来治疗葡萄胎。抽吸扩张刮除术后持续性妊娠滋养细胞疾病后表明子宫肌层浸润的存在。持续性妊娠滋养细胞疾病最常见于侵蚀性葡萄胎，但绒毛膜癌和胎盘部位滋养细胞肿瘤也可以见到。＜20%的完全性葡萄胎会发展为进展性的，部分性葡萄胎更少见。最常见的恶性形式的妊娠滋养细胞疾病是侵蚀性葡萄胎（以前称为绒毛膜腺瘤），为局部浸润，但很少发生转移。绒毛膜癌，往往生长迅速并且易转移。胎盘部位滋养细胞肿瘤和上皮样滋养细胞肿瘤是非常罕见的，并且上皮样滋养细胞肿瘤更容易转移。侵袭性葡萄胎占妊娠滋养细胞疾病的不到10%，绒毛膜癌约占妊娠滋养细胞疾病的5%。侵袭性葡萄胎的病理表现为水泡绒毛的存在，并有浸润子宫肌层的肉眼或显微证据。绒毛膜癌可发生肺、脑、肝、肾和胃肠道的血行播散。不同于其他形式的妊娠滋养细胞疾病，绒毛膜癌不一定发生于妊娠时；绒毛膜癌的非生殖形式起源于卵巢或睾丸。绒毛膜癌的病理特征是缺乏任何可识别的绒毛结构。合体细胞和滋养层细胞发生出血和坏死。化疗是侵袭性葡萄胎和绒毛膜癌的主要治疗手段，虽然偶尔会有侵袭性葡萄胎自发退化。胎盘部位滋养细胞肿瘤和上皮样滋养细胞肿瘤对化疗反应不佳，如果疾病局限于子宫，则用子宫切除术治疗。葡萄胎通常在妊娠早期出现严重的无痛性阴道出血，也可能发生阴道胎盘组织水肿。偶尔发生的妊娠前24周先兆子痫或妊娠剧吐是一个典型的特征。体格检查可能显示子宫体积过大，超过患者的预估胎龄的50%，或卵巢黄体囊肿引起的卵巢肿块。β-HCG水平随孕周比例升高而增加。葡萄胎的治疗选择是子宫抽吸扩张刮除术。子宫切除术也是某些不希望保留生育能力的患者的选择。扩张刮除术后，β-HCG水平应在3个月内恢复正常。如果β-HCG水平不能恢复正常或子宫排空后增加、卵泡黄体囊肿不能退缩，或阴道出血持续存在，则怀疑为妊娠滋养细胞疾病的恶性情况。

超声可用于检测妊娠滋养细胞疾病和评估局部和远处转移性情况。超声也可用于检查葡萄胎妊娠术后β-HCG水平持续升高或再次升高的患者。特别是在妊娠中期，葡萄胎妊娠的超声表现具有特征性。子宫增大，葡萄胎绒毛的水肿改变，产生多个直径为3～10mm的小的无回声囊性区域（图7-91）。这些小囊性在头3个月时可能不明显，此时绒毛组织表现为均匀回声的子宫内膜实性肿块（图7-92）。出血灶或缺血性坏死灶可表现为局灶性、不规则性低回声或无回声区。鉴别诊断包括不完全流产后胎盘水肿、黏膜下平滑肌瘤黏液样或出血样变性、受孕的滞留产物和子宫内膜增生性疾病。重要的是评估子宫及胎膜，以鉴别不完全性葡萄胎。

肌层浸润与妊娠滋养细胞疾病的恶性形式相关，最好通过超声或MRI进行评估。超声也可用于评估转移性疾病，但CT可以在这方面进行更全面的评估。在超声检查中，肌层浸润表现为局灶性子宫肌层变薄或子宫内膜腔附近的不规则肿块体现（图7-93）。在肌层组织中可以看到多个无回声通道，多普勒超声显示这些区域许多扩张的螺旋动脉，波谱分析表明收缩和舒张期血流异常增加。恶性妊娠滋养细胞疾病可表现为在肿块内存在不规则的低回声区域，代表着出血或坏死，或两者兼而有之。重要的是无回声的水肿绒毛会出现在侵袭性葡萄胎中，而在绒毛膜癌中不会出现。绒毛膜癌患者在诊断时也可能有局部盆腔或远处转移（图7-93）。

在β-HCG的营养影响下，约25%的妊娠滋养细胞疾病患者卵泡黄体囊肿会发展。超声检查显示多个双侧无回声囊肿使卵巢扩大（图7-62）。重要的是记录刮宫后黄体囊肿的消失情况，因为在3～4个月后囊肿未消失提示存在残留或转移性疾病。

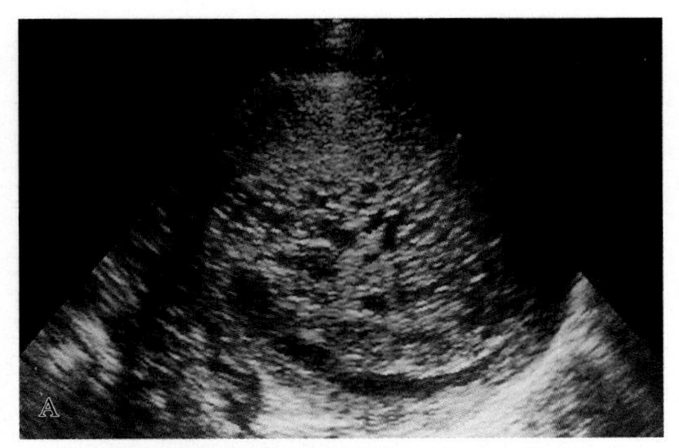

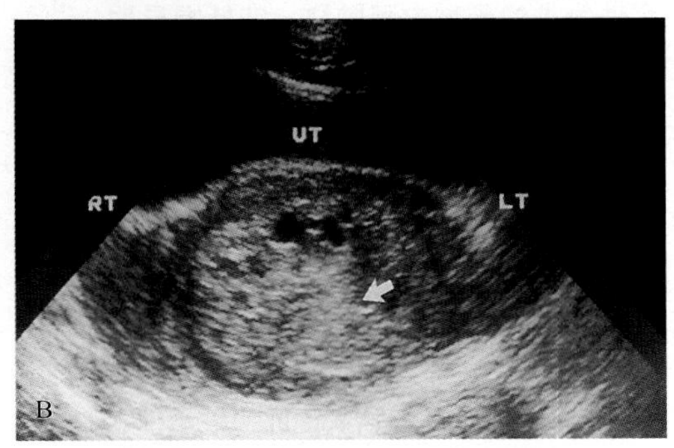

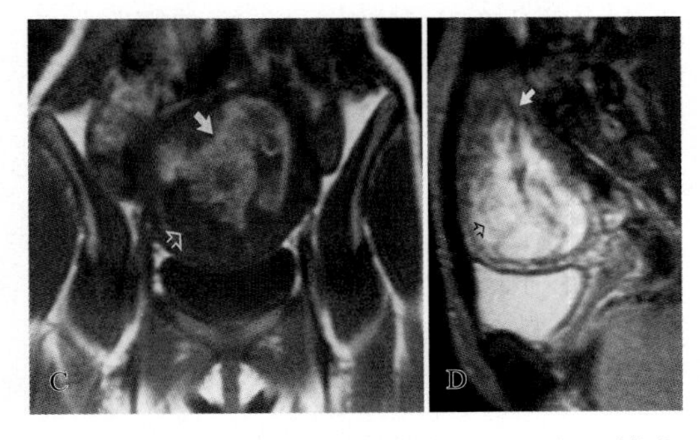

图7-91　葡萄胎并发出血。A和B.横向阴道内超声检查显示因为一个含有多个小囊性空间的实性肿块而肿大的子宫。这种外观是典型的葡萄胎妊娠。然而，也有一个局灶性高回声区（箭）与葡萄胎组织混合。C.冠状位T_1加权磁共振图像显示与肌肉（空心箭）等信号的葡萄胎组织，虽然可以看到小的低密度囊性区域。高信号（箭）代表亚急性出血进入葡萄胎组织。D.葡萄胎组织（箭）在矢状T_2加权图像上呈高密度（重复时间＝3000ms；恢复时间＝80ms），而出血密度相对较低（空心箭）

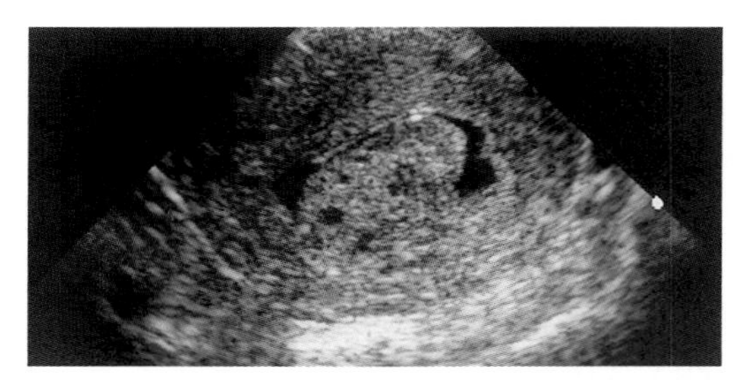

图7-92　早期葡萄胎妊娠。横向阴道内超声显示一个妊娠实验阳性的24岁女性体内一个实性为主的子宫内膜肿块。在妊娠早期，葡萄胎妊娠可能没有特征性表现

（五）宫颈癌

在过去的几十年中，发达国家宫颈癌的发病率大幅下降，很大程度上是因为疾病往往于癌前病变时期即被发现。大多数宫颈癌是鳞状细胞癌，而腺癌和腺鳞癌占距剩余病例的大多数。虽然宫颈细胞学检查（PAP试验）与病理组织学诊断相关，但阴道镜活检，宫颈刮除术或锥切活检仍然是最终诊断所必需的。阴道镜是一种立体双目显微镜，用于宫颈发育不良的检测活检的区域。表面涂敷醋酸后阴道镜下发育不良的上皮出现白色。从可疑区域打孔活检。

浸润前宫颈癌通常不会产生症状。浸润性宫颈癌伴有异常阴道出血的占80%。其他症状可能包括异常的阴道分泌物和性交痛。宫颈癌最重要的危险因素是人乳头瘤病毒感染，16型和18型。其他危险因素包括吸烟、社会经济地位低下、免疫抑制（继发于药物或人类免疫缺陷病毒感染）、口服避孕药、多重性伴侣、早期性接触和家族史。

宫颈癌分期在诊疗方案选择中起着重要作用。国际妇产科联合会分期系统是临床实践中应用最为广泛的一种，最近一次修订是在2009年（表7-27）。

原位癌可以通过表面消融技术来治

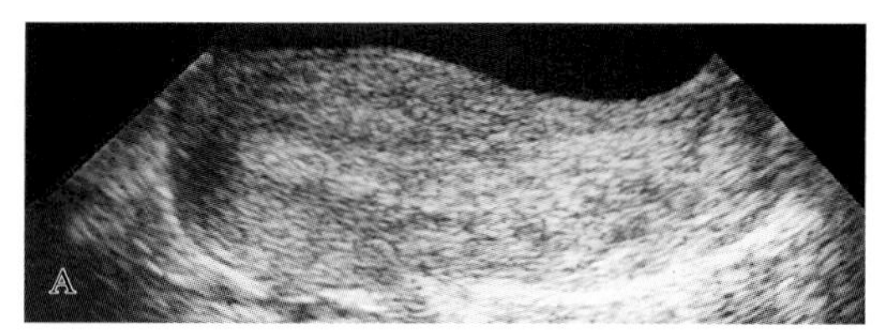

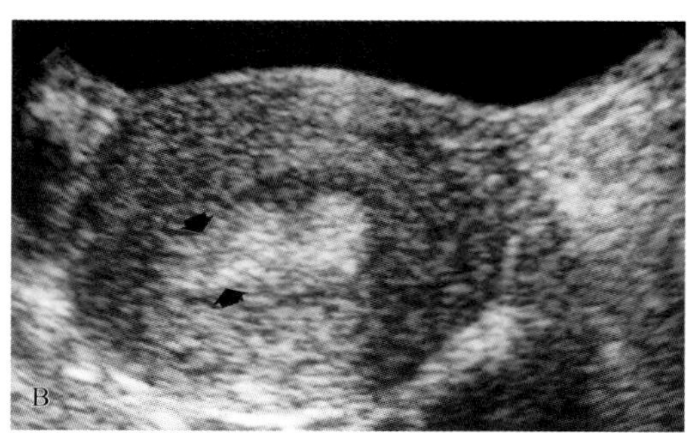

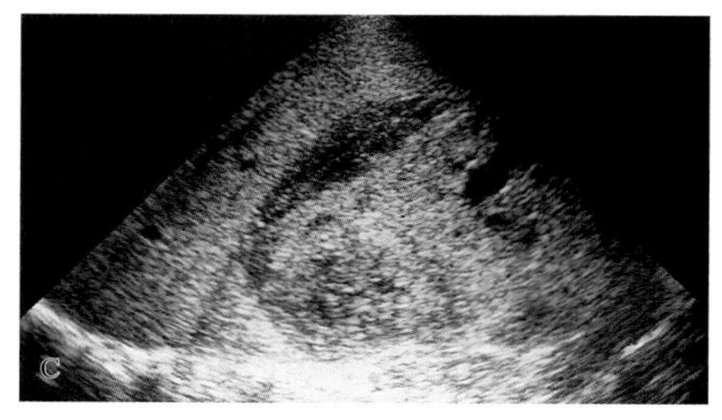

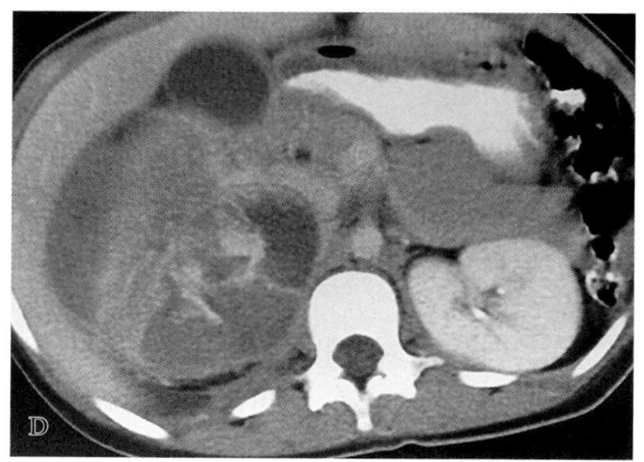

图7-93　绒毛膜癌肾转移。子宫矢状位（A）和横向（B）声像图显示回声完全充盈了子宫内膜腔的肿块。在横向图像上，已经侵入到深部肌层（箭之间）。C.右肾窝矢状位声像图表现为高回声肿块，未见肾形组织。腹部增强CT显示一个大的混合密度肿块，破坏了右肾并充满肾周间隙。此肿块活检提示绒毛膜癌

表7-27　宫颈癌分期（国际妇产科联合会2009）

Ⅰ期：宫颈癌局限于宫颈（不包括扩散到子宫体）
A.显微镜下侵袭
B.临床可见病变（IB1：可见病灶为4cm；IB2：可见病变>4cm）
Ⅱ期：癌延伸到宫颈以外，但不延伸到盆腔侧壁或阴道外1/3。
A.无子宫旁侵犯（ⅡA1：病变≤4cm；A2：病变>4cm）
B.子宫旁侵犯
Ⅲ期：宫颈癌超过宫颈
A.肿瘤累及阴道外1/3，没有扩散到盆腔侧壁
B.延伸到骨盆侧壁和（或）肾积水或无功能肾
Ⅳ期：癌扩展到真骨盆或侵犯膀胱或直肠黏膜
A.延伸到真骨盆或侵犯膀胱或直肠黏膜
B.远处脏器播散

疗。Ⅰ期宫颈癌的治疗选择取决于肿瘤的宽度和浸润深度，包括锥切活检、子宫切除术（全切或根治）、根治性宫颈切除术（对于希望保留生育能力的女性）和伴或不伴骨盆外照射治疗的近距离照射治疗。淋巴结清扫可能也是必要的。对于浸润深度较深的较大肿瘤，可进行化疗。ⅡA期宫颈癌的治疗取决于肿瘤大小，包括根治性子宫切除术、淋巴结清扫术、放射治疗和化疗。ⅡB期癌症采用内照射和外照射治疗，通常与顺铂联合使用。Ⅲ期和IVA期肿瘤采用内照射和外照射联合顺铂治疗。ⅣB期肿瘤的治疗包括姑息性放疗和化疗。盆腔脏器切除重建手术用于放疗后局部复发或原发疾病对初次手术或手术治疗联合化疗和放射治疗无反应的患者。

由于疾病的局部扩散是宫颈癌的最主要特征，因此阴道、子宫旁组织和盆腔侧壁的侵入性检测是十分重要的。宫颈癌的预后因素包括肿瘤的病理组织学和分级，肿瘤位于宫颈内的位置，大小，间质浸润深度，以及腺体病变和（或）疾病子宫外扩散的存在。盆腔和腹主动脉旁淋巴结的淋巴播散比血行播散更常见。淋巴结转移的存在排除了根治性手术，并与5年生存率下降有关。

虽然子宫颈癌的国际妇产科联合会分期系统仍然是完全临床性的，但影像学检查也在评估疾病的程度方面扮演重要的角色，包括肿瘤大小，子宫旁浸润和淋巴结转移的存在与否。因为临床分期低估了多达2/3的患者的疾病阶段，所以影像学评估尤其重要。准确的分期将使患者接受更加适当的治疗。

由于宫颈癌的超声图像常与正常宫颈组织呈等回声，宫颈肿大可能是超声上唯一的癌症征象。如果癌症阻塞宫颈管，那么子宫积血或积液可通过超声检查发现。由于宫颈癌通常是根据体格检查和组织学筛查（PAP试验）来诊断的，超声在癌症检测中起着次要的作用。宫颈癌分期是影像学更为重要的目标。

虽然传统上CT被用来评估原发肿瘤和对宫颈癌的侵犯情况进行分期，除了远处转移，MRI已被证明在分期方面较CT更准确。在CT上，宫颈癌原发肿瘤可引起宫颈增大和强化不均匀（图7-94）；然而，50%的原发肿瘤可能与正常宫颈间质呈等密度。子宫颈管梗阻可能导致子宫内膜腔扩张、子宫积液或子宫积血。当子宫颈侧缘边界不清或不规则或有偏心软组织肿块时，表明可能存在宫旁扩散。增加的密度和宫颈旁脂肪的累及也表明ⅡB期疾病（图7-95）。当软组织延伸到闭孔内肌和梨状肌的3 mm范围内时，表明癌症已经扩散到骨盆侧壁（ⅢB阶段）。肾积水的出现也表明为ⅢB期疾病（图7-96），且很少出现这种疾病表现。当这些脏器周围的脂肪平面被破坏时，表明宫颈原发性肿瘤扩展至膀胱或直肠黏膜，这种情况称为IVA疾病。膀胱或直肠壁的增厚或结节，或局部管腔出现肿块，表明为局部

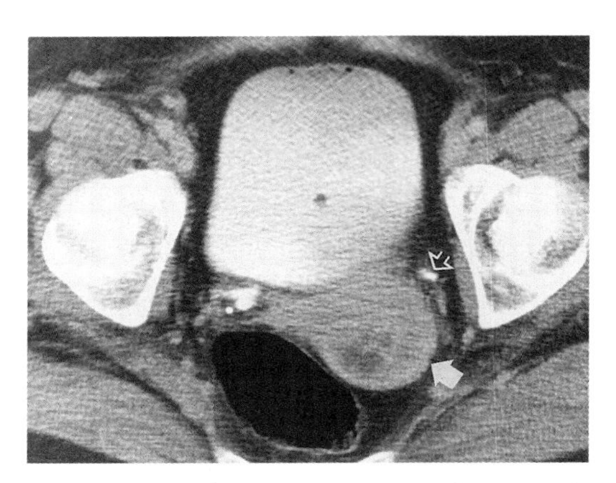

图7-94　ⅡA期宫颈癌的CT表现。子宫颈有增大和不均匀强化（箭）。子宫颈边缘清楚，远端输尿管（空心箭）正常。在手术中，宫颈癌没有宫旁扩散

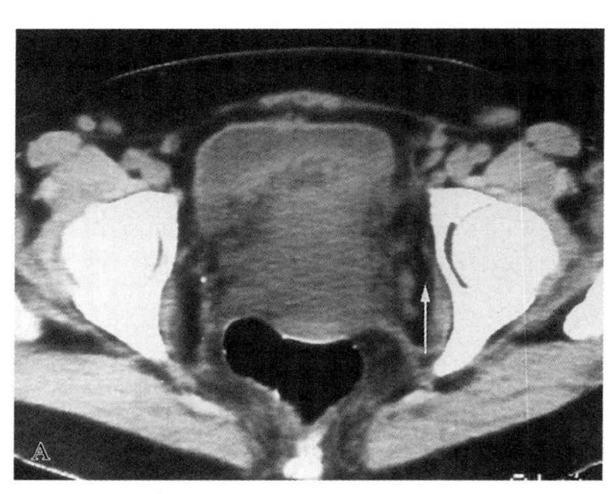

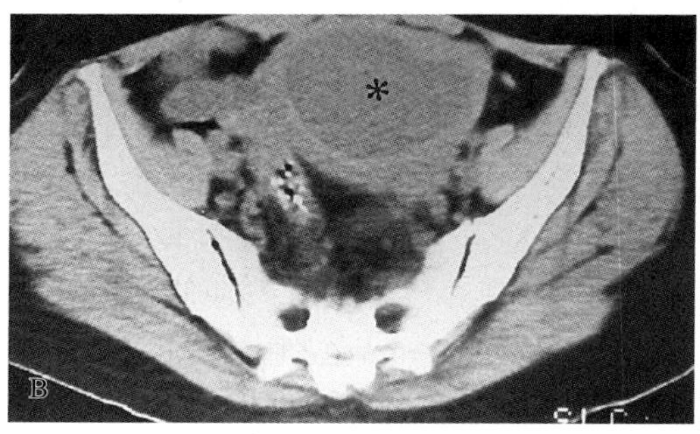

图7-95　宫颈癌宫旁浸润的CT表现。A.盆腔平扫CT显示宫颈明显扩大，边缘不清，然而，闭孔内肌旁的脂肪平面（箭）完好无损。这一发现提示扩散到子宫旁组织而不是盆腔壁。B.宫颈管的继发性梗阻导致输卵管积液（星号）

进展性疾病（图7-97）。宫颈癌通常影响主动脉旁、闭孔、髂外和髂内淋巴结，由主动脉旁淋巴结转移而来。在短轴上＞10mm的盆腔淋巴结对于转移性疾病是可疑的；然而，淋巴结可能由于转移以外的原因扩大，如反应性增生。相反，在正常大小的淋巴结中可以发现微小肿瘤浸润。MRI是宫颈癌分期最准确的影像学检查方法。MRI可以评估早期和进展期疾病的存在，有助于确定哪些患者是可以接受手术和哪些患者可能受益于放、化疗，并且可以在希望保留生育能力的年轻女性中评估宫颈癌的近端扩散情况。MRI还可以监测肿瘤对治疗的反应，评估复发，评估宫颈癌的并发症及其治疗，并协助放疗。

MRI对肿瘤大小的评估是非常准确的，并且在这方面已经被证明比临床评估更准确。在T_2加权像上，宫颈癌与宫

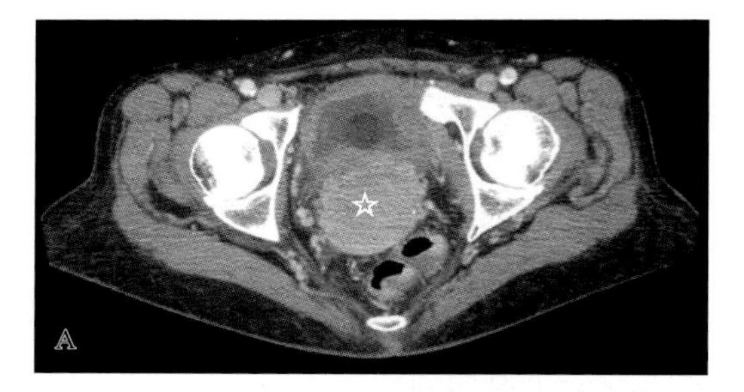

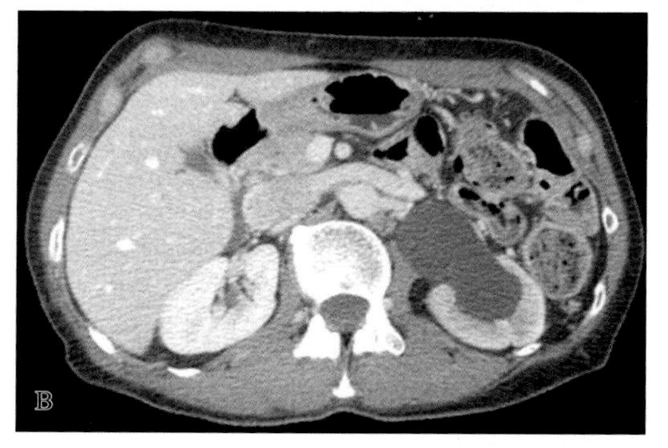

图7-96　ⅢB期宫颈癌。A.子宫颈（星号）扩大，边界不清，提示肿瘤的宫旁扩散。Foley导尿管出现在膀胱中。B.左侧肾盂积水伴有左肾（延迟肾图）的不对称增强，继发于宫旁扩张的输尿管远端梗阻

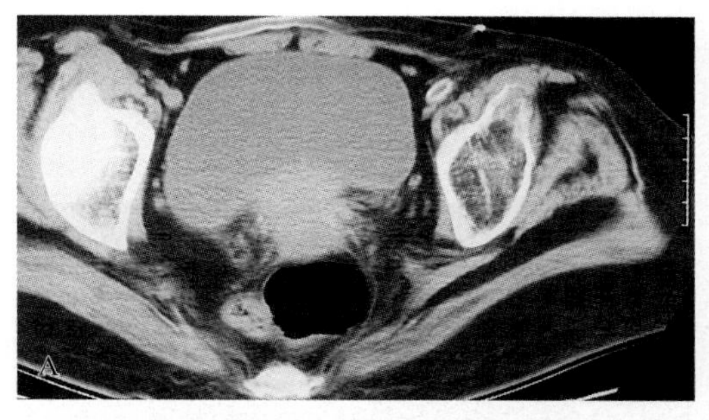

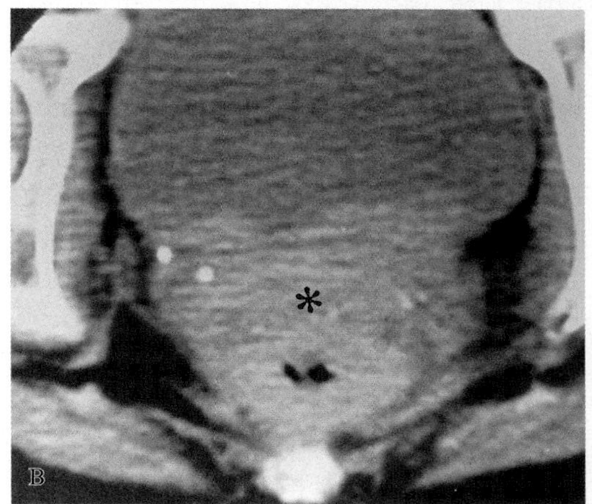

图7-97　ⅣA期宫颈癌。A.骨盆的平扫CT显示与子宫颈部软组织肿块邻近的膀胱后脂肪平面消失。膀胱壁在肿瘤侵犯部位处局灶性增厚。B.在另一位患者中，与子宫颈癌（星号）相邻的膀胱壁弥漫性增厚。在这个患者中，局部浸润性肿瘤也扩散到直肠

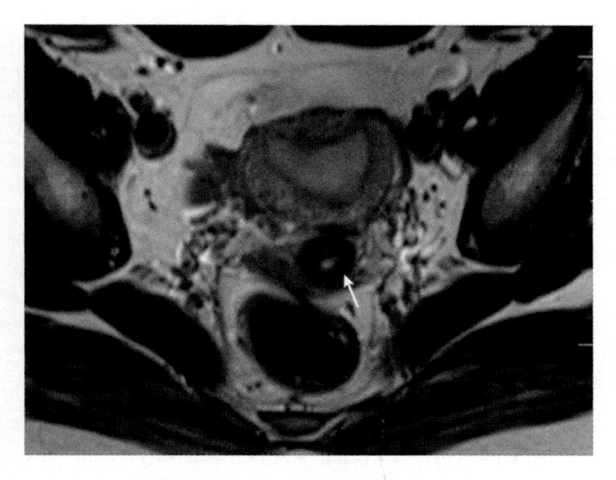

图7-98　正常子宫基质的磁共振成像。子宫基质（箭）由致密的纤维肌组织构成，在T_2加权图像上呈低信号。完整的宫颈基质环在排除宫旁浸润方面具有很高的阴性预测值

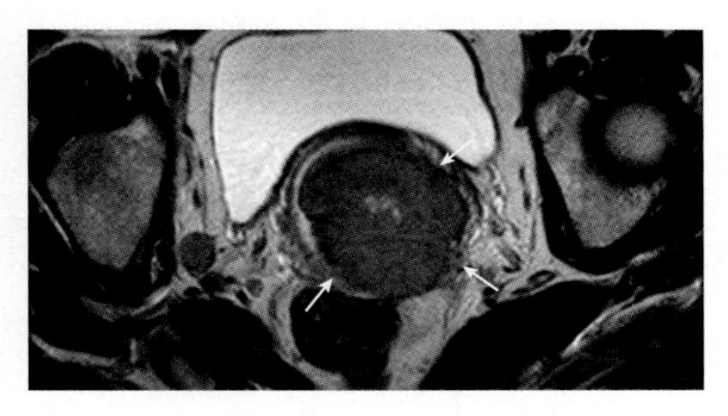

图7-99　ⅢB期宫颈癌。在活检证实为宫颈鳞状细胞癌的患者中，T_2低信号的宫颈间质环有几处破坏区（箭），与宫旁浸润一致。宫旁浸润无法行根治性手术（感谢Keyanoosh Hosseinzadeh, M.D.提供病例）

颈间质相比，信号强度较高。宫颈间质由致密的纤维肌组织组成，因此在T_2加权图像上均匀地呈低信号，而内层宫颈管内的腺体在T_2加权图像上呈高信号（图7-98）。宫颈管周围完整的低信号宫颈基质环是一个高度可靠的指标，若不存在宫颈间质侵犯和宫旁浸润，其阴性预测值为94%～100%。子宫颈间质环的破坏预示着宫旁浸润和至少ⅡB期疾病（图7-99）。这种评估对于确定治疗方案至关重要，因为患者的宫旁浸润无法行根治手术。MRI对宫旁浸润的分期准确率为88%～97%，CT为30%～58%。增强扫描有助于评估晚期疾病，包括直肠、膀胱和盆腔侧壁浸润，而T_2加权图像更能用于评估肿瘤大小和宫颈间质浸润。弥散加权成像对小肿瘤的检测是敏感的，并且有助于描绘在T_2加权图像上界线不清的肿瘤。

宫颈癌放射治疗后MRI可重新准确评估。对放疗的反应性以T_2加权图像上的体积减小和信号强度显著降低为典型表现。相反，对放疗没有反应的肿瘤通常在诊断时就发展为较大体积，并且相比于邻近的宫颈基质仍保持高信号强度。复发性肿瘤应与放射性纤维化相鉴别，因为肿瘤

倾向于表现为T_2加权图像上较骨盆侧壁肌肉和脂肪的局灶性高信号，而纤维化是低信号。然而，在放疗的6个月内相对信号强度的区别可能不可靠，因为血管化或水肿的肉芽组织可以类似残留肿瘤的信号强度。增强MRI可能有助于区分复发性疾病与纤维化，因为复发性肿瘤通常表现为早期增强而纤维化通常为延迟增强。

正电子发射断层扫描（PET-CT）在早期宫颈癌的评估中有一定的作用，特别是对晚期疾病（ⅡB期或更晚期）的评估更为敏感和特异。PET-CT可能显示为超出真骨盆以外的转移部位，如锁骨上腺病，其治疗策略需要改变（图7-100）。PET-CT在复发性疾病的诊断中也显示出比MRI或CT更高的灵敏度，并被用于监测对治疗的反应。

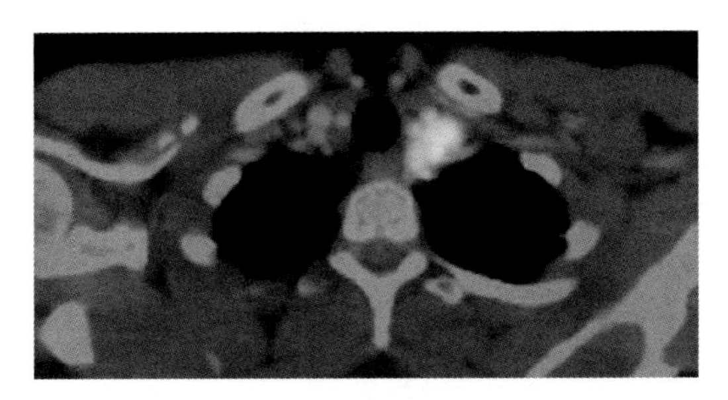

图7-100 ⅣB期宫颈癌。在浸润性宫颈鳞状细胞癌患者中，高代谢左锁骨上淋巴结在正电子发射断层摄影计算机断层扫描中被识别，表明其为ⅣB期疾病（感谢Keyanoosh Hosseinzadeh, M.D.提供病例）

（翻译：张 威
审校：张耀光 陈 鑫）

第8章
男性生殖系统

章节纲要

近年来，随着影像技术的进步和治疗水平的提高，男性生殖道疾病的诊疗状况发生了很大的变化。本章节主要对男性生殖道疾病的影像学表现进行介绍。第一部分主要讲述男性生殖道的组织胚胎学、解剖学及生理学。接下来，本章将分为8个临床专题对男性泌尿道疾病的影像学知识进行介绍。第1～4个临床专题主要介绍睾丸与阴囊的病变：非外伤性阴囊疼痛、肿胀和肿物，睾丸癌的分期，阴囊外伤以及隐睾。第5～7个临床专题主要介绍前列腺疾病：前列腺结节、增生，前列腺癌的分期，前列腺炎。第8个临床专题主要介绍勃起功能障碍。

一、组织胚胎学、解剖学及生理学

（一）组织胚胎学

1.*上泌尿道*　中胚层发育成3对排泄器官：前肾、中肾和后肾。前肾为最早发育而成的排泄性器官，仅一过性存在，由其发育成原始肾管。原始肾管向尾侧延伸，称为中肾管，又称沃尔弗管。中肾小管与沃尔弗管相融合。后肾由后肾管、原始输尿管以及生后肾组织构成，形成最终的肾单位。后肾由输尿管芽诱导发育而来，输尿管芽为沃尔弗管末端外翻发出的盲端。由于泄殖腔被尿直肠隔分隔为两部分：直肠和尿生殖窦，因此，后肾管（输尿管）的尾端被重吸收。因此，双侧沃尔弗管与双侧后肾管分别继续发育，开口于尿生殖窦。在尿生殖窦分隔成膀胱和尿道的过程中，同时伴随着导管相对位置的差异性迁移：后肾管开口于膀胱，沃尔弗管开口于尿道前列腺部，前者最终的位置位于后者的头侧及外侧。

2.*内生殖器*　胚胎7周之前，生殖腺尚无性别分化，沃尔弗管（中肾管）与苗勒管（副中肾管）并行排列，发育成未分化性腺。胚胎7周之后，未分化性腺开始有性别分化。男性的苗勒管大幅度退化，沃尔弗管则分化为附睾、输精管、精囊和射精管。女性的苗勒管发育成阴道上部、子宫和双侧输卵管，而沃尔弗管退化。不论男性还是女性，其外生殖器均由泌尿生殖道窦、生殖结节，尿生殖褶和隆起发育而来。在具有激素分泌功能的睾丸出现之前，胚胎的性别表型按女性发育。随着胎儿的性腺产生激素，胎儿开始出现性别分化。胎儿性腺自腹腔下降至盆腔，在下降的过程中由一层腹膜外翻包被，即鞘状突。鞘状突附着于引带，后者也将胎儿性腺附着于阴囊隆起。随后至妊娠晚期，睾丸一直停留于腹股沟管内口附近，于出生前下降至阴囊。部分鞘状突延续为鞘膜。

前列腺分化自尿道上皮，尿道上皮则为尿生殖窦经间充质细胞诱导而成的管状结构。前列腺小囊由尿生殖窦上皮、沃尔弗管及苗勒管发育而来。在男性胚胎中，由于睾丸的支持细胞分泌抗苗勒因子，导致苗勒管的头侧部分逐渐消失。苗勒管的尾侧部分得以大部分保留，继续发育为成熟的管状结构，并与尿生殖窦的后壁相结合，形成管状板。

（二）解剖学和生理学

正常成年男性的睾丸是一个卵圆形的腺体，长度为3.5～5cm，高度和宽度为2～3cm。睾丸外覆一层纤维包膜，即为睾丸白膜。睾丸纵隔是白膜沿着睾丸后上缘反折形成的较厚的垂直方向的纵隔，精索经此进入睾丸。睾丸被分为数个锥形小叶，各锥形小叶均集中附着于睾丸纵隔之上（图8-1）。各锥形小叶由诸多分支状的曲细精管组成，曲细精管汇合形成直细精管，于睾丸门注入睾丸网。睾丸网最终汇聚为15～20条输出管。

睾丸的导管系统延续为附睾，附睾长6～7cm，位于睾丸的后外侧。附睾头位于睾丸上极的外侧，直径为7～8mm，通过输出管与睾丸上极相连（图8-1）。附睾体尾部沿睾丸边缘下行，并逐渐变细，直径为2～4mm。睾丸的附属物（睾丸附件）及附睾的附属物分别为中肾旁导管和中肾导管的无功能胚胎残余物。输精管是附睾尾部向远端的延续。输精管于精索的后部上行，在腹股沟深环处离开精索。其向前方延续至髂外动脉，继而向斜下方走行至真盆腔。输精管跨越输尿管后，在膀胱的后壁与精囊上极之间下行。在膀胱后方，输精管管腔轻度扩张，形成壶腹。在前列腺基底部，输精管与精囊一同构成射精管（图8-2）。每侧精囊都是由数条囊管卷曲盘绕而成，精液中的大部分蛋白质成分由精囊产生，精囊于射精过程中收缩。双侧精囊均为腹膜外位器官，位于膀胱后方、直肠筋膜前方、输精管壶腹外侧及前列腺静脉丛内侧。精囊长约3cm，宽约1.5cm。精囊可为圆形、卵圆形或管状。约1/3男性的精囊双侧不等大或形态不对称。每侧的射精管由前列腺基部的精囊和输精管结合形成。射精管长度约为2cm，末端开口于精阜，与精阜和前列腺小囊相连。

精索由输精管、血管、淋巴管和神经组成。精索内有3条动脉，分别为：精索内动脉（又称睾丸动脉）、精索外动脉（腹壁下动脉的分支）和输精管外动脉（膀胱动脉的分支）。阴囊的静脉血经精索的蔓状静脉丛引流入同侧睾丸静脉。右侧睾丸静脉回流至下腔静脉，开口位于右肾静脉尾端；左侧睾丸静脉回流至左肾静脉。精索内的神经主要包括：提睾神经（生殖器股神经的生殖器分支）和睾丸交感神经丛。4～8条淋巴管在精索内上升，与睾丸血管一同引流至外侧主动脉淋巴结及主动脉旁淋巴结。

阴囊壁的组成成分源自腹壁各层。睾丸鞘膜是腹膜鞘突凸起的下端。睾丸鞘膜是反折的双层结构，可分为脏层和壁层；

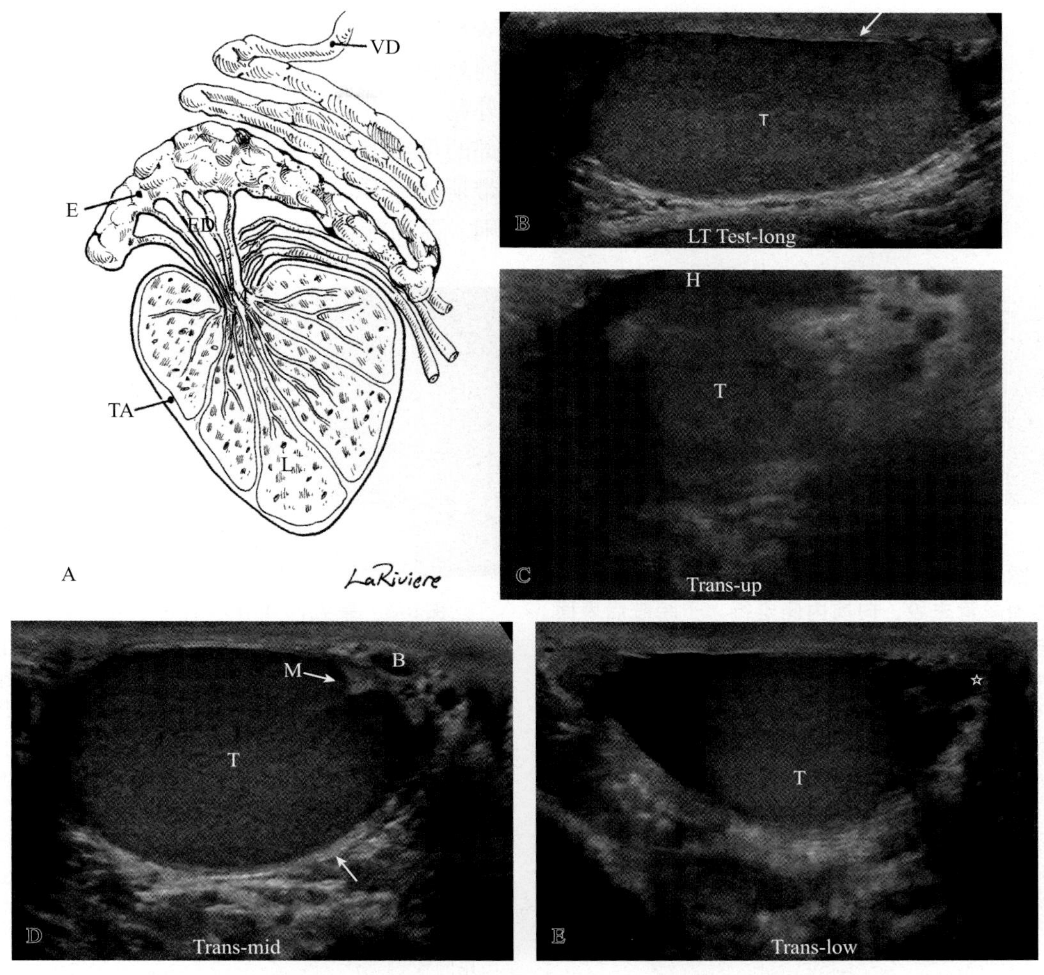

图8-1 睾丸及附睾的解剖。A. 睾丸实质由睾丸鞘膜（TA）包被，睾丸鞘膜为一层较厚的纤维包膜，其分出多发分隔将睾丸实质纷呈数百个小叶（L）。每个睾丸小叶都包含1条至数条走行纡曲的曲细精管。在睾丸纵隔（M）处，这些曲细精管汇合成睾丸网。睾丸网的导管注入10~15条输出管（ED），进而延续为附睾（E）头部。附睾头部体积较大，位于附睾上极，其向下延续为附睾体部及尾部。输精管（VD）起源于附睾尾部。正常男性睾丸的纵切图（图B）以及通过睾丸上、中、下极的横切图（图C、图D、图E）显示：睾丸鞘膜（图B，箭；图D，箭）将睾丸（T）包绕其中；高回声的睾丸纵隔（图D）；邻近睾丸的附睾头（H）、体（B）、尾（星号）（图C、图D、图E）

脏层直接被覆于睾丸、附睾以及阴囊后壁；壁层则被覆于阴囊壁。睾丸鞘膜的脏层包绕睾丸，将其固定于阴囊后壁。其中，睾丸的后上部无鞘膜包绕，进而形成了一个潜在的浆膜腔，此腔隙内通常含1～2ml的液体。肠管或大网膜可疝入此腔隙中，导致液体在此积聚，形成睾丸鞘膜积液。阴囊肉膜筋膜为阴囊的外层，是极富血管的结构。位于睾丸后方的附属物（或称睾丸附件）为苗勒管的残留，通常只有在睾丸鞘膜积液时才清晰可见（图8-3）。

前列腺由20～30个分支状腺体组成，上述腺体于精阜及其下方水平引流至尿道前列腺部。精阜位于尿道内括约肌及外括约肌之间。根据部位以及引流方式，前列腺腺体可分为3部分（图8-4，

表8-1）。前列腺外周带位于精阜基底部与前列腺尖部之间，分布于前列腺的后方及外侧。同时，前列腺外周带也是前列腺尖部的重要组成部分。前列腺中央带较外周带所含基质成分较多，分布于射精管周围。前列腺外周带导管以及中央带的小导

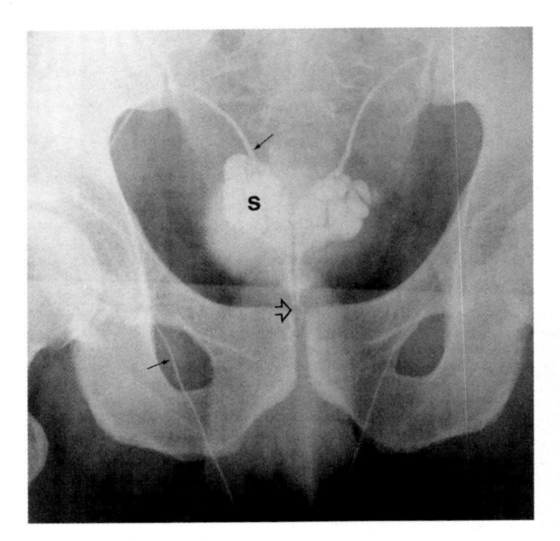

图8-2　正常输精管、精囊及射精管的造影图像。输精管（箭）延续自附睾末端，其跨越输尿管末段，向前内侧走行，于膀胱后表面与精囊腺（S）上极之间穿行。随后下行至前列腺基底部，与精囊腺的导管共同构成射精管（空心箭）

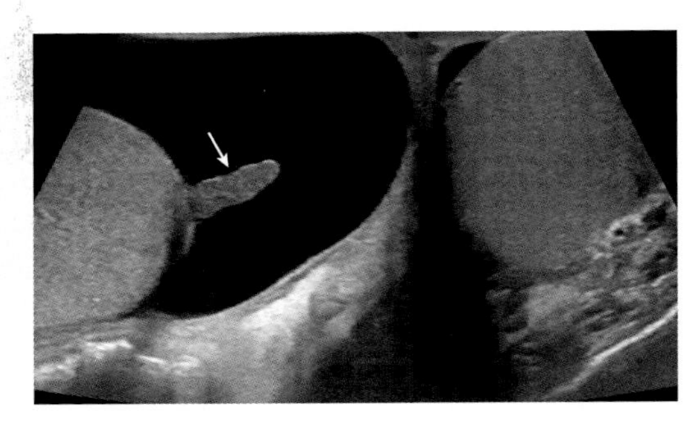

图8-3　睾丸附属物。通过阴囊中部平面的横轴位超声图像显示：右侧少量鞘膜积液，在此衬托下可见睾丸附属物（箭），其起自右侧睾丸，为胚胎时期副中肾管的残留

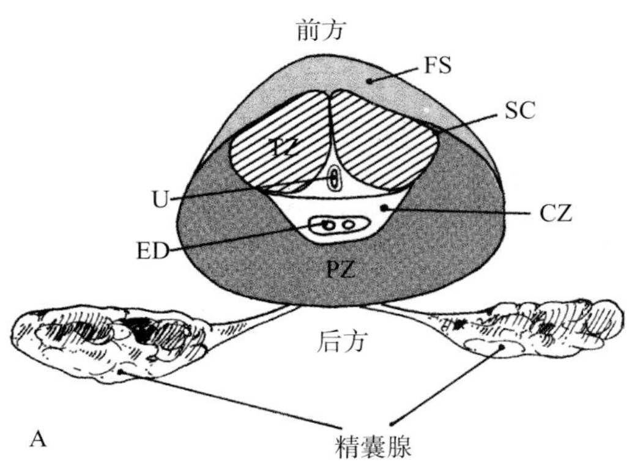

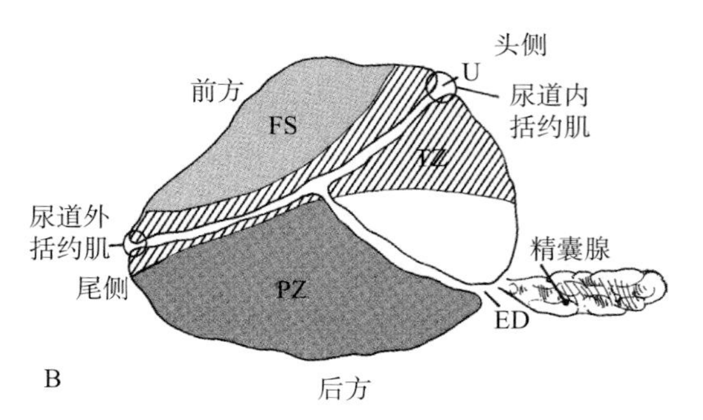

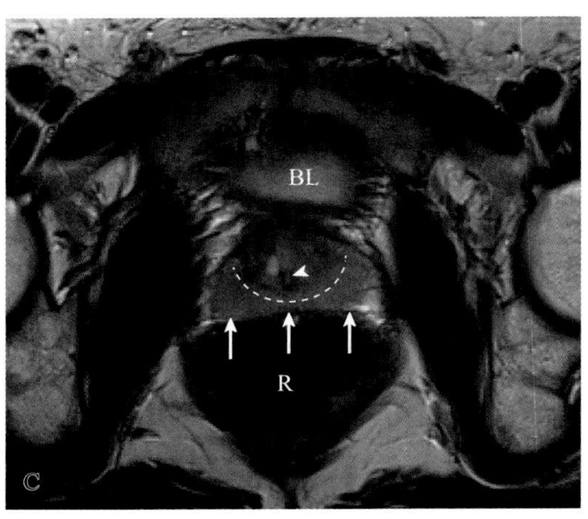

图8-4　前列腺的正常解剖结构。图从横轴位（图A）和矢状位（图B）两个方向展示了前列腺的腺体解剖。前列腺的腺体组织可分为3个区域。体积最大的外周带（PZ）位于前列腺后部，从精阜基底部延伸至前列腺尖部。中央带（CZ）位于射精管（ED）周围，移行带（TZ）位于尿道前列腺部（U）周围。前列腺的中央带、移行带以及尿道周围组织被统称为中央腺体。前列腺的外科包膜（SC）将外周带与中央腺体分隔开。前纤维肌肉基质（FS）内无腺体成分。图C：轴位T_2WI图像示前列腺外周带（箭）位于直肠前壁（R）前方，移行带位于膀胱基底部（BL）的尿道前列腺部（箭头）周围。前列腺的外科包膜由白色虚线勾勒而出

表8-1 前列腺解剖

前列腺解剖
外周带
体积最大的腺体组织
近70%的前列腺癌发生于前列腺外周带
移行带
位于尿道前列腺部（近段）周围
良性前列腺增生好发于此部位
约20%的前列腺癌发生于前列腺移行带
中央带
位于射精管周围
中央腺体
移行带＋中央带
神经血管束
位于前列腺后外侧（5～7点钟方向）

管约占整个前列腺腺体腺体的95%。前列腺移行带位于尿道前列腺部（精阜头侧的尿道部分）周围，占年轻男性前列腺腺体的5%～10%。中央腺体指的是前列腺的中央带、移行带以及尿道周围组织。前列腺周围包绕以基质成分，主要由结缔组织及平滑肌组成。前纤维肌肉基质包含平滑肌，至膀胱颈部便与尿道周围肌肉纤维相混合。组织学上，前列腺周围并无包膜。而所谓的“前列腺包膜”实则为前列腺纤维肌肉基质与盆腔内筋膜混合而成。在前列腺尖部及其前方无前列腺包膜。

在前列腺周围有着丰富的前列腺周静脉丛，其与直肠静脉丛及前列腺静脉丛一同引流至髂内静脉。前列腺的血供主要来自髂内动脉分支：膀胱下动脉及直肠下动脉。精囊、前列腺、尿道以及阴茎海绵体的神经共同走行于神经血管束中，该神经血管束长5～6cm，位于前列腺后面（直肠面）的后外侧。前列腺淋巴引流主要引流至髂内淋巴链。

二、非创伤性阴囊疼痛、肿胀和肿物

当患者出现非创伤性的阴囊肿物、肿胀或者疼痛，首先要确定病因（表8-2）。引起上述症状的主要疾病包括睾丸扭转、附睾炎、睾丸炎和睾丸肿瘤。良性疾病主要为炎性疾病，多发生于附睾及阴囊。其他常见的非肿瘤性阴囊肿物，如鞘膜积液及疝，也可累及睾丸外间隙。睾丸外肿瘤比较罕见，常为良性。相反，当出现局灶性或弥漫性的睾丸内肿物，其最可能的诊断为恶性肿瘤。对于非创伤性的阴囊病变来说，超声是较为理想的初步检查手段，超声（经7.5～15 MHz换能器）图像显示阴囊病变分辨率较高，与彩色多普勒和频谱多普勒成像相结合可进一步提高诊断的准确率。在95%的患者中，超声检查可以准确区分睾丸肿块和起源于睾丸外间隙的睾丸肿块。

1.*精索扭转* 精索扭转是指精索的异常扭曲，导致睾丸缺血。精索扭转可发生于任何年龄段的患者，但最多见于12个月以内的婴儿以及青少年（约有2/3的精索扭转发生于12—18岁的青少年）。青春期后，精索扭转的发病率逐渐下降。在新生儿期及婴儿期，睾丸、精索与阴囊结合部较为松弛，在阴囊水平以上的整个精索易发生扭转（鞘外扭转）。此外，睾丸于鞘膜内的异常悬吊（睾丸与阴囊后壁的连接不完整）也是导致婴儿和青少年更易发生精索扭转的解剖学因素之一。若精索系膜（附着于睾丸）较短，则易导致睾丸前倾并在鞘膜内旋转（鞘内扭转）。这就是所谓的“钟摆畸形”，“钟摆畸形”常累及

表8-2 阴囊急症

阴囊急症
精索或睾丸附件扭转
附睾炎
睾丸炎
绞窄性疝
睾丸肿瘤
阴囊脓肿（富尼埃坏疽）

双侧睾丸（约70%），发生双侧睾丸同时扭转的患者约占5%。因此，对于“钟摆畸形”的患者来讲，若发生单侧睾丸扭转需进行手术，对侧睾丸也需行固定手术。未下降的睾丸也可发生睾丸扭转。睾丸通过睾丸系膜附着于附睾，当睾丸系膜过长，也易导致睾丸扭转。此种结构上的异常易导致睾丸沿横轴方向发生扭曲，导致另一种较为少见的鞘内扭转。阴囊内的其他结构也可发生扭转，并产生相似的临床症状，其中最常见的即为睾丸附件（胚胎时期苗勒管的残留）扭转。

一旦发生睾丸扭转，对睾丸的“挽救”便依赖于及时的确诊和手术治疗。睾丸扭转可为完全扭转（扭转＞360°）或不完全扭转（更为常见）。睾丸扭转后，可自发性反扭转或再扭转，给临床及影像诊断带来很大的困难。对于精索扭转大于360°的患者来说，在发病5h内对其进行反扭转手术，则挽救睾丸的成功率高达80%；若在发病12h内仍未进行正确处理，则挽救睾丸的成功率仅为20%。对于精索扭转＜360°的患者来说，挽救睾丸的时间窗可相对延长。如果确诊扭转的时间已经超过了挽救睾丸的最佳时间窗（迟发扭转、过期扭转），则建议手术治疗。同时应进行对侧睾丸的固定术。有部分专家建议将长时间缺血而即将坏死的睾丸切除，因为坏死的睾丸可导致机体产生自身抗体，理论上会影响对侧睾丸中精子的产生和成熟，影响未来的生育能力。

精索扭转的初步检查首选结合彩色多普勒的高分辨超声（表8-3）。儿童及成年人的对比研究表明：其敏感性高达85%～100%，且简便易行。如果怀疑有间歇性扭转，必要时可重复超声检查。睾丸扭转的超声表现取决于扭转的持续时间。急性扭转的睾丸的超声图像可表现为睾丸大小、回声均正常；或睾丸肿大并呈弥漫性低回声；又或睾丸内多发低回声区（图8-5）。由于附睾也由睾丸动脉供血，因此附睾也可随之肿大或回声减低，偶可见反应性鞘膜积液。此外，还可见到阴囊皮肤的明显增厚。扭转时间＞12h的睾丸常发生坏死，因此其超声表现为混杂回声，还可见到阴囊皮肤明显增厚。利用双功能及彩色多普勒超声技术对睾丸进行检

表8-3 精索扭转的超声图像表现

扭转可为完全性扭转及不完全性扭转
灰阶超声检查
睾丸：体积正常或增大，内部见斑片状低回声区
附睾：体积正常或增大，低回声
阴囊皮肤：正常或增厚
当发生慢性扭转时，睾丸体积缩小、回声不均
彩色多普勒超声检查
两侧对比观察
病变侧睾丸内未探及血流，或两侧血流显著不对称
当发生不完全扭转时，睾丸内血流也可表现为正常
当发生自发性反扭转时，睾丸内血流增加

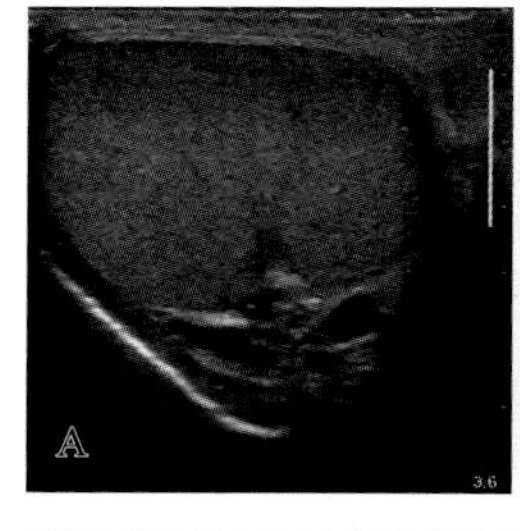

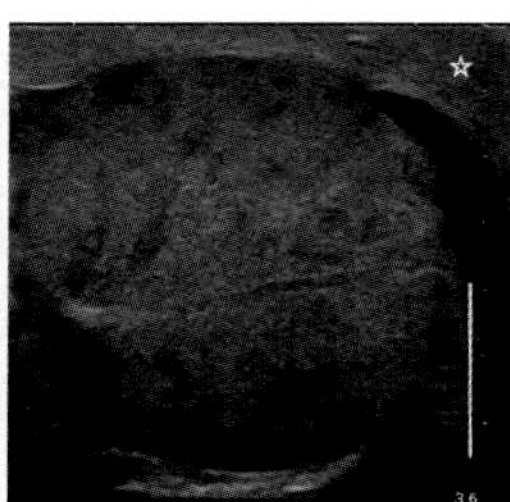
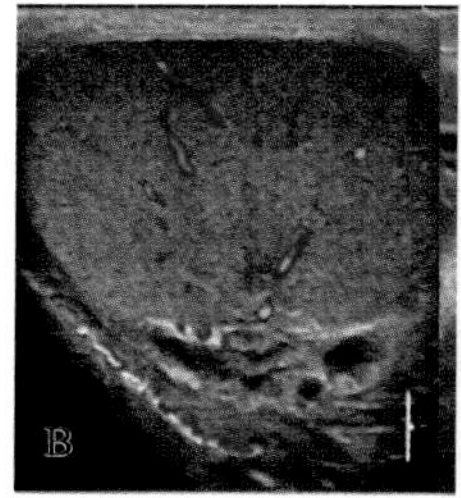

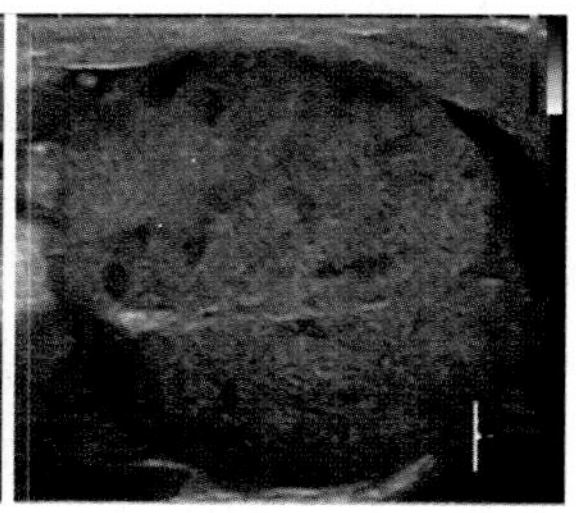

图8-5 男性，15岁，突发左侧睾丸疼痛，左侧睾丸急性扭转。A. 两侧睾丸的横轴位灰阶超声图示：左侧睾丸体积大于右侧睾丸，且睾丸实质内见多发斑片状低回声区。同时可见左侧少量鞘膜积液及左侧阴囊皮肤增厚（星号）。B. 彩色多普勒超声图像（与A图同层面）示：左侧睾丸内未探及血流信号。外科手术发现左侧睾丸发生不可逆损伤，同时对右侧睾丸进行了固定术

查，以下两种情况可提示睾丸扭转：在病变侧睾丸内连续1min未探及血流；在病变侧睾丸内仅探及单条细小的血管，而对侧睾丸内可探及正常弥漫的血流。精索的异常通常提示为血管的扭转，此异常在多普勒超声图像上显示最为清晰。

2. 附睾炎、其他睾丸外肿物　睾丸外病变总结详见表8-4。与睾丸扭转不同，发生于青春期后成年男性的常见阴囊急症为急性附睾炎。在这个年龄段的患者中，急性附睾炎的发生率是睾丸扭转的9倍。患者主要表现为急性或亚急性疼痛，也可能会有发热和排尿困难。体格检查可发现阴囊红斑。约90%的急性附睾炎患者存在脓尿。通常认为，附睾炎是由尿道或前列腺的感染经输精管下行蔓延所致。

附睾炎在超声图像上主要表现为附睾肿大（表8-5）。在大多数附睾炎患者中，附睾表现为均匀一致的低回声，极少情况下也可表现为不均匀或均匀一致的稍高回声（图8-6）。此外，还可见阴囊皮肤增厚及反应性鞘膜积液。当睾丸周围环绕以复杂的液性回声区，则提示合并脓肿的可能；而睾丸实质内的不均匀回声或局灶性高回声则提示睾丸炎（约20%的附睾炎患者同时合并睾丸炎）或睾丸缺血。慢性附睾炎则表现为附睾肿大且回声增高。当附睾无明显肿大时，通常使用彩色多普勒超声来诊断急性附睾炎。正常情况下，即使将血流设置为最低水平，附睾内也仅可探及极少量血流。当多普勒超声探及附睾内血管的绝对值或密度增加时（图8-6B），则为富血管化，提示存在与附睾炎相关的炎性充血。多达20%的附睾炎在灰阶超声图上无异常发现，而彩色多普勒超声则提示附睾异常充血。在25%的附睾炎患者中，富血管化的范围可较为局限（不累及附睾的头部及尾部）。

表8-4　睾丸外病变

	实性	囊性
附睾	附睾炎	附睾囊肿
鞘膜	肿瘤：罕见（腺瘤样瘤） 疝 肿瘤：罕见（间皮瘤）	精液囊肿 鞘膜积液（单纯或复杂）
精索	肿瘤：良性（脂肪瘤）和恶性（横纹肌肉瘤、脂肪肉瘤，罕见）	精索静脉曲张

表8-5　附睾炎的超声表现

附睾体积增大，回声减低
鞘膜积液或积脓
阴囊皮肤增厚
彩色血流增加
合并/不合并睾丸梗死或睾丸炎

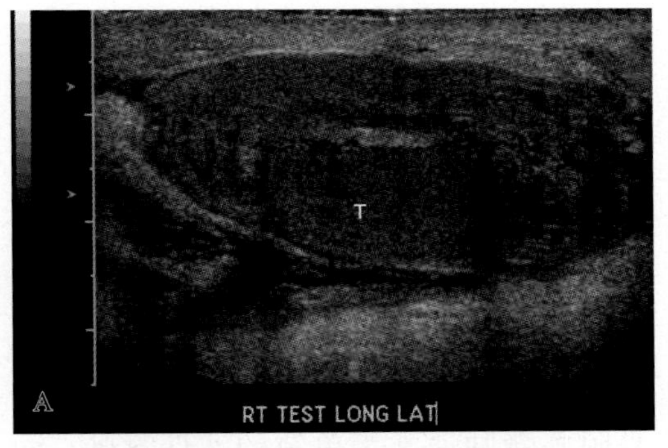

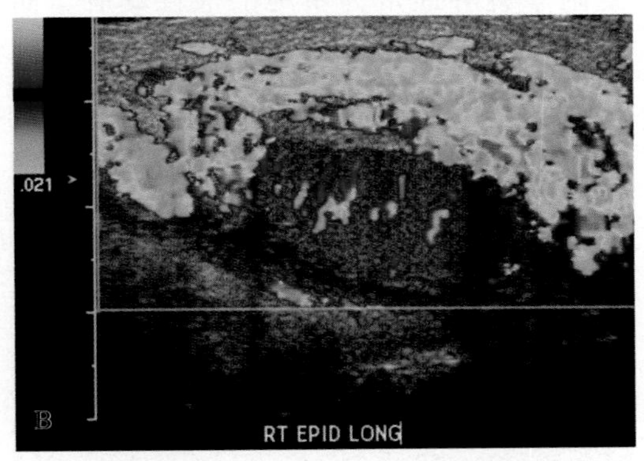

图8-6　27岁男性，左侧睾丸疼痛3d，诊断为急性附睾炎，超声图像（图A、B）。A. 通过右侧睾丸（T）外侧切面的纵向灰度图像，提示附睾弥漫性肿大。B. 彩色多普勒超声图像（与A图为同一切面）示：由于比较弥漫的附睾炎症，彩色多普勒超声图像提示附睾内血流增多。适当的抗生素治疗后，超声表现恢复正常

发生于睾丸外的实性占位主要包括几种罕见的肿瘤，其中最常见的附睾肿瘤为腺瘤样瘤（常见于附睾尾部，为良性错构瘤）。附睾腺瘤样瘤大小可为5～50mm，与睾丸实质相比呈等回声或高回声（图8-7）。平滑肌瘤是附睾中第二常见的肿瘤。此外，发生于附睾的另一种良性肿瘤为乳头状囊腺瘤，其与von Hippel-Lindau（VHL）综合征密切相关。近2/3的附睾乳头状囊腺瘤与VHL综合征相关，双侧附睾乳头状囊腺瘤几乎只发生于VHL综合征的患者。良性间皮瘤起源于睾丸鞘膜，表现为睾丸旁较小的高回声肿物，通常合并较多的鞘膜积液。精索的原发肿瘤可发生于阴囊内。脂肪瘤是精索最常见的良性肿瘤（图8-8），胚胎性横纹肌肉瘤是男孩和年轻男性最常见的精索恶性肉瘤，但较为罕见。

附睾囊肿、精液囊肿、单纯/复杂性鞘膜积液以及精索静脉曲张是常见睾丸外液性肿块。附睾囊肿及精液囊肿表现为体积较小的低回声病灶，通常为附睾管扩张所致。上述病灶的超声影像表现类似，但是附睾囊肿通常为单纯的液性囊肿，而

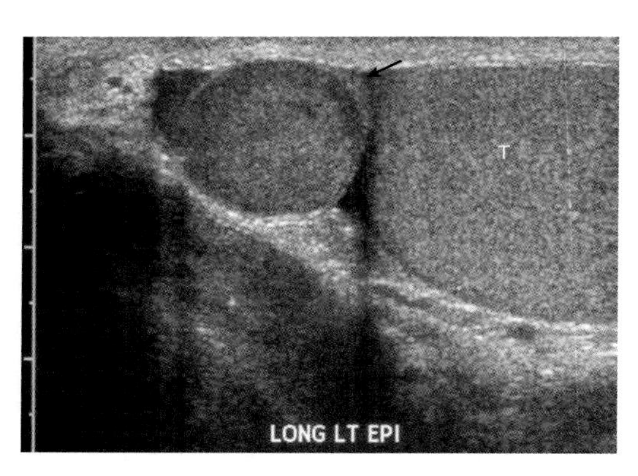

图8-7 38岁男性，发生于附睾头部的腺瘤样瘤。通过左侧睾丸（T）上极的纵向灰度超声图像示：附睾头部可见一直径约18mm的实性肿瘤，边界清晰，正常附睾组织（箭）受推压。此结节为常规体检发现，术后病理证实为附睾腺瘤样瘤，即为附睾最常见的实性肿瘤

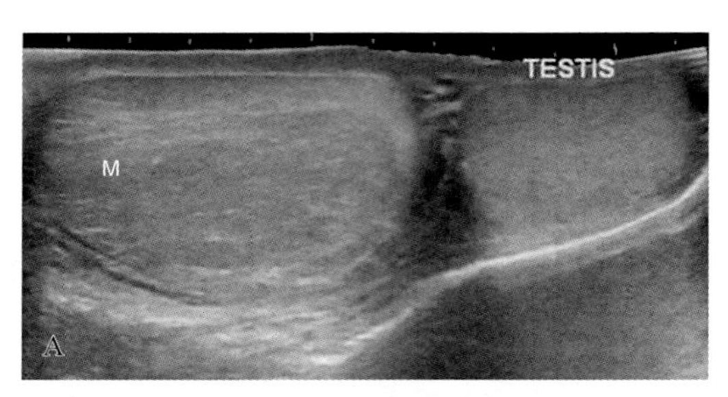

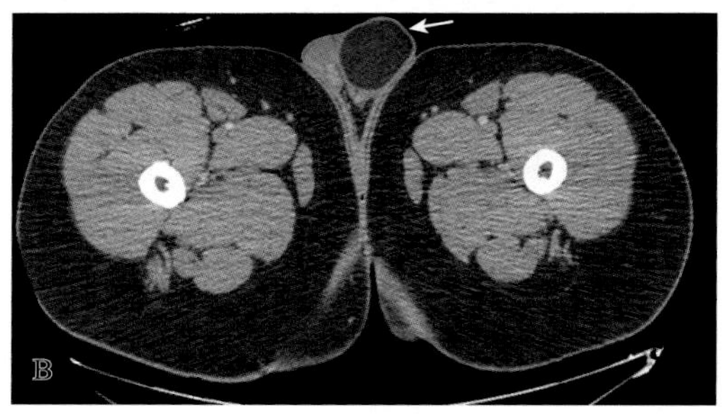

图8-8 精索脂肪瘤。A. 患者因左侧腹股沟肿胀，行超声检查，通过左侧睾丸上部和精索层面的纵切面灰度超声图像示：精索内可见一实性高回声肿物（M），延伸至阴囊上部。B. 通过大腿上部和阴囊层面的增强CT图像示：上述病灶内部为成熟脂肪密度（箭），与精索脂肪瘤的CT表现一致，精索脂肪瘤为最常见的睾丸外阴囊内肿瘤

精液囊肿内含有精子，内部回声信号复杂（图8-9）。上述病灶可发生于附睾长轴的任意位置，但精液囊肿通常发生于附睾头部。精液囊肿可继发于感染或外伤。附睾囊肿和精液囊肿也可继发于输精管切除术。睾丸鞘膜积液是指液体积聚于鞘膜壁层和脏层之间，是无痛性阴囊肿胀最常见的病因（图8-10）。单纯性睾丸鞘膜积液可单独发生，或作为其他疾病的反应性积液，如附睾炎、睾丸炎、扭转、外伤、肿瘤或各种其他非特异性疾病。复杂性的鞘膜积液可由脓肿或血肿引起（图8-11）。精索静脉曲张是指静脉丛中静脉发生异常扩张和扭曲（表8-6）。当睾丸内静脉瓣膜功能不全时，精索静脉曲张表现为可压缩的、动态血管缠结，血管直径＞2mm（图8-12）。站立姿势或Valsalva动作可引

表8-6 精索静脉曲张

精索静脉瓣功能不全导致的精索静脉丛扩张
95%发生于左侧
男性不育的最常见病因（可治疗的）
压迫性的血管缠结，每根血管的直径>2mm
站立姿势或Valsalva动作加重血管扩张
由于静脉梗阻导致的不典型的精索静脉曲张
老年人
新发
右侧
触发性动作后无体积变化

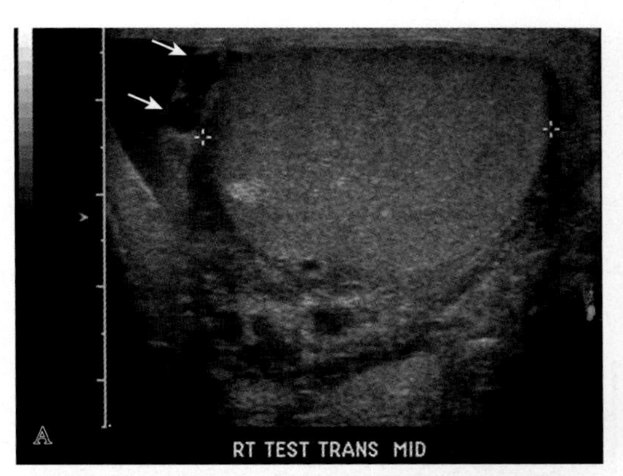

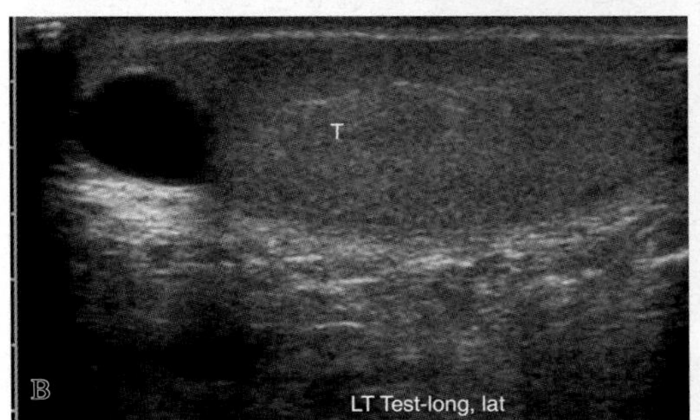

图8-9 体格检查提示阴囊异常，超声图像提示附睾囊肿及精液囊肿。A. 横轴位灰度超声图像（经右侧睾丸中部水平）示：附睾体部可见两处直径约3mm的无回声区（箭），其透声度增大且内部无实性成分。此为附睾囊肿典型的超声表现。B. 通过左侧睾丸（T）外侧切面的纵向灰度超声图（另一位患者）示：位于左侧附睾头的体积较大的囊性病变（直径约12mm）。病灶内部透声度增大，囊壁增厚，且囊内见复杂回声（精子）。此为精液囊肿典型的超声表现

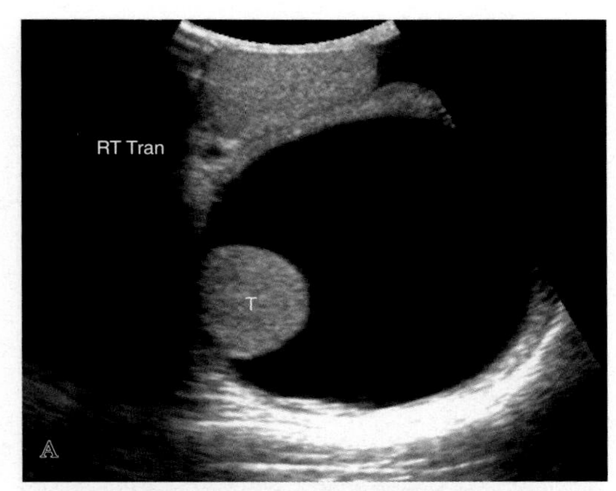

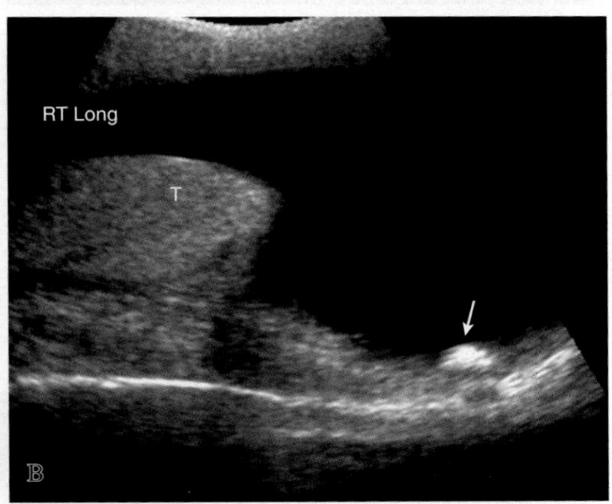

图8-10 右侧睾丸单纯性鞘膜积液，导致慢性阴囊肿胀。阴囊右半的横轴位（图A）及纵向（图B）灰度超声图像示：一体积较大的囊性病灶将睾丸（T）向右侧阴囊壁压迫。此外，还可见位于睾丸下方液体内的高回声（箭，图B），即为阴囊结石（又称阴囊珍珠）。阴囊结石可由睾丸附件扭转、附睾扭转、鞘膜分离的炎性沉积物等因素导致

起静脉扩张。少数情况下，睾丸静脉阻塞也可能引起精索静脉曲张，如由肾细胞癌引起的左肾静脉癌栓或血栓，或其他腹膜后肿瘤引起的静脉闭塞等。此类精索静脉曲张则不可压缩，也不会被触发性动作引发。精索静脉曲张在人群中的总发病率约为15%，其中95%发生于左侧。有证据表明，精索静脉曲张会导致精液的质量逐渐降低，影响生育。由于精索静脉曲张是可治疗的，因此对于不育症患者来说，应针

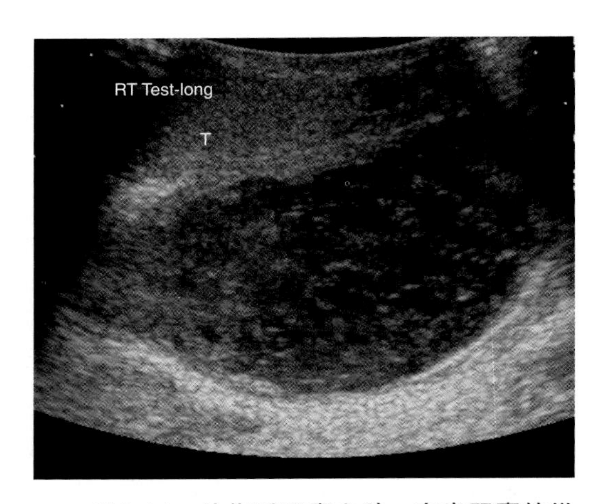

图8-11 外伤后阴囊血肿。右半阴囊的纵向灰度超声图示：阴囊内见一混杂回声（以高回声为主）的液性区域提示血肿，右侧睾丸推压（T）前移。该患者在打斗过程中被踢中阴囊，需仔细检查以免漏诊睾丸损伤

对精索静脉曲张进行筛查。

3.睾丸炎、睾丸脓肿及阴囊脓肿 睾丸实质的感染常继发于细菌性附睾炎，但是，部分情况下，睾丸实质感染可为原发，如继发于腮腺炎的睾丸炎。睾丸炎是腮腺炎感染最常见的并发症，多达25%的青春期男性患者会发生腮腺炎后睾丸感染。约2/3的患者为单侧感染，通常在腮腺炎后7～10d发生。致病原通常为腮腺炎病毒，也可为埃可病毒、B组虫媒病毒和淋巴细胞性脉络丛脑膜炎病毒。

超声图像上，睾丸炎表现为睾丸弥漫性肿大（表8-7），其内部回声多样：可为均一或不均一的低回声，也可为正常回声。彩色多普勒血流图提示：与正常对侧睾丸相比，患侧睾丸单位体积内的血管数增多。40%的患者同时合并附睾及阴囊

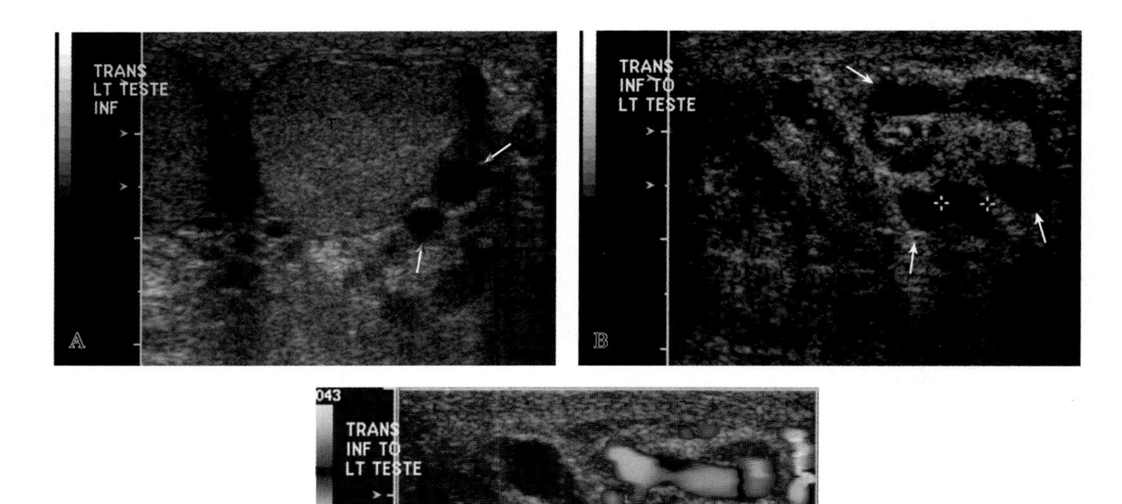

图8-12 精索静脉曲张。A、B. 横轴位灰度超声图像，左侧睾丸（T）下部层面：睾丸下部的血管缠结（箭）。每条血管的横径约为4mm（正常值≤2mm）。C. Valsalva动作时采集彩色多普勒血流图，与图B为同一层面：部分血管扩张，部分血管恢复正常；上述表现符合精索静脉曲张。此次检查的目的是为一名不育症患者查找病因

表8-7　睾丸炎和睾丸脓肿的超声图像

睾丸增大，伴有弥漫性低回声或局灶性低回声区，但不累及白膜
可能与阴囊水肿或附睾炎有关
血流量增加
脓肿：散在的含气体或不含气体复杂结构

皮肤的异常。当睾丸炎表现为局灶性病变时，较难与睾丸癌相鉴别（图8-13）。与睾丸癌不同，局灶性睾丸炎通常不会引起睾丸正常轮廓的扭曲。彩色多普勒超声血流图对于其鉴别诊断也较为困难，因为局灶性睾丸炎和睾丸癌均可出现富血管化，尤其是直径＞1.6cm的病灶。当睾丸炎的炎症过程缓解，睾丸可恢复正常或发生萎缩。萎缩常发生于睾丸炎炎症消退后6个月内。对于腮腺炎后睾丸炎的患者来说，约1/3的患者发生单侧睾丸萎缩，10%的患者发生双侧睾丸萎缩。睾丸脓肿通常为睾丸内囊性病变，囊液信号混杂。此外，还可见阴囊内积气，表现为具有声影的高反射界面。睾丸炎或阴囊炎可能会进一步发展为富尼埃坏疽（会阴坏死性感染），

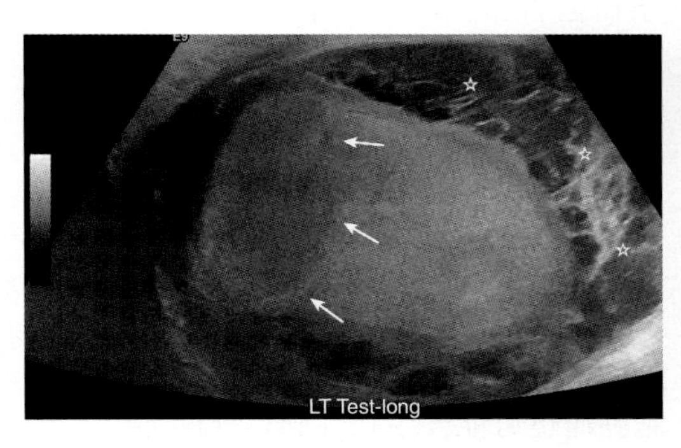

图8-13　睾丸炎伴积脓。患者急性睾丸炎病史，近期出现左侧阴囊疼痛伴发热，纵向灰度超声图像显示：左侧阴囊肿大，其左上部可见低回声区、边界不规则（箭）。单纯通过超声图像，则极易误诊为睾丸肿瘤。临床病史及睾丸周围的复杂性液性成分（星号）有助于睾丸积脓的确诊。尽管如此，在适当的治疗后，仍需对患者进行复查以确保疾病的完全缓解

危及生命。富尼埃坏疽常发生于糖尿病或免疫功能低下的患者。软组织气肿常预示富尼埃坏疽发生的可能性（图8-14）。富尼埃坏疽可危及生命，是泌尿系统急症，需要采取手术清创和抗生素治疗的积极干预措施。

复杂的睾丸内感染/炎性病变需要与睾丸网管状扩张相鉴别，后者也表现为睾丸内的多囊性病灶，但其位于睾丸纵隔附近，且在彩色多普勒血流图上未见内部血流增加。睾丸内导管扩张为良性病变，由附睾或传出小管的阻塞引起，并可双侧同时发生（图8-15）。

4. *睾丸恶性肿瘤*　对于15—49岁的

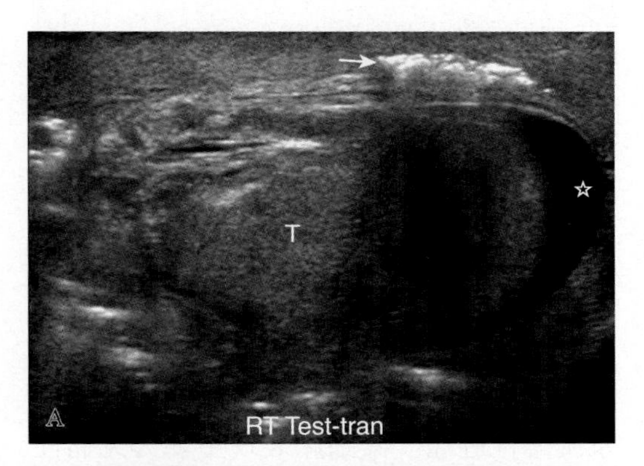

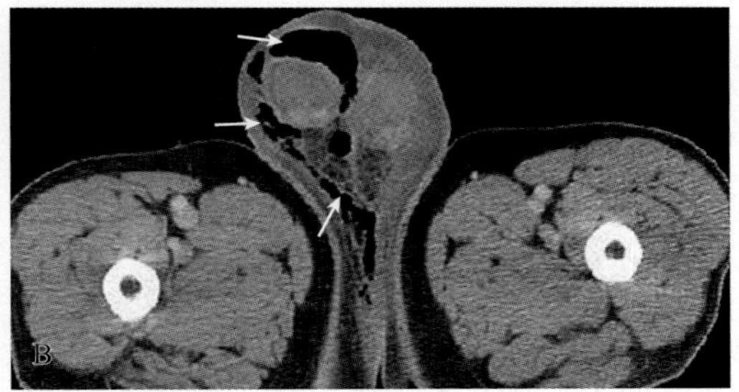

图8-14　阴囊及会阴的富尼埃坏疽。A. 右半阴囊的横轴位灰度超声图像示：阴囊软组织内多发异常回声区；在睾丸（T）上方可见一线状高回声区（箭）伴后方声影，声影掩盖了睾丸信号；并可见少量的反应性鞘膜积液（星号）。B. 通过大腿下部及阴囊上部的横轴位增强CT图像更清晰地显示了阴囊软组织积气的范围（箭）。富尼埃坏疽属于泌尿系统急症，需要对受累组织进行广泛的清创，并辅以抗生素治疗

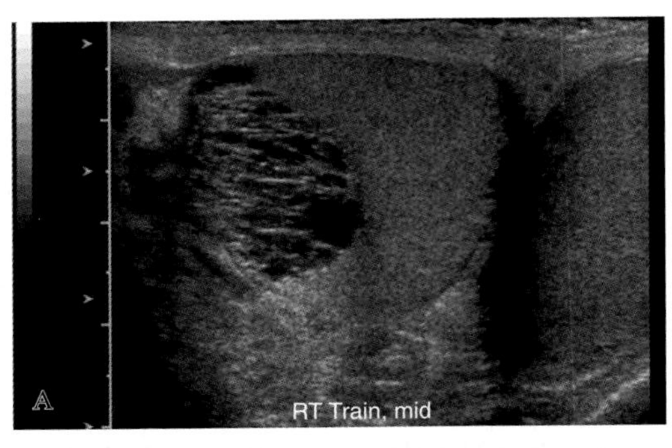

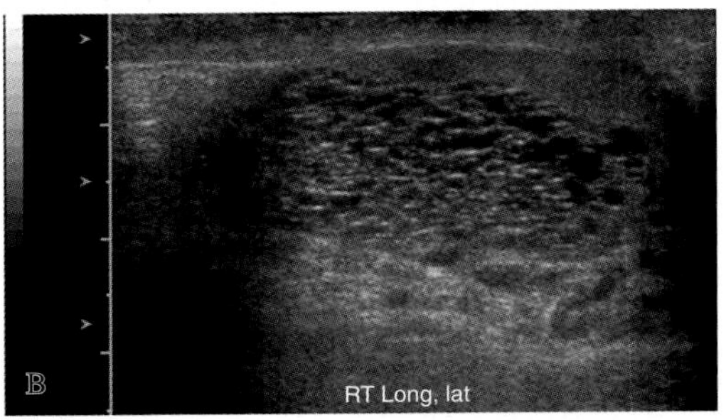

图8-15 睾丸网管状扩张。右侧睾丸的横轴位（图A）及纵向（图B）灰度超声图像示：位于右侧睾丸纵隔的低回声、多囊性病变。纵向图更清晰地显示了上述多囊状结构来自睾丸网的管状扩张。睾丸网管状扩张为良性病变，常为双侧同时受累

男性患者来说，睾丸癌是最常见的非血液系统恶性肿瘤。其临床表现主要为无痛性阴囊肿物，约10%的患者出现其他不适症状。对于处在睾丸癌好发年龄的男性来讲，一旦出现腹膜后、纵隔及肺部肿物，则强烈提示恶性肿瘤的可能，因为约20%的睾丸癌患者在就诊时就已出现远处转移。睾丸癌的危险因素包括隐睾、既往睾丸肿瘤史、阳性家族史、不育症和两性畸形。睾丸原发性肿瘤可分为生殖细胞肿瘤和间质性肿瘤（表8-8）。约95%的睾丸恶性肿瘤为生殖细胞肿瘤。生殖细胞肿瘤又可分为精原细胞瘤和非精原细胞瘤，两者发病率相近。非精原细胞性生殖细胞肿瘤（NSGCT）包括胚胎细胞癌和畸胎瘤以及较少见的绒毛膜癌和卵黄囊癌。精原细胞瘤是最常见的纯细胞类型肿瘤，但总体最常见的则是混合型生殖细胞肿瘤，其包含多种类型细胞。60%的睾丸癌患者血清甲胎蛋白浓度增高，包括混合型肿瘤、胚胎细胞癌和卵黄囊癌。50%睾丸癌患者的人绒毛膜促性腺激素（HCG）水平升高，包括纯精原细胞瘤、胚胎癌和绒毛膜癌。乳酸脱氢酶（LDH）由多个器官产生，精原细胞瘤和NSGCT可使其升高。LDH升高虽无特异性，但是对于已经确诊睾丸肿瘤的患者来说，LDH升高提示肿瘤情况较严重。纯精原细胞瘤患者较少出现甲胎蛋白升高，但约10%的患者HCG水平有所升高。精原细胞瘤和NSGCT之间的鉴别较为重要，因为精原细胞瘤对放疗非常敏感，而NSGCT对放疗不敏感。生殖细胞肿瘤也可能发生在性腺以外的部位，最常见的位置是腹膜后和纵隔。间质性肿瘤仅占睾丸原发肿瘤的5%，且大多数为良性。其中，最常见的两种为间质细胞瘤和支持细胞瘤。部分间质细胞瘤有产生睾酮的能力，其中30%与男性或女性性早熟有关。约1/3的支持细胞瘤可产生雌激素或苗勒管抑制因子，导致男子女性型

表8-8 睾丸癌

危险因素：隐睾症、既往睾丸肿瘤史、阳性家族史、不育症、两性畸形
生殖细胞肿瘤（95%）
精原细胞瘤——无肿瘤标志物，对放疗敏感
混合型——最常见的类型为畸胎瘤
非精原细胞瘤——比精原细胞瘤更具侵袭性
·胚胎癌——甲胎蛋白及人绒毛膜促性腺激素升高
·卵黄囊癌——甲胎蛋白升高
·绒毛膜癌——人绒毛膜促性腺激素升高
·畸胎瘤——甲胎蛋白升高
非生殖细胞肿瘤及间质性肿瘤
间质细胞瘤——产生雄激素
支持细胞瘤——产生雌激素
转移瘤
淋巴瘤——最好发于老年男性，常双侧受累
白血病
前列腺癌及肺癌

乳房。

睾丸也可发生继发性肿瘤，常继发于泌尿生殖系的原发肿瘤。对于60—80岁的老年男性来说，睾丸淋巴瘤是最常见的原发性和继发性睾丸肿瘤。尽管很多患者因睾丸病灶就诊，但常可在检查过程中发现睾丸外淋巴瘤。对于患有急性白血病的儿童来说，由于血液-性腺屏障的存在，化疗药物较难对睾丸内病灶起作用，且疾病常于此处复发。肺癌和黑素瘤也可转移至睾丸，但较为罕见。

虽然多数睾丸肿瘤可于体表触及，但当临床高度怀疑睾丸肿瘤，又或患者出现睾丸疼痛、鞘膜积液导致不易评估时，除体格检查外，还应建议患者行超声检查以明确病变（表8-9）。对于患有性腺外生殖细胞肿瘤的患者，也应进行阴囊超声检查来除外肿瘤原发于睾丸的可能。精原细胞瘤通常表现为均匀一致的低回声区，常为局灶性病变，也可为多灶性或弥漫性。当精原细胞瘤为局灶性且发生在睾丸边缘，则会导致白膜凸起。肿瘤与睾丸实质之间的交界面通常较清晰（图8-16）。少数情况下，当病变较为弥漫，病变侧睾丸的超声图像表现仅为弥漫性低回声，只有与健侧睾丸对比时才易发现异常。淋巴瘤或转移性肿瘤通常表现为局灶性低回声肿块，与精原细胞瘤较难鉴别（图8-17）。相反，混合型生殖细胞瘤

表8-9 睾丸癌的超声表现

精原细胞瘤的典型表现为低回声肿块
鉴别诊断：睾丸炎、脓肿、血肿、挫伤、局灶性梗死
白膜凸起
混合型生殖细胞肿瘤和非精原细胞型生殖细胞肿瘤：病灶内高回声及囊性成分
强回声瘢痕或钙化：耗竭型肿瘤
睾丸弥漫性低回声
鉴别诊断：缺血或梗死、睾丸炎

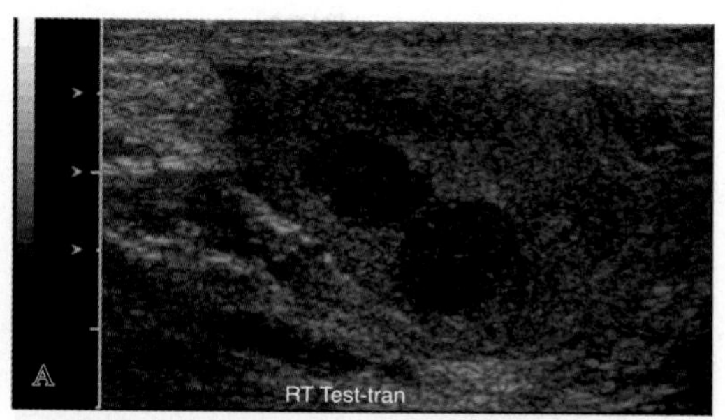

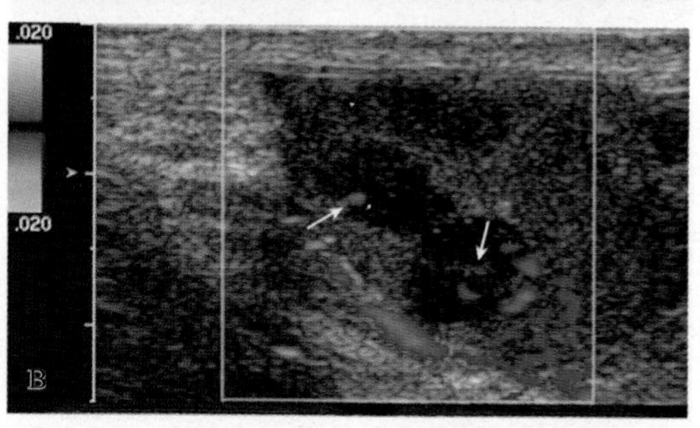

图8-16 39岁男性，右侧睾丸精原细胞瘤超声图像。同层面纵向灰度图像（图A）及彩色多普勒血流图（图B）示：在右侧睾丸内侧见两处边界清晰的低回声病灶。值得注意的是，病灶内无透声增强且内部可探及血流信号（箭，图B），提示该病灶为实性病灶。病理提示：纯精原细胞瘤

或NSGCT（尤其是胚胎细胞癌）常表现为不均一回声，内部见囊性区域或高回声区（图8-18）。NSGCT边缘欠清晰，病变侧睾丸的轮廓通常呈分叶状。彩色多普勒超声图显示多数＞1.6cm的睾丸肿瘤为富血供肿瘤（即与睾丸实质相比，肿瘤内血流增加）；相反，体积较小的肿瘤则为乏血供肿瘤。肿瘤的细胞类型与血供类型无关。

超声检查的主要目的是确定病灶的位置（睾丸内/外）、单发/多发、单侧/双侧、实性/囊性。上述信息在诊断过程中起着较为重要的作用：实性单发的睾丸内病变通常为肿瘤；而囊性、睾丸外、双侧受累或多发的病变常为良性。对于睾丸内局灶性肿物来讲，鉴别诊断包括：睾丸炎、血肿及脓肿。睾丸弥漫性病变可为

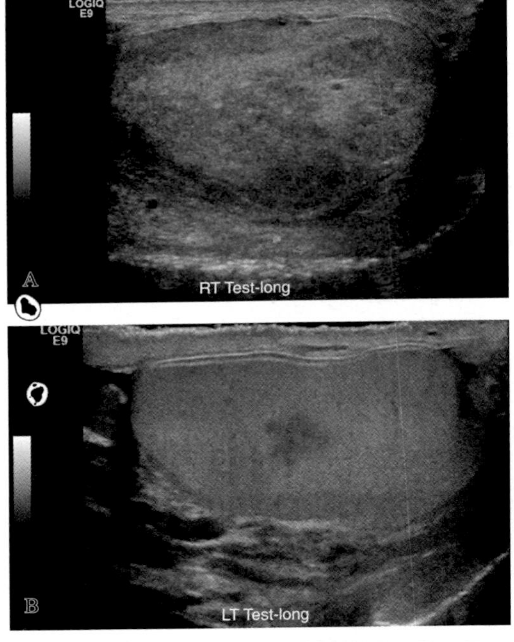

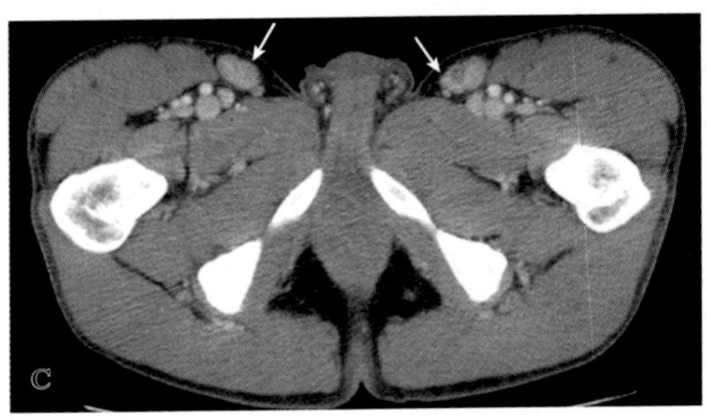

图8-17　62岁男性患者，睾丸淋巴瘤。纵向灰度超声图像（图A：右侧睾丸，图B：左侧睾丸）示：右侧睾丸弥漫性肿大，内部结构扭曲；左侧睾丸中心可见一边界不清的局灶性低回声区。若单独考虑，则右侧睾丸病变提示弥漫性肿瘤性病变，左侧睾丸病变则提示局灶性肿瘤性病变。患者的年龄及双侧发病的特征与生殖细胞肿瘤不符。图C. 通过盆腔下部层面的横轴位增强CT图像，示：双侧腹股沟多发肿大淋巴结（箭）。这并不是原发性睾丸肿瘤典型的转移方式。腹股沟淋巴结活检提示：非霍奇金淋巴瘤。睾丸病变于化疗后缓解

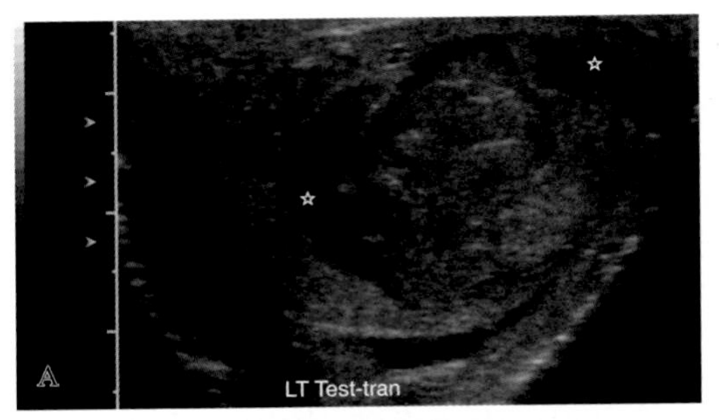

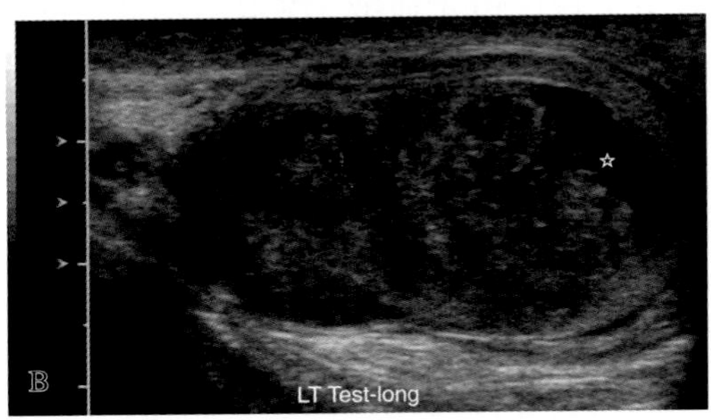

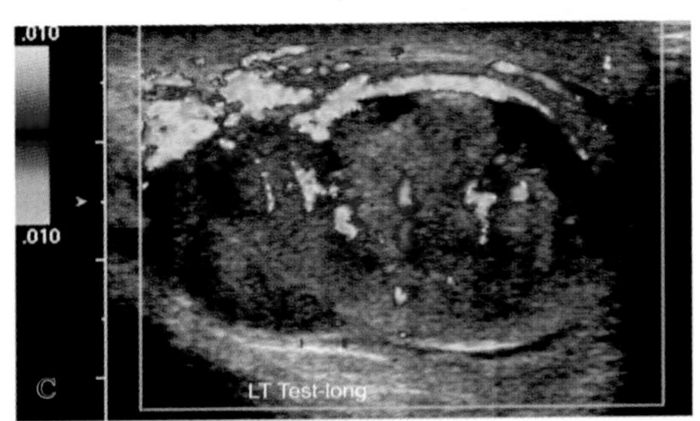

图8-18　17岁男性，触诊发现阴囊异常，确诊为非精原细胞性生殖细胞肿瘤，超声图像。左侧睾丸的横轴位（图A）及纵向（图B）灰度超声图像示：左侧睾丸内病灶，边界不清、边缘呈分叶状，内部回声不均示实性病灶内见多发囊性成分（星号）。图C. 彩色多普勒超声血流图提示病灶内部可探及血流信号。睾丸的病理活检提示：以胚胎癌为主要成分的混合型非精原细胞瘤

睾丸炎、睾丸梗死以及弥漫性肿瘤。少数情况下，睾丸癌与睾丸炎性病变也较难鉴别。炎症反应伴发的睾丸外病变也应注意观察，如附睾肿大、阴囊皮肤增厚、单纯或复杂性鞘膜积液。上述病变较少与睾丸肿瘤伴发，但是约10%的睾丸肿瘤患者会出现少量的鞘膜积液。

5.睾丸钙化及睾丸微石症　阴囊超声检查偶可发现睾丸钙化、睾丸钙化与一系列疾病相关。分散的体积较大的（3～9mm）高回声钙化灶常发生于睾丸肿瘤中，包括畸胎瘤、精原细胞瘤、胚胎

细胞癌和支持细胞瘤或间质细胞瘤。睾丸畸胎瘤的钙化灶常较粗大、不规则，且肿瘤内部呈混杂的囊性/实性回声。治疗后的睾丸肿瘤或耗竭肿瘤表现为线状的高回声瘢痕或粗大（＞3mm）钙化灶（图8-19）。炎性缓解后、陈旧性血肿或小梗死灶也会导致睾丸的钙化、瘢痕以及轮廓的异常。睾丸微石症是曲细精管管腔内多发退行性钙化灶。上述钙化灶大小为1～2mm，尽管呈较高回声，但很少伴有后方声影。高分辨超声可提高睾丸微石症的检出率：普通超声检查提示为正常的男性，高分辨超声下发现睾丸微石症者高于5%；而既往有阴囊不适症状的患者其发病率更高。睾丸微石症可分为轻微型（每个图像视野内＜5个病灶）或经典型（每个图像视野内＞5个病灶）。经典型的睾丸微石症通常为双侧对称受累（图8-20）。睾丸微石症与其他一系列疾病相关，如隐睾症或萎缩性睾丸、肺泡微石症、克兰费尔特综合征、唐氏综合征、男性假两性畸形以及其他导致不孕症的疾病。睾丸微石症最重要的临床意义就是与睾丸癌相关（图8-21）。尽管目前还尚未阐明睾丸微石症是否为睾丸癌的诱发因素，或其是否为一种类似于上皮内生殖细胞肿瘤的癌前病变，但是一旦确诊该病，应告知患者其重要的临床意义并建议其规律复查。当体格检查异常或患者出现阴囊不适的症状时，均应进一步行阴囊超声检

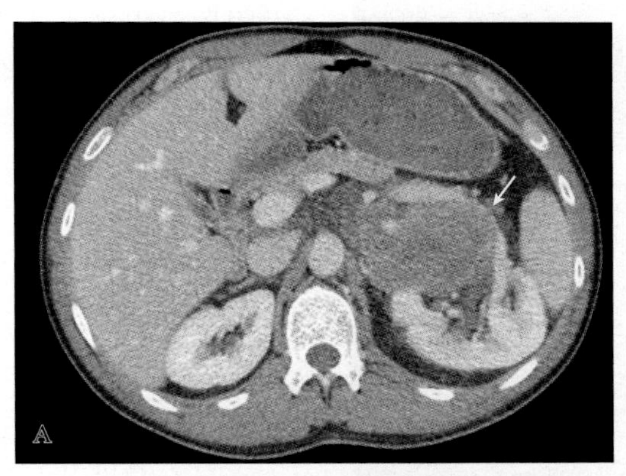

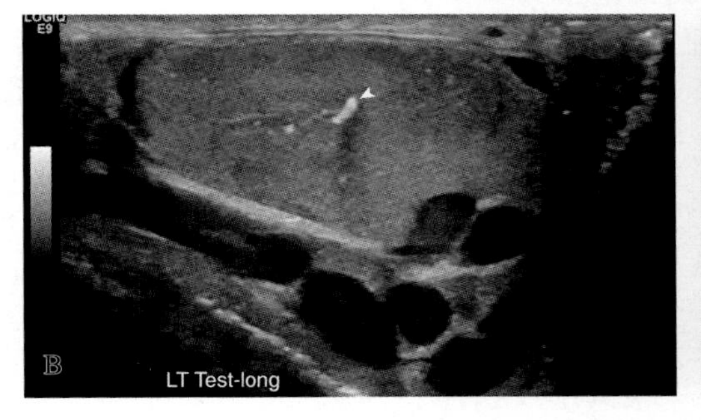

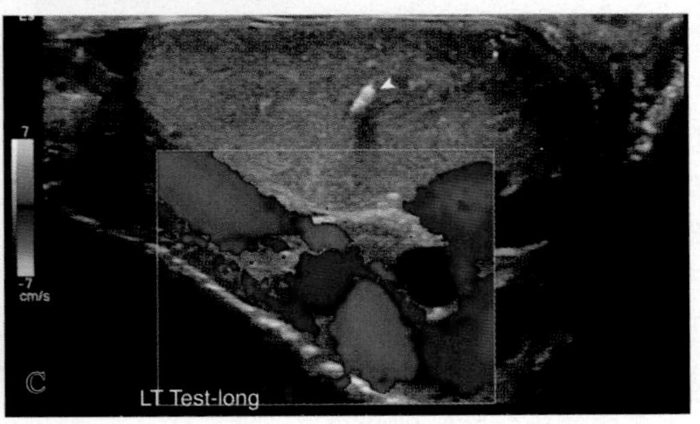

图8-19 睾丸耗竭肿瘤伴腹膜后淋巴结转移。图A. 37岁男性，腹部不适。双肾中部水平增强CT图像（横轴位）示左侧肾门区域巨大肿块影，密度不均，将左肾静脉向前推移（箭）。临床高度怀疑左肾门肿块为睾丸肿瘤转移所致，所以进一步行睾丸的纵向灰度超声图像（图B）及同层面彩色多普勒血流图（图C），图像提示：左侧睾丸中部见长约4mm的线状钙化灶，伴后方声影（箭头，图B、C）。腹膜后肿物活检，病理提示为精原细胞瘤。原发的睾丸肿瘤发生退化，仅残留钙化灶。值得注意的是，患者新近出现的左侧精索静脉曲张，考虑为转移性淋巴结导致了左侧生殖静脉梗阻所引起

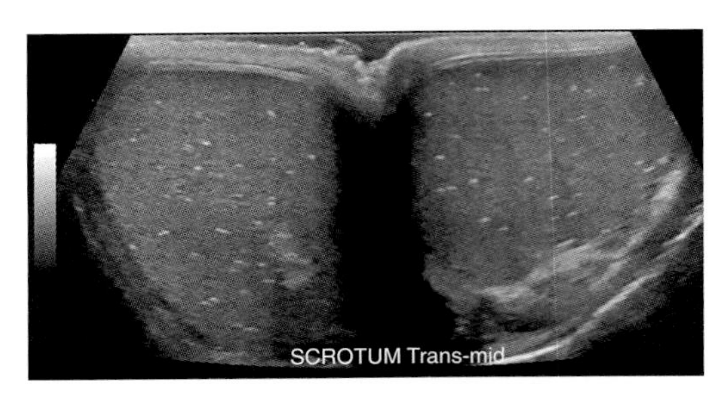

图8-20　睾丸微石症典型的超声表现。横轴位灰度超声图像（经阴囊中部水平）示：双侧睾丸实质内弥漫多发的细小点状高回声，不伴声影。典型睾丸微石症的诊断标准：每个超声图像视野内上述病灶＞5个

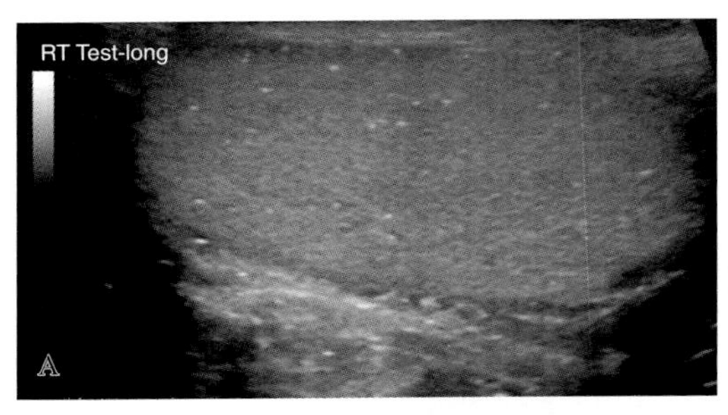

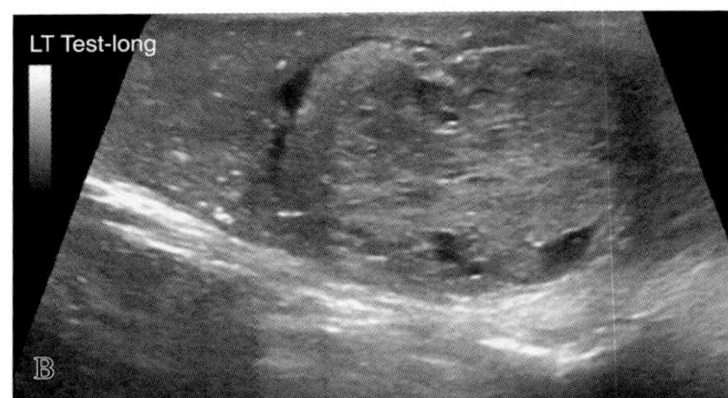

图8-21　20岁男性，患有睾丸微石症，合并非精原细胞型混合型生殖细胞肿瘤。右侧睾丸（图A）及左侧睾丸（图B）的纵向灰度超声图提示双侧睾丸内多发点状高回声，弥漫分布于双侧睾丸实质，不伴声影。左侧睾丸下部可见一边界不清的混杂回声区，病灶内部见囊性成分及少量微石。肿瘤以畸胎瘤成分为主，另含少量卵黄囊和胚胎细胞成分

查。对于患有睾丸微石症以及其他睾丸癌高危因素的患者，应进行定期的阴囊超声检查。

三、睾丸癌的分期

原发性睾丸癌可经淋巴系统转移或血行转移（表8-10），其中，血行转移通常转移至肺、肝、脑及骨骼，但常发生于淋巴转移之后。睾丸的淋巴引流途径与睾丸静脉或精索内静脉相伴行。左侧睾丸癌的前哨淋巴结组是左肾门旁淋巴结组，位于左肾静脉尾侧（图8-19）。右侧睾丸癌首先转移至腔静脉旁淋巴结组，位于右肾静脉水平或稍下方。右侧睾丸的淋巴回流可跨越中线引流至左侧腹膜后，然而左侧却极少引流至右侧腹膜后。在转移至前哨淋巴结之后，可继续转移至肾门或胸廓水平下方的椎旁淋巴结。当睾丸肿瘤局部累及附睾或阴囊，其淋巴转移途径则有所变化。当肿瘤累及附睾，则肿瘤转移至髂外淋巴链；当累及阴囊，则转移至腹股沟淋巴结。腹腔内淋巴引流至胸导管，进一步注入左侧头臂静脉。经此途径，肿瘤可转移至肺、纵隔或锁骨上淋巴结。睾丸癌中有一类较为特殊——绒毛膜癌，其最常见的转移途径为血行转移，而不是淋巴转移。

对于腹部和胸部病变的显示及分期，CT是最常用的影像学检查方法。CT主要显示肿瘤、淋巴结以及转移类型，通常将患者分为早期或进展期（表8-11）。腹部

表8-10　睾丸癌的转移

3%～5%的睾丸癌有性腺外起源（纵隔、腹膜后、骶尾部、松果体）
就诊时即发生转移：5%的精原细胞瘤；33%的非精原细胞生殖细胞肿瘤
前哨淋巴结：左肾门旁淋巴结组、下腔静脉旁右侧肾门淋巴结组
累及附睾的睾丸肿瘤，淋巴引流入髂内淋巴结
累及阴囊的睾丸肿瘤，淋巴引流入腹股沟淋巴结
血行转移到肺和肝

表8-11 睾丸癌的分期系统

Ⅰ期
肿瘤局限于睾丸内
Ⅱ期
A：较小的淋巴结转移（通常基于影像学检查），且局限于膈下
B：巨大的腹膜后淋巴结转移
Ⅲ期
肿瘤经淋巴道转移，累及膈上
Ⅳ期
发生淋巴结外转移（肺、肝、骨或中枢神经系统）

CT对睾丸外淋巴结转移的敏感性为70%，特异性约为70%（以≥8mm为转移性淋巴结的诊断标准）。MRI的敏感性和特异性与CT相近，可作为辅助性检查手段。

四、阴囊的外伤性损伤

阴囊外伤是导致阴囊疼痛的第3大常见原因，仅次于睾丸附睾炎以及扭转。阴囊的暴力钝性外伤会导致在外伤后极短的时间内发生睾丸破裂。患者也可出现头痛、恶心及呕吐。体格检查常发现阴囊重度压痛、阴囊瘀斑以及肿胀。值得注意的是，若轻微的外伤即引起了睾丸破裂，则要注意是否合并睾丸肿瘤的可能。对于睾丸外伤来说，应及早进行手术探查和修复，以降低死亡率并尽可能避免睾丸切除。如果睾丸白膜受到损伤，失活的曲细精管则被挤压至白膜及鞘膜的潜在腔隙之间，此时需要外科手术清创。除了可疑睾丸破裂外，较大的阴囊血肿也是外科手术探查的指征。较大的阴囊血肿具有占位效应，会压迫同侧睾丸引起缺血（图8-11）。此外，睾丸破裂后也可继发感染。

对于发生阴囊外伤性创伤的患者，应进行阴囊超声检查，以明确有无睾丸实质的破裂（决定是否进行急诊手术）以及评估阴囊血肿的大小（表8-12）。此外，阴囊超声也可排除其他引起阴囊疼痛的常见

表8-12 睾丸外伤的超声表现

多灶性线状低回声区
睾丸轮廓不规则
由血肿导致的复杂性鞘膜积液或睾丸外肿块
或需使用低频换能器
考虑是否合并睾丸肿瘤

疾病，尤其是在外伤史不明确的情况下。对于有明确阴囊外伤史的患者，超声检测出外伤后睾丸破裂的准确性接近100%。睾丸外伤最敏感的征象为睾丸轮廓不规则或边缘不清晰，提示睾丸白膜破裂或不连续（图8-22）。超声检查到睾丸鞘膜破裂，对于提示睾丸损伤的敏感性为50%，特异性为75%。睾丸实质内的局灶性高回声或低回声区与挫伤或血肿有关（图8-23）。正常情况下，睾丸实质为均匀回声，当睾丸实质内出现局灶性线状或复杂多灶性（较多见）回声不连续，则提示睾丸破裂。在破裂的睾丸周围，超声可探及固态或半固态回声区，该异常回声区常被当成破裂的睾丸本身，而它实则为血肿以及突出的睾丸实质。睾丸超声检查常使用高频换能器，因其空间分辨率较高。然而，阴囊的钝性损伤最易出现睾丸血肿，并导致睾丸

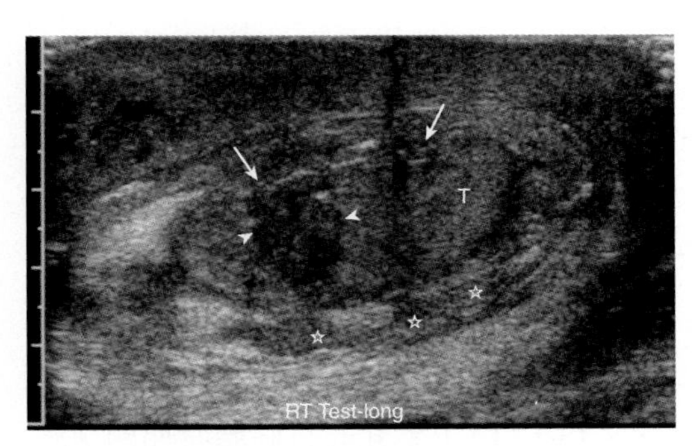

图8-22 睾丸破裂。男性患者（酒吧打架后），右侧睾丸的纵向图像，示：睾丸下表面的睾丸白膜高回声不连续（箭）。睾丸的下部实质未见异常（T）。睾丸上部实质内的低回声区（箭头）经手术证实为睾丸破裂，周围挫伤。另可见阴囊皮肤增厚，睾丸周围环绕高回声区（星号）提示血肿

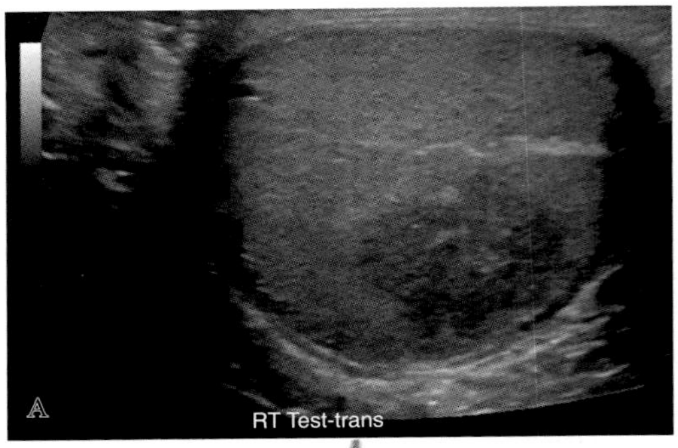

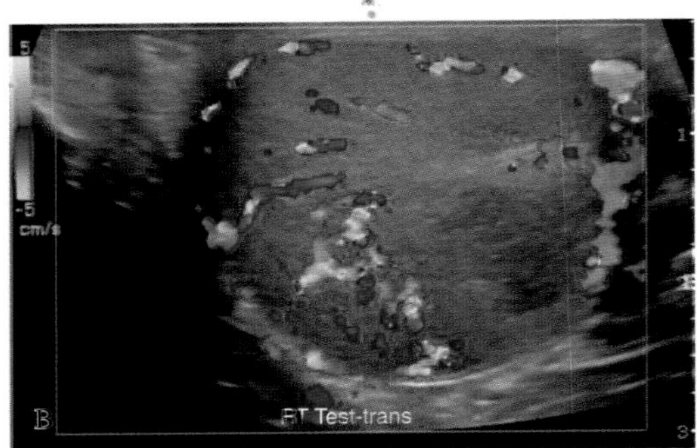

图8-23　自行车车祸后，睾丸内血肿。A.经右侧睾丸中部水平的横轴位灰度超声图像示：睾丸白膜完整，睾丸后部实质内见边界不清的低回声区。B.彩色多普勒超声血流图（与图A为同一层面）示上述病灶内无血流信号。尽管病灶与睾丸内肿瘤的表现类似，但是患者的临床病史以及病灶内无血流信号，更加提示血肿的可能。超声随诊后，该病灶逐渐吸收

肿大，该情况下，应使用低频换能器。低频换能器可增加视野探测的深度，有利于观察移位或受压的睾丸。

五、睾丸未降（隐睾症）

隐睾症是指睾丸未正常存在于阴囊内（表8-13）。由于睾丸起自胚胎时期的腹膜腔，因此，隐睾症患者的睾丸可存在于其正常下降路径中的任何位置，上至肾脏下极，下至阴囊上部。按发病部位及发病率排序，隐睾症最好发的4种类型依次为：可回缩型、腹股沟型、腹腔内及异位型。可回缩型睾丸可在阴囊底部与腹股沟之间

表8-13　睾丸未降

类型：可回缩型、腹股沟型、腹腔内及异位型
并发症：不育症、肿瘤、扭转、创伤
对侧睾丸发生睾丸癌的风险增高
超声表现
位于腹股沟环近侧
睾丸体积较小，或弥漫性低回声
若超声检查为阴性，则建议进一步行CT或MR检查

间歇性移动，80%的患者为6～11个月的男婴。睾丸回缩是由自发性或反应性提睾肌收缩所致，较少发生于青春期后的男性。腹股沟型睾丸位于腹股沟内外环之间。大多数腹腔内睾丸位于腹股沟内环附近（图8-24）。隐睾症中最罕见的类型为

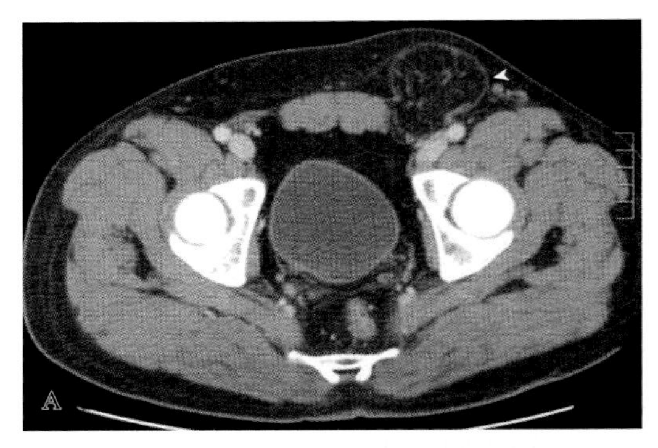

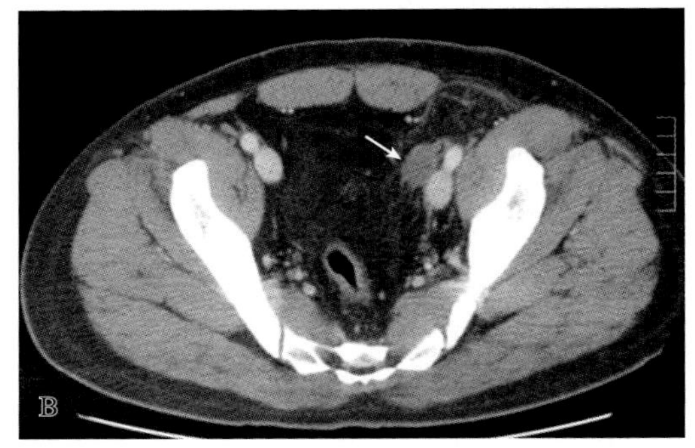

图8-24　30岁男性，腹腔内睾丸伴腹股沟疝。A.患者主诉为左侧腹股沟区突出性肿物，横轴位增强CT图像（通过骨盆下部水平）示：左侧腹股沟区突出性肿物为疝囊，内部可见肠系膜脂肪（箭头）。然而，体格检查却发现阴囊空虚，未触及疝囊。B.横轴位增强CT图像（通过骨盆上部水平）示：左侧睾丸位于腹股沟内环上方（箭），髂外血管内侧

异位型睾丸，异位睾丸不位于睾丸下降的正常路径，最常见的异位部位为腹股沟浅囊，其他的部位包括股管、耻骨上区、会阴以及对侧阴囊（横向异位）。很大一部分隐睾症患者（≥15%）的隐睾睾丸不可触及，由于成年人隐睾症并发症的存在，牢记此特征尤为重要。

隐睾症最常见的并发症为不育症、肿瘤、扭转以及外伤。至2.5岁时，隐睾症患者的睾丸即发生不可逆的组织学改变，进而导致与其相关的并发症，如不育症及肿瘤。睾丸下降不良会影响精子的产生。即使在单侧隐睾症中，也可能存在对侧阴囊睾丸的精子发生缺陷，因为在手术矫正隐睾后，平均生育率仅为60%。约1/3的隐睾症患者同时合并沃尔夫管起源的结构异常，后者会对生育功能产生影响。上述异常主要包括精囊囊肿、输尿管异位开口于输精管或精囊，以及附睾、精囊或输精管发育不全。约10%的睾丸癌发生于具有隐睾史的患者；而隐睾症患者的睾丸癌发生率比正常男性高40倍。上述风险仅存在于隐睾症患者未及时进行手术干预的情况下（超过5岁）。因此，对于隐睾症患者，建议在2岁左右进行外科手术干预。隐睾睾丸最常见的恶性肿瘤组织学类型是精原细胞瘤，其次是胚胎细胞癌（图8-25）。腹腔内隐睾睾丸发生恶变的概率为腹股沟管隐睾睾丸的4倍。有趣的是，在单侧隐睾症的患者中，约有15%的睾丸癌发生于正常下降的对侧睾丸。

通常情况下，位于阴囊上部或腹股沟管内的睾丸，可通过临床触诊检测到。当睾丸位于腹股沟韧带水平或其尾端时，临床触诊困难或结果模棱两可，可选择超声检查确诊。隐睾睾丸通常很小并且可能难以与腹股沟淋巴结区分开，因此识别睾丸纵隔十分重要。由于约1/4的未下降睾丸是不可触及的，因此术前影像学检查的最主要目的就是对其进行定位。然而，对于腹腔内睾丸的定位，任何影像学检查方法都存在一定的问题。MRI具有以下优势：睾丸于T_2WI图像上具有特征性外观；无

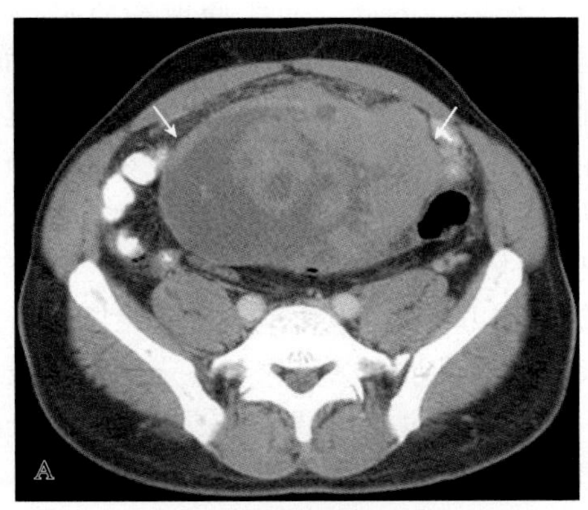

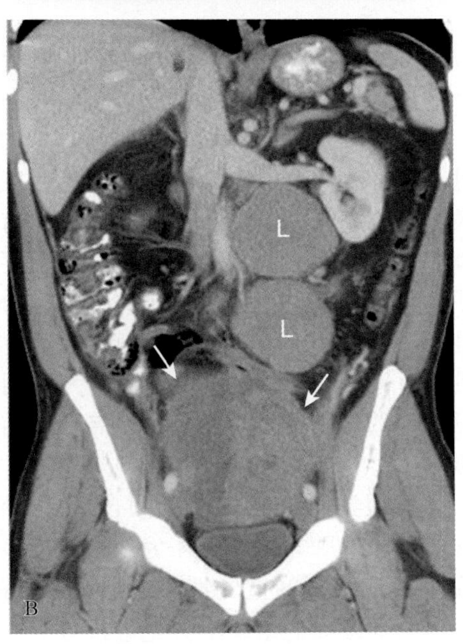

图8-25 46岁男性，腹腔内睾丸的精原细胞瘤，伴转移性淋巴结肿大。A.患者主诉：盆部不适数周。横轴位增强CT（通过下腹部水平）图像示：下腹部腹腔内巨大占位，密度不均（箭），中心见坏死成分。B.冠状位重建图像示：下腹部腹腔内肿块（箭），以及左侧腹膜后的肿大淋巴结（L）（沿左侧睾丸静脉走行）。对盆腔肿物进行穿刺活检，病理提示精原细胞瘤。患者自知其左侧睾丸未下降

电离辐射。因此，对于腹股沟管周围睾丸的定位，MRI已大幅度取代CT。然而，此方面的临床经验仍有限。性腺静脉造影用于隐睾睾丸的定位，有赖于对蔓状静脉丛的识别，但它在技术上具有挑战性，特别是对于年龄＜12个月的儿童。腹腔镜检查可以直观可视化地对生殖系统进行观察，目前已被列为隐睾睾丸定位的手段之一，尤其是适用于疑诊为腹腔内睾丸的患者。

六、前列腺结节/前列腺体积增大

1.前列腺癌　前列腺癌是最常见的男性非皮肤恶性肿瘤，是美国男性癌症相关死亡的第二大常见原因。然而，前列腺癌的存在与其潜在的死亡率之间却存在矛盾。尸检结果表明，20%～50%的男性存在无症状的前列腺癌。而在一生中，约每6名男性中就有1名被确诊为前列腺癌，而约每36名男性中仅有1名死于前列腺癌。

病理学家已经认识到肿瘤分化、DNA含量和原发肿瘤的大小作为预测前列腺癌临床行为因素的重要性。依据Gleason系统对前列腺癌的组织学分化进行分级。病理学家认识到前列腺癌的5种不同的恶性腺体类型，并将其分为Gleason 1～5级。1级为分化良好型，5级为分化最差型。1～3级的前列腺癌较少发生淋巴结转移，而4～5级的前列腺癌则存在发生淋巴结转移的潜在可能。由于在单一的组织样本中常出现1种以上的组织学类型，因此，在临床工作中，通常将两种主要的腺体类型等级相加得出Gleason评分：Gleason 2～4分为高分化，Gleason 5～7分为中分化，Gleason 8～10分为低分化。此外，病理学家还确定了肿瘤大小与临床侵袭性的关系，进而突显了影像学检查的重要性。相对于体积较大的原发性肿瘤，体积较小的肿瘤（体积＜1.5cm^3，平均直径为1.3～1.4cm）发生局部侵袭及远处转移的可能性更小。原发肿瘤体积达2.5～3.5 cm^3（平均直径为1.7～1.9cm）时，更易导致精囊腺受累；而原发肿瘤体积达4 cm^{3}及以上（平均直径约2.0cm）时，才易发生淋巴结转移和内脏转移。此外，值得注意的是，随着肿瘤体积的增大，其组织学分化逐渐降低；因此，总体来说，肿瘤的体积越大，其临床行为越具侵袭性，肿瘤的临床意义则越大。

前列腺癌的诊断和临床分期目前包括：直肠指检（DRE）、前列腺特异性抗原（PSA）血液检查和经直肠超声（TRUS）；其中，TRUS主要用于诊断及引导前列腺穿刺活检。单独进行DRE，对于诊断前列腺癌是不够的；因为此种检查方法仅能检测出较晚期的前列腺癌。在DRE检查阳性的前列腺癌患者中，约30%的患者已发生淋巴结转移或远处转移；剩余的部分患者中，约35%在手术过程中发现有前列腺外的侵犯。体积较小的癌较难触及，且在前列腺某些区域内的前列腺癌也无法通过体格检查直接检出。在20世纪80年代后期引入的PSA试验对前列腺癌的治疗产生了重大影响。PSA是一种激肽释放酶样的丝氨酸蛋白酶糖蛋白，仅由内衬于前列腺腺泡和导管的上皮细胞产生。在精液中，PSA直接参与精液凝固物的液化。PSA以低于4.0ng/ml为正常阈值。值得注意的是，一些体积较小的前列腺癌（体积＜1cm^3）或分化较差的前列腺癌其PSA并不升高。因此，多达1/3的前列腺癌患者PSA水平处于正常值范围。PSA在4.0～9.9ng/ml，约25%的患者患有前列腺癌；PSA＞10ng/ml，约85%的患者患有前列腺癌。值得注意的是，PSA水平升高不仅仅发生于前列腺癌的患者，前列腺活检、良性前列腺增生（BPH）、急性或慢性前列腺炎、前列腺上皮内瘤变以及前列腺实质梗死PSA也可升高。不可仅凭PSA结果进行诊断，应与DRE，TRUS以及活检结果相结合。

前列腺TRUS可用于经DRE及PSA检查后疑诊为前列腺癌的患者，明确病变是否存在，更重要的是可引导前列腺穿刺活检。前列腺癌TRUS的典型表现为：前列腺外周带的圆形或卵圆形的低回声病灶（图8-4），约85%的前列腺癌均发生于外周带（图8-26）。约10%的前列腺癌起源于前列腺的移行带；发生于移行带的前列腺癌多处于早期，常于经尿道前列腺切除后组织学检查过程中发现。发生于移行带的前列腺癌较难通过超声诊断，因为此类患者通常合并BPH，导致移行带体积增大、回声不均（图8-27）。其余5%的前列腺癌起自中央带，即围绕射精管周围的前列腺实质。约1/3的前列腺癌与外周带的回声相近，因此通过超声较难诊断。对于等回声前列腺癌，只有在前列腺正常轮廓消失的情况下才易发现。前列腺癌较少表现为高回声，可能由于病灶内存在钙化灶，或由于前列腺癌在生长的过程中将良性钙化灶包裹其中，或由于病灶中心点状坏死与营养不良性钙化有关。

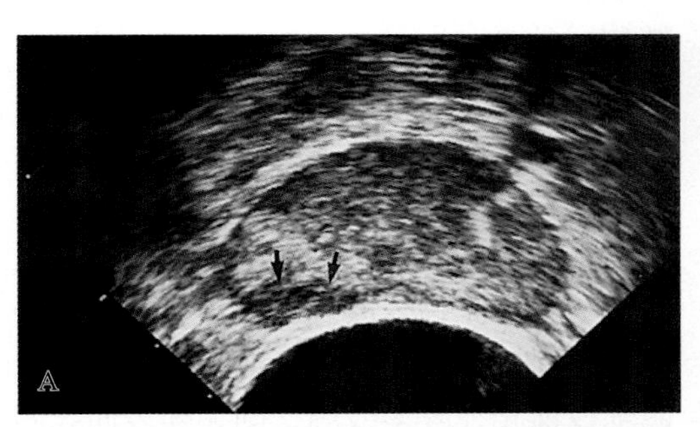

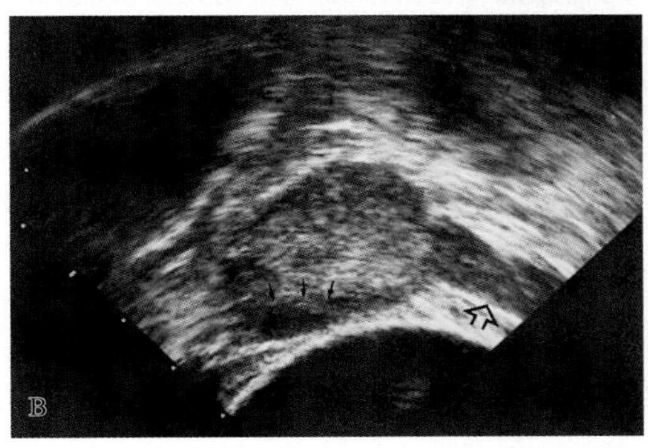

图8-26 前列腺癌经直肠超声的典型表现。横轴位（A）及矢状位（B）超声图像示：前列腺外周带内可见一局灶性低回声区，局部突出于前列腺包膜（箭）。B图内空心箭示左侧精囊腺

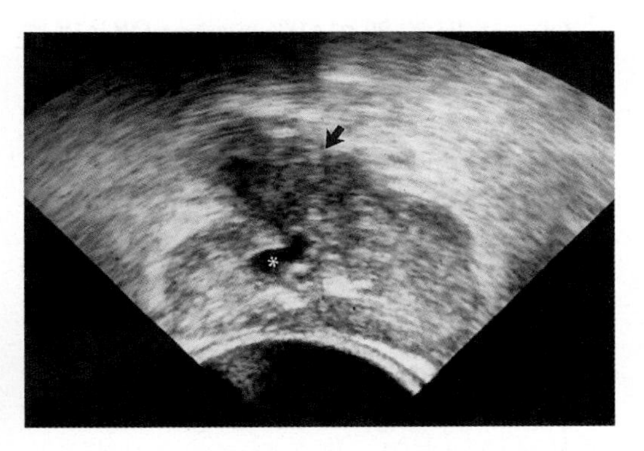

图8-27 起自前列腺移行带的巨大前列腺癌。患者行经尿道前列腺电切术，后于切除的组织切片中检测到前列腺癌组织。横轴位超声图像示：前列腺外生性低回声肿物（箭），向前穿入前纤维肌肉间质并突破包膜（星号＝前列腺部分切除术后改变）

TRUS可用于检测≥10cm的前列腺癌病灶；但是对于＜10cm的前列腺癌病灶，TRUS的检出率仅为20%左右。40%～50%的前列腺癌是多灶性的，即在病理检查中发现前列腺内存在≥2个癌灶。然而，当TRUS检出较明显的前列腺癌病灶时，其余病灶却难以被同时检出，其原因可能是因为病灶体积较小或呈浸润式生长。

TRUS用于检测前列腺癌的最主要问题就是其对前列腺内低回声病灶的非特异

性。除了前列腺腺癌之外，其余良性或交界性病变也可在超声图像上表现为低回声病灶（表8-14）。前列腺内低回声病灶的一些特征可用于增加诊断前列腺癌的阳性预测值。第一，应将TRUS的影像特征与DRE检查结果相结合。若TRUS检测到前列腺内低回声病灶，而该病灶于DRE检查时可触及，且为硬度不对称或不连续结节，则该病灶为恶性的可能性增加。第二，应将PSA水平纳入综合考虑的范围之内。据Lee及其同事报道：单纯低回声病变的阳性预测值仅为40%；当PSA升高时，该值增加至50%；当与DRE可触及的病灶相关时，该值增加至60%；如果PSA和DRE的结果异常，则低回声病变的阳性预测值增加至70%。病变的大小也很重要：低回声病变越大，恶性肿瘤的可能性越大。最后，彩色多普勒超声所示的结节相关血流特征，可提供仅次于病变活检的信息。病灶内局灶性血流增加，提示病灶为前列腺癌或前列腺炎。然而，此征象的敏感性有限，即彩色多普勒超声无血流信号，而其他检查提示恶性征象，则不能除外活检。

TRUS的另一个较有价值的用途为引导前列腺病灶的穿刺活检。通过该方法可以较顺利地完成前列腺和精囊的穿刺活检。超声引导下前列腺穿刺活检可在门诊进行，患者常规准备包括口服抗生素（喹诺酮类）和灌肠剂；通常在术后24～72h口服抗菌药物。常规不需局部麻醉。18G自动活检枪可在活检导向器和TRUS传感器的帮助下，轻松获取核心样本。除了特异穿刺目标结节外，核心样本还包括取自前列腺外周带6个区域或分区的样本。一般说来，每个感兴趣病灶经过3～5次穿刺，样本大小可达5mm。单次活检对于癌症的检测具有70%～80%的灵敏度，且并发症发生率较低。TRUS还可用于放置近距离放射治疗粒子和局灶消融治疗的成像引导。

表8-14　前列腺外周带低回声病变

腺癌
非典型增生或导管内发育不良
慢性前列腺炎
肉芽肿性前列腺炎
局灶性萎缩
良性前列腺增生结节
前列腺囊肿

MRI也可用于前列腺癌的检出，尤其是在TRUS活检结果为阴性的情况下。MRI还有助于疾病的分期，探测有无局部或远处转移。前列腺癌MRI检查理想方案：在中、高场强的设备上进行；应用直肠线圈来评估前列腺病灶；应用相控阵表面线圈评估有无盆腔和腹腔的远处转移。

与体线圈相比，直肠内表面线圈对于前列腺的成像分辨率较高。最佳检查方案包括仰卧位、肌内注射胰高血糖素（1 mg）、图像平滑选项和表面线圈校正。通过信号过滤，表面线圈校正减少了直肠内线圈附近组织的信号；如果将直肠内线圈辅以前相控阵多线圈，则无须表面线圈校正。此外，还可切换相位编码及频率编码的方向，以使横轴位图像上的相位伪影方向由前后转为左右。常规的前列腺成像方案包括：T_1WI横轴位图像——评估外周带肿瘤的范围；使用快速自旋回波技术的T_2WI横轴位及矢状位图像。发生于外周带的前列腺癌于T_2WI图像上显示最佳，常表现为外周带内的低信号区（图8-28）。然而，外周带内的低信号区并不一定是恶性肿瘤引起。极少数情况下，外周带的不典型增生结节也可表现为局灶性高信号或低信号区。显微镜下，多数上述结节包含非典型增生或癌变的区域。大多数情况

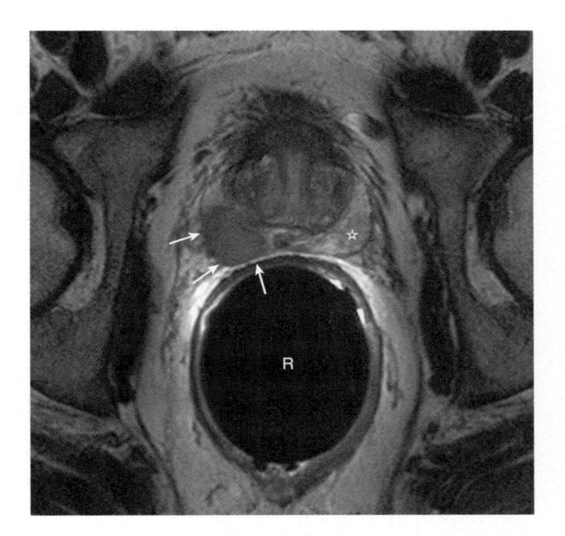

图8-28 前列腺癌典型的T_2WI表现（直肠线圈）。使用直肠线圈（R）经前列腺水平行T_2WI像检查，示：前列腺外周带右侧可见一局灶性低信号区（箭），局部包膜隆起。穿刺活检病理提示为前列腺腺癌。将前列腺外周带右侧的肿瘤信号与其对侧正常外周带信号（星号）相对比

下，前列腺穿刺活检导致的出血灶可于T_2WI图像上表现为形态不规则的低信号或高信号区。出血相关的信号改变可于活检后持续长达6个月的时间；当其表现为T_2WI上低信号时，则可被误诊为外周带前列腺癌。对于前列腺出血，其相应部位在T_1WI上常表现为高信号（图8-29）。在部分前列腺癌的患者中，MRI检查的结果可能出现假阴性。浸润性前列腺癌，尤其是仅在镜下可见的病灶，在外周带较少引起信号的改变，很难通过MR检测出来。前列腺的黏液腺癌（约占所有前列腺癌的5%）也容易漏诊，因为该病灶T_2信号增高而导致病灶与正常外周带信号对比差异减小。

多参数MR成像技术，包括动态对比增强（DCE）、弥散加权（DWI）MR以及MRS，为提高前列腺癌诊断的敏感度和特异性提供了可能。与其他肿瘤一样，前列

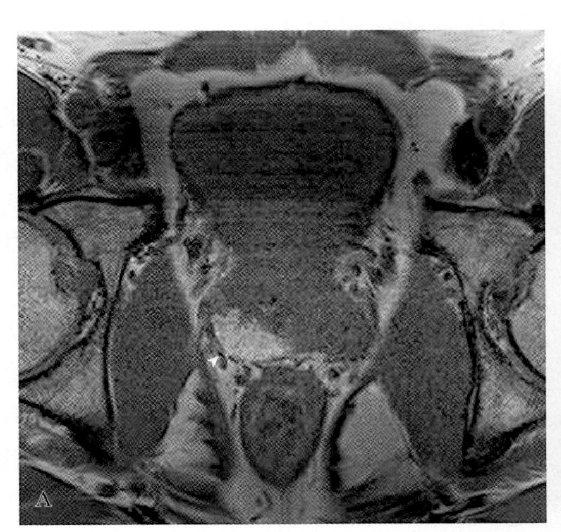

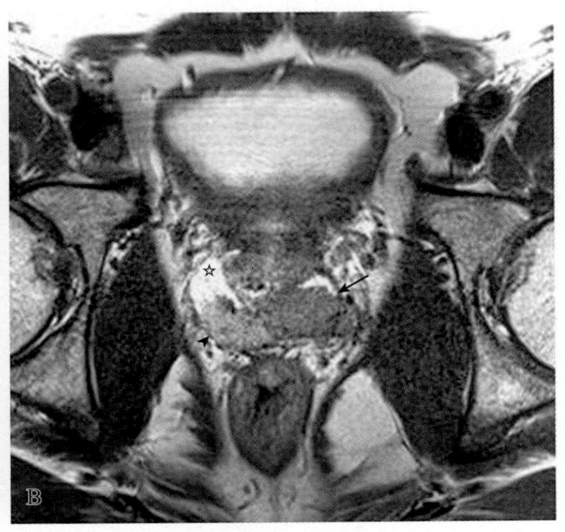

图8-29 前列腺穿刺活检后出血，MRI诊断困难。A. 使用表面线圈行前列腺MR检查，横轴位T_1WI图像示：前列腺外周带右侧可见一高信号区（箭头），该区域行穿刺活检病理证实为前列腺癌。B. 横轴位T_2WI图像（与图A为同一层面）示：图A中的高信号区于T_2WI图像上为低于正常前列腺外周带信号的（星号）低信号（箭头），但是高于前列腺外周带左侧的肿瘤组织（箭）。既往前列腺穿刺活检的病史对于临床诊断较为重要，以免漏诊或误诊

腺肿瘤的血管生成导致肿瘤血管的数量和通透性增加。与正常前列腺实质相比，前列腺癌组织的DCE-MR常表现为早期强化及早期廓清，此特征对诊断前列腺癌具有较高的预测性。DWI-MRI利用前列腺癌组织内水分子扩散较正常组织受限，来区分正常前列腺组织和前列腺癌组织。MRS区分正常前列腺组织和前列腺癌组织是基于两者代谢特征的不同。MRS可检测到目标区域内枸橼酸、肌酸和胆碱的水平。正常前列腺组织枸橼酸含量较高，而胆碱含量较低。而前列腺癌组织内枸橼酸含量较低，胆碱含量较高。因此，在前列腺癌组织内，肌酸/枸橼酸和胆碱/枸橼酸的比例有所升高。

2.良性前列腺增生　由于BPH在40岁以下的男性中较为少见，而近50%～75%的BPH累及超过60岁的老年男性；因此，BPH被认为是主要累及衰老前列腺的疾病。除了年龄为BPH的主要危险因素外，BPH在黑种人和糖尿病及高血压患者中更为常见。BPH的主要临床症状为位于前列腺水平的尿路梗阻性症状。BPH早期的临床症状较轻微，因为逼尿肌代偿性肥大对抗了流出阻力的增加。随着膀胱出口梗阻的逐渐加重，患者逐渐出现排尿犹豫、尿流力下降、小便淋沥以及排尿不尽感（前列腺病态）。一些刺激性症状也较为常见，如尿频、尿急及排尿困难，可能由逼尿肌不受控收缩所致。随着残余尿量的增加，出现溢出性尿失禁和夜尿症，并最终导致慢性尿潴留。

病理学上，BPH是发生于前列腺腺体组织的疾病，该部分腺体环绕尿道前列腺部，从膀胱颈部延伸至精阜。BPH结节多数位于精阜的近端附近，且通常体积较大；BPH几乎均发生于前列腺移行带。BPH结节的组织学上主要为腺体型，表现为起自现有导管的多重分支的导管，延伸入邻近间质；上述导管是导致BPH梗阻性症状的主要原因。

对于有泌尿系统症状的患者来说，通常建议其进行包括肾和膀胱的泌尿系超声检查。在老年人中，超声检查发现最多的疾病为：良性肾囊肿、不同程度的集合系统和输尿管扩张、尿路结石和膀胱憩室。少数情况下，可偶然发现患者合并上尿路的恶性肿瘤。超声还可以提供膀胱和前列腺的定性及定量信息。可以测量膀胱壁的厚度、检测有无膀胱憩室、膀胱充盈前后的体积以及前列腺的体积（图8-30）。如果并发梗阻性肾病，则会产生肾盂肾盏扩张并肾实质萎缩。

前列腺的TRUS检查能够提供更加具体的信息，包括前列腺的体积、移行带的外观以及有无合并前列腺疾病。使用长椭球的公式（π/6的前列腺长、宽、高的乘积），可以从横向和矢状图像上的正交尺寸估测前列腺的体积。正常前列腺的上下径约3.5cm，左右径约4cm，前后径约3cm，体积为20～25cm^3。在40岁以上的男性中，其中央腺体及外周带在超声图像上分界清晰，因此可以使用类似的方法对中央带和移行带的体积进行估测。假设前列腺组织的比重为1.0～1.5g/cm^3，可以从前列腺体积估算出其重量。位于尿道周围前列腺组织内的结节可表现为局灶性高回声或低回声区，仅可通过穿刺活检将其与前列腺移行带的前列腺癌相鉴别。随着中央腺体体积的增大，外周带通常呈受压改变（图8-31）。对于同时出现BPH以及PSA不成比例升高的患者，经直肠超声检查可用于筛查其是否为BPH合并外周带前列腺癌。对于经尿道前列腺切除术后的患者，若发生移行带组织的再生，也可通过TRUS检查出来。可以通过经腹超声检查准确评估排尿后膀胱的体积、膀胱壁的

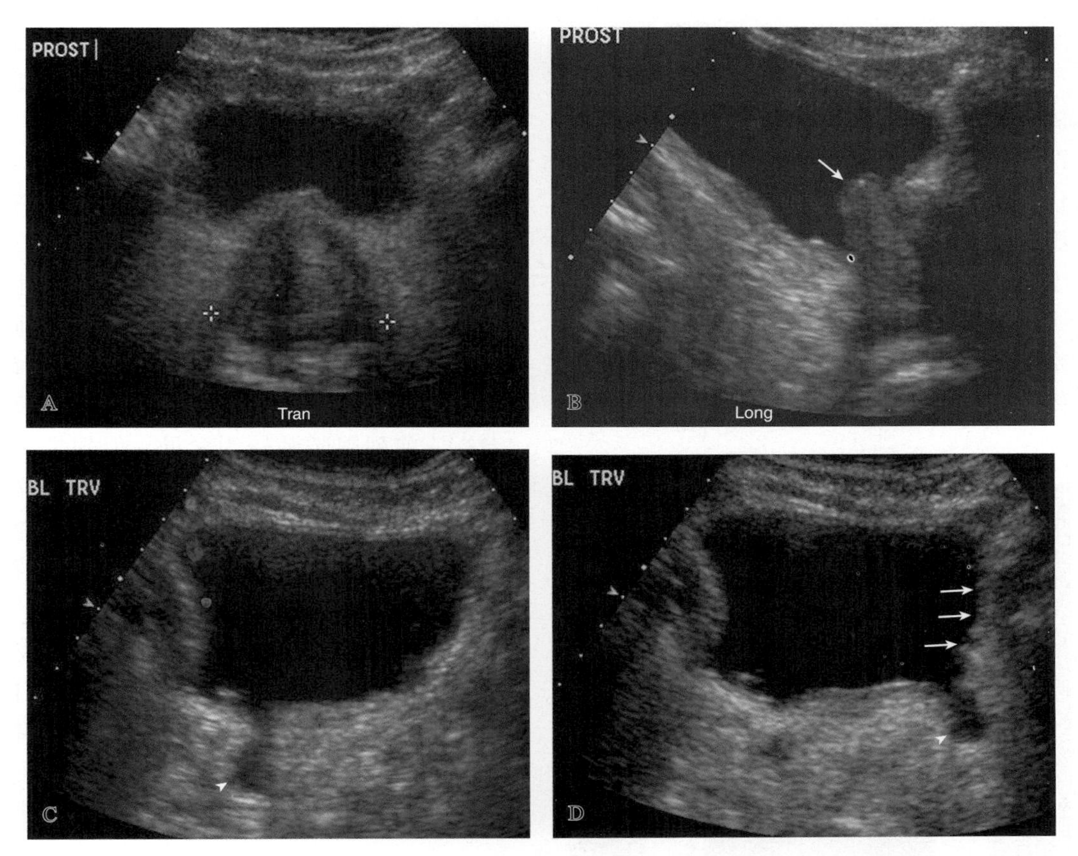

图8-30　良性前列腺增生患者：前列腺体积增大及膀胱发生变化。经过膀胱基底部层面的横轴位（图A）及纵向（图B）灰度超声图像示：前列腺体积增大（5.1 cm 左右径 ×5.6 cm 上下径 ×4.3 cm 前后径），并突入膀胱（箭，图B）。使用扁椭圆形公式估算前列腺体积的大小，约为61cm^3（正常前列腺体积的3倍左右）。经过膀胱上部层面的横轴位（图C，图D）灰度超声图像示：膀胱壁增厚，膀胱小梁形成，近膀胱输尿管连接处可见膀胱憩室形成（箭头，图C，D），上述病变均由膀胱出口梗阻导致

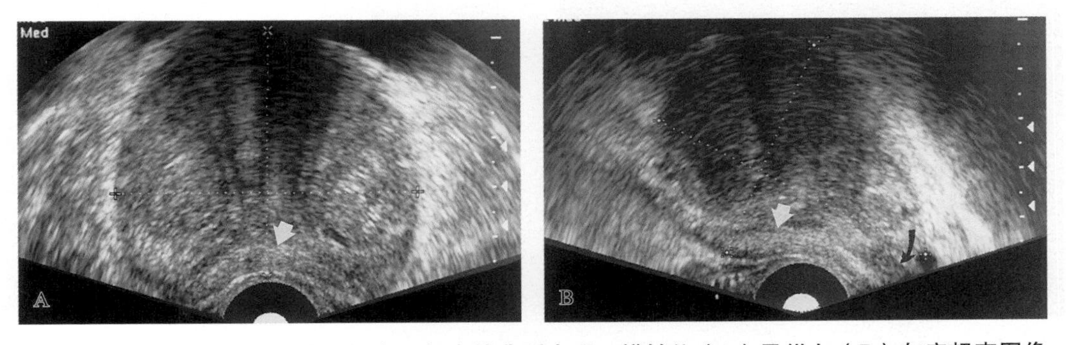

图8-31　良性前列腺增生经直肠超声的典型表现。横轴位（A）及纵向（B）灰度超声图像示：前列腺中央腺体体积明显增大。外周带受压，但与移行带和中央带相比，外周带仍保持稍高回声［（箭）弯箭＝精囊腺］

厚度、肾积水以及肾实质萎缩。

RI也可以用于显示移行带典型的BPH，但其用于患者常规检查的价值值得商榷。BPH患者的前列腺中央腺体增大，信号不均。前列腺增生结节的主要成分为腺体增生，因此其T_2WI信号增高，T_1WI上可为低信号或高信号。若为基质增生，则其于T_1WI及T_2WI上均为低信号。外周带受压变薄，与肿大且信号不均的中央腺体相比，其信号较高（图8-32）。BPH的患者其前列腺外周带结构常发生扭曲，因此在MR图像上较难发现外周带内的前列腺癌病灶。

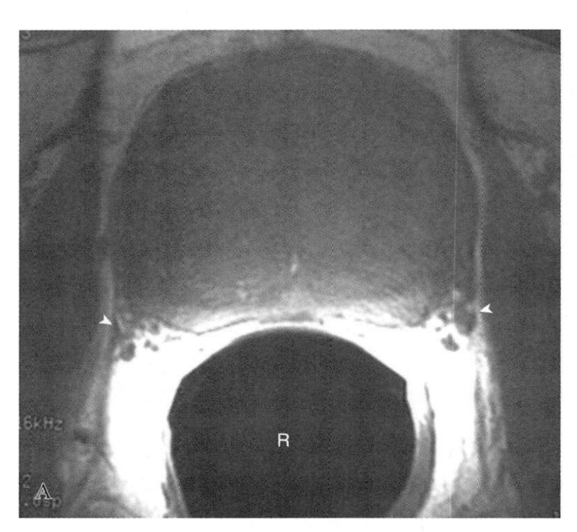

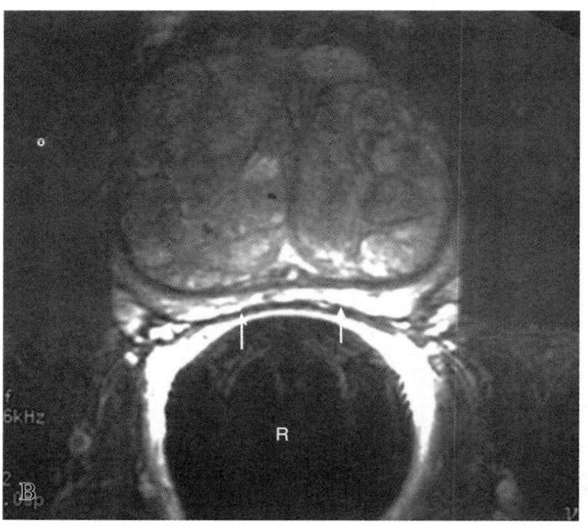

图8-32　MR图像示良性前列腺增生。A. T_1WI图像示前列腺各带呈不均匀等信号。箭头示神经血管束。B. T_2WI图像示前列腺移行带体积增大，信号不均，内部多发结节。此外，还可见外周带受压（箭）。此检查使用的是直肠线圈（R）

3. 前列腺囊肿、前列腺旁囊肿　前列腺腺体内局灶性囊性区通常发生于BPH患者。蛋白囊肿几乎均发生于BPH患者，其大小各异，为前列腺移行带腺体的囊性扩张所致。与囊性BPH一样，获得性前列腺潴留囊肿也源于腺泡的扩张，但与BPH无关，可见于前列腺的任何区域（图8-33）。前列腺脓肿较为罕见，但却是一种具有潜在危险性的疾病，表现为前列腺囊性病变（图8-34）。前列腺脓肿通常为前列腺炎或附睾炎的并发症，而手术、糖尿病也是其危险因素。

其他的前列腺囊肿和前列腺旁囊肿较为少见，但是也具有重要的临床意义，因其常与不孕症或泌尿道异常有关。上述囊肿可依据部位进行分类（表8-15）。先天性的中线囊肿或中线旁囊肿包括腺泡囊肿

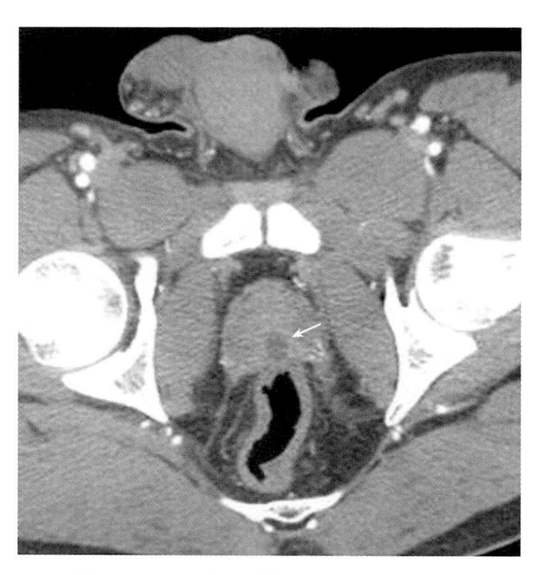

图8-33　53岁男性，排尿困难，CT提示前列腺潴留囊肿。横轴位增强CT示：前列腺体积正常，在其中线处可见一低密度的前列腺内囊肿（箭）。膀胱镜检查未见该囊肿与尿道相交通

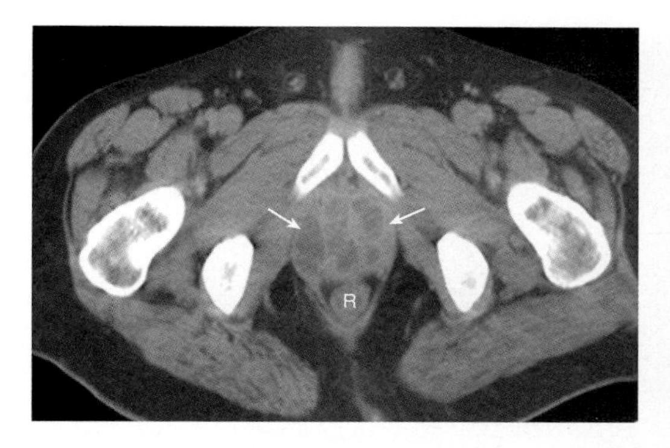

图8-34　44岁男性，前列腺脓肿，CT图像。横轴位平扫CT（盆腔下部层面）示前列腺内复杂、分叶状、低密度病变（箭）。患者的临床症状包括发热、会阴部疼痛及菌尿，与前列腺脓肿的临床症状相符合。R.直肠

表8-15　前列腺及前列腺旁囊肿

	前列腺内	前列腺外
中线处或中线旁	腺泡囊肿 射精管囊肿	苗勒管囊肿
外侧	先天性前列腺囊肿	精囊腺囊肿
任意部位	良性前列腺增生的囊性结节 获得性潴留性囊肿 脓肿	

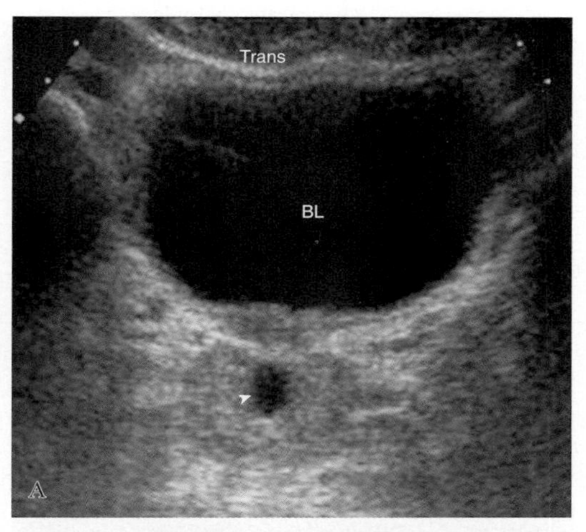

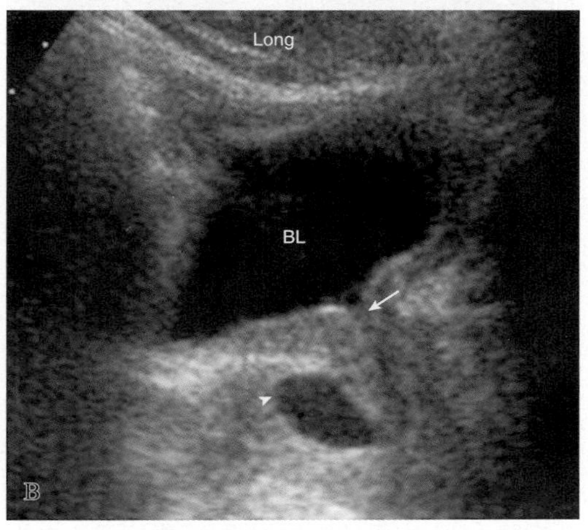

图8-35　25岁，男性，下尿路症状，超声示腺泡囊肿。经膀胱和前列腺腺体水平的横向（A）及纵向（B）灰阶超声影像示：前列腺中央见一无回声病变（A和B，箭头），并位于尿道（B，箭）后方。膀胱镜示囊肿与尿道交通，由此确认病变源于囊泡

及苗勒管囊肿。腺泡囊肿位于前列腺实质内（图8-35），而苗勒管囊肿则位于前列腺头侧的膀胱后间隙内（图8-36）。腺泡囊肿为精阜的腺泡扩张所致。腺泡囊肿与尿道相通，在进行尿道造影时可见对比剂向内填充。腺泡囊肿或与隐睾症和尿道下裂有关。苗勒管囊肿起源于胚胎时期苗勒管的残留，不与尿道前列腺部相联通。苗勒管囊肿内可合并结石，并且该病或与同侧肾脏发育不全有关。若苗勒管囊肿体积巨大，则会对膀胱出口或三角区产生外压性的占位效应。射精管囊肿可位于中线处或中线旁。射精管囊肿的形成是由于射精管获得性梗阻，因此其内可合并有结石，也可与同侧精囊阻塞有关。精囊腺囊肿通常发生在前列腺外侧，并且继发于射精管先天性发育不全。精囊腺囊肿通常是单侧的，可能与同侧肾发育不全有关（图8-37），也可合并结石及附睾炎。

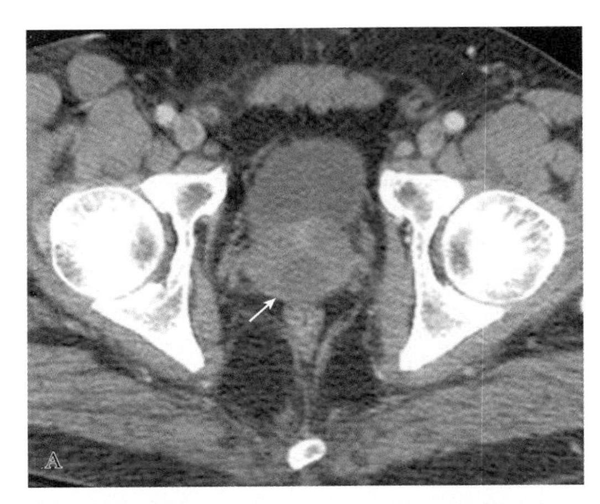

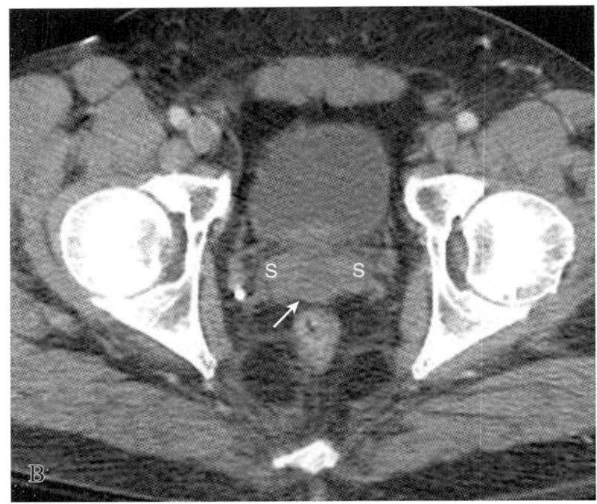

图8-36 苗勒管囊肿CT。前列腺（A）和精囊腺（B）水平的轴位增强CT影像示：中线上低密度病变（A和B，箭），位于前列腺上方与精囊腺（S）之间。前列腺上方至膀胱直肠陷凹间，是苗勒管囊肿好发部位

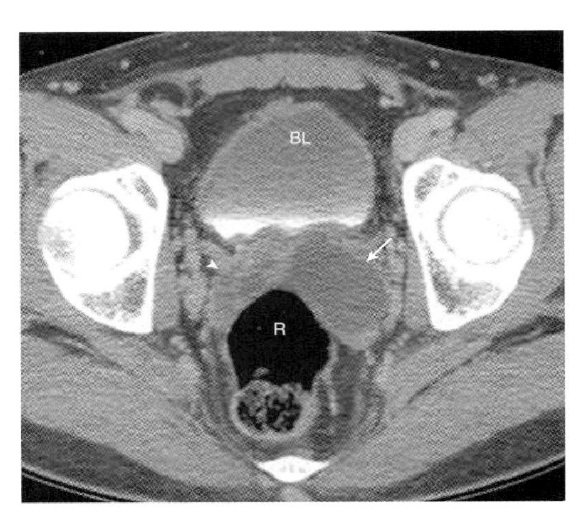

图8-37 巨大精囊腺囊肿CT。经精囊腺水平轴位增强CT示：左侧精囊腺（箭）一偏中线巨大低密度病变，考虑为囊肿，右侧精囊腺（箭头）正常。该患者左肾缺如。BL.膀胱；R.直肠

七、前列腺癌分期

在美国，最常用的前列腺癌分期系统为Whitmore-Jewett分期系统的Hopkins修订版。简单分期（表8-16），A期为镜下前列腺癌，通常在经尿道前列腺切除术所切除的组织中偶然发现；B期为肉眼可见、可触及的肿瘤，且局限于前列腺内；C期为病变突破前列腺包膜，但范围仍局限于真性骨盆内。D期为前列腺癌已转移至区域淋巴结、骨或其他内脏器官。而前列腺癌的精确分期至关重要，原因如下：首先，前列腺癌的分期与预后密切相关；B期前列腺癌患者的5年无瘤生存率约为80%，而C期则仅为30%。其次，前列腺癌的临床分期决定了治疗方式的选择。A1期通常建议患者观察。A2期及B期的前列腺癌患者则应考虑根治性前列腺切除术或确定性放疗。C期通常选择放疗，但如果病灶对于包膜外的侵犯较为局限、肿瘤级别较低、手术切缘为阴性，则可选择根治性前列腺切除术。对于转移性前列腺

表8-16 前列腺癌的分期系统

A期：显微镜下，不可触及
A1.癌灶体积占整个前列腺组织体积＜5%，低级别
A2.多中心病灶，或Gleason分级＞4
B期：肉眼可见，可触及
B1.直径≤1.5cm，仅位于一叶内
B2.直径＞1.5cm，位于多叶内
C期：包膜外浸润
C1.侵及精囊，但未侵及盆壁
C2.侵及盆壁
D期：转移性前列腺癌
D1.转移性淋巴结≤3个，且均位于盆腔内
D2.转移性淋巴结＞3个，或有盆腔外转移

癌患者，通常选择姑息性治疗，包括各种形式的激素治疗（如睾丸切除术或完全雄激素阻断）和化疗。然而，虽然前列腺切除术对于局限于前列腺内的前列腺癌患者具有较好的治疗效果，但是前列腺癌术前的临床分期通常被低估。在术前诊断为局限于前列腺的前列腺癌病灶中，术后病理证实约45%的病理样本中有包膜浸润，15%则为手术切缘阳性。

对于新诊断为前列腺癌的患者，为对其进行临床分期，首先应测定血PSA水平，若PSA升高，则进一步行骨扫描（表8-17）。前列腺癌骨转移主要累及的部位依次为：骨盆骨、腰椎、股骨、胸椎及肋骨。5%的前列腺癌骨转移病灶为单纯溶骨性，10%为成骨性及溶骨性混合，而剩余的绝大多数为成骨性转移。若骨扫描提示骨转移，同时PSA升高，则可将其定为D2期。骨扫描的假阴性结果较少，但是据报道约有8%。骨扫描假阴性结果通常发生于PSA≤10ng/ml的前列腺癌患者；而PSA在10～20ng/ml前列腺癌患者，骨扫描的阳性率≤4%。相反，前列腺癌患者PSA＞58ng/ml时，无论X线片或骨扫描结果如何，都应强烈怀疑骨转移；若骨扫描结果为阴性，则应对骨盆及腹膜后的淋巴结进行评估，通常应进行术前的CT或MRI检查，或通过手术或术后病理评估。此外，还建议患者进行X线胸片检查，尽管在首诊时发现前列腺癌合并胸内转移的患者仅为6%。多达25%的D期前列腺癌患者有肺或胸膜转移，相对于多发肺结节转移，肺内淋巴道转移是前列腺癌更常见的转移模式。

表8-17 C期及D期前列腺癌的评估

评估项目
包膜外浸润
经直肠前列腺超声
MRI（直肠线圈）
淋巴结转移
CT（或MRI）
经皮细针穿刺活检＞10mm
腹腔镜或手术切除
骨转移
前列腺特异性抗原，骨扫描

有无淋巴结转移与前列腺癌的预后密切相关：超过80%的具有淋巴转移的前列腺患者会在5年内发生骨转移。相比之下，无淋巴结转移的前列腺癌患者发生骨转移的概率低于20%。前列腺癌最常转移的淋巴结为闭孔淋巴结、髂内淋巴结及髂外淋巴结。前列腺癌也可以直接延伸到精囊、膀胱基底和膀胱周围脂肪；然而，它很少通过直肠膀胱筋膜向后扩散到直肠。CT和体线圈MRI对于淋巴结转移的诊断基于淋巴结体积的增大（图8-38）。将淋巴结直径＞1.5cm定义为异常，则CT和MRI评估淋巴结异常的敏感性和特异性分别为25%～90%和85%～95%。由此可见，单纯通过影像学检查对淋巴结体积的大小进行评估来诊断淋巴结转移是远远不够的，具有较高的假阴性率。此外，横轴位的图像对于评估前列腺癌有无侵犯精囊腺和膀胱是不够准确的。在目前的研究中，超小型超顺磁性氧化铁颗粒已被用于标记正常淋巴结中的巨噬细胞，它可使正常淋巴结在铁敏感性MRI序列（T-2 *）上失信号。而在转移性淋巴结内，转移癌细胞替代了淋巴结内的正常组织，受累的淋巴结则表现为高信号。此项技术在诊断前列腺癌所致淋巴结转移中具有较高的敏感性和特异性（约90%）。然而目前，该对比剂在美国仍未广泛应用。

有无淋巴结转移，对于前列腺癌的临床分期和预后至关重要，因此，通常对前列腺癌患者进行腹腔镜或开腹手术行盆腔淋巴结切除。经腹膜的腹腔镜下盆腔淋巴结清扫术目前已越发普及，其对于前列腺癌、膀胱癌、宫颈癌及阴茎癌的临床分期

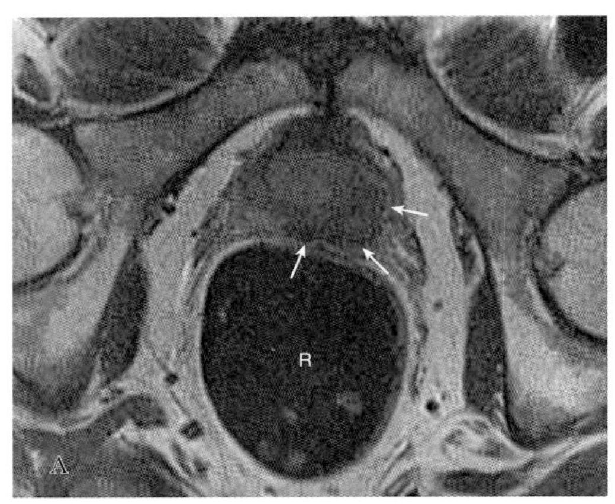

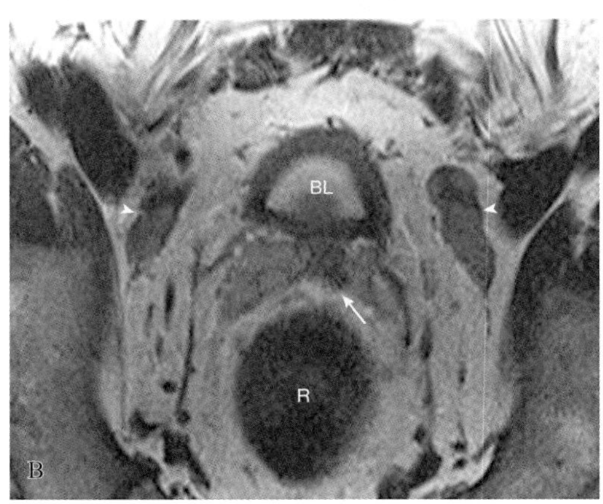

图8-38　体线圈MR图像示前列腺癌伴淋巴结转移。A. 通过前列腺和直肠（R）层面的T_2WI横轴位图像示：前列腺外周带左侧及中部信号减低（箭），提示前列腺癌。B. 通过膀胱基底部（BL）和直肠（R）层面的T_2WI横轴位图像示：双侧髂外动脉旁多发肿大淋巴结（箭头）。左侧髂外动脉淋巴结MR引导下细针穿刺活检提示：前列腺癌淋巴结转移。此外，还可见左侧精囊腺（箭）信号异常，提示前列腺癌范围突破包膜

具有重要的临床意义。腹腔镜下淋巴结清扫术与开放性手术淋巴结清扫术的手术范围相同，上至髂总动脉旁淋巴结组，后至髂内动脉旁淋巴结组，前至髂外动脉旁淋巴结组，内至前列腺淋巴结组。对于计划进行根治性前列腺切除术的患者来说，均应进行腹腔镜或开放性淋巴结清扫术，切除约12个淋巴结。由于前列腺癌伴淋巴结转移（哪怕是微小转移）的复发率极高，因此，一旦冷冻病理回报上述淋巴结中出现转移性淋巴结，就应放弃前列腺根治性切除术。有10%～25%的A2期或B1期前列腺癌患者，以及约30%的B2期前列腺癌患者，在进行分期性淋巴结切除术后发现合并淋巴结转移。前列腺癌也可发生肝转移及肾上腺转移，但是通常发生于晚期前列腺癌。而内脏器官的转移常规使用腹部CT和MRI来评估，且较可靠。

目前，人们正在致力于使用TRUS及MRI来提高前列腺癌局部分期的准确性。尤其是希望通过TRUS或MRI来提高前列腺癌病灶侵犯前列腺周围脂肪组织及精囊腺的准确性。关于前列腺癌侵犯周围组织的几项观察研究，其结果值得回顾：上述观察研究是通过对根治性前列腺切除术中切除的解剖标本进行严格评估，进而发现其对周围组织的侵犯。前列腺周围并无真包膜——前列腺的包膜是由前列腺纤维肌间质与盆腔筋膜混合而成的疏松组织。前列腺的前部及尖部无包膜覆盖，因此，起源于前列腺移行带的前列腺癌突破包膜生长的概率低于外周带前列腺癌。若移行带前列腺癌发生包膜外侵犯，则多发生于前列腺的前部及前外侧部（图8-27）。相比之下，外周带的前列腺癌更易发生包膜外侵犯，主要沿着前列腺的后表面和后外表面。前列腺癌病灶是否会突破包膜，与其原发肿瘤的大小及分级有关。前列腺周围的神经血管束是极为重要的结构，对于保留功能的前列腺切除术来说，需要对上述结构进行保护。此外，研究表明，大部分进展期的外周带前列腺癌可沿着上述前列腺周围的神经结构进行扩散。每条神经血管束长5～6cm，位于前列腺直肠面的后方及侧方。应用直肠线圈的MRI，可对（几乎所有患者的）位于前列腺直肠面的后方及侧方的神经血管束进行清晰的显示

（图8-32）；而TRUS对两者的显示率约为50%；在30%～35%的患者中，其中一种神经纤维束可表现为独特的圆形或卵圆形低回声结构。而上述低回声外观则主要来源于神经血管束中的血管成分。

目前已经建立了前列腺癌前列腺外扩散的TRUS及MRI诊断标准（表8-18）。应用超声评估有无前列腺外扩散，其准确性主要取决于前列腺癌病灶的位置及大小。当肿瘤发生前列腺外扩散，其超声图像上主要表现包括前列腺周围的脂肪线不规则或中断以及前列腺轮廓的局部隆起或扭曲（图8-39）。前列腺癌发生前列腺外扩散的MRI（体线圈）诊断标准包括前列腺边界低信号中断、前列腺轮廓不规则（图8-40）、前列腺旁静脉内的异常低信号、与前列腺外周带内低信号病变相邻的脂肪（高信号）内的异常低信号。此外，还有针对前列腺癌发生前列腺外扩散的MRI（直肠线圈）的诊断标准。除了肉眼可见的前列腺包膜受累外，直肠前列腺角的消失及双侧神经血管束的不对称也提示前列腺癌发生包膜外扩散。此外，当邻近神经血管束的前列腺包膜发生局部扭曲，或与前列腺外周带低信号不对称区域相邻的前列腺包膜发生局部凸起或形态异常，均提示前列腺癌发生包膜外扩散。

前列腺癌可通过3种病理解剖学途径扩散至精囊腺。对于绝大多数前列腺癌患者来说，前列腺癌沿射精管扩散至精囊腺。此外，发生于外周带的前列腺癌还可直接侵犯精囊腺。而最为少见的是精囊腺

表8-18 前列腺癌的前列腺外扩散

直肠前列腺角消失
前列腺包膜中断，前列腺轮廓不规则
局部凸起或结构扭曲
双侧神经血管束不对称
前列腺周围脂肪或精囊腺内的异常信号

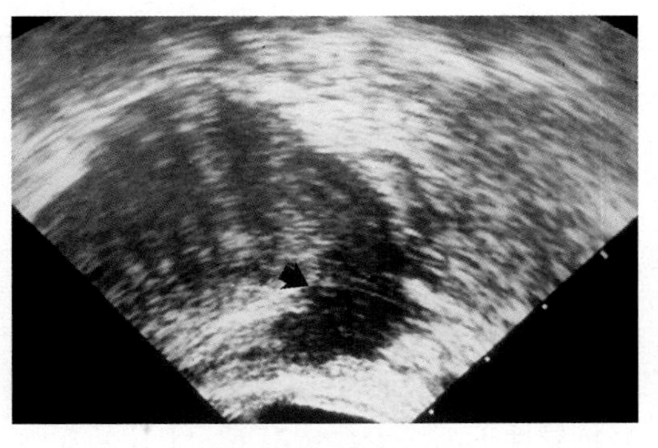

图8-39 前列腺癌包膜外扩散，经直肠超声图像。横轴位超声图像示前列腺外周带内一低回声病灶（箭），边界不清，前列腺包膜边缘呈锯齿样外观

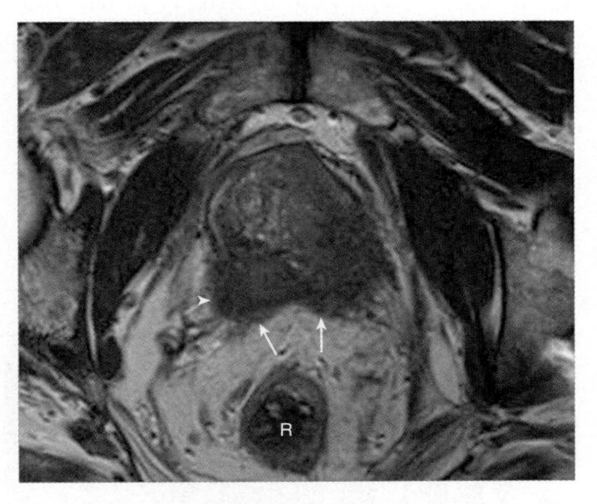

图8-40 前列腺癌所致前列腺轮廓不规则，体线圈MR图像。患者经直肠指诊发现异常，且PSA升高，其横轴位T_2WI图像（经前列腺层面）示前列腺后部（双侧）轮廓凸起（箭），前列腺后部边界不清。前列腺外周带均被异常的低信号组织替代，提示肿瘤浸润。此外，还可见肿瘤侵犯了右侧的血管神经束（箭头）

的不连续受累。一些TRUS征象可提示精囊腺受累，主要包括精囊腺内弥漫性或局灶性的高回声（以膀胱壁为对比）、精囊腺的前后径＞1cm，精囊腺向前异位（距离直肠壁＞1cm）、精囊腺的囊性扩张（前后径＞1cm）以及双侧精囊腺大小及轮廓显著不对称（图8-41）。精囊腺内的高回声以及其他任意两种阳性征象，诊断精囊

腺受累的敏感性和特异度分别约为71%及94%。MRI（体线圈和直肠线圈）也可以对精囊腺受累与否进行评估，以对前列腺癌进行临床分期，主要征象包括：精囊腺在T_2WI图像上信号减低（图8-42）、由于梗阻所致的单侧不对称肿大以及精囊腺内出血所致的T_1WI图像上高信号。值得注意的是，精囊腺于T_2WI图像上的局灶性低信号特异性不高。少数情况下，上述精囊腺内的异常信号来源于活检相关的出血、老年淀粉样变性或增生前列腺压迫精囊。

尽管近年来成像技术取得了一定的改进和成熟，然而有报道MRI评价前列腺癌分期的准确性为54%～93%，观察者间结果的显著差异引起了人们的关注。多参数成像［包括动态对比增强MRI（图8-43）、DWI及MRS］可以提供前列腺的代谢信息，可应用于前列腺癌的术前分期，以提高准确性。

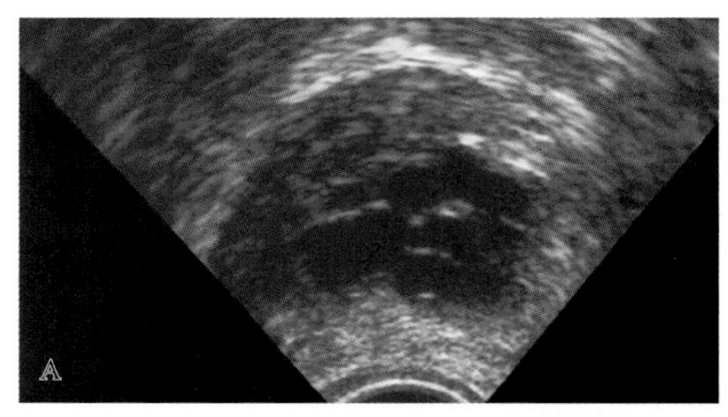

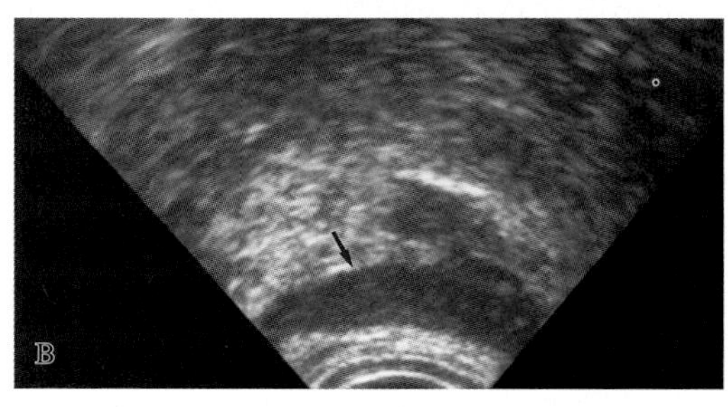

图8-41　经直肠超声图像，示前列腺癌累及精囊腺。在前列腺基底部可见外周带内的低回声病灶。A.斜横轴位图像示右侧精囊腺体积明显增大（前后径＞1cm），且发生囊性扩张。B.相反，左侧精囊腺（箭）体积及回声均无异常。右侧精囊腺的活检提示为前列腺癌

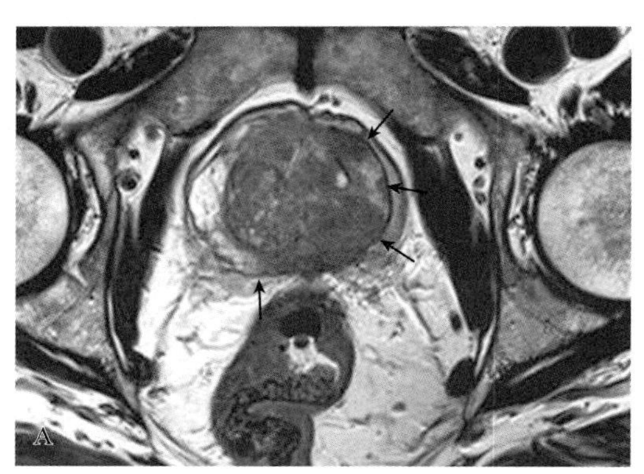

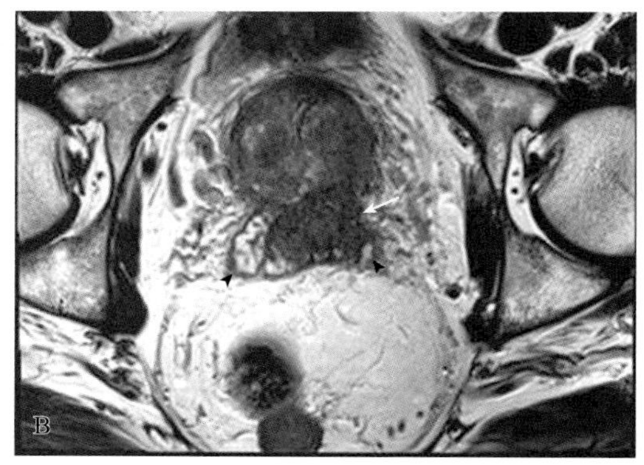

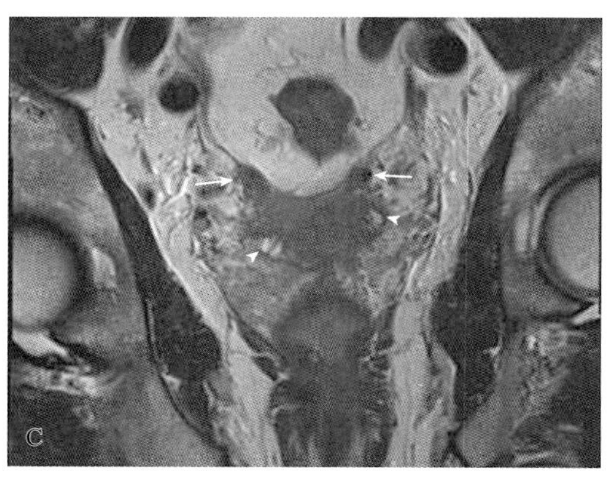

图8-42　MR图像示前列腺癌直接累及精囊腺。A.横轴位T_2WI图像，表面线圈，经过前列腺层面，示：左侧前列腺外周带内可见多发低信号区域（箭），体积最大者位于后部且跨越中线。B.横轴位T_2WI图像（稍上方层面）示：低信号的肿瘤穿透包膜（箭）直接侵犯精囊腺。双侧精囊腺中央部大部分被低信号肿瘤浸润，仅见少量正常的精囊腺组织（箭头）。C.T_2WI冠状位图像进一步确定精囊腺中部受累，仅外侧部少量正常的精囊腺组织（箭头）。此外，还可见输精管处的异常高信号（箭），提示输精管受累

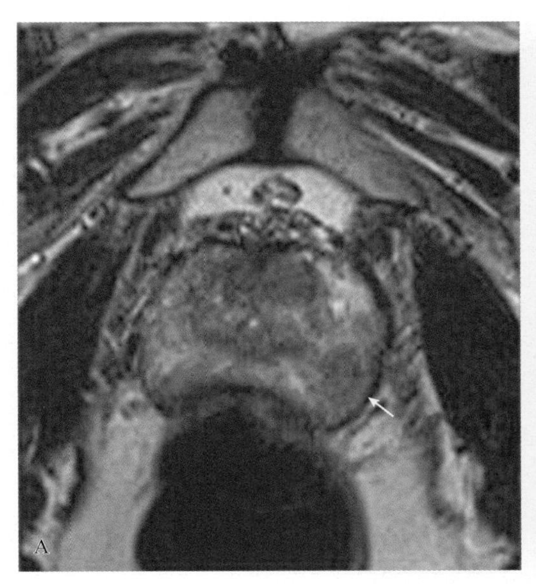

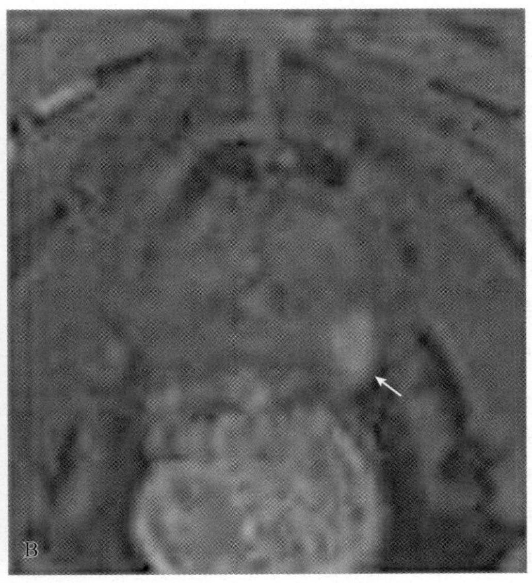

图8-43　前列腺癌的增强MRI图像。A.经前列腺层面的横轴位T_2WI图像（体表线圈）示前列腺外周带左侧的局灶性低信号（箭）。B.相应的T1WI动态对比增强图像示：与正常前列腺组织相比，上述病灶区域早期异常强化（箭）。由于病灶内血管数量增多、血管通透性增加，其于动态对比增强图像上表现出快进快出式强化

八、前列腺炎

前列腺炎是一种临床综合征，主要表现为盆腔或会阴疼痛，或在排尿以及射精过程中出现刺激性症状。前列腺炎通常被分类为急性前列腺炎、慢性前列腺炎和前列腺痛。诊断前列腺炎的支持性依据包括临床评估、前列腺分泌物的革兰染色以及尿液、前列腺分泌物或精液的细菌培养。

急性前列腺炎经常引起直肠区域或会阴部发热、寒战、排尿困难、尿频和疼痛。DRE检查发现前列腺肿胀（沼泽样前列腺），实性，温度升高，触感柔软。在尿液和前列腺分泌物中可分离出大肠埃希菌、假单胞菌属和肠球菌属等致病菌。急性前列腺炎通常经抗生素治疗有效。前列腺脓肿的发展是抗生素时代急性前列腺炎的罕见并发症，但免疫抑制患者和糖尿病患者仍然易感。相比之下，慢性前列腺炎是一种惰性疾病，其特征是反复发作的排尿困难、尿急和疼痛。其DRE检查结果通常无异常，而慢性前列腺的诊断主要依据前列腺分泌物内白细胞升高（每个高倍视野＞10个）。据估计，衣原体、脲原体、支原体或毛滴虫可能是慢性非细菌性前列腺炎的重要致病因子。非特异性肉芽肿性前列腺炎是局灶性前列腺炎的一种形式，其临床表现与TRUS均与前列腺癌类似；活检结果显示病灶为干酪样或非干酪样肉芽肿。最常见的特异性肉芽肿性前列腺炎是由卡介苗引起的，卡介苗用于浅表性膀胱癌的免疫治疗。慢性前列腺炎是复发性尿路感染和附睾炎的主要病因。而复发性前列腺炎也可能是感染性前列腺结石所导致的。

前列腺痛是一种临床诊断，其主要特征为患者表现出前列腺疾病的相关症状，但并未找到支持前列腺炎症的镜下及微生物学证据。此类患者的主诉不可被忽视，

因为其症状很有可能是由膀胱炎或膀胱癌引起的。

对于疑诊为前列腺痛或前列腺炎的患者，除体格检查外，TRUS是较有价值的辅助检查手段。急性前列腺炎的患者，前列腺体积增大，且表现为弥漫性低回声。间质水肿可增高前列腺内透声性。在许多患有急性前列腺炎的患者中，前列腺可表现为不均一回声结构，并可见在尿道周围区域出现低回声晕环。前列腺包膜形态不规则或增厚。在急性前列腺炎中，前列腺内单发或弥漫性的钙化也较为常见。若前列腺低回声病灶内混合有中等回声部分，则提示有脓肿的可能性。通常情况下，超声检查阴性可排除前列腺炎的可能。少数情况下，也需要进一步进行CT或MRI检查，以明确有无前列腺肿大或炎症（图8-34）、附睾炎以及梗阻性扩张所致的变薄的膀胱壁。慢性前列腺炎不能通过超声检查进行特异性诊断，其诊断主要依赖于临床检查。

九、勃起功能障碍

1. 简介　勃起功能障碍（ED）被定义为：无法达到或维持足以插入阴道的勃起状态，发生率高于50%。ED的发病率随着年龄的增长而增加。据估计，到65岁时，高达50%的男性会经历ED。过去曾认为，心理问题是大多数ED患者的发病原因。目前，勃起的生理学机制已经被阐明，现多认为ED是器质性疾病，或与糖尿病、高血压及心脏病有关（表8-19）。

2. 阴茎解剖　阴茎的勃起部分由成对的背侧阴茎海绵体和腹侧尿道海绵体组成。尿道海绵体包围前尿道并在远端形成阴茎头。阴茎海绵体是阴茎勃起的主要结构，由多个相互连接的腔隙空间或由血管内皮排列的血窦组成。在未勃起的阴茎中，腔隙塌陷；而在勃起的阴茎中，腔隙内充满血液。在会阴部，尿道海绵体分叉形成阴茎脚，后者附着于坐耻骨支下部。白膜是一层坚硬的纤维包膜，将阴茎海绵体包绕其中（图8-44）。阴茎的动脉血供来自双侧阴部内动脉及双侧髂内动脉分支。阴部内动脉发出会阴分支、球部分支以及细小的尿道分支，继而延续为阴茎动脉。阴茎动脉进入阴茎基底部并发出分支，延续为阴茎或海绵体深动脉和阴茎背动脉。海绵体动脉位于海绵体体部中心附近，为勃起状态下阴茎的主要血液供应来源。许多螺旋形的螺旋动脉起源于海绵体动脉，并与血窦间隙相连通。血窦间隙内的血液经小静脉流出，小静脉汇合形成较大的导静脉。上述导静脉以斜角穿过白膜，汇合形成旋静脉，最终汇入阴茎背深静脉。阴茎脚近段与阴茎其余部分的静脉引流途径不同，其主要通过海绵体静脉及脚静脉引流。阴茎勃起状态由血窦扩张所致，而血窦扩张是由静脉闭塞机制所维持。所谓静脉闭塞机制，就是当阴茎内血窦完全扩张时，导静脉向白膜的方向受压，导致静脉产生机械性梗阻。阴茎的外

表8-19　勃起障碍的病因

病因
内分泌疾病
糖尿病、高泌乳素血症、性腺功能减退
神经源性疾病
脊髓损伤、多发性硬化、周围神经病、脑血管意外、特发性或颞叶癫痫、阿尔茨海默病、颈椎病、原发性自主神经功能不全
药物性疾病
酒精、抗惊厥药、抗高血压药、麻醉药、精神药物
手术
根治性前列腺切除术、膀胱切除术、直结肠切除术
心理疾病
血管源性疾病
静脉功能不全、动脉粥样硬化疾病，糖尿病、外伤、海绵体血窦的结构改变（海绵体纤维化或海绵体肌病）

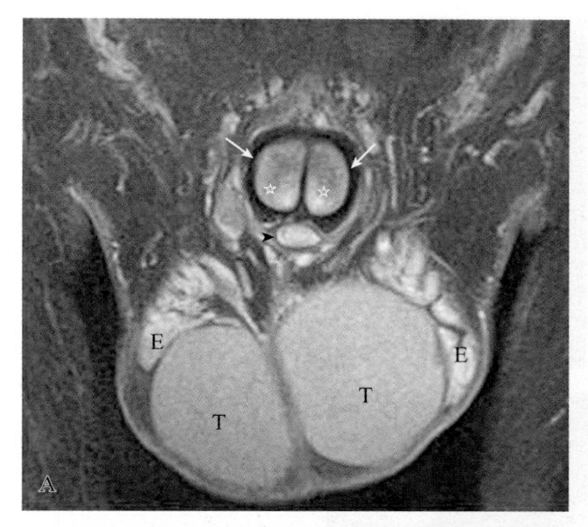

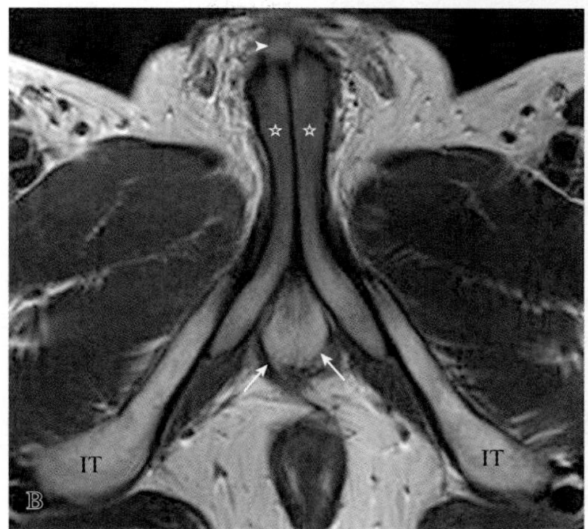

图8-44 MR图像，示正常阴茎解剖。A. T_2WI冠状位图像（经阴茎及阴囊水平）示：成对的阴茎海绵体（星号），周边环以低信号的白膜（箭）。尿道海绵体（箭头）位于腹侧中部，环绕尿道。B. T_2WI轴位图像（经阴茎基底部水平）示：成对的阴茎海绵体纵向走行（星号），周围环以低信号的白膜。在此横截面图像上可见尿道海绵体（箭头），向后方走行，最终形成阴茎球（箭）。E.附睾；IT.坐骨结节；T.睾丸

周神经支配由源自T_{11}至L_2的交感神经和源自S_2～S_4的副交感神经和躯体神经组成。胆碱能自主神经和非肾上腺素能或非胆碱能自主神经引起平滑肌松弛。相反，肾上腺素能神经活动引起平滑肌收缩。

3.*勃起及消肿机制* 勃起始于腔隙和动脉平滑肌的放松。海绵体和螺旋平滑肌的放松可增大动脉直径和腔隙的血流量。围绕海绵体血窦腔隙的平滑肌的放松，减少了外周血管阻力促进动脉流入。此外，腔隙的扩张导致导静脉被动压迫相对坚韧的白膜，促进阴茎充血（如静脉阻塞机制）。

消肿是阴茎平滑肌肉收缩的结果。交感神经活动引起螺旋动脉和腔隙平滑肌张力的增加。结果，动脉流入减少，腔隙塌陷。

4.*勃起功能障碍的治疗* 磷酸二酯酶抑制剂，如西地那非（Viagra; Inc.; Mission, Kansas, USA）、伐地那非（Levitra; Corp.; Montville, NewJersey, USA）和他达拉非（Cialis; Lilly; Indianapolis, Indiana, USA），使ED的治疗发生了根本性的改变。这些药物的功能相似，均为通过阻断5型磷酸二酯酶的活性而产生疗效。这些药物可以增加性刺激期间释放的一氧化氮的作用。一氧化氮作为肌肉松弛剂，并可增加阴茎的血流量。对于那些无特定ED病因或对药物反应不充分的患者，阴茎假体的外科置入可作为一种治疗选择（图8-45）。

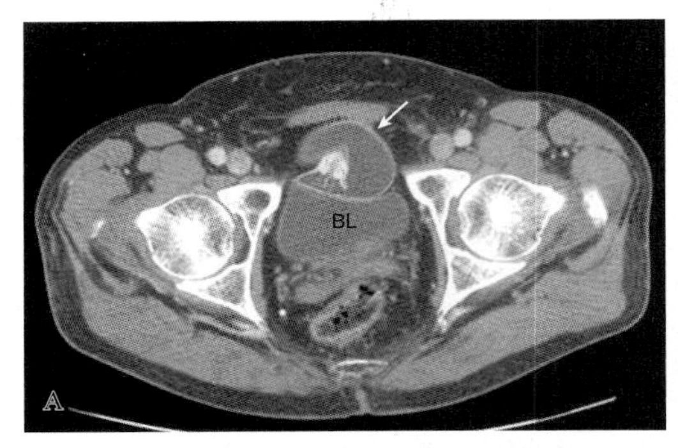

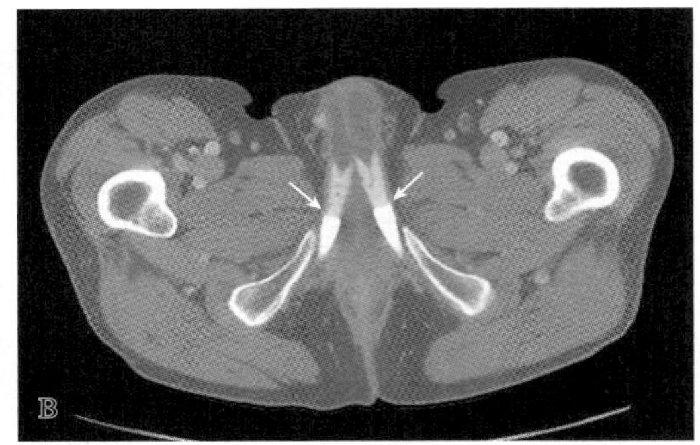

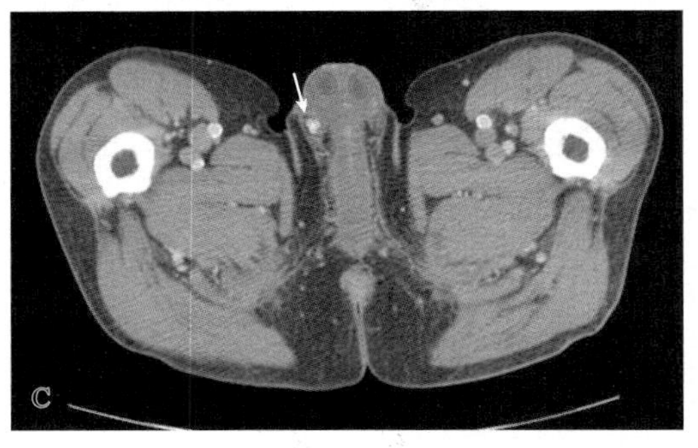

图8-45　多组分的充气式阴茎假体CT图像。A. 横轴位增强CT图像（通过盆腔下部水平）示：位于膀胱（BL）前方的阴茎假体蓄液池（箭）。B. 横轴位增强CT图像（层面略低于图A，通过阴茎基底部水平）示：位于阴茎海绵体内的可膨胀式阴茎圆柱体（箭）。C.横轴位增强CT图像（通过阴囊上部水平）示：位于右侧阴囊内的阀门结构顶部（箭）。对阴茎假体设备及其类型有一定的了解，可以防止发生不应有的医疗失误，如将盆腔内的阴茎假体蓄液池误认为盆腔积液，而对其进行经皮穿刺引流

（翻译：徐文睿　审校：姜雨薇）

第9章
肾上腺影像

章节纲要

横断面的影像在评估肾上腺疾病中起主要作用。很多情况下，不仅可以确定肾上腺疾病的病理，而且可以进行特定的诊断。本章的主题是如何选择适当的肾上腺影像学检查方法并对其做出准确解释。本章共分为三个部分：第一部分主要介绍肾上腺的胚胎学、生理学、解剖学和影像学；第二部分的主题是肾上腺的占位性病变；第三部分总结了一些解决常见的肾上腺相关临床问题的方法，其中影像学检查起着至关重要的作用。

一、胚胎发生、生理功能、解剖和影像

1.胚胎发生　肾上腺的胚胎发生过程与它在生理和解剖学上分为皮质和髓质密切相关。肾上腺皮质在胚胎发育的第4～6周由体腔中胚层位于肠系膜根部和生殖脊之间的细胞簇发育而来，而肾上腺髓质则来源于神经外胚层的神经嵴。肾上腺的发育与肾的发育是相互独立的。在肾发育不全或肾异位的患者中，有90%以上同侧肾上腺的解剖位置是正常的。

2.生理功能　肾上腺皮质组织按重量计约占肾上腺的90%，它的功能是合成胆固醇衍生的类固醇激素。肾上腺类固醇含有19个或21个碳原子。具有21个碳原子的类固醇（C21类固醇）具有糖皮质激素或盐皮质激素活性，而C19类固醇主要具有雄激素活性。

肾上腺产生的主要糖皮质激素是皮质醇，其在蛋白质、糖类、脂质和核酸代谢的调节中起重要作用。此外，皮质醇具有强效的抗炎特性。促肾上腺皮质激素（ACTH）是一种由垂体前叶的嗜碱性细胞分泌的多肽类激素，能刺激肾上腺合成和分泌皮质醇。影响ACTH释放的重要因素包括睡眠/觉醒周期、压力、血浆皮质醇浓度和促肾上腺皮质激素释放激素（CRH），CRH由下丘脑神经元分泌。血液中的糖皮质激素对CRH及ACTH有负反馈调节，为闭环回路，下丘脑–腺垂体–肾上腺皮质三者组合成一个高效率的

功能轴。

肾素-血管紧张素系统在细胞外液的调节中起关键作用，主要是通过其对肾上腺盐皮质激素——醛固酮的作用。肾素是由肾小球旁器的球旁颗粒细胞合成并释放的一种蛋白水解酶，球旁颗粒细胞包绕肾小球的入球小动脉。肾素的释放受多方面因素的调节，当入球小动脉灌注压降低、过滤的钠向远曲小管的输送增加、交感神经兴奋时，肾灌注减少，肾素就会释放。肾素能催化血浆中的血管紧张素原转变成血管紧张素I，肺组织中的转化酶使血管紧张素Ⅰ降解为血管紧张素Ⅱ。血管紧张素Ⅱ是刺激肾上腺皮质产生醛固酮的重要物质。血液中的醛固酮水平提高会导致钠潴留和细胞外液容量的扩大。此外，醛固酮还是钾代谢的重要调节剂。

肾上腺皮质分泌的主要雄激素是脱氢表雄酮（DHEA），它是尿17-酮类固醇的主要前体。相对较弱的肾上腺雄激素在肾上腺外组织转变为更有效的雄激素——睾酮后发挥更大的作用。ACTH通过作用于肾上腺皮质来调节DHEA和其他弱雄激素的水平。

在生理学上，肾上腺髓质被认为是节后交感神经元的最佳内分泌同系物。髓质含有高浓度的儿茶酚胺，其中85%是肾上腺素。与肾上腺皮质类固醇分泌由激素和酶调节不同，儿茶酚胺是由节前交感神经受到刺激后产生全身应激，从而释放到血流中。髓质由嗜铬细胞组成，此类细胞胞质内有大量嗜铬颗粒，这些颗粒可被铬酸盐氧化染成棕黄色，故称之为嗜铬细胞。

3.解剖　右肾上腺位于肾上方，它的上极通常在右肾上极1～2cm处，向下可延伸至右肾上极的前部和内侧，位处下腔静脉后方、右侧膈肌角侧方及肝右叶内侧。左肾上腺与右肾上腺同水平或偏尾侧。它通常位于左肾上极的前内侧，延伸到左肾门水平。左肾上腺位于主动脉和左侧膈肌角的侧方，胰腺和脾血管的后方。右肾上腺和左肾上腺与下腔静脉、脾静脉的解剖关系十分重要，尤其是对于判断上腹部大肿块是否来源于肾上腺有重要意义。

出生时，婴儿肾上腺的体积几乎是肾的1/3，而在成年人中，肾上腺的大小仅为肾的1/30。肾上腺的长度为4～6cm，宽度为2～3cm。由于这种先天差异存在，这些数据通常不用作评估肾上腺大小的标准。这种差异也解释了为什么内分泌功能亢进和病理性增生的肾上腺在影像学检查和手术时可能看起来大小是正常的（图9-1）。根据横向（轴位）计算机断层扫描（CT）图像的水平，肾上腺可以呈现各种外形，如斜线形、倒Y形、倒V形或倒T形。正常肾上腺由肾上腺体和内、外侧两肢组成。当垂直于横向平面上的长轴测量时，正常肾上腺内外肢的宽度为4～9mm。在先天性单侧肾脏缺如或盆腔肾的患者中，同侧肾上腺外形会较通常情况下细长或扁平（图9-2）。

每侧肾上腺通常有3条供血动脉：肾上腺上、中、下动脉。一般情况下肾上腺下动脉是肾上腺的主要供血动脉，最常发自同侧肾动脉。每侧肾上腺有单个肾上腺中央静脉。对于右肾上腺，血液经3条节段静脉形成一条短中央静脉，最终汇入下腔静脉。对于左肾上腺，血液经一条长肾上腺静脉汇入左肾静脉的上部，与左睾丸（卵巢）静脉汇入方向相反。

4.影像学　肾上腺增粗或肾上腺肿块的影像学检查有多种选择，包括超声检查（US）、CT，磁共振成像（MRI）、核闪烁扫描和血管造影。CT由于具有多平面重建图像的能力，是对正常和异常肾上腺进行成像的最容易获得且始终有效的手

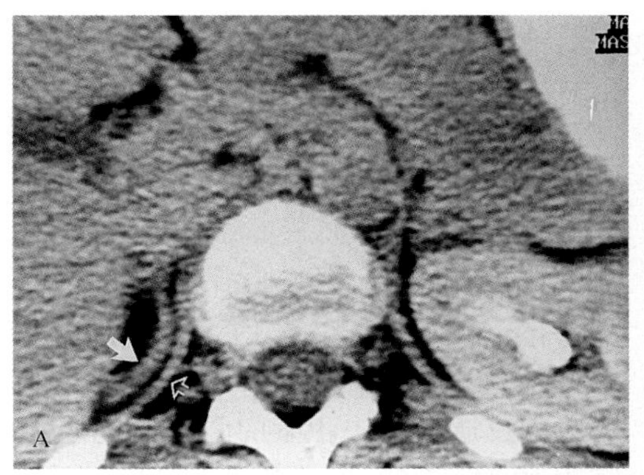

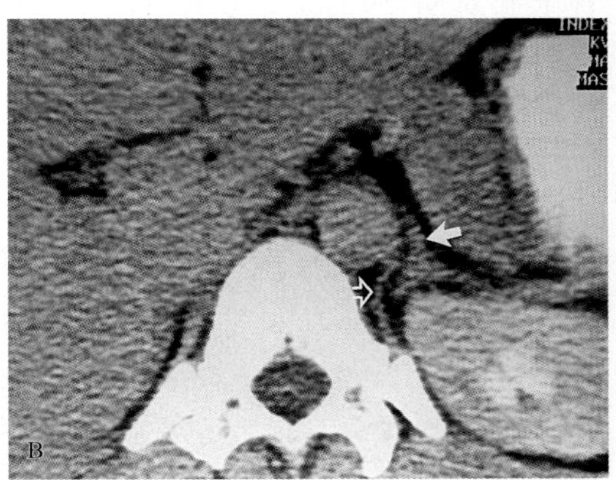

图9-1 肾上腺增生CT图像，患者为尿液中脱氢表雄酮浓度升高的多毛女性。CT扫描显示右侧（A）和左侧（B）肾上腺形状和大小均正常（箭）。同侧膈肌角（空心箭）通常用作正常肾上腺大小的内标。正常肾上腺内外侧肢的宽度为4～9mm，由于这种先天差异存在，在影像学检查或手术时肾上腺增生可能与正常肾上腺无法区分

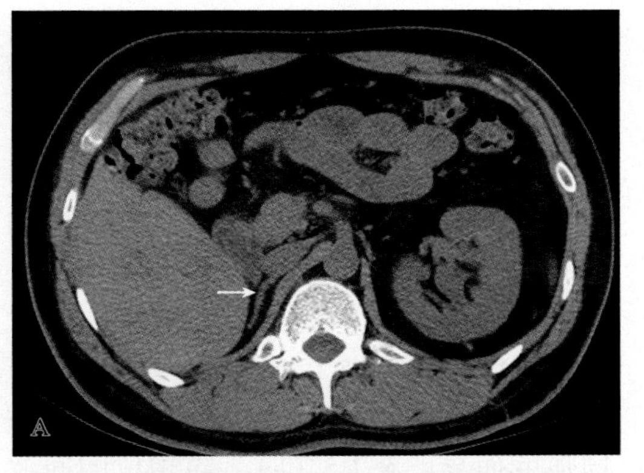

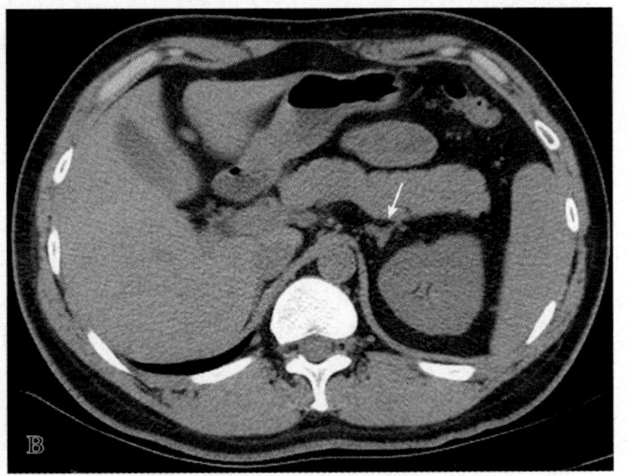

图9-2 A.先天右肾缺如患者，右侧肾上腺（箭）形状扁平细长。B.同一患者，左侧肾上腺外形如常（箭）

段。在对上腹部肿块的评估中，当需要确定肿块与肾脏或其他腹膜后器官或血管的关系时，MRI和US的多平面成像能力也是有价值的。血管造影和核闪烁扫描在评估肾上腺异常方面具有有限的特定作用。

CT扫描可以对几乎所有患者的正常肾上腺进行成像。当扫描层厚≤5mm时，可以检测到大多数肾上腺肿块。在评估肾上腺时通常不需要口服对比剂给药。通过静脉注射对比剂对肾、肝或胰腺进行增强扫描可有助于区分肿块是源于肾上腺还是源于这些器官。此外，静脉注射对比剂增强扫描是获取肾上腺肿块特征的有价值的辅助手段。对于难以定性的肾上腺肿块，除了CT平扫和静脉注射对比剂增强扫描，在对比剂注射后15min延迟扫描可用于评估肿块的对比剂洗脱情况。这将在本章后面讨论。CT也可用于肾上腺肿块的经皮穿刺活检引导。肾上腺肿块的活检可以在患者处于俯卧位时进行，但通常需要针头角度较陡以避免穿入胸膜腔。经肝途径不用考虑穿入胸膜腔的问题和对针头头尾方向角度的需要，是一种对右侧肾上腺肿块进行活检的有效方法。俯卧位的有效替代方案是同侧卧位，特别是当要对左肾上腺肿块进行活检时。该体位提升了横

膈位置，并减少了同侧胸腔和上腹部的呼吸偏移，从而降低了活检针进入胸膜的风险。

肾上腺的MRI应包括T_1和T_2加权图像。正常肾上腺在T_1和T_2加权图像上均呈低至中等信号。化学位移成像（同相位和反相位）是肾上腺MRI成像的一大优势，可以通过T_1加权像梯度回波脉冲序列获得。化学位移成像的回波时间因磁场强度而异。在1.5 T时，同相位的回波时间为4.6 ms，反相位的回波时间为2.3 ms，而在3 T时，同、反相位的回波时间分别为2.3 ms和1.1 ms。尽管应用表面线圈也可以获得图像，体线圈能提供更大的视野，降低评估难度。轴位和冠状位成像最常用于评估肾上腺。对于正常肾上腺和直径1～2cm的肿块的评估，MRI与CT的价值相当。多平面成像在评估上腹部肿块的起源和病灶范围方面具有一定价值。

在T_1加权图像上，正常肾上腺组织的信号强度通常略低于正常肝和肾皮质。在T_2加权图像上，正常肾上腺可能难以与邻近的腹膜后脂肪区分开。

超声可用于评估正常肾上腺，但因为肾上腺体积小及腹膜后脂肪的模糊效应，观察效果并不稳定。对于右肾上腺成像的一种方法是让患者处于仰卧位或左侧卧位，采用侧向或前入路，通过第9～11肋间隙照射。右肾中央和下腔静脉的连线应穿过矢状平面或横向平面的右肾上腺。检查左肾上腺时，让患者处于右侧卧位，通过腋窝后线扫描，在冠状面上成像。通过脾或左肾到主动脉的连线应与左肾上腺交叉。通常情况下，肾上腺表现为低回声三角形或半月形结构，但常只能听到腹膜后脂肪的回声。超声在检查患有已知或疑似肾上腺肿块的患者中作用更大。当需要将肾上腺肿块与源自肾上极、肝或胰腺的肿块区分开时，超声是尤其有价值的。对于一些肾上腺肿块超声检查就可以精准定性，如含脂肪的肾上腺髓样脂肪瘤（图9-3）。

用放射性药物对肾上腺进行成像可以提供功能信息，这是其他影像学检查所不具备的。放射性碘（^{131}I）标记的6-β-碘甲基-19-去甲胆固醇（NP-59）是一种在肾上腺皮质组织中积聚的胆固醇类似物。肾上腺对NP-59的摄取受ACTH水平的影响，并与身体胆固醇池的大小成反比。外源性皮质类固醇给药可抑制垂体分泌ACTH，降低该放射性示踪剂的基线肾上

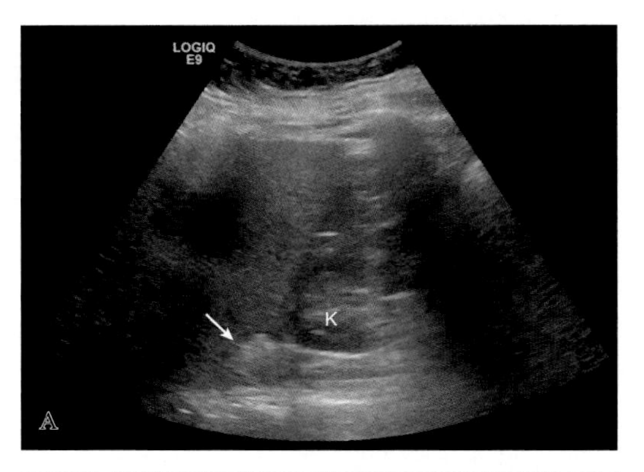

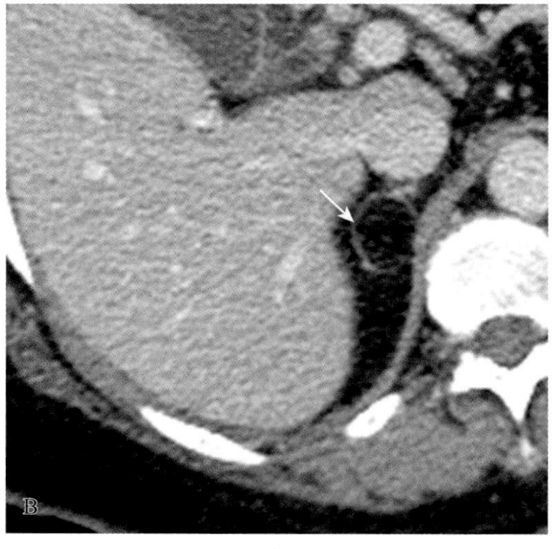

图9-3 A.纵向超声图像示右肾（K）上方高回声肿块（箭），肿块内含脂肪；B. CT证实肿块内含成熟脂肪，提示为髓样脂肪瘤（箭）

腺摄取。在存在已知功能亢进的肾上腺结节的情况下，在NP-59扫描之前给予强效皮质类固醇，例如地塞米松，可以评估肾上腺结节的分泌自主性。此外，地塞米松抑制后肾上腺放射活性的分布可以区分单侧（即肿瘤）与双侧（即，增生）病变。此种放射性药物可用于评估生化结果证实具有肾上腺功能亢进的患者。

肾上腺髓质的功能性结节可以使用^{131}I或^{123}I标记的间位腆代苄胍（MIBG）和^{111}In-奥曲肽成像。放射性碘标记的MIBG是一种与去甲肾上腺素具有相似结构的放射性药物。^{111}In-奥曲肽是一种可被一些神经内分泌肿瘤吸收的生长抑素类似物，包括大部分嗜铬细胞瘤。这两种放射性核素已被有效地用于评估疑似肾上腺外或复发性嗜铬细胞瘤的患者。它们还可用于评估恶性嗜铬细胞瘤患者的转移部位，以及随访患有多发性内分泌肿瘤（MEN）综合征的患者。放射性碘标记的MIBG和^{111}In-奥曲肽在某种程度上是互补的，因为几乎所有的嗜铬细胞瘤都会摄取至少其中的一种（图9-4）。

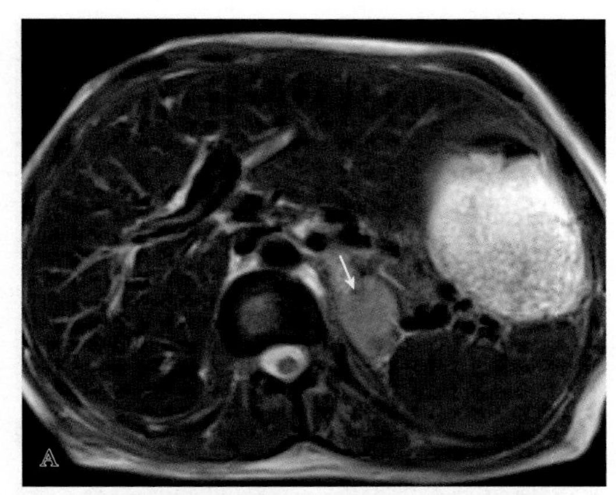

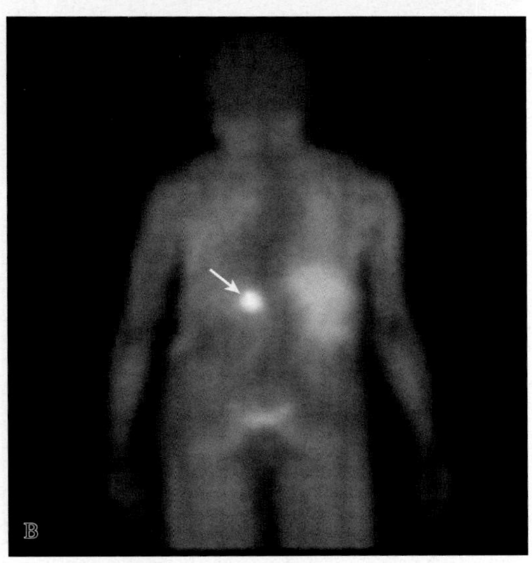

图9-4 A. T_2加权磁共振图像示高信号的左肾上腺肿物（箭）。同时发现肝、脾和骨髓的信号强度降低，与含铁血黄素沉积有关。B.^{123}I-间位腆代苄胍扫描的后位图示左肾上腺放射性示踪剂浓聚（箭）。手术证实为嗜铬细胞瘤

氟-18氟代脱氧葡萄糖（FDG）正电子发射断层扫描（PET）和PET-CT扫描在检测肾上腺恶性肿瘤方面显示出巨大的潜力。PET-CT在病变检测和区分病变良恶性上具有高度敏感性和特异性（图9-5）。PET-CT误诊为恶性的假阳性诊断并不常见（约5%的病例），可能为炎症/肉芽肿病变（包括结节病和肺结核）、肾上腺皮质增生或肾上腺邻近组织或器官的异常。当肾上腺肿块内存在出血或坏死时，可能出现假阴性诊断。

在评估肾上腺时，血管造影检查有几个特定的适应证。对于通过横断面成像进行充分评估仍不清楚起源器官的腹部大肿块，可以进行肾上腺动脉造影，作为综合性动脉造影检查的一部分。肾上腺静脉造影和静脉取样仅用于原发性醛固酮增多症患者，更少见情况下用于库欣综合征患者。对于这两类患者，必须将腺瘤与肾上腺增生区分开来。当寻找复发性或持续性嗜铬细胞瘤的部位时，可以考虑进行全身静脉采样。肾上腺静脉造影的并发症包括血液外渗、静脉血栓形成、肾上腺梗死和轻微的腹膜后出血。

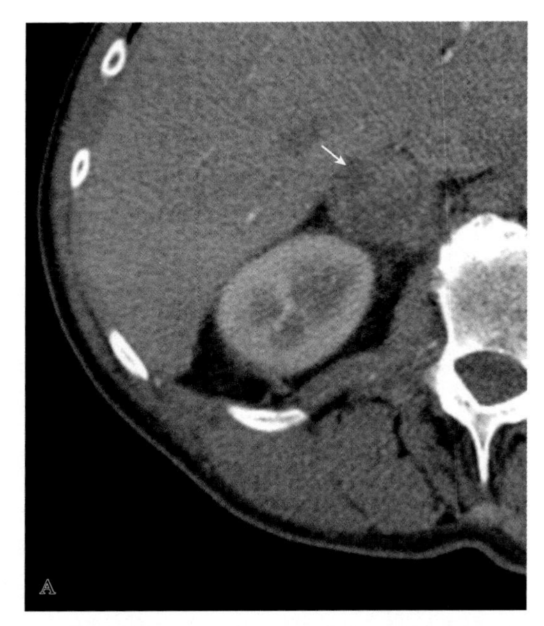

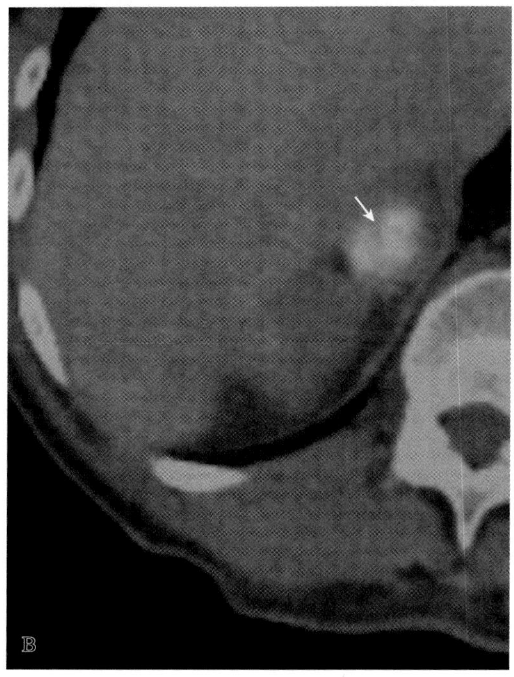

图9-5 A.肺癌患者，轴位计算机断层扫描（CT）图像示右肾上腺肿块（箭）；B.正电子发射断层扫描-CT（PET-CT）示肿块（箭）的高FDG摄取，符合转移。肾上腺恶性肿瘤的假阳性诊断在PET-CT上并不常见

二、肾上腺占位性病变

1.腺瘤　在进行腹部CT检查的患者中，检出肾上腺肿块的比例高达5%。这些肿块大多数是腺瘤，一种肾上腺皮质的良性肿瘤。大多数腺瘤是无功能的，而且是偶然发现。大多数非功能性腺瘤由含有丰富细胞质内脂质的大细胞组成。功能性肾上腺腺瘤可能是库欣综合征、原发性醛固酮增多症、男性化或女性化的原因。

在横断面图像描述肾上腺肿块的特征通常包括以下几个方面：大小、轮廓、对比增强前后的密度值、生长速度等（表9-1）。肾上腺腺瘤有两个关键性特征，有助于作出影像学诊断。特征一，大多数腺瘤细胞内脂质含量高，因此在平扫CT上的密度值接近于零。密度值＜10 HU对于诊断富含脂质的肾上腺腺瘤特异性较高，在鉴别腺瘤和肾上腺转移瘤时具有80%的敏感性和95%的特异性。密度值＜10HU的大多数肿块是富含脂质的腺瘤（图9-6）。特征二，腺瘤比转移瘤具有更快的对比剂洗脱速度（表9-2），即便是乏

表9-1　腺瘤和转移瘤的鉴别

	腺瘤	转移瘤
检出时大小	通常＜3cm	不定
随时间推移大小变化	否	是
CT值	≤10 HU（平扫CT）	＞10 HU（平扫CT）
对比剂洗脱	≥60% 确定 ≥40% 可能	＜60% 确定 ＜40% 可能
信号强度[1]	与肝比较等或稍低信号	与肝比较高信号
反相位信号[2]	减低	相同或增高

（1）经典T_2WI序列上；（2）指肿块在T_1WI反相位上与同相位信号强度比较。

CT.计算机断层扫描；HU. Hounsfield单位

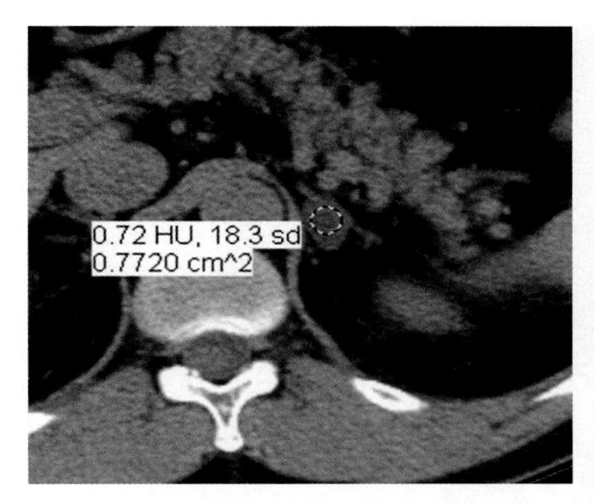

图9-6 偶然发现的左侧肾上腺结节，平扫CT值＜10HU，符合富含脂质的腺瘤表现

表9-2 肾上腺增强扫描洗脱计算方法

绝对洗脱百分比＝（E－D）/（E－U）×100
相对洗脱百分比＝（E－D）/E×100
其中：
E＝对比增强门脉期肾上腺肿块的CT值
D＝15min延迟扫描肾上腺肿块的CT值
U＝平扫肾上腺肿块的CT值
要诊断腺瘤，需绝对洗脱百分比≥ 60%或相对洗脱百分比≥ 40%

脂型腺瘤也是如此。平扫CT值≤10HU，在15min延迟CT扫描中对比剂洗脱百分比≥60%，结合以上两点可以将98%的腺瘤与非腺瘤区别开来（图9-7）。如果未获得平扫CT的图像，则可以基于动态增强和15min延迟图像上的肾上腺CT值来计算相对洗脱百分比。若相对洗脱百分比≥40%，则支持腺瘤的诊断。肾上腺洗脱百分比计算器可在互联网上查到。此外，大多数肾上腺腺瘤在发现时直径≤3cm，初次检出时直径超过6cm是很罕见的。腺瘤的边界通常是清楚、光滑的。典型的表现是实性密度均匀的肿块，其密度低于相邻肌肉。钙化和中心坏死在腺瘤中是罕见的（图9-8）。肾上腺腺瘤的一个重要特征是在2年间隔的随访期内，肿瘤大小相对稳定。

对于直径＞1～1.5cm的肾上腺腺瘤，可以用MRI评估。虽然T_1和T_2加权图像上的信号强度可能对肿瘤定性有帮助，但并不总是特异的。非功能性腺瘤通常在T_1和T_2加权图像上与正常肾上腺组织呈等信号。这些肿瘤在T_1加权图像上与肝呈等信号，在T_2加权图像上与肝呈等信号或稍高信号。目前已经开发了很多技术在高场MRI上区分腺瘤和其他肾上腺肿块，包括计算T_2弛豫时间、动态对比增强成像和化学位移梯度回波成像等。

化学位移成像已成为诊断肾上腺腺瘤的标准MRI序列之一。化学位移的脉冲序列基础是水和三酰甘油两种物质中氢质子的进动频率存在差异。这种差异在1.5T系统上表现为224Hz的频移，在3T系统上表现为445Hz的频移。当场强为1.5T时，脂肪与水中的氢质子同相位和反相位约每2.2ms循环，场强为3T时则为每1.1ms循环。如果在水和脂肪同相位时对回波进行采样，二者的信号就会叠加，产生的信号大于反相位时采集的回波信号。利用梯度回波脉冲序列和短回波时间，就可以用同相位和反相位序列来评估肾上腺肿块的信号强度。肾上腺皮质腺瘤由与束状带相似的富含脂质的大细胞组成，且它们与大多数肾上腺转移瘤和嗜铬细胞瘤不同，尽管一些恶性肿瘤细胞内可能含有脂质（如肝细胞癌、肾细胞癌、脂肪肉瘤、分化良好的肾上腺皮质癌）。假设在同一体素中含有水和脂肪的氢质子（即腺瘤），二者信号互相抵消，导致反相位图像上的信号强度相对降低，化学位移成像可以帮助得出肾上腺肿块为腺瘤的诊断，敏感性为80%～90%，特异性为95%～100%（图9-9）。与之相反，其他肾上腺肿块（大多数转移瘤和嗜铬细胞瘤）和对照用组织（如肌肉和脾）不含脂肪，不应出现同

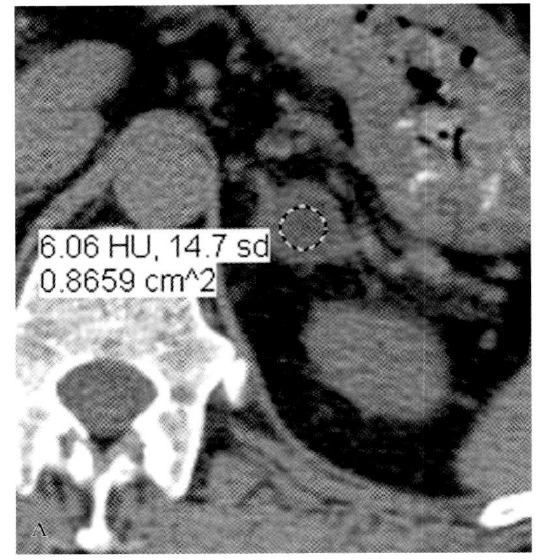

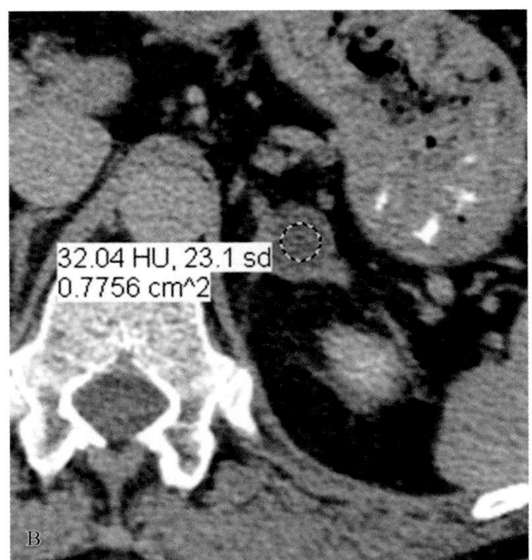

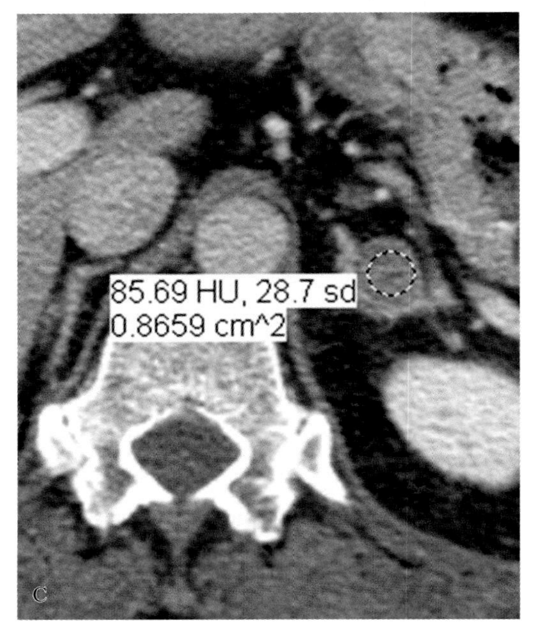

图9-7　肾上腺腺瘤的对比剂洗脱。A.平扫计算机断层扫描（CT）扫描显示一均匀的低密度肾上腺结节，CT值为6HU（典型的富含脂质的腺瘤）。B.在对比增强扫描的门静脉期，结节的CT值为86HU。C.在15min延迟的CT扫描上，病灶强化程度减低，CT值为32 HU。门静脉期的对比剂至延迟扫描洗脱百分比为68%，证实此肿块为腺瘤。绝对洗脱百分比≥60%是诊断腺瘤的标准（表9-1）

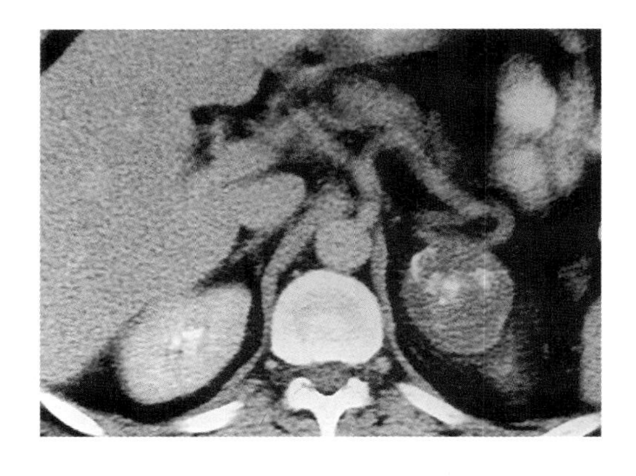

图9-8　左侧肾上腺腺瘤，内部见结节状和线状钙化

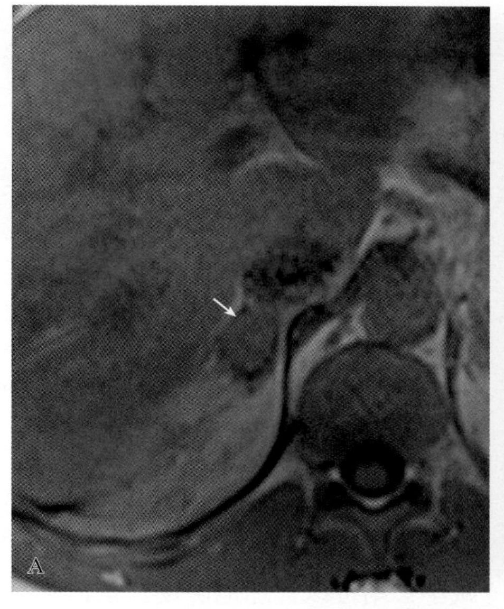

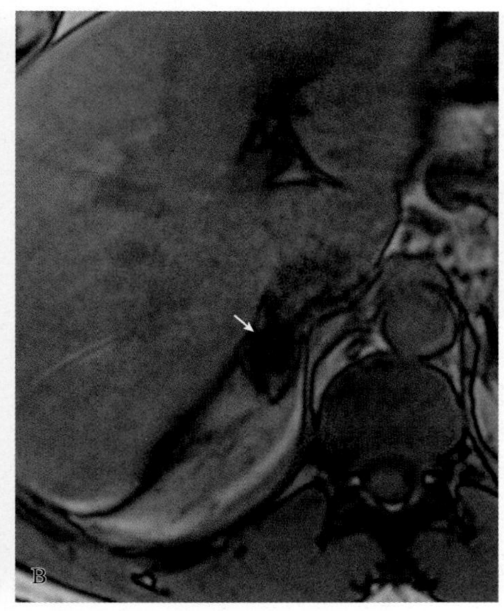

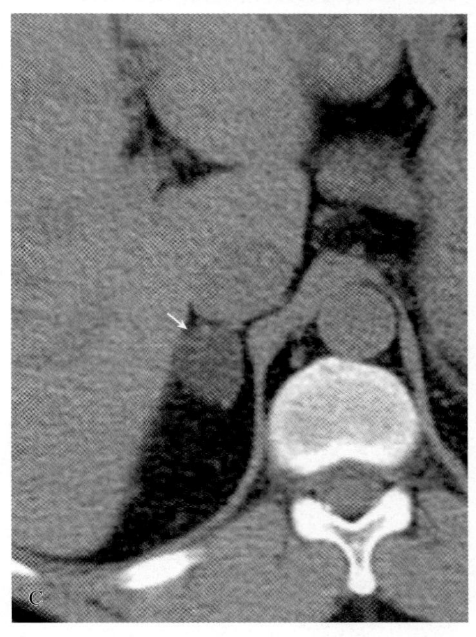

图9-9　肾上腺腺瘤。A. 3T磁共振成像（TE＝2.46 ms）的同相位图像显示右肾上腺肿块（箭）与肝等信号。B.反相位图像（TE＝1.23ms）显示肾上腺肿块（箭）信号较同相位明显减低，因在同一体素中同时存在水和脂肪的氢质子。注意椎旁肌肉反相位无信号减低。C.在平扫计算机断层扫描（CT）上，可见均匀的低密度肾上腺结节（箭），其CT值＜10HU。磁共振成像和CT均得出富含脂质的肾上腺腺瘤的诊断

相位和反相位序列之间信号强度的显著变化（图9-9B）。如果腺瘤极度乏脂，可能导致出现假阴性结果。如果其他类型肿瘤中含有少量脂肪成分，则可能出现假阳性结果。

尽管大多数肾上腺腺瘤内含有的为显微镜下可见的细胞内脂质，但腺瘤内偶尔会出现肉眼可见的脂肪。一种解释为腺瘤中含有脂质性化生的区域，在大体标本上则表现为脂肪密度的椭圆形或圆形区域（图9-10）。

2. *转移瘤*　对于患有原发性恶性肿瘤，特别是肺癌、乳腺癌、肾癌或黑素瘤病史的患者，手术前如果发现肾上腺肿块，必须排除转移，因为这直接关系到肿瘤分期是否达Ⅳ期。对于非小细胞肺

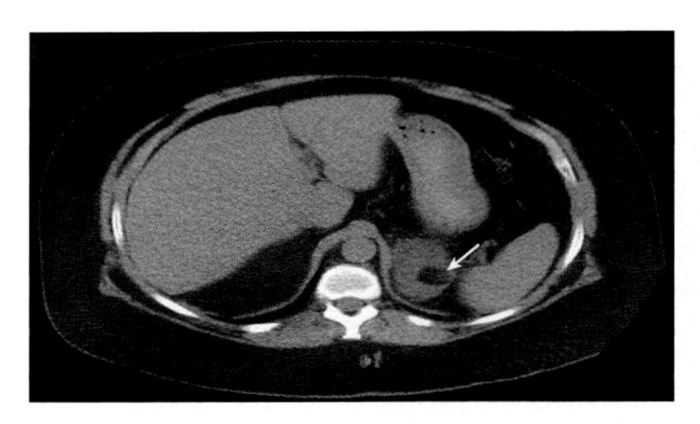

图9-10　左侧肾上腺结节，内部可见一个小圆形脂肪密度灶（箭）。手术切除结果为伴有脂肪性化生的腺瘤。肾上腺结节中含有肉眼可见的脂肪最常见于典型的髓样脂肪瘤，很少见于肾上腺皮质癌

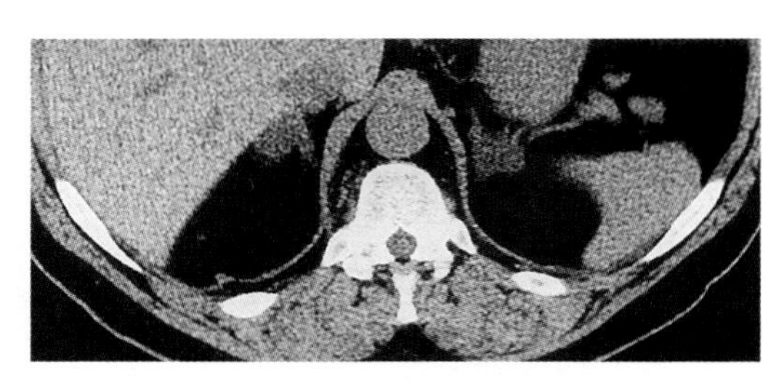

图9-11　肺癌患者，CT示双侧肾上腺肿块。虽然轮廓呈分叶状，但每个肿块的CT值都低于0HU。对左侧肾上腺肿块进行活检，证实为腺瘤。在后续2年的CT扫描随访评估中，肿块的大小没有变化

癌早期患者，10%至多达30%发生肾上腺转移，尸检结果阳性率更是高达40%。同样，多达30%的乳腺癌患者在影像学分期时发现存在肾上腺转移。尽管有这些统计数据，同时存在肾上腺肿块和癌症病史的患者，肾上腺转移的发生率在33%～75%。因此，即使发现双侧肾上腺肿块，也不应简单地做出它们是转移性的诊断（表9-3和图9-11）。

虽然没有确诊肾上腺转移瘤的特定放射学征象，但在进行多次检查后应怀疑病灶为恶性的可能。比起大小相对稳定，连续多次影像学检查发现病灶的大小出现变化对于诊断更有价值。因为恶性肾上腺肿瘤生长得更快，通常认为初次检出时体积会较大。实际上肾上腺的转移瘤初次发现时可小至1cm或大至10cm。如果肾上腺肿块在4～6个月的观察期内体积变大，或者在原发性恶性肿瘤全身治疗期间明显减小，则可以合理地假设它是转移性病灶（图9-12）。当体积较小时，转移瘤可以具有类似于肾上腺腺瘤的放射学外观（即边界清楚、密度均匀的肿块）。当体积小的肿瘤（＜5 cm）出现以下几个特征时，提示恶性肿瘤的可能，包括：边界不规则或不清晰，中度至明显的密度不均匀，以及厚壁环形强化或边缘结节样强化。在极少数情况下，转移瘤可以发生于良性肿瘤（如腺瘤）的旁边或是内部。当两个不同

表9-3　双侧肾上腺肿物

常见
腺瘤
转移瘤
少见
出血
淋巴瘤
感染性肉芽肿，亚急性期
嗜铬细胞瘤

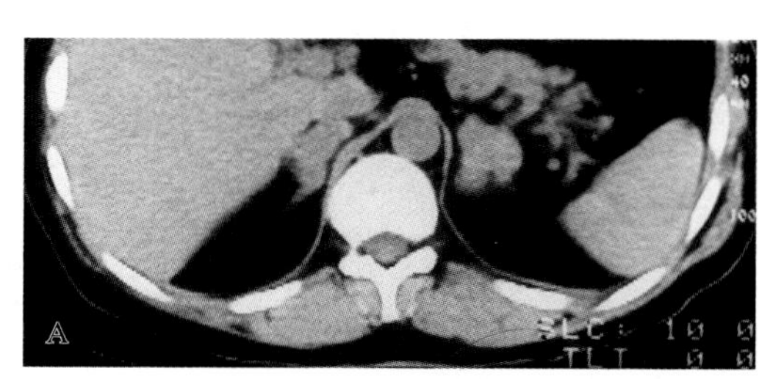

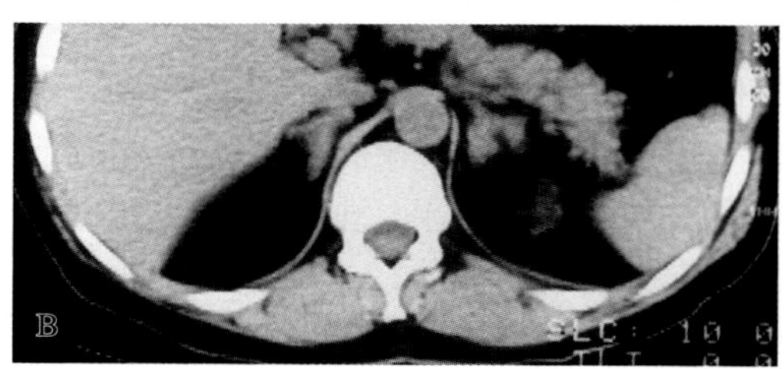

图9-12　肾上腺转移瘤。A.平扫CT显示双侧肾上腺肿块。左侧肾上腺经皮穿刺活检结果提示为肺癌转移。B.化疗后肾上腺肿块缩小

组织学的肿瘤存在于同一肾上腺时，它被称为碰撞瘤（图9-13）。局部脏器或骨骼的侵犯提示恶性肿瘤。最后，肾上腺转移通常伴有其他器官，特别是肝、腹膜后淋巴结或肺部广泛转移的证据。

对于已经明确患有原发恶性肿瘤的患者，当必须确定肾上腺肿块是否为转移时，经皮穿刺活检是一种安全且准确的用于替代影像学随访的检查方式。由于这种有创性的检查并非没有风险，因此活检一定要在确认肾上腺肿块的性质会对治疗或预后产生重大影响的前提下进行。肺癌史患者的影像引导下穿刺活检的阳性和阴性预测值分别为100%和90%。然而，当肾上腺活检标本无法作出诊断时，阴性预测值仅为约80%，已经有关于假阴性肾上腺活检结果的报道。因此，对于高度怀疑肾上腺转移的癌症病史的患者，当病理报告

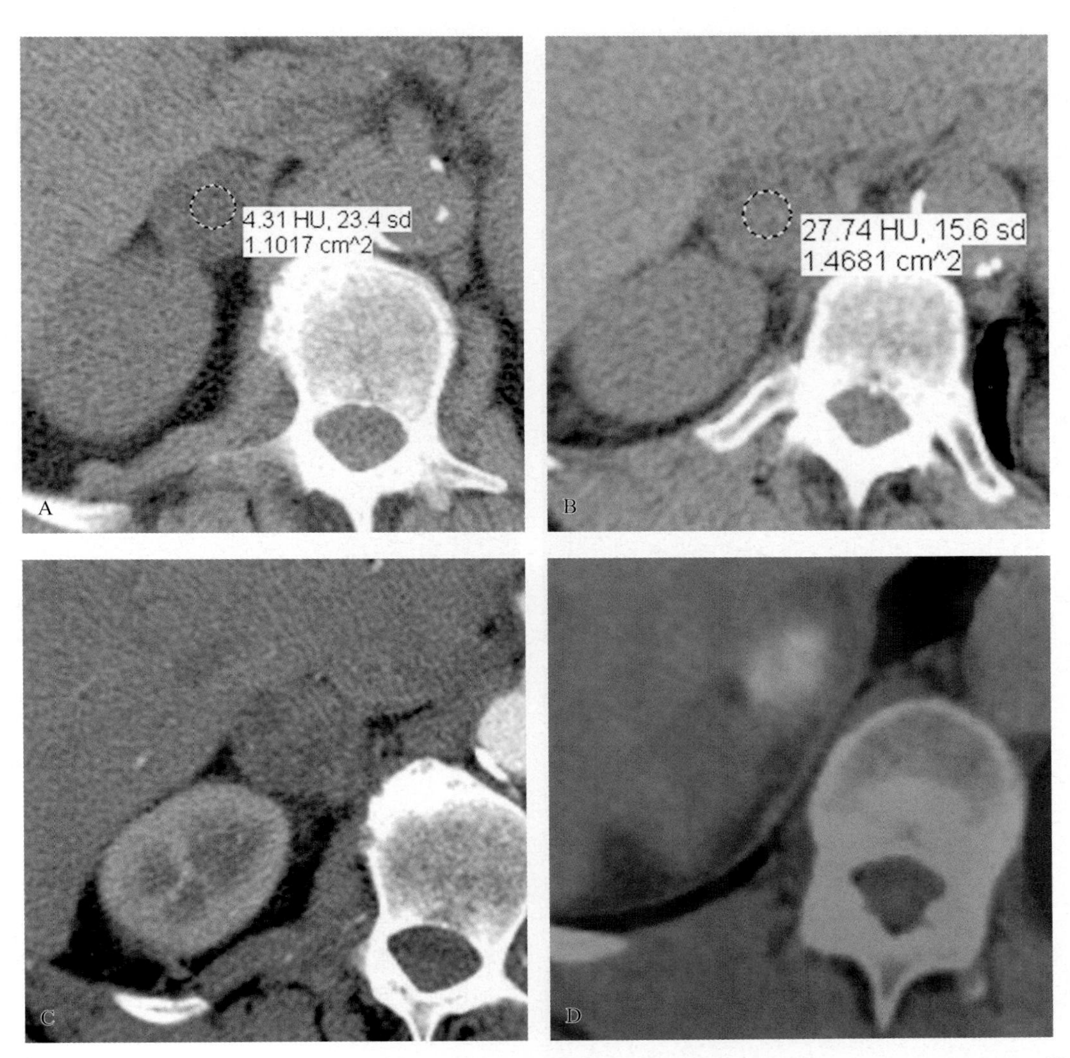

图9-13　碰撞瘤。A. 2010年平扫CT图像显示右侧肾上腺均匀低密度结节，CT值为4HU，符合腺瘤。B.患者被诊断患有肺癌后，2013年平扫CT图像显示结节的CT值发生变化，现在＞10HU。C.对比增强CT显示结节强化不均匀，边界不清。D. PET-CT显示肾上腺结节FDG高摄取。综合以上结果，符合肾上腺腺瘤基础上发生的肾上腺转移（碰撞瘤）

无法作出诊断时，应考虑反复抽吸或肾上腺肿块活检。

对于无明确恶性肿瘤病史的患者，以偶然发现的肾上腺转移瘤为首发情况是十分罕见的。这种情况发生的概率不到1%。此种情况下，MRI或连续影像学评估病灶大小变化就起到了重要作用。在MRI的T_2加权图像上，肾上腺转移灶的信号强度往往高于肝实质。在T_1加权图像上，肾上腺转移的信号强度通常低于肝和腹膜后脂肪的信号强度。与肾上腺腺瘤相比，转移瘤也趋向于具有不同的动态增强模式，并且与同相位梯度回波T_1加权图像比较，反相位上的信号强度是相同的（图9-14）。

3. *嗜铬细胞瘤*　嗜铬细胞瘤是一种嗜铬细胞组成的肿瘤，具有储存和释放儿茶酚胺的能力（表9-4）。尽管仅占高血压病因的0.1%，嗜铬细胞瘤作为可逆性高血压的原因具有很重要的临床意义，并且可能导致由高血压危象或休克引起的猝死，或两者兼而有之。尽管嗜铬细胞瘤很重

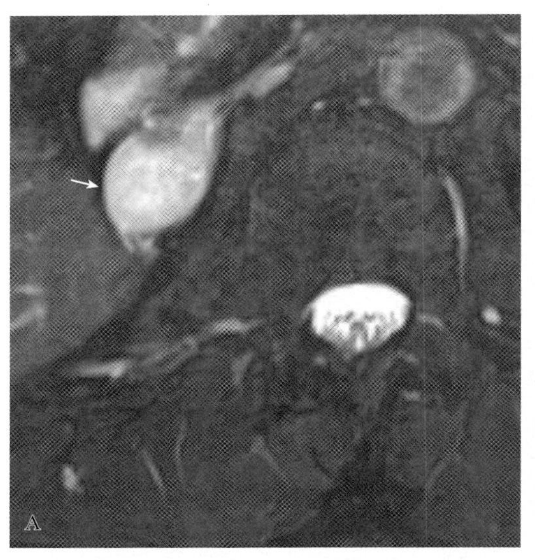

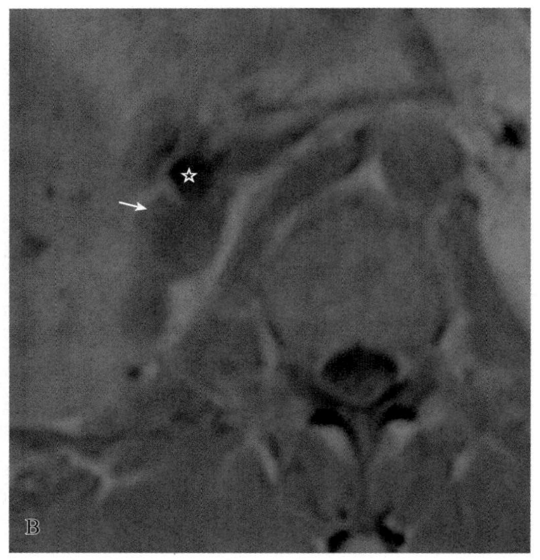

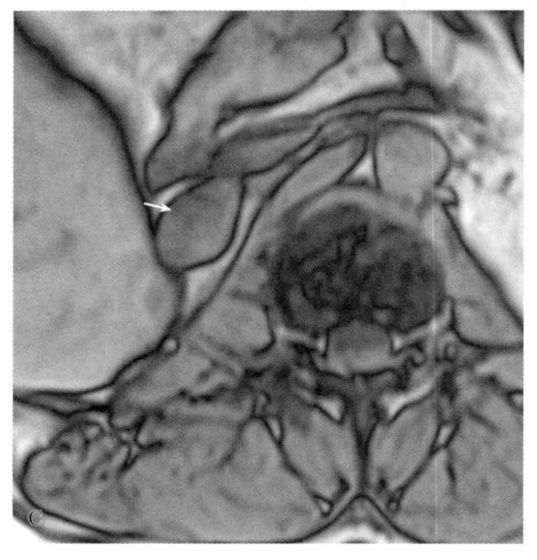

图9-14　患者右侧肾癌肾切除术后，磁共振成像示肾上腺转移。A.脂肪抑制T_2加权图像显示T_2高信号的右肾上腺肿块（箭）。B.相对于肝和腹膜后脂肪，肾上腺肿块（箭）在同相位T_1加权梯度回波图像上呈低信号。注意邻近肾上腺（星号）的手术夹磁敏感伪影。C.在反相位图像上，肾上腺肿块内未见到明显信号减低（箭）。对比图9-9中反相位成像时肾上腺腺瘤信号是减低的。此外，与前次检查相比，肿块体积增大，符合转移瘤表现

表9-4　嗜铬细胞瘤

5%遗传：多发性内分泌肿瘤ⅡA和ⅡB，von Hippel-Lindau，Ⅰ型神经纤维瘤病
10%：双侧，肾上腺外，恶性
症状：高血压（90%）、心悸、出汗、疼痛（头痛）
CT：直径≥2cm，密度均匀，很少囊变
磁共振成像：T_2加权图像上呈高信号

要，高达60%尸检时发现的病灶在患者生前未被发现。

大多数嗜铬细胞瘤为偶发，但在约5%的患者中，嗜铬细胞瘤为常染色体显性遗传病的一种表现，可以单独存在或合并其他异常。嗜铬细胞瘤可能是MEN综合征的一部分。Sipple综合征（MEN ⅡA）包括甲状腺髓样癌（98%～100%患者）、嗜铬细胞瘤（50%患者）和甲状旁腺腺瘤或伴有甲状旁腺功能亢进的增生（20%患者）。MEN ⅡB综合征包括甲状腺髓样癌（98%～100%）、嗜铬细胞瘤（50%）和舌唇的多发性黏膜神经瘤（95%～98%）。与MEN综合征相关的嗜铬细胞瘤通常是多中心的、双侧的。约10%的视网膜小脑血管母细胞瘤病（von Hippel-Lindau综合征）的患者和不到1%的Ⅰ型神经纤维瘤病患者也患有嗜铬细胞瘤（图9-15）。Carney综合征（嗜铬细胞瘤、肺软骨瘤和胃平滑肌瘤三联征）、Sturge-Weber综合征和结节性硬化症患者的嗜铬细胞瘤患病率也有所增加。

在成年人中，90%的散发性嗜铬细胞瘤起源于肾上腺髓质，10%起源于肾上腺外。肾上腺外的嗜铬细胞瘤被称为副神经节瘤。在患嗜铬细胞瘤的成年人中，双侧肾上腺嗜铬细胞瘤发生率为7%。在儿童中，30%的嗜铬细胞瘤是肾上腺外的，25%的患者为双侧发病。大多数肾上腺外嗜铬细胞瘤（副神经节瘤）位于腹部，起源于椎旁交感神经或神经丛的嗜铬细胞

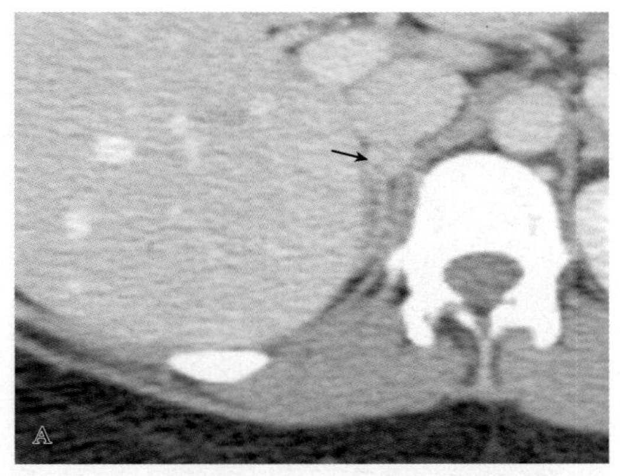

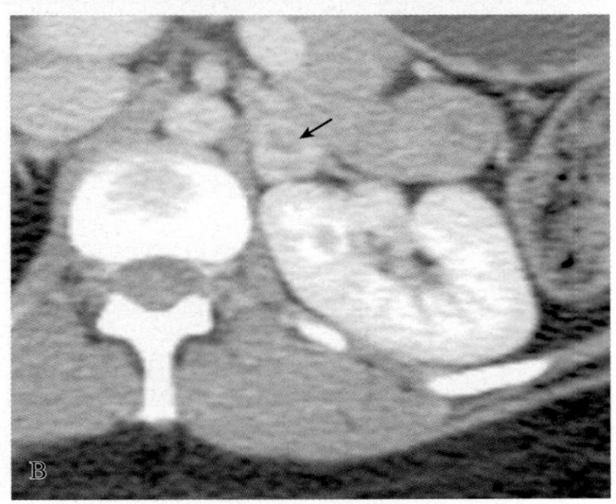

图9-15　双侧肾上腺嗜铬细胞瘤。患有von Hippel-Lindau综合征的患者，可见强化的双侧肾上腺结节（A和B中的箭）。由于存在临床症状和尿液肾上腺素升高，结节被切除且病理证实为嗜铬细胞瘤

（图9-16）。肾上腺外腹膜后副神经节瘤的最常见位置是Zuckerkandl器官，其包括从肠系膜下动脉起点到主动脉分叉并进入髂血管的沿着下腹主动脉的所有含嗜铬细胞的组织。

大多数嗜铬细胞瘤是良性的。尽管可能存在核异型、核多形性和多核的情况，但仅根据组织病理学标准是无法确定肿瘤为恶性的。恶性嗜铬细胞瘤的诊断很大程度上取决于记录的局部侵犯或远处转移情况。恶性肿瘤往往缓慢生长并转移到肝、骨骼、区域淋巴结和肺部。有6%～10%的肾上腺嗜铬细胞瘤，15%的肾上腺外嗜

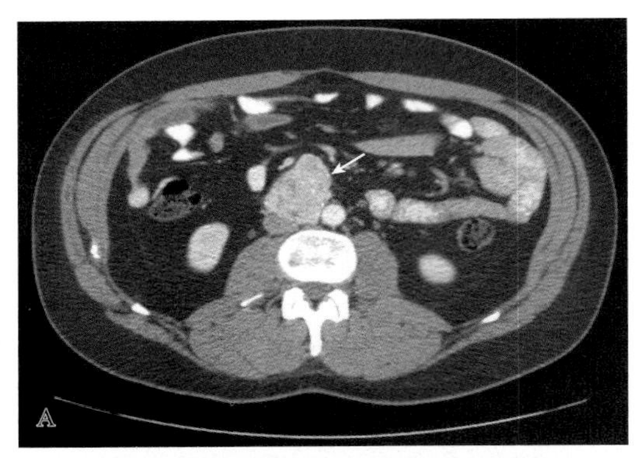

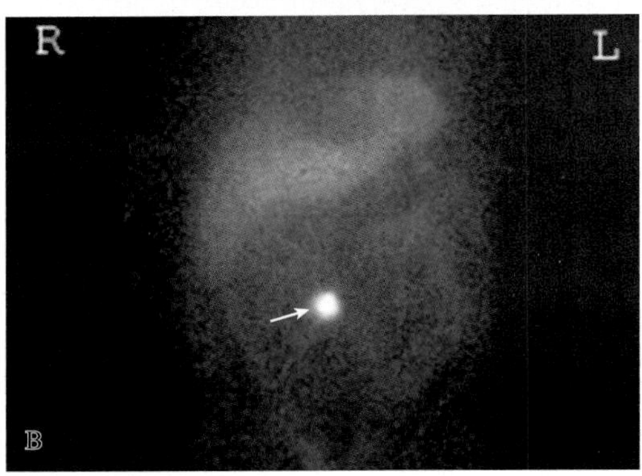

图9-16 副神经节细胞瘤（肾上腺外嗜铬细胞瘤）。A.有嗜铬细胞瘤症状的患者，对比增强CT扫描图像显示主动脉区域的明显强化肿块影（箭）；B. ^{123}I-MIBG扫描显示主动脉区域肿块高摄取（箭），符合副神经节瘤表现

铬细胞瘤（副神经节瘤）为恶性。

嗜铬细胞瘤的大多数临床表现源于儿茶酚胺释放的生理作用。嗜铬细胞瘤的典型临床表现为由头痛、心悸和发汗一系列症状组成的阵发性发作或危象。约60%的患者每周经历一种或多种这些症状，其余40%通常每天发作一种或多种。虽然这些症状各有不同，伴有高血压是最普遍的特征，它发生在超过90%的患者身上。嗜铬细胞瘤的生化诊断可以基于升高的血清变肾上腺素水平或24h尿液检查，前提是患者在收集期间出现症状或高血压。收集的尿液可以用于分析游离儿茶酚胺（肾上腺素和去甲肾上腺素）和儿茶酚胺代谢物（变肾上腺素）的水平。

CT是首选的影像学检查手段，因为大多数肾上腺嗜铬细胞瘤在诊断时直径达2cm或更大。在离子碘造影剂时代CT成像之前需要给予α-肾上腺素能阻滞剂，但对于目前CT成像的非离子碘化造影剂来说并不是必需的。对比增强CT检查可以安全地用于疑似嗜铬细胞瘤的患者。

对于存在嗜铬细胞瘤的生化证据的患者，如果发现肾上腺肿块，手术切除是最适当的治疗方式。当＜3～4cm时，这些肿瘤通常边界清楚，为均匀的软组织密度（图9-17）。较大的肿瘤可能出现中心坏死和出血区域（图9-18）。据报道，嗜铬细胞瘤也可以出现钙化，多为沙砾状或曲线状，但发生率不到5%。肾上腺外嗜铬细胞瘤（副神经节瘤）通常比肾上腺嗜铬细胞瘤体积大，一个报道中平均直径为8.6cm。腹部副神经节瘤的位置与主动脉交感链的分布密切相关，60%在肾或以上水平，40%在肾以下水平（图9-19）。

一些人主张常规使用MRI来发现和诊断嗜铬细胞瘤或副神经节瘤，但一般情况下，CT具有同样的准确性，容易获得，检查速度快、伪影少，并且价格便宜。T_2加权MR图像上肾上腺嗜铬细胞瘤的典型表现为肾上腺边界清楚的高信号肿块，信号强度高于肝、肌肉和脂肪。但实际情况中，仅在不到50%的病例中可以见到典型的T_2高信号“灯泡征”，且依据这一个征象并不足以确诊（图9-20）。无论嗜铬细胞瘤的大小如何，其在长TR序列的信号强度始终高于腺瘤的信号强度，然而，在快速自旋回波成像中，这些肿瘤的信号可能不像在传统的自旋回波序列上那么高。出血成分的存在也可能降低T_2加权图像上嗜铬细胞瘤的信号强度。其他以囊性成分为主或原发性肾上腺囊肿等肿瘤也可以表现为相似的T_2WI高信号。

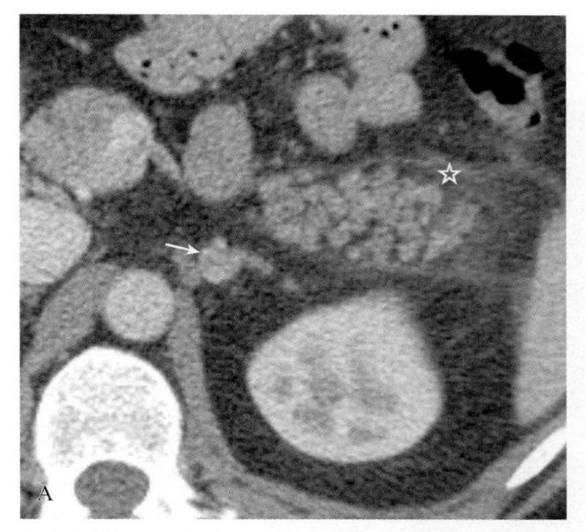

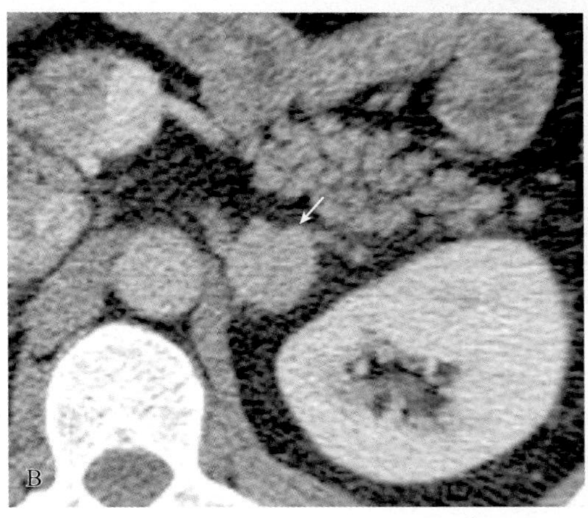

图9-17　嗜铬细胞瘤。A.患者因腹痛就诊并被发现患有急性胰腺炎（星号）。CT平扫示左肾上腺小结节（箭）。B. 4年后，CT扫描显示左肾上腺结节增大（箭），密度均匀，并且发现患者尿液肾上腺素升高。一系列表现符合嗜铬细胞瘤，最终经手术得到证实

血管造影检查不常用于评估嗜铬细胞瘤。80%的嗜铬细胞瘤动脉造影时为富血供肿块，但由于中央坏死，20%的肿瘤可见无血管区域。肾上腺动脉造影术前可能需要准备肾上腺素能阻滞剂，因为存在突发致命的高血压危象的风险，这点在以前临床应用离子碘造影剂时更令人担忧。虽然过程烦琐，全身静脉采样是一种寻找CT扫描隐匿的复发性嗜铬细胞瘤的有效方法。检查过程中会对胸部，腹部和盆腔中的多个部位收集静脉血样并分析儿茶酚胺浓度，肿瘤就藏匿于静脉血中儿茶酚胺水平显著升高的部位中。

肾上腺髓质闪烁扫描可用于定位嗜铬细胞瘤和副神经节瘤，尽管其作用通常次于CT和MRI。寻找隐匿性、复发性或肾上腺外嗜铬细胞瘤也可以通过肾上腺闪烁扫描利用放射性药物 ^{131}I-MIBG或 ^{123}I-MIBG和 ^{111}In-奥曲肽完成。与静脉采样相比，这种全身性评估方法更为实用，对于肾上腺外嗜铬细胞瘤的定位具有重要价值。^{131}I-MIBG和 ^{111}In-奥曲肽成像在检测嗜铬细胞瘤方面的敏感性分别为75%和90%。这些放射性核素检查具有互补的关系，因为几乎所有的嗜铬细胞瘤都至少积聚了这些药物中的一种。

4. *肾上腺皮质癌*　肾上腺皮质癌是一种肾上腺皮质组织来源的极为罕见的肿瘤，然而，肿瘤是高度恶性的，预后不良（表9-5）。多达40%的此类肿瘤具有功能性，24h尿液中测量的17-酮类固醇浓度升高是肾上腺功能亢进最敏感的内分泌检查。库欣综合征，有或无显著的男性化作用，是与这些肿瘤相关的肾上腺功能改变的最常见临床表现。继发于醛固酮增多症的Conn综合征也是一种罕见的表现。肾上腺皮质癌可转移至肺、肝、腹膜、区域淋巴结和骨。通常缺乏恶性肿瘤的组织病理学证据，因此病理学家经常依赖影像学检查或手术描述的病变大小和侵袭性来做出诊断。

在超声、CT或MRI上可以观察到肾上腺皮质癌的几个重要特征。这类肿瘤通常发现时体积就很大。尽管也有较小肿瘤的报道，大多数肾上腺皮质癌在发现时为6 cm或更大，平均直径为12 cm。需要强调的一点是，这些较小肿瘤的影像学表现可能与其他肿瘤无法区分，尤其是肾上腺

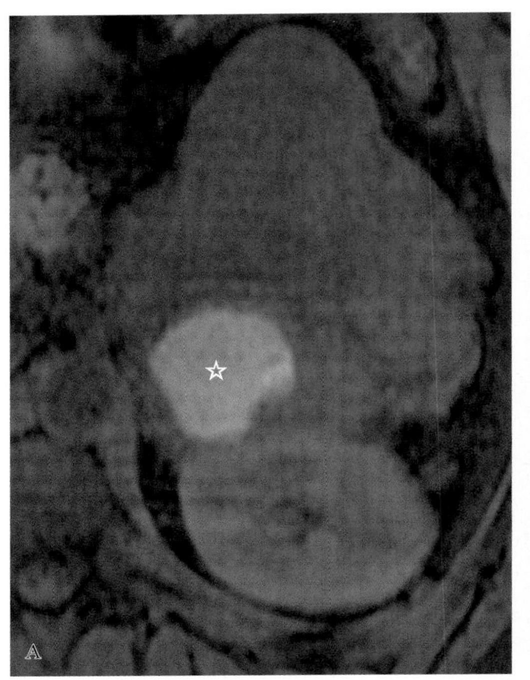

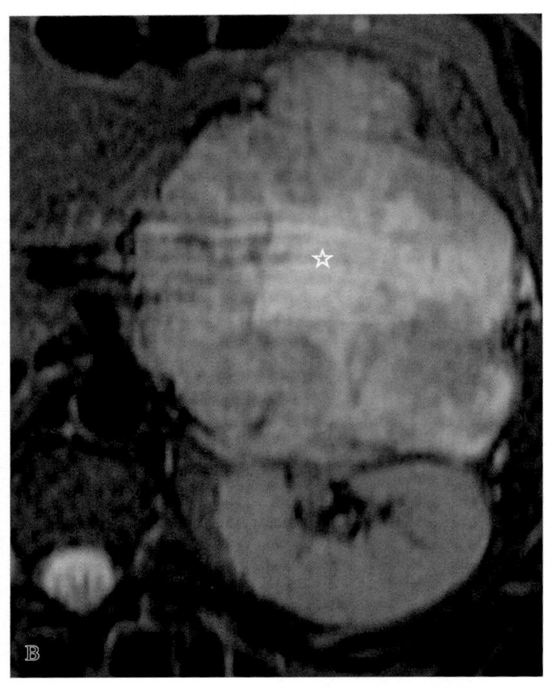

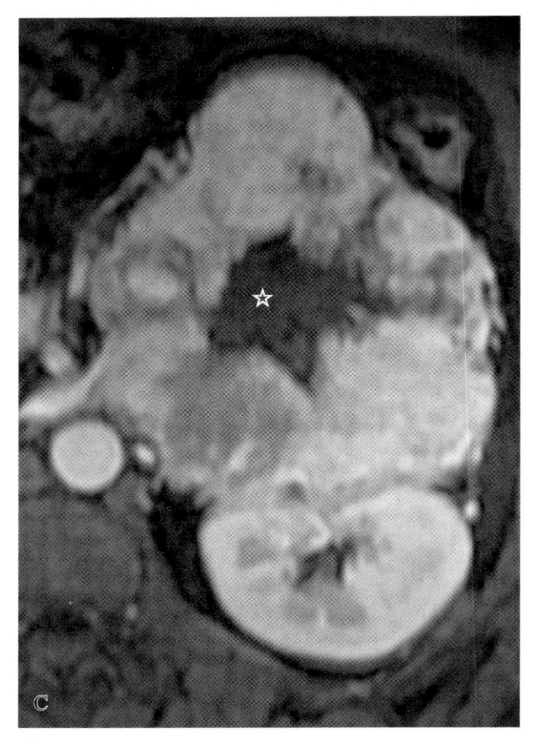

图9-18 顽固性高血压伴尿中肾上腺素升高的患者，MR示嗜铬细胞瘤伴出血和坏死。A.平扫脂肪抑制T_1加权梯度回波图像显示左肾上腺肿块内的T_1高信号（星号）区域，符合出血改变。B和C.脂肪抑制T_2加权图像（B）和对比增强脂肪抑制T_1加权图像（C）显示肿块内的中央坏死区（星号）。手术证实为嗜铬细胞瘤

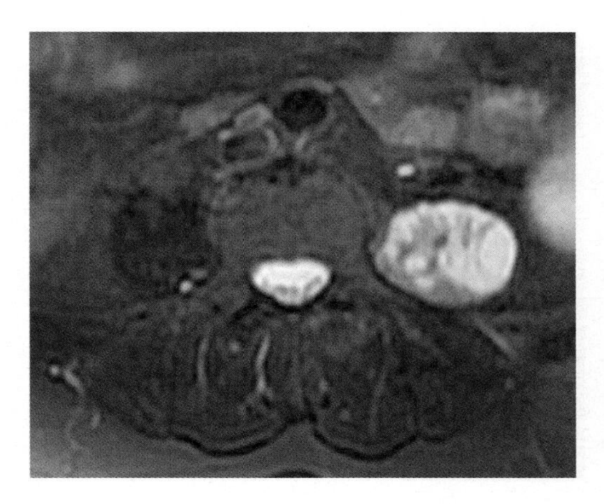

图9-19　磁共振成像示副神经节瘤。一个不均匀T_2加权像高信号肿块，位于肾脏水平以下的左侧椎旁区域。外科手术病理证实为副神经节瘤

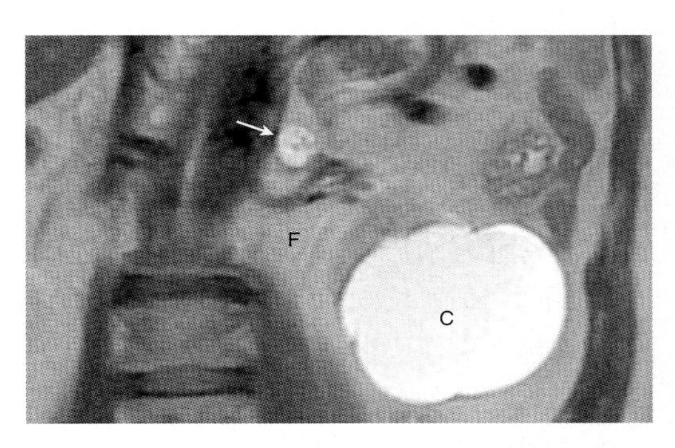

图9-20　有高血压和尿液肾上腺素升高的患者，左侧嗜铬细胞瘤（箭），单激发T_2加权图像显示典型的T_2高信号（灯泡征）。注意嗜铬细胞瘤与左肾囊肿（C）中的液体一样高信号，并且比腹膜后脂肪（F）信号更高。此种表现见于不到50%的嗜铬细胞瘤

表9-5　肾上腺皮质癌

十分罕见的原发性肾上腺恶性肿瘤
约40%高功能：尿17-酮类固醇水平升高
经常＞6cm，密度不均匀，30%见点状钙化
局部侵犯，转移至肝、肺、骨

转移瘤。然而，＜5cm的肾上腺皮质癌几乎都是有功能的，因此需要进行彻底的内分泌评估。肿瘤边缘通常是不规则的，边界不清的或结节状的。大的肿瘤更容易出现密度不均匀或出现由坏死引起的中心低密度区域。在多达30%的肾上腺皮质癌中发现钙化灶（图9-21）。肾上腺皮质癌含肉眼可见的脂肪的情况极为罕见，但是也有过报道。在注射对比剂后，肿瘤通常不均匀强化，或者可以看到厚的结节状增强边缘。以上这些影像学征象提示癌的诊断，但它们并不特异见于恶性肿瘤，嗜铬细胞瘤也可能出现类似的影像学表现。

作为恶性肿瘤的影像学表现之一，邻近器官或骨骼的局部侵犯应当重点仔细观察。寻找转移至区域淋巴结、肝或静脉属支（包括肾静脉或下腔静脉）的证据也很重要（图9-22）。高达50%的肾上腺皮质癌患者可以发现转移性病灶的证据，这也是诊断恶性肿瘤的另一条依据。

肾上腺皮质癌在T_1加权MRI上通常与肝脏呈等信号，在T_2加权图像上呈高信号，中央坏死区域与其他体液呈等信号（图9-23）。MRI的多平面成像能力有助于证明这些大肿瘤起源于肾上腺及肿瘤直接侵犯肝脏或肾。此外，流敏序列可用于补充常规自旋回波序列，以清楚显示下腔静脉或肾静脉内的瘤栓。

5.肾上腺出血　成年人急性肾上腺出血可能是自发性的，也可能与钝性创伤，抗凝治疗或肾上腺静脉造影有关。在败血

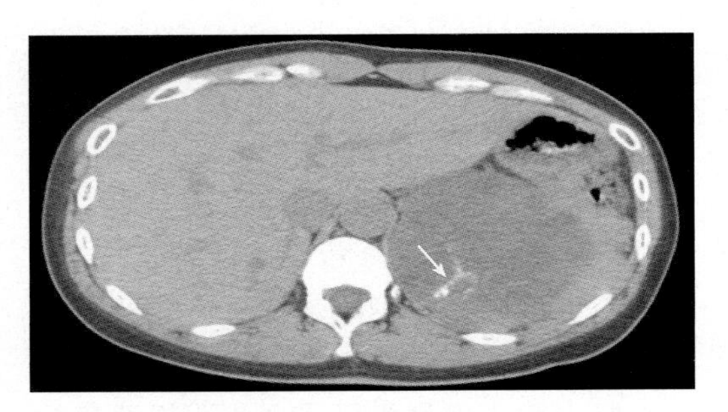

图9-21　平扫CT图像示左侧肾上腺肿块，内含不规则钙化（箭），手术结果证实为肾上腺皮质癌

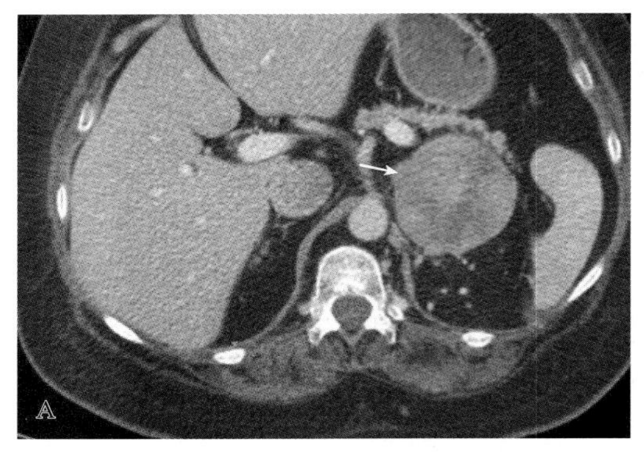

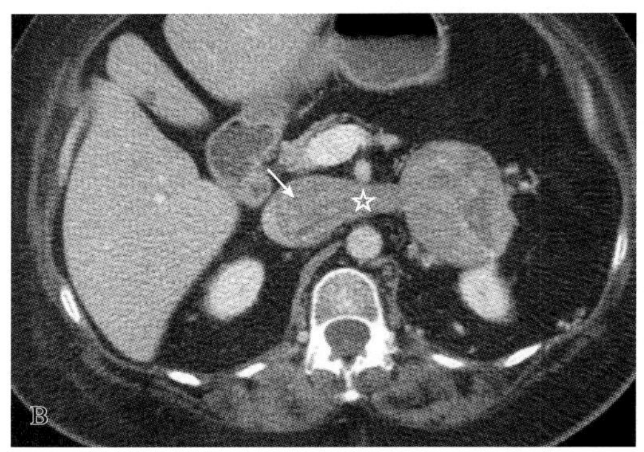

图9-22 伴有肾静脉和下腔静脉侵犯的肾上腺皮质癌。A. CT图像示左侧肾上腺一强化不均匀的大肿块（箭）。鉴别诊断包括肾上腺皮质癌（ACC），转移瘤和嗜铬细胞瘤。B.较低水平的CT图像显示肿瘤向左肾静脉（星号）和下腔静脉（箭）的延伸。这是ACC的特征，通常在其他肾上腺肿瘤中看不到

症（Waterhouse-Friderichsen综合征）、弥散性血管内凝血、近期手术、严重烧伤或肾上腺肿瘤的情况下可能发生自发性肾上腺出血。尤其是转移性黑素瘤，易发生自发性肾上腺出血。在成年人中，高达20%的患者肾上腺出血是双侧的，可能导致急性肾上腺皮质功能不全，在临床工作中很难及时发现并做出诊断。在这种情况下，如果不立即开始类固醇治疗，可能会发生死亡。

肾上腺出血最常见表现为边界清楚的圆形或椭圆形肿块，大小为1～5cm。虽然平扫CT图像上局灶或弥散性的CT值增

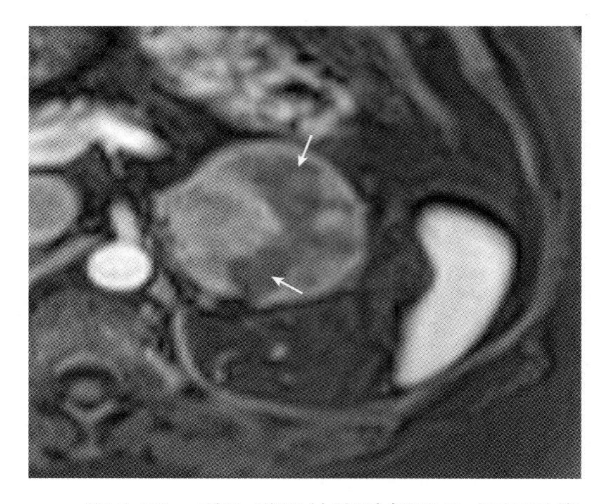

图9-23 对比增强的脂肪抑制T_1加权图像显示左侧肾上腺大肿块，伴有液体信号且无强化成分（箭），符合坏死的表现。手术证实结果为肾上腺皮质癌（见图9-22）

高（50～90 HU）最符合急性出血的表现，但更常见的是出血表现是与肝、平扫肾皮质或肌肉呈等密度（图9-24）。在声像图上，急性出血通常表现为轻度高回声肿块，具有高回声中心。亚急性出血（即1～2个月或更长时间）的高回声减轻，可能看起来更像囊肿（肾上腺假性囊肿）。慢性肾上腺血肿可能会随着时间的推移而钙化（图9-25）。肾上腺出血有两个特征，一是注射对比剂后不会增强，二是当出血原因解除后，在6个月的观察期间内体积逐渐缩小（图9-26）。

MRI可以诊断不同时期的肾上腺出血。T_1加权图像上出现局灶或环形高信号区域是因为亚急性出血中高铁血红蛋白的存在。亚急性或慢性出血的T_2加权图像上可以看到病灶周围环形低信号的区域，是由高铁血红蛋白或含铁血黄素的磁敏感效应引起的（图9-27）。尽管对患者进行超声或CT检查更便捷，但由于MRI可以做到特异性诊断，使其成为疑似肾上腺出血成像的首选检查方法。

6. 肾上腺囊肿 肾上腺的原发性囊肿是一种罕见的良性病变，通常是无功能的

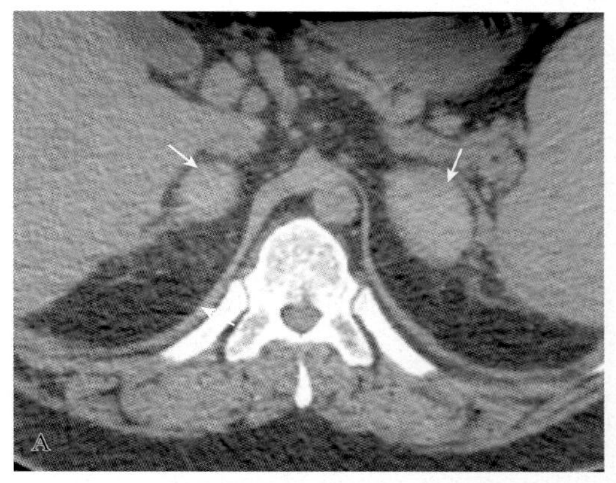

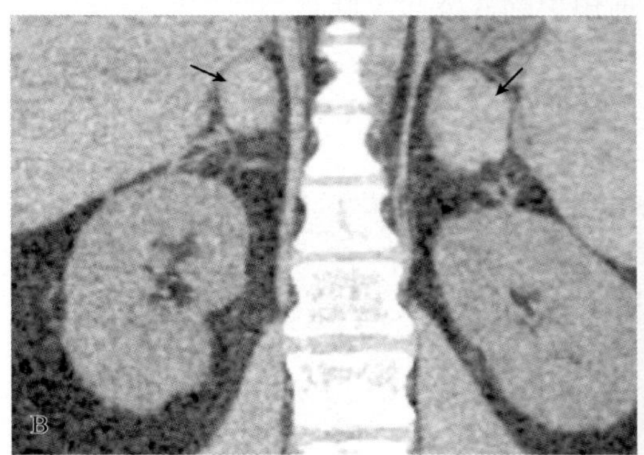

图9-24 败血症患者，轴位（A）和冠状位（B）平扫CT图像显示双侧肾上腺高密度结节（箭），周围伴少量条索影。结果符合双侧肾上腺出血

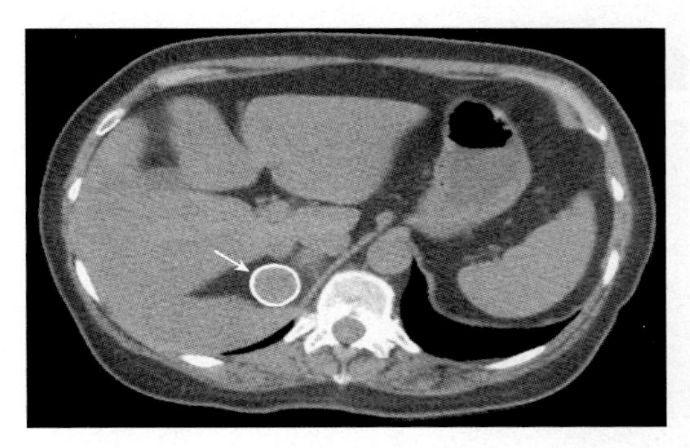

图9-25 钝性腹部创伤的患者，CT扫描图像显示右肾上腺结节（箭），边缘环形钙化，符合陈旧性肾上腺出血（肾上腺假性囊肿）。几年随访观察未见变化

（表9-6）。60%的肾上腺囊肿在病理学上被分类为淋巴管瘤型、上皮型或感染型。剩余的40%的肾上腺囊肿是假性囊肿（即

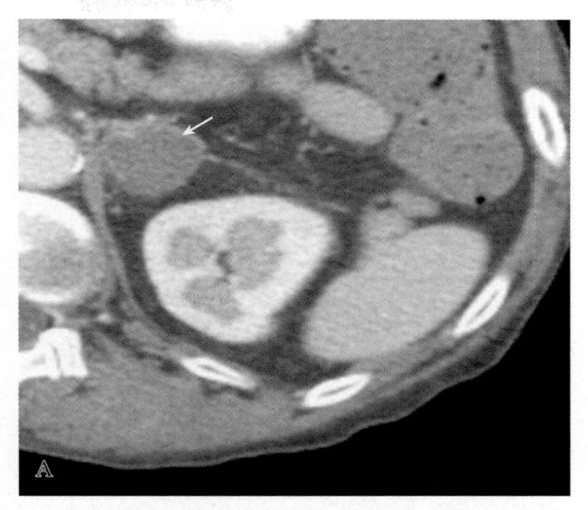

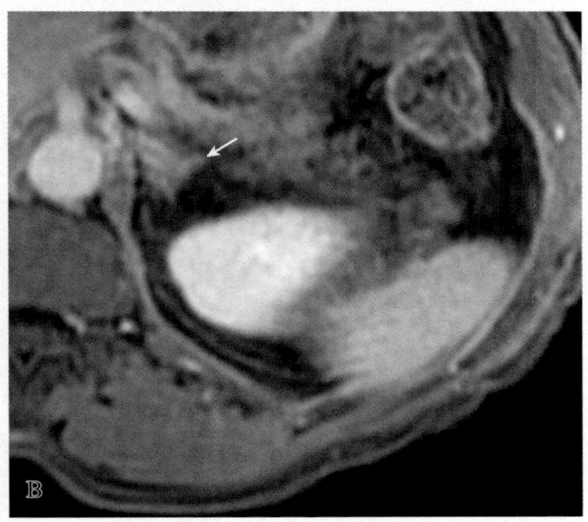

图9-26 肾上腺出血。A.创伤患者，轴位CT扫描图像显示左肾上腺结节（箭），可能为急性肾上腺出血，但建议进行进一步检查以排除潜在的肾上腺肿瘤性病变；B.后续磁共振成像，脂肪抑制T_1加权图像显示肾上腺结节吸收缩小（箭），符合肾上腺出血改变

纤维组织衬里的囊肿）。假性囊肿最常见的原因是慢性肾上腺出血的后遗症（图9-27）。

与肾囊肿相比，肾上腺囊肿的外观变化更大。因为通常无内分泌功能，肾上腺囊肿在发现时可能体积较大（≥6cm），对邻近器官的压迫较为明显。大的肾上腺囊肿很难与外凸的肾上极囊肿区分开来，在这种情况下多平面重建最有价值。虽然通常见到的多为薄壁囊肿（≤6mm）（图

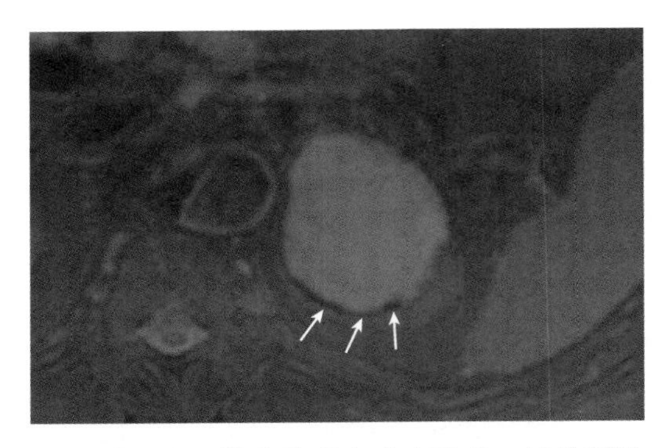

图9-27 肾上腺出血病史患者，轴位脂肪抑制T_2加权图像显示左肾上腺囊性结节周边的T_2低信号环（箭），符合含铁血黄素产生的磁敏感伪影

表9-6 肾上腺囊性肿物

原发性肾上腺囊肿
嗜铬细胞瘤
转移瘤（黑素瘤）

9-28），但假囊肿可能出现厚壁、分叶状壁或内部分隔。偶尔会出现难以区分肾上腺囊肿和已经发生广泛坏死的肿瘤的情况（图9-29）。约15%的患者出现边缘或曲线钙化（图9-25）。经皮穿刺抽吸可有效地用于确认这些囊肿是否肾上腺起源，并排除恶性细胞的存在。与肾囊肿抽吸物不同，肾上腺囊肿内液体含有较高浓度的肾

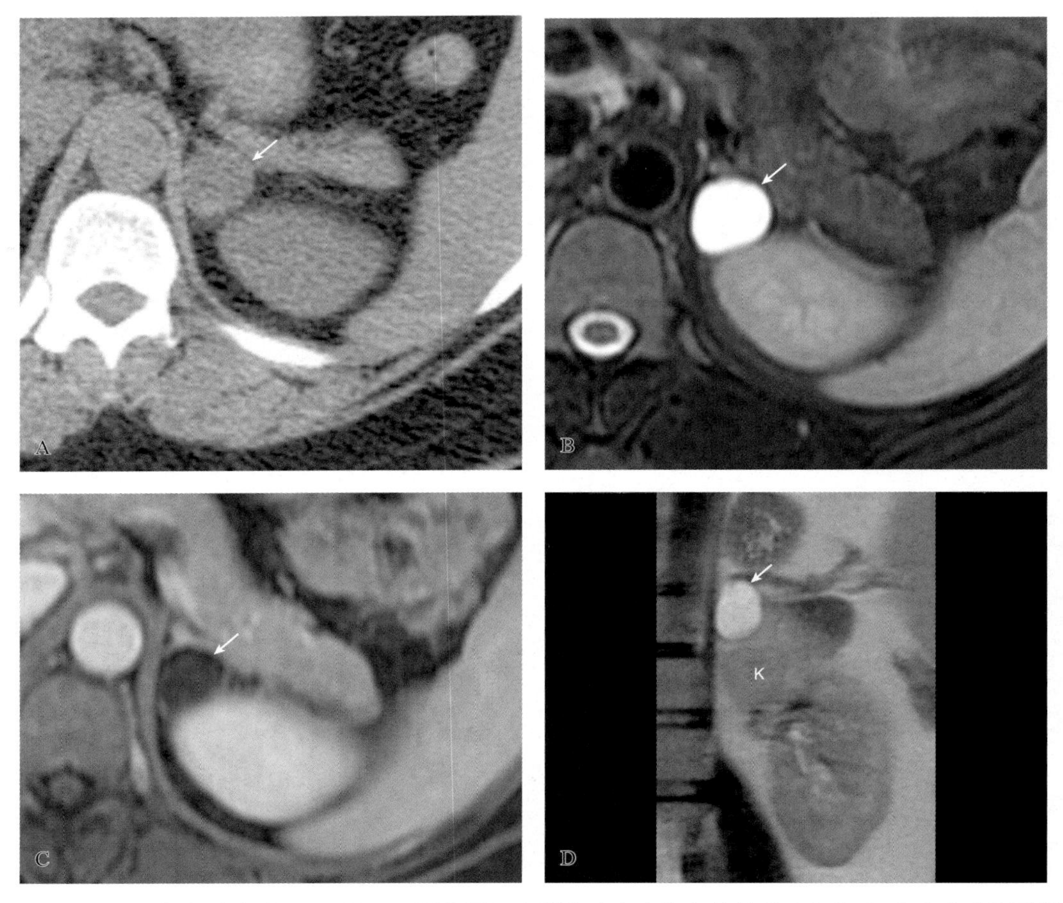

图9-28 肾上腺囊肿。A.平扫CT图像显示左肾上腺密度均匀的结节（箭），不符合富含脂质的腺瘤（22HU）的标准。B.脂肪抑制T_2加权图像显示结节为均匀的T_2高信号且具有薄壁（箭）。C.对比增强脂肪抑制T_1加权图像显示此囊性结节未见强化（箭）。D.冠状位单次快速自旋回波T_2加权图像显示结节（箭）与右肾的上极（K）界线清楚

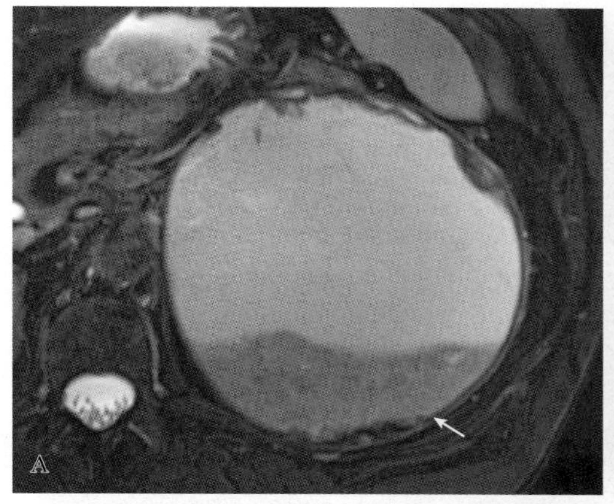

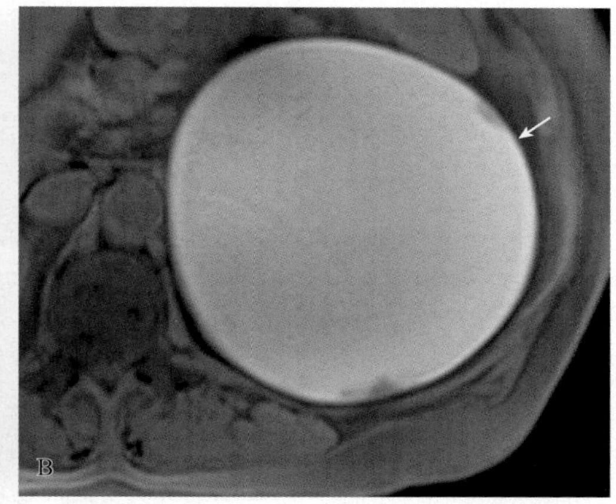

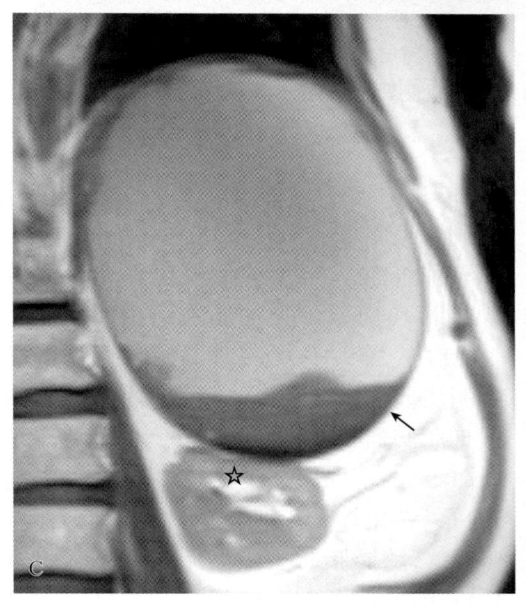

图9-29　巨大肾上腺囊肿。A.脂肪抑制T_2加权图像示左上腹一巨大的T_2高信号囊性肿物，囊内可见分层的低信号碎片（箭）。B.平扫脂肪抑制T_1加权图像显示囊内液体呈高信号（箭）。A和B符合囊内出血改变。C.冠状位T_2加权单次快速自旋回波图像显示肿物（箭）与左肾（星号）分界清楚。右侧肾上腺有类似的肿块，两者均存在多年。患者没有肾上腺功能亢进的临床或实验室证据。囊肿经囊液抽吸，未发现恶性细胞。坏死性嗜铬细胞瘤或转移瘤可以有相似的影像学表现

上腺类固醇激素前体，如DHEA或11-脱氧皮质醇。此外，由于胆固醇晶体的存在，囊液可能外观是混浊的。尽管偶尔可以发现良性淋巴细胞或巨噬细胞，囊液通常是无细胞的。彻底清除囊液可以消除症状，无须外科手术治疗。

7.淋巴瘤　淋巴瘤的肾上腺浸润最常伴发于腹膜后或同侧肾淋巴瘤。非霍奇金淋巴瘤的肾上腺受累发生率高于霍奇金淋巴瘤，约50%的患者双侧受累。

肾上腺的淋巴瘤可以表现为肿块或腺体的弥漫性肿大。与其他部位的淋巴瘤一样，肾上腺淋巴瘤可能在声像图上显示为与肝实质相比的低回声肿块。小肿瘤可以是圆形或椭圆形，密度均匀，通常CT值为40～60HU。淋巴瘤通常比相邻的肾组织强化程度低。坏死性肾上腺淋巴瘤可能表现类似复杂的囊性肿物，壁厚而且不规则，但除非患者接受治疗或肿瘤快速生长，否则坏死并不常见。诊断肾上腺淋巴瘤的其他征象包括合并腹膜后淋巴结肿大或随着其他部位淋巴瘤的治疗肿瘤的大小发生改变（图9-30）。报道的案例中，肾上腺淋巴瘤的MRI表现和其他恶性肾上腺肿瘤类似，在T_2加权像上的信号强度高于肝实质。尽管低度恶性淋巴瘤可能不

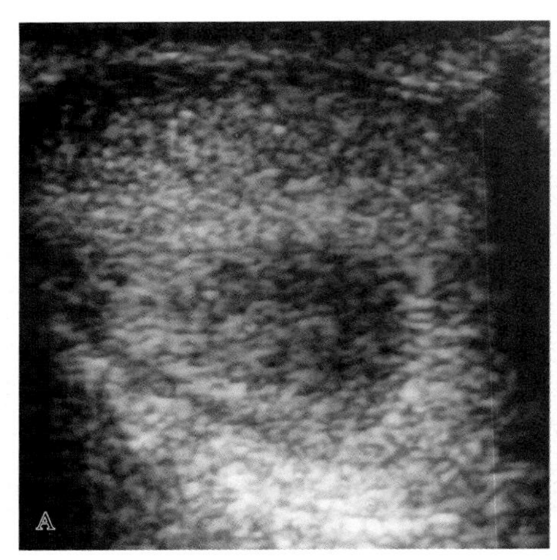

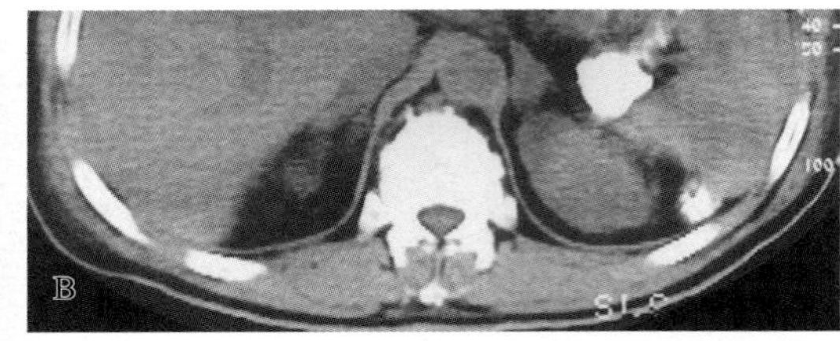

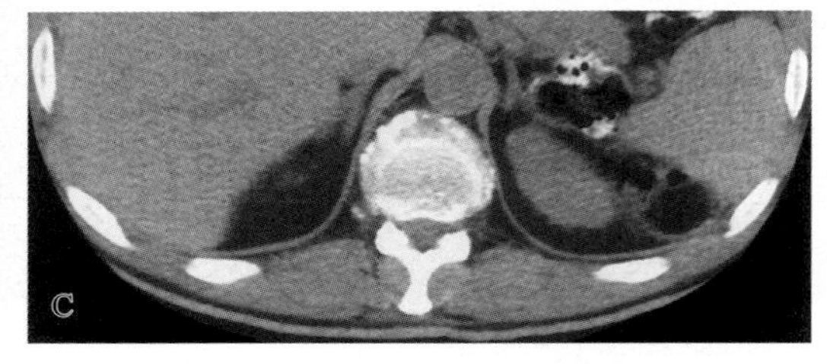

图9-30 肾上腺和睾丸淋巴瘤，患者57岁男性，有缓解期淋巴瘤病史。A.在右侧睾丸的矢状超声波图上看到三个低回声肿块；B. CT扫描显示双侧肾上腺结节样增粗；C.淋巴瘤化疗后，肿块体积缩小，但肾上腺仍略有增大

会表现出明显的FDG高摄取，PET-CT仍有助于区分淋巴瘤与其他非功能性肾上腺肿瘤或肾上腺增生。

8.髓样脂肪瘤　髓样脂肪瘤是肾上腺皮质的一种良性无功能肿瘤。此类肿瘤不常见，尸检发生率为0.08%～0.20%。病理学上，除了不同时期的灶状出血外，还发现了成熟的脂肪和造血组织（图9-31）。肾上腺髓样脂肪瘤通常无临床症状，大部分为偶然发现。当肿块体积增大时可能会出现压迫症状或肿瘤内出血。通常，直径＞7cm的髓样脂肪瘤自发性出血的风险增加（图9-32）。

成熟脂肪组织的存在使髓样脂肪瘤在影像学上具有特征性表现。如果肿块体积很大，可以在X线平片或肾盂造影（静脉肾盂造影）上检测为透X线的肾脏上方肿块，使肾轴偏移（图9-33A）。超声图像显示肾上方肿块回声增强，符合肿瘤含脂肪的特点（图9-33B；图9-3）。在CT扫描中，髓样脂肪瘤边界清楚，但由于混合了脂肪和骨髓成分密度不均匀（图9-33C；图9-31）。在几乎所有情况下，观察到肾上腺结节中有成熟脂肪存在，均为髓样脂肪瘤。罕见的例外包括肾上腺腺瘤中存在肉眼可见的脂肪，主要是脂肪性化生（图9-10），更加罕见的情况为肾上腺皮质癌中含有成熟脂肪成分。大多数髓样脂肪瘤在发现时＜5cm，但也有报道＞20cm的情况。在多达1/3的髓样脂肪瘤中可见钙化灶，特别是当肿瘤出血时（图9-34）。髓样脂肪瘤中的脂肪组织或高铁血红蛋白在非脂肪抑制的T_1加权MR图像上表现为高信号。血管造影检查可显示压缩的正常肾上腺组织，表现为在乏血供或无血供的脂肪区域周围包绕的血管环。确定此类含脂肪的肿块来自肾上腺十分重要，否则，应考虑原发性腹膜后脂肪肉瘤或肾血管平滑肌脂肪瘤。偶尔需要经皮穿刺活检来明确诊断髓样脂肪瘤。如果进行组织活检，需要确保取材中同时存在脂肪和骨髓成分，因为仅发现脂肪组织可能是由于取材到了腹膜后的脂肪而非肿瘤本体。

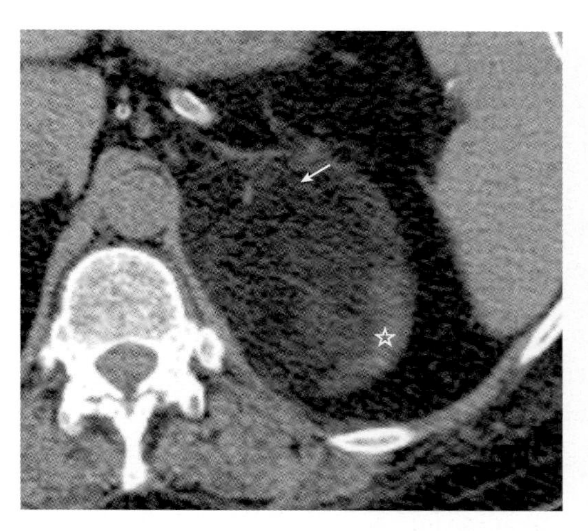

图9-31　左侧肾上腺大肿块，含有肉眼可见的脂肪（箭）及软组织（造血）成分（星号）。根据影像学特点可确诊髓样脂肪瘤

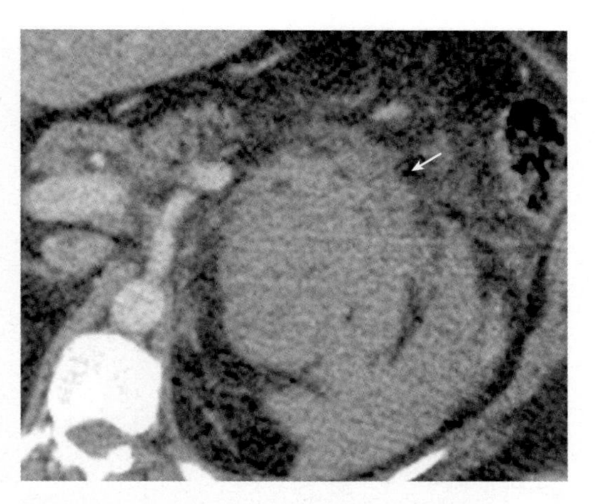

图9-32　左侧肾上腺髓样脂肪瘤自发性出血。CT图像显示肾上腺肿块伴出血（箭），既往明确诊断髓样脂肪瘤。出血的遮挡使得脂肪成分显示不明显

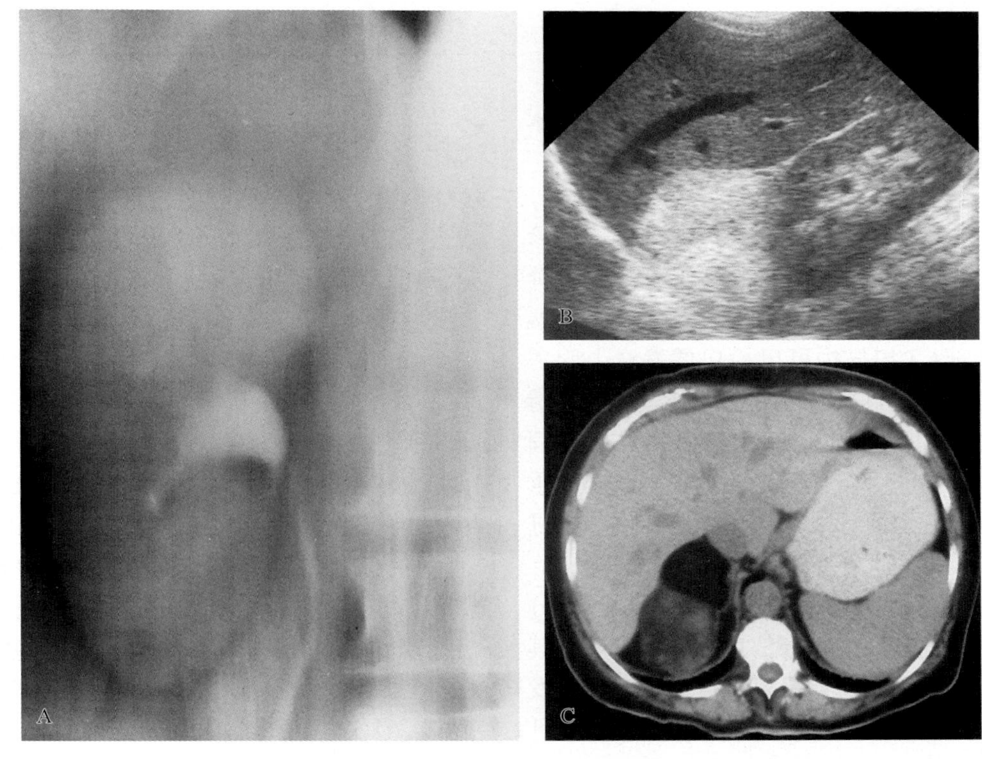

图9-33　肾上腺髓样脂肪瘤的典型表现。A.肾断层照片的锥筒向下视角图显示一个射线可透过的大肿块，压迫右肾上极。B.矢状位超声图显示肾上区肿物，回声显著增强。C. CT平扫示密度不均的肾上腺肿块，呈哑铃形。肿块为混杂密度，前部为纯脂肪成分，后部为脂肪/骨髓组织混合成分

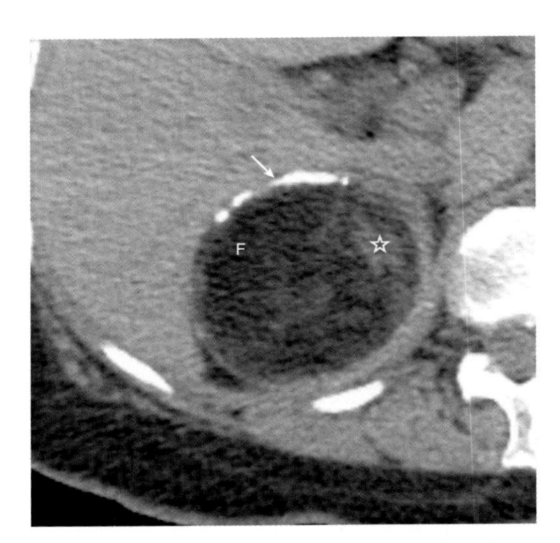

图9-34 轴位CT扫描图像显示右侧肾上腺肿块，包含成熟脂肪（F），造血成分（星号）和边缘钙化（箭）。约1/3的髓样脂肪瘤中可见钙化

表9-7 肾上腺偶发肿块的评估

有无高功能的生化证据
・是－手术
・否...
肾上腺肿物是否直径≥4cm
・是－手术，尤其是>6cm时
・否...
CT值是否≤10HU
・是－无须进一步介入＝腺瘤
・否...
对比剂洗脱率是否≥60%
・是－无须进一步介入＝腺瘤
・否...
化学位移MRI：肿物反相位上信号是否较同相位上减低
・是－无须进一步介入＝腺瘤
・否...
有无原发恶性肿瘤病史
・是－PNB
・否－后续影像学随访或PNB

PNB. 经皮穿刺活检

三、肾上腺影像学检查的临床应用

1.偶发肾上腺肿块 因其他原因就诊的患者检查过程中偶然发现的肾上腺肿物，我们称其为偶发肾上腺肿块。约4%的腹部CT扫描中可以检出偶发肾上腺占位。另一种首次发现肾上腺肿块的常见情况是在对恶性肿瘤患者的评估分期过程中。评估这一常见问题的合理方法至关重要，如有需要，可用于指导专科医师和进一步检查的选择（表9-7）。

除了对影像学检查的系统选择和分析外，确定几个临床信息也非常重要。其中十分重要的一点是要确定是否存在原发性肾上腺外恶性肿瘤的病史。肺癌、乳腺癌、肾癌、黑素瘤和淋巴瘤最常发生肾上腺转移。然而需要注意的是，在确诊癌症的患者中，1/3～2/3的肾上腺肿块是良性无功能性腺瘤。在无明确癌症病史的患者中，肾上腺肿块发生率最高的也是腺瘤。虽然偶发肾上腺肿块可能是原发性恶性肿瘤的最初表现，但这种情况十分少见。在无原发恶性病史的患者中，偶发肾上腺结节的恶性可能性不到1%。一项研究检查了1049例偶发性肾上腺肿块，患者均无原发恶性肿瘤病史，结果发现所有病例都是良性的。确定是否有肾上腺激素过量产生的体征、症状或生化证据也很重要。因此，对于偶发肾上腺肿块的患者，应该进行完整的内分泌检查，包括隔夜地塞米松抑制试验和24h尿液中肾上腺素、17-羟基皮质类固醇和17-酮类固醇定量测定。如果患者有高血压，还应测量血浆醛固酮浓度和肾素活性。如果发现存在功能亢进，无论其影像学表现如何，都应通过手术切除肾上腺肿块。

可用于帮助鉴别肾上腺肿块良、恶性的放射学特征包括初诊时肿块的大小，随诊大小的变化，CT值及密度是否均匀，肿块的边缘和强化方式。此外，如果出现局部组织、静脉侵犯或转移至肺、肝、区域淋巴结等，可以诊断为恶性。

肾上腺肿块的大小通常被认为是区分肾上腺腺瘤和恶性肿瘤的关键因素。虽然有报道过直径达10.5cm的肾上腺腺瘤，但是≥6cm的腺瘤还是很少见。偶然发现的腺瘤大多数为3cm或更小。肾上腺的转移瘤则大小不一，有一项研究报道的范围为1～10cm。大多数肾上腺皮质癌在发现时为6cm更大。综合6组研究的数据，144个肾上腺皮质癌中有73%在发现时≥6cm。＜6cm时偶然发现的肾上腺癌往往与肾上腺功能亢进有关，因此是否有功能应作为手术切除的一项重要指征。只靠大小判断良性和恶性肾上腺病变是不可靠的，但作为一般规则，无明确影像学诊断特征（如髓样脂肪瘤）且＞4cm的肾上腺肿块应考虑手术切除。据报道，在大小为4～6cm的肿块中，恶性肿瘤的风险约为6%。＞6cm的肾上腺肿块应手术切除，因为其恶性率较高（约25%）。

专用的肾上腺CT扫描是目前诊断肾上腺腺瘤最准确的成像技术。在平扫CT上，密度测定法可用于诊断大多数腺瘤。对于体积小、密度均匀的肾上腺肿块，如果平扫CT值位于−20 HU～10HU，则诊断为腺瘤的敏感性为71%，特异性为98%。如果平扫CT值＞10 HU，应进一步明确其强化特点和对比剂洗脱百分比（图9-7和表9-1）。乏脂型腺瘤（平扫CT值＞10HU的腺瘤）通常具有与非腺瘤明显不同的对比剂洗脱特征。当肾上腺结节在15min延迟图像上的绝对洗脱百分比≥60%时，诊断其为腺瘤的敏感性为88%，特异性为96%（表9-2）。

肾上腺结节的直方图分析也被研究作为区分腺瘤和非腺瘤的工具。如果结节具有超过5%的负像素值（＜0HU），则很可能是腺瘤。这种方法同时适用于平扫和增强CT。尽管5%负像素阈值提高了诊断腺瘤的特异性，但敏感性较低限制了此种方法的临床效用。经证实，在平扫CT上超过10%的负像素值这一阈值对于区分腺瘤与非腺瘤具有高度特异性（100%）。

化学位移MRI是诊断肾上腺腺瘤的另一种精准成像方法。使用这种技术，Mitchell及其同事在95%～100%的患者中准确作出肾上腺腺瘤的诊断。对于平扫CT无法诊断的肾上腺结节（结节CT值＞10 HU），如果结节CT值在10～30 HU，则化学位移MRI中出现反相位成像信号下降（即诊断腺瘤）的概率更高。相比之下，在没有脂肪抑制的常规T_1和T_2加权自旋回波图像上，良性和恶性肾上腺病变之间存在20%～30%的重叠。

经皮穿刺活检对于恶性肾上腺病变的诊断具有高度准确性（96%～100%），并且是一种安全有效的方法，可以用于区分原发性和转移性肾上肿瘤。然而，病理学家有可能无法仅基于细胞学或活检结果来区分腺瘤和癌。应在充分评估其对患者的潜在益处和风险之后，再决定是否进行穿刺活检。对于已经有全身转移的癌症患者，通过组织活检确定肾上腺肿块的性质是相对不重要的。除了气胸和出血的风险之外，针吸活检还有极小的概率导致隐匿性嗜铬细胞瘤的患者发生高血压危象的可能。因此，对于无已知恶性肿瘤、无其他转移证据的患者，应在生化检查除外嗜铬细胞瘤的诊断后，再进行肾上腺肿块的穿刺活检。最后，考虑到存在假阴性结果的可能性，如果判断肾上腺转移瘤的可能性很高，则应考虑重复穿刺活检。

小结：

（1）从内分泌学的角度来看，如果存在肿块与肾上腺功能亢进相关的证据，则应将其切除。

（2）肿块大小、CT值和化学位移MRI表现也应纳入评估项。对于需手术切除的肾上腺肿块的大小标准，目前仍存在分歧。一般情况下，4～6cm的肾上腺肿块应考虑切除，＞6cm的肿块恶性的可能性较高，故应进行切除。CT值≤10HU的病灶更支持腺瘤的诊断。在15min延迟CT扫描中，绝对对比剂洗脱百分比≥60%的（图9-7）可以考虑诊断腺瘤。腺瘤的另一个影像学特点是在反相位梯度回波T_1加权成像上信号强度较同相位减低。根据影像学表现诊断为良性肿瘤的肿块，或活检后结果为良性的肿块，应密切随诊影像学检查评估其生长速度。在6～12个月的随访过程中逐渐增大的病变应考虑进行手术切除。超过1年未见明显变化的病变可视为良性病变。

（3）如果有癌症病史，特别是肺癌、乳腺癌、肾癌或黑素瘤，并且是否存在肾上腺转移会影响下一步治疗的情况，可以对CT及化学位移MRI表现不典型的肾上腺肿块进行经皮活组织检查。如果最初的病理报告无法诊断或者为非恶性，且怀疑转移的可能性很高，则应进行重复活检。

2.嗜铬细胞瘤的定位　当存在分泌儿茶酚胺的肿瘤的生化证据时，下一步对疑似嗜铬细胞瘤进行定位和确定其特征。不仅要确定病灶位于肾上腺或肾上腺外，还要明确是否多灶、侵犯邻近组织和转移。

影像学检查方法应首选腹部和盆腔CT。由于嗜铬细胞瘤在发现时通常为2 cm或更大，因此CT是一种有效的成像方法，其检出率≥90%。如果肾上腺和上腹部检查未见异常，则应对腹盆部的其余部分进行成像来寻找腹膜后的副神经节瘤。如前所述，当CT无法诊断时，使用^{131}I或^{123}I标记的MIBG和^{111}In奥曲肽的放射性核素成像可用于全身范围内查找嗜铬细胞瘤。PET扫描（18F-二羟基苯丙氨酸PET-CT）在检出嗜铬细胞瘤和副神经节瘤方面也显示出不错的前景，但并没有广泛应用，目前仅限于全球的几个中心。

3.库欣综合征的评估　1932年，Harvey Cushing描述了一种临床综合征，其特征是躯干肥胖、疲劳、虚弱、腹部皮纹、闭经、多毛症、高血压、糖尿和骨质疏松。库欣综合征是体内皮质醇水平升高的结果。大多数库欣综合征是外源性的，与长期服用皮质醇类药物有关。然而，库欣综合征也可能是内源性的（表9-8）。80%的内源性病例是ACTH依赖性的，这是由垂体肿瘤或产生ACTH的肿瘤（如小细胞肺癌）通过ACTH分泌过多引起的肾上腺皮质刺激引起的。其余20%的病例是ACTH独立的，是肾上腺肿瘤皮质醇过量产生的结果，或更少见的是结节性肾上腺增生（图9-35），这导致脑垂体对ACTH产生的抑制。

要做到治疗方法合理，需要先准确区分库欣综合征的病因是ACTH依赖性还是ACTH非依赖性。约85%ACTH依赖性库欣综合征患者的高分泌症的原因垂体腺瘤分泌ACTH增加，也称为库欣病。库欣病可以使用垂体对比增强MRI来评估，如果在MRI上有可疑发现，则可以进行静脉采样。ACTH依赖性库欣综合征的少数病例是由非垂体肿瘤自主产生的生物化学和免疫学上与ACTH无法区分的多肽引起

表9-8　库欣综合征（内源性）

库欣综合征（内源性）
依赖ACTH 80%
垂体腺瘤（库欣病）：85%
产ACTH肿瘤（如小细胞肺癌，异位库欣综合征）：15%
不依赖ACTH20%
肾上腺腺瘤：67%
肾上腺皮质癌：33%
双侧微结节或大结节样增生：少见
原发性色素结节性肾上腺发育不良
不依赖ACTH大结节样增生

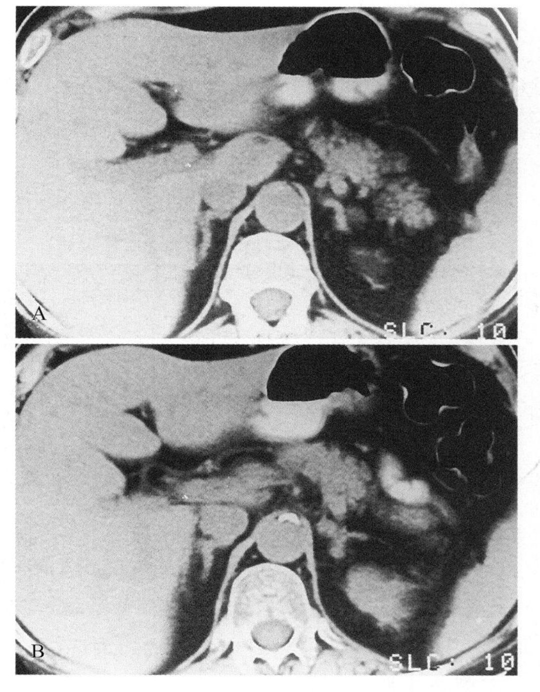

图9-35 A、B.不依赖ACTH大结节样肾上腺增生引起的库欣综合征。平扫CT示双侧肾上腺增粗，尤其是左侧肾上腺结节样增粗

的。大多数异位库欣综合征病例与肺小细胞癌有关，此外还有支气管、胰腺和胸腺的类癌，甲状腺髓样癌，嗜铬细胞瘤和其他神经内分泌肿瘤通过这种机制引起库欣综合征的报道。

与皮质醇过量产生相关的肾上腺肿瘤通常是单侧的。肾上腺腺瘤占不依赖ACTH库欣综合征病例的2/3。剩余1/3中肾上腺皮质癌占绝大部分（图9-36），且通常会分泌过量的多种肾上腺类固醇激素。因此，多个类别临床特征的重叠并不罕见，例如女性患者同时存在库欣综合征与男性化综合征。

放射科医师应该了解以下几种非影像学检查方法，以区分依赖ACTH和不依赖ACTH的库欣综合征，以及区分ACTH过量原因是垂体腺瘤还是异位肿瘤。具体包括以下内容：①通过放射免疫测定法测

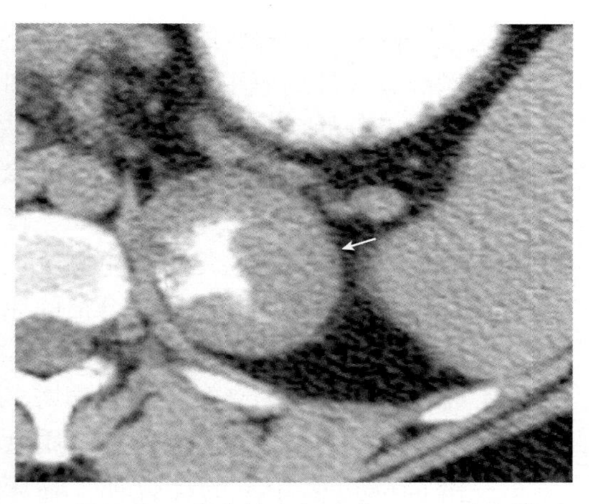

图9-36 库欣综合征患者，图示左侧肾上腺肿块（箭），内伴粗糙中央钙化灶。手术病理为肾上腺皮质癌

量的血浆ACTH浓度；②高剂量地塞米松抑制试验；③CRH刺激测试。需要注意，低度或无法检出的血浆ACTH水平是支持原发性肾上腺肿瘤的强烈证据。当影像学结果与临床印象不一致时，这些实验室检查结果尤其有价值。

当怀疑库欣综合征是原发性肾上腺肿瘤所致时，需进行肾上腺的影像学检查。对于不依赖ACTH的库欣综合征患者，由于其易获得性和准确性，薄层CT是肾上腺成像的首选方法。引起库欣综合征的肾上腺腺瘤通常≥2cm，应在薄层CT图像上测量。少数情况下，无功能性肾上腺腺瘤或皮质结节性增生可能会被误认为是库欣综合征的原因。虽然通常认为因为ACTH水平受到抑制，自主性肾上腺肿瘤应该与非肿瘤性肾上腺皮质组织的萎缩有关，但在CT上不一定会表现出来。

如果正常的薄层CT评估结果正常，但临床仍然怀疑肾上腺肿瘤，应进行肾上腺静脉取样或肾上腺皮质闪烁扫描的功能成像。肾上腺静脉取样是通过测量每个肾上腺静脉中皮质醇的浓度，以确定小肾上腺肿瘤的部位。如果存在功能性肾上腺肿

瘤，来自同侧肾上腺静脉的皮质醇水平至少为对侧静脉或外周血中水平的两倍。如果不能进行充分的CT评估或怀疑CT结果为假阴性，NP-59闪烁扫描也可以帮助诊断。如果存在自主性肾上腺肿瘤，此类肾上腺皮质放射性示踪剂将定位于单侧肾上腺，但如果肾上腺增生是库欣综合征的原因，它将会对称分布于两侧肾上腺。

4.醛固酮增多症的评估　醛固酮增多症是一种与主要肾上腺分泌的盐皮质激素——醛固酮过多相关的综合征。临床上，患者存在多尿、舒张期高血压、高钠血症和全身钾耗竭的迹象。原发性醛固酮增多症（Conn综合征）表明，醛固酮过量产生的刺激来源于肾上腺内，并且与肾素-血管紧张素系统无关，而在继发性醛固酮过多症中，刺激源于肾上腺外。原发性醛固酮增多症与继发性醛固酮增多症的区别在于血容量扩张期间醛固酮分泌的抑制缺乏。血清肾素水平的测量也有助于区分原发性和继发性醛固酮过多症，因为原发性醛固酮过多症患者的肾素水平将受到抑制。一旦确诊原发性醛固酮增多症，就必须通过影像学方法确定产生醛固酮的刺激物来源（表9-9）。

约70%的原发性醛固酮增多症是由孤立性肾上腺腺瘤（Conn综合征）引起的。双侧肾上腺增生（特发性醛固酮增多症）约占30%。产生醛固酮的腺瘤通常＜2cm，其中20%的腺瘤＜1 cm（图9-37）。肾上腺皮质癌引起醛固酮增多症的概率＜1%，如果发生通常也存在皮质醇增多的证据。通常情况下，由肾上腺增生引起的原发性醛固酮增多症患者中观察到的生化异常不如腺瘤引起的醛固酮增多症患者明显，但重叠太大，故不具有诊断价值。与腺瘤相关的原发性醛固酮增多症通过手术治疗，而与增生相关的原发性醛固酮增多症通过醛固酮拮抗剂如依普利酮或螺内酯进行药物治疗。与螺内酯相比，由于雄激素和孕激素受体的结合亲和力降低，依普利酮的不良反应发生率较低。

表9-9　原发性醛固酮增多症

腺瘤（70%）：手术切除
增生（30%）：药物治疗（依普利酮、螺内酯）
单侧肾上腺增生，肾上腺皮质癌，家族性醛固酮增多症：少见
如果CT检查未发现单侧肿物，建议肾上腺静脉取样

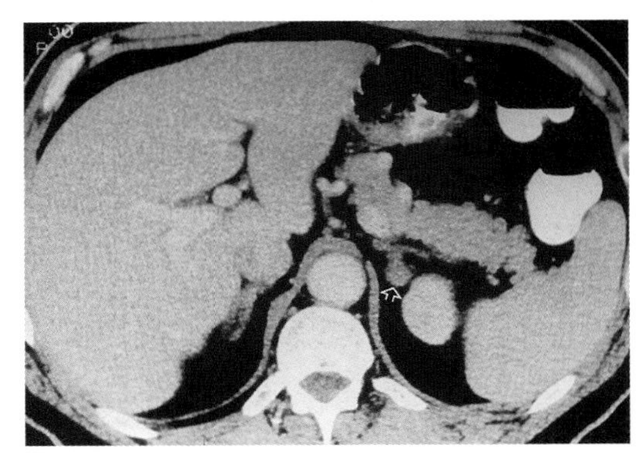

图9-37　分泌醛固酮的腺瘤。增强CT示左侧肾上腺内侧肢1cm大小强化结节（空心箭），与非功能性腺瘤不同，分泌醛固酮的腺瘤发现时通常＜2cm

在原发性醛固酮增多症的诊断和治疗中，影像学检查在定位上的重要性不言而喻。薄层CT是寻找肾上腺腺瘤的首选方法。鉴于引起醛固酮增多的肾上腺腺瘤可能＜1cm，如果CT扫描结果为正常，那么肾上腺增生不能被认为是引起醛固酮增多症的原因。因此，当肾上腺CT表现正常时，应考虑采用静脉采样的肾上腺静脉造影。静脉采样的基本原理是，包含腺瘤的肾上腺静脉血中醛固酮相对浓度比未受影响的肾上腺一侧高20倍。在肾上腺增生的情况下，从双侧肾上腺静脉获得的血液样本中醛固酮的浓度应该是相同的。一般而言，对于原发性醛固酮增多症患者，CT检查能准确定位约2/3的腺瘤，但静脉采样静脉造影可在约90%的患者中定位单侧引起醛固酮增多症的原因。

5.肾上腺皮质功能不全的评估　当存在特征性临床症状、体征及ACTH刺激试验结果异常时，可以做出肾上腺皮质功能不全的诊断（表9-10）。如果90%或以上的肾上腺皮质被破坏，就会发生原发性肾上腺皮质功能不全，又称为Addison病。继发性肾上腺皮质功能不全最常见的原因是通过外源性给予类固醇来抑制下丘脑-垂体轴，也可能是由于垂体功能减退。

特发性萎缩是发达国家亚急性和慢性肾上腺皮质功能不全的最常见原因。肾上腺萎缩有可能是自身免疫过程的结果，因为在近50%的患者中发现了向肾上腺皮质组织循环的自身抗体。此外，这些患者中的一部分同时患有被认为是病理生理学中的自身免疫的其他疾病。在慢性肉芽肿性感染，尤其是结核病后，也可能发生肾上腺皮质破坏。播散型组织胞浆菌病，芽生菌病和球孢子菌病感染也可能导致肾上腺皮质功能不全。尽管肾上腺转移瘤发病率较高，但引起肾上腺功能不全相对少见。与亚急性和慢性肾上腺皮质功能不全相反，急性肾上腺皮质功能不全最常见的原因是对长期应用类固醇药物引起肾上腺萎缩的患者快速停用其类固醇药物。肾上腺的暴发性出血性破坏是急性肾上腺皮质功能不全的另一个原因，通常与严重的败血症相关（图9-24）。在肾上腺出血后几天到几周之后才出现肾上腺功能不全的症状和体征的情况也很常见。

表9-10　肾上腺皮质功能不全的原因

	急性起病	亚急性/慢性
常见	停用外源性类固醇	特发性（自身免疫）
	双侧肾上腺出血（败血症、创伤）	肾上腺感染性肉芽肿（结核、组织胞浆菌病）
少见		转移瘤或淋巴瘤

通过横断面成像可以了解肾上腺皮质功能不全的原因。肾上腺薄层CT是最佳检查方法，应仔细观察肾上腺大小和形状，以及是否存在钙化。肾上腺体积明显减小符合特发性萎缩或慢性结核感染的表现（图9-38）。如果肾上腺体积减少同时存在钙化，与特发性萎缩相比，更加支持结核感染（图9-39和表9-11）。然而，没有钙化并不能排除结核病的诊断，因为只有25%的结核病例出现肾上腺钙化。如果在肾上腺皮质功能不全的情况下肾上腺体积明显增大，应考虑结核病或更少见的组织胞浆菌病或转移瘤。大多数肾上腺结核伴肾上腺增大的患者肾上腺皮质功能不全病史不超过2年。导致肾上腺皮质功能不全的肾上腺转移性疾病患者通常有全身广泛转移的证据。

6.男性化或女性化的评估　女性男性化可能是分泌雄激素的肾上腺肿瘤或类固醇激素合成的酶先天性缺乏的表现，后者会导致肾上腺增生（图9-40）。在具有此类分泌功能的肾上腺肿瘤中，相当一部分是恶性的，并且大多数肿瘤的体积已经达到足够CT检出的大小。男性化也可能是由卵巢肿瘤引起的，因此当肾上腺的CT扫描正常时，应当进一步检查盆腔。

男性患者的女性化有相当一部分情况提示肾上腺皮质癌的诊断，尽管有报道腺瘤也会导致女性化。与男性化的女性患者一样，肾上腺的薄层CT和MRI是最佳的影像学检查方法。

表9-11　肾上腺肿物局灶性或弥漫性钙化

常见
慢性出血
结核感染
肾上腺囊肿
少见
肾上腺皮质癌
嗜铬细胞瘤

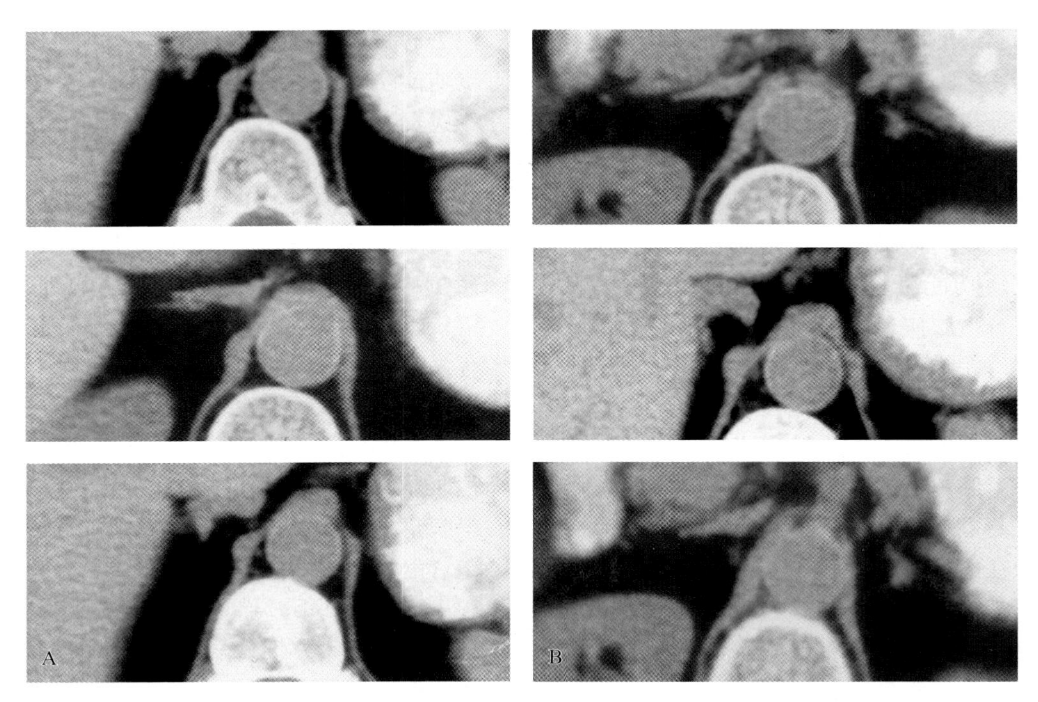

图9-38 肾上腺特发性萎缩，患者有肾上腺功能不全和淋巴细胞性甲状腺炎病史。A 和B.平扫CT连续层面示双侧肾上腺明显萎缩。此种情况还可见于慢性结核感染

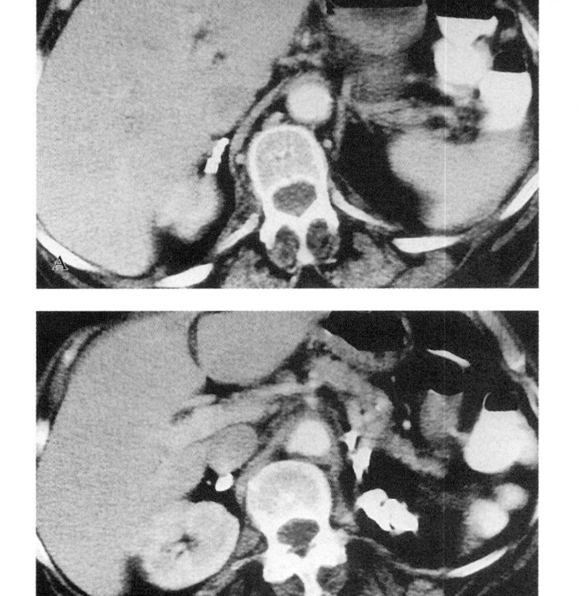

图9-39 肾上腺慢性结核感染。增强CT示双侧肾上腺线样和结节样钙化

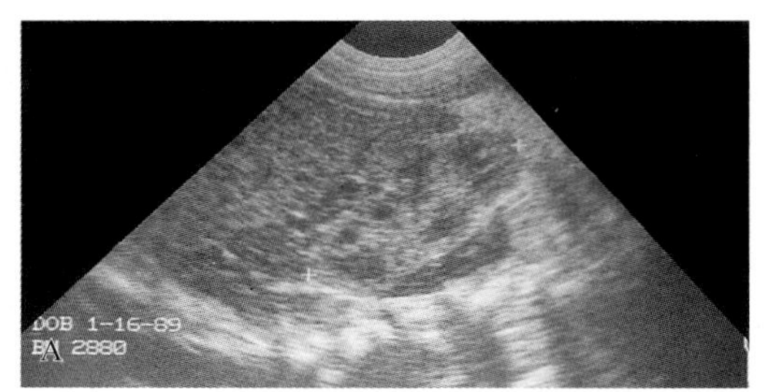

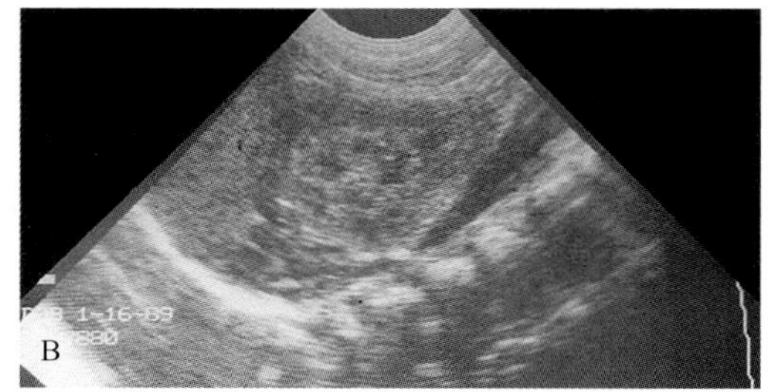

图9-40 男性假两性畸形患者，先天性肾上腺增生。外生殖器性别不明确的新生儿，矢状位超声示右侧（A）和左侧（B）肾上腺肿块样增大

（翻译：徐筑津 审校：俞 璐）

第10章
泌尿生殖系统介入放射学

章节纲要

与其他器官系统一样，泌尿生殖系统中放射引导下介入操作的使用也在增加。介入性泌尿生殖系统放射性操作得到广泛使用，因此在大多数临床实践中，需要对这些操作熟悉并掌握。由于其微创的特性这些操作的使用日渐增多。这些操作有诸多优点，包括缩短住院时间、减少麻醉需求、降低花费及手术后快速恢复。设备的不断改进也促进了介入操作的广泛使用，包括成像设备改进以及导管及导丝技术的进步。

一、经皮尿路手术

1.患者的选择及准备　在进行泌尿系统经皮穿刺之前，应获得凝血常规数据［国际标准化比率（INR）及血小板计数］，并且尽可能地逆转异常指标。在血小板减少症患者中，可在经皮泌尿道手术之前和期间行血小板输注。类似的，必要时可纠正凝血障碍。在经皮肾穿刺之前，需使血小板计数高于50×10^9/L且INR低于1.5，但根据手术紧急程度，可允许轻微的偏差。

应在尿路穿刺前给予抗生素（表10-1）。若无可疑尿路感染，可以在术前即刻给予广谱抗生素（通常为头孢菌素）。若患者在出院时没有感染迹象，可在手术后停用抗生素。若怀疑有尿路感染，但未培养出特定的病原，应在手术前即刻给予氨基糖苷类和氨苄西林或类似青霉素衍生物的联合用药。此类患者包括有持续尿路感染证据的患者，以及无症状尿路感染的高危患者（如导尿流改道患者或感染性结石患者）。理想情况下，在已知有尿路感染的患者行经皮尿路介入治疗前，应给予培养特异性抗生素。此外，大多数患者应该放置膀胱导管，因为手术时间可能会延长，而俯卧位患者排尿困难。最后，在手术前应签署知情同意书，并向患者或其代理人解释其适应证和风险（表10-2）。

表10-1　抗生素预防的选择

抗生素预防的选择
理想状况：培养特异性的抗生素
怀疑感染：青霉素衍生物及氨基糖苷类
未怀疑感染：广谱头孢菌素

表10-2 术前患者准备

术前患者准备
凝血象
血小板计数
预防性抗生素（表10-1）
知情同意

2.图像引导 大多数经皮泌尿道手术包含肾穿刺。虽然仅通过透视检查就可进入集合系统，但目前常在超声（US）引导下将针头引入肾盏中，之后通过导丝，后续透视检查下的进一步操作。在极少数情况下可使用计算机断层扫描（CT）。对于先天性泌尿道异常或周围器官异常仅在CT引导下可见的患者，CT可确保其经肾穿刺特的安全。

在规划经肾通路前，应回顾所有可用的横断面成像以评估结肠位置。两侧的远侧针头轨迹，特别是左侧，有穿过结肠的风险。

3.顺行肾盂造影术及Whitaker试验 行顺行肾盂造影需要简单的经皮穿刺，然后注射造影剂，该检查可用于输尿管和集合系统的影像评估。顺行肾盂造影对疑有泌尿道异常而又有血管内注射造影剂禁忌证或肾功能不全或梗阻肾有作用。应注意，逆行肾盂造影通常是此条件下的首选测试，因为其创伤性更小。顺行肾盂造影术也可作为经皮肾造口术（PN）引流或Whitaker试验的预备步骤。

Whitaker试验用于评估和量化可疑的输尿管梗阻，是顺行肾盂造影的拓展（表10-3）。两者都需要细针穿刺和肾内集合系统的显影。Whitaker测试中，主动输注的稀释对比剂用于评估泌尿系统传输不同流体体积的容量。在动态输注之后或其期间，测量肾盂和膀胱之间的压力梯度差，当存在梗阻时，即可将其量化。Whitaker试验是输尿管狭窄或集合系统扩张区域最客观的尿动力学检查，可提供客观、可重复的数据，这对制订治疗方案是必不可少的。尤其是，Whitaker测试可用于评估输尿管肾盂连接处（UPJ）狭窄或其他输尿管狭窄，以确定是否需要经皮或开放手术修复。此外，经皮肾盂造影术和Whitaker试验通常可用于评估出现肾盂积水的移植肾。由于血管内造影剂的潜在肾毒性及顺行肾盂造影相关的最小风险，通常选择该操作来评估可疑梗阻性尿路病患者的移植肾。

表10-3 Whitaker试验的适应证

Whitaker试验的适应证
区分阻塞性及非阻塞性扩张
评估输尿管狭窄以行可能的介入治疗
肾移植前评估输尿管

顺行肾盂造影和Whitaker试验均在肾内集合系统的细针穿刺后进行。对于这些操作，21号或22号规格的薄壁针就足够了。肾细针穿刺与血管损伤和败血症的低风险相关。由于重大并发症的风险较低，因此可不需过度恐慌进行多次21号或22号针的经肾穿刺。

当膀胱内放置导尿管并且患者在荧光检查台上处于俯卧位时，依照标准无菌技术清洁并覆盖侧腰。类似的，患者处于仰卧位时，通常从下外侧入路达到移植肾。通过透视或超声定位肾。有时，先前获得的腹部X线片可用作识别肾位置的参考。如果肾脏不易看到，可以经验性选择L_2椎体顶部旁开2～3cm作为穿刺部位。在穿刺前应给予局部麻醉。在透视引导的条件下，令患者屏住呼吸，薄壁细针沿垂直方向通过（图10-1）。对于身体状况正常的患者，针头应一次性推进10～12cm。然后应移除管芯针并将针头连接到针上。然后可以在连续抽吸的同时取出针头。另可使用US，将针引导至后外侧肾盏（通常是下极）。带回声尖的针可能会有所帮助。当回抽出尿液时，停止抽取。应该保存尿液抽吸物以用于培养。之后可通过薄壁细针将

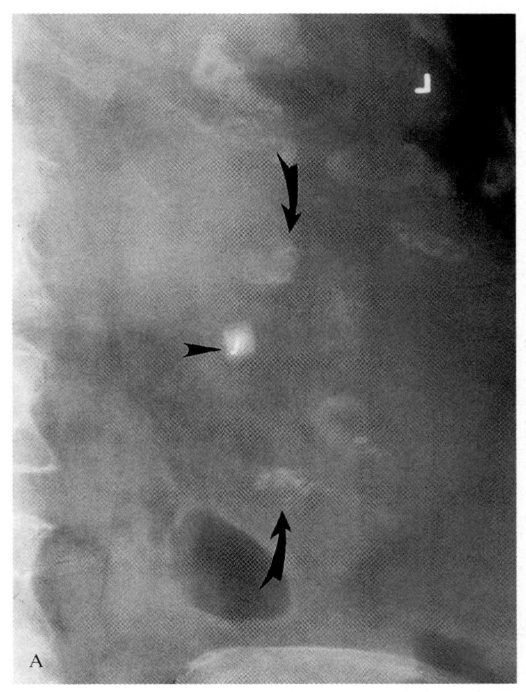

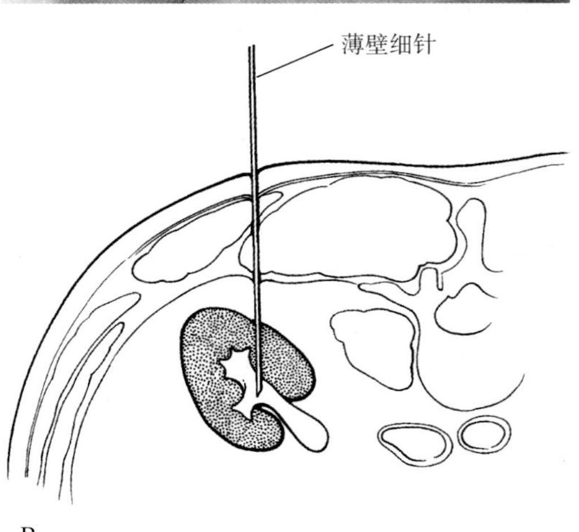

图10-1　经皮肾穿刺进行顺行肾盂造影。A. 体外碎石术后在肾盏中有许多碎石（弯箭）的患者俯卧位左肾平片。在经皮肾造口引流术之前进行顺行肾盂造影。患者处于俯卧位时，在肾盂区域中沿着垂直方向穿过薄壁细针（箭头）。B. 俯卧位患者右肾的细针穿刺示意图。针沿垂直方向进入肾盂区域

含碘对比剂注入泌尿系统。一旦通过肾内集合系统浊化确认了针位置满意，可在间断性透视监测下注射更多的对比剂。应避免集合系统过度扩张，以尽量减少败血症的风险。过度扩张可导致尿液的肾盂-肾静脉回流，伴随尿液中的病原体入血。为避免过度扩张，应采用输注技术。利用这种技术，在通过针抽出一定体积的尿液和稀释的对比剂后，注入等体积的纯对比剂。通过这种操作，泌尿系统的浊化较慢，但由于注射的造影材料的体积与抽出的尿液体积相匹配，从而避免了过度扩张。

进行顺行肾盂造影时，可根据需要拍摄点片以显示整个肾盂肾盏系统和输尿管，应特别注意疑似异常的部位。若发现明显的梗阻，可放置PN引流管。此外，若未见明显的阻塞，或不需要引流，则可终止顺行肾盂造影并取出针头。若在此过程中未发生梗阻且未放置引流管，则在术后应继续使用抗生素至少24h。

在顺行肾盂造影中集合系统浊化之后进行Whitaker试验。进行浊化以确保针处于正确位置，从而避免在泌尿道外发生外渗。Whitaker测试所需的设备较为复杂（图10-2）。在针就位的情况下，排空膀胱，并连接压力计、输液管、动力输液泵及膀胱导管。两个压力计应放置在地面上方相同的高度。在每次定时输注之前和之后立即测量膀胱及肾盂压力。Whitaker试验中，将稀释的造影剂以5ml/min的速率注入肾盂10min。测量并记录压力。第二次输注以10ml/min的速度进行10min；最后第三次输注以15ml/min的速度进行10min。若校正后肾盂压力超过40 cmH_2O，或出现严重的侧腹疼痛，或发生明显的对比剂外渗，则应立即停止输注。若最初的一系列输注结果较模糊，则应重复测试，但需要膀胱充盈。有时仅当膀胱充盈、压力增加时，轻度梗阻才会变得明显。应告知患者若在输注对比剂期间再现症状时需通知检查人员。症状的再现，如侧腹疼痛，是存在影响尿动力学的梗阻的证据。

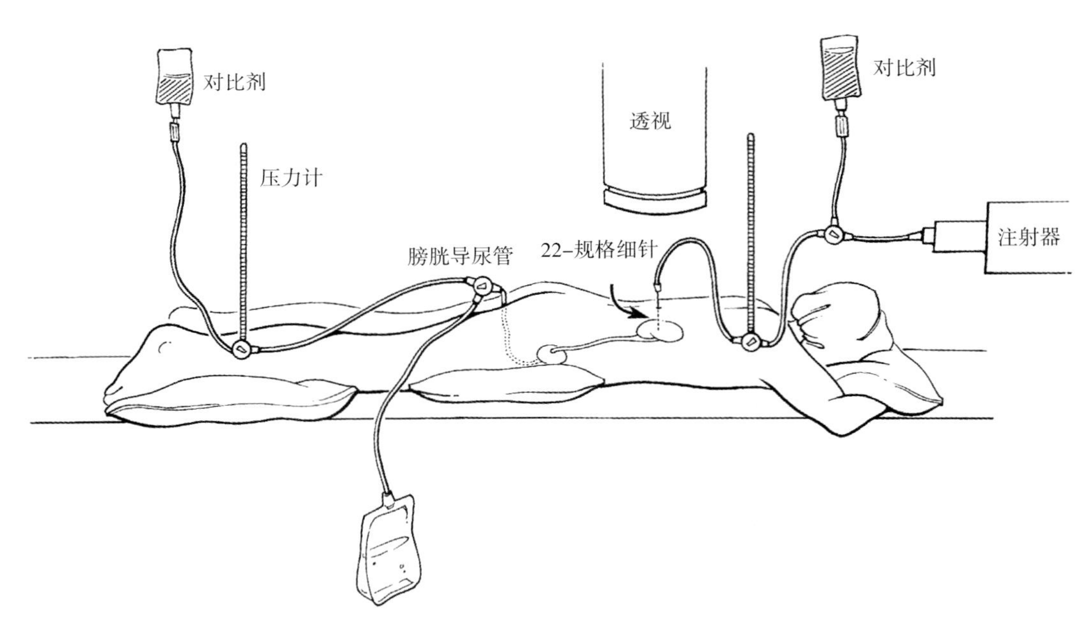

图10-2 输尿管容量尿动力学（Whitaker）试验的设备

净肾盂压力计算方法为肾盂压力减去膀胱压力，从而从测量值中去除了腹内总压力的部分。表10-4概述了用于对Whitaker试验的数值结果进行分类并将其转换为输尿管梗阻程度的一个系统。

表10-4 Whitaker试验结果的解读

压力差（cmH_2O）	梗阻程度
0～12	无
13～20	轻度
21～34	中度
>34	重度

4.经皮肾造口引流 PN引流的适应证很多。最常用的适应证是梗阻肾减压、用于治疗尿路瘘或穿孔的尿流改道、感染泌尿道的减压，或作为其余泌尿道介入（如支架置入或内镜检查）的准备工作。PN的风险（表10-5）包括脓毒血症（2%），危及生命的出血（1%～2%）和邻近器官损伤（1%）。唯一的绝对禁忌证是存在出血性疾病且未得到矫正。

表10-5 经皮肾穿刺引流的主要并发症

并发症	发生率
脓毒血症	2%
需输血的出血	2%
邻近器官损伤	1%

与其他经皮经肾操作一样，这种操作应该预先给予抗生素。之前已经概述了抗生素的选择（表10-1）。

选择经肾穿刺部位对于避免不必要的血管损伤十分重要。理想情况下，肾造口道应在腹侧2/3和背侧1/3肾交界处穿过肾。这个区域被称为Brodel线或肾无血管层面（图10-3）。这相当于一个分水岭区域，仅由前肾动脉分支和后肾动脉分支的小血管分支供血（图10-4）。该层面已在肾外科手术中应用以尽量减少术后肾萎缩。

可以通过实时超声、CT或透视来估计无血管平面的位置。在大多数情况下，引导经肾穿刺的最简单的技术是在集合系统显影后行荧光透视检查。这可通过超声

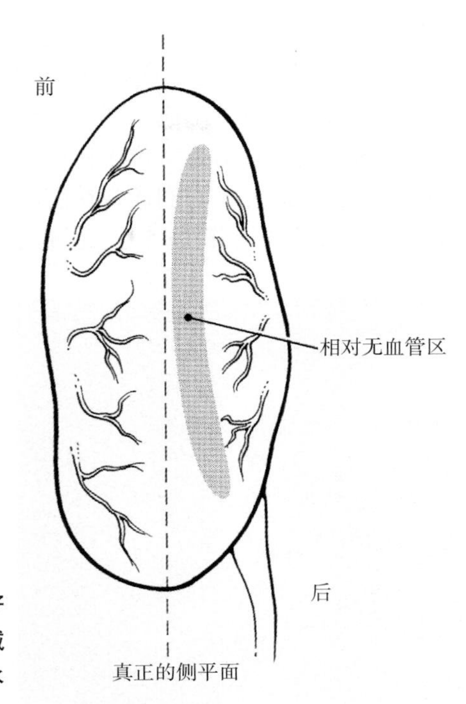

图10-3　显示肾相对无血管区域。最好通过肾实质的这个区域进行肾穿刺。该区域代表肾动脉前分支和后分支分布之间的分水岭区。位于该层面的肾实质中没有大血管

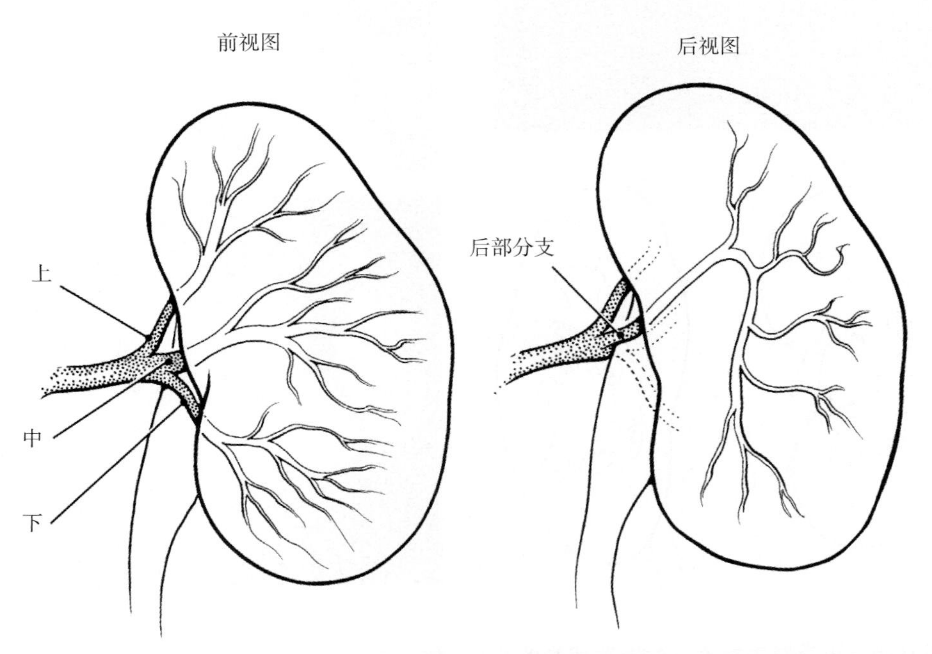

图10-4　正常肾动脉解剖。该图显示了标准的肾动脉解剖结构。有一支后肾动脉分支供应背侧1/3的肾实质。前肾动脉分支分为3个主要分支。这支动脉的分支为腹侧2/3的肾供血

进行，或使用薄壁细针的顺行肾盂造影，静脉尿路造影，或通过支架逆行注射对比剂或通过尿流改道进行。应可通过浊化来识别肾后盏。这些肾盏通常位于比肾前盏更靠内的位置。此外，它们通常在前后位成像时于前方可见（图10-5）。通过向肾盏内注入少量（5～10 ml）常温气体，可以利于患者后盏的识别；空气将流并填充这些位于背侧的结构。

识别出后盏后，基于肾盏的位置和手术的意图准确选择要穿刺的肾盏。如在进行尿路分流或梗阻系统减压的手术，则应选择位于第12肋骨下方的后盏进行肾穿刺。如需采取进一步的介入手段，如支架置入，上极肾盏穿刺更易于进入输尿管或肾脏的特定区域。在任何情况下，选定的后盏应从与垂直位置成25°～30°的后倾部位穿刺（图10-6和图10-7）。可通过使患者处于俯卧位并使荧光透视管倾斜25°～30°来实现。然后可以沿着透视射

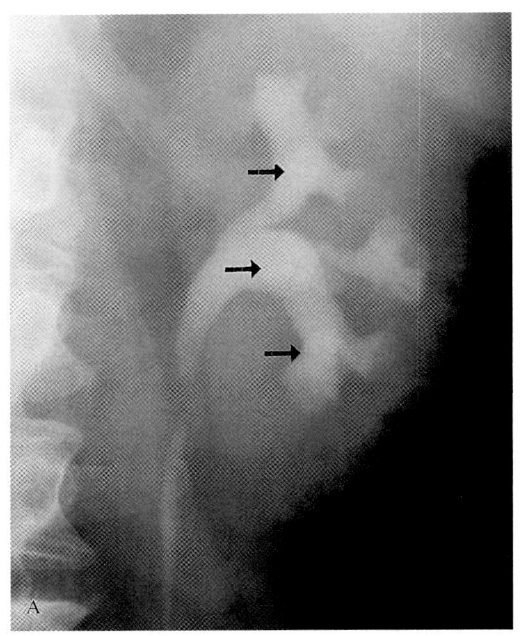

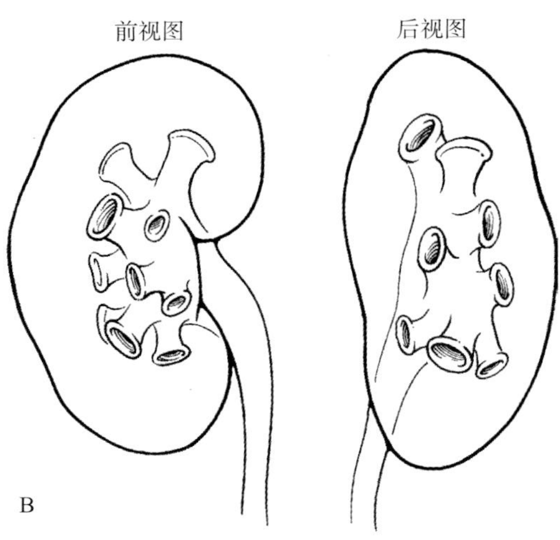

图10-5　正常肾盏解剖。A.尿路造影的X线片及附图（B）显示正常的肾盏解剖结构。在前位图中看到的肾盏通常是前盏。看到轮廓为圆形（箭）的肾盏是向后的肾盏。经皮引流术穿刺优先选择后盏

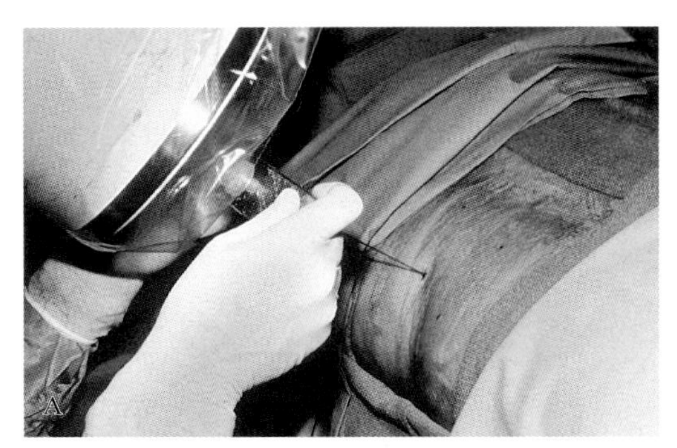

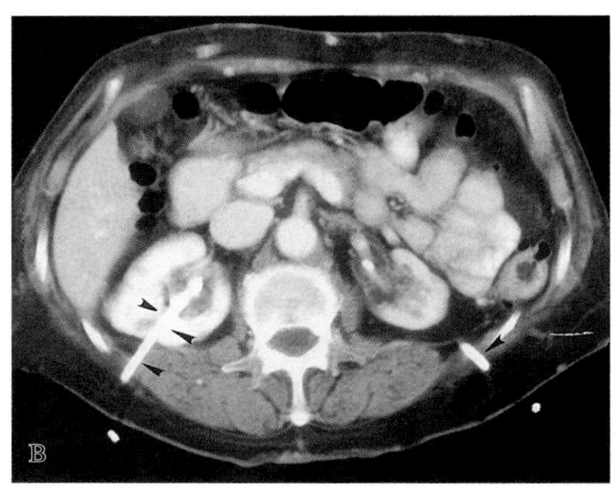

图10-6　后斜向经皮肾穿刺。A.患者处于俯卧位，荧光透视图像增强器从垂直位置旋转25°。然后经皮针沿着图像增强器的轴线进入肾脏，以确保进入道的角度合适。B.不同患者双侧肾造口的计算机断层扫描。倾斜的经肾管路（箭头）穿过肾脏的相对无血管区域

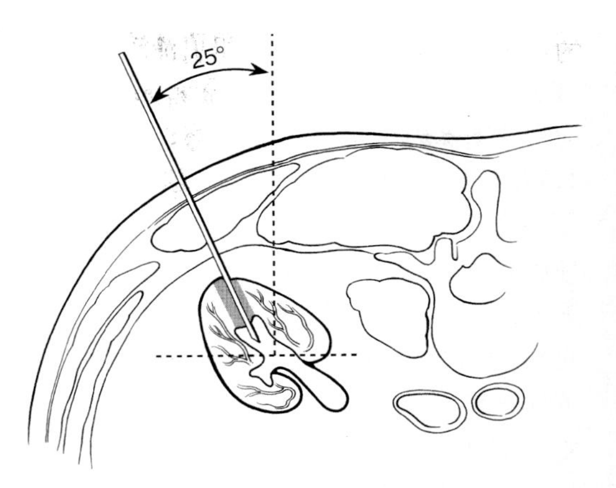

图10-7　理想肾穿刺位置的示意图。应从25°穿过相对无血管的区域并避免大的肾动脉分支以穿刺后盏

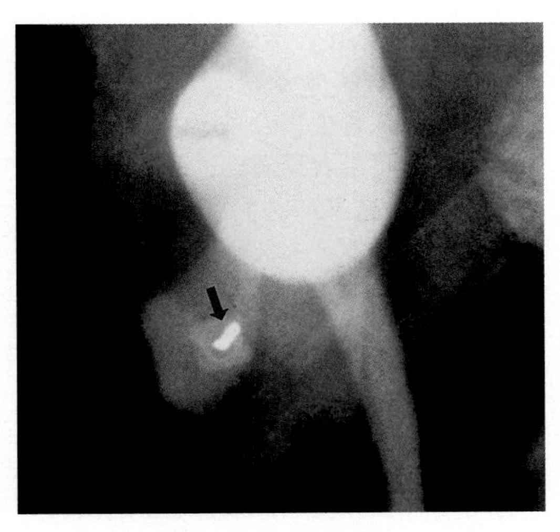

图10-8　后斜位肾盏穿刺术的透视图。该图像从25°后倾斜角度拍摄，显示针（箭）与图像增强器的轴线及要刺穿的肾盏在同一直线上

线束轴线刺穿肾，确保路径正确。或者，当使用垂直荧光检查时，患者的同侧侧腰可以升高25°～30°。

在通过荧光透视定位确定穿刺部位后，应根据计划的肾盏入口位置用1%利多卡因对皮肤区域进行麻醉而不使用肾上腺素。在经肾穿刺前，应在预期的穿刺区进行浅表和深层皮肤麻醉。在预期穿刺部位用手术刀在皮肤开出一个小切口。然后在连续荧光透视监测下用18～22号针刺破肾盏，同时患者屏住呼吸（图10-8）。使用可透射线的针座（图10-9）可以进行荧光检查下的针引导，同时避免操作者手部受到辐射照射及其遮挡。通过荧光透视（图10-10）或超声检查可查看肾盏的实时穿刺。可抽吸尿液以确认针位置。

或可对同一体位的患者使用超声引导。使用弯曲或矢量探头，肾脏在其纵轴上可视。探头可以从肋下方向向上倾斜以瞄准后外侧下极肾盏。规划的穿刺轨迹应该用1%利多卡因麻醉，直达与肾皮质相差无几的深度。然后在直接可视化条件下，将18～22号针头引导到目标肾盏中。带回声尖的针可能有助于可视化。可抽吸尿液以确认针位置。

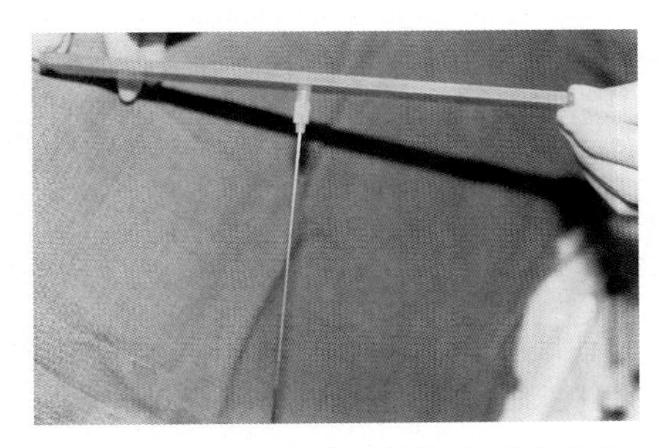

图10-9　用于经皮穿刺的透X线持针器。可以使用有机玻璃针座，使得针可以在连续透视监测下通过，同时避免操作者的手暴露于X线

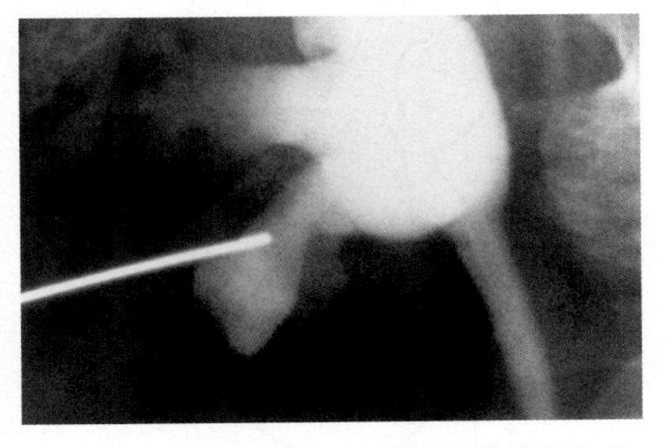

图10-10　肾盏穿刺。在穿肾推进针之后，将荧光镜管替换为垂直位置。使用图像增强器在该位置可以容易地通过荧光透视看到肾盏穿刺

然后应将血管造影导丝（0.035in或0.038in）推进集合系统。一旦将足够长度的导丝放入肾内集合系统内，就可以取出针头，并可沿着导丝推进血管造影导管（图10-11）。选择何种导管将取决于操作者的偏好，但在大多数情况下，一种类似曲棍球棒形状的标准导管效果良好。导管用于将导丝引导至稳定位置以进行进一步的管道扩张。理想状况下，导丝可以很好地推进到输尿管中，以降低在进一步操作期间移动导丝的风险。一旦导丝就位，可移除导管并在导丝上扩张管道至适当的大小以用于放置肾造口管（图10-12）。对于单纯的排尿，8～10F导管就足够了。对于单独的肾，或排出黏性尿液（即感染或出血的尿液），建议使用直径为12～14F的导管。为避免PN管不必要的意外脱落，只能使用自留式肾造口管（图10-13）。在终止手术之前，应通过PN管注射造影材料，以确认引流导管的满意位置及功能。

在患者住院期间，应仔细监测尿量。预计PN管置入后72h内会出现一些血尿症状。此外，几乎所有PN引流时间延长的患者都会出现菌尿。如果引流充分，即肾造口管通畅，则这种菌尿无临床意义。应每4～8周预防性更换肾造口管以避免管路阻塞。某些患者可能需要缩短更换间隔，但注意避免间隔超过8周，因为管路梗阻可导致显着、急性的重大临床问题。阻塞的尿流出与菌尿有关，可导致肾盂积水和败血症急性发作。此外，在技术上，更换梗阻的PN管比更换开放充分的管道要求更高。

5.输尿管支架　输尿管支架可用于维持尿石病患者和良性或恶性狭窄患者的输尿管通畅。此外，输尿管支架可以促进输尿管愈合，同时降低输尿管瘘患者或经历输尿管腔内手术的患者的狭窄风险，包括内镜下肾盂切开术及后续的输尿管壁透壁切开及输尿管球囊扩张术。在逆行膀胱镜放置失败后，通常转诊患者进行顺行放置。

经皮顺行输尿管支架置入的风险与PN管放置相似。输尿管支架置入时偶尔会发生输尿管穿孔。虽然输尿管穿孔可能会干扰支架置入，但如在术后维持充分的肾引流，则穿孔一般为自限性的且无临床

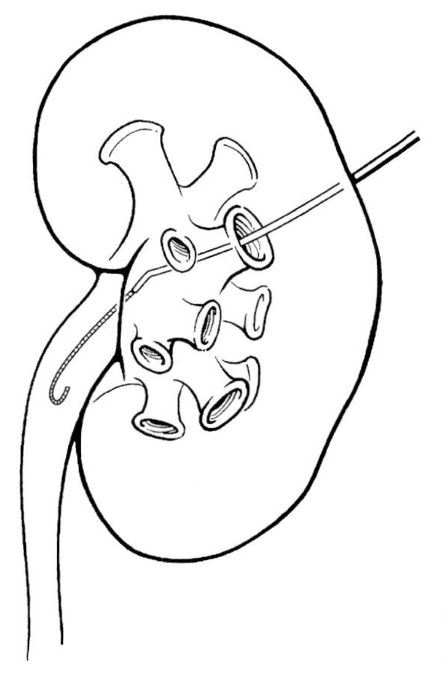

图10-11　使用可控导管将导丝推进至稳定位置。该图示出了标准导管和导丝操作技术，用于在放置经皮肾造口术引流管之前将导丝引导至稳定位置以进行进一步操作。理想情况下，导丝应沿输尿管向下推进

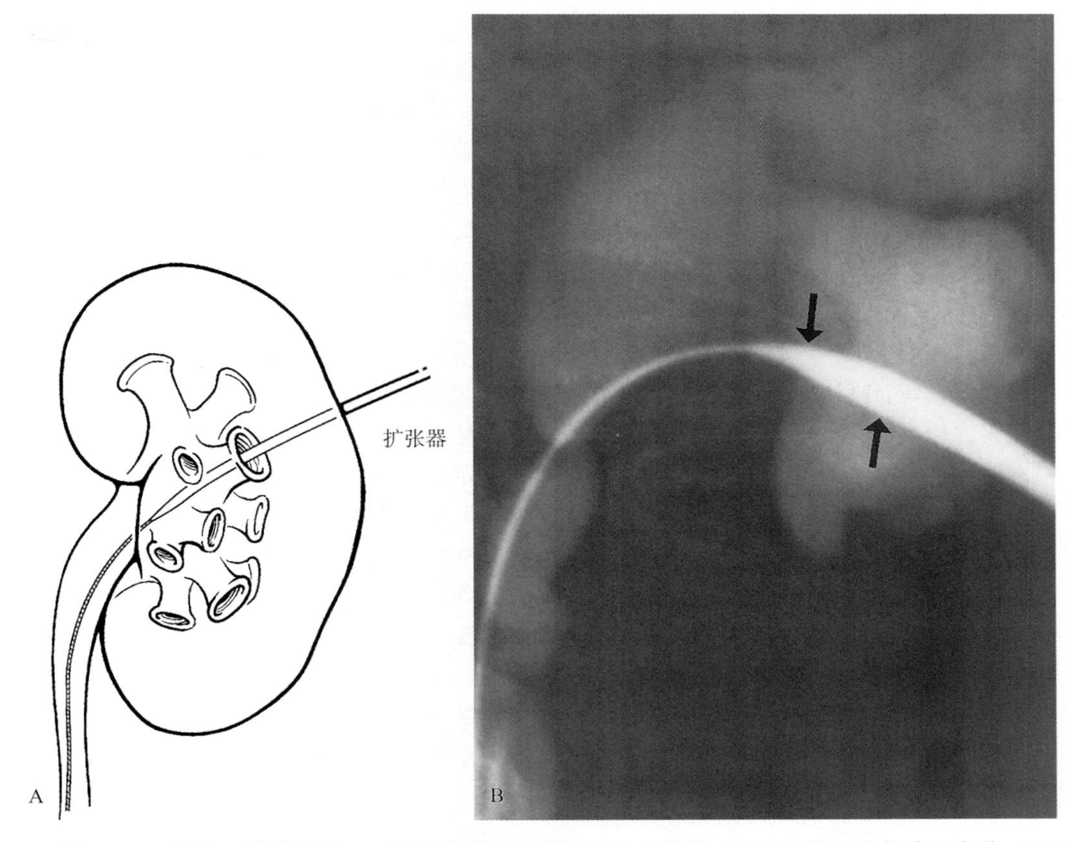

图10-12　肾造口管道扩张。A.图示筋膜扩张器通过导丝推进，以扩张肾上腺肾造口术道；B. X线片显示通过工作导丝横向推进的扩张器（箭）

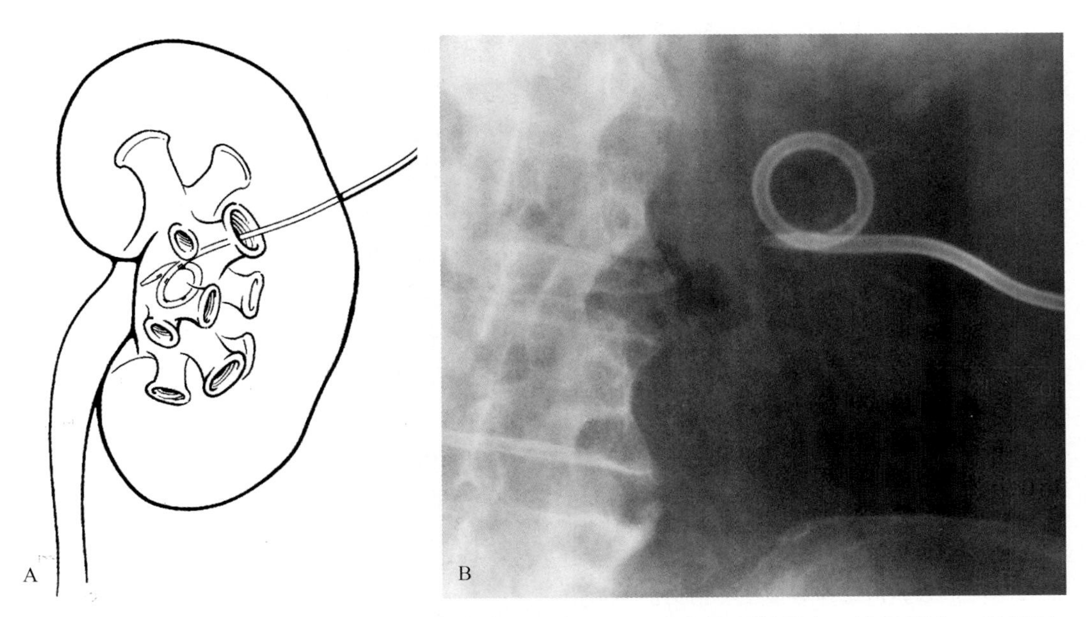

图10-13　A.就位的标准自固位肾造瘘管的示意图，一端盘绕于肾盂中。该导管有一根绳子，使它保持其“猪尾”结构。B.标准自固位经皮肾造瘘管的典型X线片所见

意义。

通常，PN引流后需要经皮输尿管支架置入。在任何情况下，应按照前文所述的经肾穿刺和管道扩张流程进行PN引流。支架置入时，优先选择中盏或上盏进行的经肾通路，以获得沿输尿管下行的最有利路径。在进一步操作前，应放置两支导丝。可使用护套扩张器完成这一步（图10-14）。其中一支导丝将作为工作导丝，另一支导丝应作为安全导丝保留在适当的位置，以便在工作导丝脱落或扭结时使用。使用标准血管造影技术，可操纵工作导丝通过UPJ。通常，使用亲水导丝有利于操作。之后，血管造影导丝应向前推进达输尿管的长度并进入膀胱。血管造影导管可以通过导丝前进，使得其尖端到达膀胱腔。

下一步，确定支架合适的长度，可以通过各种方法实现，但最直接的是使用弯曲导丝技术（图10-15）。在导管尖端位于膀胱内的情况下，推进导丝，使得其尖端位于输尿管正下方的导管内。之后在患者侧腰外侧的导管接头的出口处扭结导丝。之后进一步缩回导丝，直到仍在血管造影导管内的导丝尖端位于肾盂中。X线透视可以很容易看到其位置。在患者侧腰外侧导管接头的导丝出口处进行第二次打结。之后完全移除导丝但将导管留在原位。导丝两处扭结之间的距离反映了输尿管膀胱连接部与肾盂之间的精确的距离，从而也确定了要放置的输尿管支架直段的长度。然后应将新的工作导丝推进导管。优先选择刚性血管造影导丝用于支架放置。之后移除导管，并将刚性工作导丝留在适当位置。

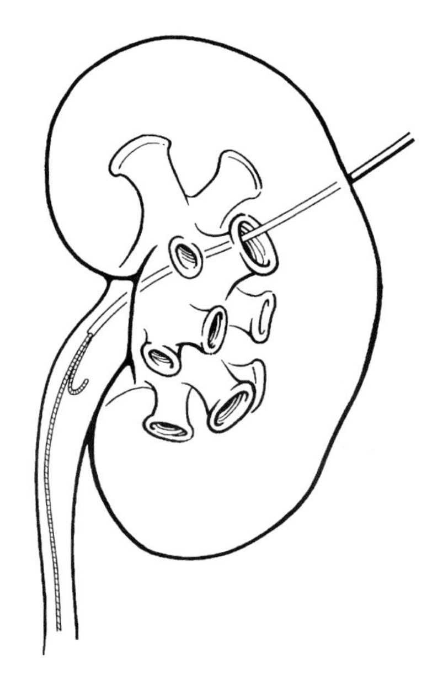

图10-14 放置安全导丝以进行复杂的经肾操作。该图示将第二导丝穿过已有的肾造口的技术。扩张鞘沿工作导丝上方前进。移除扩张器区段，使扩张鞘留在适当的位置，通过该护套可以推进额外的导丝

之后通过导丝将锥形8F血管造影导管推进膀胱。该导管用于检验有无可能阻碍输尿管支架放置的狭窄区域。如未遇阻力，可放置8F或更小的支架而无须进一步操作。如遇到阻力，则移除8F导管并通过导丝替换为9F套管扩张器。应将该护套推进至尽可能靠近膀胱处，以便放置支架。之后移除扩张器段，将输尿管套管留在工作导丝上。之后在有或没有套管的情况下，套管导丝推进支架，直到支架的尖端完全位于膀胱内。如足够长度的支架已经进入膀胱，那么，在缩回工作导丝时，输尿管支架的下环将在膀胱腔内形成。如果长度不足，则应通过支架重新推进导丝，而后进一步推进支架本身。如输尿管狭窄导致支架无法充分推进，则应对狭窄输尿管行球囊扩张。通常用直径6～10mm的球囊来进行输尿管成形术。在尝试更换输尿管支架之前，应对整个狭窄阶段进行球囊扩张。通常要用高压球囊来扩张恶性或纤维性良性输尿管狭窄。

在将足够长度的支架推进膀胱后，收回导丝，支架的下环在膀胱内重建。然后

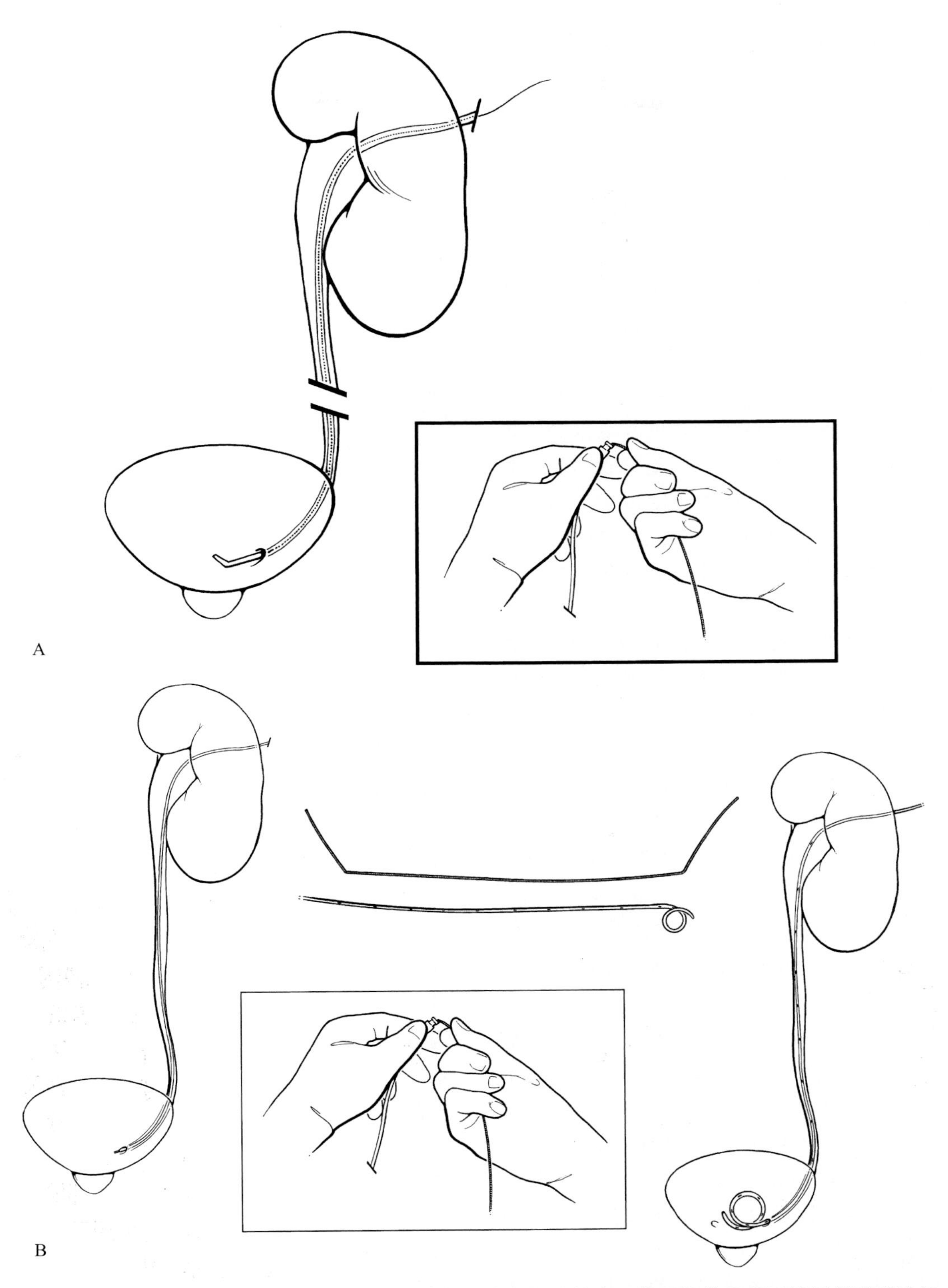

图10-15 A.示意图阐述用于确定支架长度的弯曲导丝技术。将导管推进超过输尿管膀胱连接部（UVJ）后，通过其推进导丝，使导丝尖端处于UVJ。在导管接头处外部将导丝扭结。B.然后收回导丝，直到X线透视中看到其尖端位于肾盂中。再次在导管接头处将导丝的外部部分扭结。之后移除导丝并且通过两个纽结之间的距离确定支架长度。该长度恰好是从UVJ到肾盂的长度

进行支架肾端的X线透视检查以评估是否留有足够长度的支架，使得上环可在肾盂内重建。如支架已向远侧推进太远，则对穿过其近端的缝线施加牵引力可使其收回。完成支架放置的最终定位后，移除引导器护套（如有使用）。之后移除回收缝线，同时将支架保持在稳定位置，同时在推进导管上施加轻微压力。在移除缝线后，进一步收回导丝，直到仅导丝的柔性部分保留在输尿管支架的近端内。之后上环开始重建，避免支架无意中前进到过低的位置。支架中只含导丝的软盘部分，推动器用于推进支架通过肾造口管道的剩余部分并进入肾盂，同时同时取出导丝。通过该技术使支架的上环在肾盂内形成。

放置支架后，可用安全导丝定位一支小孔肾造口术导管，以临时维持肾造口术管道。肾造口管应留在原位12～24h，以确保输尿管支架功能正常。如未出现输尿管梗阻症状，则在肾造口摄片显示输尿管支架的满意位置和功能后，可以移除肾造口管。应在透视引导下移除肾造口管，以确保在移除管时不会无意中使输尿管支架脱落。肾造口道将在接下来的4d内自发闭合。

部分患者可能需要输尿管支架，但也应保留肾造口道以进行进一步的经皮手术或支架更换。在这些患者中，另一种支架置入术是放置内/外输尿管支架（也称为经皮肾输尿管造口术）。该技术采用单支导管，从患者侧腰穿过肾，沿输尿管下行，延伸进入膀胱（图10-16）。这种导管可商购，或可由较长的肾造口管修剪而成。可沿着该导管从肾盂延伸到膀胱的全程设置不同数量的侧孔。为治疗输尿管瘘或穿孔，应在输尿管损伤部位上方和下方设置侧孔，并应避免在输尿管渗漏区域设置侧孔。这有利于输尿管壁的愈合，同时保证充分尿液引流。在有输尿管支架适应

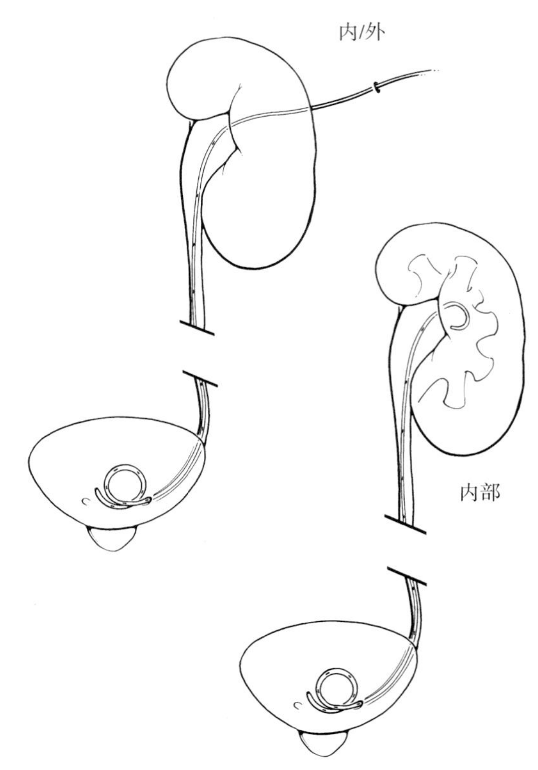

图10-16　两种基本类型的经皮放置输尿管支架。内/外输尿管支架可用于支撑输尿管，同时保留通过经肾通道的经皮路径。或可通过经皮通道放置内部输尿管支架

证的情况下，应使用这种内/外输尿管支架，但需要延长经皮肾通路。放置导管后，可封住导管的外肢，之后导管作为内部输尿管支架，但保留了经肾通道。在作者所在的机构中，这类导管通常用于治疗输尿管瘘及穿孔，以及随后的输尿管扩张，因为通常需要进行肾盂造影等后续影像检查及重复扩张手术。

这类支架的放置流程与内部输尿管支架的放置相似。弯曲导管术用于确定导管上用于引流的侧孔的位置。调整这些标准肾造口导管时需要沿着导管轴的所需长度设置侧孔。必须定位导管，使导管中的侧孔超出肾实质。否则（肾）实质会持续出血，导致管道过早阻塞。

泌尿科医师承担输尿管内支架进行长

期管理。放置这些支架后，可经膀胱镜逆行的方式将其移除或更换。应每4～6周预防性更换内/外输尿管支架，以避免支架阻塞。每次更换支架后应行肾盂造影评估输尿管状态并确认新的输尿管支架位置是否合适。

6.其他经肾内镜手术　经肾内镜术用于尿路结石碎石取石，用于内镜下外科手术，如内镜下肾盂切开术，还用于尿路上皮检查及可能的尿路上皮活检。经肾尿路内镜检查需要较大的经肾通道；使用硬镜时，要建立一个直径10mm的经皮经肾通道。

80%～90%的肾结石可以通过体外冲击波碎石术（ESWL）行非手术治疗，但部分肾结石及输尿管结石用ESWL疗效不佳，需要经皮肾镜碎石取石。若肾结石直径＞25mm，结构呈分支状，成分为胱氨酸，或与输尿管梗阻相关时，优先选择经皮取石术而非其他技术（表10-6）。此外，部分患者体重可能超过碎石装置的重量限制，从而无法选择ESWL作为结石治疗手段。最后，在某些情况下，完全、明确的取石是绝对必要的；在这些情况下，优选经皮取石术。

可为其他内镜下操作建立大口径的通道。这类操作中最常见的是内镜外科手术，例如内镜下肾盂切开术。内镜下肾盂切开术用于良性治疗输尿管狭窄，其中大多数位于UPJ，一般认为是先天性的。内镜下肾盂切开术是开放式肾盂成形术的替代方法，用于治疗原发性输尿管狭窄或初始手术修复后复发的狭窄。在内镜视角下，纵向切开输尿管狭窄段。切口为透壁的，并且当通过内镜观察到输尿管周围脂肪时，可认为已充分切开。切开后，对狭窄段行球囊扩张并置入支架。内镜肾盂切开术的优点是微创外科手术所固有的优点，包括降低成本，缩短住院时间及缩短康复期。此外，内镜肾盂切开术治疗原发性输尿管狭窄的有效性与开放式外科手术相当。最后，治疗继发性狭窄时，内镜肾盂切开术优于开放式手术，后者的后续开放式外科手术是复杂的，并且常难以达到充分的狭窄缓解。

表10-6　经皮肾镜取石术适应证

结石体积较大
单发结石直径＞2cm
多发结石总直径＞2.5cm
鹿角状结石
体外碎石术无效的结石
输尿管部分或完全性梗阻
患者不适合行体外碎石术

较少进行其他内镜操作，包括肾集合系统及输尿管的经肾检查和活检。通常在有充盈缺损或狭窄而其组织诊断未明的病患中进行这些操作。内镜手术可作为开放式外科检查或外科手术的替代方案用于活检。这项技术很少使用经肾入路，因为大多数输尿管和肾盂肾盏病变可通过软输尿管镜以逆行方式到达，因而不需要建立经肾通路。

建立大口径肾造口道相关风险与标准PN管放置相似，包括需要输血的肾出血（高达10%的患者）、败血症（2%）及邻近器官损伤（1%）。该手术唯一的绝对禁忌证是未纠正的凝血功能障碍。此外，如计划行硬性肾镜检查，则大口径通道的建立受长度限制。大多数标准硬镜的工作长度为20cm或更短，略长于制造商提供的标准肾造口套管。对于体型较大的患者，皮肤至肾盏的距离可能超过20cm。在这种情况下，可通过肾造口通道行软性内镜检查，所述肾造口道通过在初始通道建立后保持大口径PN引流管而形成成熟通道。在没有肾镜套管的情况下进行经肾内镜检查之前，应将该管留在原位至少7d。如预计皮肤到肾盏的长度过长，则应让患者处于俯卧位在肾水平行局部CT扫描，以便肾造口术前估计通道长度。

术前应按照PN管放置的相关章节所述给予抗生素（表10-1）。由于许多结石负荷大的患者会发生感染引起的结石，因此抗生素预防治疗至关重要。同样，应选择肾后盏进行肾穿刺及建立通道。由于需进入肾盂肾盏系统或输尿管内的某个区域，因而穿刺部位选择至关重要。为行肾造口取石术，一般使内镜通过肾上盏进入肾内集合系统的最大节段。为尽量减少并发症的发生，应尽可能在第12肋下方行肾穿刺。针对肾上极，通常在第11和第12肋之间进行穿刺，一般认为是安全的。由于胸膜反射通常延伸至第11肋骨或更低位，因此应避免在第11肋骨以上穿刺，因为出现经胸膜腔通道的风险较高，以及由此引起的胸腔积液、血胸、脓胸或可能的气胸。本章前文概述了肾盏穿刺技术，而建立大口径肾造口管的起始步骤是相同的（图10-17）。然而在放置高强度的导丝及安全导丝后，需使用筋膜扩张器将通道扩张至9F。可使用高压球囊扩张导管进行接下来的扩张。膨胀后直径应为10mm，球囊长度应为10～12cm。在该长度下，可通过1次或2次球囊充气扩张整个管道。在扩张通道后，移除球囊导管并尝试放置10mm套管扩张器。如球囊扩张不能完全扩张整个通道，可使用较小的半刚性筋膜扩张器逐渐将通道扩张至最大直径10mm。之后可将护套扩张器顺导丝防止，移除扩张器，并将导丝和肾镜护套留在原位。可立即通过护套进行内镜检查，而若推迟内镜检查，则可通过保护套放置引流管。放置大口径引流导管后，可适当通过安全导丝放置安全导管。标准5F血管造影导管可用作安全导管；应通过安全线将其推进，使其尖端处于稳定位置，最好位于膀胱内。在操作结束时，应将两个肾造口导管缝合至皮肤，并将大口径管道留在外部引流，以便尿液及残留血凝块流出。如患者住院，应每天查看患者，至少达3d，以确保管道功能并尽早发现可能的肾造口术并发症。可能与管道相关的并发症包括扭结，回缩及闭塞。应仔细监测尿排出量。血尿通常持续长达72h，但如血尿过多，应监测血细胞比容水平。若留置大口径PN引流导管，应每6～8周进行1次预防性更换。

通过细致的内镜技术，经皮肾镜取石术可实现85%甚至更高的除石率。在涉及复杂形状结石的病例中，可能需要多个经肾造口通道对聚集在肾孤立区段中的碎石进行处理。此外，当存在形状非常复杂的结石时，经皮肾镜大块碎石取石后，可能需要诸如ESWL或化学溶解之类的辅助操作来清除结石。通过起初用于取石的PN通道，化学溶解输注系统很容易放置。该输注系统利用流入和流出导管来输注药剂，浸泡并缓慢溶解残留石块。大口径PN引流导管在行辅助ESWL后也很有用处——可作为碎石的低阻流出道。

在行内镜肾盂切开术时要小心，因为UPJ狭窄有时是由于异常肾动脉或静脉引起的慢性输尿管压迫所致。由于这些附属血管几乎总是在输尿管前方与之交叉，因此透壁切口应在输尿管壁的后外侧进行（图10-18），以避免损伤血管。此外，术前识别异常血管可能会影促使科医师选择开放性手术狭窄修复而非内镜肾盂切开术。术前可用螺旋CT血管造影识别异常血管。如发现显著增粗（直径≥4mm）的异常血管，提示在内镜肾盂切开术期间意外切开血管所致大量出血的风险。

7.体外冲击波碎石术 在20世纪80年代，ESWL被广泛用于治疗尿路结石。多达85%的尿石症患者可以单独用ESWL成功治疗。尽管标准ESWL不需要经皮

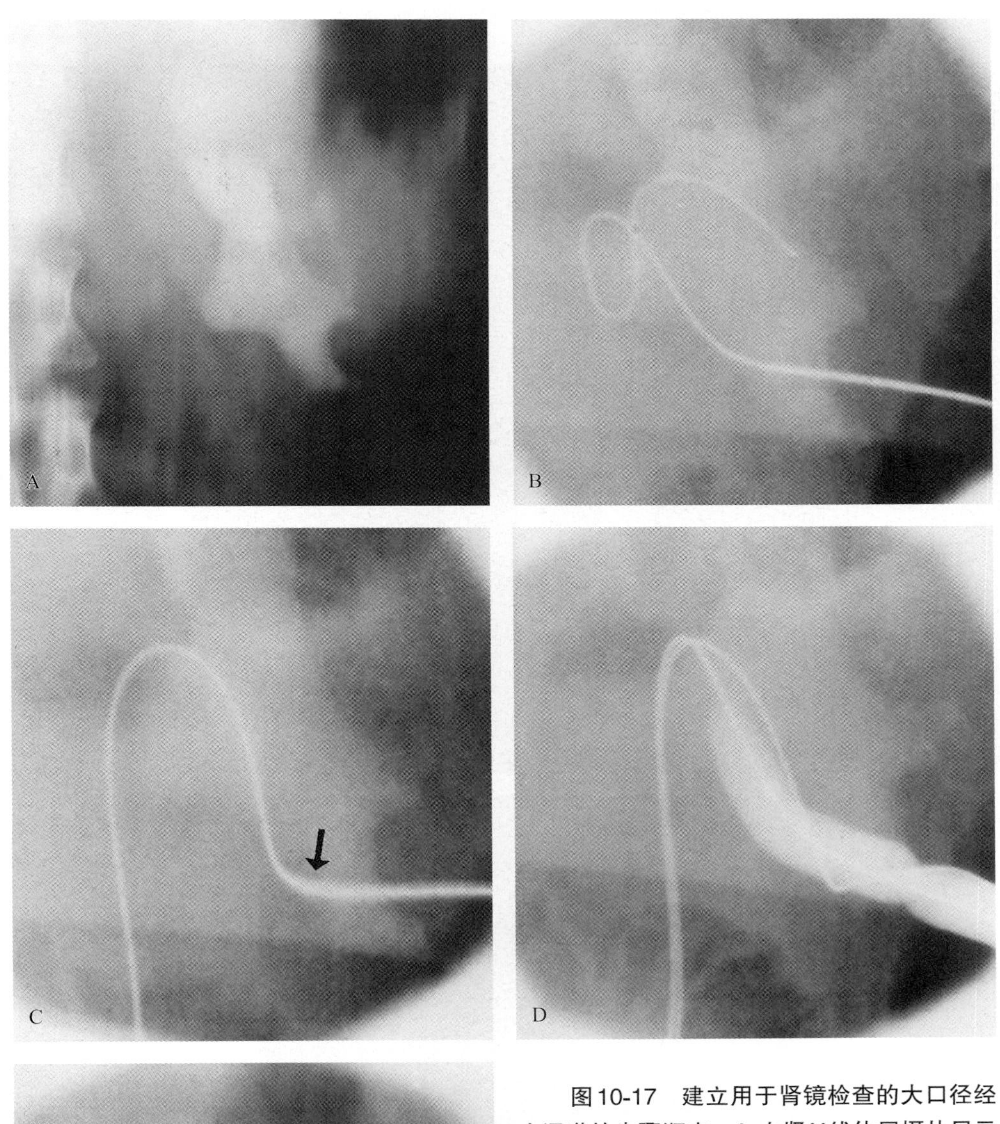

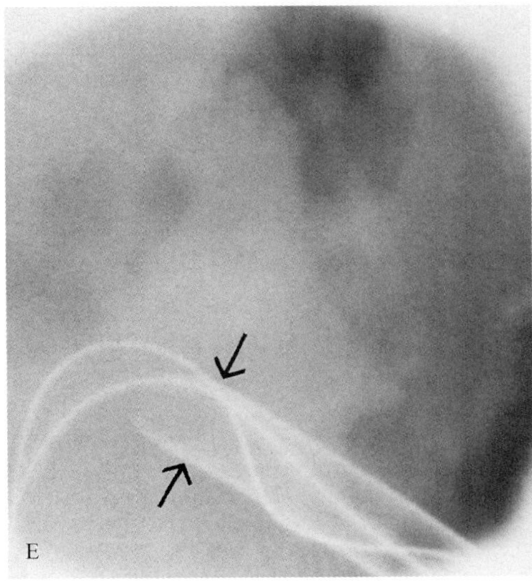

图10-17　建立用于肾镜检查的大口径经皮通道的步骤顺序。A.左肾X线体层摄片显示胱氨酸分支结石充满整个左集合系统。B.摄片显示下极肾盏细针穿刺之后，导丝推进至肾盂，围绕结石。C.通过导管操纵导丝的尖端进入输尿管之后，筋膜扩张器（箭）通过导丝前进，以在通过球囊扩张导管之前扩张通道。D. X线片显示球囊扩张器充气。使用球囊扩张器，可以通过单次充气将通道从8F快速扩张至30F。该X线片还显示了第二条安全导丝通过肾造口术通道，放置其作为预防措施。E.球囊扩张后，工作套管推进入肾。套管（箭）已经进入肾盂。套管可用于内镜检查、结石碎裂和取石

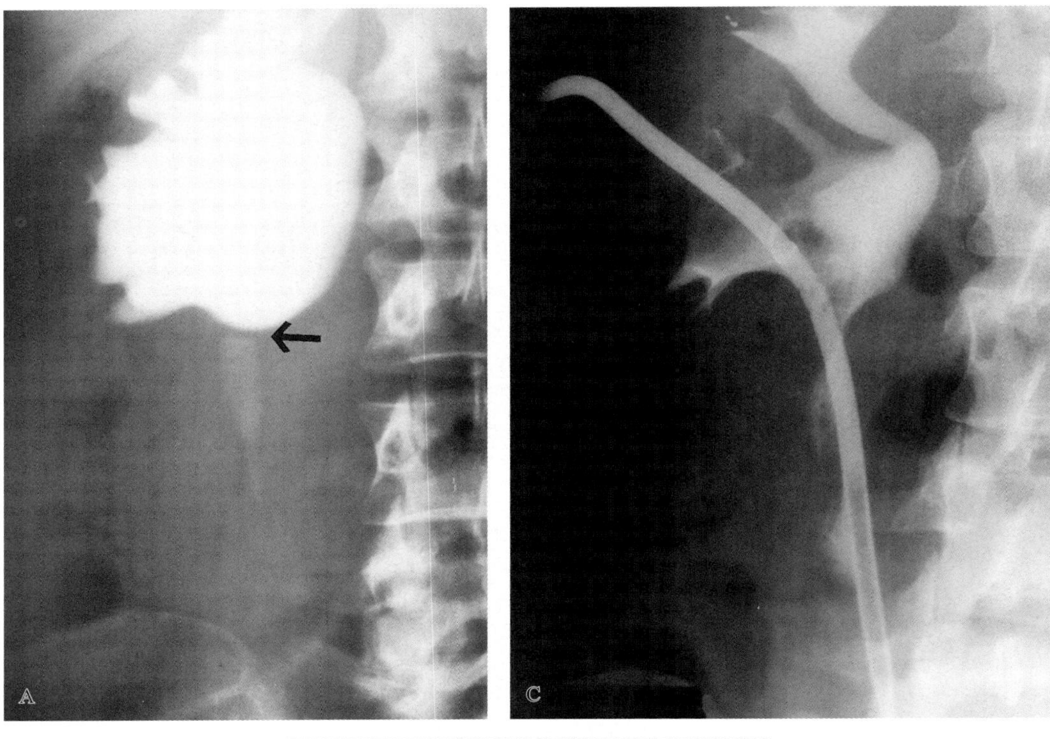

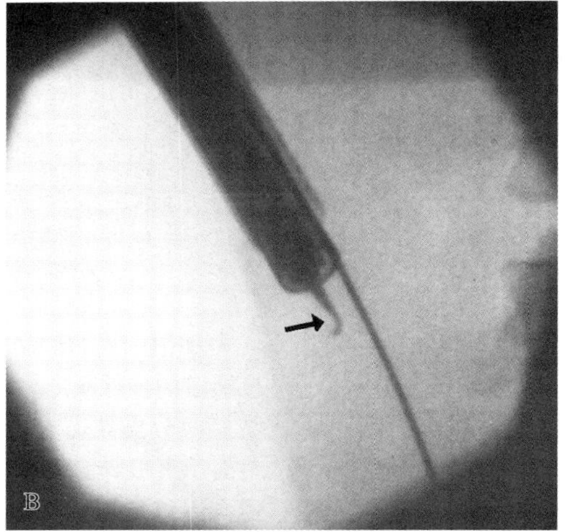

图10-18 X射线摄片序列显示了内镜肾盂切开的技术。A.右侧静脉尿路造影摄片显示了输尿管肾盂连接部（UPJ）狭窄的典型外观。肾盂明显扩张，伴UPJ（箭）变窄，输尿管直径正常。B.建立大口径经皮通道术后X线照片，套管已就位。冷刀（箭）用于制作UPJ的纵向透壁切口。C.在内镜肾盂切开术后6周行肾造口摄影，显示与术前外观相比，肾盂扩张明显好转

介入性泌尿放射学操作，但是在多达10%的ESWL治疗患者中，并发症需要介入治疗。ESWL术前评估患者确实需要影像检查，并应包括发现结石，估计总结石负荷及通过对比剂检查对泌尿系统进行评估。最后一项技术用来确保无输尿管梗阻，以防阻碍ESWL后碎石的通过。

透视或超声系统都提供了ESWL定位。在任一情况，将患者摆好体位，使成像的结石接近ESWL设备所产生冲击波的焦点。结石定位后，由体外产生、但体内聚焦于结石的重复冲击波爆发处理。成功的ESWL治疗可使结石完全碎裂成直径不超过2～3mm的碎片。ESWL后拍摄的腹部X线片可用于评估碎石及排石是否成功。结石碎片通常以顺行的方式自发通过尿液排出。部分结石，如胱氨酸结石，对ESWL治疗无反应，最好经皮碎石取石。此外，较大的结石，用ESWL碎石时，常会引起输尿管梗阻等并发症，或者它们可能无法完全通过而导致碎片重新聚集、重新形成结石。大多数中心使用经皮肾取石术而非ESWL作为治疗这些较大结石的主要手段。在5%～10%非复杂性的结石患者中，ESWL后发生输尿管梗阻。这种阻塞通常是由输尿管中的许多结石碎片聚集引起的（图10-19）。碎片的这种聚结被描述为steinstrasse，翻译为“石街”。这些堆积结石通常可自发排出，但约25%的石街患者中，可能需要逆行支架或PN引流管来缓解输尿管梗阻，直至结石碎片脱落并排出。更少的情况下，需要更复杂的介入措施来治疗引起阻塞的结石管型。干预措施包括输尿管扩张，结石冲洗或长期输尿管支架。

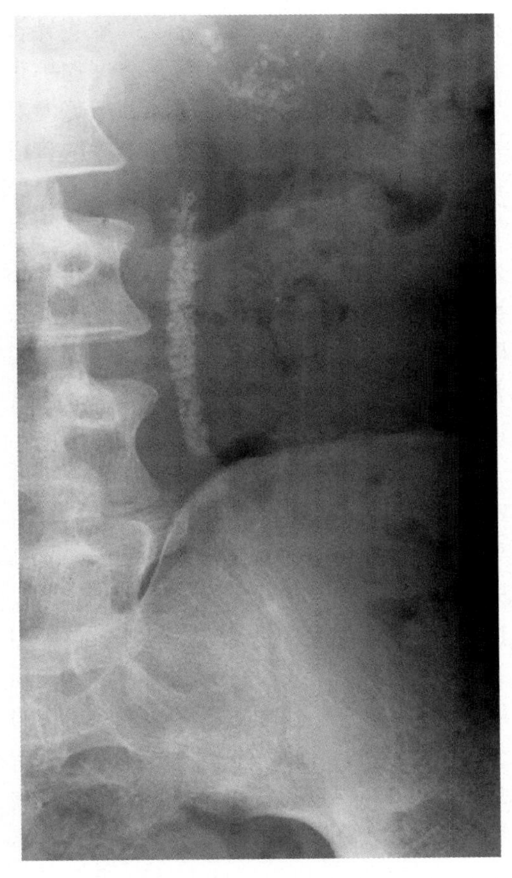

图10-19　steinstrasse（石街）。在大的肾结石行体外冲击波碎石术后拍摄的腹部X线片显示了石街的典型外观，这是堆积于输尿管的石块聚集。石街的形成常预示了输尿管梗阻进展

8.*腔内输尿管扩张术*　虽然UPJ狭窄一般通过内镜下行肾盂切开术治疗，但其他良性输尿管狭窄可通过球囊扩张技术成功治疗，类似于血管系统中应用的血管成形术。要完整讨论这些技术超出了本章的范围，但本章将描述其基本组成要素。

可通过经皮经肾通道到达输尿管狭窄处，或通过输尿管以逆行套管插管方式到达输尿管狭窄处。在任一情况下，都应推进导丝通过狭窄部位并进入稳定位置。血管造影导管可用于操纵导丝通过曲折或严重狭窄的部位。此外，亲水导丝在穿过难度大的输尿管狭窄方面非常有用。球囊扩张前，应推进高强度硬导丝通过狭窄部。处理紧密的狭窄时，球囊扩张前应推进8F锥形血管造影导管通过狭窄部，对狭窄处进行预扩张，使未充气的球囊导管容易通过。之后移除该导管并将球囊扩张导管穿过狭窄处放置。常需用高压球囊对输尿管狭窄行成功扩张。行标准输尿管成形术时，应使用8～10mm的球囊扩张导管。在球囊扩张成功（即球囊充气时无残余狭窄）之后，输尿管支架应放置4～8周等待扩张的阶段痊愈。行顺行球囊扩张时，建议使用内/外输尿管支架，因为经常需要反复扩张以达到满意的长期输尿管通畅率。

球囊输尿管成形术的成功率取决于狭窄的原因、范围及病程。理想状况下，主要是局灶性、急性的狭窄，而无相关的输尿管血供阻断，成功率可达90%或更高。这类狭窄常与意外所致的输尿管结扎相关，最常发生于阴道子宫切除术。位于预后谱另一端的是在输尿管和尿肠管导管的交界处发生的狭窄。有些输尿管血供阻断常发生于行尿流改道术期间。在吻合部狭窄处行球囊输尿管成形术通常长期通畅率较差。在对这些狭窄行球囊扩张后，即使多次扩张，也只有约20%的患者能够长期通畅。其他与输尿管成形术成功率低相关的其他狭窄包括放射治疗或肿瘤引起的狭窄。然而，由于术后及放疗后患者同时也是手术困难的病例，可尝试经皮输尿管成形术，以避免需要复杂的开放外科手术。

9.肾囊肿囊液抽吸及硬化术　肾囊肿囊液抽吸，曾常用于区分良性囊肿及肾肿瘤，如今很少应用了，这是因为超声、CT与磁共振成像（MRI）在诊断单纯囊肿方面非常准确。因此很少应用囊肿抽吸，并且在考虑用囊肿抽吸进行诊断前应该进行彻底的横断面成像。

少数单纯肾囊肿会引起症状。较大单纯性囊肿可能由于肾实质的压迫、肾包膜的拉伸或由质量效应引起的尿流出梗阻而引起侧腹疼痛。这种情况下，可用囊肿消融进行治疗。囊肿消融是一种可在门诊进行的简单手术。与其他经肾手术一样，应常规检查凝血因子，并在术前给予适当的抗生素。使用标准无菌技术，用细针（21号或22号）穿刺囊肿。与囊肿抽吸一样，应抽空囊肿，并且在测量囊液体积后将囊液送去分析。消融前，应在囊肿内通过导丝放置4F或5F导管，导丝可通过细针插入。在进行消融之前，应将水溶性对比剂注入囊肿中并行透视评估。如囊肿外部有外渗或囊肿与肾内集合系统或血管间有绞痛，则不应进行消融。

多种药剂已被提倡用于肾囊肿消融。无水乙醇有效、易获得且易使用。为行肾囊肿消融，将相对于单纯囊肿吸出液体25%～50%体积的无水乙醇通过导管注射回囊肿中。应将组织硬化剂在囊肿内保留约10min，在此期间患者应每2min改变一次体位，以将乙醇更好地分布在囊肿的整个内层上。间隔10min后，应吸出所有乙醇并移除导管。

囊肿消融一般可使患者的不适最小化，并可作为门诊手术安全进行。超过50%的囊肿可以通过单次消融成功治疗。较大的囊肿可能需要反复消融以诱导囊肿完全退化。

10.肾周及肾脓肿引流　经皮引流治疗腹膜后脓肿已成为大多数影像科的常规手术。类似的，肾及肾周脓肿较易通过经皮引流联合抗生素全身用药治疗。这种联合治疗通常不需要行开放手术减压。通常用CT或US成像诊断肾及肾周脓肿。这些病灶通常具有复杂的液体聚集表现，CT显示周围强化，超声可及内部回声。由于周边炎症及充血，肾周围常合并广泛的索条样变。某些情况下，可以在流体聚集中见气体（图10-20）；如此则表明有持续性感染。

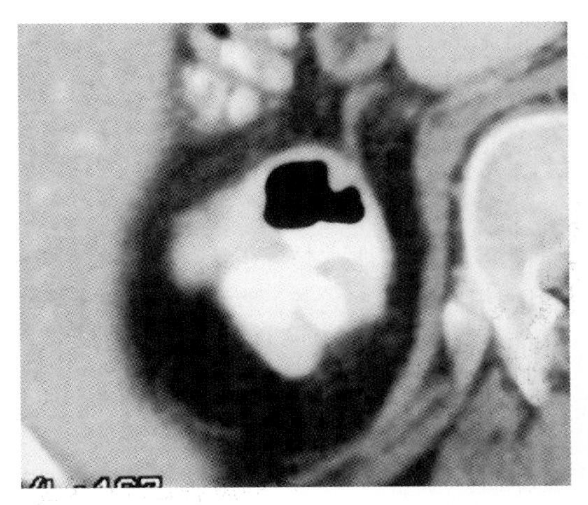

图10-20　局灶性气肿性肾盂肾炎。这种注射对比剂的计算机断层扫描显示右肾上极局灶性气体和液体聚集，这是典型的气肿性肾盂肾炎。该类型的气肿性肾盂肾炎可通过经皮引流和全身抗生素进行治疗

这类脓肿最好在超声或CT引导下引流。起初可用18号针刺穿聚集物，抽吸样品材料，并为导管放置提供通道。情况不明时，如果需要，可以进行穿刺和液体抽吸进行诊断，并作为放置引流的预处理。如果初始吸液不是透明液体，则必须放置引流管。此外，应该保流抽吸物用于培养及分析。使用套管针或Seldinger技术以常规方式放置引流导管。使用套管针技术时，8F或更大的引流管与抽吸针相邻并平行推进。一旦确认引流管的尖端在脓肿腔中，则将引流管从套管针推进并脱离，且引流导管的环在脓肿中。使用Seldinger技术时，直径为0.035～0.038in的导丝通过穿刺针进入脓肿腔。之后将管道扩张。应在腔内放置8F或更大的引流导管，以便充分排出通常较黏稠的脓肿内容物。一旦放置导管，应通过用注射器手动将抽吸物抽吸至引流导管来抽空脓肿腔。然后将导管连接到球形抽吸器或被动体外引流并缝合到位。应将引流导管留在原位，直至至少12h内引流导管仅有极少的输出量，并且患者已经恢复且无持续感染证据。在某些情况下，可能需要多次引流和经导管灌洗才能完全排空这些脓肿。

局灶性气肿性肾盂肾炎是一种特殊情况，可通过经皮引流治疗。传统上认为所有气肿性肾盂肾炎的患者都需要手术切除肾脏；然而，最近的研究表明，这些患者的一个亚组可通过非手术治疗。CT是诊断气肿性肾盂肾炎的首选影像学检查，有助于评估范围（局部或弥漫性）并制订治疗计划。局灶型气肿性肾盂肾炎实际为产气致病菌所引起的局灶性实质脓肿，可通过全身抗生素给药加上经皮引流成功治疗。对局灶性气肿性肾盂肾炎行经皮治疗时，必须对并存的输尿管梗阻（如果存在）进行治疗以确保感染消退。如果存在输尿管梗阻，除脓肿引流管外，还应放置PN引流管或输尿管支架。早期治疗局灶性气肿性肾盂肾炎可以使感染完全消退，受累肾的功能恢复正常。相反，弥漫性气肿性肾盂肾炎表明大部分肾受到了不可逆损伤。最好在患者病情允许时行肾切除术治疗。

11.经皮肾活检　经皮肾活检通常出于以下两个原因之一进行：肾肿物定性或鉴别内科肾疾病。肾肿物活检较少见。由于大多数肾肿物可以通过现代横断面成像技术准确诊断，因此在治疗前很少需要进行活检。肾细胞癌（RCC）的CT或MRI影像诊断接近90%，而肾肿物活检结不能诊断疾病率高达20%。这是由于采样误差（即在活检时对肿瘤错误定位）及同时含恶性和良性组分的混杂肿瘤。此外，单纯肾囊肿（最常见的肾肿物）可以很容易地用CT或US诊断。此类囊肿不应进行活检。此外，血管平滑肌脂肪瘤是肾中最常见的实性良性肿瘤，约90%的病例可用CT成像诊断，因为肿瘤内可见脂肪。在任何这样的情况下，都不应进行经皮穿刺活检。由于活检结果的不准确性，极少用阴性活检结果反对具有典型RCC影像特征肾肿物的手术。例如，RCC可含有嗜酸细胞。因此，当肾肿物经皮活检发现嗜酸细胞瘤（良性肾腺瘤）的组织学证据时，仍然存在恶性肿瘤的可能性。因此，无论活检结果为何，通常都需要进行手术切除，因此活检是没有意义的。此外，RCC、嗜酸细胞瘤及血管平滑肌脂肪瘤都可能是血管非常丰富的病变，因此必须考虑经皮活检导致严重出血的风险。对地图样浸润性肾肿物（常为移行细胞癌）进行活组织检查时，也存在将转移性沉积物种植到活检通道的风险。

应何时进行经皮活检诊断肾肿物呢？如患者患有已知的肾外恶性肿瘤和孤立性肾肿物，并且若为RCC并将选择肾切除手术治疗，则应进行活检。通常，这种情况涉及淋巴瘤的患者，因为肾脏淋巴瘤并不罕见。肾淋巴瘤可能发生孤立转移。此外，肾淋巴瘤对化疗有反应，一般不认为是外科性疾病。由于这些原因，对淋巴瘤的患者进行孤立肾肿物的活检以区分肾转移与原发性肾恶性肿瘤。对一些患有已知转移性疾病的患者，还可行影像引导下经皮肾肿物活检以诊断其肾肿物。在这些病例中，在开始肾肿瘤特异性高毒性治疗之前，通过活检区分在肾种植转移来的肾外恶性肿瘤。有时，一些肾肿物具有非典型影像学特征或临床表现的，使得RCC的诊断可能性减低，此时也应行活检。最后，对于部分肾肿物的患者，其具有RCC的典型影像特征，而手术风险极高时，也应行活检。在这些患者中，阳性活检结果可使手术治疗更加迫切，并可帮助患者和外科医师评估手术风险与其潜在收益。

另一种非常情况下，肾肿物活检可能稍有帮助。少数患者有出现多发性肾嗜酸细胞瘤的倾向。若患者曾手术切除肾嗜酸细胞瘤并发生其他实性肾病变，而切除该病变将危及患者的肾功能状态，那么活检可提供证据以支持非手术处理方式。尽管在这些新生肿物的活检中发现良性嗜酸细胞并不能明确排除恶性肿瘤，但确实也有力地支持了良性病变的诊断。应密切随访这些患者，在间隔不超过6个月的情况下行断层影像检查。任何快速发展的病变或出现非典型嗜酸细胞瘤的影像学特征的病变，均应高度怀疑为恶性肿瘤。

第二类常行经皮活检的患者是那些患有内科肾疾病、需要组织学诊断的患者。这些患者的活检通常在超声引导下进行。对于特别困难的情况可使用CT引导。通常，肾活检应从任一肾下极后外侧获得。应获得核心组织活检，核心组织应包括肾的部分皮质，以保证样本中存在大量的肾小球。为降低出血风险，活检轨迹应保持在外周部，不应穿过肾门或任何肉眼可见的血管，也不应穿过远端包膜。可用自动活检枪或手动操作的切割针获得足够的样品。

12.膀胱造口术　为了扩展其他经皮引流技术，放射科医师还可以使用其他介入放射学操作中学到的标准放射技术进行经皮膀胱造口术。小口径导管或大口径导管均可用于膀胱造口术引流术。为行短期引流，可使用小口径（8～14F）自固定引流导管。在笔者所在的机构中，使用标准的肾造口导管，其尖端盘绕于膀胱腔内。为行长期引流，应使用24～30 F导管。

经皮膀胱造口导管可置于患有顽固性尿失禁、严重膀胱出口梗阻或尿道撕裂的患者中。在大多数这类情况中，经皮膀胱造口导管在最终手术修复之前用作临时手段。

经皮膀胱造口放置的风险与其他经

皮引流术相似，包括很小的出血或感染风险。进行经皮膀胱造口术时，在中线附近进行耻骨上膀胱针穿刺。穿刺部位位于耻骨联合上方几厘米处。理想情况下，应在穿刺前使膀胱扩张。可通过透视检查或超声定位膀胱。一旦进行穿刺，应吸出少量尿液以确认穿刺入膀胱。然后将导丝推进到膀胱腔中，并将通道扩张至适当的尺寸以放置引流导管。为放置大口径引流管，应使用球囊扩张导管通过一次球囊扩张快速将通道从10F扩张至24 F。该技术还使重复筋膜扩张时导丝脱落的风险最小化。一旦通道扩张完成，就通过导丝放置套管穿过通道，并且可以将大口径引流导管推进至膀胱腔。可用Malecot导管或带球囊维持装置的标准膀胱导管进行引流。应将导管缝合在皮肤上并留在体外引流。可以通过经皮膀胱造口导管以顺行方式进行随访膀胱造影或排尿膀胱尿道造影。

13.经皮肾肿瘤消融　一般认为根治性肾切除术是局灶性RCC的标准治疗方法。同时，保肾手术的使用越来越广，技术也得到了改进。手术技术的比较研究表明，开放性肾部分切除术与根治性肾切除术在治疗局灶性肾细胞癌上有效性类似。这表明完全去除肾肿瘤的治愈率与使用完全去除包含肿瘤的肾相当。影像和热消融技术的进步，结合肿瘤破坏与肿瘤切除结果相当的理论，使得影像引导下微创经皮热消融技术用于治疗RCC受到的关注增加。使用射频消融（RFA，通过加热导致肿瘤破坏的技术）和冷冻疗法（通过冷冻破坏肿瘤的技术）都有很多经验。其他消融技术，如微波和高强度聚焦超声的结果均较有限。

RFA在目标组织内引入高频交流电。这种能量释放导致能量发射部位附近组织中的离子显著震荡。这种离子震荡反过来导致产生热量。人体活组织被加热到49℃以上时，立即发生细胞死亡。细胞死亡是由于蛋白质变性、细胞膜融化和细胞质热破坏引起的。行经皮影像引导RFA时，能量通过针状电极传导至目标组织中。目前可用的RFA电极直径范围为15～17号。

冷冻消融术使用氩气产生冰球，引起低温损伤并导致细胞死亡，低温损伤包括细胞脱水及在低于−40℃的温度下发生的细胞膜破坏。经皮冷冻消融探针的直径为14～17号。

冷冻消融术及RFA对RCC的治愈率几乎一样，严重并发症的发生率也近乎相同（＜5%）。

对肾肿瘤行经皮热消融时，需要影像引导。该过程在CT扫描或超声检查引导下进行。放置消融探针的技术类与肾肿物的影像引导活检技术相类似（图10-21）。肿瘤的实际治疗过程可能非常痛苦，因此需要比标准细针活检更多的镇静药。大多数病例是在清醒镇静和局部麻醉或全身麻醉下进行的。

我们对RCC经皮热消融的了解越来越多。该技术的严重并发症发生率很低，保存肾功能，患者耐受良好，并可破坏许多患者的小肾肿瘤。一些患者一次热消融治疗仍存在存活的肿瘤。这就可能需要进一步的消融疗程，但残余肿瘤的重复消融治疗似乎是安全的，风险不高于初次消融。热消融相关的肾损伤似乎很小。即使在中央型肿瘤的治疗中，也未见出现有临床重要性的肾盂肾盏损伤报道。由于活体内研究已证实肿瘤周围区域仅有少量肾破坏，因此在此手术后肾功能应得到几乎完整的保护。通常，经皮热消融可以完全根除很高比例的直径不大于4cm的肿瘤。长期结果表明，热消融后5年无癌生存率＞90%。建议使用CT或MRI进行影像

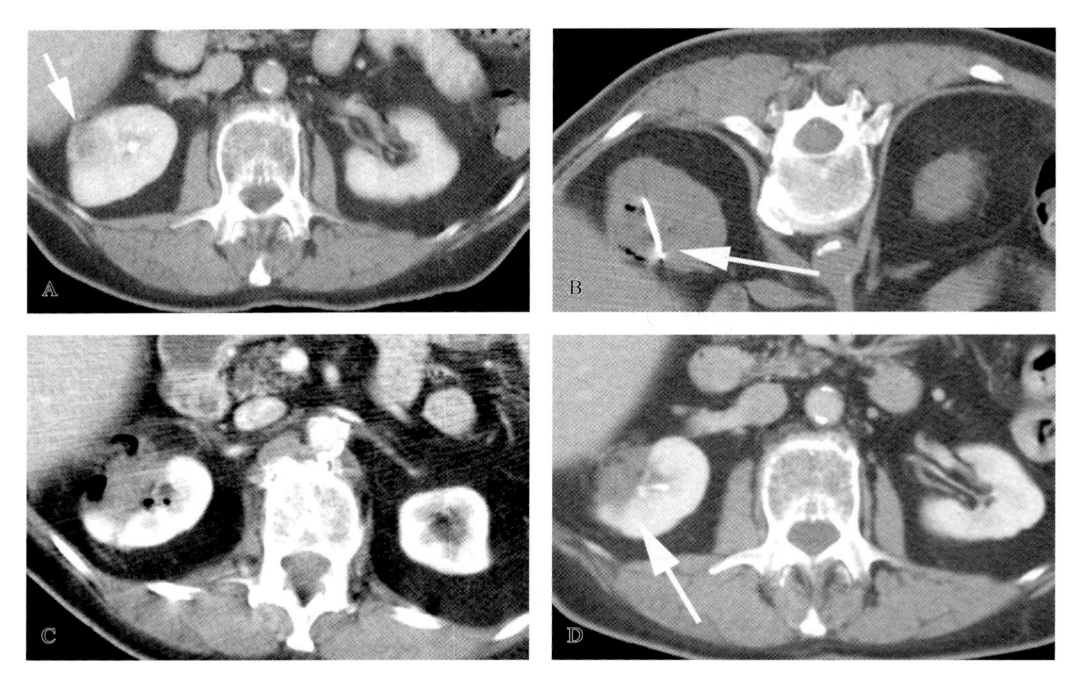

图10-21　肾细胞癌射频消融的技术及预期结果。A.对比剂增强的计算机断层扫描（CT）显示右肾中1.5cm强化的肾细胞癌（箭）。B. 1个月后，患者行俯卧位平扫CT示肾肿瘤内行第二次消融的消融电极（箭）的尖端。肿瘤内可见较早完成的第一次消融后释放出少量气体。C.消融后立即行对比剂增强CT示肿瘤无强化，邻近肾实质强化正常。由于热损伤，产生了少量的肾周索条样该病和气体灶。D.射频消融1年后行对比剂增强CT示无残留或复发肿瘤的证据。有少许萎缩，正常肾和消融区域之间有明显的分界线（箭）。治疗区域无强化，表明已完全根除肿瘤

随访监测。

RFA还被用于治疗RCC的其他方面。RFA已用于RCC标准治疗的难治性症状性血尿的姑息治疗。RFA也已用于治疗复发性和转移性RCC。已经有一些成功的病例报道，虽然这种技术被视为初始阶段，但很有前景。

总之，越来越多的经验支持应用影像引导热消融治疗原发性RCC。由于手术切除死亡率低，并且已证明成功率很高，因此这仍然是有治愈可能性RCC患者的标准疗法。然而，一些小体积、低级别RCC的患者可能不适合进行保肾手术，因此影像引导热消融是这些患者的一个选择。此外，影像引导热消融显示了对其他RCC患者进行成功护理的前景。特别是，RFA已经成功地用于治疗RCC所致的难治性血尿、RCC局部复发，并用于尝试治愈和缓解症状，并最终用来治疗RCC的孤立性转移。相关应用的数据仍然有限，因此在标准疗法用尽之后应该保留这种技术。

二、不孕症的介入治疗

1.女性不孕　放射学在女性不孕症的治疗中作用较少但亦很重要。放射科医师可以帮助确定导致不孕症的女性因素，包括子宫异常和输卵管因素（输卵管积水、输卵管炎、峡部淋巴结肿大或输卵管阻塞）。这些疾病在第7章有更全面的讨论。

介入放射学技术可用来治疗部分女性

的输卵管阻塞。放射学引导的经阴道输卵管再通术是一种安全有效的技术，可用于恢复在与子宫交界处附近被梗阻的输卵管通畅性。近端输卵管阻塞为放射科医师提供了一个独特的机会，可以帮助治疗女性不孕症。在输卵管口的前1～2cm发生的输卵管梗阻（图10-22）对于妇科医师来说是个问题。由于输卵管间质部被子宫肌层包围，因此腹腔镜无法达到可视化。此外，外科切除的输卵管的研究已经证实，间质部输卵管梗阻的最常见原因是残骸阻塞，而其他都正常。这促使放射科医师使用导管和导丝来移除这些残骸，进行再通手术。该技术是标准导丝和导管技术的修改，可在门诊进行，仅有微小风险。在近90%的患者中，间质部输卵管梗阻再通是成功的，并且高达50%的患者在输卵管再通后可以实现受孕。

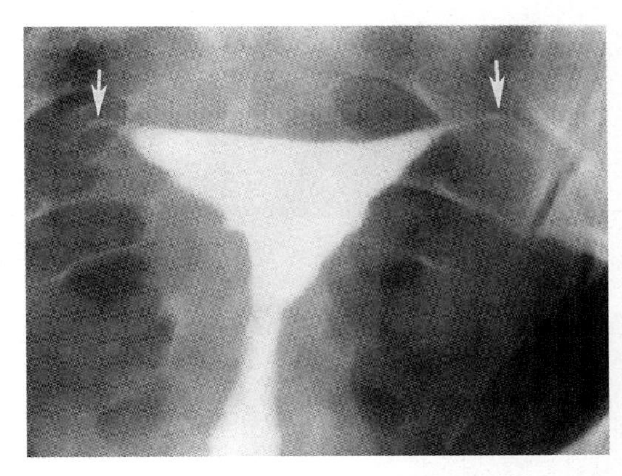

图10-22　双侧输卵管间质部梗阻。这张子宫输卵管造影摄片显示双侧输卵管间质部梗阻（箭）。这种输卵管梗阻常可通过影像引导再通术进行治疗

输卵管再通术的详细描述不在本章范围内。但是，简言之，输卵管再通通常在对比剂子宫输卵管造影术后的透视引导下进行。在通过造影检查确认近端输卵管梗阻后（图10-23），将5F血管造影导管推进通过子宫颈管并进行操作直至其与输卵管口接合。实际上使用包括3F导管和0.046cm（0.018in）导丝的同轴系统对输卵管进行再通。该导管及导丝系统通过5F导管的管腔进入输卵管腔（图10-23）。导丝轻轻探测通常即可使输卵管再通成功。之后进行选择性输卵管造影以确认再通成功并评估整个输卵管的状态。必要时，可重复该过程再通对侧输卵管。

输卵管再通的潜在并发症包括输卵管穿孔。尽管约15%的病例会发生穿孔，但一般为自限性，很少导致死亡或其他后遗症。输卵管再通术也很少引起临床上显著的感染或出血。与其他介入手术一样，偶尔会发生术中血管迷走神经反应。原因似乎是心理压力，必要时，静脉补液和注射

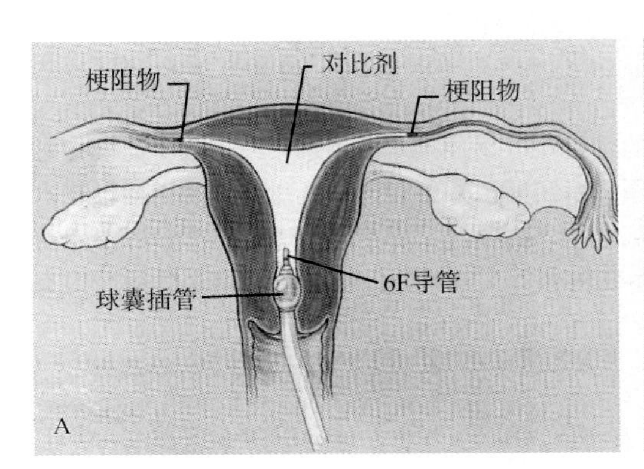

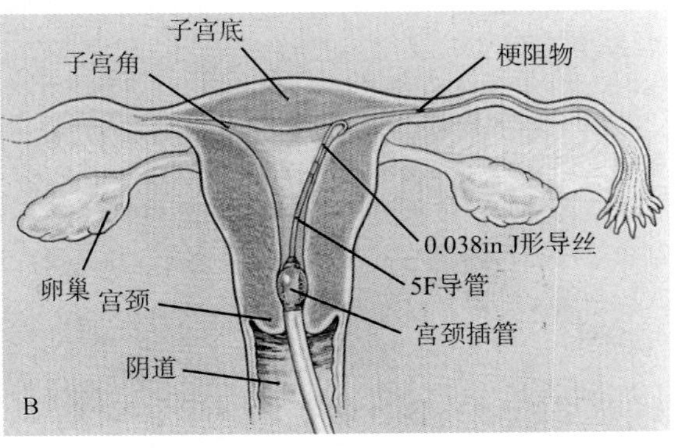

图10-23　输卵管再通所用的步骤顺序。A.双侧间质部输卵管梗阻图，再通过程的第一步为通过子宫输卵管造影确认梗阻；B.图显示了将弯曲导管推进至左输卵管口

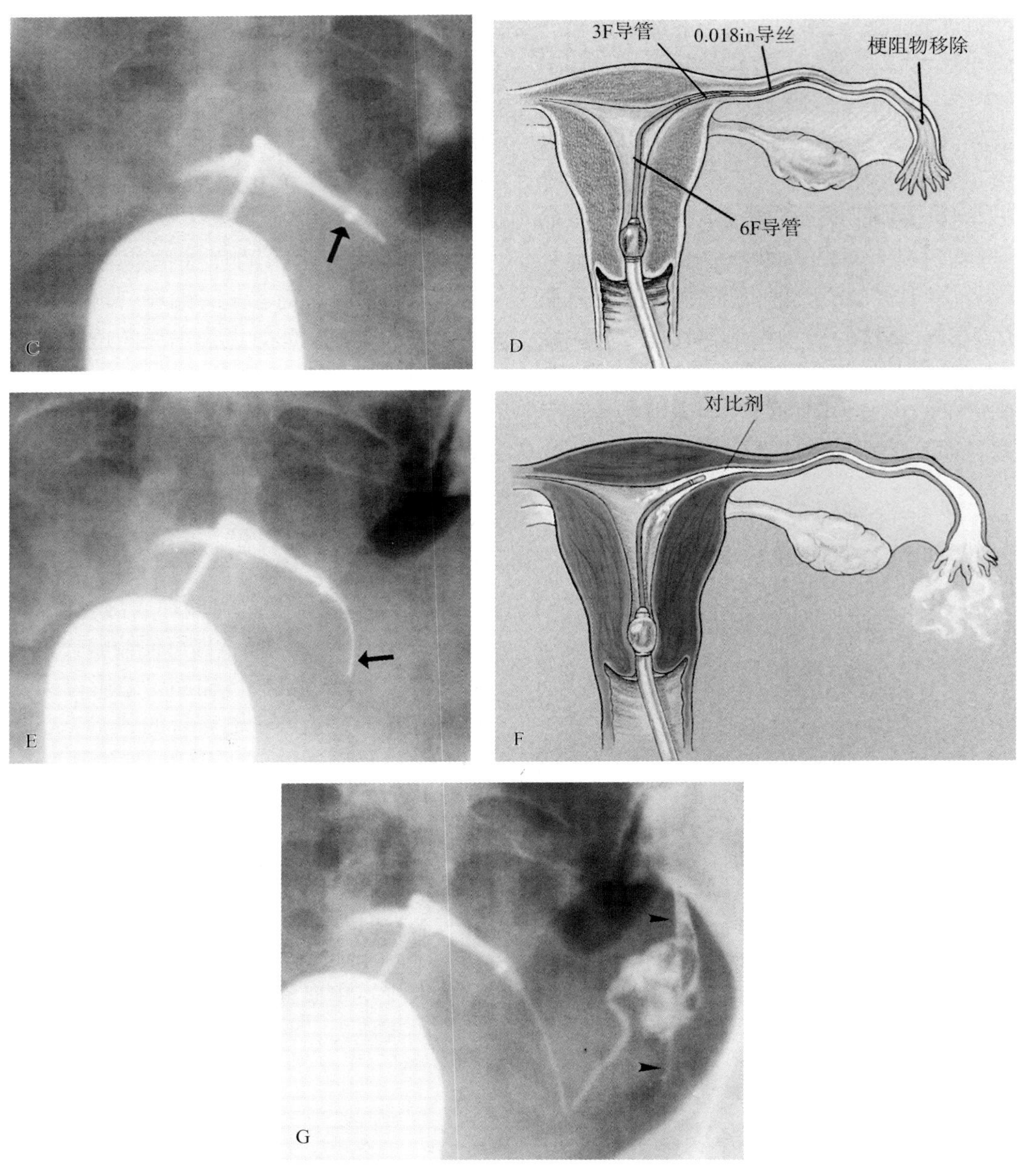

图10-23（续）C. X线平片显示左侧输卵管口的选择性导管插入术。不透X线的线（箭）标记了血管造影导管的末端位于输卵管起点处。D.示意图显示了梗阻输卵管的再通过程。使用同轴技术移除阻塞物，达成再通。E.X线片示左侧输卵管再通，0.018in导丝（箭）已经进入输卵管超出阻塞部位。F.显示再通后行左侧输卵管造影。G.X线片示左输卵管成功再通。输卵管通常，腹膜腔内有对比剂自由溢出（箭头）

阿托品可以很容易地逆转这些反应。

2.男性不育　放射科医师可在男性不育症的处理中发挥作用。介入放射科医师在这方面的主要作用是诊断和治疗一些阳萎及闭塞性精索静脉曲张的患者。大多数患有非心因性阳萎的男性有阴茎动静脉异常。通常，阴茎的静脉必须仅有微小流出量才能维持勃起（图10-24）。过多的静脉流出，也称为静脉漏，是导致阳萎的最常见血管异常。一旦确诊，可以通过静脉结扎或动静脉旁路移植手术治疗静脉漏。作为手术的替代方案，在阴茎背静脉行导管插入术后，可以经皮阻断阴茎的引流静脉。之后选择性对引流静脉插管，然后用血管内硬化剂封闭这些静脉。

少数患有血管性阳萎的患者有动脉功能不全。大多数情况下，动脉粥样硬化性疾病是潜在的原因。在少部分患者中，在骨盆和会阴局部创伤后出现动脉闭塞。在任一情况下，狭窄血管或闭塞的阴部动脉或其分支（包括阴茎动脉及海绵体分支）成形术都效果欠佳。在大多数经腔内血管成形术治疗的患者中，尚未达到这些血管的长期通畅。或可用血管成形术成功治疗一侧或双侧下腹动脉的局灶性狭窄。与供应阴茎的较小动脉相比，下腹动脉直径更大、流速更高，这些因素可能是血管成形术治疗后通畅率高的原因。

可以在诊断性血管造影术后进行下腹

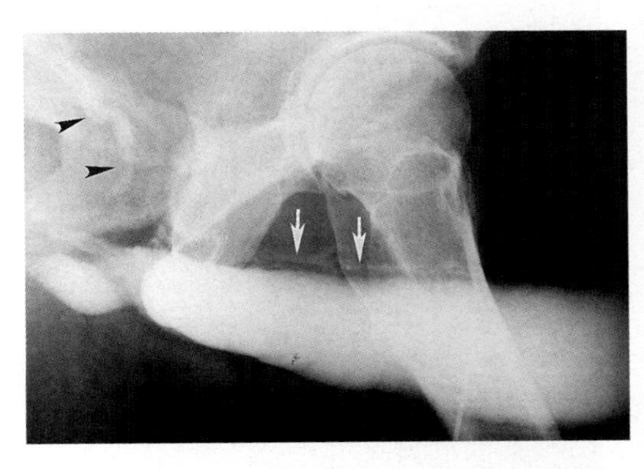

图10-24　海绵体造影。左后斜位摄片显示对化学有道勃起时阴茎海绵体的对比混浊。正常海绵体造影显示双侧阴茎海绵体浊化与微弱的（如果有的话）静脉充盈。阴茎背静脉充盈（箭），右侧前列腺周围静脉微弱充盈（箭头）。这种前列腺周围静脉混浊化提示该患者的静脉漏很微弱

动脉的血管成形术。通常，通过对侧股总动脉穿刺来接近待治疗的动脉。使用标准血管造影导丝和血管成形术球囊导管进行治疗。血管成形术球囊的大小取决于诊断性检查时所测血管直径。

此外，一些机构正在探究男性不育其他原因的治疗方法。用于输卵管再通的技术已经扩展应用到治疗男性射精管闭塞。双侧射精管闭塞或狭窄是无精症的一个原因。某些情况下，可以用放射再通技术进行治疗。超声引导下可以实现经直肠精囊穿刺。导管和导丝可以通过精囊转向并进入射精管。导丝穿过射精管口后即可以进入尿道。该导丝可以取回并用于射精管口的逆行球囊扩张或切开。放射科医师的探查术，身体上没有任何孔道，这种微创技术说是安全的。

三、经皮腔内血管成形术

如前所述，泌尿道中经皮腔内血管成形术仅限于治疗肾动脉狭窄和下腹部动脉狭窄。经皮腔内血管成形术已被接受为治疗肾动脉局灶性狭窄的一种技术。血管成形术被用于改善肾灌注并治疗因肾动脉高压引起的肾血管性高血压及肾功能不全。诊断性动脉造影证实可通过标准血管成形术治疗后进行肾动脉血管成形术。在治疗纤维肌性发育不良局灶性区域已经达到了腔内血管成形术的最佳结果（图10-25）。远离肾动脉起始部的动脉粥样硬化病变也对血管成形术治疗反应良好。然而，开口部动脉粥样硬化病变对血管成形术单独治疗反应不佳，并且，有证据表明通过血管成形术配合支架置入可提高通畅率。

毋庸置疑，肾动脉血管成形术需要细心以及精细的技术。将导丝穿过狭窄性病变时必须特别小心。导管插入时很容易破

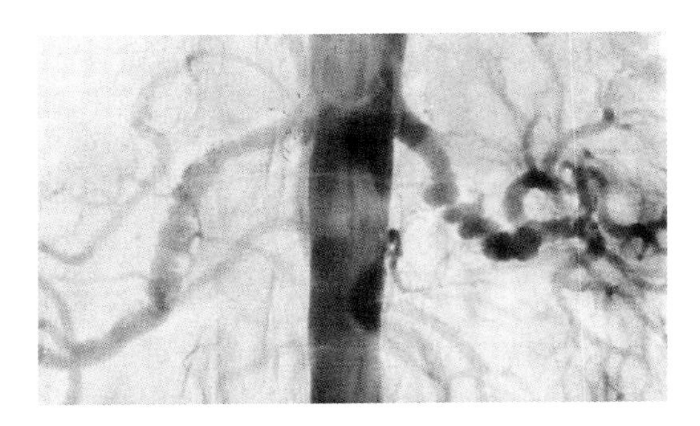

图10-25 肾动脉纤维肌性发育不良。数字减影动脉造影显示双侧肾动脉纤维肌性发育不良的典型表现。这类肾动脉狭窄通常适合经皮腔内血管成形术治疗

坏斑块，破坏的结果可导致夹层、远端栓塞及肾动脉闭塞。血管扩张药应与肾血管成形术同时使用，以避免过度的动脉痉挛和血栓形成。

四、经皮血管阻断

该主题的完整讨论不在本章范围内。但放射科医师应该了解一些经皮动脉阻断技术在泌尿生殖系统放射学方面的应用。动脉阻断在泌尿生殖系统放射学中用于治疗活动性动脉出血和动脉静脉畸形，使血管丰富的肿瘤去血供，用于非手术肾消融以及治疗难治性子宫出血。

活动性肾出血通常发生于肾外伤后，包括医源性创伤。随着经皮肾穿刺活检和经肾手术的使用增加，医源性诱发的动脉损伤（包括活动性出血、动静脉瘘或假性动脉瘤）不再罕见。在诊断中，肾动脉造影可直接诊断或作为超声的辅助。无论原因为何，在许多情况下，肾动脉分支的活动性出血可通过经皮经导管栓塞治疗（图10-26）。理想情况下，应进行出血动脉的超选择性导管插入，然后经导管传送栓塞材料（表10-7），如明胶海绵颗粒和金属线圈，以阻塞出血的终末动脉分支。超选择性导管插入和栓塞可以最大程度减少对正常肾实质的损害，防止进一步出血并避免供应出血灶的侧支动脉的风险。常可通过商业上可获得的同轴系统实现超选择性导管插入术。可以相同的方式治疗小型外周假性动脉瘤。在动静脉瘘闭塞的情况下

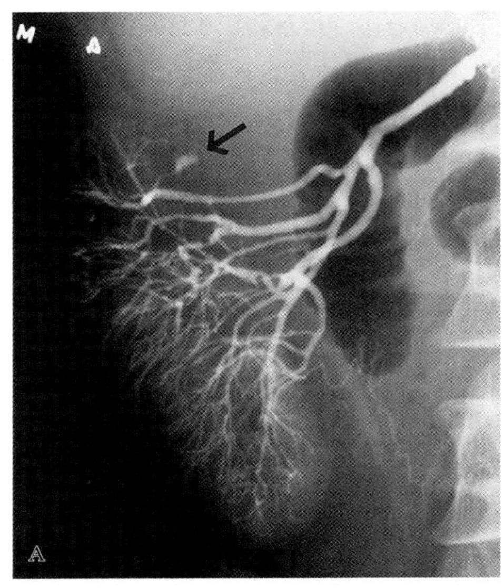

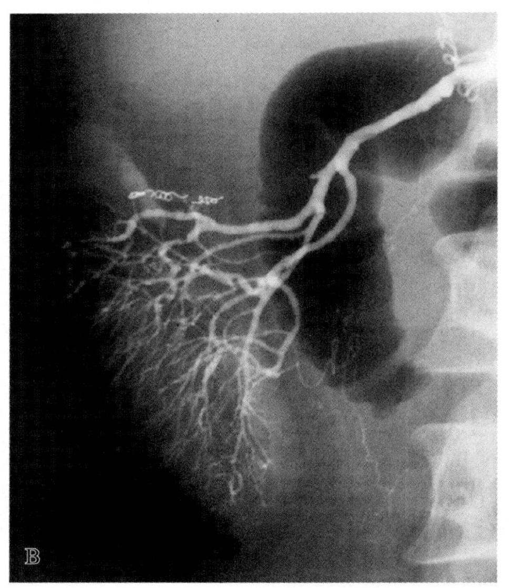

图10-26 经皮经导管栓塞治疗活动性肾出血。A.该例外伤患者血流动力学不稳定，计算机断层扫描诊断为广泛性肾周出血。选择性右肾动脉造影示上极肾动脉分支活动性出血（箭）。B.在选择性导管插入该分支后，使用金属线圈阻断出血动脉，使得该患者病情迅速稳定

表10-7　建议使用的肾栓塞材料

病灶	栓塞材料
动脉出血	明胶海绵及线圈
血管畸形	聚乙烯醇及线圈
肾消融术	乙醇
肾肿瘤	聚乙烯醇、明胶海绵及乙醇

（图10-27），仔细选择栓塞材料的大小十分重要，因为动静脉分流较显著，且可发生全身性栓塞的并发症。起始可用明胶海绵拭子来使这些动静脉瘘的大部分去血管化。之后使用永久性闭塞剂（如聚乙烯醇或线圈）进行血供阻断。

用于肾消融术或肾恶性肿瘤血供阻断的栓塞技术所需要的技术略有不同。治疗性肾消融术通常在慢性肾衰竭的患者中进行，这些患者出现的症状继发于其自身肾的相关问题。这些问题可能包括难治性血尿、高血压或蛋白尿。在这些情况下，需要所有肾动脉分支的广泛、永久性闭塞以阻断血供（图10-28），包括微小的皮质分支。肾恶性肿瘤的血供阻断可作为姑息性措施或用于减少待手术者的术中出血。在进展期RCC患者中，姑息治疗用于症状，如难治性血尿或与原发性或转移性肿瘤相关的疼痛。肿瘤栓塞亦可用于出血风险高的良性血管平滑肌脂肪瘤（之前有过破裂或＞4cm的病灶）。

行肾消融时，应使用液性硬化剂（如无水乙醇）以使肾完全且不可逆消融，不存留有功能的肾实质。为确保注射的乙醇仅局限于肾，必须在消融过程中采取预防措施。在导管插入肾动脉后，将乳胶球囊阻塞导管选择性地放置于肾动脉中。随着球囊充气，阻断肾动脉中的血流，通过导管腔注入对比剂材料进入肾动脉分支。通过透视检查，可以估计肾消融术所需的硬化剂体积。通常，2～5ml的酒精足以

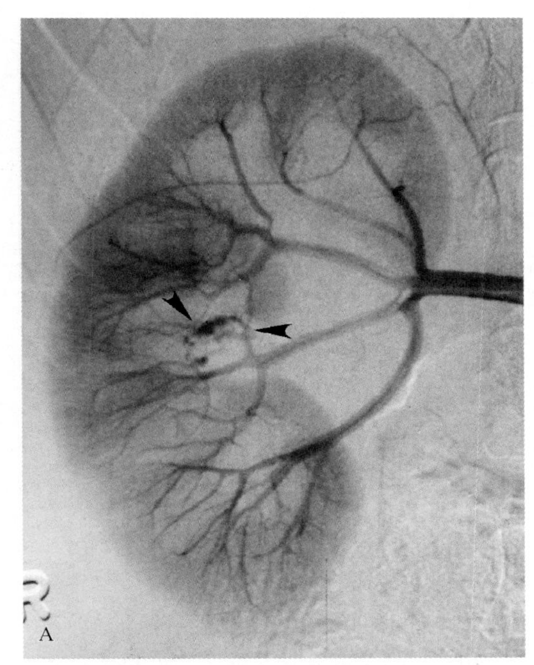

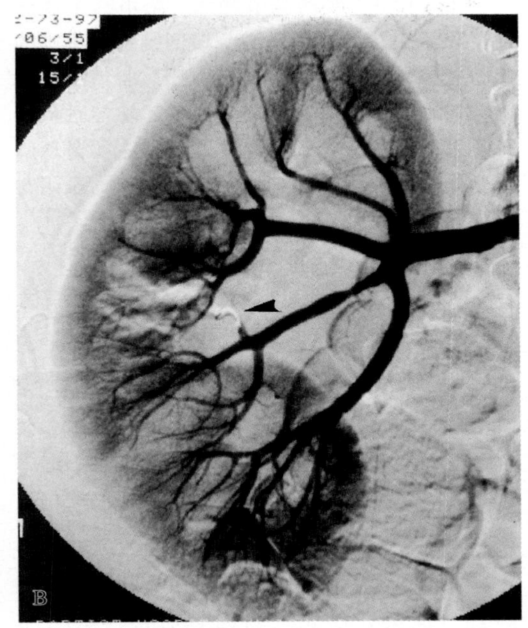

图10-27　肾动静脉畸形的经皮栓塞。A.该例青年男性表现为间歇性发作的严重肉眼血尿。选择性右肾动脉造影示局灶性血管畸形（箭头）。B.在使用同轴导管系统进行超选择性导管插入术后，使用金属线圈（箭头）阻断供血动脉并闭塞血管畸形

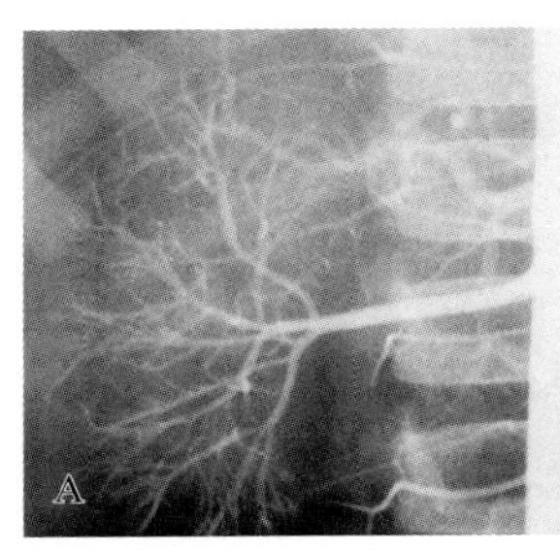
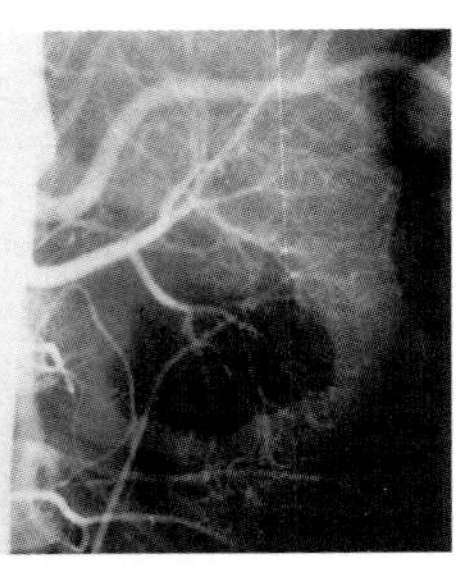
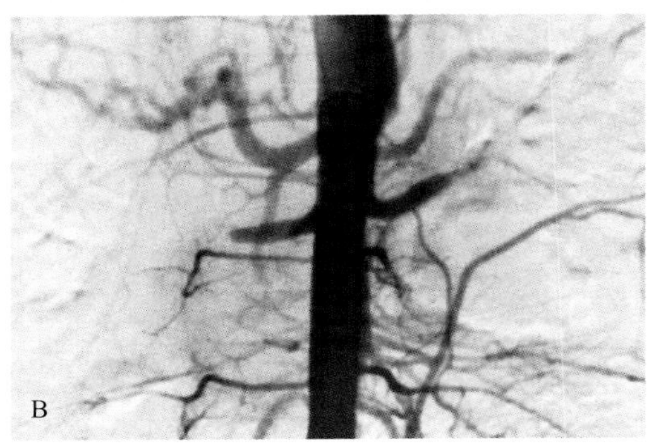

图10-28 肾动脉消融术。A.中断主动脉造影显示正常双侧肾动脉。该例慢性肾衰竭的透析依赖性患儿有难治性高血压。肾消融治疗之前行动脉造影。B.在通过注射乙醇消融肾动脉及其分支后拍行动脉造影检查。主要肾动脉完全闭塞并且没有流向肾实质的血流，表明肾消融成功

完全消融单个肾。一旦估计了所需的体积，将球囊放气数分钟以使肾再灌注。之后再度将球囊充气，并将乙醇或其他硬化剂逐渐注入肾动脉。球囊继续保持充气10min。在球囊放气后，行随访肾动脉造影（图10-28）。若消融不完全，则可重复该过程。

行肾肿瘤消融时，最好使用颗粒型栓塞剂，如聚乙烯醇。对滋养血管行导管插入后，通过导管缓慢注射聚乙烯醇以封闭供应肾肿瘤的血管。随访动脉造影用于评估肿瘤血供阻断是否充分。无水乙醇和明胶海绵可作为肾肿瘤消融的辅助药物。在用颗粒药剂实现显著的血供阻断且无显著的动静脉分流后，可以少量注射无水乙醇以进一步阻断血供。

试图消融肾肿瘤或自体肾时，应避免使用闭塞装置，例如血管栓、线圈或阻塞气囊。这些药物非常适合于大血管闭塞或用于闭塞终末分支血管；然而，肾可能由许多侧支网络潜在供血，并且如果主要肾动脉被阻塞治疗，这个网络可能会扩大。结果不仅是血供阻断不充分，而且会使问题复杂化，因为当仅由侧支通路为肾提供主要血液灌注时，重复导管插入及栓塞会变得极其困难甚至不可能完成。

五、子宫动脉栓塞治疗子宫肌瘤

自20世纪90年代中期以来，经皮栓塞在治疗症状性子宫肌瘤（也称为子宫肌瘤）上的使用逐渐增加。子宫肌瘤很常见，35岁以上的女性发病率为20%～40%。这些良性平滑肌肿瘤经常引起症状。子宫肌瘤最常见的症状是月经过多。不规则出血的表现多样，从仅仅是不方便和麻烦到严重，甚至导致贫血。其他由子宫肌瘤引起的常见症状包括盆腔疼痛、压迫、腹胀、腹部增大、尿频、便秘及不育。

子宫动脉栓塞（uterine artery embolism，UAE）已成为症状性子宫肌瘤患者的微创治疗选择，与手术方案相比，具有较低的致病率和死亡率。恢复时间及花费均低于同类外科手术。在UAE之后患者可能保持生育能力，而子宫切除术后则不可能。UAE在95%～99%案例中取得了技术上的成功。90%的患者月经过多症状得到缓解。行UAE后大多数患者子宫和肌瘤的体积减小：在UAE后3个月，子宫大小缩小30%～50%，肌瘤大小缩小40%～100%。在70%～90%的患者中体积相关症状的症状得到缓解。有黏膜下肌瘤和较小肌瘤的患者往往比其他患者症状缓解更佳。栓塞后综合征包含盆腔疼痛、

痉挛、恶心、呕吐和低热等自限性症候群，是UAE的可预期后果，并且是自限性的。虽然难以量化，但可能存在UAE相关的卵巢功能衰竭风险，尽管许多接受治疗的患者是围绝经期。

UAE通过股动脉穿刺进行。通常首先进行主动脉造影以评估卵巢血管是否有供应子宫肌瘤的侧支循环。之后进行非选择性盆腔动脉造影，之后选择性对子宫动脉进行插管。子宫动脉通常是髂内动脉前部的第一分支，且在到达子宫之前具有一个特征性的水平段。可将导管尖端推进这支动脉超过子宫颈阴道分支和肉眼可见的卵巢动脉侧支的起始点。从水平段之后进行治疗通常是安全的。在约2%的患者中存在多支子宫动脉，并且在另外2%的患者中存在子宫动脉部分被替代。可以成功使用几种不同的永久性栓塞剂。大多数患者已经用聚乙烯醇颗粒或通常在500～900μm的三丙烯酸明胶微球体进行治疗。这两种材料都足够小，可以阻塞纤维瘤前血管丛，这是UAE取得最佳结果的目标血管。每支子宫动脉都被栓塞，直到血流停滞或者供应子宫的血管明显消减为止。

影像检查在UAE的规划中发挥着重要作用。术前影像检查通常包括MRI，可用于确定肌瘤的数量、大小、位置和强化程度，这些参数都可能影响治疗，并排除其他可能导致症状的原因，例如卵巢病变。行UAE后，盆腔MRI可作为临床评估的补充。通常，经治疗的肌瘤体积缩小：初始为5cm或更小的肌瘤可能完全消失。病灶会在T_1加权图像上信号增高，在T_2加权图像上信号减低，并且在静脉内注射钆对比剂后强化减少或消失。UAE后病变的增大提示潜在的恶性肿瘤，如平滑肌肉瘤。

总之，UAE是一种微创方法，可替代手术治疗由子宫肌瘤引起的症状。该技术成功率高，并发症风险低。

一项新兴的子宫肌瘤无创治疗技术是高强度聚焦超声。该手术在MRI引导下完成，并使用体外超声源。高强度聚焦超声波在目标区域产生杀伤性的热量。该技术仅在少量的医疗中心中使用。

（翻译：沈　栎　审校：陈　敏）